Michael T. Lawton

Illustrations by Kenneth X. Probst

Seven Bypasses
Tenets and Techniques for Revascularization

七种类型搭桥
脑血运重建原理与技术

编　著　〔美〕迈克尔·T.劳顿

主　审　王　硕　张　东

主　译　郭　庚　赵元立

天津出版传媒集团

天津科技翻译出版有限公司

著作权合同登记号：图字：02-2018-323

图书在版编目（CIP）数据

七种类型搭桥：脑血运重建原理与技术／（美）迈克尔·T.劳顿（Michael T. Lawton）编著；郭庚，赵元立主译.— 天津：天津科技翻译出版有限公司，2021.5
书名原文：Seven Bypasses：Tenets and Techniques for Revascularization
ISBN 978-7-5433-4058-9

Ⅰ. ①七… Ⅱ. ①迈… ②郭… ③赵… Ⅲ. ①脑血管疾病-血管外科手术 Ⅳ. ①R651.1

中国版本图书馆 CIP 数据核字（2020）第 220370 号

授权单位：Thieme Medical Publishers, Inc.
出　　版：天津科技翻译出版有限公司
出 版 人：刘子媛
地　　址：天津市南开区白堤路 244 号
邮政编码：300192
电　　话：(022)87894896
传　　真：(022)87895650
网　　址：www.tsttpc.com
印　　刷：天津海顺印业包装有限公司分公司
发　　行：全国新华书店
版本记录：889mm×1194mm　16 开本　43 印张　900 千字
　　　　　2021 年 5 月第 1 版　　2021 年 5 月第 1 次印刷
　　　　　定价：398.00 元

（如发现印装问题，可与出版社调换）

主译简介

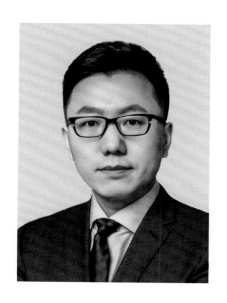

  郭　庚　副主任医师，副教授，硕士研究生导师，博士后合作导师，现任山西医科大学第一医院血管神经外科主任。第四军医大学神经外科学博士，首都医科大学附属北京天坛医院神经外科学博士后。曾赴意大利佛罗伦萨大学卡雷基医院(Azienda Ospedaliero Universitaria Careggi)、美国巴洛神经外科研究所 (Barrow Neurological Institute)、日本札幌祯心会病院 (Sapporo Teishinkai Hospital)访问。主要从事脑与脊髓血管病的外科治疗和介入治疗。

  入选山西省学术技术带头人、首批山西省"三晋英才"支持计划拔尖骨干人才、山西省高等学校 131 领军人才工程、山西省高等学校优秀青年学术带头人。首届"山西青年医师奖"获得者。

  目前为中华医学会神经外科学分会青年委员会委员、中华医学会神经外科学分会脑血管病学组委员、山西省医学会神经外科专业委员会委员兼青年委员会副主任委员、山西省医师协会神经外科医师分会委员兼副总干事。

  担任 *Chinese Neurosurgical Journal* 等 8 种学术期刊审稿专家。主持国家自然科学基金、中国博士后科学基金等 9 项。近年来发表学术论文 60 余篇，其中 21 篇被 SCI 收录。主译《神经科学精要》(第 3 版)、《血管内神经外科学及介入神经放射学教程》(第 2 版)，参编专著 6 部。获得山西省科技进步二等奖、三等奖各 1 项。

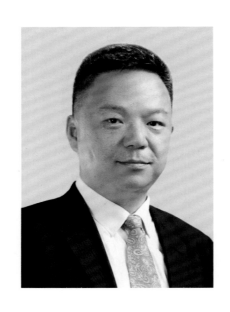

赵元立 主任医师,教授,博士研究生导师,博士后合作导师,现就职于首都医科大学附属北京天坛医院神经外科,担任北京天坛医院脑血管外科和老年肿瘤专业组主任,兼任北京大学国际医院神经外科主任。

1996 年毕业于中国协和医科大学八年制医学专业,获得医学博士学位。1999 年和 2008 年分别在美国哈佛大学麻省总医院和约翰·霍普金斯医院进修学习。主要从事脑血管病、颅脑肿瘤以及颅脑创伤的外科治疗及基础研究。作为北京天坛医院神经外科学术带头人之一,在国内最先开展神经导航和微创手术。

入选国家百千万人才工程,并被授予"有突出贡献中青年专家"荣誉称号,入选北京市科技新星计划、北京市优秀青年知识分子等人才计划。

担任中华医学会神经外科学分会第五届、第六届、第七届青年委员会副主任委员、第八届委员会全国委员。兼任 *Chinese Neurosurgical Journal* 编辑部主任,并担任 *Neurosurgery* 等多个国际期刊的编委与审稿专家。主持多项国家自然科学基金,发表 SCI 论文 80 余篇,获得国家科学技术进步奖二等奖 3 次。

译者名单

主　审　王　硕　张　东
主　译　郭　庚　赵元立
副主译　王　嵘　王　泷　谌燕飞　叶　迅
秘　书　任叶青　王树乐
译　者（按姓氏汉语拼音排序）

陈　盛　浙江大学医学院附属第二医院
陈　玉　首都医科大学附属北京天坛医院
陈晓霖　首都医科大学附属北京天坛医院
谌燕飞　首都医科大学宣武医院
戴冬伟　海军军医大学长海医院
郭　庚　山西医科大学第一医院
郭　毅　清华大学附属北京清华长庚医院
雷　霆　首都医科大学三博脑科医院
林　伟　空军军医大学西京医院
刘　源　赤峰市医院
鲁俊麟　首都医科大学附属北京天坛医院
任叶青　山西医科大学第一医院
孙力泳　首都医科大学宣武医院
王　泷　首都医科大学三博脑科医院
王　嵘　首都医科大学附属北京天坛医院
王树乐　山西医科大学第一医院
王小刚　山西医科大学第一医院
吴勇强　山西医科大学第一医院
徐　涛　海军军医大学长征医院
杨　彪　山西医科大学第一医院
叶　迅　首都医科大学附属北京天坛医院
张建平　山西医科大学第一医院
张文举　山西医科大学第一医院
赵雅惠　首都医科大学附属北京天坛医院
赵元立　首都医科大学附属北京天坛医院
朱　卿　苏州大学附属第二医院

编者简介

Michael T. Lawton, MD
Professor of Neurological Surgery, Barrow Neurological Institute
President and Chief Executive Officer, Barrow Neurological Institute
Chairman, Department of Neurological Surgery
Chief of Vascular and Skull Base Neurosurgery Programs
Robert F. Spetzler Endowed Chair in Neurosciences
St. Joseph's Hospital and Medical Center
Phoenix, Arizona

Illustrated by Kenneth Xavier Probst, MA, CMI
Medical Illustrator
Department of Neurological Surgery
University of California, San Francisco

中文版序言

随着我国经济的快速发展、人民生活水平的不断提高、生活方式的显著改变和人口老龄化的加剧，缺血性脑血管病的发病率日益增加，其高致残率、高致死率和高复发率给家庭和社会带来了沉重的负担。

脑血运重建术是治疗缺血性脑血管病的一种重要手段。自 1951 年 Fisher 教授提出脑血管搭桥相关理论构想后，1966 年 Yasargil 教授首次在实验犬模型上完成了颞浅动脉-大脑中动脉血管吻合，并于 1970 年成功应用于临床。经过半个多世纪的发展，该手术理念与技巧均已相对成熟，治疗效果确切，应用范围广泛。

在我国，脑血运重建术的应用与推广近年来也取得了快速发展，相关从业医师队伍也不断扩大，但与国际先进水平相比仍存在一定差距，国内医师亟须一本全面论述脑血运重建的专著来了解最先进的搭桥理念，全面学习搭桥技术，从而为患者提供更好的医疗服务。《七种类型搭桥：脑血运重建原理与技术》的引进出版恰好能满足广大读者这一需求。

《七种类型搭桥：脑血运重建原理与技术》一书内容先进，知识体系完整，实用性和可操作性强。本书编著者 Lawton 教授是国际血管神经外科领域顶级专家，在该书中，他将自己对脑血管搭桥的理念与研究经验进行总结，从最基本的 3 种血管吻合方式开始，详细阐述了脑血管搭桥的基本原理，进而循序渐进地引导读者进入搭桥领域的学习。书中介绍了目前所有类型的搭桥技术，包括颅外-颅内搭桥这种传统搭桥类型，以及颅内-颅内移植血管插入式搭桥和组合式搭桥等新型搭桥类型，并且为读者提供了重点解剖部位搭桥策略的选择。本书既适合高年资医师了解脑血管搭桥领域的最新研究进展，也为临床经验较少的医师系统地学习脑血管搭桥和构建完整的知识体系与必备技能要点提供了一站式权威指导，具有极高的学术价值。

本书主译郭庚教授、赵元立教授为国内血管神经外科领域知名专家，他们年富力强，临床经验丰富，学术造诣深厚，其翻译团队杰出的工作能力和卓越的科研水平保证了译稿忠于原著，他们的辛苦付出将为国内读者呈现一本高质量的权威译作。该书的引进和翻译对国内血管神经外科医师了解国际搭桥领域的最新进展与动向，提高专业理论与临床实践水平具有很高的参考价值；同时，将促进搭桥技术在我国的推广和发展，最终造福患者，产生积极的社会效益。

我衷心希望本书能够成为广大血管神经外科医师的常备案头工具书。

赵继宗

中国科学院院士

国家神经系统疾病临床医学研究中心主任

首都医科大学神经外科学院院长

首都医科大学附属北京天坛医院教授

中文版前言

脑血运重建是治疗脑血管疾病的一项重要技术。经过半个多世纪的发展，该技术在国外已经相对成熟，被广泛应用于缺血性脑血管病、复杂颅内动脉瘤和颅底肿瘤等相关领域疾病的治疗。而在国内，脑血运重建技术仍处于发展阶段，与国际先进水平仍有一定差距，在全国范围内的推广和发展更是任重道远。为借鉴国外最新的研究进展和技术，推进国内脑血运重建技术与国际先进水平接轨，我们遴选并翻译了这本《七种类型搭桥：脑血运重建原理与技术》。

Michael T. Lawton 教授是国际著名的血管神经外科学专家，现任美国巴洛神经外科研究所主任、首席执行官，脑血管和颅底外科项目负责人，其著作《七种类型动静脉畸形：手术策略及技巧》和《七种类型动脉瘤：夹闭策略与技巧》都是血管神经外科的经典之作，广受读者欢迎。本书是其"七种类型"系列第 3 部，在每一章节中，Lawton 教授都会深入探讨不同疾病状态下进行血运重建的原理以及搭桥手术操作技巧，他的每一例搭桥手术都会根据患者的特定病变解剖结构来设计个体化手术方案。书中有 1500 多幅精美的影像、手术图片及手绘插图，通过这些图片将手术的每一步都展现在读者眼前，体现了其独特的手术美学，不仅让读者感觉身临其境，而且仿佛在欣赏一幅完美的艺术品。

《七种类型搭桥：脑血运重建原理与技术》全书共 5 篇，内容由浅入深，循序渐进，涵盖了脑血运重建的各个细节。第 1 篇首先介绍了端–侧吻合、侧–侧吻合和端–端吻合 3 种主要的吻合方式；第 2 篇从不同方面描述了脑血运重建的基本原理；第 3 篇开始着重介绍七种不同类型的搭桥方式，即颅外–颅内搭桥、颅外–颅内移植血管插入式搭桥、再植术、原位搭桥、再吻合术、颅内–颅内移植血管插入式搭桥、组合式搭桥，并采用大量由 Lawton 教授主刀的手术病例来进行详细的讲解，几乎涵盖了我们在临床工作中可能遇到的各种问题；第 4 篇则分别沿大脑中动脉、大脑前动脉、基底动脉和小脑下后动脉这 4 组重要血管的走行区域，阐述了不同病变搭桥策略的选择；第 5 篇为总结部分。该书具有很强的实用性和指导性，内容详尽，插图丰富，既适合高年资医师了解脑血运重建领域的最新研究进展，同时也适合作为临床经验较少的医师系统学习脑血运重建技术的必备参考资料，相信读者一定能从中获益。

本书的译者均是相关领域的中青年骨干，有着丰富的临床经验和较好的英语水平，保证了本书的翻译质量。他们在繁忙的临床、科研和教学工作之余，花费大量时间和精力完成了本书的翻译和审校工作，在此感谢他们的辛勤劳动和付出。同时，由于时间紧迫，难免有不足之处，恳请各位同道批评斧正。

序言一

现在,有很多教科书都是由住院医师和研究生编写,由专业编辑进行编辑加工,很少有一系列书是由某一位高年资作者以独到的见解和精练的语言来编写的。更少有某一系列书能够成为每位神经外科医师的经典参考书。由 Michael T. Lawton 编著的"七种类型"系列图书成为仅次于 Yasargil 教授所著的《显微神经外科学》的专著。与《七种类型动脉瘤:夹闭策略与技巧》和《七种类型动静脉畸形:手术策略及技巧》一样,《七种类型搭桥:脑血运重建原理与技术》非常有指导意义,并且语言精练。这些著作见证了作者在这一领域的执着努力与贡献。Michael T. Lawton 在脑血管疾病方面具有丰富的操作经验和实验研究经验,该书的编写需要花费大量时间和精力,书中精美的插图都是非常宝贵的资源,这些足以说明他对自己事业的热爱!该书是一本可供每位神经外科医师阅读的经典之作。该书特别适合脑血管外科医师参考阅读,书中的操作技巧对于有机会实践这种操作的医师是很好的学习参考。

在 Michael T. Lawton 接受住院医师培训的过程中,我从一开始就注意到了他的努力。我看到他牺牲大量的业余时间,看到他渴望学习神经外科手术的微妙之处和复杂手术决策的差异;我在他身上发现了正确劝告和建议患者所需要的核心道德规范;我帮助他成长为这一代最出色的神经外科医师。如果一名老师成功的标志是他的学生超越了自己,那么我将为我自己鼓掌!另外,让我尤为高兴的是,Michael T. Lawton 已经成为巴洛神经外科研究所的负责人,这个神圣的神经外科中心将在卓越的手术技巧、患者护理、学术成果、科学研究,以及住院医师和研究生培训方面进一步发展,从而上升到新的高度。

"七种类型"系列 3 本书——《七种类型动脉瘤:夹闭策略与技巧》《七种类型动静脉畸形:手术策略及技巧》和《七种类型搭桥:脑血运重建原理与技术》,在神经外科领域是最好的参考书,每一名有志于成为脑血管神经外科医师的住院医师、研究生和神经外科医师都应该仔细阅读。为 Michael T. Lawton 这一伟大的专著喝彩,我感到无比的自豪和骄傲。

罗伯特·F.施博赖泽

亚利桑那州,菲尼克斯

序言二

　　有人说搭桥手术的前景黯淡。自从 1985 年颅外-颅内搭桥国际合作研究产生阴性结果后,缺血情况下的颅内血管吻合已经受到质疑。颈动脉闭塞外科研究结果再次对缺血性疾病的显微外科血管重建效果提出了挑战。然而,在颅内动脉瘤和肿瘤外科手术中出现缺血并发症时,颅内血管的显微吻合仍然是可以挽救患者生命的重要手术。因此,我认为搭桥手术的前景是光明的,需要像《七种类型搭桥:脑血运重建原理与技术》这样的著作来指导读者提高每一步操作的熟练程度。

　　对于颈内动脉海绵窦段巨大动脉瘤,植入桡动脉或隐静脉的颈外动脉和大脑中动脉之间的高流量搭桥是标准外科操作,可以从颈内动脉近端结扎动脉。然而,血流导向装置的出现已经减少并将持续减少搭桥的使用,对于那些动脉迂曲而血流导向装置不能安全放置的患者,仍需使用搭桥手术。相反,低流量搭桥或小动脉吻合在外科治疗远端颅内动脉瘤时越来越重要,因为这些动脉瘤很难通过血流导向装置治疗。

　　没有经过充分的学习和训练,颞浅动脉或枕动脉与颅内动脉的低流量搭桥是不容易操作的,因为相对于颈内动脉或桡动脉来说,供体和受体动脉较小。这些搭桥的失败吻合可以造成患者大脑的直接缺血,带来严重后果,因此,搭桥外科医师必须学习正确的操作,并且达到较高的成功率。一位真正的专业神经外科医师,如 Michael T. Lawton,掌握完美显微吻合的正确步骤,并且能够正确处理出现的并发症。处理失败的搭桥是非常困难的,因为供体和受体动脉内膜已经受损,凝血途径已经被激活,而且外科医师会感到沮丧和压力。为了拯救搭桥显微吻合,必须重新花费更多的时间和更大的耐心去操作,但血管通畅的概率却较低。这个棘手的并发症困扰着我们,当在晚上或者深夜处理这一并发症时,更考验我们的毅力。

　　对搭桥并发症或失败吻合的处理结果反映了我们对待患者的态度和我们的技术。我总是认为我是热爱神经外科的,尤其热爱显微吻合,但是一个偶然的搭桥闭塞可能让我对显微吻合感到厌倦。因此,我必须学习控制自己的情绪去完成高水准的搭桥和处理手术中的并发症。搭桥外科医师必须学习正确的方法、技巧和解剖,以及对搭桥手术和搭桥患者持有正确的态度。《七种类型搭桥:脑血运重建原理与技术》详细讲解了显微吻合的方法、技巧和解剖,更重要的是其中包括如何正确对待搭桥手术和搭桥患者。我坚信,这本书的读者将在字里行间感受到 Michael T. Lawton 教授的思想和精神,这些可以让我们成为更好的血管搭桥外科医师。

谷川绿野

日本,札幌

前　言

用持针器夹持 BV75-3 针悬停在动脉上方,该动脉曾经鲜红并且有搏动,经过临时阻断、切开,肝素冲洗后为无色透明状态。用 5 号显微镊的尖端伸入管腔并轻轻撑开,形成一个平面,将血管壁呈递给针尖。确定针距和边距后穿刺进针,注意应确保边距足够,但不可过大以免母体动脉狭窄。轻轻向前推动缝针,同时向后反推血管壁。当针刺穿血管壁时会有突破感,这种突破感通过器械传导到术者指尖的感受器,并且也轻微地刺激吻合口。缝针穿过血管壁直到持针器触碰显微镊使其完全通过吻合口,然后用显微镊的尖端轻轻提起另一血管壁,并重复该循环。镊子夹持针,松开针的持针器绕到血管壁另一侧,将血管壁从针尾推离,从而完成进针。

精细操作是搭桥手术的关键。利用这种精细动作在约 20 分钟内完成搭桥。烦琐的搭桥步骤已经完成:已经获得供体,开颅手术已经完成,受体已准备好,手术区域已构建完成。在接下来的 20 分钟内,以同样的节奏重复进针、夹持、反推以及重新持针。显微镜的放大倍率和光强度被调至最大,眼睛仍紧紧盯住透明血管并跟随缝针轨迹。在这 20 分钟内术者要持续紧张,因为动脉已切开,已毫无退路,阻断缺血在持续,术者会担心搭桥是否成功。在这些压力下,术者肌肉紧绷,但双手要保持放松,操作要平稳流畅。执行这些精细动作需要精神高度集中,甚至几乎要停止呼吸。缝合几乎是在对抗自己的生理功能和设备的局限性。随着缝合的进行,连续不断的优美的螺旋形缝线从动脉切开的一端延长到另一端。收紧环形螺线,使缝合松紧适度,然后打结以确保吻合成功。使用最简单的工具(缝线、一些显微器械和显微镜)将两条动脉吻合起来是令人兴奋的。运用技能、灵巧性和决心完成具有挑战性的搭桥是令人兴奋的。在已经如此宏伟的地方进行建造而非破坏也是令人兴奋的。

马尔科姆·格拉德维尔建议,要想成为某一领域的专家,需要有素训练 10 000 小时。当我完成这一训练时,我决定写本书。我发现,在血管腔内介入手术不断发展的过程中,开放式血管神经外科手术在全世界范围内的应用正在逐渐减少,我的外科手术经验非常独特,我可以将手术技巧汇总起来供大家参考。我准备写关于动脉瘤、动静脉畸形和搭桥的书,这正是我所学的,也是我最想传授经验的 3 个方面的操作。本书与《七种类型动脉瘤:夹闭策略与技巧》和《七种类型动静脉畸形:手术策略及技巧》一起,构成三部曲,每本书里都有隐喻。在《七种类型动脉瘤:夹闭策略与技巧》一书中,我将动脉瘤从蛛网膜下隙剥离到近端和远端控制,到瘤颈分离,再到夹闭操作,比喻成芭蕾舞动作。在《七种类型动静脉畸形:手术策略及技巧》一书中,动静脉畸形就像"愤怒的双胞胎",辨别其类型及亚型像一场战争;为每个病例做手术计划像一场战斗;接下来从暴露,蛛网膜剥离,确定引流静脉和供血动脉,软膜、脑实质、室管膜分离,直到切除动静脉畸形,每一步都像一场战役。

现在,在《七种类型搭桥:脑血运重建原理与技术》一书中,我将搭桥比喻成建筑。无论是建造大教堂还是摩天大楼,都需要先进行结构设计、绘制蓝图和搭建模型,然后施工。建筑完工后,通过水暖、电力、室内装饰、艺术作品、人物和活动来展现活力。进行搭桥操作时,设想进行动脉连接,要根据人体解剖结构设计搭桥;蓝图就是设计吻合部位、技术和通道;建筑施工过程就是吻合过程;最后通过血管搏动、流量和再灌注证实完成搭桥。

搭桥手术之所以与夹闭动脉瘤和动静脉畸形切除术不同,是因为它是建设性而非破坏性的。动脉瘤和动静脉畸形就像野兽一样,需要暴露、控制和清除,而搭桥却不同,需要想象力和精细操作。夹闭良好的动脉瘤穿刺变形和蓝色畸形巢引流静脉凝结是外科手术的胜利,但都不能与在临时夹被释放时血流通过吻合口的第一次搏动相提并论。对于动脉瘤和动静脉畸形,成功是指避免了术中破裂或缺血性并发症;而对于搭桥,成功在于搭建了以前不存在的东西。

当我开车上班经过金门大桥,或在马林岬角的小径上跑步或骑山地自行车进行晨练时,可以看到冉冉升起的太阳照亮了桥缆的优美曲线、塔的巍峨、桁架的柔和弧线,以及山脉、海峡和旧金山之间的壮丽天际线。即使20年来我每天都看到这些景象,但它仍然令我生畏。建筑有着动人的魔力,它令人感动,是因为它用梁、螺栓和石头体现了珍贵的信念和大胆的创造。约翰·伍重设计的悉尼歌剧院是一种现代的表现主义设计,将球体或"贝壳"放到由混凝土墩支撑的平台上深入悉尼港,创建了表演艺术中心,模仿的是附近的帆船。安东尼·高迪设计的巴塞罗那圣家族大教堂是融合了哥特式和新艺术运动风格的瑰宝,有着精美的立面和世界上最高的塔尖。大教堂使用独特的几何图形,如交替的柱廊表面、树形柱廊、双曲中殿拱顶、十字架和后殿。弗兰克·盖里设计的西班牙毕尔巴鄂古根海姆博物馆,在当代是一个大胆的设计,其外部曲面层叠起伏,钛金属片在光照下像鱼鳞一样熠熠发光,透过大玻璃窗可以欣赏周围巴斯克地区的河口和山丘。所有这些建筑杰作都将独特的形式与功能融为一体,创造出理想的庇护所或空间,同时也体现了建筑师的观念和哲学思想,用以激励那些观察建筑或居住在建筑物中的人们。

搭桥手术也可以类比建筑。搭桥的功能就像是一条管道,无论是对于潜在疾病或动脉损伤,都可以帮助恢复血流,恢复大脑的重要循环。然而,它们的形式各种各样,从简单的颞浅动脉–大脑中动脉(STA–MCA)搭桥到大脑中动脉(MCA)两个 M2 段之间复杂的侧–侧吻合。与建筑一样,神经外科医师的选择也反映出美学或哲学。搭桥分为多种复杂类型,从颅外–颅内利用头皮动脉搭桥,再到组合式搭桥,例如,将两条分支动脉植入已经与其供体动脉相连的移植血管的双重再植入技术(表 1)。本书讨论了显微外科吻合术的基本原理和搭桥手术的范围,但突出了我的审美和对颅内–颅内血管搭桥和动脉重建的偏爱。颅内–颅内血管搭桥是传统颅外–颅内血管搭桥的替代方法,可以重新吻合载瘤动脉,分支再植,利用原位供血动脉对不同分支进行血运重建,并用颅内移植血管来重建分叉解剖结构。这些较新的搭桥手术代表了搭桥手术的演变:从使用头皮动脉和颈部远端供体部位到更局部和重建的方式。

书名《七种类型搭桥:脑血运重建原理与技术》来自以下这些类型的搭桥:①颅外–颅内血管搭桥;②颅外–颅内移植血管插入式搭桥;③颅内动脉再植术;④原位搭桥;⑤再吻合术;⑥颅内–颅内移植血管插入式搭桥;⑦组合式搭桥。自从发现我的颅内–颅内血管搭桥与颅外–颅内血管搭桥患者的通畅率和预后相当,我倾向于行颅内–颅内血管搭桥并表达我的重建美学(表 2)。颅外–颅内血管搭桥仍占我搭桥经验的 70%,这主要是因为 STA–MCA 搭桥适应证广泛,功能多样。然而,我之所以喜欢颅内–颅内血管搭桥手术,是因为它既美观又实用,并且通过搭桥手术为患者避免了额外的颈部切口,获取颅外供体动脉和移植血管。这些颅内–颅内血管搭桥和重建技术是最新技术。

表 1　七种类型搭桥及其特点总结

搭桥类型	序号	代际	供体血管	受体血管	移植血管	吻合数目	吻合 1	吻合 2	流量	手术部位数目	皮下通道
颅外-颅内血管搭桥	1	第一代	头皮动脉（颞浅动脉，枕动脉）	大脑中动脉，大脑前动脉，大脑后动脉/小脑上动脉，小脑下前动脉	无	1	端-侧吻合	-	低	1	无
颅外-颅内移植血管插入式搭桥	2	第二代	颈动脉（颈外动脉，颈总动脉，颈内动脉）	大脑中动脉，颈内动脉，大脑后动脉/小脑上动脉	长	2	端-侧吻合，端-端吻合	端-侧吻合，端-端吻合	高	3	有
再植术	3	第三代	大脑中动脉，大脑前动脉，大脑后动脉/小脑上动脉/小脑下后动脉/椎动脉	大脑中动脉，大脑前动脉，大脑后动脉/小脑上动脉/小脑下后动脉	无	1	端-侧吻合	-	低	1	无
原位搭桥	4	第三代	大脑中动脉，大脑前动脉，大脑后动脉/小脑上动脉/小脑下前动脉	大脑中动脉，大脑前动脉，大脑后动脉/小脑上动脉/小脑下后动脉	无	1	侧-侧吻合	-	低	1	无
再吻合术	5	第三代	大脑中动脉，大脑前动脉，大脑后动脉/小脑上动脉/小脑下后动脉	大脑中动脉，大脑前动脉，大脑后动脉/小脑上动脉/小脑下后动脉	无	1	端-端吻合	-	低	1	无
颅内-颅内移植血管插入式搭桥	6	第三代	大脑中动脉，大脑前动脉，大脑后动脉/小脑上动脉/小脑下后动脉，颈内动脉，椎动脉	大脑中动脉，颈内动脉，大脑后动脉，大脑前动脉，小脑下后动脉/小脑下前动脉	短	2	端-侧吻合，端-端吻合	端-侧吻合，端-端吻合	中	2	无
组合式搭桥	7	第三代	头皮动脉，颈动脉，大脑中动脉，大脑后动脉，小脑上动脉，小脑下后动脉，颈内动脉，椎动脉	大脑中动脉，大脑前动脉，大脑后动脉/小脑上动脉，小脑下前动脉	可变	≥2	端-侧吻合，侧-侧吻合，端-侧吻合	端-侧吻合，侧-侧吻合，端-侧吻合	混合的	可变	可变

表2 作者在20年中所做的7种搭桥类型手术总结

搭桥类型	大脑中动脉		大脑前动脉		大脑后动脉/小脑上动脉		小脑下后动脉		总计	
颅外-颅内血管搭桥	313	96%	1	0	10	3%	2	1%	326	59%
颅外-颅内移植血管插入式搭桥	56	97%	0	0	2	3%	0	0%	58	11%
再植术	6	29%	3	14%	1	5%	11	52%	21	4%
原位搭桥	4	17%	7	29%	2	8%	11	46%	24	4%
再吻合术	11	31%	2	6%	3	9%	19	54%	35	6%
颅内-颅内移植血管插入式搭桥	14	40%	5	14%	14	40%	2	6%	35	6%
组合式搭桥	46	87%	3	6%	2	4%	2	4%	53	10%
总计	450	82%	21	4%	34	6%	47	9%	552	

正如富有想象力的建筑师为他们的下一个项目构思独特的设计一样,搭桥外科医生也在思考新的重建方法。创造性的灵感和大胆的吻合可以将两条从未连接过的动脉连接起来。单支大脑前动脉(ACA)搭桥、小脑上动脉-大脑后动脉(SCA-PCA)搭桥和颞前动脉-小脑上动脉(ATA-SCA)搭桥是我的一些创新。我喜欢学习别人的创新,这些创新我从来没有想到过,如罗伯特·斯佩茨勒的"8"字吻合术、彼得·瓦加科茨用Y形桡动脉作为移植血管的STA-ACA搭桥,以及谷川的胼周-胼周和胼缘-胼缘联合搭桥。我已经设想了几十种新的搭桥手术,但均未实施,因为尚未出现有恰当病变和恰当适应证的恰当患者。我的实验室正致力于探索新的方法来重新连接动脉,以期缩短移植物,简化暴露,或者解决难以治疗的动脉瘤。批评者说,开放性血管神经外科已没有什么新技术,而且该专业已经完全成熟,但搭桥手术驳斥了这一观点。血管神经外科手术通过血管内设备以非挑战的方式来发展,因为搭桥外科医生在搭桥设计中磨炼了他们的技能,并在搭桥设计中展现其艺术性。因此,搭桥手术是一门艺术,不仅因为缝合动脉是一种宏伟的表现,而且因为可以用新的方式设计新的搭桥。

本书的第1篇介绍了所有搭桥手术的基石,即3种吻合方法:①端-侧吻合;②侧-侧吻合;③端-端吻合。尽管大多数教科书都讨论了搭桥手术的策略问题,但他们略述了第2篇的技术细节:熟能生巧;准备供体和受体动脉;建立手术区域;临时阻断;动脉切开;缝合技术;血管壁的操作;打结;搭桥通畅性和闭塞动脉瘤。

在建筑学中,建造寺庙时,建筑师首先需要在脑海中构思出整体设计,并给施工人员画出蓝图,然后才能开始建造寺庙。楼层平面图、门窗、厨房用具、管道连接件和电线的详细符号将建筑师的愿景转化为工作计划。搭桥手术的符号同样有助于将外科医师的想法转化到手术室,但令人惊讶的是,目前尚缺乏这些符号。因此,《七种类型搭桥:脑血运重建原理与技术》引入了标识系统,分别代表血管吻合、移植血管、七种搭桥类型以及动脉瘤闭塞(图1)。第3篇展示了这七种类型搭桥,以病例为例,使用这些标识和示意图显示了4个血管分布区域中各种病理类型的重建方式:大脑中动脉(MCA)、大脑前动脉(ACA)、大脑后动脉(PCA)/小脑上动脉(SCA)和小脑下后动脉(PICA)。

除了标识和示意图,为了改善目前的命名法和论述,《七种类型搭桥:脑血运重建原理与技术》基于动脉节段解剖应用了更精确的语言或符号。动脉有缩写(表3),其节段有字母数字(表4),其组合规定了吻合部位。例如,通过在STA-MCA搭桥中添加吻合口的节段位置,描述更加详细准确,对MCA动脉瘤行STA-M2 MCA搭桥至流出道,与烟雾病STA-M4 MCA搭桥到皮质受体区别开

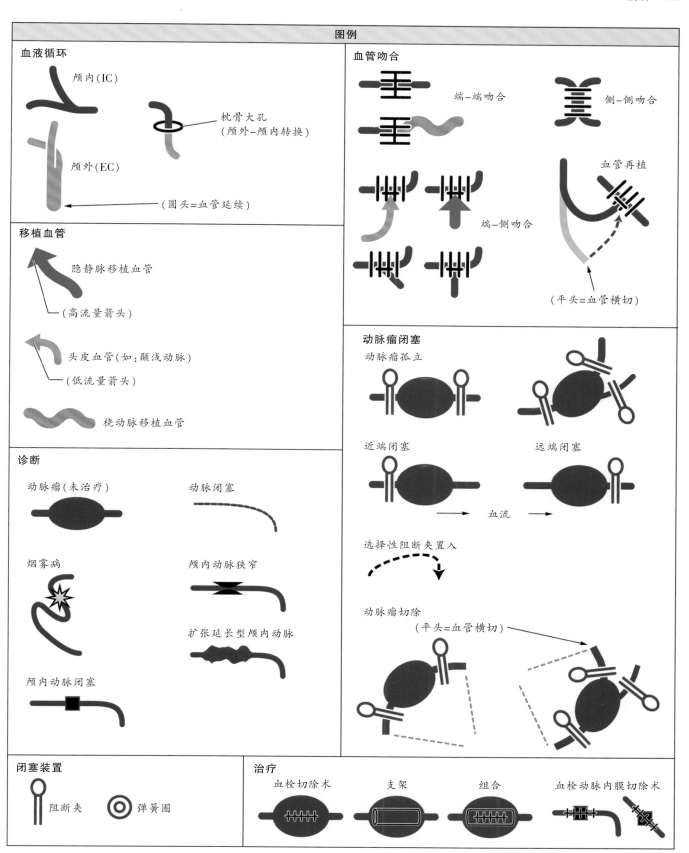

图 1 搭桥示意图标识系统。（待续）

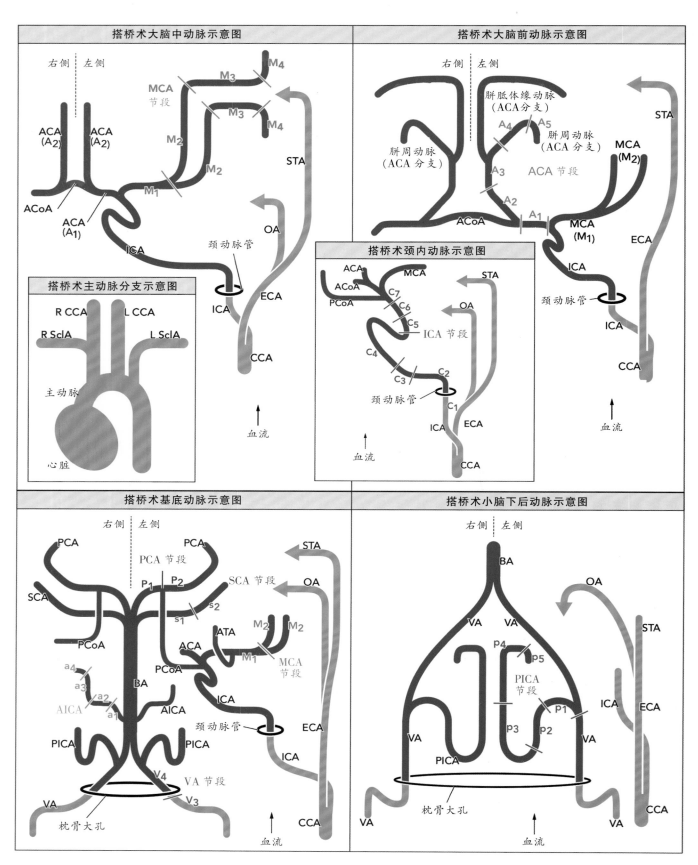

图 1（续） CCA，颈总动脉；ICA，颈内动脉；ACA，大脑前动脉；MCA，大脑中动脉；AICA，小脑下前动脉；ACoA，前交通动脉；ECA，颈外动脉；OA，枕动脉；STA，颞浅动脉；L SclA，左锁骨下动脉；R SclA，右锁骨下动脉；L CCA，左颈总动脉；R CCA，右颈总动脉；PCoA，后交通动脉；BA，基底动脉；PICA，小脑下后动脉；SCA，小脑上动脉；PCA，大脑后动脉；VA，椎动脉。

表3　动脉缩写

缩写	动脉	缩写	动脉
ACA	大脑前动脉	OphA	眼动脉
AChA	脉络膜前动脉	OrbFrA	眶额部（大脑前动脉）
ACoA	前交通动脉	OrbFrA	眶额部（大脑中动脉）
AICA	小脑下前动脉	PAA	耳后动脉
AIFA	小脑前内动脉	ParaCenA	中央旁小叶动脉
An	动脉瘤	ParOccA	顶枕动脉
AngA	角回动脉	PCA	大脑后动脉
AntParA	顶叶前动脉	PcaA	胼周动脉
AntSpA	脊髓前动脉	PCoA	后交通动脉
AntThaP	前丘脑穿动脉	PedP	大脑脚穿孔动脉
Ao	主动脉	PICA	小脑下后动脉
ASA	脊髓前动脉	PIFA	额后内动脉
AscPharA	咽部上动脉	PosParA	顶叶后动脉
ATA	颞前动脉	PosTempA	颞后动脉（大脑中动脉）
BA	基底动脉	PosTempA	颞后动脉（大脑后动脉）
CalcA	距状动脉	PosThaP	丘脑后穿通动脉
CenA	中央动脉	PreCenA	中央前动脉
CirP	回旋穿支	PreFrA	额前动脉
CmaA	胼胝体缘动脉	PSA	脊髓后动脉
FrPolA	额极动脉	RAH	回返动脉
HippoA	海马动脉	SCA	小脑上动脉
ICA	颈内动脉	SclA	锁骨下动脉
IMA	颌内动脉	SHA	垂体上动脉
InfParA	顶叶动脉	SplenA	夹肌动脉
InfTr	大脑中动脉下干	STA	颞浅动脉
InsP	岛叶穿动脉	SupParA	顶上动脉
LingA	舌动脉	SupThyrA	甲状腺上动脉
ILSA	外侧豆纹动脉	SupTr	大脑中动脉上干
IPChA	脉络膜后外侧动脉	TempOccA	颞枕动脉
MCA	大脑中动脉	TempPolA	颞极动脉
MidTempA	颞中动脉	ThaP	丘脑穿通动脉
MidTr	大脑中动脉中干	ThGenP	丘脑膝状体穿支
MIFA	额内侧中动脉	TPA	颞极动脉
mLSA	内侧豆纹动脉	VA	椎动脉
mPChA	脉络膜后内侧动脉	VBJ	椎基底动脉交界处
OA	枕动脉		

　　来。类似的，对后循环搭桥的分段描述，如 STA-SCA 搭桥，也阐明了重要的技术细微差别，例如，搭桥是在脑桥中脑外侧段（STA-s2 SCA 搭桥），还是在脑桥中脑前段远端（STA-s1 SCA 搭桥）进行。左侧 p3 PICA-右侧 p3 PICA 搭桥定义为 PICA-PICA 原位搭桥，p2 PICA-V4 VA 再植术定义为 PICA 再植术。这些字母数字编码为更多详细的示意图或搭桥"蓝图"提供了速记方式。第3篇中的病例示例应用了这些分段描述来强化搭桥的命名法（表5）。

　　有了这种搭桥手术的广阔视野和如此多的 EC-IC 及 IC-IC 搭桥选择，选择最佳的搭桥和治疗

表 4 动脉节段缩写

缩写	动脉节段
C1	颈内动脉颈段
C2	颈内动脉岩段
C3	颈内动脉破裂孔段
C4	颈内动脉海绵窦段
C5	颈内动脉床突段
C6	颈内动脉眼动脉段
C7	颈内动脉交通段
A1	大脑前动脉前交通段或水平段
A2	大脑前动脉后交通段或胼胝体下段
A3	大脑前动脉胼胝体前段或膝段
A4	大脑前动脉胼周段
A5	大脑前动脉胼胝体后段或终段
M1	大脑中动脉蝶骨段
M2	大脑中动脉岛叶段
M3	大脑中动脉岛盖部
M4	大脑中动脉皮质段
P1	大脑后动脉前交通段
P2	大脑后动脉后交通段
P2A	大脑后动脉环池前段
P2P	大脑后动脉环池后段
P3	大脑后动脉四叠体段
P4	大脑后动脉距裂段
s1	小脑上动脉脑桥中脑前段
s2	小脑上动脉脑桥中脑外侧段
s3	小脑上动脉小脑中脑段
s4	小脑上动脉皮质段
a1	小脑下前动脉脑桥前段
a2	小脑下前动脉脑桥外侧段
a3	小脑下前动脉绒球小叶段
a4	小脑下前动脉皮质段
P1	小脑下后动脉延髓前段
p2	小脑下后动脉延髓外侧段
p3	小脑下后动脉延髓扁桃体段
p4	小脑下后动脉膜帆扁桃体段
p5	小脑下后动脉皮质段
V1	椎动脉横突孔前段
V2	椎动脉椎间孔段
V3	椎动脉硬膜外段
V4	椎动脉硬膜内段

策略可能是一个挑战。在第 4 篇中,我们提出了 4 个关键解剖位置的搭桥策略来阐明动脉瘤和其他病变的搭桥选择:大脑中动脉和侧裂池;大脑前动脉和半球间池;基底动脉和基底池(脚间池、周围池和脚池);以及 PICA 和枕大池。首先根据区域或节段的解剖结构对动脉瘤进行分类,这些区别将指导决策(见表 5)。例如,MCA 动脉瘤的搭桥选择取决于其相对于 MCA 分叉的位置(分叉前、分叉处或分叉后),ACA 动脉瘤的搭桥选择与此类似(交通前、交通和交通后)。如图所示,搭桥策略通常由这些因素决定。

静脉和静脉窦的缩写见表 6,脑、神经和脑池及其他缩写见表 7。

搭桥手术是一个难以用静态照片捕捉的动态过程。然而,肯·普罗布斯特的精美插图描绘了这些难以捉摸的细微差别、带有想法的细节及观点,这些细节甚至都是视频错过的视角。肯的插图取材来自我收集的图像和我们每周无数小时会议中出现的粗略草图,因此,它们描绘了一位左利手外科医生。虽然大多数神经外科医生都是右利手,但书中插图都与左利手一致。当我学习右利手外科医生的照片和图像时,我发现需要在我的脑海中重新定位空间方向,这样有助于我更好地学习,我希望这个建议也有利于右利手读者。如果右利手者不同意,我在此先道歉。

一些神经外科医生认为,搭桥手术只是与越来越少的一小部分血管神经外科医师相关的实践,这可能会使读者泄气或阻止其读这本书。有人会争论说,颈内动脉闭塞手术研究的阴性结果和血流导向装置的出现进一步降低了搭桥手术的重要性。但是,我相信精通搭桥手术仍然至关重要,因为当常规夹闭或栓塞技术失败时,或由于宽基底动脉瘤解剖、管腔内血栓、尺寸巨大或侧壁分支,即使最新的血管内装置也可能失败,动脉重建通常会提供解决方案。此外,让神经外科医生感到紧张的术中并发症是动脉损伤引起的失控性出血。肿瘤神经外科医生可能会损伤隐藏在视线之外附着在脑膜瘤背面的动脉,或者脊柱神经外科医生可能会在椎体切除术中侧面钻伤椎动脉。敏捷地处理动脉和用临时夹控制出血

表 5　搭桥病例中的字母数字编码

病例序号	诊断	动脉瘤类型	开颅术/入路	搭桥术	搭桥类型	数量
病例 14.1	左侧大脑中动脉 M2 段狭窄	–	额颞开颅术	L STA-M4 MCA	颅外-颅内血管搭桥	1
病例 14.2	左侧烟雾病	–	额颞开颅术	L STA-M4 MCA	颅外-颅内血管搭桥	1
病例 14.3	左侧大脑中动脉动脉瘤(延长扩张型)	大脑中动脉分叉	翼点开颅术/经侧裂入路	L STA-M2 MCA	颅外-颅内血管搭桥	1
病例 14.4	右侧大脑中动脉动脉瘤(巨大,蛇形)	大脑中动脉分叉后(侧裂)	翼点开颅术/经侧裂入路	R STA-M4 MCA	颅外-颅内血管搭桥	1
病例 14.5	左侧大脑中动脉动脉瘤(延长扩张型)	大脑中动脉分叉后(岛叶)	翼点开颅术/经侧裂入路	L STA-M2 MCA+M2 MCA 双支搭桥	组合式搭桥	7
病例 14.6	脑动脉病(ACTA2 基因突变)	–	双额开颅术/纵裂间入路	L STA-PAA-AIFA	组合式搭桥	7
病例 14.7	椎基底动脉缺血	–	眶颧开颅术/经侧裂入路	R STA-P2A PCA	颅外-颅内血管搭桥	1
病例 14.8	左侧大脑后动脉动脉瘤(巨大)	基底部后四分叉远端(大脑后动脉)	眶颧开颅术/经侧裂-颞下入路	L STA-P2P PCA	颅外-颅内血管搭桥	1
病例 14.9	基底动脉主干巨大动脉瘤	基底动脉四分叉前	扩大乙状窦后开颅术/经桥小脑脚入路	L OA-a3 AICA 和 R p3 PICA 再吻合	组合式搭桥	7
病例 14.10	椎基底动脉缺血	–	扩大乙状窦后开颅术/经桥小脑脚入路	R OA-a3 AICA	颅外-颅内血管搭桥	1
病例 14.11	右侧烟雾病	–	顶叶和翼点开颅术	R OA-M4 MCA 和 R STA-M4 MCA	组合式搭桥	7
病例 14.12	左侧烟雾病	–	翼点开颅术	L STA-M4 MCA	颅外-颅内血管搭桥	1
病例 15.1	左侧大脑中动脉闭塞	–	翼点开颅术/经侧裂入路	L ECA-RAG-M2 MCA	颅外-颅内移植血管插入式搭桥	2
病例 15.2	右侧颈内动脉海绵窦段动脉瘤(巨大)	颈内动脉海绵窦段	翼点开颅术/经侧裂入路	R CCA-RAG-M2 MCA 和 R CCA-SVG-M2 MCA	组合式搭桥	7
病例 15.3	左侧基底动脉尖动脉瘤和大动脉炎	基底动脉四分叉	眶颧开颅术/经侧裂入路	左锁骨下-SVG-M2 MCA	颅外-颅内移植血管插入式搭桥	2
病例 15.4	左侧后交通动脉动脉瘤(血栓性)	颈内动脉床突上段	翼点开颅术/经侧裂入路	L CCA-AlloSVG-C7 ICA	颅外-颅内移植血管插入式搭桥	2
病例 15.5	左侧颈内动脉床突上段动脉瘤(巨大)	颈内动脉床突上段	眶颧开颅术/经侧裂入路	L C1 ICA-RAG-C7 ICA	颅外-颅内移植血管插入式搭桥	2
病例 15.6	椎基底动脉缺血	–	扩大乙状窦后开颅术/经桥小脑脚入路	L OA-RAG-a3 AICA	颅外-颅内移植血管插入式搭桥	2
病例 15.7	大血管闭塞性血管炎	–	胸骨切开术	L Ao-AlloSVG-CCA	颅外-颅内移植血管插入式搭桥	2

(待续)

表 5(续)

病例序号	诊断	动脉瘤类型	开颅术/入路	搭桥术	搭桥类型	数量
病例 16.1	右侧大脑中动脉动脉瘤(霉菌性)	大脑中动脉分叉	翼点开颅术/经侧裂入路	R M2 MCA–R ATA 再植术	再植术	3
病例 16.2	右侧大脑中动脉动脉瘤(梭形)	大脑中动脉分叉后(侧裂)	翼点开颅术/经侧裂入路	R M2 MCA–M2 MCA 再植术和 R CCA–RAG–M2 MCA	组合式搭桥	7
病例 16.3	右侧大脑前动脉动脉瘤(延长扩张型)	大脑前动脉交通后(A3 段)	双额开颅术/前半球间裂入路	R A3 ACA–L AIFA 再植术	组合式搭桥	7
病例 16.4	右侧大脑前动脉动脉瘤(延长扩张型)	大脑前动脉交通后(A3 段)	双额开颅术/前半球间裂入路	R PcaA–R CmaA 再植	再植术	3
病例 16.5	左侧小脑上动脉动脉瘤(延长扩张型)	基底部后四分叉远端(小脑上动脉)	眶颧开颅术/经侧裂入路	L ATA–s1 SCA 再植术和 L ATA 再吻合术	组合式搭桥	7
病例 16.6	右侧椎动脉/小脑下后动脉动脉瘤	小脑下后动脉,延髓前段	远外侧开颅术/经小脑延髓入路	R p1 PICA–V4 VA 再植术	再植术	3
病例 16.7	右侧椎动脉/小脑下后动脉动脉瘤(夹层)	小脑下后动脉,延髓前段	远外侧开颅术/经小脑延髓入路	R p1 PICA–V4 VA 再植术	再植术	3
病例 16.8	左侧椎动脉/小脑下后动脉动脉瘤(夹层)	小脑下后动脉,延髓前段	远外侧开颅术/经小脑延髓入路	L p1 PICA–V4 VA 再植术和 L p1 PICA–p1 PICA 再吻合术	组合式搭桥	7
病例 16.9	右侧椎动脉/小脑下后动脉动脉瘤	小脑下后动脉,延髓前段	远外侧开颅术/经小脑延髓入路	R p1 PICA–L p3 PICA 侧支再植术	再植术	3
病例 17.1	左侧大脑中动脉动脉瘤(延长扩张型)	大脑中动脉分叉后(岛段)	翼点开颅术/经侧裂入路	L M3 MCA–M3 MCA 原位搭桥	原位搭桥	4
病例 17.2	右侧大脑中动脉动脉瘤(血栓性)	大脑中动脉分叉后(岛段)	翼点开颅术/经侧裂入路	R M3 MCA–M3 MCA 原位搭桥	原位搭桥	4
病例 17.3	左侧大脑前动脉动脉瘤(假性)伴发脑膜瘤	大脑前动脉交通后段(大脑前动脉 A2 段)	扩大双额开颅术/前半球间裂–经侧裂入路	R A3 ACA–L A3 ACA 原位搭桥	原位搭桥	4
病例 17.4	前交通动脉动脉瘤(蛇形)	大脑前动脉交通段(伴单侧大脑前动脉 A2 段闭塞)	双额开颅术/前半球间裂入路	R A3 ACA–L A3 ACA 原位搭桥	原位搭桥	4
病例 17.5	左侧大脑前动脉动脉瘤(梭形)	大脑前动脉交通后段(大脑前动脉 A4 段)	双额开颅术/前半球间裂入路	L CmaA–R CmaA 原位搭桥	原位搭桥	4
病例 17.6	右侧大脑后动脉动脉瘤(假性)	基底动脉四分叉远端(大脑后动脉)	眶颧开颅术/经侧裂入路	R s1 SCA–P2 PCA 原位搭桥	原位搭桥	4
病例 17.7	左侧小脑下后动脉动脉瘤(梭形)	小脑下后动脉,延髓前段	远外侧开颅术/经小脑延髓裂入路	R p3 PICA–L p3 PICA 原位搭桥	原位搭桥	4
病例 17.8	右侧小脑下后动脉动脉瘤(血栓性)	小脑下后动脉,延髓前段	远外侧开颅术/经小脑延髓裂入路	L p3 PICA–R p3 PICA 原位搭桥	原位搭桥	4
病例 17.9	左侧椎动脉主干动脉瘤	基底动脉四分叉前	远外侧–乙状窦后开颅术/经小脑延髓裂入路	L V4 VA–a3 AICA 原位搭桥和 a3 AICA 再吻合术	组合式搭桥	7
病例 18.1	右侧大脑中动脉动脉瘤(血栓性)	大脑中动脉分叉前	翼点开颅术/经侧裂入路	R M1 MCA 再吻合术	再吻合术	5
病例 18.2	左侧大脑中动脉动脉瘤(巨大,血栓性)	大脑中动脉分叉部	翼点开颅术/经侧裂入路	L M1 MCA–M2 MCA 再吻合术	再吻合术	5

(待续)

表 5(续)

病例序号	诊断	动脉瘤类型	开颅术/入路	搭桥术	搭桥类型	数量
病例 18.3	右侧大脑中动脉动脉瘤(血栓性)	大脑中动脉分叉后(侧裂)	翼点开颅术/经侧裂入路	R M2 MCA 再吻合术	再吻合术	5
病例 18.4	右侧大脑中动脉动脉瘤(延长扩张型)	大脑中动脉分叉后部(岛盖段)	翼点开颅术/经侧裂入路	R M3 MCA 再吻合术	再吻合术	5
病例 18.5	左侧大脑前动脉动脉瘤(假性)	大脑前动脉交通后段(大脑前动脉 A3 段)	双额开颅术/前半球间裂入路	L A3 ACA 再吻合术	再吻合术	5
病例 18.6	左侧小脑下后动脉动脉瘤(夹层)	小脑下后动脉,延髓外侧段	远外侧开颅术/经小脑延髓裂入路	L p2 PICA 再吻合术	再吻合术	5
病例 18.7	左侧小脑下后动脉动脉瘤(夹层)	小脑下后动脉,延髓外侧段	远外侧开颅术/经小脑延髓裂入路	L p2 PICA 再吻合术	再吻合术	5
病例 18.8	左侧小脑下后动脉动脉瘤(夹层)	小脑下后动脉,延髓外侧段	远外侧开颅术/经小脑延髓裂入路	L p2 PICA 再吻合术	再吻合术	5
病例 18.9	右侧小脑下后动脉动脉瘤(夹层)	小脑下后动脉,延髓外侧段	远外侧开颅术/经小脑延髓裂入路	R p2 PICA 再吻合术	再吻合术	5
病例 18.10	左侧小脑下后动脉动脉瘤(延长扩张型)	小脑下后动脉,延髓扁桃体段	远外侧开颅术/经小脑延髓裂入路	L p3 PICA 再吻合术	再吻合术	5
病例 18.11	右侧小脑下后动脉动脉瘤(延长扩张型)	小脑下后动脉,膜帆扁桃体段	远外侧开颅术/经膜帆入路	R p4 PICA 再吻合术	再吻合术	5
病例 19.1	左侧颈内动脉海绵窦段动脉瘤(巨大)	颈内动脉海绵窦段	眶颧开颅术/经岩前-经侧裂入路	L C2 ICA-SVG-C6 ICA 搭桥	颅内-颅内移植血管插入式搭桥	6
病例 19.2	右侧颈内动脉床突上段动脉瘤(血泡形)	颈内动脉床突上段	翼点开颅术/经侧裂入路	R C6 ICA-RAG-M2 MCA 搭桥	颅内-颅内移植血管插入式搭桥	6
病例 19.3	右侧大脑中动脉动脉瘤(巨大,延长扩张型)	大脑中动脉分叉前	眶颧开颅术/经侧裂入路	R M1 MCA-RAG-M1 MCA 搭桥	颅内-颅内移植血管插入式搭桥	6
病例 19.4	右侧大脑中动脉动脉瘤(巨大,血栓性)	大脑中动脉分叉部	眶-翼点开颅术/经侧裂入路	R M1 MCA-RAG-M2 MCA 搭桥	颅内-颅内移植血管插入式搭桥	6
病例 19.5	右侧大脑中动脉动脉瘤(巨大,复发)	大脑中动脉分叉后(侧裂)	眶-翼点开颅术/经侧裂入路	R M2 MCA-RAG-M4 MCA 搭桥	颅内-颅内移植血管插入式搭桥	6
病例 19.6	左侧大脑中动脉动脉瘤(延长扩张型,复发)	大脑中动脉分叉部	眶-翼点开颅术/经侧裂入路	L A1 ACA-RAG-M2 MCA 和 STA-M2 MCA 搭桥	组合式搭桥	6
病例 19.7	右侧大脑中动脉动脉瘤(霉菌性)	大脑中动脉分叉部	翼点开颅术/经侧裂入路	R IMA-RAG-M2 MCA 搭桥	颅内-颅内移植血管插入式搭桥	6
病例 19.8	右侧大脑前动脉动脉瘤(夹层)	大脑前动脉交通前段	眶-翼点开颅术/经侧裂入路	R ATA-SVG-A1 ACA 搭桥	颅内-颅内移植血管插入式搭桥	6
病例 19.9	右侧大脑前动脉动脉瘤(霉菌性)	大脑前动脉交通后段(大脑前动脉 A2 段)	双额开颅术/前半球间裂入路	R A2 ACA-RAG-A3 ACA 搭桥	颅内-颅内移植血管插入式搭桥	6

(待续)

表5(续)

病例序号	诊断	动脉瘤类型	开颅术/入路	搭桥术	搭桥类型	数量
病例 19.10	基底动脉主干动脉瘤(延长扩张型)	基底动脉四分叉前	眶颧开颅术/经侧裂入路	R M2 MCA–RAG–P2 PCA 搭桥	颅内–颅内移植血管插入式搭桥	6
病例 19.11	基底动脉主干动脉瘤(延长扩张型)	基底动脉四分叉前	眶颧开颅术/经侧裂入路	R M2 MCA–SVG–P2 PCA 搭桥	颅内–颅内移植血管插入式搭桥	6
病例 19.12	基底动脉主干动脉瘤(巨大,复发)	基底动脉四分叉前	眶颧–乙状窦后开颅术/经侧裂–小脑脑桥入路	R M2 MCA–SVG–P2 PCA 搭桥	颅内–颅内移植血管插入式搭桥	6
病例 19.13	右侧椎动脉动脉瘤(夹层)	小脑下后动脉,延髓外侧段	远外侧开颅术/经小脑延髓裂入路	R V3 VA–RAG–p3 PICA 搭桥	颅内–颅内移植血管插入式搭桥	6
病例 19.14	椎基底动脉缺血	–	扩大乙状窦后颅骨切开术/经桥小脑脚入路	L V3 VA–SVG–La3 AICA 搭桥	颅内–颅内移植血管插入式搭桥	6
病例 19.15	基底动脉主干动脉瘤(延长扩张型)	基底动脉四分叉前	远外侧–颞开颅术/经小脑延髓–颞下入路	R V3 VA–SVG–s2 SCA 搭桥	颅内–颅内移植血管插入式搭桥	6
病例 19.16	左侧颈动脉闭塞伴颈部肿瘤	–	暴露枕下的翼点开颅术/经侧裂入路	L V3 VA–RAG–M2 MCA 搭桥	颅内–颅内移植血管插入式搭桥	6
病例 20.1	左侧大脑中动脉动脉瘤(巨大,血栓性)	大脑中动脉分叉部	翼点开颅术/经侧裂入路	L ECA–SVG–M2 MCA (InfTr)+M2 MCA (SupTr)双侧再植术	组合式搭桥	7
病例 20.2	右侧大脑中动脉动脉瘤(延长扩张型)	大脑中动脉分叉部	眶–翼点开颅术/经侧裂入路	R A1 ACA–RAG–M2 MCA (SupTr)+M2 MCA (InfTr)双侧再植术	组合式搭桥	7
病例 20.3	右侧大脑中动脉动脉瘤(复发)	大脑中动脉分叉部	眶–翼点开颅术/经侧裂入路	R A1 ACA–RAG–M2 MCA(SupTr)+M2 MCA (InfTr)双侧再植术	组合式搭桥	7
病例 20.4	右侧大脑中动脉动脉瘤(巨大)	大脑中动脉分叉部	眶–翼点开颅术/经侧裂入路	R A1 ACA–SVG–M2 MCA(SupTr)+M2 MCA (InfTr)双侧再植术	组合式搭桥	7
病例 20.5	右侧大脑前动脉动脉瘤(巨大,霉菌性)	大脑前动脉交通后段(大脑前动脉A3段)	双额开颅术/前半球间裂入路	R AIFA–RAG–CmaA+ PcaA 双侧再植术	组合式搭桥	7
病例 20.6	前交通动脉动脉瘤(巨大,血栓性)	大脑前动脉交通段(单侧A2段闭塞)	眶–翼点–双额开颅术/经侧裂–前半球入路	R PcaA–RAG–L PcaA+L CmaA 双侧再植术(非对称性搭桥)	组合式搭桥	7
病例 20.7	右侧大脑中动脉动脉瘤(血栓性)	大脑中动脉分叉后(侧裂)	翼点开颅术/经侧裂入路	M2 MCA–AngA 再吻合术和 PosParA–M2 MCA 再植术	组合式搭桥	7
病例 20.8	左侧大脑中动脉动脉瘤(延长扩张型,复发)	大脑中动脉分叉后(侧裂)	翼点开颅术/经侧裂入路	STA–M4 MCA 和 M2 MCA–M3 MCA 再吻合术	组合式搭桥	7
病例 20.9	左侧大脑中动脉动脉瘤(巨大,延长扩张型)	大脑中动脉分叉前	眶–翼点开颅术/经侧裂入路	L M1 MCA–RAG–M2 MCA 和 STA–M2 MCA	组合式搭桥	7

(待续)

表 5（续）

病例序号	诊断	动脉瘤类型	开颅术/入路	搭桥术	搭桥类型	数量
病例 20.10	基底动脉主干动脉瘤和右侧小脑下后动脉动脉瘤	基底动脉四分叉前和小脑下后动脉，延髓扁桃体段	远外侧－扩大乙状窦后开颅术/经小脑延髓裂入路	L OA–a3 AICA 和 R p3 PICA 再吻合术	组合式搭桥	7
病例 20.11	左侧烟雾病	–	额颞开颅术	L STA 再吻合术和 STA–M4 MCA	组合式搭桥	7
病例 20.12	右侧床突上段颈内动脉闭塞	–	额颞开颅术	R STA 再吻合术和 STA–M3 MCA	组合式搭桥	7
病例 20.13	双侧颈内动脉海绵窦段动脉瘤	颈内动脉海绵窦段	翼点开颅术/经侧裂入路	R CCA–SVG–M2 MCA 和 L ICA–SVG–M2 MCA	组合式搭桥	7
病例 20.14	双侧颈内动脉海绵窦段动脉瘤	颈内动脉海绵窦段	翼点开颅术/经侧裂入路	R CCA–SVG–M2 MCA 和 L ICA–SVG–M2 MCA	组合式搭桥	7
病例 20.15	左侧大脑中动脉闭塞	–	翼点开颅术/经侧裂入路	L STA–M4 MCA 和血栓动脉内膜切除术	组合式搭桥	7
病例 20.16	右侧后交通动脉动脉瘤	颈内动脉床突上段	翼点开颅术/经侧裂入路	血栓动脉内膜切除术	组合式搭桥	7

表 6　静脉和窦的缩写

缩写	静脉	类型
AHemV	前半球静脉	小脑
AntCalcV	距状前静脉（枕叶内侧静脉）	顶–枕叶
AntFrV	额叶前静脉	额叶
AntParV	顶叶前静脉	顶–枕叶
AntTempV	颞前静脉	颞叶
AtrV	心房静脉（内侧、外侧）	深部
BVR	基底静脉	颞叶
CauV	尾静脉（前、后）	深部
CavS	海绵窦	上颌窦
CenV	中央静脉	额叶
ChorV	脉络膜静脉（上丛、下丛）	深部
DeepSyIV	侧裂深静脉	额叶
FrPoIV	额极静脉	额叶
FrSyIV	前额叶静脉	额叶
HippoV	前海马静脉	颞叶
ICV	脑内静脉	深部
IHemV	下半球静脉	小脑
IJV	颈内静脉	颈椎
IPetrV	岩下静脉	小脑
IPS	岩下窦静脉	上颌窦
ISS	下矢状窦静脉	上颌窦
IVerV	下蚓静脉	小脑
Labbé	Labbé 静脉	颞叶
LAMedV	延髓前外侧静脉	脑干
LAPonMesV	脑桥中脑前外侧静脉	脑干
LMedV	延髓外侧静脉	脑干
LMesV	中脑外侧静脉	脑干

（待续）

表6(续)

缩写	静脉	类型
MAMedV	延髓前正中静脉	脑干
MAPonMesV	脑桥中脑前正中静脉	脑干
MedFrV	额内侧静脉(前、中、后)	额叶
MedParV	顶内侧静脉(前、后)	顶-枕叶
MedTempV	颞内侧静脉	颞叶
MidFrV	额中静脉	额叶
MidTempV	颞中静脉	颞叶
MPMedV	延髓后正中静脉	脑干
OccBasV	枕基底静脉	顶-枕叶
OccV	枕静脉	顶-枕叶
OlfV	嗅静脉	额叶
OrbFrV	眶额静脉(前、后)	额叶
ParaCenV	旁中央静脉	顶-枕叶
PcaV	胼周静脉(前、后)	额叶
PcaV	胼周静脉(前、后)	顶-枕叶
PComV	后交通静脉	脑干
PedV	大脑脚静脉	脑干
PosCalcV	距状后静脉	顶-枕叶
PosCenV	中央后静脉	顶-枕叶
PosFrV	额后静脉	额叶
PosParV	顶后静脉	顶-枕叶
PosTempV	颞后静脉	颞叶
PreCenCblV	小脑中央前静脉	小脑
PreCenV	中央前静脉	额叶
ReOlvV	橄榄后静脉	脑干
ReTonsV	扁桃体后静脉	小脑
SepV	隔静脉(前、后)	深部
SHemV	半球上静脉	小脑
Sigms	乙状窦	上颌窦
SPetrV	岩上窦	小脑
SphBasS	蝶底窦	上颌窦
SphParS	蝶顶窦	上颌窦
SphPetS	蝶岩窦	上颌窦
SplenV	夹肌静脉	顶-枕叶
SPS	岩上窦	上颌窦
SSS	上矢状窦	上颌窦
StrS	直窦	上颌窦
STV	颞浅静脉	头皮
SupSylV	侧裂浅静脉	额叶
SVerV	上蚓静脉	小脑
TecV	顶盖静脉	脑干
TempBasV	颞基底静脉(前、中、后)	颞叶
TentS	直窦	上颌窦
ThaStrV	丘脑纹状静脉	深部
TonsV	扁桃体静脉	小脑
Torc	窦汇	上颌窦
TrMedV	延髓横静脉	脑干

(待续)

表 6(续)

缩写	静脉	类型
Trolard	Trolard 静脉	顶-枕叶
TrPonV	脑桥横静脉	脑干
TrvS	横窦	上颌窦
UncV	钩静脉	颞叶
VCMedF	小脑延髓裂静脉	小脑
VCMesF	小脑中脑裂静脉	小脑
VCPonF	小脑脑桥裂静脉	小脑
VoG	盖伦静脉	深部
VPonMedS	脑桥延髓沟静脉	脑干
VPonMesS	脑桥中脑沟静脉	脑干

表 7　脑、神经、脑池和其他结构的缩写

脑

SFC	额上回	SupCP	小脑上脚
MFG	额中回	MidCP	小脑中脚
IFG	额下回	InfCP	小脑下脚
STG	颞上回	**脑神经**	
MTG	颞中回	CN1 或 I	嗅神经
ITG	颞下回	CN2 或 II	视神经
SPL	顶上叶	CN3 或 III	动眼神经
IPL	顶下叶	CN4 或 IV	滑车神经
SOG	枕上回	CN5 或 V	三叉神经
IOG	枕下回	CN6 或 VI	展神经
OTG	枕颞回	CN7 或 VII	面神经
LOG	眶外回	CN8 或 VIII	前庭神经
MOG	眶内回	CN9 或 IX	舌咽神经
POG	眶后回	CN10 或 X	迷走神经
AOG	眶前回	CN11 或 XI	副神经
CC	胼胝体	CN12 或 XII	舌下神经
Tha	丘脑	GSPN	岩浅大神经
Cau	尾状核	**脑池**	
Clau	屏状核	SylC	侧裂池
IC	内囊	CarC	颈池
EC	外囊	ChiC	交叉上池
Put	壳核	LTC	终板池
GPe	苍白球,外侧	OlfC	嗅池
Gpi	苍白球,内侧	CallC	胼胝体池
Lent	豆状核	CruC	脚池
LGB	外侧膝状体	IpC	脚间池
Vent	脑室	AmbC	环池
ChPl	脉络丛	QuadC	四叠体池
ChFis	脉络裂	PonC	脑桥前池
FoM	Monro 孔	CbPonC	小脑脑桥池
		MedC	延髓前池
Cbl	小脑	CbMedC	小脑延髓池

表 7（续）

缩写	含义	缩写	含义
MagnC	枕大孔池	IHT	舌下神经下三角
AntSpC	脊髓前池	L	左侧
PosSpC	脊髓后池	MEP	运动激活电位
其他		MoL	Liliequist 膜
An	动脉瘤	mRS	改良 Rankin 评分
ABC	补充分阶量表的年龄、出血表现和紧密度	PCCP	后床突
ACP	前床突	R	右侧
AVM	动静脉畸形	RAG	桡动脉桥血管
BTO	球囊阻断测试	RCPM	头后大直肌
CFD	计算流体动力学	SAH	蛛网膜下隙出血
CSF	脑脊液	SCM	胸锁乳突肌
CT	计算机断层摄影	SHT	舌下神经上三角
DDR	远端硬膜环	SOF	眶上裂
EAC	外耳道	SPECT	单光子发射计算机断层显像
EC-IC	颅外-颅内	SSEP	躯体感觉激活电位
EEG	脑电图	SVE	大小、静脉回流、Spetzler-Martin 评分
GOS	Glasgow 预后评分	Tent	小脑幕
IAC	内耳道	UDTF	硬膜上部移行皱襞
ICG	吲哚菁绿		

有助于处理这种危险，修复动脉损伤可能需要缝合动脉或进行搭桥。熟练搭桥是应对这些危险所需的关键技能，无论什么亚专业，这种能力和自信都是必要的。

建筑评论家会称赞新建筑的灵感设计和富有想象力的形式，但不清楚建筑的具体功能。然而，这座建筑的居民会注意到更多的方面：细节、装饰风格、材料的外观和感觉、光线照进房间的方式以及建筑物的质量。除了形式和功能外，手工艺还可以将住宅变成家，充满温馨。与搭桥手术类似，缝合的规律性、缝合的精确针距、动脉壁的无损伤、吻合的通畅度以及搭桥的强劲搏动都彰显了外科医生的精湛技艺。《七种类型搭桥：脑血运重建原理与技术》不仅仅是一本关于动脉管道的书：其涉及使搭桥具有美观性的许多要素以及使搭桥外科医生成为真正的外科医生的因素。本书对精湛的手术技巧进行了分析，并将其传递给下一代神经外科医生。搭桥手术的黄金时代早已过去，专家正在消失。很少有神经外科医生能够积累足够的经验，成为专家。《七种类型搭桥：脑血运重建原理与技术》是我对 500 多次搭桥手术经验的提炼和总结，为下一代的搭桥外科医生做准备。与建筑一样，如果我们不先成为大师级的工匠，我们就无法创作出能够表达我们的创造力和突破我们极限的杰作。本书的目的是培养工匠，同时也强调创造性创新、技巧娴熟、技术的力量和对细节的关注在血管神经外科手术中仍然很重要，即使它逐渐向血管内技术、放射外科和微创技术转变。钢琴大师弗拉基米尔·霍洛维茨的学生默里·佩拉希亚也是伟大的钢琴家，弗拉基米尔·霍洛维茨曾对默里·佩拉希亚说："如果你的梦想不仅仅是成为一名钢琴家，那么就先成为一名钢琴家。"《七种类型搭桥：脑血运重建原理与技术》的目的首先在于培养专业的搭桥外科医生，然后鼓励其成为神经外科手术大师。

致　谢

　　在此感谢阿诺·贝内特、阿里·塔耶比·梅博迪和加州大学旧金山分校脑血管和颅底外科实验室的许多成员,感谢你们为本书提供的解剖图像。

致 Suzanne，

感谢你一如既往的支持、无私的帮助和关爱。

目 录

第 1 篇　三种吻合法

第 **1** 章 端-侧吻合

持针器

供体血管

近端临时阻断夹

第二条缝线

受体动脉（PICA）

远端临时阻断夹

橡胶垫

镊子

牵引器

Telfa 条

端-侧吻合

吻合（anastomoses）是将两支动脉连接在一起以形成搭桥。这个单词源自希腊语，词根的意思是"出口、做出一个口部"，此处是指在一根管道上做一个出口，与另一根管道中的开口连接以形成分支网络。动脉搭桥手术，无论多复杂，都是由以下3种简单的吻合方式实现的：端-侧吻合、侧-侧吻合、端-端吻合。这3种吻合方式可应用于不同部位，由不同供体-受体搭配吻合，以其独特的组合形式以及精巧的变化，形成了丰富而优雅的显微外科搭桥术式。

端-侧吻合是供体动脉和受体动脉的汇合，将供体动脉的血流引流到受体动脉的供应区域。这种吻合与动脉分叉相反：动脉分叉将主干分成分支，使血流向外周分布；端-侧搭桥则是将分支合并汇入主干，增加或替代受体动脉的血供。动脉汇合在颅内循环系统中并不常见，仅见于椎动脉的汇合处、动脉窗孔的出口侧和分水岭区的软脑膜血管网。因此，这种 Y 形吻合术是一种典型的外科重构。

它也是一种有效的结构，因为与传统的端-端吻合不同，其供体与受体连接后可以扩大各自的直径。受体动脉上的线性切开长度可达到其直径的 2~3 倍，阻力降低，使更多的血液经吻合口流入。同样，以鱼嘴状切开供体动脉，或在侧壁以 60° 斜行切开再做同样长度的纵行线状切口都可以扩大供体动脉管径。鱼嘴状切口使供体动脉的圆形端形成一个四边形开口，扩大了供体动脉开口。泊肃叶定律描述了流量（Q）、灌注压（P）、动脉直径（r）、动脉长度（L）和黏滞系数（η）的关系：$Q=\pi Pr^4/\eta L$。血管吻合时，外科医生可以直接控制的影响血流量的唯一变量是半径，通过精心设计动脉切口可以很容易地增大这个变量。在受体动脉上做一个稍大的切口，将供体动脉修剪成鱼嘴状，这样需要吻合的组织大多呈线性，供体和受体在长度和口径上就很容易匹配。

技巧

图 1.1 展示了 1 例椎基底动脉缺血的患者，行左侧 V3 段 VA-RAG-p2 段 PICA 搭桥手术时，桡动脉与 PICA 之间进行直角或 T 型端-侧吻合的步骤。这类搭桥虽不如 STA-MCA 搭桥常见，但这种颅内-颅内血管搭桥不需要将供体动脉呈鱼嘴状切开，选用大口径的移植动脉也比小口径的颞浅动脉更好。离断供体动脉，成为游离移植动脉，结扎小分支防止渗漏，从远端剥离外膜，并在远端做一个新鲜的垂直切口。

由于桡动脉是游离动脉，易于移动，因此，在吻合过程中，受体动脉 PICA 维持其在小脑延髓池中的位置。选择大小合适、没有脑干穿支，并且能承受临时夹闭的一段动脉作为吻合区（图 1.1）。如果受体区域有动脉分支或穿支，在吻合时即使有临时夹闭，也会出现反流，造成术野不清。对功能区的细小动脉分支应严格保护，非功能区的分支可以临时夹闭或电凝切断。沿受体动脉做环形分离，使其下方能通过保护动脉用的橡胶垫、缝合时作为背景的材料以及术中可能用到的吸引管。

临时夹闭受体动脉，中断脑血流并开始记录缺血时间（图 1.2）。使用尽可能最小的临时阻断夹（通常是 3mm 直夹）以降低阻断夹的总体高度，并保持其较大的柄部不受缝合动作的影响。将临时阻断夹倾斜或平放夹闭，使临时阻断夹的柄远离吻合部位。受体动脉段应为动脉切开和缝合留出空间。用油墨标记受体动脉以引导动脉切开，这样可使动脉切口边缘清晰可见，否则会变得半透明，难以辨识。

将 25 号 45° 弯角针头的斜面尖端沿平行于动脉的长轴刺入（图 1.3）。用精细的直角显微剪伸入切口，沿两端延伸动脉切口（图 1.4）。尽可能使动脉切口光滑、干净，避免呈锯齿状，切开长度为动脉直径的 3 倍。将伸入动脉管壁内的显微剪刀片轻轻提起，可以透过半透明的血管壁看到剪刀尖端，防止损伤血管后壁。用肝素生理盐水冲洗并清空管腔，有助于发现临时阻断夹或未发现的动脉分支中的回血。

第一针锚定缝合将供体与受体动脉连接起来（图 1.5）。对于垂直横切面来说，第二针锚定缝合以类似的方式垂直穿过供体和受体动脉管腔。但是，鱼嘴状供体动脉像一只"脚"踏在受体动脉上，趾尖位于斜角切口末端的远端，跟部位于纵行切口的近端。对于这类供体动脉，首先行"跟部缝合"（heel stitch），第一针从供体动脉外部进针，内部出针，翻转供体动脉以显露动脉腔供观察。然后将供体动脉移动到吻合区域，继续吻合。第二针从受体动脉内部进针，外部出针。如果首先行"趾尖部缝合"（toe stitch），供体管腔向下覆盖跟部，会使缝合跟部变得困难。其次，如果首先缝合趾尖部，随后的缝合均无法直视动脉管腔操作。缝合完成后要打外科结，

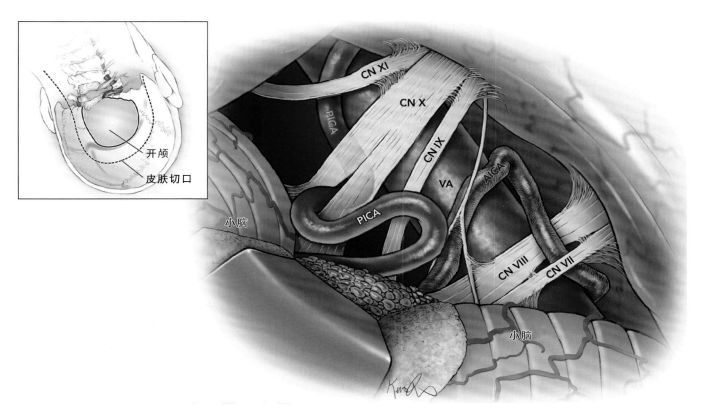

开颅

皮肤切口

图 1.1　椎基底动脉缺血患者，以桡动脉与 PICA 之间的直角或 T 型吻合作为左侧 V3 段 VA–RAG–p2 段 PICA 搭桥的一部分来说明端–侧吻合的步骤顺序。通过左侧远外侧颅骨切开术（左上图）显露受体动脉（步骤 1），受体动脉正好位于迷走–副神经三角的上方（术者的视角：患者处于 3/4 俯卧位，头部顶点位于右下角，枕大孔位于左上方，颞骨岩部后表面位于右上方，牵开的小脑组织位于左下角）。AICA，小脑下前动脉；CN，脑神经；PICA，小脑下后动脉；VA，椎动脉。

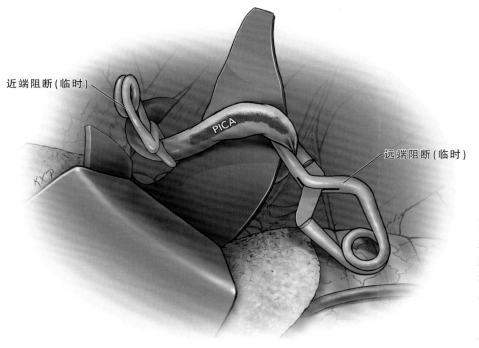

近端阻断（临时）

远端阻断（临时）

图 1.2　第 2 步。临时夹闭受体动脉并用油墨标记动脉切开处。请注意术野内放置了一片蓝色的橡胶垫，下方有一软橡皮吸引管（图中未显示），一个用于固定吸引管的牵开器，以及用于保护小脑的 Telfa 条。PICA，小脑下后动脉。

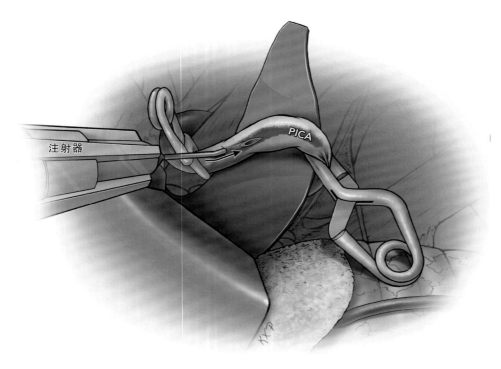

注射器

PICA

图 1.3　第 3 步。将 25 号弯角针头的斜面尖端刺入受体动脉并切开。PICA，小脑下后动脉。

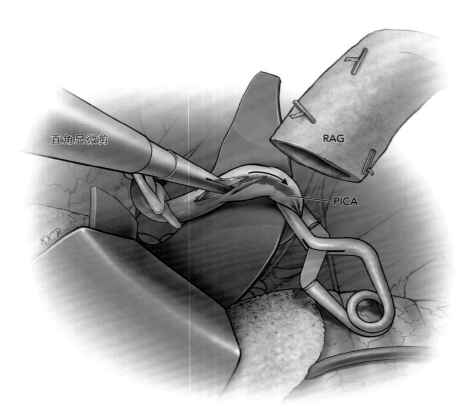

直角显微剪

RAG

PICA

图 1.4　第 4 步。使用直角显微剪向两端延长动脉切口。PICA，小脑下后动脉；RAG，桡动脉。

确保供体与受体动脉固定在位(图 1.6)。

　　第一针锚定缝合完成后，供体和受体动脉已经连接在一起，可以清晰地观察供体管腔，因此，第二针锚定缝合就很容易完成（图 1.7）。从受体动脉的内面进

针，外面出针，有时需要进行反手操作。尽管完成第一针锚定缝合后动脉不太可能移动，但第二针锚定缝合仍然要用外科结，确保供体受体动脉固定在位。

　　下一步是将第一条缝线进行连续缝合(图 1.8)。对

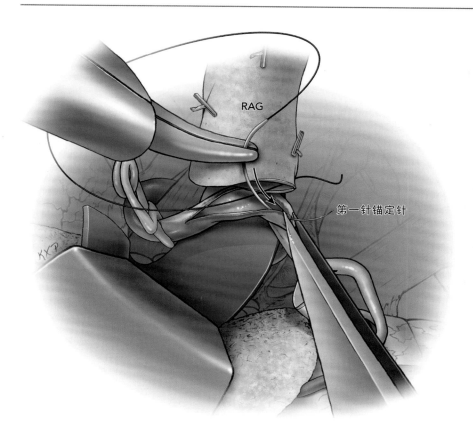

图 1.5 第 5 步。缝合第一针锚定针,连接供体和受体动脉。RAG,桡动脉。

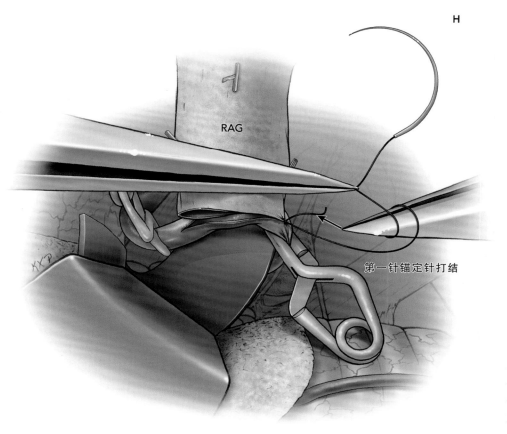

图 1.6 第 6 步。第一针锚定针用外科结(打结时绕两圈)固定,确保两次打结期间线结不松动,使供体和受体动脉连接在一起,不发生移位。RAG,桡动脉。

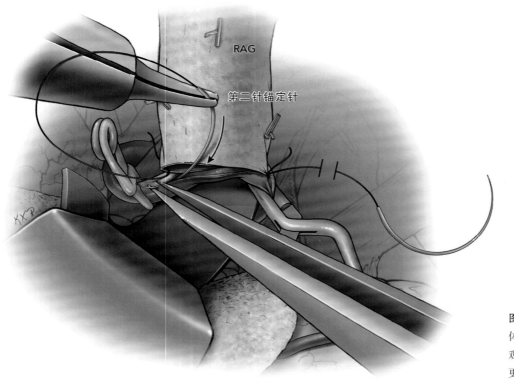

图 1.7　第 7 步。因为供体和受体动脉已经连接在一起，很容易观察到供体管腔。第二针锚定针更容易完成。RAG，桡动脉。

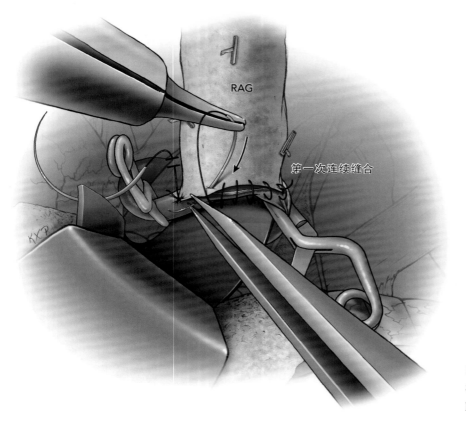

图 1.8　第 8 步。将第一条缝线呈螺旋形松散地连续缝合，直到全部缝合完毕。RAG，桡动脉。

于 T 型吻合、垂直切开的供体血管而言,连续缝合的方向(趾尖到跟部;或跟部到趾尖)对其并无影响。但如果供体血管的吻合口是斜行切开或呈鱼嘴状,则缝合的方向就很重要。最困难的缝合点位于跟部周围,因为"足踝"会遮挡视线。因此,如果从趾尖向跟部进行缝合,那么这个困难的区域位于整个缝合过程的中间,通过翻转供体血管,血管腔清晰可见,缝合不难完成。相反,如果从跟部向趾尖进行缝合,最困难的缝合区域就位于整个缝合过程的最后,此时吻合几乎已经完成,无法清晰地看到血管腔。第一条缝线开始连续缝合的第一个针脚分为两个步骤:穿过供体动脉并重置针,然后穿过受体动脉并重置针。在后一个步骤中,通过调整针的角度,确保穿入受体血管的位置恰好位于锚定针旁边,此处是最容易发生吻合口漏的部位。随后的缝合无须像第一个针脚一样分步进行,而是一次完成进针(即双层进针)和出针,以均匀的针距和边距紧密地完成缝合。针脚的边距约为血管壁厚度的 2 倍,针距约为血管壁厚度的 4 倍。典型的缝线每毫米长度应缝合 4~5 针 [或(12±2)次进出针]。最后一针应该是紧邻跟部的缝线,因为这里是另一个容易出现吻合口漏的部位。

从第一针锚定针或趾尖开始,逐圈收紧松散的螺旋形连续缝线,直至第二针锚定针或跟部(图 1.9)。逐圈收紧,对齐缝线环。使得供体血管和受体血管的边缘外翻,收紧缝线,防止松散。拉紧最后一圈后,将缝线与锚定针的线尾打结,固定第一条缝线(图 1.10)。

此时供体完全覆盖了第二条缝线的走行区域,因此必须翻转供体动脉进行显露(图 1.11)。最初位于右侧的供体动脉向左侧翻转,最初位于上方的供体动脉就向下翻转。这样可以显露已经完成缝合的管腔内侧,便于检查缝合过程中的技术差错,例如,透缝(将血管后壁一并缝合进来)、针距过大和缝线从组织撕脱。一旦第二条缝线开始缝合,这种宝贵的视角瞬间消失。如果第一条缝线通过检查,则夹起跟部的锚定针绕过供体动脉至另一侧,将显微镜和椅子位置调整至手部舒适度和视角最佳处,连续缝合第二条缝线(图 1.12)。第一针和此前一样,分为两个独立的步骤,穿过受体动脉并重置针,然后穿过供体动脉并重置针,这样可以在第二个步骤时调整针的轨迹和角度。随后的缝合无须分步,用显微镊调整供体动脉的位置,一次穿透供体与受体动脉的管壁(图 1.13)。第二条缝线与第一条缝线缝合的间距相同。

从第二针锚定针或跟部开始,向第一针锚定针或趾尖处,逐圈收紧松散的螺旋形缝线,使缝线贴合,

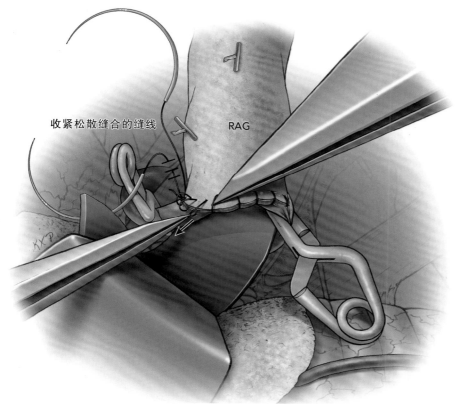

收紧松散缝合的缝线　　RAG

图 1.9　第 9 步。从第一针锚定针开始,逐圈收紧松散的螺旋形连续缝线,直至第二针锚定针。RAG,桡动脉。

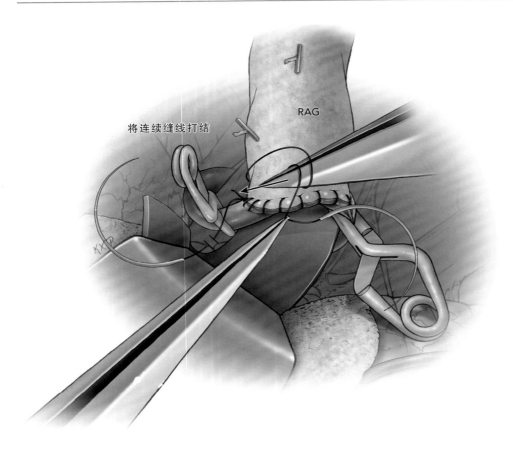

图 1.10　第 10 步。将连续缝线与第二针锚定针的线尾打结。RAG，桡动脉。

将连续缝线打结

RAG

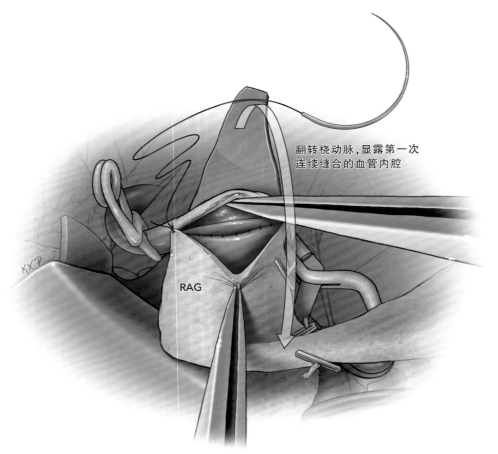

图 1.11　第 11 步。翻转供体动脉，显露第二条缝线缝合的区域。这样翻转供体血管可以显露吻合口内腔，有利于发现缝合中可能出现的技术差错，例如，透缝、针距过大或缝线撕脱等。RAG，桡动脉。

翻转桡动脉，显露第一次连续缝合的血管内腔

RAG

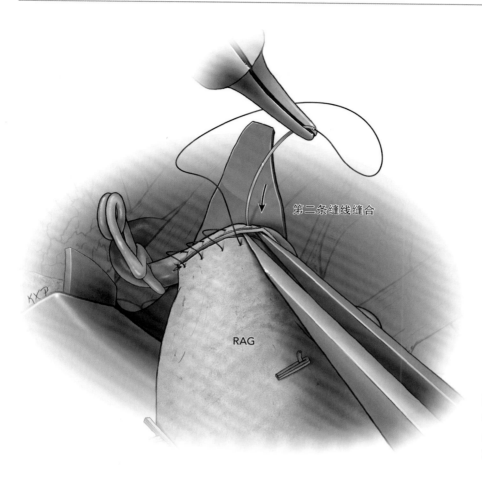

图 1.12 第 12 步。呈疏松螺旋状连续缝合第二条缝线,直到覆盖吻合口全长。显微镊辅助撑开血管壁,显露进针点。RAG,桡动脉。

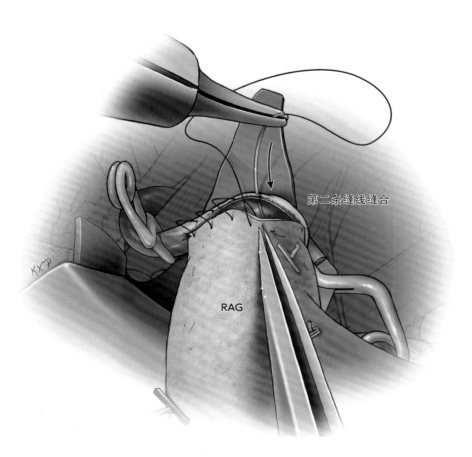

图 1.13 一次性完成连续缝合的进针与出针步骤,用显微镊的"帐篷技术"(轻轻提起供体的血管壁形成一个小帐篷),将供体确切放置到进针位置,无须重新调整缝针。RAG,桡动脉。

防止松弛。拉紧最后一圈缝线并确认缝线满意后，将缝线与锚定针的线尾打结并剪断，固定第二条缝线（图 1.14）。

虽然图中未详细显示，但该患者 V3 段 VA-RAG-p2 段 PICA 搭桥手术的近端血管端-侧吻合是以相同方式完成的。首先移除受体动脉远端的临时阻断夹，使吻合口回血（图 1.15）。用止血材料覆盖出血点，用显微镊和吸引器轻轻压迫。接下来，移除受体动脉近端的临时阻断夹以恢复脑血流并停止计算缺血时间。缝线口会出现轻微的出血，需要几分钟时间才能止住，最后移除供体动脉上的临时阻断夹以开启血管搭桥中的血流。通过观察吻合口，确认供体动脉搏动，进行 ICG 血管造影和（或）多普勒超声检查来证实管腔通畅。

如前面描述的这样，直角端-侧吻合是 T 形连接两条口径不等的动脉的一种方法，特别是当供体血管比受体血管至少大两倍时。其常用于桡动脉或大隐静脉作为供体血管的搭桥手术。此时若采用斜角或呈鱼嘴状供体动脉，只会增大供体与受体动脉之间的口径差距。最好的解决办法就是将供体动脉的吻合口修剪呈垂直形，直线切开受体动脉，并以上述方式吻合。鱼嘴状端-侧吻合比直角端-侧吻合更常用，因为它们是经典的颅外-颅内血管搭桥（如 STA-MCA 搭桥）中的一部分，将两条类似口径的动脉连接在一起呈 Y 形连接，两条动脉之间是一个扩大的孔。端-侧吻合的第三种变化是补片式吻合，是指供体血管具有分支或分叉，斜切血管分叉，使分支动脉的基干部与受体动脉形成一个漏斗形状，这样可以扩大供体动脉的口径。无须采用鱼嘴技术。

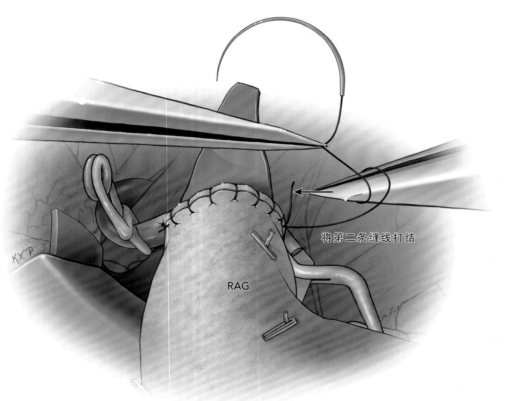

将第二条缝线打结

RAG

图 1.14　第 13 步。从第二个锚定结开始，向第一个锚定结逐渐收紧缝线，将缝线与第一个锚定结的线尾打结。RAG，桡动脉。

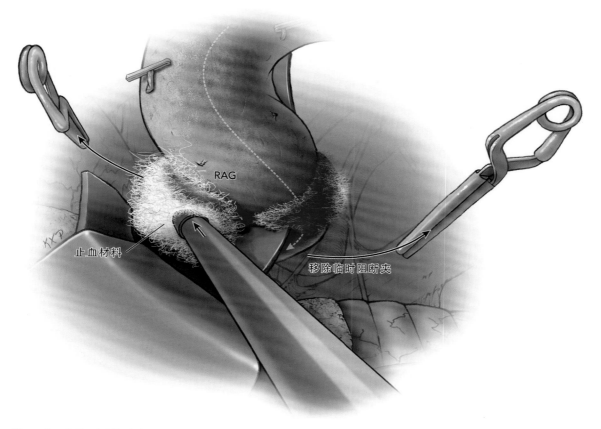

图 1.15　第 14 步。先取下受体动脉远端的临时阻断夹,使吻合口回血。用氧化纤维素覆盖出血点,并轻轻压迫止血。然后取下受体动脉近端的临时阻断夹,以恢复脑血流,最后移除供体动脉上的临时阻断夹,使血流流入搭桥后的血管。RAG,桡动脉。

第 2 章

侧–侧吻合

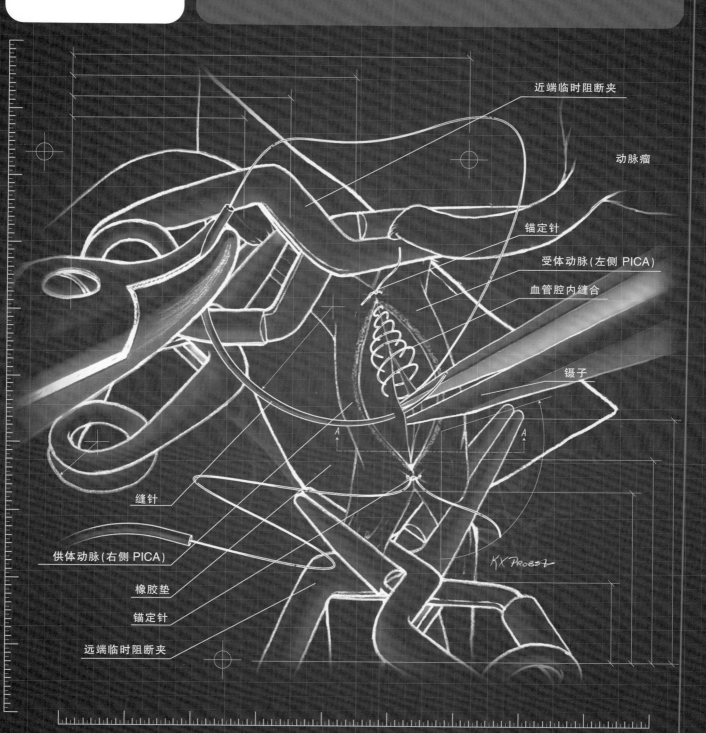

近端临时阻断夹

动脉瘤

锚定针

受体动脉（左侧 PICA）

血管腔内缝合

镊子

缝针

供体动脉（右侧 PICA）

橡胶垫

锚定针

远端临时阻断夹

KX PROBST

侧–侧吻合

侧–侧吻合是两条动脉之间的交通吻合,类似大脑前交通与后交通动脉这样的动脉通道。这样的吻合将两根独立的动脉连接在一起,无须改变其各自的流入或流出血流,也无须控制血管连接处的血流。侧–侧吻合口的血流取决于由压力梯度或动脉闭塞产生的需求,该压力梯度或动脉闭塞通常远离搭桥且并非一成不变。因此,与端–侧吻合不同,侧–侧吻合没有一个结构化的供体血管向受体血管输入血流,而是像 Willis 环中的交通动脉一样,对邻近的血流动力学变化做出反应。

侧–侧吻合是一个"亲吻"式搭桥,两条动脉汇合、连接,然后分开。因此,实施这一操作的解剖学要求是两条动脉平行并彼此靠近。技术上的要求是吻合口具有较大且广泛开放的连接处,阻力较低,有利于交叉流通。根据泊肃叶定律,在两条动脉上做直线切口,长度为动脉直径的 2~3 倍,可使吻合口阻力最小化、流量最大化。这样的动脉切开方式使得缝合轨迹呈完全线性,而不像端–端吻合是圆形缝合轨迹,端–侧吻合是四角形缝合轨迹。侧–侧吻合术的独特之处在于它是一种"单向"吻合术,第一条缝线是在腔内缝合走行的。血管的内皮在腔内缝合时更容易受到损伤,因此,需要轻柔操作,在进针和出针时保护所有的动脉壁。

技巧

侧–侧吻合构建了一条原位血管搭桥,因为它在两条动脉的自然位置处稍微移动一点就可以将两者连接在一起,无须从远处拉拢供体动脉。图示 1 例左侧 PICA 延髓外侧段的梭形动脉瘤患者,通过远外侧开颅术（图 2.1）,行右侧 p3 段 PICA–左侧 p3 段 PICA 侧–侧吻合的步骤。即使吻合时动脉几乎位于原位,但也需要沿平行于动脉的方向,向近端和远端充分松解 1~2cm,从而使其吻合时处于无张力的状态(图 2.2)。在侧–侧吻合中,两条动脉可以平行并且相隔仅数毫米,但由于受蛛网膜粘连和分支动脉的束缚,使它们无法靠近。如果前期准备不够充分就开始缝合第一针锚定针,缝合过程中的张力可能会撕破动脉壁并损伤吻合口。即使成功打结,栓系的动脉也会在逐

步向吻合口拉拢时发生扭结和闭塞。作为一般规则,动脉应做好适当的准备,可以在不加外部力量的情况下,自然地接触、"亲吻"。吻合口部位应该是没有穿支或分支的"无分叉"区域。

临时阻断夹应用于第一条动脉吻合口远端和近端,尽可能远离以增加操作空间,放好后开始记录缺血时间(图 2.3)。使用小的临时阻断夹,使其尽可能低平,斜行夹闭血管,使其柄部远离吻合部位。血管表面用墨水标记,以便之后更好地观察半透明的血管壁。用弯曲的 25 号针刺入动脉开始切开动脉(图 2.4),并用直角显微剪刀将切口向两个方向的临时阻断夹延伸(图 2.5)。用肝素盐水冲洗内腔。在第二条动脉上重复这些步骤:在远端和近端夹上临时阻断夹,标记动脉,用斜针刺入,完成动脉切口。使用顺序切开动脉法能缩短第二条动脉的缺血时间,但使用同步动脉切开法可以提高效率。同步动脉切开法是用 4 个迷你夹或者用两个大的临时阻断夹代替,一个放置在两条动脉的近端,另一个放置在两条动脉的远端。这样节省了临时阻断夹的数量并加快这一步骤。用一个临时阻断夹将两条分支动脉连接在一起,有助于稍后打第一个结时消除张力。然而,这样的方式可能会使组织过紧,在缝合时难以看清动脉的层次,特别是两个内层。最好的方式是取两者的长处:使用 3 个临时阻断夹,在两条动脉的一端用单个临时阻断夹,另一端是每条动脉上使用单个迷你临时阻断夹。动脉切开长度是动脉直径的 2~3 倍,每条动脉切开的长度和位置都要完全相同,以匹配缝线(图 2.6)。重要的是,与端–侧吻合在动脉顶端 12 点钟位置切开不同,侧–侧吻合口的动脉切开在 2 点钟和 10 点钟位置(见图 2.4),轻微相互倾斜可使血管内膜更紧密,并使内层缝线相对于外层缝线更深。如果将动脉进一步朝向 3 点钟和 6 点钟位置倾斜,可使动脉更加靠近,但也使其更深,缝合时视野更差。在 2 点钟和 10 点钟位置切开动脉兼顾了吻合的紧密性、操作的可视性和便利性。

侧–侧吻合没有鱼嘴状的供体动脉,故没有类似于端–侧吻合的脚型吻合口,在动脉切口的两端各一锚定针(图 2.7 和图 2.8)。缝合开始于血管腔外,用正手缝入第一条动脉的腔内,然后从第二条动脉腔内侧反手向外缝到血管腔外,在血管腔外用外科结将动脉连接在一起,防止松脱。打结时动作要轻柔,避免撕破血管壁或损伤缝线。如果动脉没有被很好地松解,打第一个

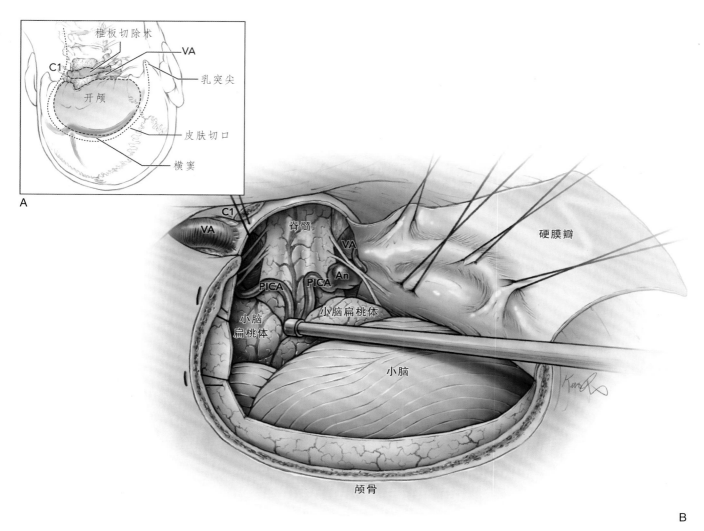

图 2.1　以左侧 PICA 延髓外侧段的梭形动脉瘤患者行右侧 p3 段 PICA–左侧 p3 段 PICA 侧–侧吻合为例展示吻合技巧。(A)远外侧开颅显露动脉瘤。(B)该梭形动脉瘤累及左侧 PICA 的 p2 延髓外侧段(术者的视野:患者呈 3/4 俯卧位或卧位,颅顶位于底部,枕骨大孔位于顶部,中线位于左侧。外科医生坐于患者头端)。VA,椎动脉;PICA,小脑下后动脉;An,动脉瘤。

结时会有张力,表明需要更多的分离。

　　然后,在管腔内进行缝合。由于侧–侧吻合术中没有明确的供体动脉或"跟部",因此术者可自行选择缝合方向。一般来说,朝向术者方向的缝合更容易,这意味着从距术者最远处开始缝合。针、缝线和结都位于血管腔外,下一步就是由外向内将"入腔针"(entrance stitch)穿入血管腔(图 2.9)。这一针应刚好位于锚定结的下方,针仅穿过一层动脉壁。这一针没有结构上的重要意义,但它将针头从血管壁外侧翻转送入了血管腔内,因此,有时也被称为"翻转针"。

　　此后,深部腔内缝线以连续缝合方式缝合(图2.10)。

在每次缝针时,针从第一条动脉的内侧穿到外侧,再从第二条动脉的外侧穿到内侧。从管腔内开始,在管腔内结束。腔内缝合的轨迹呈线形且动脉几乎不会移位,所以进针和出针可以一次完成,无须反复调整针的位置。针距约为每毫米 5 针,边距通常为壁厚的 1~2 倍,甚至可以更大些。腔内缝合的边距小于腔外缝合,因为腔内缝合不可避免地使血管壁内翻。在两条动脉的外壁内部进行缝合,用显微持针器和显微镊将动脉外壁向下压并向侧方移位(图 2.10B,C)。同时将内层上提,这些操作将针脚提升到外层边缘之上,并防止腔内缝合时无意中缝住外层。

　　在腔内缝合全部完成后,在动脉切口的另一端缝

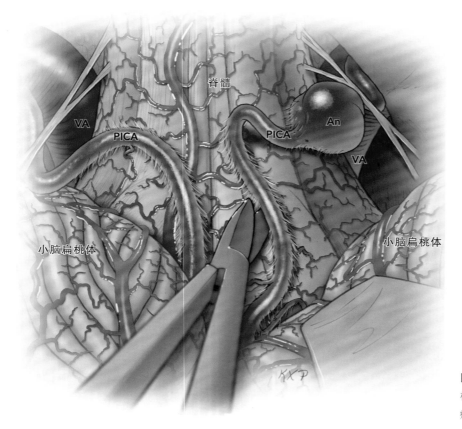

图 2.2 第 1 步。沿着双侧 p3 段动脉的走行松解 1~2cm，使其可以无张力靠近。An，动脉瘤；VA，椎动脉；PICA，小脑下后动脉。

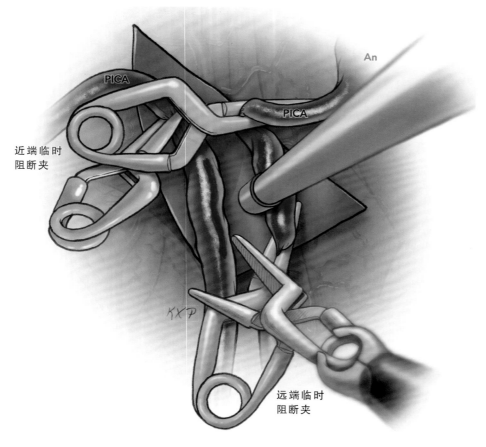

图 2.3 第 2 步。用迷你夹分别临时阻断夹闭供体动脉和受体动脉的远端和近端。预先标记动脉切开线以减少缺血时间。PICA，小脑下后动脉。

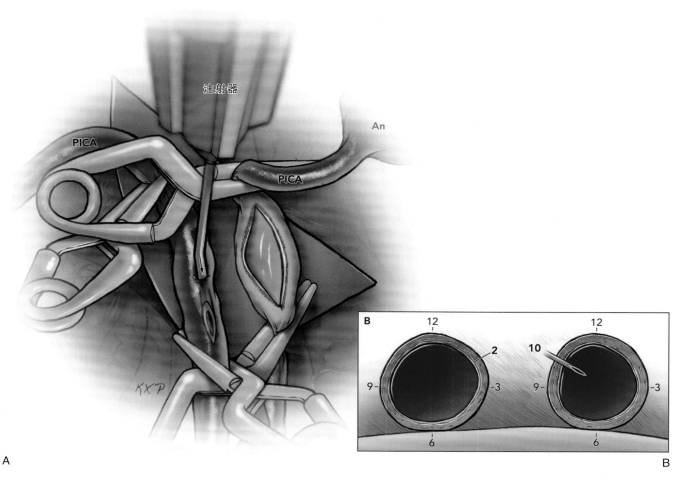

图 2.4 第 3 步。(A)用 25 号弯角针刺穿右侧 PICA 并切开。(B)两条动脉分别在 2 点钟和 10 点钟位置切开,可使血管内膜更靠近,并使内层缝线相对于外层缝线更深,从而改善吻合的紧密性、操作的可视性和便利性。PICA,小脑下后动脉;An,动脉瘤。

一针"出腔针"(exit stitch)(或第二翻转针)(图 2.11),将针穿到血管外准备打结。同样,这一针也位于锚定结(anchoring knot)的正下方,仅穿过一层动脉壁。出腔针完成后,缝线位于血管外。首先,疏松的螺旋形线圈从腔内远端开始,每次收紧一圈,逐步向近端推进,对齐缝线,避免松弛(图 2.12)。当所有线环收紧后,将缝线与锚定针的尾端打结,固定管腔内缝线(图 2.13)。

第二条缝线比第一条更容易和省时,因其完全位于腔外,不需要额外的"入腔针"或"出腔针",也不夹在其他动脉层之间(图 2.14)。使用持针器和显微镊将动脉外壁抬起,将针道上升至腔内缝线上方,防止腔外缝线误缝住腔内缝线(图 2.14B、C)。每次缝合时,针从第一条动脉的外侧向内侧通过,然后从第二条动脉的内侧向外侧通过,从管腔外侧开始,在管腔外侧结束。同样,动脉外壁通常平行且位置固定,所以缝合时可一次

完成进针与出针。缝合的针距也是每毫米 5 针,但边距是壁厚的两倍,或者比内层缝线略宽,因为腔外缝线会使动脉边缘外翻。

在到达第二条缝线的远端后,从一端到另一端逐圈收紧缝线环(图 2.15),并将缝线系在锚定结的线尾(图 2.16),固定外侧缝线并完成吻合(图 2.17)。

首先移除动脉远端上的临时阻断夹,使吻合口回血(图 2.18)。出血点覆盖氧化纤维素,用显微镊和吸引器轻轻压迫。移除动脉近端的临时阻断夹,恢复脑血流并停止计算缺血时间。缝合线口会出现轻微的出血,需要进行数分钟轻柔压迫才能止住。检查吻合口,确认两条动脉均有搏动,进行 ICG 血管造影或用多普勒流量探头对血管进行超声检查来确认管腔通畅。最好的方法是首先用临时阻断夹夹闭一条动脉的输入端,或者首先永久性夹闭动脉瘤两端,再行 ICG 血管造影,此时可清

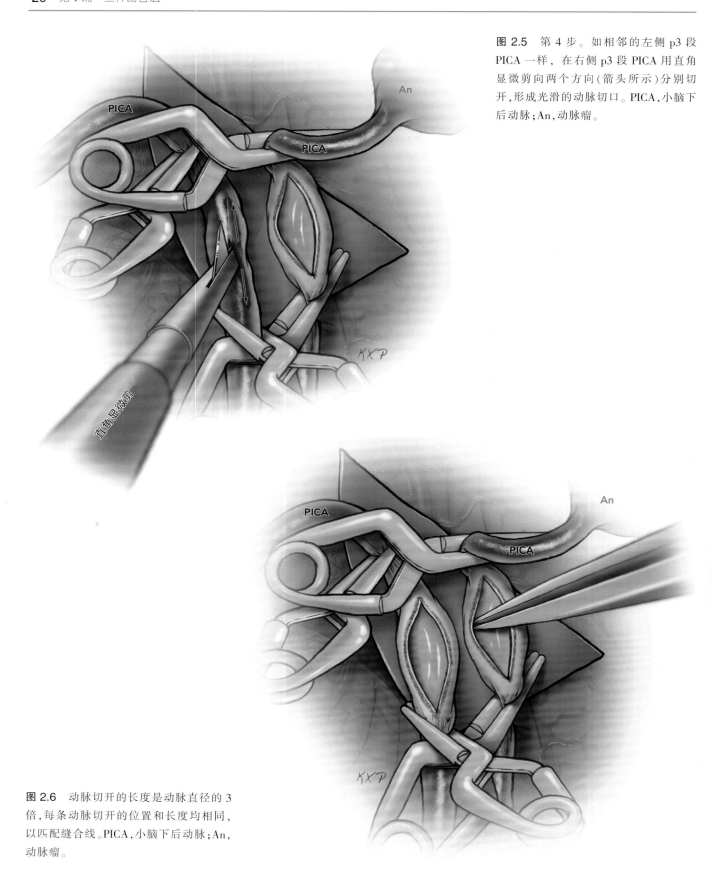

图 2.5　第 4 步。如相邻的左侧 p3 段 PICA 一样，在右侧 p3 段 PICA 用直角显微剪向两个方向（箭头所示）分别切开，形成光滑的动脉切口。PICA，小脑下后动脉；An，动脉瘤。

图 2.6　动脉切开的长度是动脉直径的 3 倍，每条动脉切开的位置和长度均相同，以匹配缝合线。PICA，小脑下后动脉；An，动脉瘤。

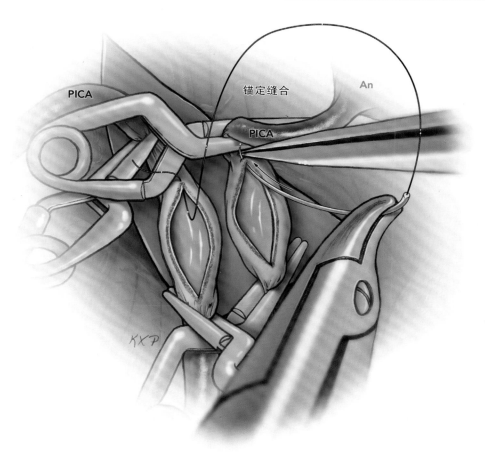

图 2.7　第 5 步。第一针锚定缝合开始于动脉的外壁，并以正手缝合的方向进入第一条动脉（右侧 PICA）。然后，从第二条动脉（左侧 PICA）内部进针，反手缝合至血管外壁引出。PICA，小脑下后动脉；An，动脉瘤。

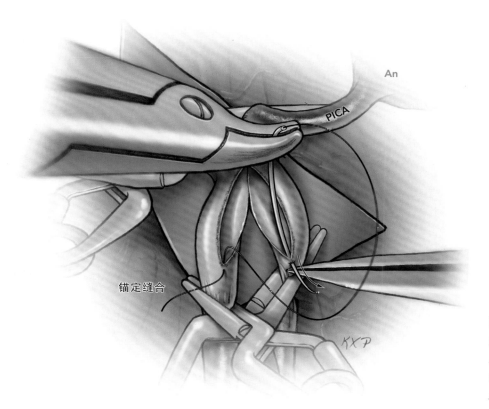

图 2.8　第 6 步。第二针锚定缝合首先是从第一条动脉外壁反手方向缝入，再从第二条动脉内部正手方向缝出至血管外侧。PICA，小脑下后动脉；An，动脉瘤。

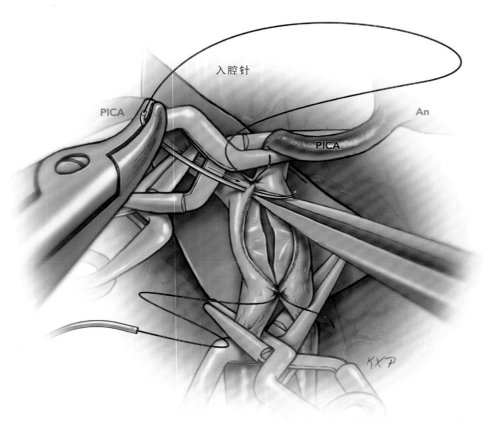

图2.9　第7步。入腔针位于锚定结的正下方,针仅穿过一层动脉壁。这一针没有结构上的重要意义,但它将针头从血管壁外翻转送入了血管腔内。PICA,小脑下后动脉;An,动脉瘤。

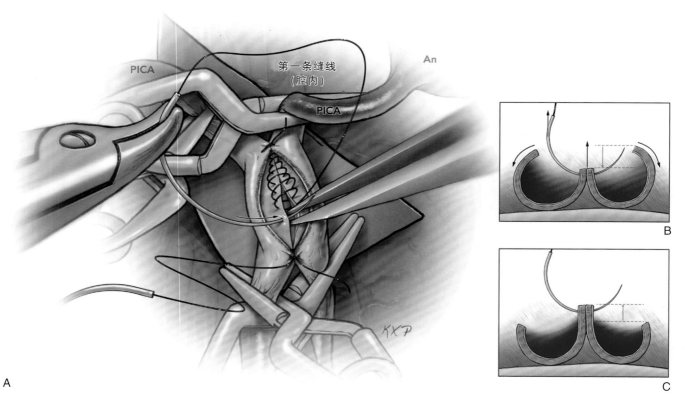

图2.10　第8步。(A)深部腔内采用松散的连续缝合,将针从第一条动脉的内层穿到外层,然后从第二条动脉的外层穿到内层,从腔内开始,到腔内结束。(B)在两条动脉的外层内部进行缝合,用显微持针器和显微镊一方面将动脉外壁向下压和向侧方移位(弯箭头所示),同时将内层上提(直箭头所示,横截面图),利于缝合。(C)这些操作将针脚提升到外层边缘之上,并防止腔内缝合时误缝合外层。请注意,腔内缝线会将动脉边缘向内翻。PICA,小脑下后动脉;An,动脉瘤。

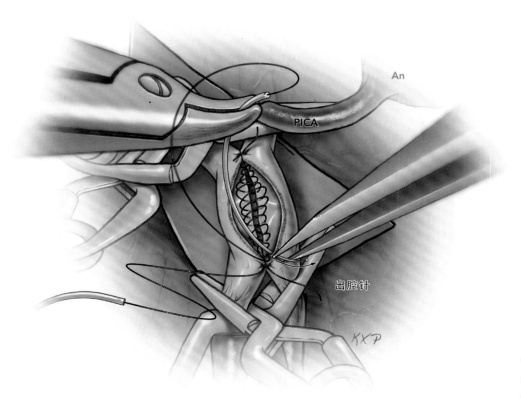

图 2.11　第 9 步。在动脉切开的另一端缝一针"出腔针",在锚定结下方将针穿过一层动脉壁至血管腔外。PICA,小脑下后动脉;An,动脉瘤。

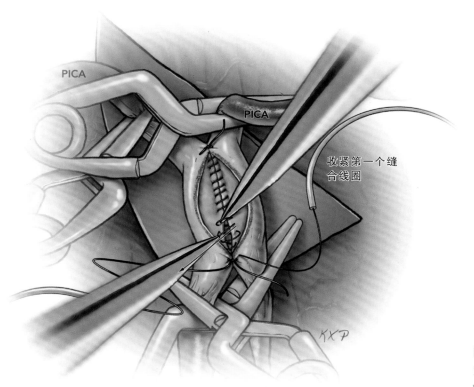

图 2.12　第 10 步。从远端开始逐圈收紧松散的螺旋形缝合线圈,直至近端。PICA,小脑下后动脉。

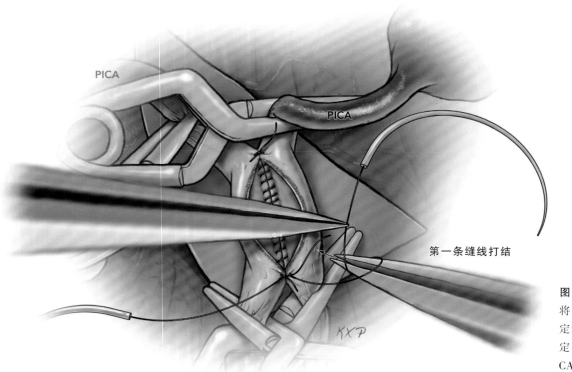

图 2.13 第 11 步。将退出的缝线与锚定结的线尾打结,固定管腔内缝线。PICA,小脑下后动脉。

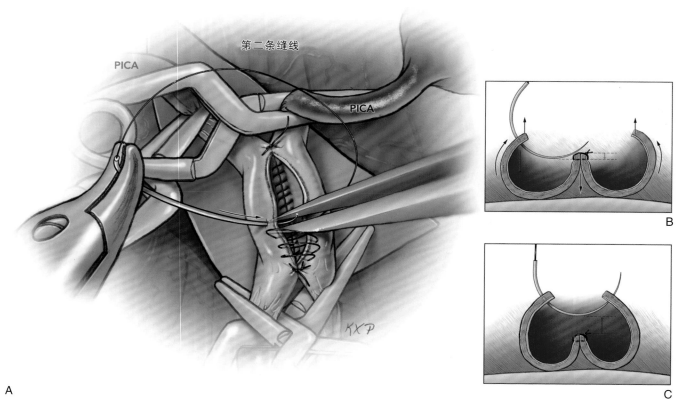

图 2.14 第 12 步。(A)表层缝合在血管的外壁进行连续缝合,没有"入腔针"或"出腔针"。(B)利用持针器和显微镊(箭头所示)提起动脉外壁,将针道升高到腔内缝线上方,防止腔外缝线误缝住腔内缝线(横截面图)。(C)在每次进针时,针从第一条动脉的外侧向内侧穿过,然后从第二条动脉的内侧向外侧穿过,开始并终止于外侧。PICA,小脑下后动脉。

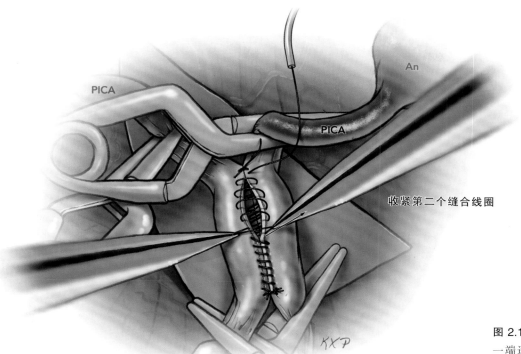

收紧第二个缝合线圈

图 2.15　第 13 步。从一端到另一端逐圈收紧缝合线圈。PICA，小脑下后动脉；An，动脉瘤。

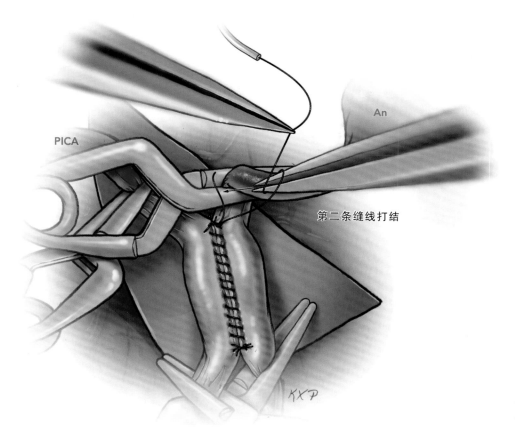

第二条缝线打结

图 2.16　第 14 步。缝线与第一个锚定结线尾打结。PICA，小脑下后动脉；An，动脉瘤。

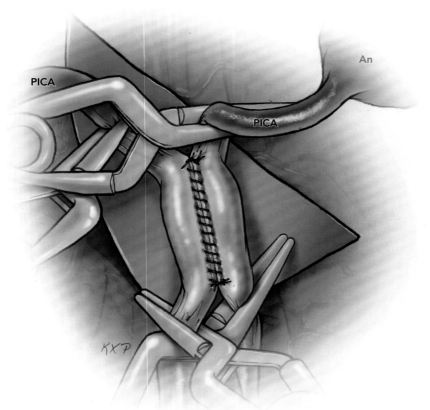

图 2.17 外侧缝线固定，完成吻合。PICA，小脑下后动脉；An，动脉瘤。

晰地看到染料从对侧血管经吻合口流入同侧血管（图 2.19）。

侧-侧吻合是基于动脉不可移动的特性而改进的吻合技术。腔内连续缝合技术消除了必须前后翻转动脉才能完成缝合的限制。因此是真正的"原位"或"单向"搭桥。侧-侧吻合的重要变化是将原位技术应用于其他吻合，即端-侧吻合和端-端吻合。

例如，STA-MCA 端-侧搭桥的供体动脉可能较短且存在张力，无法自由移动。在这种情况下，首先在"跟部"和"趾尖部"各缝合一针，将供体、受体动脉拉近，再利用原位技术，首先在腔内缝合，再从腔外缝合，这样就无须翻动供体动脉。类似的，原本需要通过旋转动脉以显露两条缝线并缝合的端-端吻合也可以使用原位技术，将动脉吻合口两端各缝合一针拉近后，缝合"入腔针"，然后行腔内缝合，再行腔外缝合，可以使两根动脉均维持原位。"单向"或"原位"技术可以极大地方便对无法移动的动脉进行吻合。当手术区域狭小且较深时，动脉移位的空间有限，或者无法在不同角度进行缝合操作时，也可考虑应用这种技术。

侧-侧吻合的腔内缝合一般采用连续缝合法，但也可以使用间断缝合，其操作很烦琐，因为它们不能一次性完成动作，并且需要反向缝合。针必须在两条动脉之间的腔外进针，穿入一条动脉内。然后松开针并重新装载，至另一条动脉的腔内继续缝合，穿出至腔外两条动脉之间的空间。针开始和终止于两条动脉腔外的中间，使线结位于动脉之外。在最初的 2~3 针之后，动脉的下侧可被抬起，此时可以一次性完成进针和出针。尽管腔内间断缝合很耗时，但在重新固定松开的缝线或修补缝合错误时仍然会用到。

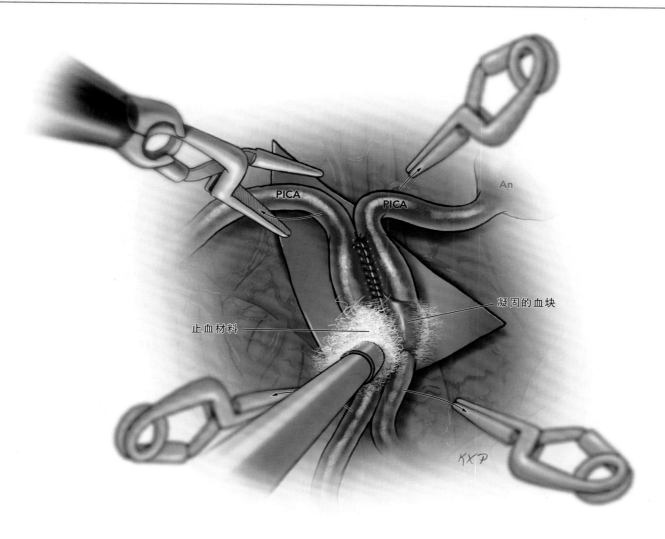

图 2.18 第 15 步。首先取下动脉远端的临时阻断夹,使吻合口回血,用止血材料覆盖出血点,并用吸引管轻轻按压。随后取下近端的动脉临时阻断夹,恢复血流。PICA,小脑下后动脉;An,动脉瘤。

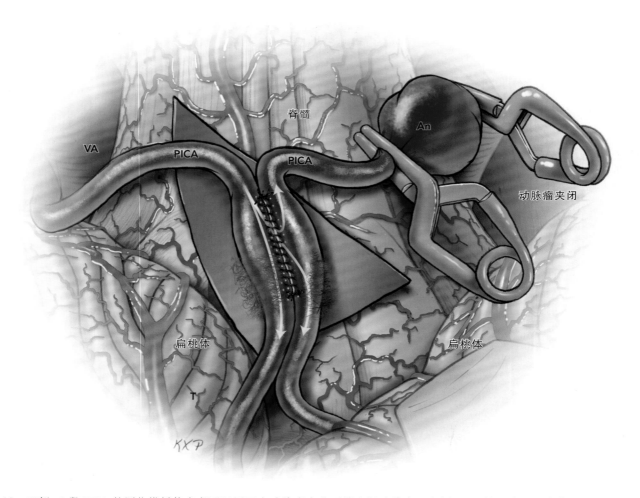

图 2.19   双侧 p3 段 PICA 的原位搭桥使术者可以用两个动脉瘤夹从两端夹闭动脉瘤。右侧 PICA 的血流通过吻合口流入左侧 PI-CA，一部分逆向流至永久动脉瘤夹，一部分顺向流至左侧 PICA 供血区（白色箭头所示）。An，动脉瘤；VA，椎动脉；PICA，小脑下后动脉。

第 **3** 章 　**端－端吻合**

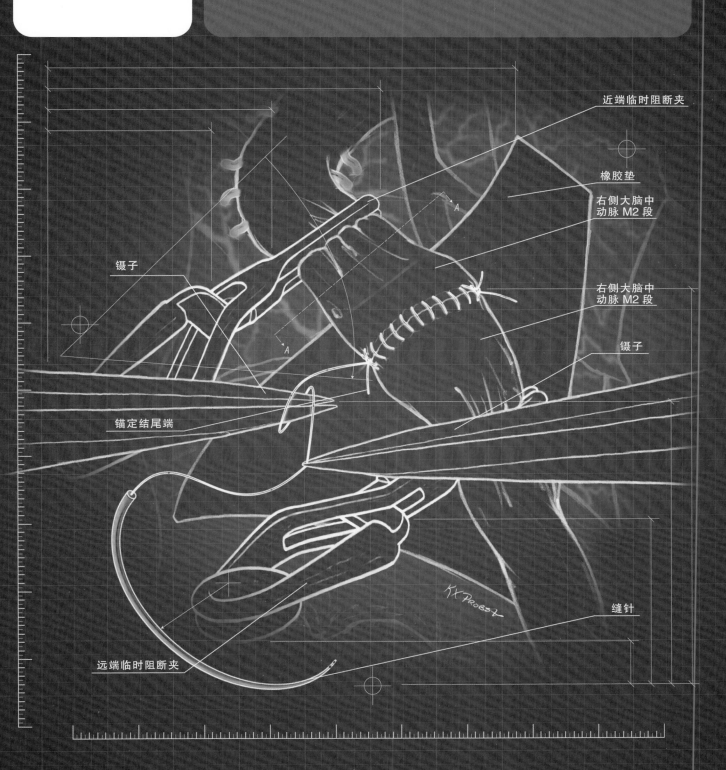

近端临时阻断夹

橡胶垫

右侧大脑中
动脉 M2 段

右侧大脑中
动脉 M2 段

镊子

镊子

锚定结尾端

缝针

远端临时阻断夹

KX PROBST

端－端吻合

端－端吻合是位于两条动脉横切端之间的重建型搭桥,通常见于从载瘤动脉上将动脉瘤切除后重建血运。这种搭桥将动脉末端重新连接或拼接在一起而不引入供体动脉或新血流输入源,因此,仅是简单地恢复原始血流。会聚型搭桥(端－侧吻合)中流量呈恒定增加,交通型搭桥(侧－侧吻合)的流量呈可变性增加。而端－端吻合重建后搭桥的血流模式与此前完全相同。

端－端吻合的结构是圆形的,这是一个端－侧吻合与侧－侧吻合都缺乏的三维结构。在其他吻合术中适用的方法,如纵行切开动脉或将吻合口修剪成四边形/鱼嘴状,使吻合区域几乎呈平坦的直线,易于缝合。而端－端吻合术两端动脉横切口的弧形使缝合操作更深、更复杂。视角、设备和操作手法都必须跟随切口弧度的变化而变化。术中需要随时调整以将组织置于手术区域的上方,并将缝合点置于弧度中央。必须反复转动动脉以完成两边的缝合,并且每缝一针都要调整血管壁的位置使其对齐,这些细节使端－端吻合成为更精细的吻合手术。

只有切除全部动脉瘤,端－端吻合才能成功。吻合口部位残留病灶将导致搭桥失败,但过多切除可能会阻碍动脉末端的接合。如果动脉两端间隔太远,动脉张力高,缝线无法拉近两端动脉,缝线的张力使管腔自身塌陷,动脉也无法转动。这些因素可能使本已经具有挑战性的吻合术变得更复杂,或者可能需要采用另一条移植血管行双重端－端吻合。有利的一点是,端－端吻合的缝合弧(l)的长度等于动脉周长[直径(d)×π,或近似 $3d$],短于其他吻合方法($3d×2$)。因此,端－端吻合的缝合针数仅为其他吻合方法的一半,所以更加快速。

技巧

图示一个位于 MCA 分叉处的巨大血栓性动脉瘤,M2 下干已经完全闭塞,切除后行左侧 M1-M2 段 MCA 端－端吻合(图 3.1)。将动脉吻合两端重新接近是吻合术中最关键的因素,因此,端－端吻合比任何其他吻合

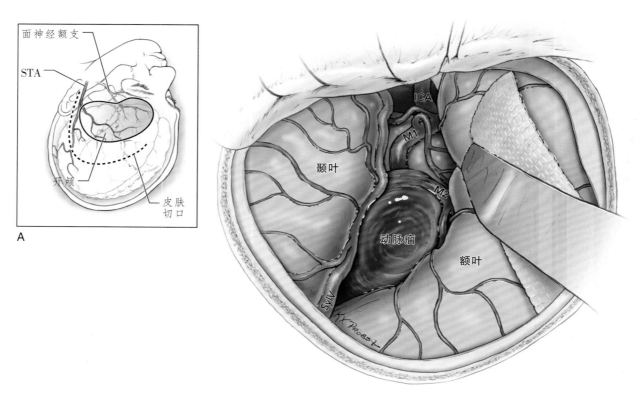

图 3.1　一个位于 MCA 分叉处的巨大血栓性动脉瘤,M2 下干已经完全闭塞,切除后行左侧 M1-M2 段 MCA 端－端吻合。(A)左侧翼点开颅术[皮肤切口(虚线)和颅骨切开(实心黑线)]暴露动脉瘤。(B)牵开左侧额叶显示大脑中动脉分叉的上干(外科医生在切开硬脑膜和分离外侧裂后的视角)。STA,颞浅动脉;ICA,颈内动脉。

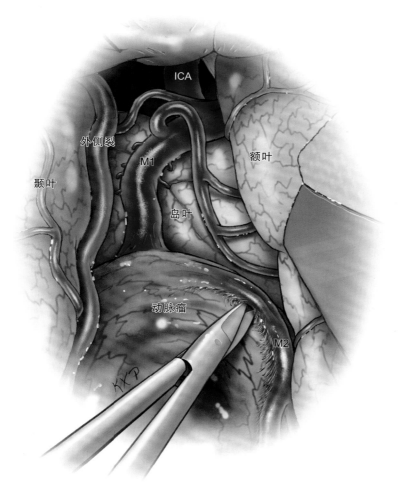

图 3.2　第 1 步。切开粘连，将 MCA 分叉的上干从动脉瘤的侧壁上松解开，准备用于与 M1 段 MCA 的再吻合。流入动脉与流出动脉之间的间隙为 1~2cm，在动脉瘤两端夹闭和切除之前，必须准备好这些动脉用于重建。ICA，颈内动脉。

术都需要更多的准备时间，才能弥补被切除的病理节段长度（图 3.2）。理想的载瘤动脉应具有冗余性和曲折性，可以被拉直以便与另一横断端连接在一起。如果没有这种冗余和曲折，通过松解蛛网膜粘连或切断分支，或通过切除血栓和切除大型/巨大型的动脉瘤（图3.3），可以将双侧动脉的末端连接在一起。在切除动脉瘤前，应首先准备好"分离区"以供流入动脉（afferent artery）和流出动脉（efferent artery）的近端和远端用临时阻断夹夹闭、横切、吻合，以便缩短临时夹闭时间，减少潜在的局部缺血，同时集中精力处理动脉瘤而不用考虑其他动脉。在某些情况下，流入或流出动脉可能被大的动脉瘤所掩盖，如果不先进行部分夹闭或切除动脉瘤，则无法分离。

分别夹闭流入和流出动脉的临时阻断夹应距离越远越好，使分离区最大化（图 3.4）。供应功能区皮层的穿支血管应排除在分离区外。通常不需要使用永久性动脉瘤夹，除非横切后有隐匿性或难以接近

的分支回血进入术野。竖直放置临时阻断夹（12 点钟位置），使其可以从侧面（3 点钟位置）翻转到另一面（9 点钟位置），以便之后将深部缝合位置旋转到术野中。

将流入和流出动脉横向切断（图 3.5），使动脉瘤缩小，然后切除、部分切除或进一步切除血栓。积极地切除巨大动脉瘤内的血栓可以使其体积减小，扩大了手术空间，并且帮助松解切缘。此时完整的动脉瘤切除术不是必要的，宝贵的时间首先应该用于准备下一步手术操作，放置橡胶垫和吸引管，将动脉末端置于手术区，用肝素盐水冲洗。

在位于 12 点钟位置的动脉顶端缝合一针，轻轻地将两端拉拢（图 3.6）。收紧缝线时张力太大可能会导致缝线撕裂动脉壁，需要额外修剪吻合口。因此，需要对动脉的近端和远端进行充分的解剖分离，增加其活动度。使用外科结，确保打第一个与第二个结期间吻合口两端均保持在位。

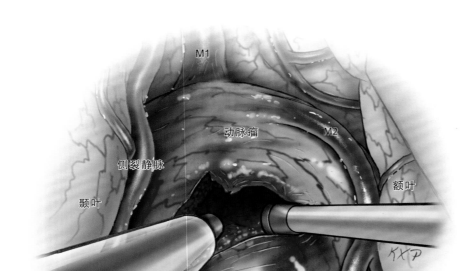

图 3.3　可将载瘤动脉中的冗余和曲折部分拉直,将其横断的末端连接在一起。巨大动脉瘤内的血栓也可以用超声吸引器去除,为松动脉远端提供空间。中心型或偏心型血栓可以在没有临时夹闭的情况下进行切除,待到达动脉瘤腔时再使用瘤夹,以缩短缺血时间。

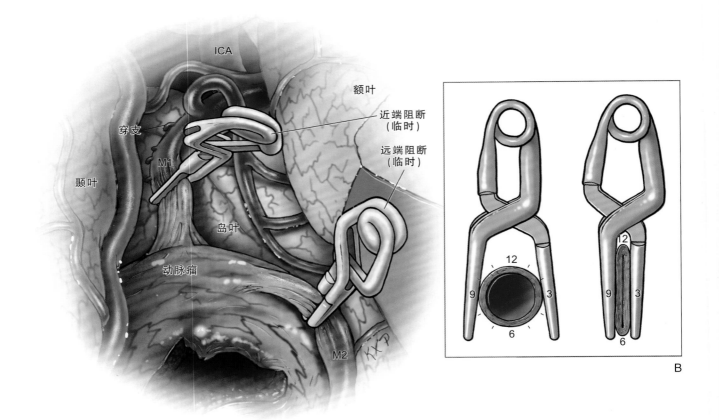

图 3.4　第 2 步。(A)到达动脉瘤腔后,用临时阻断夹夹闭流入动脉 M1 MCA 和流出动脉 M2 MCA。(B)竖直放置临时阻断夹(12 点钟位置),使其可以从侧面(3 点钟位置)翻转到另一面(9 点钟位置),以便之后将深部缝合位置旋转到术野中。

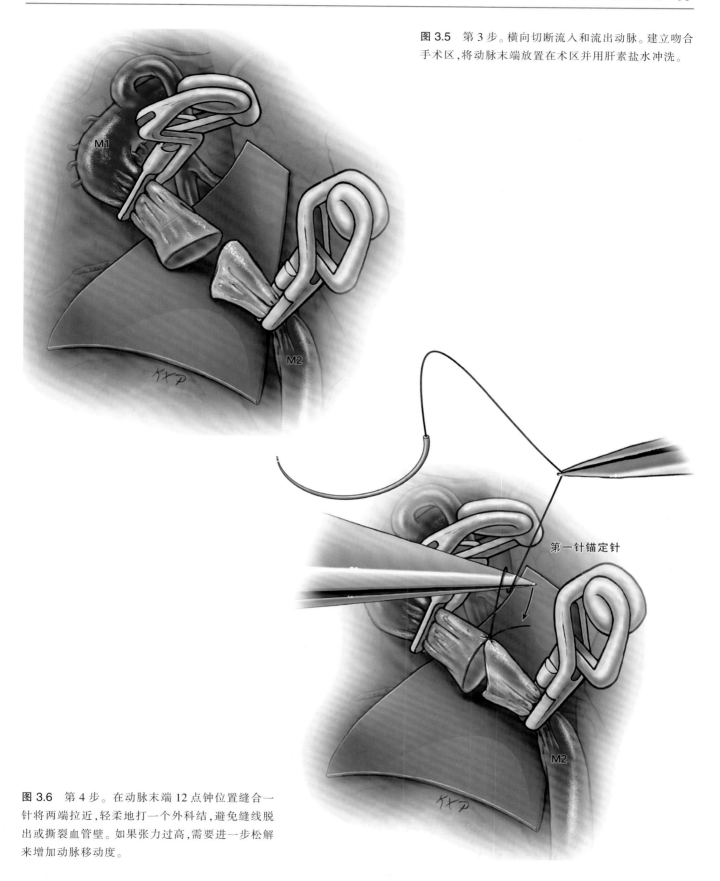

图 3.5 第 3 步。横向切断流入和流出动脉。建立吻合手术区,将动脉末端放置在术区并用肝素盐水冲洗。

第一针锚定针

图 3.6 第 4 步。在动脉末端 12 点钟位置缝合一针将两端拉近,轻柔地打一个外科结,避免缝线脱出或撕裂血管壁。如果张力过高,需要进一步松解来增加动脉移动度。

第二针锚定针与第一针锚定针相对,位于动脉底部 6 点钟位置,再次用外科结轻轻地将两端拉拢(图3.7)。临时阻断夹的柄可能需要有 90° 的旋转空间,以平放在手术区域中,暴露吻合口的两侧。动脉瘤夹柄部的重量可能足以保持这个旋转的位置,如果不够,在阻断夹顶部放置棉球可使其固定不动。虽然在一个狭窄的区域内可能无法获得 90° 的旋转角度,但即使是 30°也足以看清动脉的层次。

第一条缝线采用连续缝合(图 3.8)。将显微镊尖端插入动脉管腔尤其有助于端-端吻合,因为器械尖端施加的扩张力可以使半圆形动脉壁伸直,打开管腔,并防止后壁被误缝。在这个位置,术者利用手腕将显微镊沿缝合区域的半圆形弧度略做旋转,缝针在显微镊两端之间穿入,在腔内走行一段后再从对侧穿出(图 3.8B)。穿出时针尖稍向上提,使出针处远离血管后壁,显微镊在管腔外协助对齐组织。在这个位置,显微镊在针尖的两

侧都施加反作用力以完成缝合。随着缝合逐渐向前推进,动脉组织逐渐向弧顶移动,始终保持可见,又有足够的空间。典型的端-端吻合需要 6 针,无须缝合数十针。

逐圈收紧松散的缝合线圈,对齐线圈并使动脉壁外翻,避免松弛(图 3.9)。在最后一圈收紧后,将缝线与锚定结的线尾打结,固定第一条缝线(图 3.10)。

将临时阻断夹的柄部沿相反的方向旋转 180°,再次平放在手术区域,已完成的缝线埋在下方,将待缝合的动脉壁提升到表面(图 3.11)。根据需要,选择在阻断夹顶部添加或不添加棉球,使柄的重量保持该旋转位置。旋转 180° 后,显露了待吻合管腔和第一条缝线的内部视图(图 3.11B 和图 3.12),此时必须检查是否存在技术错误,如后壁被透缝、针距过大或缝线脱出。第二条缝线一旦开始,就失去检查的机会了。

如果第一条缝线通过检查,则采用连续缝合法缝

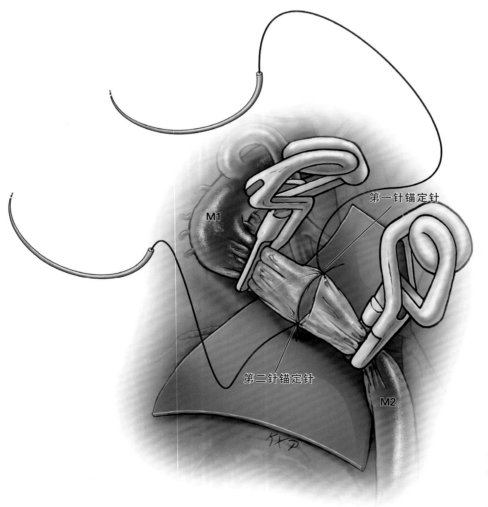

图 3.7 第 5 步。第二针锚定针位于动脉底部 6 点钟位置,与第一针锚定针相对放置,也用外科结轻轻收紧。可能需要 90° 旋转临时阻断夹以暴露动脉壁。

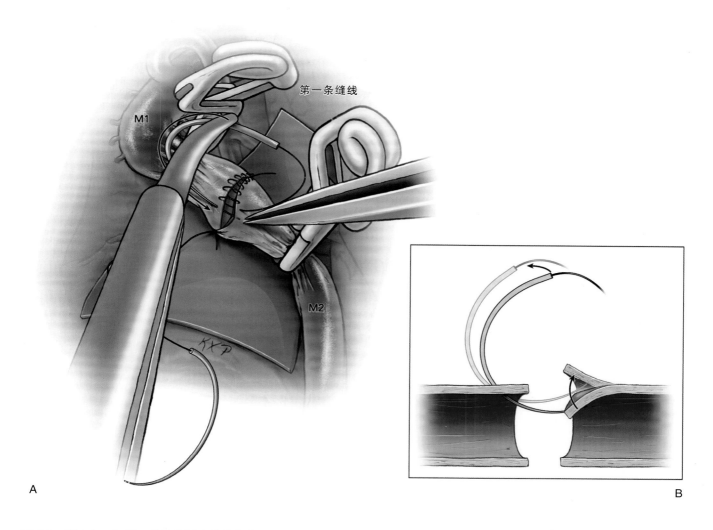

图 3.8 第 6 步。(**A**)第一条缝线用连续缝合法缝 6 针。将显微镊尖端插入动脉管腔并张开,使半圆形的动脉壁变平,打开管腔并在进针时保护动脉后壁避免误缝。出针时,显微镊在管腔外对齐组织,在针尖的两侧都施加反作用力以完成缝合(如图所示)。(**B**)针在腔内走行,抬起针尖以将前壁与后壁分开,并在缝合前壁时使动脉外翻。

合另一面(图 3.13)。将显微镊尖端插入动脉管腔并张开,使半圆形动脉壁变平,打开管腔,完成缝合。逐圈收紧松散的螺旋形缝线(图 3.14),并且在最后一个线圈收紧后,将缝线与第一个锚定结的线尾打结,以固定第二条缝线(图 3.15)。

首先移除远端动脉的临时阻断夹,使吻合口回血(图 3.16)。用止血材料覆盖出血点,并用显微镊和吸引器轻轻按压,再去除动脉近端的临时阻断夹以恢复脑血流,并停止计算缺血时间。轻柔压迫数分钟后,缝线处的出血会停止。通过检查吻合口(图 3.17),确认重建动脉的搏动,用 ICG 血管造影或多普勒超声检查来证实通畅性。

上述的端–端吻合技术依赖于动脉的冗余性和可移动性,才能在无张力或张力很小的情况下重新连接末

端,并且可以轻松旋转动脉以显露缝合区域。但是,这种技术对于难以移动和不能旋转的短动脉残端并不适用。在深部手术区域,无法获得动脉的正常纵向视角,取而代之的是轴向面对血管腔的视角,即从横截面观察吻合环的平面。在这些情况下,使用"原位"端–端吻合技术在腔内进行第一条缝线的缝合可能会更容易(图 3.18)。该技术不需要旋转动脉,用第一个锚定结将动脉两端连接在一起,缝一针"入腔针"使针尖进入管腔内,连续腔内缝合至末端,用"出腔针"将针头穿出管腔(图 3.18A)。收紧线圈,并在完成腔内缝合后打第二个锚定结,以便在缝合动脉的同时保持动脉壁松弛,且视野最佳。因为如果缝合之初就缝两根锚定线,有可能对血管壁造成太大的张力。之后固定第一条缝线,将其与第二锚定结的线尾部打结。第二条缝线弧以常规方式在腔

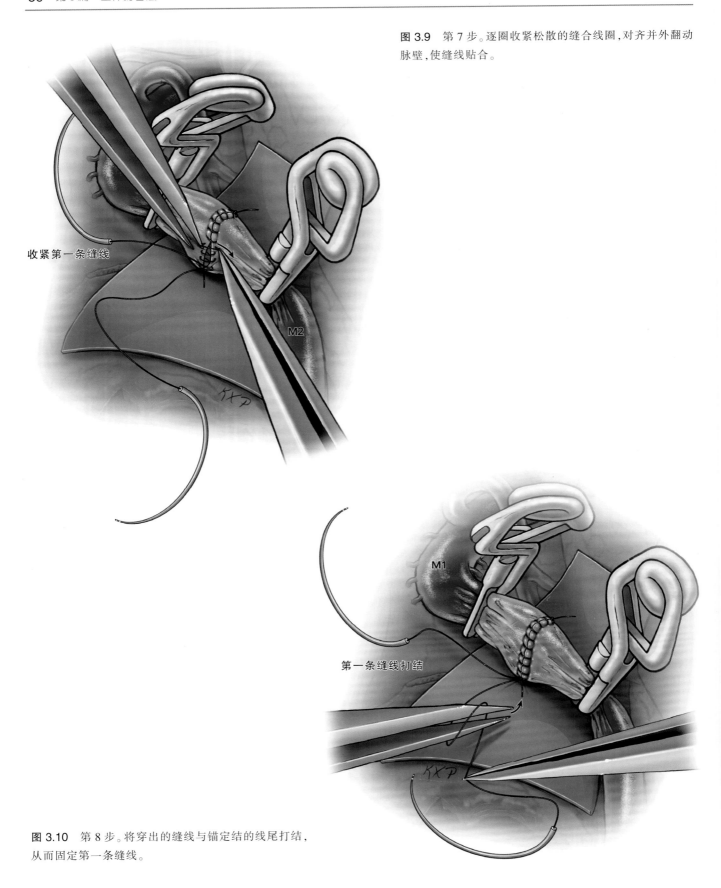

图 3.9 第 7 步。逐圈收紧松散的缝合线圈,对齐并外翻动脉壁,使缝线贴合。

收紧第一条缝线

M2

M1

第一条缝线打结

图 3.10 第 8 步。将穿出的缝线与锚定结的线尾打结,从而固定第一条缝线。

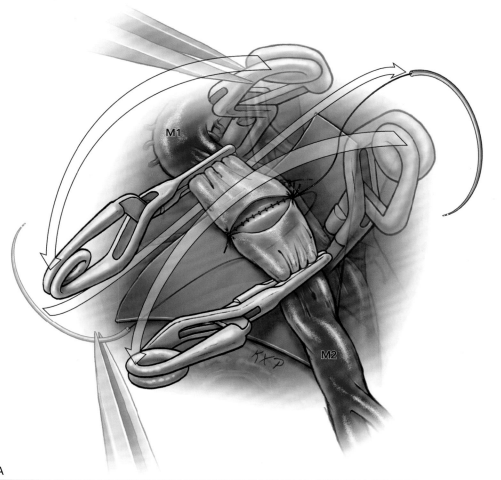

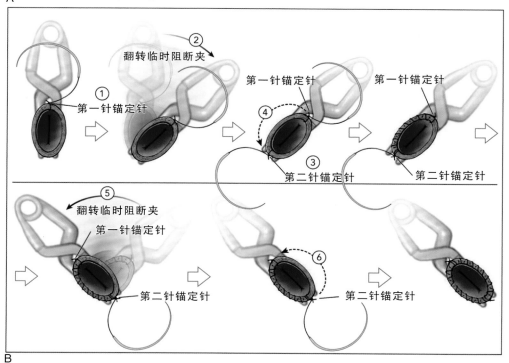

图 3.11　第 9 步。(A)将临时阻断夹向相反的位置旋转，平放在手术区域(两个粗白色箭头所示)，将已完成的缝线埋在下方，将未完成的区域放置在术区上方。针头和缝线必须从动脉下方穿过，确保从正确的一端开始缝合（细白色箭头所示)。(B)完成第一针锚定针之后①，旋转或翻转临时阻断夹和动脉②以完成对应的第二针锚定针③，随后进行第一条缝线缝合④(横截面视图)。第二次翻转⑤显示吻合管腔和第一条缝线的内部视图，可以检查技术错误。第二次翻转后开始第二条缝线缝合。针从动脉下方穿过，连续缝合缝线⑥完成吻合。

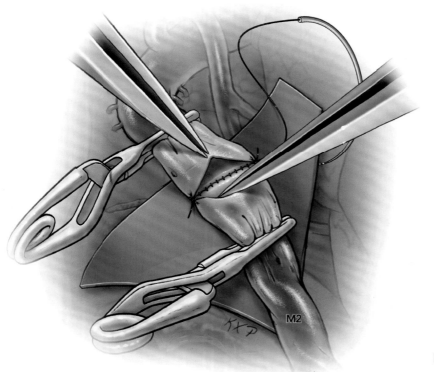

图 3.12 旋转临时阻断夹，显示吻合管腔和第一条缝线的内部，检查是否有技术错误。

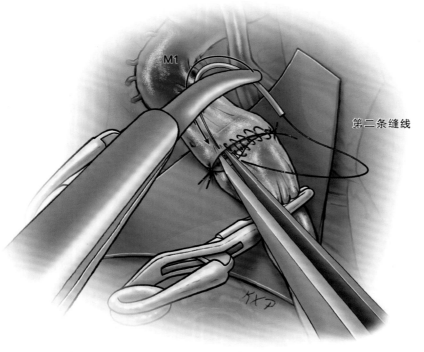

图 3.13 第 10 步。第二条缝线连续缝合，再次将显微镊伸入管腔内，撑开半圆形动脉壁，打开管腔并移动组织以便缝合。

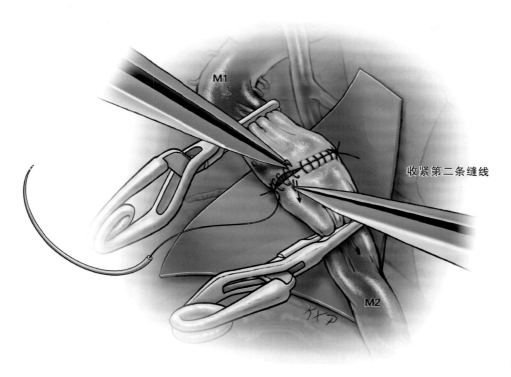

图 3.14　第 11 步。逐圈收紧松散的螺旋形缝线。

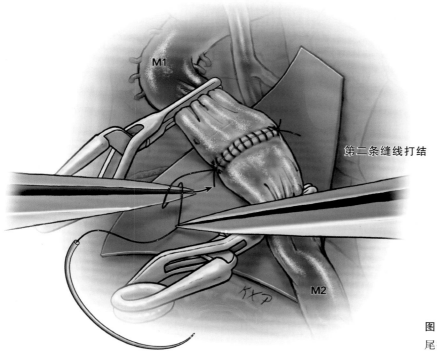

图 3.15　第 12 步。将缝线与第一个锚定结的线尾打结，以固定第二条缝线。

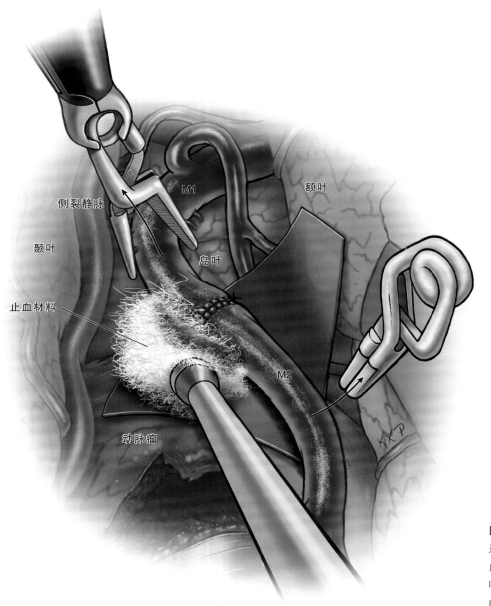

侧裂静脉

M1

额叶

颞叶

岛叶

止血材料

M2

动脉瘤

图 3.16　第 13 步。首先去除动脉远端的临时阻断夹，使吻合口回血，用止血材料覆盖出血点，并用吸引器轻轻按压。再去除动脉近端的临时阻断夹以恢复脑血流。

外连续缝合（图 3.18B）。

这种原位变化也可以用一个锚定结和一条贯穿整个圆周的缝线进行缝合，而不需要第二个锚定结，在第一条缝线末端用"出腔针"过渡（图 3.18C），直接进行腔外缝合（图 3.18D）。深部吻合中的两条缝线都可以按照由深至浅的方向走行，方法是在最深处放置两根锚定针，类似双臂缝线，并将两条缝线向外延伸，一条在腔内，一条在腔外，最终将两条缝线在动脉的对侧连接以完成吻合。端-端吻合的原位方法不需要旋转动脉，也不需要移动临时阻断夹，在狭窄的手术空间内起到相当大的作用。

最后，可以使用双鱼嘴状端-端吻合的方法进行长度足够的小动脉之间的再吻合（图 3.19）。顾名思义，将两条动脉以鱼嘴状切口连接在一起，以形成比上面所示的垂直切开法更宽的连接。传统方法吻合口管腔等于母体动脉的管腔，而双鱼嘴状构造的吻合管腔更大，这一吻合法也利用组织的移位，将半圆形缝合弧转变成直线缝合。两条动脉的鱼嘴都是通过斜向横切和纵向侧壁切形成的鱼嘴状结构，将一条动脉的"趾尖"通过第一针锚定针与另一条动脉的"跟部"连接起来（第二针锚定针则相反）。这样可以使得切口向上的底部动脉的鱼嘴张开并与切口向下的上面这条动脉的鱼嘴对

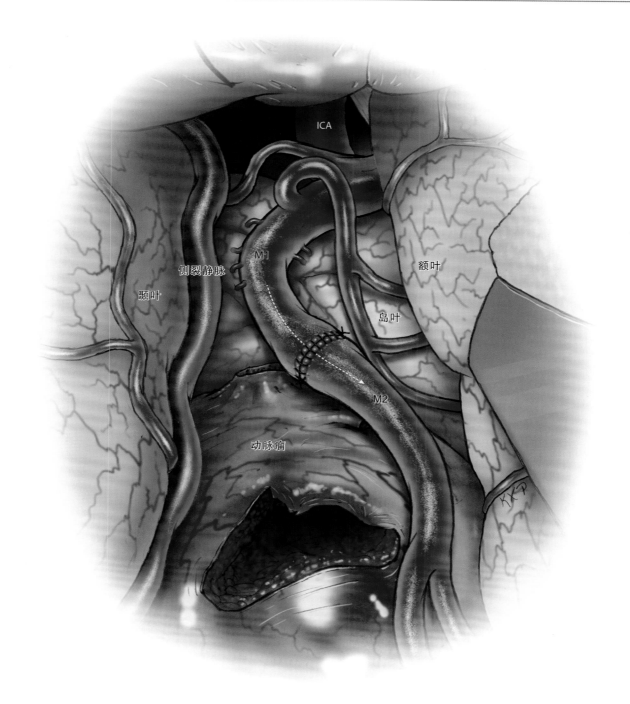

图 3.17 检查吻合并进行 ICG 血管造影以确认血管通畅。端–端重新吻合可以重建上干，而无须依靠单独的供体动脉或移植物。ICA，颈内动脉。

合。缝线变成四边形，几乎与端–侧吻合一样。线性缝合相对更容易并且动脉只需很少的移位，而不需要旋转 90°。这种技术的血流动力学优势是增加吻合口面积，减少阻力和改善血流，但鱼嘴状切口比单纯切口需要更长的血管，在切除较大的病变后常常无法提供额外的血管供修剪。

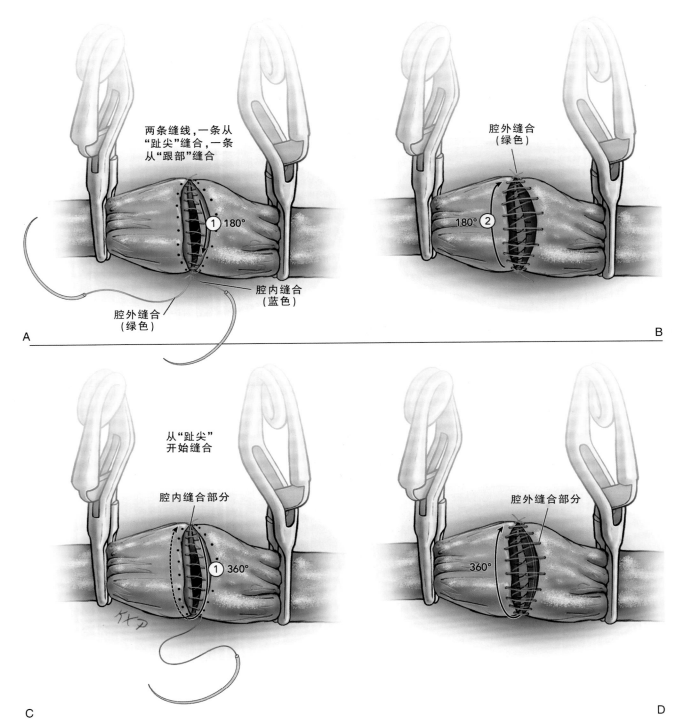

图 3.18 (A)原位端-端吻合技术可在没有任何旋转的情况下完成第一条缝线。动脉末端先缝合一针锚定结,用"入腔针"穿入内腔,在腔内连续缝合直至另一端(①),针头通过"出腔针"穿出管腔(蓝色缝线)。收紧缝合线圈,缝合第二个锚定结(绿色缝线),并且将第一条缝线与第二个锚定结的线尾打结。(B)第二条缝线以常规方式(②)在腔外缝合。(C)这种原位变化也可以用一针锚定线和一环形的缝线(①)完成缝合,而不需要第二个锚定结,从第一个弧线末端直接用"出腔针"过渡到腔外(D)。

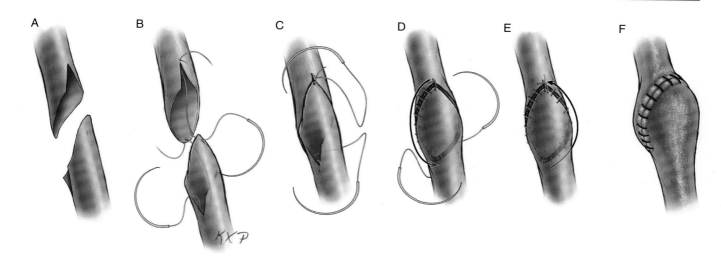

图 3.19　双鱼嘴状将两条动脉以鱼嘴状切口连接在一起,并进行端-端吻合,以建立比垂直切面吻合更宽的连接。(A)两条动脉鱼嘴都是斜向横切和纵向侧壁切口。(B)一个动脉的趾尖部通过第一个锚定结(蓝色针脚)与另一个动脉的跟部连接,以相同方法完成第二个锚定结(绿色针脚)。(C)锚定结打结后,切口向上的底部鱼嘴张开,并与切口向下的上部鱼嘴对合。(D)缝线从半圆形转变为四边形,可以更容易地使用连续缝合。(E)第二条缝线使用连续缝合,并且无须旋转动脉或临时阻断夹。(F)完成的吻合口面积增大,阻力减少,流量增加。

第 **2** 篇　十大原则

第 4 章

熟能生巧

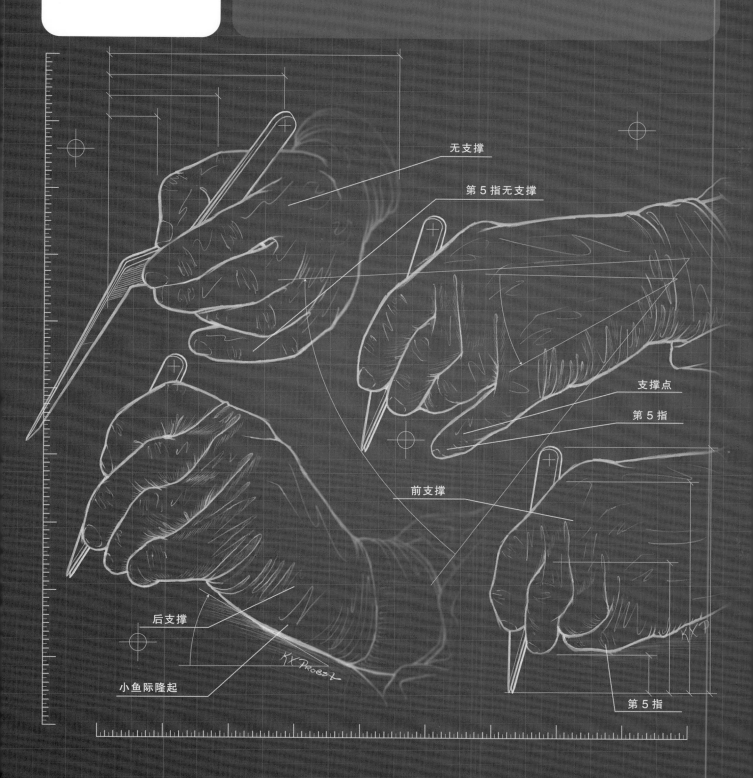

无支撑

第 5 指无支撑

支撑点

第 5 指

前支撑

后支撑

小鱼际隆起

第 5 指

完美主义

血管搭桥术由上千个微小的操作组成，其中任何一步操作失误都可能导致手术失败。操作失误包括缝合失误，例如，吻合不良、针距不当或透缝等；还有手法失误，例如，抓取、挤压或牵拉组织；另外还有拉紧及打结失误，例如，缝线断裂、撕裂血管壁；以及操作不当，例如，持续有血液流入术野或未对移植血管进行冲洗。只有精细的技术、极高的精确度和准确度才能避免操作失误的发生，因此，血管搭桥术需要做到尽善尽美。

追求手术完美是一方面，另一方面是如何克服手术操作技术方面的困难。例如，在颞前间隙中行 s1 SCA-P2 PCA 的原位搭桥术时，腔内侧-侧吻合便是一个难点。在低照明，使用长器械的情况下进行这种深部操作时，半透明的血管壁很难被看到。而将针头放置在靠右侧的位置可能会超出手掌向后旋转的最大程度，导致很难进针。即使是相对简单的 STA-M4 MCA 搭桥术，当唯一的受体血管位于颅骨切开的边缘，或血管异常细小、脆弱时，也会变得很困难。

搭桥手术的完美实施来源于术者的灵巧。手术一直是与手的灵巧相关的："cheir" 的意思是 "手"，"ergon" 的意思是 "操作"，当这两个希腊词根组合在一起时，意思是 "手术"。一个搭桥手术需要缝线、一些简单的器械，以及在第 1 篇中已提到的基本吻合技术。其余的就是需要术者稳定的手法。搭桥手术不需要高端的技术设备，不需要先进的影像学检查，也不需要新的科学理论。可控、协调而流畅的操作以及娴熟的手法就是精确、准确、细致的技术。灵巧是外科手术的制胜法宝。

如何做到灵巧

灵巧从何而来？你的手法是否足够灵巧，能否胜任一名成功的外科搭桥医生？是否可以通过训练和不断强化，最后练成灵巧的手法？本书首先就要解决这些问题。

在我读医学院的第一年，我的大体解剖学搭档在解剖尸体时就展现了远胜于我的操作技巧。我的另一个伙伴直接宣布将整形外科医师作为他的志向。当我发现周围的人都比我更擅长外科操作时，我曾一度怀疑我是否能成为一名外科医生。同样，在普通外科实习和做初级神经外科住院医师期间，我也感觉其他人比我做得好，在手术室比我表现出色，因此也产生过类似的想法。然而，我决心积极进取，而不是等待奇迹发生。我在家里的扶手椅上缝针来锻炼右手使用器械的感觉，学习我的主任及主治医师在显微镜下操作时的一举一动，强迫自己不放过任何一次可以参与手术的机会，不厌其烦地向同事请教技术问题，下班后在神经解剖学实验室中研究尸体头部解剖。在我做住院医师的第 5 年，情况发生了改变，我发现在手术室能参与更多的工作了。因此，我获得了神经科医生的信任，在他们的指导下，我有了出乎意料的进步。在实验室，在研究静脉高压对硬脑膜动静脉瘘形成的影响中，我在数百只大鼠的颈总动脉与颈外静脉之间进行端-端吻合。在我当住院总第一次进行 STA-MCA 搭桥术时，我感觉一切都易如反掌，因为我已经掌握了缝合技术，熟悉了如何柔和地处理脑组织，并且做到了灵巧操作。搭桥手术是我最喜欢的手术，在做住院医师期间我就已经完成了 5 例搭桥手术。

我从自身能力低下到完全胜任的例子生动阐明了熟能生巧。看起来，灵巧并非是某些外科医生的 "天赋"，而是渴望和辛勤工作的 "副产物"：渴望高效而优雅地使用自己的双手，同时努力钻研，反复练习，且不知疲倦（见表 4.1）。刻意练习产生了越来越多的进步、深入的研究和达成目标的满足感。这个过程需要强大的动力、持续的努力、苛刻的自我评估和长期坚持。在训练和职业生涯早期，我们很快就能粗测自己的（以及其他人的）灵巧度，但要得到公平的判断是需要时间的。如果过早给自己下定论，我可能会气馁，无法成为一名搭桥外科医生。因此，刻意的训练是锻炼灵巧性并使之最大化的秘诀。而且我的许多进步并不需要通过对真正的患者实施搭桥来获取，这一点是十分重要的。在事业起步期，我们要积极提升自己，因为这段时间我们不需要每天忙于工作，尤其目前神经外科颅骨切开手术的病例数量已被介入手术大大消减。仍需一提的是，在整个职业生涯中，技术水平都是可以持续进步的；在我的职业生涯中期，我仍然发现我的技术有很大的进步空间，而我也会继续努力做得更好、更快。

表 4.1 动脉吻合训练总结

训练模型	动脉	直径(mm)	动脉相似程度	解剖相似程度	生理相似程度	端-侧吻合	侧-侧吻合	端-端吻合	优点	缺点
硅橡胶管	无	0.3、0.5、0.7、1.0、2.0	差	差	差	可以	可以	可以	干净,易得,价廉,准备方便,无伦理问题	无通畅性评估
鸡翅	肱动脉	1.0	良	差	差	可以	可以	可以	易得,价廉,准备方便,无伦理问题,无生机	无通畅性评估
火鸡翅	肱动脉	1.3	良	差	差	可以	可以	可以	易得,价廉,准备方便,无伦理问题,无生机	无通畅性评估
血管搏动的火鸡翅	颈总动脉	1.2~1.7	良	差	良	可以	可以	可以	搏动血流,通畅性评估	准备,设备
胎盘	胎盘动脉	2.6~5.9	优	差	差	可以	可以	可以	模拟高流量搭桥的大口径血管,模拟蛛网膜	生物危害,不易得,伦理问题
	胎盘静脉	4.2~10.2							模拟高流量搭桥的大口径血管,模拟蛛网膜	生物危害,不易得,伦理问题
大鼠	颈总动脉,颈内动脉,股动脉	0.4~2.5	优	差	优	可以	可以	可以	通畅性评估,易得	成本高,伦理问题,麻醉,准备,方案批准
	颈内静脉,颈外静脉	0.3~1.7								
尸体	大脑中动脉,大脑前动脉,基底动脉,小脑下后动脉	多变	优	优	差	可以	可以	可以	模拟搭桥手术	成本高,不易得,无通畅性评估,保存
血管搏动的尸体	大脑中动脉,大脑前动脉,基底动脉,小脑下后动脉	多变	优	优	良	可以	可以	可以	模拟搭桥手术,通畅性评估	成本高,不易得,准备,设备

力学原理

术者的手需要同时执行3个功能:前两个手指操控器械,中指和环指稳定器械,小指和小鱼际起支撑手的作用(图4.1)。大拇指和示指形成一个夹持器,握持并定位器械,并且通过开合动作来捏持。尽管这两个手指控制了显微外科手术中的许多动作,但它们需要第3指(中指)和第4指(环指)来稳定器械。正如一只筷子相对另一只筷子不动一样,第二对手指要保持相对静止,并稳定前一对手指的运动。第5指(小指)和小鱼际隆起构成支持基础,与术野接触并支撑手。手的操控、稳定和支撑单元将运动和制动分配到手的不同部分,进行流畅的细微动作和器械控制。

大拇指和示指以不同的方式操控器械,包括挤压、分离、旋转、推动、滚动、探查、滑动和清除(图4.2)。前两个手指逐渐施加到显微剪或显微镊上的挤压作用力可以用来切割或夹持组织,而减少这两个手指施加到双极钳上的挤压作用力可以分离或烧灼组织。大拇指和示指在相反方向上的旋转动作可以使持针器夹住缝线并且转动6号剥离子的弧形尖端,而这两个手指的同步伸展和弯曲动作可以向前和向后探查组织。虽然拇指和示指在这些动作中是指尖相对的,但在握持吸引器时,它们也可以指尖垂直相交,即示指的一侧和大拇指的指腹一起握持吸引器。通过这种握持,拇指可以部分覆盖吸引器的孔,并向前和向后滑动以调节吸引力。拇指和示指的相对微小运动可以操控器械,而前臂和手腕的运动也可以操控器械,如使用吸引器做清除动作时,手指通常是固定的。吸引器的清除动作使其成为一个动态的牵开器,可以不断调整其位置和牵拉的力量。

拇指和示指与器械有两个接触点,这时就需要第3个触点来稳定器械(就像三脚架的第3条腿),由下面的中指和无名指组成,这两个手指形成一个扶手支撑器械。第3个触点通常是在中指的侧面,同时无名指提供额外的支撑力。这两个手指相对静止,但可以按照操控单元的需要移动。

受到充分支撑的手是最稳定的,因为这时需要使用的肌肉数量是最少的。将手的支撑单元置于平坦表面上时,可以使第5指和小鱼际隆起得到最大的接触面,此时手是完全放松的,绝大多数的手部肌肉可以完成各自的动作。这就是所谓的充分支撑(图4.3A,B)。在术野中向前或向下抬起小鱼际隆起,支撑点滑动到第5指上,这就构成了一个前支撑(图4.3C),而向后或向上抬起第5指,支撑点滑动到小鱼际隆起,形成后支撑(图4.3D)。当手的支撑单元离开术野,只有第5指尖稳定它时,也就是点支撑(图4.3E),或者手悬空不接触稳定的表面,这就是无支撑(图4.3F)。当手失去支撑时,你必须利用手臂和前臂的肌肉来保持手的位置,变得不稳定。稳定性与手部支撑单元的接触面成正比;由整个第5指和小鱼际隆起支撑的休息位的手是放松的,悬空无支撑的手是紧张的。因此,必须建立术野周

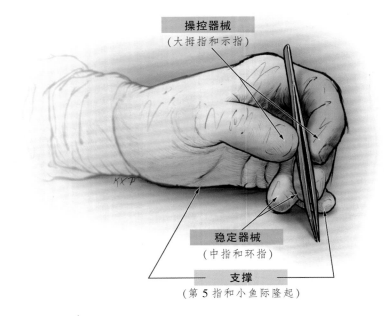

操控器械
(大拇指和示指)

稳定器械
(中指和环指)

支撑
(第5指和小鱼际隆起)

图4.1 术者的手需要同时执行3个功能:前两个手指操控器械,中指和环指稳定器械,第5指和小鱼际隆起支撑手的作用,手的操控、稳定和支撑单元将运动和制动分配到手的不同部分,进行流畅的细微运动和器械控制。

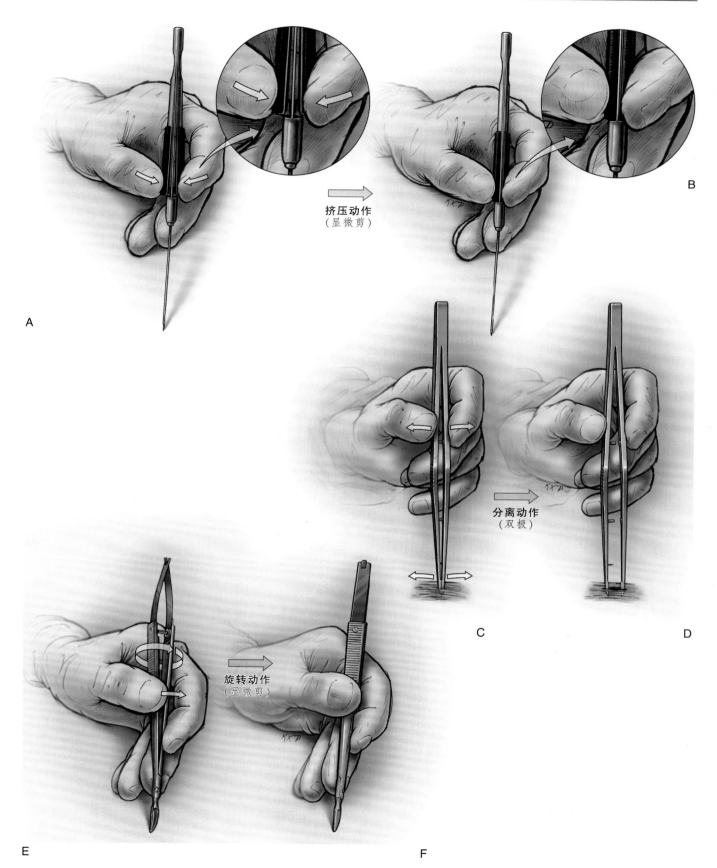

图 4.2　拇指和示指形成手的操作单元并以多种方式操控器械：(A,B)用显微剪做挤压动作；(C,D)用双极做分离动作；(E,F)用显微剪做旋转动作。(待续)

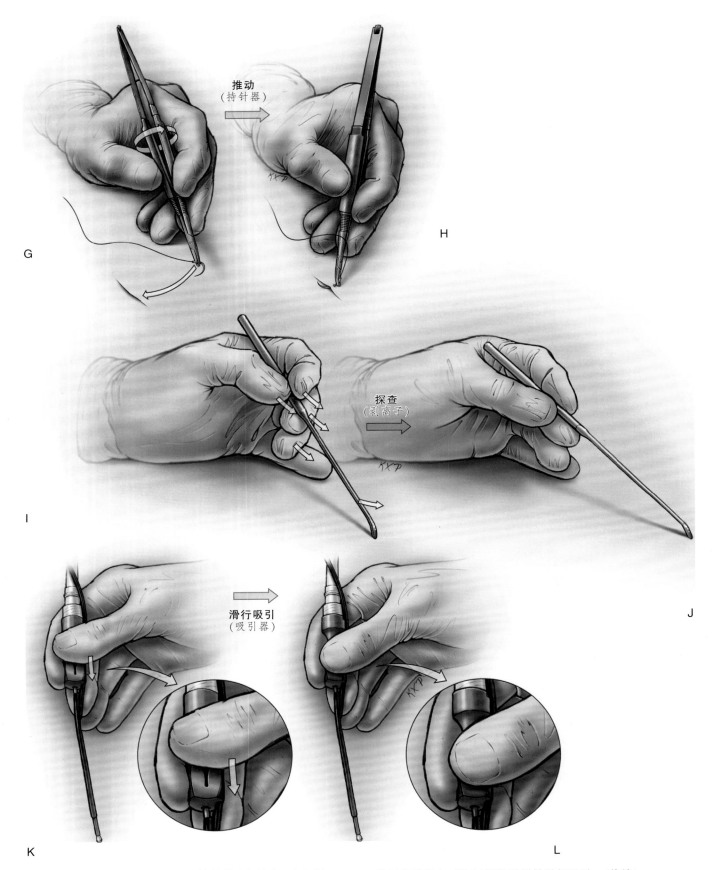

图 4.2(续) (G,H)用持针器进行缝合；(I,J)用 Rhoton 6 号剥离子探查；(K,L)用吸引器做滑行吸引。(待续)

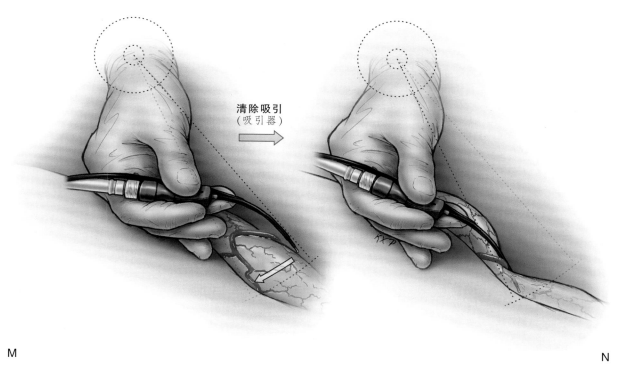

清除吸引
(吸引器)

M

N

图 4.2(续) (M,N)大多数手术器械是由拇指和示指的相对运动来操作的,但腕关节的屈伸也可以协助吸引器做出清除动作以及完成脑组织的动态牵拉。

围的舒适支撑点。

选择器械时要考虑支撑点。短器械保持第 5 指和小鱼际隆起与术野接触,使手指向下,向内弯曲手腕,消除反重力作用(图 4.4)。使用长器械可以进入深部术野到达搭桥术的目标动脉,同时仍能保证手有适当的支撑。但相对过长的器械伸展手腕,放松双手,会引起反重力作用。故在分离和吻合过程中,我更倾向于选择尽可能短的器械,而仅在较短器械无法操作时才会更换为长器械。

搭桥手术,就像所有的显微外科手术一样,神经外科医生最好是坐在椅子上操作。椅子有扶手支撑着前臂,轮子可以根据身体的位置随时移动(图 4.5)。椅子和扶手的高度要调整至保持前臂水平,同时使双手舒适地保持在术野内。当神经外科医生在座椅上保持垂直姿势时,扶手可以支撑着前臂以消除手臂和肩部的紧张,当以弓背姿势操作,前臂就会承重,肌肉也会僵硬。手应在术野上方稍悬空且手腕稍向内弯曲。神经外科医生放松、舒适地坐在椅子上时,核心肌肉和腿部可以无须保持张力,这比站立时能获得更大的灵活性,因为站立需要尽量保持平衡,这种优势在脚踏板控制显微镜和其他设备时会更为明显。

颤抖

颤抖会破坏外科医生的灵巧性,将搭桥手术的艺术性转为失败受挫的操作。每个人都会有这种肌肉生理学引起的正常反应,但这种不良反应在手术中会由于姿势不好和不遵循力学原理而加重。当手无法正确操作时,我们需要寻找错误或忽略的因素。改善支撑方式,缩短器械长度,改变扶手的高度,移动椅子或移动脑压板。纠正错误会消除大多数颤抖。

外科医生就像运动员、音乐家和演员:他们在搭桥手术开始时是最紧张和焦虑的,就像这些人在比赛、音乐会或演出开始时最紧张一样。其中的高水平者会从准备阶段快速过渡,进入清晰准确、不假思索、有节奏的状态。俗语有云:"台上一分钟,台下十年功",早期在实验室的搭桥训练对后期搭桥手术的手法也有所裨益。在风险较低、条件舒适的实验室里培养的思维模式可以在风险较高、紧张的手术室环境中再次浮现出来。外科医生在手术初期阶段可以从早期实验室阶段的经验中找到舒适感和节奏感。短暂的热身后,冷静下来,压力会逐渐消失,手法也会保持稳定。

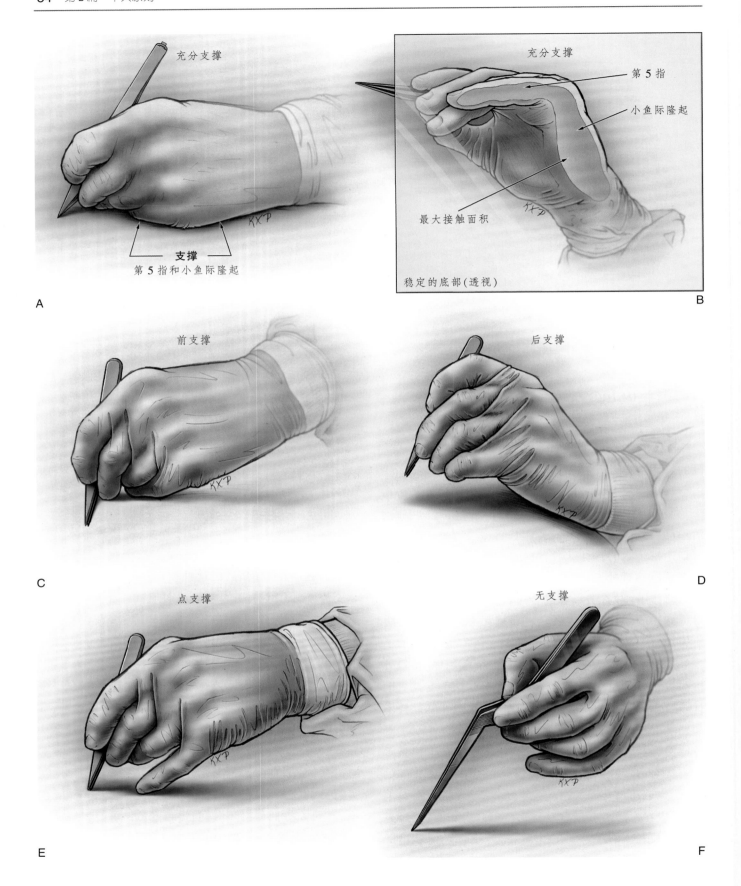

充分支撑

支撑
第 5 指和小鱼际隆起

A

充分支撑

第 5 指

小鱼际隆起

最大接触面积

稳定的底部(透视)

B

前支撑

C

后支撑

D

点支撑

E

无支撑

F

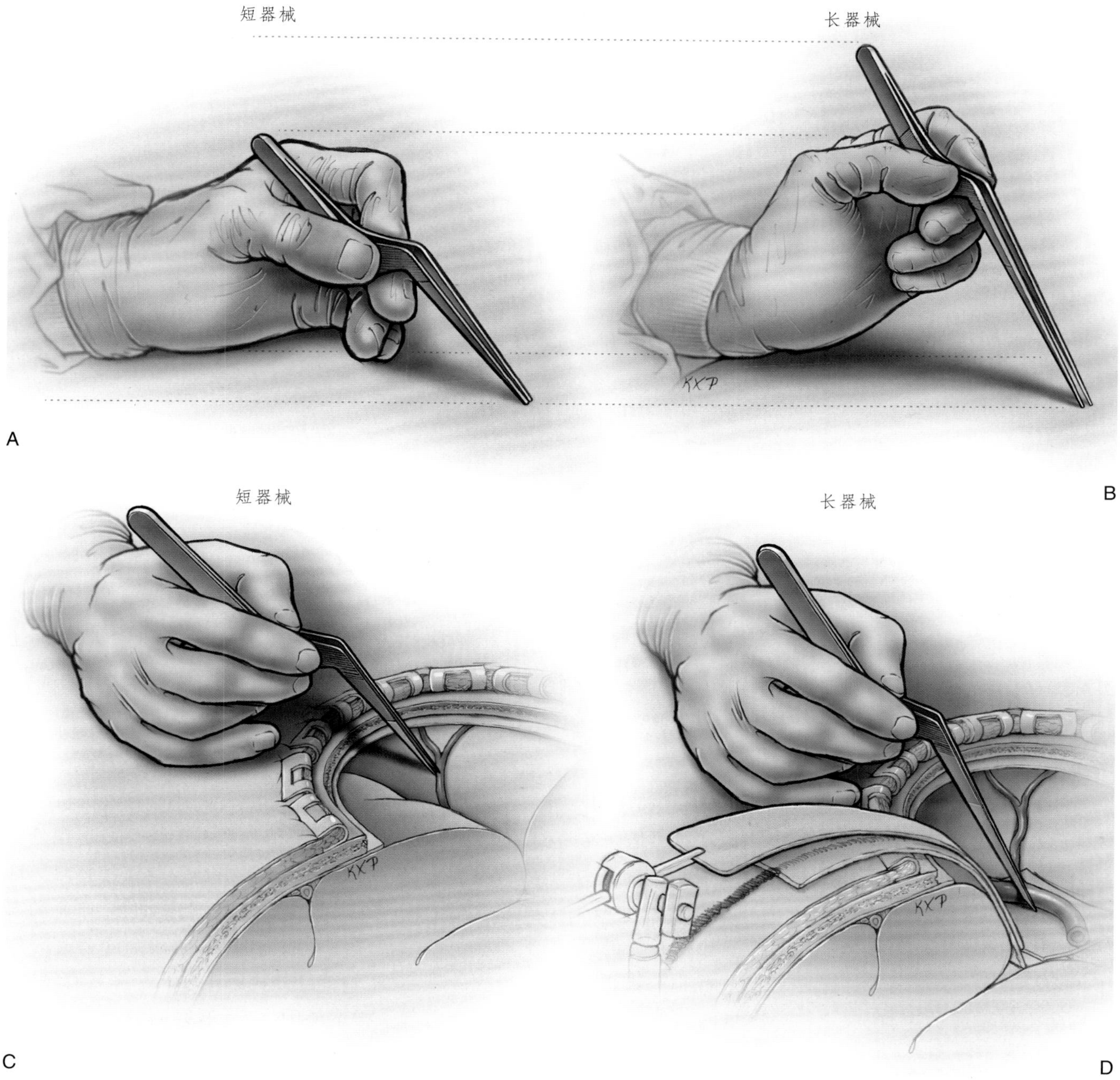

短器械　　　　　　　　　　　　　　　　长器械

A

短器械　　　　　　　　　　　　　　　　长器械

B

C　　　　　　　　　　　　　　　　　　　　　　D

图 4.4　(A)使用短器械可以保持第 5 指和小鱼际隆起与术野接触。(B)在表浅的术野中,过长的器械导致手腕伸展,双手失去支撑,产生反重力作用。(C)短器械可以保证手部有适当支撑的前提下,对表浅术野中的靶血管进行操作。(D)而长器械可以到达搭桥术所需的深部靶动脉,同时仍保持手有适当的支撑。

图 4.3　操作的稳定性与手部支撑单元的接触面成正比。(A)手的第 5 指和小鱼际隆起搁置在平坦面上完全放松,使大部分手部肌肉可以完成各自动作(充分支撑)。(B)从下方透视所见的充分支撑。(C)向前或向下在术野内抬起小鱼际隆起,支撑点滑动到第 5 指上(前支撑)。(D)向后或向上抬起第 5 指,支撑点滑动到小鱼际隆起(后支撑)。(E)手的支撑单元离开术野时,只能靠第 5 指尖作为支撑点(点支撑)。(F)手的支撑单元完全抬离术野时,手无法接触到稳定的表面(无支撑)。

良好的坐姿 不良坐姿

A B

图 4.5 (A)良好的坐姿可以使前臂得到支撑,并可以让双手在术野舒适地操作。(B)不良坐姿会使得背部弓起,加重前臂的重量,并绷紧核心肌群和腿部肌肉。值得注意的是,嘴控显微镜的使用是必不可少的。

手术过程中需要保持专注,防止外部干扰和压力,因为这些都可能会破坏术者手法。当我在自己医院与我的器械护士一起使用常用器械进行日常的搭桥手术时,我感到轻松,并且能够专注于手术的操作和步骤。然而,当我第一次直播手术时,我几乎认不出自己的手了。我感觉到一众参观者对我品头论足,我担心错误或并发症会影响我的声誉,我也担心在场的其他神经外科医生比我更优秀。这些思虑使我的手法变得慌乱。每天都有分心的事情影响我保持专注,比如 1 小时后要出席的会议,来观摩手术的同道,昨天与同事不一致的意见,以及另一个手术间正在进行的手术等。我们必须忽略与手头的搭桥手术无关的思绪,强迫自己专注于手术的操作和节奏以及你能掌控的事物上。稳定的双手反映出专注的头脑,反之,不稳定的手反映的是分散的注意力。当需要精准操作时,我们必须要做到绝对专注。

最后,意外事件的发生会引起手的颤抖。当并发症使手术不得不改变原先计划时,常需要通过搭桥手术来弥补,例如,在夹闭弹簧团栓塞的动脉瘤时出现分支动脉闭塞或动脉瘤破裂而不得不牺牲载瘤动脉时。这些并发症可能伴随出血、暂时阻断重要动脉、血流动力学不稳定以及神经生理监测的变化,甚至还会有一群好奇的旁观者。不管神经外科医生多么冷静或有经验,这时都会引起一种本能的反应,飙升的肾上腺素会使手颤抖。解决方案就是未雨绸缪:事先设想术中并发症会避免一些意外发生,并且术前制订应急预案能够使手术快速平稳过渡而不慌乱。没有应急预案的神经外科医生必须做出反应、思考解决方案、做出决策,然后执行;而有准备的神经外科医生则只需要直接执行。提前制订好搭桥手术出现意外时的应急预案可以减少颤抖,这对于具有挑战性的案例是有必要的(见第 21~24 章)。术者的心态也很重要,如果将手术中的并发症看作是一个做搭桥手术的机会,而你又恰好喜欢做搭桥手术,那么似乎也没有那么不幸。

第 5 章　供体动脉和受体动脉

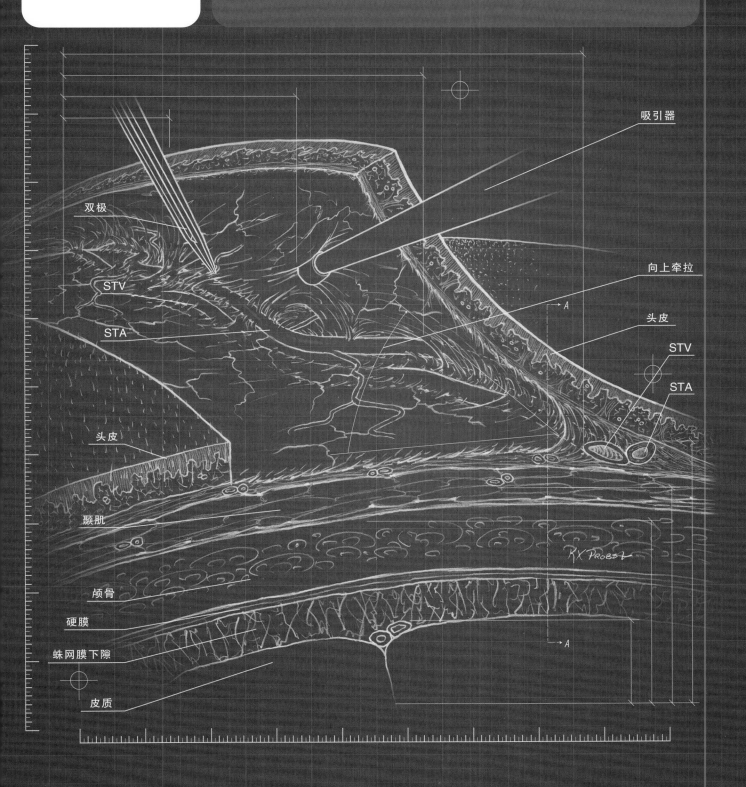

- 双极
- STV
- STA
- 头皮
- 颞肌
- 颅骨
- 硬膜
- 蛛网膜下隙
- 皮质
- 吸引器
- 向上牵拉
- 头皮
- STV
- STA

匹配

计划搭桥手术时，需要将进行血运重建术的受体动脉与供体动脉进行简单的匹配。供体动脉可能来自颅内、颅外、颈部或更远的部位。供体的多样性使供体动脉的位置成为搭桥手术的一个决定性特征，也是搭桥外科医生的一个决定性审美特征。用于再植术、再吻合术和原位搭桥的供体动脉仅限于邻近的动脉，而插入移植血管增加了供体动脉的选择。头皮动脉是最常见的供体动脉，分离头皮动脉后，其可移动性使其能够到达不同受体动脉的部位。虽然吻合的节段位置不同，但受体动脉主要位于4个区域：MCA、ACA、PCA/SCA 和 PICA。节段位置决定了受体动脉的直径和吻合的深度（表5.1）。供体血管–受体血管匹配通常需要在最简单、传统的方式（即颅外–颅内血管搭桥）和创新的、更具挑战性的方式（即颅内–颅内血管搭桥）之间进行选择。

表 5.1　文献报道的颅外–颅内供体动脉和受体动脉的尺寸

	平均直径 (mm)	范围 (mm)	部位		平均直径 (mm)	范围 (mm)	部位
颅外供体动脉、头皮动脉				大脑前动脉 A3 段	1.98		
颞浅动脉	1.93		颧骨	大脑前动脉 A4 段	1.94		
枕动脉	2.05		枕动脉沟	大脑前动脉 A5 段	1.55		
枕动脉	2.01		上项线	额前内侧动脉	1.30		
耳后动脉	1.70			额中内侧动脉	1.40		
颅外供体动脉、颈部动脉				额后内侧动脉	1.30		
颈总动脉		7.7~8.4		大脑后动脉 P1 段	2.80		
颈内动脉 C1 段	8.57		颈动脉分叉	大脑后动脉 P2 段	2.70		
颈外动脉	5.75		颈动脉分叉	大脑后动脉 P2A 段	2.13		
颈外动脉，后支	4.90			大脑后动脉 P2P 段	1.73		
锁骨下动脉	8.90			大脑后动脉 P3 段	1.67		
主动脉	32.50		升主动脉	大脑后动脉 P4 段			
颅内供体动脉、颅底				基底动脉（远端）	3.80		
颌内动脉	2.40			基底动脉（近端）	4.90		
颈内动脉 C2 段	5.42			小脑上动脉 s1 段	1.67		
椎动脉 V3 段		2.9~3.7		小脑上动脉 s2 段	1.51		
颅内部位、大脑动脉				小脑上动脉 s3 段	1.30		
颈内动脉 C1 段	8.57			小脑上动脉 s4 段			
颈内动脉 C2 段	5.42	4.3~5.8		小脑下前动脉 a1 段	1.34		
颈内动脉 C3 段	4.41	3.6~5.5		小脑下前动脉 a2 段			
颈内动脉 C4 段				小脑下前动脉 a3 段			
颈内动脉 C5 段				小脑下前动脉 a4 段	1.07		
颈内动脉 C6 段	3.95	2.8~4.6		小脑下后动脉 p1 段	1.84		
颈内动脉 C7 段	3.33			小脑下后动脉 p2 段			
大脑中动脉 M1 段	2.70			小脑下后动脉 p3 段	1.68		
大脑中动脉 M2 段		1.1~2.0		小脑下后动脉 p4 段			
大脑中动脉 M3 段		1.1~1.9		小脑下后动脉 p5 段			
大脑中动脉 M4 段		0.9~1.6		椎动脉 V1 段	5.50		
颞前动脉	1.10			椎动脉 V2 段		3.3~3.9	
大脑前动脉 A1 段	2.40	1.9~3.3		椎动脉 V3 段		2.9~3.7	
大脑前动脉 A2 段	2.35			椎动脉 V4 段	3.20		

颞浅动脉

颅外–颅内血管搭桥几乎是每个搭桥病例的一种选择，并且常涉及颞浅动脉(图 5.1)。我做的搭桥手术中超过 3/4 都用到颞浅动脉，甚至在更多病例中都可以用到。它是一种简单且几乎通用的供体动脉，因其位于翼点开颅术的皮肤切口处(图 5.2)。显而易见：如果分离、准备好供体动脉，进行搭桥的概率显著增大；如果没有准备好供体动脉，搭桥手术是不可能实施的。因此，如果有进行搭桥的计划，应提前应用多普勒探头来探查颞浅动脉的走行，分离并准备该动脉。

分离颞浅动脉预计需要 20 分钟。快速分离的关键包括直接在后支或顶支切开皮肤，在显微镜下进行供体动脉的分离以看清分支和组织层面，使用有齿镊向上牵拉头皮将真皮层和皮下脂肪层与颞浅动脉分离(图 5.3)，使用双极烧灼控制头皮出血，不应使用 Raney 头皮夹。首先切开头皮，暴露从颧弓到颞上线 8cm 长的这段动脉，对除深部小脑上动脉/大脑后动脉搭桥之外的其他搭桥是足够的。然后将动脉从周围的结缔组织中游离出来。颞浅动脉呈蛇形；向前的分支起源于曲线的最前点，向后的分支起源于该曲线的最后点(图 5.4)。有一小部分分支起源于外侧壁；没有分支起源于内侧壁。这种解剖结构使分支易于被发现、烧灼，并且易于从距主干 1~2mm 处离断。

在颞浅动脉周围保留一层结缔组织的保护套使得操作远离动脉壁，减少供体动脉损伤的风险。颞浅静脉通常与颞浅动脉伴行，管径更大，管壁更薄，颜色更深，无蛇形形态(图 5.5)。可能需要沿着颞浅动脉走行分离颞浅静脉。将颞浅动脉从头皮中游离，但其远端连接超过颞上线，需要保持血流，直到准备好进行吻合。进行双搭桥时还需要暴露前支，头皮切口向前延伸，动脉随着进入翻转的皮瓣中(图 5.6)。同样，随着小分支的分离，从皮瓣中分离 6~8cm 的动脉，使其能够进入目标区域。即使沿着颞浅动脉顶支的线性切口，将头皮向上牵拉进行皮瓣下剥离也能暴露 3~5cm 的动脉，预计足以用来对颞叶皮质表面的受体动脉进行搭桥。

另一种分离颞浅动脉的方法是所谓"双极切割技术"，其使用双极电凝分支动脉，然后撕开，而不是用显微剪进行传统的锐性分离(图 5.7)。双极切割技术直接

在动脉壁进行分离，可以看到分支动脉起源的位置，免除结缔组织保护套。将双极尖端置于距分支动脉起源 1~2mm 处，电凝烧灼分支，然后用双极镊挤压烧灼处，挤压的同时关闭电源。夹持分支动脉，运用腕部力量向 STA 主干方向快速将其与远端连接分离，该段 STA 游离完成。这 3 个步骤需要协调双极的操作与其"开–关"状态即脚控踏板的使用。向 STA 方向扯离的动作使分支动脉近端松弛并保护颞浅动脉：如果向远离 STA 的方向扯离分支动脉，将会牵拉分支动脉近端并将其从颞浅动脉上撕下来。做扯离动作时，必须关闭双极电源，防止烧灼颞浅动脉。扯离动作必须足够快才能切断分支，使得这项技术感觉不自然、粗糙，但在练习之后会变得快速有效。双极切割技术不需要剪刀，更换器械次数较少，而且供体动脉从周围结缔组织中剥离，延长了 STA，使其可以达到更深的位置。双极烧灼的广泛使用使分离保持干燥和干净。

搭桥手术的演变

搭桥手术开始于神经外科医生 M. G. Yasargil 采用并推广 STA–MCA 搭桥术治疗缺血性疾病和需要精确夹闭的复杂前循环动脉瘤。除此之外，第一代搭桥手术也使用颞浅动脉为其他区域进行血运重建(例如，后循环高位的 STA–SCA 搭桥术)，以及使用其他头皮血管，如枕动脉进行低位后循环血运重建(例如，OA–PICA 搭桥术)。神经外科医生 Thoralf Sundt 等将搭桥手术扩展到高流量颅外–颅内血管搭桥：用颈部近端动脉做供体，移植血管做导管，通过颈部皮下通道向大脑供血。颈动脉成为搭桥医生供体血管的一种选择。第二代搭桥手术不再局限于头皮动脉的血流。通过小腿切口获取大隐静脉，以及后来通过前臂切口获取桡动脉作为移植血管。一个单独的颈部切口暴露供体动脉近端。

目前搭桥手术的发展是颅内–颅内血管搭桥，这种搭桥手术无须颅外供体动脉，以类似正常血管解剖或自然解剖变异的方式重建脑血运循环。与第一代和第二代颅外–颅内血管搭桥相比，第三代颅内–颅内血管搭桥动脉瘤闭塞率、搭桥通畅率和神经系统预后相似(表 5.2)，有利于颅内血运重建的发展。目前实践中我更倾向于颅内–颅内血管搭桥手术，只要可能，就在手术中实施。

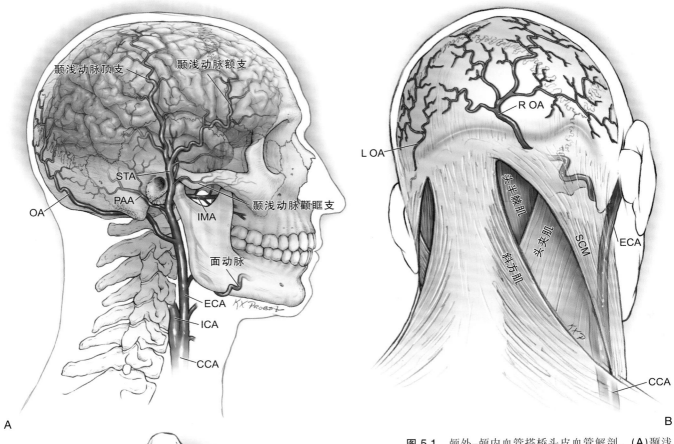

A

B

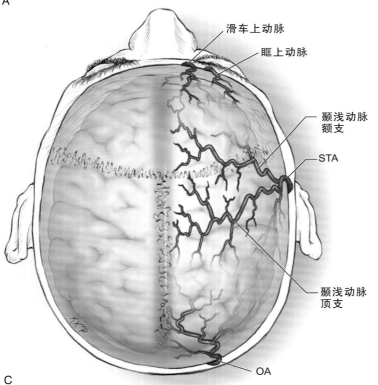

C

图 5.1 颅外-颅内血管搭桥头皮血管解剖。**(A)**颞浅动脉(STA)、耳后动脉(PAA)和枕动脉(OA)构成颈外动脉系统,是头皮的主要供血动脉。STA 是头皮主要供血动脉,是 ECA 两个末端分支中较小的一支,另一支是颌内动脉(IMA)。STA 发自腮腺的面神经深部,上升至颧骨根部,位于外耳道前方。STA 在颧骨根部水平分出一支小的颞眶支走行于眶部前方,然后分为额支和顶支(前支和后支)。PAA 发自 ECA 上 OA 起始处远端,分为耳支和茎乳突支,但直径较小,位置不利,限制了其在颅外-颅内血管搭桥中的应用。**(B)**OA 发自ECA,与面动脉起始处相对,且位于 ECA 分为 STA 和IMA 分叉处的近端。OA 走行于颞骨乳突内侧,二腹肌后腹内侧。穿过枕动脉沟——颞骨的一个固有结构,位于颞骨乳突沟或二腹肌沟内侧,且位于乳突孔(乙状窦的导静脉由此穿出)外侧。继续通过上斜肌外侧和头最长肌内侧,然后经过头夹肌下外侧、头半棘肌上内侧。OA 到达斜方肌筋膜的颅骨附着处,恰好位于上项线下,然后上升至枕下头皮。**(C)**头部的上视图显示了左侧头皮 5 条供血动脉中的 4 条:滑车上动脉、眶上动脉、颞浅动脉和枕动脉(PAA 未显示)。滑车上动脉和眶上动脉均为颈内动脉系统的一部分,发自眼

动脉,供应额中线和外侧的皮肤、肌肉和骨膜。眼动脉入眶时发出眶上动脉,后者沿上直肌和上睑提肌走行,出眶上孔。滑车上动脉是眼动脉的终末端分支,由眶内侧出眶。这两条头皮前部动脉由于直径小、位置不利,不用于颅外-颅内血管搭桥。STA 各终末分支自由吻合,并与对侧相应血管吻合,供应额部和顶部的皮肤及肌肉、骨膜。STA,颞浅动脉;OA,枕动脉;PAA,耳后动脉;IMA,颌内动脉;ECA,颈外动脉;ICA,颈内动脉;CCA,颈总动脉;LOA,左侧枕动脉;ROA,右侧枕动脉;SCM,胸锁乳突肌。

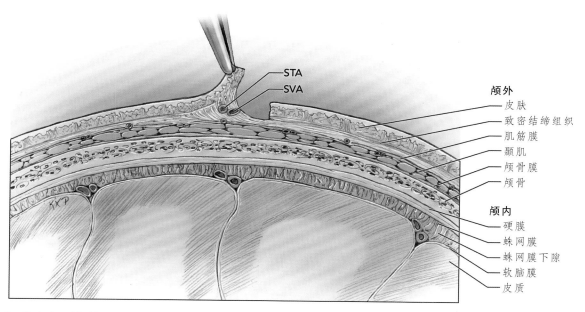

图 5.2　头皮有 5 层，使用"SCALP"来记忆：皮肤(skin)、致密结缔组织[connective tissue(dense)]、帽状腱膜(aponeurosis)、疏松结缔组织(loose connective tissue)和颅骨膜(pericranium)。这些层在额部和枕部肌肉之间的帽状腱膜最高点最容易识别，但在 STA 和 OA 侧后方区域相对较少（横截面视图）。头皮动脉位于皮肤下的皮下组织内和帽状腱膜上方，这些区域的颅骨膜被肌肉和肌筋膜代替。STA，颞浅动脉；SVA，颞浅静脉。

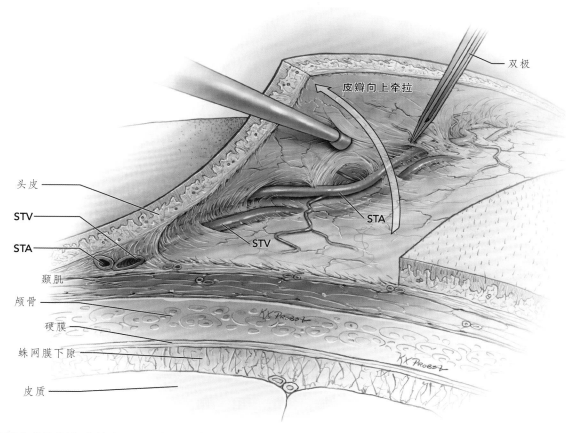

图 5.3　快速分离的关键：直接在 STA 上切开皮肤；在显微镜下分离以观察分支和组织层面；用有齿镊向上牵拉头皮将 STA 与真皮层和皮下脂肪分离；并使用双极烧灼以控制头皮出血。STV，颞浅静脉；STA，颞浅动脉。

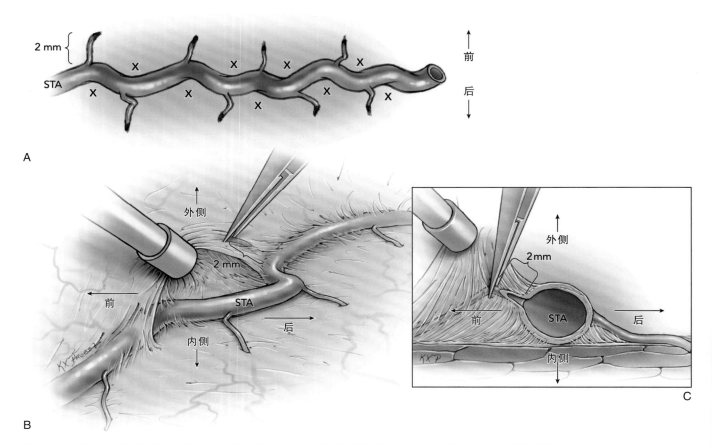

图 5.4 （A)STA 呈蛇形;前支起源于曲线的最前点,后支起源于曲线的最后点。分支动脉出现在曲线的外侧壁而非内侧壁(×)。(B)这个解剖结构很容易被找到、烧灼(C)并易于从距主干 1~2mm 处剪断分支。STA,颞浅动脉。

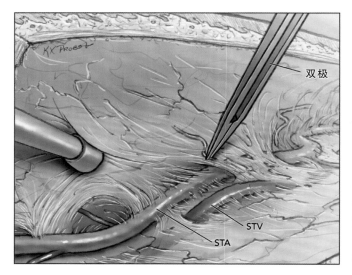

图 5.5 颞浅静脉通常与 STA 伴行,管径更大,管壁更薄,颜色更深,无蛇形形态。STA 从头皮分离,但其远端的连接处仍保持血流直到准备好进行吻合。当进行双搭桥手术需要前支时,头皮切口向前延伸,动脉随之进入翻转的头皮,然后分离 6~8cm 长的动脉,将其置入目标区域。

图 5.6 （A)头皮切口和颅骨切开位置随所需 STA 而变化。简单的 STA–M4 MCA 搭桥手术使用顶支上方的线性切口和额颞部颅骨切开（绿色线)。SAT–M4 MCA 双搭桥手术使用曲线切口和翼点开颅（粉色线);这种切口也可用于顶支很小时 STA–M4 MCA 的普通搭桥手术。双搭桥手术也可以使用顶支上方的线性切口、将前部头皮向上牵拉来分离 3~5cm 长的颞浅动脉额支来完成,这足以用于对颞叶皮质表面上的受体动脉进行搭桥（蓝色线)。(B)将顶支从头皮切口处分离,将额支从翻转的皮瓣上分离下来。分离至颞上线所暴露的颞浅动脉长度对于大多数搭桥来说是足够的。STA,颞浅动脉。

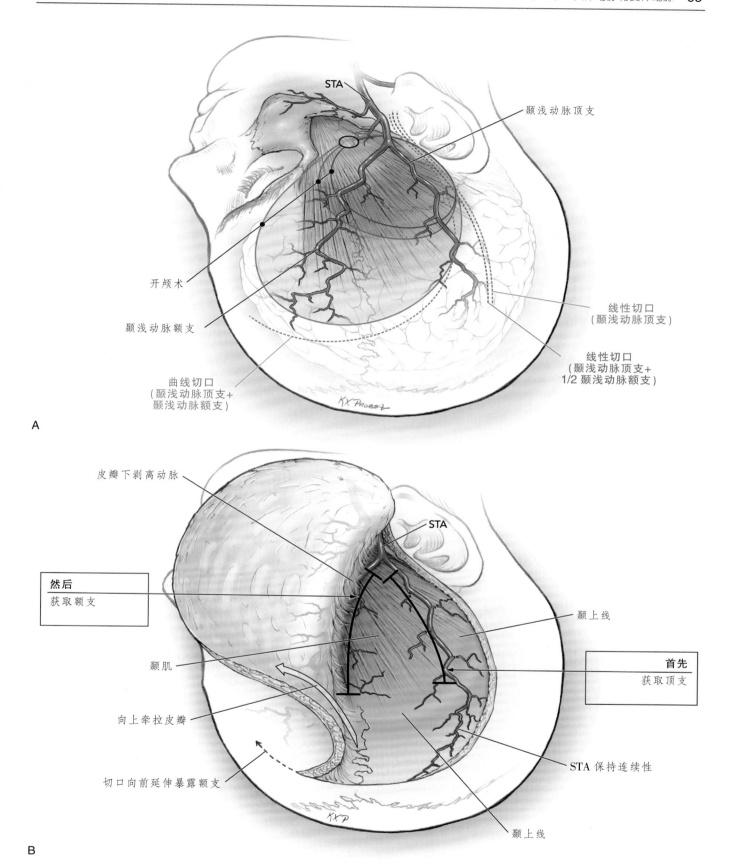

STA

颞浅动脉顶支

开颅术

线性切口
（颞浅动脉顶支）

颞浅动脉额支

线性切口
（颞浅动脉顶支+
1/2 颞浅动脉额支）

曲线切口
（颞浅动脉顶支+
颞浅动脉额支）

A

皮瓣下剥离动脉

STA

然后
获取额支

颞上线

颞肌

首先
获取顶支

向上牵拉皮瓣

STA 保持连续性

切口向前延伸暴露额支

颞上线

B

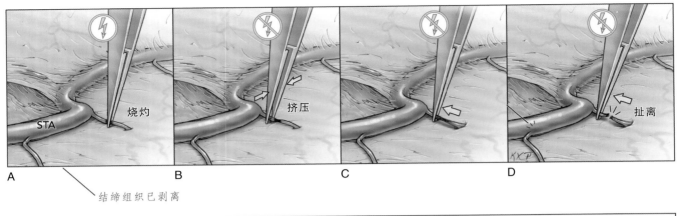

结缔组织已剥离

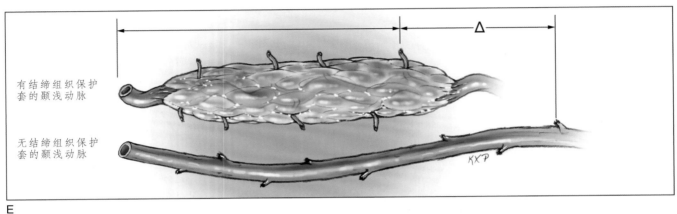

图 5.7 双极切割技术使用双极电凝分支动脉,然后撕开,而不是用剪刀进行传统的锐性分离。(A)在距分支动脉起源 1~2mm 处电凝烧灼分支。(B)用双极镊挤压烧灼处,挤压的同时关闭电源。(C)夹持分支,(D)运用腕部力量向 STA 主干方向快速将其与远端连接扯离。这 3 个步骤必须协调双极的操作与其"开-关"状态即脚控踏板的使用。扯离动作是朝向 STA 的方向,而非远离 STA,避免分支动脉近端从 STA 上撕脱。扯离动作必须切断分支,同时必须关闭双极电源防止烧灼 STA。(E)双极切割技术直接在动脉壁上分离,无结缔组织保护套,拉直并延长 STA(图中长度△)使其可以达到更深的位置。STA,颞浅动脉。

颅内-颅内血管搭桥基本原理

为什么优先采取颅内-颅内血管搭桥呢?颅外-颅内血管搭桥几乎是每个搭桥病例的一种选择,并且在技术上比颅内-颅内血管搭桥更简单。例如,SAT-MCA 搭桥需要端-侧吻合,这通常很简单,因为供体动脉往往很粗大,并且可以从一侧移动到另一侧,两条吻合线均可见。相比之下,在两支 MCA 的分支动脉进行原位吻合,由于血管的移动性有限,需要更具挑战性的侧-侧吻合。类似的,ECA-RAG-M2 MCA 搭桥需要近端吻合,它可以在颈部表浅位置进行而无脑缺血表现。而 A1 ACA-RAG-M2 MCA 颅内搭桥需要近端吻合,其狭窄的手术通路比 MCA 远端吻合更深。因此,颅内-颅内血管搭桥增加了一定的难度。

但因为以下原因,颅内-颅内血管搭桥需付出额外的努力是合理的(表 5.3)。首先,头皮动脉的直径是多变的,有时太小以至于不能提供足够的供血量。虽然随着时间的推移头皮动脉可以逐渐扩张,但可能不能满足当下的需要。到中线或中线旁动脉的深部搭桥可能需要 8cm 或更长的头皮动脉,并且在吻合深度上头皮动脉可能太细小,血流量不够。同样,当原位搭桥、再吻合术和再植术使用局部供体动脉,其直径匹配或超过受体动脉,也无法使用。

第二,使用颈动脉行颅外-颅内血管搭桥需要足够长的移植动脉,这限制了桡动脉的使用。桡动脉可能太短,患者可能无法通过掌弓动脉去代偿整个手部血供。或者动脉硬化、桡动脉损伤导致桡动脉不能使用。若使用大隐静脉代替桡动脉,移植血管与颅内动脉直径不匹配使得吻合更加困难,而且血流通过移植血管

表 5.2　颅外–颅内和颅内–颅内血管搭桥及临床预后

	总数	颅外–颅内血管搭桥	颅内–颅内血管搭桥
动脉瘤搭桥	82	47	35
动脉瘤阻断			
夹闭	5(6%)	2(4%)	3(9%)
孤立	27(33%)	10(21%)	17(49%)
近端阻断	16(20%)	11(23%)	5(14%)
远端阻断	6(7%)	2(4%)	4(11%)
介入栓塞	28(34%)	22(47%)	6(17%)
动脉瘤闭塞	80(98%)	46(98%)	34(97%)
搭桥通畅	75(91%)	44(94%)	31(89%)
患者数	82	47	35
手术死亡率	3(4%)	3(6%)	0(0%)
短暂性神经功能障碍	4(5%)	1(2%)	3(9%)
远期预后			
GOS 5 分	59(78%)	34(81%)	25(74%)
GOS 4 分	9(12%)	4(10%)	5(15%)
GOS 3 分	4(5%)	1(2%)	3(9%)
GOS 2 分	0(0)	0(0)	0(0)
死亡	4(5%)	3(7%)	1(3%)
总数	76	42	34
失访	3	2	1
长期随访 GOS 评分改变			
改善	15(20%)	8(19%)	7(21%)
无变化	53(70%)	28(67%)	25(74%)
更差	4(5%)	3(7%)	1(3%)
死亡	4(5%)	3(7%)	1(3%)

时速度减慢。而较长的血流动力学不稳定的移植血管也易导致较低的长期通畅率。相反,颅内搭桥所需移植血管较短,桡动脉长度足够。桡动脉直径较小,与颅内血管相似,吻合度增加。较短的动脉移植血管更可能在患者生存期内持续保持通畅。

第三,颅内–颅内血管搭桥不需要颈部切口,损伤减少,而且较美观。颅内搭桥比颅外–颅内血管搭桥更不容易受到颈部扭转、损伤及外部压力导致闭塞的影响。

第四,颅内–颅内血管搭桥免除了获取颅外头皮血管的过程,这样节省了时间,避免了烦琐的步骤。颅内供体动脉本身即位于手术区域,因此,需要的额外准备最少。

最后,在大多数颅内–颅内血管搭桥区域暂时阻断颅内动脉有良好的耐受性。颅外–颅内血管搭桥只需要暂时阻断一条受体动脉,而原位搭桥和再植术需要阻断两条颅内动脉进行吻合,但在两条动脉阻塞过程中很少发生神经生理学的改变。即使发生了,通过升高动脉压也可以解决。以我的经验,在颅内–颅内血管搭桥中并没有观察到因吻合时暂时夹闭颅内受体动脉或供体动脉引起的神经功能障碍。

颅内–颅内血管搭桥的这些优点证明了其应用的合理性。虽然在技术上更具挑战性,但其在熟练掌握搭桥的神经外科医生的能力范围之内,而且这些优雅的搭桥代表了下一代搭桥手术。尽管颅内–颅内血管搭桥有这些优点,其使用仍受到限制:STA–MCA 搭桥仍然是最流行的搭桥方式;文献报道中,OA–PICA 搭桥是 PICA 动脉瘤搭桥中最常见的一种。OA–PICA 搭桥类似大家熟悉的 SAT–MCA 搭桥:颅外供体动脉、端–侧吻合和可选择受血部位。相反,颅内–颅内血管搭桥要求更高,并且技术通常不太熟悉,例如,在腔内进行深部 L p3 PICA–R p3 PICA 侧–侧吻合,需要温和地处理内皮表面并仔细辨别 4 层动脉壁。吻合部位取决于解

表 5.3　颅内–颅内与颅外–颅内血管搭桥基本原理对比

	颅外–颅内血管搭桥	颅外–颅内移植血管插入式搭桥	颅内–颅内血管搭桥
获取供体动脉	是	是	否
供体动脉直径	可变	可变	匹配
颈部切口	否	是	否
插入移植血管	无	桡动脉、隐静脉	桡动脉
移植血管长度	–	长	短
移植血管易损性	低	中	低
暂时阻断	一支受体动脉	一支受体动脉	一支供体动脉和一支受体动脉
技术难度	低	中	高
通畅情况	优	良	优

剖结构,可能并不处于最方便的位置。例如,在近端椎动脉上可能只有一个植入部位,其可能被副神经覆盖或以陡峭向下的角度走行,使得吻合困难,操作不舒服。尽管颅外–颅内血管搭桥和颅内–颅内血管搭桥的吻合机制相同,但是颅外–颅内血管搭桥比颅内–颅内血管搭桥更灵活,因此也更容易操作。

此外,颅内供体动脉的使用引起了人们对其安全性的担忧。在 L p3 PICA–R p3 PICA 搭桥中,对侧 PICA 在阻断中或者搭桥血管闭塞时会很危险。同样,p1 PICA–V4 VA 再植术需要椎动脉切开和吻合,如果其闭塞,很可能会损害基底循环。起源于 PICA 近端的髓质穿支可能对动脉转位产生不利影响。PICA 再吻合可能会引起起源于切除的动脉瘤节段的穿支动脉发生类似损伤。相比之下,枕动脉不需要担心这个问题,这使得颅外–颅内血管搭桥更加放心。

尽管颅内–颅内血管搭桥的技术要求更高,但我更倾向于选择这种方式,因其在搭桥手术演化过程中代表了这门技术的最新发展。颅内–颅内血管搭桥通过一系列结构帮助神经外科医生淘汰了颈外动脉,以优雅的方式重建脑血液循环。颅内–颅内血管搭桥技术的应用和仔细评估所得结果决定了颅内–颅内血管搭桥的优点,如长期通畅率和更自然的血流动力学的影响。此外,颅内–颅内血运重建促进新的搭桥方式的出现,这将进一步扩展搭桥的设备并引入下一代搭桥手术。

受体动脉

虽然多支供体动脉给神经外科医生提供了丰富的选择机会,但受体动脉只能根据病变情况决定。受体动脉可能是动脉瘤的流出动脉或烟雾病患者最大的皮质动脉。一旦受体动脉选择好了,至少准备 1cm 的工作段用于动脉切开,近端和远端临时夹闭,以及在动脉末端与阻断夹之间留一些空间(图 5.8)。剪断蛛网膜小梁,将动脉从邻近的脑组织中游离出来,并将其移动到操作区域中心。颅外–颅内血管搭桥的受体动脉不需要移动太多,因为头皮动脉可以达到受体动脉。颅内–颅内血管搭桥需要对工作段近端和远端的 1~2cm 节段进行彻底的蛛网膜分离,因为供体动脉和受体动脉必须无阻力或张力地相互靠近。最好先充分游离动脉、切开蛛

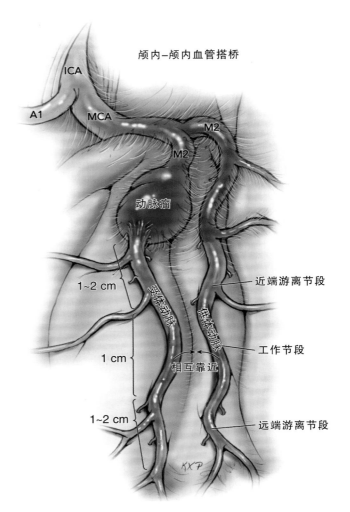

图 5.8 在受体动脉上至少准备好 1cm 长的工作节段(粉色)进行动脉切开。在动脉近端和远端放置临时阻断夹,在动脉切开端与阻断夹之间留有一些空间。切开蛛网膜小梁,将分支动脉从邻近脑表面游离,将其移到工作区域中心。颅内–颅内血管搭桥需要对工作段近端和远端的 1~2cm 节段(棕色)进行彻底的蛛网膜分离,因为再植术、再吻合术和原位搭桥中供体动脉和受体动脉必须无阻力或张力地相互靠近。最好提前充分分离动脉,而非在动脉横断或切开后发现动脉仍被牵拉。

网膜小梁以及分支动脉的粘连,而不是在动脉被横断或切开之后发现动脉仍被牵拉再去游离,这时游离动脉是在持续缺血的情况下进行的。

直接夹闭动脉瘤因简单有效常是首选,但颈部钙化、大弹簧圈填塞或异常分支动脉使得夹闭困难。应急计划的快速执行取决于事先准备。如果搭桥是该计划的一部分,甚至在尝试修复动脉瘤前,提前分离好供体动脉和受体动脉以便受体动脉能快速切换。

供体动脉、受体动脉和血流的测定

我将供体动脉与受体动脉匹配是基于动脉解剖而非血流量的定量测定。搭桥的供体动脉，其尺寸与受体动脉相匹配，将取代牺牲的或阻断动脉中的血流。这种解剖学方法是基于泊肃叶定律，其表明：灌注压（P）、血流（Q）与供血动脉半径（r）成正比：$Q=\pi Pr^4/\eta L$，其中 L 是动脉长度、η 是血液黏滞度。无论是颅外-颅内血管搭桥或颅内-颅内血管搭桥的移植血管搭桥都需要选择大直径动脉的近端，桡动脉的血流量为 40~70mL/min，大隐静脉的血流量为 70~140mL/min。再植术、原位搭桥、再吻合术和颅外-颅内血管搭桥选择小直径动脉的远端。基于解剖学的匹配是一种直观的搭桥设计。

多普勒超声血流测量提供搭桥设计的定量选择。供体动脉和受体动脉术中基线血流决定了供体动脉能否足以提供受体动脉的血运重建。横截面头皮动脉的血流代表了零阻力下的最大血流量，或者一个完美的搭桥所能承载的容量。这种自由血流或称"切断血流"必须等于或大于受体动脉的基线血流量。由于侧支循环的存在，血流在临时阻断的动脉中也不会下降到零，从而代替了部分需要由供体动脉提供的血流量。在术中，通过测量阻断的受体动脉的血流评估侧支循环，同时能更精确地了解所需供体动脉的血流量，这是基线与阻断试验血流之间的差异。定量方法是合乎逻辑的，但是一个必须适应血管周围的笨重的探头使得深部搭桥变得烦琐。因此，不能所有病例都依赖定量测量的方法，并且实际上，不同解剖分离方法使 STA 血流量高于预期时，或者需要的 STA 血流量低于预期时，有时会与解剖学建议的搭桥设计不符。

公式建议的合适的搭桥选择可能与简单地根据受体血管和供体血管大小配对的方案一致。因此，我是凭直觉测量受体动脉或受体和供体动脉的解剖，根据供体血管和受体血管直径是否匹配来进行搭桥。

第 6 章

手术区域

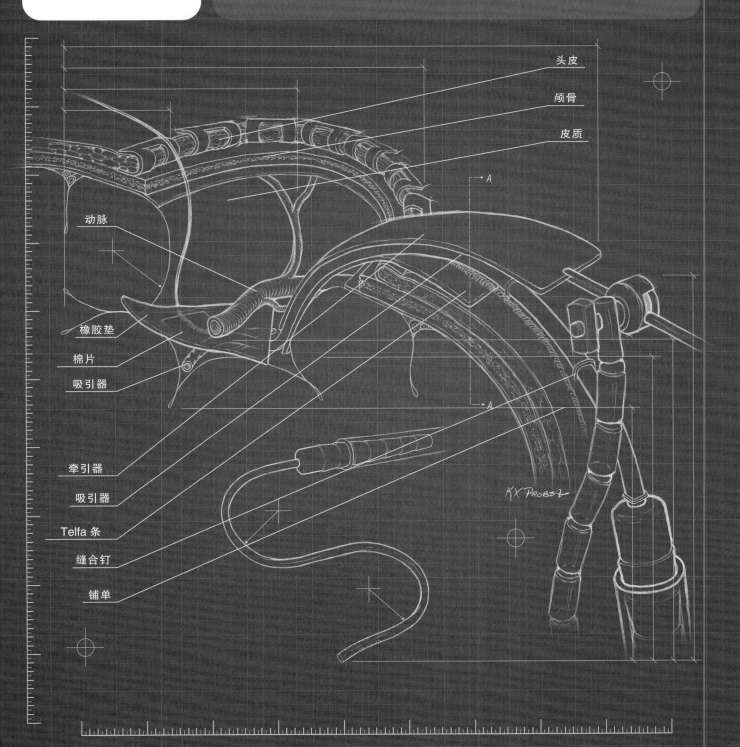

头皮
颅骨
皮质
动脉
橡胶垫
棉片
吸引器
牵引器
吸引器
Telfa 条
缝合钉
铺单

KX PROBST

手术区域

"专注"("in the zone")意味着进入一种特定的意识状态,在这种意识状态下你将沉浸在当下的事情中,完全不知道周围发生了什么。这个说法通常用于描述技能高超的运动员或音乐家,他们可以忽略当下的压力和杂念,集中精神,发挥出最高水平。搭桥外科医生也必须使自己专注。缝合时,我将隔离周围的噪声,集中精力在吻合上,优化手部操作,快速判断针距,纠正出血或视野问题,并加快整体速度。为了在精神上保持专注,你必须在实体内建立一个区域,即显微镜最大放大倍数下可为吻合血管提供最佳的搭桥条件的微小工作区域。这个区域必须是一个完美的圣堂,可满足所有的搭桥需求。

这个区域并不天然存在于大脑中。如建造塔楼时的脚手架一样,这个区域的存在是为了完成搭桥手术而构建的。它是搭桥手术必不可少的临时结构,仅在吻合操作时出现,然后再消失。当构建完成时,这个区域将会是无血、清洁、开放和明亮的。该区域就像一个剧院的舞台,将会是进行搭桥的操作平台。这个区域将会成为外科医生的堡垒,防止血液和脑组织干扰以及阴影阻碍操作,必须通过橡胶垫、吸引、剥离蛛网膜下隙和牵引来精心搭建。

橡胶垫

橡胶垫是置于动脉与邻近大脑之间的一种保护性阻隔物,可以避免针尖、其他器械或缝合动作误伤脑组织及其他组织。橡胶垫是由乳胶手套或特殊背景材料切割而成的小的三角形橡胶软片(图 6.1)。其明亮的黄色或蓝色与用生理盐水冲洗、颜色苍白的半透明阻断血流的血管相对比,有助于眼睛区分组织层次。光滑的质地使得橡胶垫在受体动脉下无摩擦地滑动。在受体动脉一侧用显微镊推动橡胶垫,在另一侧用另一个显微镊拉动,三角形的尖端可在动脉下方轻松通过,直至其边缘碰到微小分支。这些细小分支将受体动脉束缚在邻近大脑中,阻止了橡胶垫的通过。将其中的一支或两支从动脉上游离,让橡胶垫进一步滑动,可拓宽受体动脉下的空间。较大的分支动脉在吻合过程中可用临时动脉夹阻断,或迁移至另一支受体动脉的近端或远端。在拉动橡胶垫过程中,其尖端和底部通常会卷曲

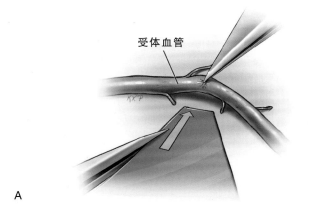

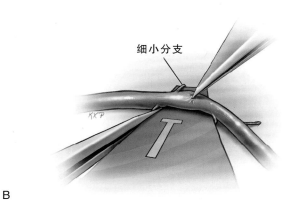

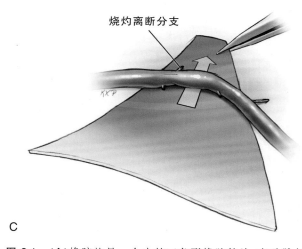

图 6.1 (A)橡胶垫是一个小的三角形橡胶软片,在动脉与邻近脑组织之间起保护性屏障作用。一边使用显微镊推动,另一边使用显微镊拉动,三角形的尖端很容易在受体动脉下面通过。(B)分支动脉可能阻碍橡胶垫的通过。(C)将其中的一支或两支离断,让橡胶垫进一步滑动,拓宽了受体动脉下的空间。在吻合过程中较大的分支动脉可临时阻断。

形成手术通路中的保护沟。

将橡胶垫置于手术通道中心可优化可操作性及可

见度。因为一个紧邻硬脑膜和颅骨边界的偏心形区域限制了手术的操作空间。术者的手和器械碰触到这些边界会限制手术的自由；如手术器械碰触到颅外组织，血液会流进该区域；并且脑组织的移动或下垂会使硬脑膜和颅骨边缘相对突出，影响术野。

吸引

橡胶垫掩盖了该区域最重要的元素之一：吸引。在第 14~20 章介绍的病例中，动脉在操作平台上的整洁呈现归功于助手持续冲洗以及在橡胶垫下方（视野外）的持续吸引。在完美的清晰度下看清每一针血管吻合是搭桥成功的关键，即能够看清动脉壁上的进针和出针、其与动脉切开边缘的关系，以及穿过动脉的层次。冲洗掉血液，并自动抽吸干此区域，吸引变成了看不见的第三只手，在无血手术中完成液体循环和视野引流。

吸引器管是一个放置于橡胶垫下方的小软橡胶管。吸引器具有较小管腔（通常为 5F），头端开口，末端两侧各两个附加侧孔（总共 4 个孔），确保任何一个孔的覆盖不会完全阻塞抽吸系统（图 6.2）。最好的吸引器导管（MicroVac，PMT Corporation，明尼苏达州，查哈森）还有一个细的管腔线，可以弯曲吸引器尖端使其平放在术野，这对于吸引器头端常垂直于其轴的深部区域吸引是有价值的。吸引器导管放置在橡胶垫下，升高了

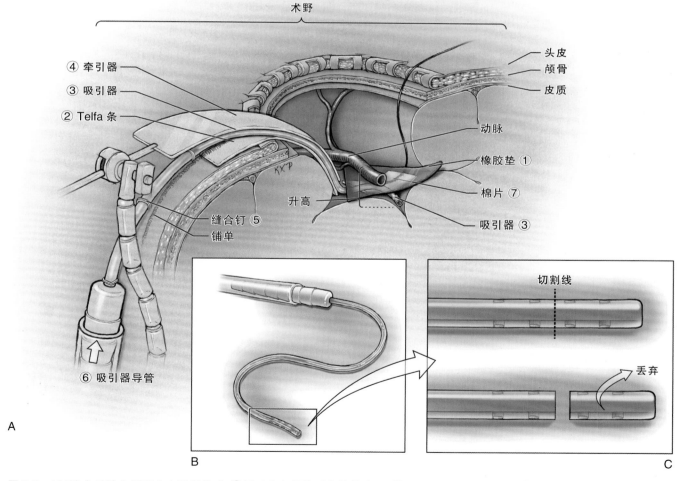

图 6.2　(A)这个区域由以下 7 个要素组成：①置于吻合部位下方的橡胶垫；②Telfa 条保护邻近大脑；③将吸引器头端直接放置在橡胶垫下，并从 Telfa 条上方离开操作区域；④牵引器(如果需要)在吸引器上方；⑤将吸引器导管固定到铺单上；⑥连接吸引管；⑦如被周围组织遮挡，将薄棉片放在吸引器头端的下方。表面搭桥不需要牵引，将厚棉片置于吸引器上方。(B)吸引器导管有 5F 管腔和细的管腔线，以便弯曲吸引器导管以适应外科手术。(C)吸引器导管头端开口，远端两侧各 4 个附加孔（总共 8 个孔）。从头端到两个孔处切开（总共留下 4 个孔），以确保即使任一个孔被覆盖也有很强的抽吸能力。

操作平台,使其不是这个区域的最低点,并产生保护沟以促进引流。意外进入操作区域的血液用肝素盐水冲洗并被引流到操作区域下的保护沟内。吸引器导管的侧孔必须保持在侧方;若置于导管的顶部和底部,导管扭曲,而且吸到大脑及橡皮垫时会立即阻塞。放置在吸引器导管下的薄棉片会进一步升高操作平台,并保护下面的大脑或皮层静脉。

吸引器导管近端和远端需固定好。吻合时,吸引器松动会导致不能吸干操作区域,并且会浪费宝贵的时间重新调整。吸引器放置在受体动脉与下方大脑之间的楔形区域的适当位置。在吸引器主干上放置2~3个湿棉条,也可以作为放置缝线的部位。吸引器导管由3个缝合钉固定在手术区外的铺单上,在与吸引管的连接处附近将其固定。理想情况下,吸引器导管应远离外科医生,朝向颈部,避免移动手时将其移动。

牵引

神经外科正朝向无牵引手术方向稳步发展,避免组织压力增加、脑灌注下降以及固定牵引时可能发生的撕脱伤。相反,吸引器和其他器械被用作动态牵开器,只在需要的部位间歇性地推动及牵拉脑组织,将任何有害影响限制在很短的时间内。尽管无牵引手术对于蛛网膜下隙入路的动脉瘤或海绵状血管畸形皮质切除术效果良好,但对于搭桥手术却不适用。首先,吸引器和非优势手在无牵引手术中执行了大部分动态操作,而在搭桥手术中吸引器被上述吸引系统取代。其次,非优势手在搭桥手术中发挥关键作用:将动脉壁呈递给针头,针穿过动脉时施加反压力,并夹持组织和缝线。这要求非优势手能完全致力于缝合技术,而不是牵引。最后,在深部手术中固定牵引增加了所需操作空间,而这种情况下即使最小的额外空间也会在可视性、可操作性和最终搭桥血管的通畅性上造成巨大差异。因此,在搭桥手术中,外科医生不应勉强使用手动牵引。

在深部搭桥手术中牵引器片是一个固定吸引器导管的好办法。我们在脑表面放置保护性Telfa条,将导管尖端放置在吻合部位,导管放置在Telfa条上,而牵引器则放置在导管上,对脑表面有轻微压力。这种设置将牵引的优势以及稳定的吸引系统相结合。但固定牵引在脑表面搭桥或是能用棉片分离脑叶的侧裂浅搭桥中不是必需的。

固定的牵引器位置较低,牵引器臂则从下方进入而非上方进入(图6.3)。弓形牵引器臂将使手从支撑处抬起,肌肉紧张,在缝合中不可避免地会触碰到牵引器,这会打乱设置并中断操作。如果牵引器有任何干扰手的风险,应将其取出或调整放置位置。固定牵引仅限于使用一个牵引器。区别于表面搭桥,深部

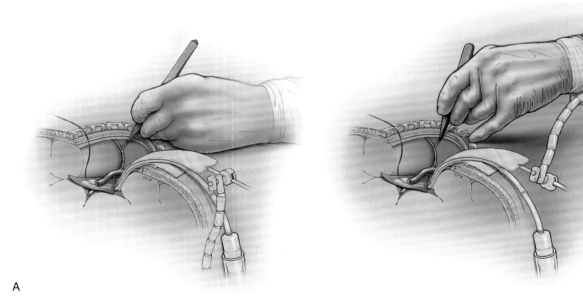

A   B

图6.3　(A)固定的牵引器位置较低,牵引器臂从下方进入而非上方进入。(B)弓形牵引器臂将使手从支撑处抬起,肌肉紧张,在缝合中不可避免地触碰到牵引器。深部搭桥时,吸引器导管应在牵引器片下方。

搭桥时,吸引器导管应在牵引器片下方,且头上方需朝向外科医生。

通路

　　通过使用牵引器,我们可以通过优化搭桥条件来塑造手术通路。换言之,关注操作区域外的细节有助于改善区域内的条件。正如从倾斜的座位看剧院或是体育场的舞台,下面的座位只能看到舞台,上面的座位则能看得更高、更远;搭桥区域位于手术通路中,它像漏斗一样离吻合部位越远越宽。有较深壁的垂直圆柱形通路会限制操作以及影响视野。沿着长器械的柄观察术野将遮挡光线以及视野,并遮挡器械的尖端（图6.4）。相比之下,有倾斜壁的锥形通路可增加手术自由度,照亮操作区域并提高可视性。以下方法可使手术通路由圆柱形变为锥形：通过重力或牵引分离自然裂隙,分离脑叶和小叶,释放脑脊液,沟通脑池并移动脑组织。这种广泛的蛛网膜下隙剥离术使得手术通路外在的垂直通路变得倾斜。微创或锁孔开颅不适于使用漏斗形通路。颅内-颅内血管搭桥尤其需要更大的开颅范围以及更短的操作距离,并尽可能使用重力牵引来进一步打开通路(图6.5)。

　　一些搭桥手术可以不用重力牵引而是通过蛛网膜下隙剥离来进行。例如,M2 MCA-M2-MCA 原位搭桥,有限地分离侧裂只打开了含有动脉瘤或吻合部位的侧脑室池的一部分,但从近侧侧脑室池到后盖进行更广泛的脑裂分离将更为容易(图6.6)。类似的,使用 STA 的 PCA 搭桥(STA-P2 PCA 搭桥)或移植血管的 PCA 搭桥(M2 MCA-RAG-P2 PCA 搭桥)沿着狭窄的通路向下延伸,远离术者,而缝合要求的翻转供体血管壁并呈递是很困难的。而广泛侧裂分离,直到大脑脚池,并在颞极后进行牵拉扩展至脑动眼神经三角,形成一个锥形通路,使移植血管可以位于其一侧,使管腔可视化并更好地操作器械。

止血

　　外科手术的另一个简单事实是血液向下流。在搭桥手术中没有绝对止血的情况下,血液会通过通路流到操作中心区域。肌肉、骨性边缘和硬膜外空间的出血向下流入操作区域会破坏搭桥的进度。高倍镜下不能找到出血点,必须在放大之前控制住。棉片可以填塞出血点或小的血流。当止血并不彻底时,需通过持续冲洗及吸引来维持视野清晰。一旦血液进入该区域或组织干燥时,熟悉该步骤的助手将会立即进行冲洗。他会在适当的时间进行适当的冲洗,而且不能使外周血进入术野。一个细心的助手和一个构造良好的抽吸系统将使手术区域保持干净。其余的助手和器械护士的动作直接影响外科医生的专注状态。传递器械、缝线、临时阻断夹、标记笔、针和止血剂形成一种很清晰的手术节奏。如果沟通错误、命令重复、草率交接和长时间等待则会中断这种节奏。好的助手和器械护士会预期每一个手术步骤,从而帮助搭桥医生保持专注状态。

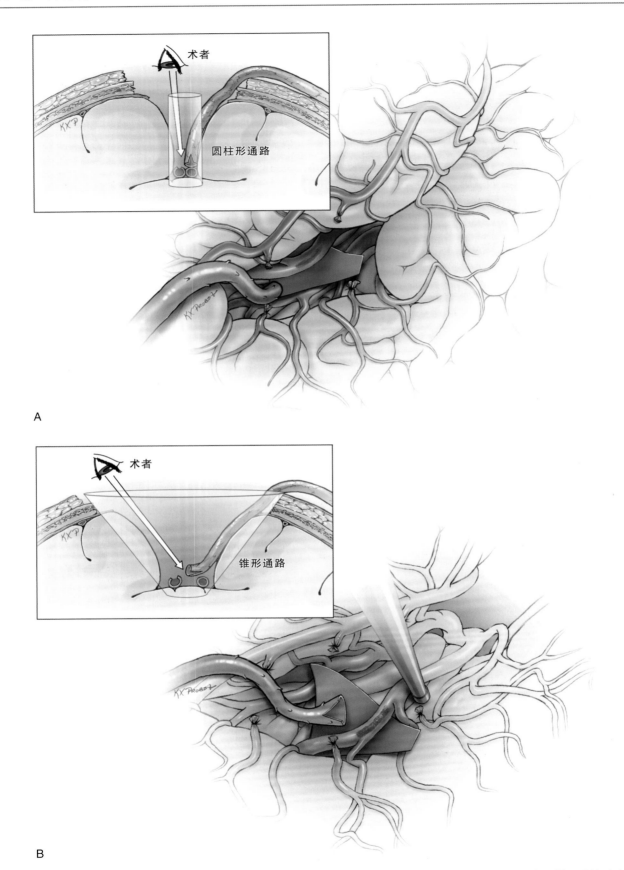

A

B

图 6.4　搭桥区域位于手术通路的底部，它像漏斗一样离吻合口部位越远越宽。(A)具有垂直壁的深圆柱形通路限制了手的活动、器械的移动和视线。在这种狭窄的通路中移植血管直接向下，看不到管腔。(B)带有倾斜壁的锥形通路增加了手术自由度，提高了操作区域亮度，并改善了可视性。在这种拓宽的通路中，移植血管有向上弯曲的空间，可以看到其管腔。

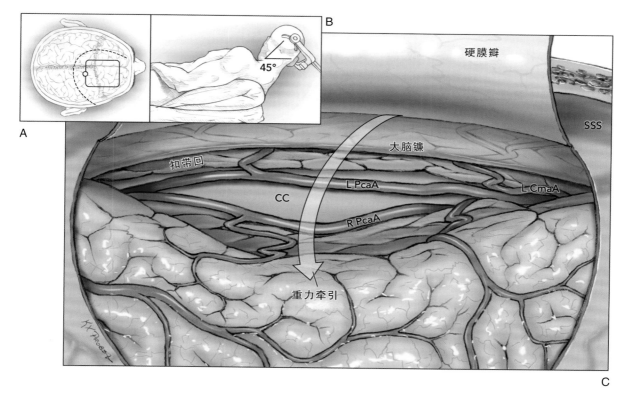

图 6.5　在重力或牵引的作用下分离自然存在的裂隙,分离脑叶和小叶,释放脑脊液,沟通脑池并移动脑组织,手术通路由圆柱形变为锥形,在纵裂前入路中是通过(A)在中线水平双额切开颅骨和(B)头部向上倾斜 45°实现的。(C)右侧额叶重力牵引有助于 L A3 ACA–R A3 ACA 原位搭桥。在颅内–颅内血管搭桥中尽可能使用重力牵引来打开手术通路和缩短操作距离。

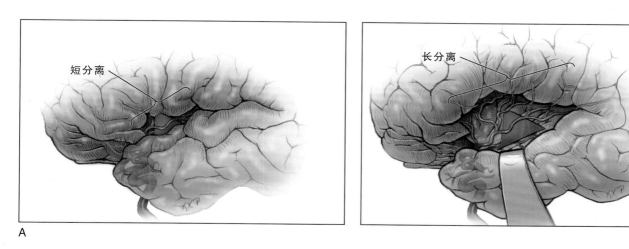

图 6.6　(A)M2 MCA–M2 MCA 原位搭桥不能用重力牵引来辅助,但可以通过剥离蛛网膜下隙的方法来进行。当通过小的侧裂分离来进行操作时,手术通路将受到限制。(B)从近侧侧脑室池到后盖更广泛分离脑裂可使得这种搭桥操作更为容易,可建立一个锥形通路以便改善视野,更好地操作器械。

第 7 章

临时阻断

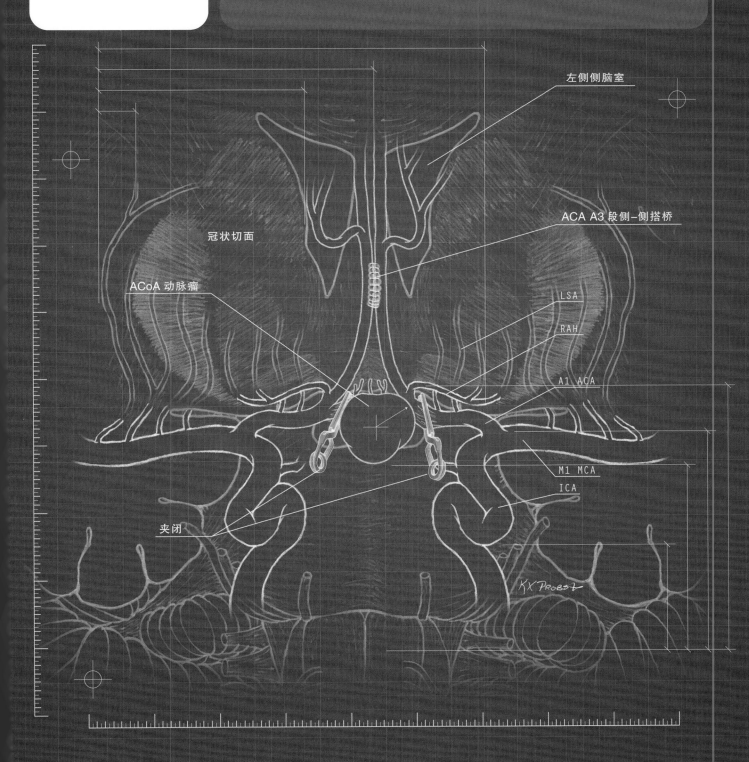

左侧侧脑室

ACA A3 段侧–侧搭桥

冠状切面

ACoA 动脉瘤

LSA

RAH

A1 ACA

M1 MCA

ICA

夹闭

KX PROBST

时间紧张

术中动脉血流的临时阻断和脑缺血风险给搭桥手术医生带来压力和紧张感。手术中，我们会要求麻醉医生静脉点滴巴比妥类药物抑制脑电活动，或通过降温降低大脑代谢率，或使用血管收缩剂升高血压，但这些措施只能增加脑组织对于缺血的耐受性，并不能提供绝对的脑保护。唯一能减少临时阻断带来的缺血风险的方法就是加快手术速度。因此，临时阻断时间意味着脑缺血敲响的警钟以及给术者操作带来的压力。

手术速度

阻断时间是搭桥手术中需要停止血流的时间，其会带来脑缺血风险，同时，阻断时间的长短与手术操作息息相关。只要在受体血管远端仔细选择吻合部位，且无重要的穿支血管，并且有良好的侧支代偿，对于 30 分钟的临时阻断和 20 分钟的临时阻断导致神经功能障碍的差异是难以发现的。然而，阻断时间可以作为评价术者手术技术、灵巧性、是否沉着勇敢以及搭桥速度的一种方法。阻断时间的长短还可以作为外科医生培训或经验丰富的外科医生在技能比赛中能力的体现。速度快的医生可以将其作为炫耀的资本，而对于搭桥速度慢的医生则只能成为尴尬的话题。

但是速度不能完全反应搭桥技术和搭桥质量。一位速度快的搭桥医生，如果没有好的搭桥技术，且吻合血管存在很多错误，则吻合口可能很松散。当然，搭桥速度可以作为搭桥效率的指标用来提高搭桥技术。一位有能力的搭桥医生会努力做到一分钟一针，或者用 20 分钟缝合约 20 针完成一个经典的 STA-MCA 搭桥。设定一个搭桥时间可以让医生减少多余动作，发现捷径，追求新的技巧，并且多加练习。缩短时间需要做到：多在高倍术野下操作，在供体血管上提前进行锚定针的缝合，减少手术器械的传递，快速找到缝合节奏，用较少的接触收紧螺旋形缝线，打结时线尾尽可能短并且将结打紧。缩短手术时间还要求避免小事故的发生，例如减少头皮渗血，减少吸引器的错误使用，避免掉针以及减少缝线断裂。通过重视阻断时间和搭桥速度，可以让术者成为一位更好的搭桥外科医生。

捷径

有些搭桥步骤在进行临时阻断之前可以先进行，以便缩短阻断时间。例如，缝针可以在临时阻断前即缝在头皮的供体血管上或移植血管上，而不是待临时阻断后再缝合。对于深部搭桥，由于在搭桥术野外进行第一针的缝合比较简单，可以在搭桥术野外缝合供体血管第一针（图 7.1A）。缝针穿过供体动脉壁，一针在"脚尖"，一针在"脚跟"，固定好缝合位置，不要退针，因为

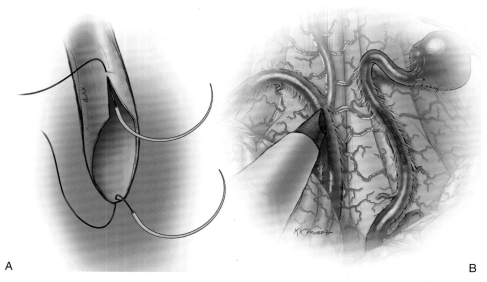

A   B

图 7.1   （A）可以在临时阻断并剪开受体动脉之前将缝线缝在供体动脉或者移植血管上。这种在阻断之前就在供体动脉上预缝合的技术可以加快锚定针的缝合。（B）用紫色墨水在受体血管吻合部位染色，有助于在吻合过程中看清楚这些薄而透明的血管层次，并且在临时阻断之前完成染色可以减少吻合过程中的一个操作步骤和两次器械交换。

针一般比线粗。缝线长度也可以提前调整到合适尺寸。这些在阻断之前进行操作可以加快缝合速度。

对受体血管缝合部位进行染色是必要的，因为通过染色可以看清楚这些薄的透明的血管层次（图7.1B）。另外一个节省时间的做法是在阻断之前对受体血管标记动脉切开线。虽然常规阻断夹之间的距离即为动脉切开的长度，但是提前进行标记可以节省这一步骤，减少两次器械交换，节省宝贵的时间。

临时阻断

临时阻断是指对受体血管进行近端和远端的阻断，或对颅内-颅内血管搭桥（如原位搭桥或再植术）进行颅内供体血管的阻断。小阻断夹（通常是 3mm 的直夹子）水平放置或平行于操作区域（图7.2）。较大阻断夹的柄会妨碍缝合，同样那些垂直夹闭或处于直立位的阻断夹会减少操作空间。阻断夹必须完全跨过动脉直径以防止出现渗血或血液反流，同时阻断夹之间不应有小分支，这些小的分支会让血液反流回吻合口。对于不能排除在阻断范围外的大分支，需要用另外的阻断夹进行临时阻断。

以上为临时阻断最重要的注意事项。然而，虽然任何一支动脉都可以进行临时阻断，但只有某些血管是安全的。安全的吻合部位没有供应深部脑组织的穿支动脉，例如，丘脑、下丘脑、基底神经节和脑干等（图7.3）。深穿支动脉都是一些终末动脉，不像皮层动脉有侧支循环，可以增加对阻断时间的耐受。即便是几分钟的穿支动脉阻断都可能导致术中体感诱发电位和运动诱发电位下降，从而出现严重的致残。大脑中动脉 M2 段及其远端、大脑前动脉 A2 段及远端以及大脑后动脉 P2 段及远端都是安全的，但上述血管的近端并不安全。大脑中动脉 M1 段发出豆纹动脉外侧组供应基底节。大脑前动脉 A1 段远端、前交通动脉以及大脑前动脉 A2 段近端发出豆纹动脉内侧组和回返动脉供应下丘脑和尾状核。大脑后动脉 P1 段发出后丘脑穿动脉供应丘脑。此外，脉络膜前动脉和垂体上动脉的分支供应内囊和视束，因此，颈内动脉远端并不是一个安全的吻合部位。基底动脉和椎基底动脉连接处是临时阻断的危险部位，因为该部位有直接供应脑干的深穿支，而椎动脉 V4 段近端几乎没有穿支动脉，是相对安全的。

阻断期间左右大脑半球通过前交通动脉和 Willis 环进行代偿（图7.4）。软脑膜侧支循环增加了阻断的耐受性和安全性。这些皮层连接存在于血管供应区域之间，例如，大脑中动脉和大脑前动脉的旁正中分水岭区域、大脑中动脉和大脑后动脉的颞下分水岭区域和枕极、大脑前动脉及大脑后动脉的边缘环路（压部动脉至胼周动脉）。侧支循环在同一个动脉供血区域也是存在的，例如，在大脑中动脉分布区域内的中央前动脉和中央动脉之间。侧支循环在小脑的血供中也是存在的，例如，在后正中 PICA 和 SCA 的分水岭区域、PICA 和 AICA 的下外侧区域、SCA 和 AICA 的上外侧区域等（图7.5）。虽然在临时阻断中这些软膜支的代偿被激活，可以增加吻合期间对于缺血的耐受性，但在造影中是看不到的，同时术前也很难进行评估。

适当移动搭桥血管使其远离大脑中心部位或脑干，使得搭桥手术在表浅的区域进行，可以避免吻合区域重要的穿支动脉损伤。搭桥手术并不需要直接搭到预期血流的血管，而是只要搭桥后血流能到达预期的部位即可（图7.6）。例如，对于基底动脉的血运重建可能适用于基底动脉瘤或椎基底动脉缺血，但是直接搭桥到基底动脉却没有必要。基底动脉或后循环搭桥一般搭桥至大脑后动脉 P2 段或小脑上动脉 s2 段，这些血管位于颞前的大脑脚池或位于颞下的环池，容易到达。直接的基底动脉搭桥可能只是比上述部位深 1cm，但操作空间却是位于动眼神经、ICA 床突上段、PCA 的 P2 段、后床突以及鞍背，操作空间更加狭小，可操作性和可视性均有限。搭桥后的血流可能是正向血流也可能是逆向血流，只要供应脑组织的血流是足够的就可以。对于基底动脉干的动脉瘤以及椎基底动脉缺血，通过 STA-P2 搭桥或 STA-s1 搭桥后，PCA 和 SCA 的近端血流以及基底动脉干的远端血流是逆向的。逆向血流在正常血管中是可以正常发挥作用的，因为这些正常的血管其解剖管径以及生理性血流动力学功能是正常存在的，而在扩张的动脉瘤中却不是如此，逆向血流可以出现血流淤滞并形成血栓。

脑保护

缺血性脑卒中的发生是进行搭桥的主要原因，但同时也是搭桥手术最担心出现的并发症。大脑是一个需要连续进行血氧和血糖供应的器官。缺氧后 15 秒即出现氧化磷酸化停止活动，因此，大脑血流停止 5 分钟

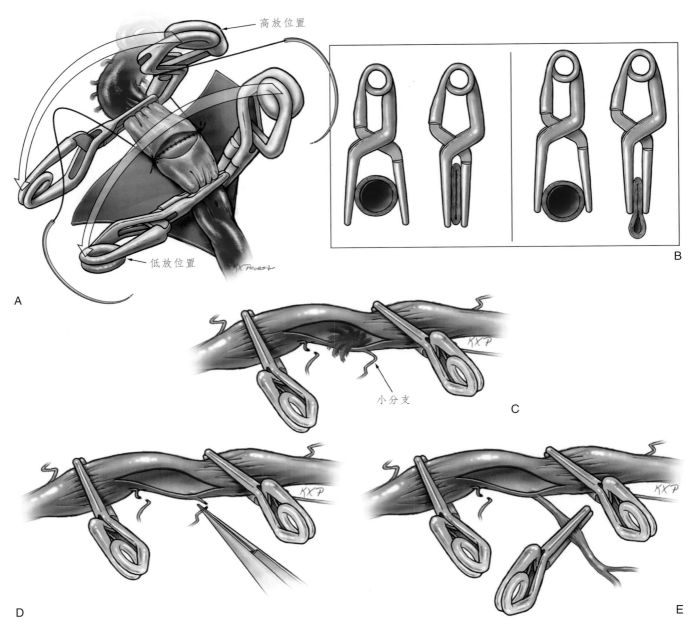

图 7.2　(A)小的阻断夹(通常是 3mm 左右的直夹子)水平放置使之平行于吻合平面(低放位置),而不是垂直放置(高放位置),因为高放阻断夹的柄会妨碍缝合。(B)临时阻断夹必须完全跨过动脉直径以防止出现渗血或血液反流(左侧为完全阻断,右侧为不完全阻断)。(C)应将小的分支排除在临时阻断范围外,因为这些小的分支会让血液反流回吻合口。(D)不能被临时阻断夹排除在外的小分支可以牺牲掉,而较大的分支(E)应该再用另外的临时阻断夹进行阻断。

图 7.3　受体血管的安全部位(绿色)指没有供应脑深部中心结构的穿支动脉区域,深部中心结构包括:丘脑、下丘脑、基底神经节和脑干(红色),在这些部位即使几分钟的穿支动脉阻断也会导致严重的致残。(A)Willis 环的上方视图,大脑轴向切面位于中脑水平。(B)前方视图,右侧大脑轴向切面位于基底节水平,左脑轴向切面位于丘脑水平,MCA M2 段及远端、ACA A2 段及远端、PCA P2 段及远端都是安全区域(绿色),而上述血管的近端为危险区域(红色)。大脑中动脉 M1 段发出豆纹动脉外侧组供应基底节。大脑前动脉 A1 段远端,前交通动脉以及大脑前动脉 A2 段近端发出豆纹动脉内侧组和回返动脉供应下丘脑和尾状核。大脑后动脉 P1 段发出后丘脑穿动脉供应丘脑。脉络膜前动脉和垂体上动脉的分支供应内囊和视束,这使得颈内动脉远端并不是一个安全的吻合部位。(C)基底动脉和椎基底动脉连接处有直接供应脑干的深穿支,是临时阻断的危险部位,而椎动脉 V4 段近端几乎没有穿支动脉,是相对安全的(左外侧视图,左小脑半球切除后)。

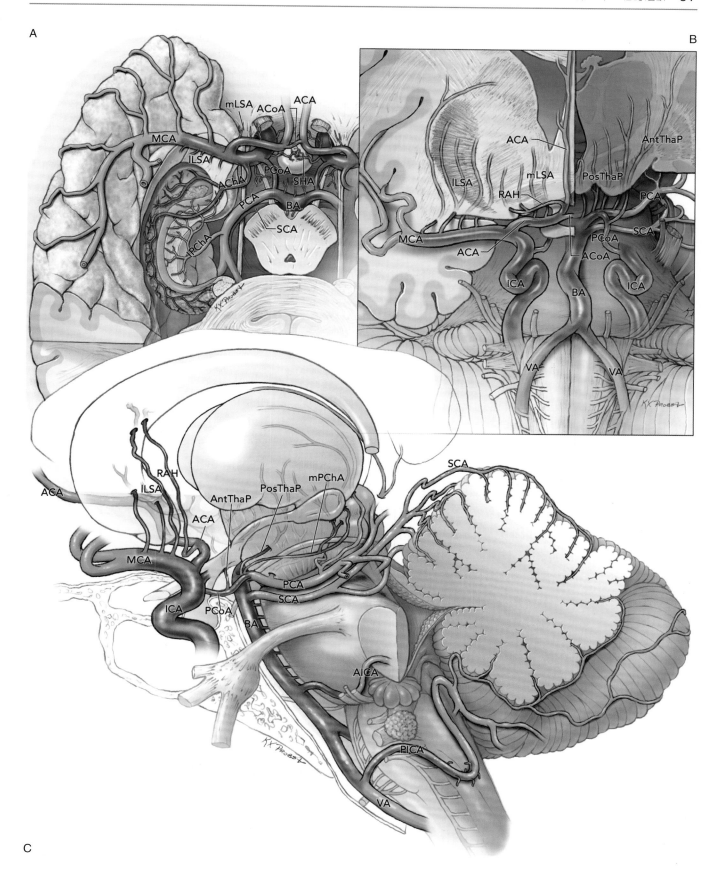

后会出现大脑不可逆性损伤。搭桥手术过程中对于血管的临时阻断会破坏营养供应与需求之间这种微妙的平衡，可耐受的临时阻断时间在不同血管和不同患者中是有区别的。由于耐受时间未知，在临时阻断过程中，必须对这种供需关系进行药物优化。

详细地讨论缺血后毒性反应，例如，过度的钙内流、酸中毒、氧自由基产生等没有多大必要，因为在搭桥过程中，神经外科医生或者神经麻醉医生并没有太多神经保护策略。通过确保通气以及氧合，可以改善脑实质供血，同时，通常通过静脉滴注去氧肾上腺素或去甲肾上腺提高血压 20~25mmHg（1mmHg=0.133kPa）来增加灌注。轻微的高血容量稀释可以改善血液黏稠性。血液黏稠通常是细胞成分的悬浮液形成，特别是在低流速血流中会进一步加重血液黏稠，加重已经存在的脑缺血。

降低脑氧代谢率可以减少大脑实质对营养物质的需求，使得减少的血流量可以满足缺血的脑组织。巴比妥类被证明是脑保护剂，通过抑制突触传递，以剂量依赖模式降低神经活动。巴比妥类也是氧自由基清除剂，通过降低兴奋毒性，增强抑制性神经递质 γ-氨基丁酸（GABA）与受体的结合。依托咪酯和丙泊酚也具有相似的功能及代谢效应。在我们医院，丙泊酚替代了硫喷妥钠，因为丙泊酚易得，而且起效和代谢均较快。

低温可以降低脑氧代谢从而保护脑组织。体温降至 15℃可以将代谢率降低到正常值的 10%，在动脉瘤手术中进行深度低温可使安全的循环停止时间长达 72 分钟。亚低温控制温度为 33℃~34℃，在动物模型中显示可以减少局部及脑组织整体的缺血，但多中心随机对照研究术中亚低温治疗颅内动脉瘤试验（IHAST）提示对于动脉瘤性蛛网膜下隙出血、术前 WFNS 分级良好、行开颅夹闭手术的患者，亚低温并不能改善预后。虽然搭桥患者不需要主动进行降温，但是被动的热量丢失以及避免使用加热毯等可以将核心温度降至亚低温水平。

一旦发生缺血，通过细胞毒性级联反应，细胞损伤会迅速发生。理论上讲，这种级联反应的有害影响可以被钙通道阻滞剂、谷氨酸拮抗剂、氧自由基清除剂和前列环素抑制剂等改善，但是在临床中并没有药物显示有效果。Suzuki 介绍了一种仙台鸡尾酒方法，包括如下的药物：大剂量甘露醇（2g/kg）、维生素 E（500mg）和地塞米松（50mg）。我在实践中没有使用完整的仙台鸡尾酒疗法，但我在搭桥手术中会常规使用更温和的版本：甘露醇 1g/kg 和地塞米松 10mg。

神经监测

在放置阻断夹进行阻断之前，可以应用如上所述的脑保护措施。神经电生理监测如体感诱发电位、运动诱发电位和脑电图等可以监测临时阻断期间出现的缺血改变，而且应该对所有的搭桥手术患者都常规应用（图 7.7）。电生理监测除了可以持续给麻醉师反馈脑电改变以便指导丙泊酚的使用外，还可以提供患者对于临时阻断的耐受性反馈。侧支循环不足的患者会出现 SSEP 或 MEP 潜伏期延长，SSEP 和 MEP 波幅下降，EEG 活动下降或多种改变同时并存。若术中电生理立即出现改变，则需移除阻断夹，重新恢复脑灌注，并且找到另外的搭桥部位。这样显著的改变很少见，在很多病例中，常没有信号改变。约 5% 的病例出现了电生理改变，通常是轻微改变而且都是早期出现（5 分钟之内），提示侧支循环不佳，而非提示缺血耐受程度。这些轻微改变通过术中升高血压改善灌注通常是能够解决的。当不正常的信号持续存在时，就如本章开头所提到的，只有加快搭桥速度才能减少由于临时

图 7.4 （A）旁正中分水岭区（绿色）为连接 ACA 与 MCA 之间区域的侧支吻合区域（左大脑半球，侧位）。颞下分水岭区（蓝绿色）为连接发自 PCA 的颞下动脉以及发自侧裂内 MCA 的颞上动脉的侧支吻合区域。（B）软脑膜后侧支吻合为在枕极连接 MCA 和 PCA 的区域（金色），这里有发自 MCA 的顶后动脉、内眦动脉和颞枕动脉，连接发自 PCA 的距状裂动脉和枕旁动脉的终末支（大脑后视图，小脑去除）。（C）旁正中分水岭区（绿色）继续延伸至额叶底表面，发自 MCA 的软脑膜侧支循环（眶额动脉和前额动脉）与发自 ACA 的侧支循环（眶额动脉和额极动脉）形成吻合（左额叶下方视图，颞极去除）。（D）当临时阻断时，可以通过前交通动脉进行左右代偿以及通过后交通动脉和 Willis 环进行前后循环的代偿（下方视图，右侧颞极和脑干去除）。（E）颞下分水岭区（蓝绿色）为连接发自 PCA 的颞后动脉分支（前支、中支、后支）和发自 MCA 的颞中动脉、颞后动脉、颞枕叶动脉的区域（左侧颞底以及枕叶的下方视图）。（F）ACA 和 PCA 的供血区域通过胼胝体压部上方发自 ACA（灰色）的胼周动脉和发自 PCA（蓝色）的压部动脉形成的侧支吻合进行连接，形成边缘环路（左半球内侧视野，右半球去除后）。（G）左半球的前视图显示额极的旁正中分水岭区以及颞极的颞下分水岭区。

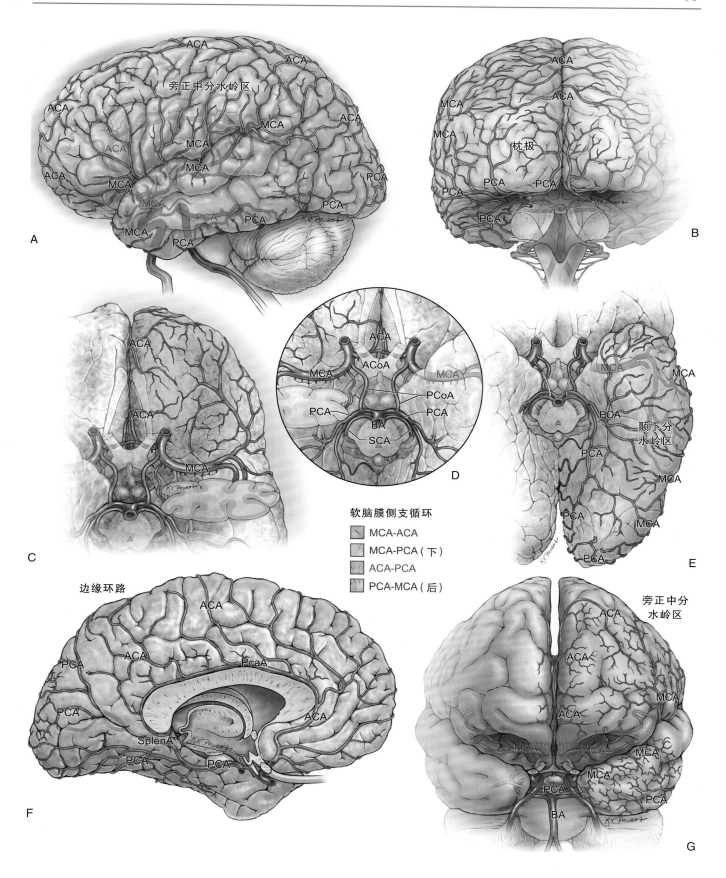

软脑膜侧支循环
- MCA-ACA
- MCA-PCA（下）
- ACA-PCA
- PCA-MCA（后）

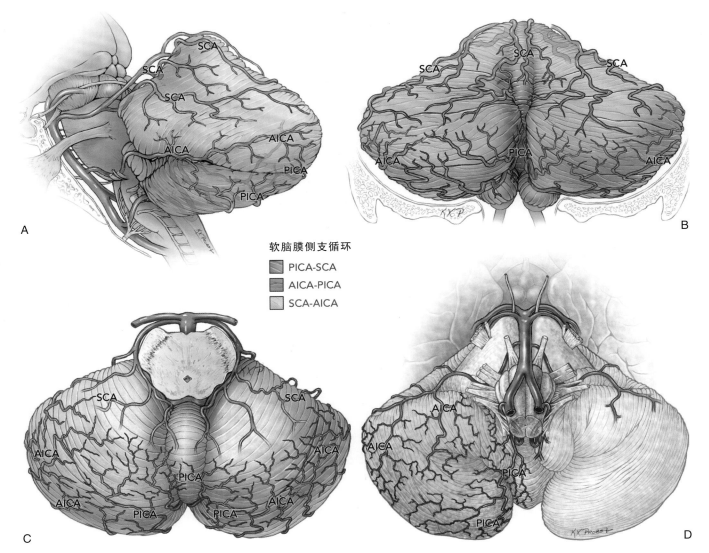

软脑膜侧支循环
- PICA-SCA
- AICA-PICA
- SCA-AICA

图 7.5 （A）小脑循环中叶存在软脑膜侧支循环，SCA 的终末支和 PICA 在后中线形成皮层吻合（紫色，后视图）。（B）SCA 和 AICA 吻合的远外侧区域（驼色，侧位），以及 AICA 和 PICA 吻合的下外侧区[（蓝色）（C）上方视图和（D）前下方视图]。

阻断血流带来的缺血危险，吻合应尽可能高效、快速地进行。

体感诱发电位的监测传导是沿着背柱、脑干、丘脑以及感觉皮层传导。运动诱发电位则是来源于皮层刺激后出现的肌肉收缩产生的电位改变，反应运动传导通过皮质脊髓束到脊髓前角细胞，最后到周围神经。只有缺血影响这些通路和大脑区域时，神经生理学监测对脑缺血才是敏感的，如果缺血部位不在监测通路上，则可能监测不到缺血部位。脑电图的压缩光谱分析可以覆盖较广范围，但在临时闭塞的受体动脉的较小区域内可能对缺血不敏感。

神经电生理监测也可以作为搭桥术后的反馈：在动脉瘤夹闭过程中，永久性动脉瘤夹放置影响了载瘤动脉的血流时，由于夹闭不当出现的缺血性改变可能产生电生理改变，从而可以确定技术上的不当操作，而这个不当操作通过肉眼检查是难以区别判断的。

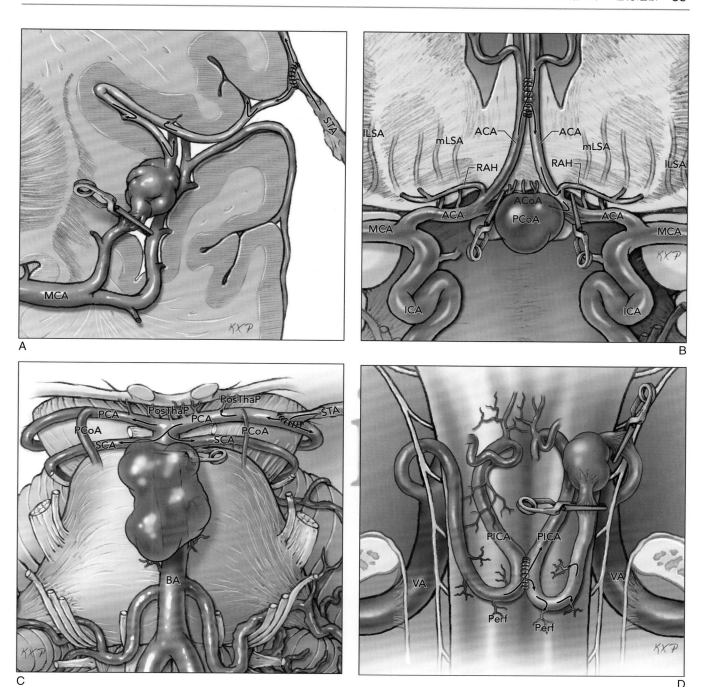

图 7.6 搭桥手术并不需要一定直接搭到预期血流的血管,而是只要搭桥后血流能到达预期的部位即可。(A)STA–MCA M4 段的搭桥可以向皮层 M4 受体血管提供正向血流(红色),同时也向顶盖区 M3 段和岛叶 M2 的分支提供逆向血流(橘色;左侧侧裂冠状切面视图)。近端夹闭岛状动脉瘤形成血栓(蓝色)。(B)在原位搭桥后,右侧 ACA A2 段供应右侧 A3 段以及左侧 A3 段,这个通路为左侧 ACA 同时提供正向血流和逆向血流,包括回返动脉和前交通动脉穿支。(C)其他案例包括从左侧 STA–PCA P2 段的搭桥供应后上循环,以及(D)L p3 PICA–R p3 PICA 原位搭桥供应右侧 PICA。正常动脉一般对逆向血流耐受良好,因为它们具有正常大小的管腔和符合生理性血流动力学的圆柱状血管解剖结构。

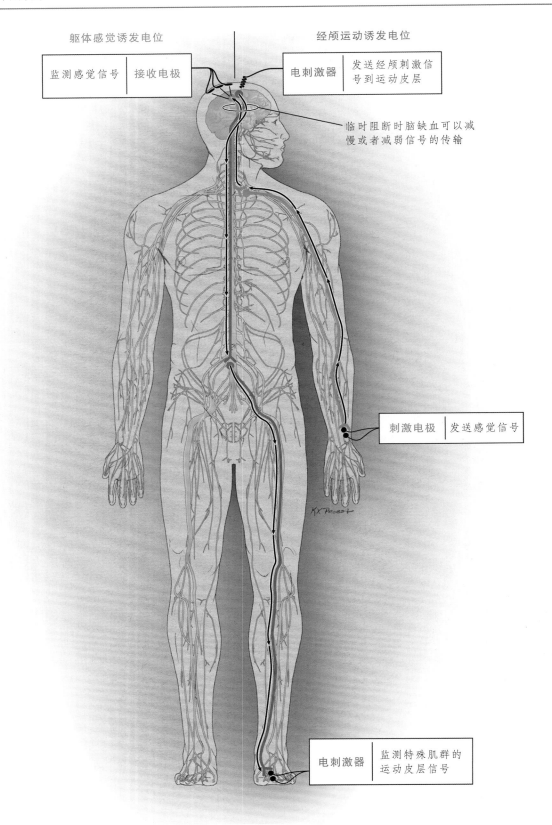

躯体感觉诱发电位

| 监测感觉信号 | 接收电极 |

经颅运动诱发电位

| 电刺激器 | 发送经颅刺激信号到运动皮层 |

临时阻断时脑缺血可以减慢或者减弱信号的传输

| 刺激电极 | 发送感觉信号 |

| 电刺激器 | 监测特殊肌群的运动皮层信号 |

图 7.7 躯体感觉诱发电位(SSEP,蓝色)、经颅运动诱发电位(MEP,红色)和脑电图可以在搭桥手术监测临时阻断时监测脑缺血情况。SSEP 可以监测周围神经、脊柱、脑干、丘脑和初级感觉皮层的传导。MEP 是皮层刺激后肌肉产生的复合动作电位,反应沿皮质脊髓束、前角细胞以及周围神经传导的运动功能情况。

第 8 章

动脉切开术

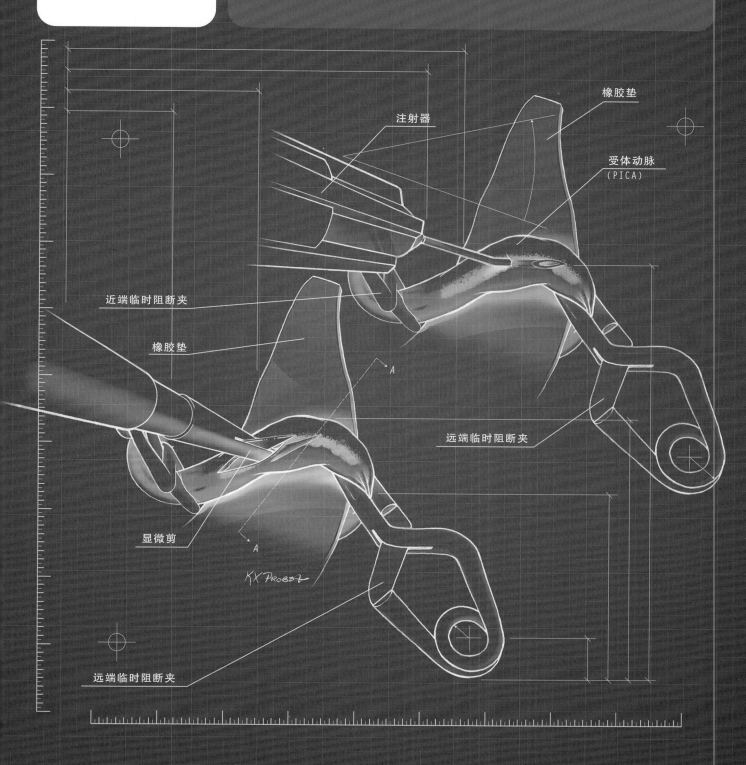

注射器

橡胶垫

受体动脉
（PICA）

近端临时阻断夹

橡胶垫

远端临时阻断夹

显微剪

A

A

KX PROBST

远端临时阻断夹

动脉切开术的基础

搭桥术的目的是在动脉中创建尽可能大的动脉出入口,使吻合口阻力最小化,血流最大化。动脉切开术可以创建吻合术中所需的两个血管的吻合部位,确定吻合口的位置、大小和形状,成为吻合术的基础。动脉切开术可以使口径形状不同的血管变成具有开放线条和曲线的新的几何形状。

动脉切开术有 3 种基本切口:纵行、横行和切除(表 8.1)。动脉切开术切口的基本形状有:线形、圆形、卵圆形、四边形和新月形。7 种用于搭桥的基础动脉切开术(图 8.1):沿血管侧壁的纵行切口(线性动脉切开术)、沿血管横截面的切口(垂直型动脉切开术)、横跨血管的斜向切口(斜行动脉切开术)、两种切口的结合(鱼嘴状动脉切开术)、切除部分血管壁(切除型动脉切开术),以及在血管分叉处的横行切口和纵行切口(分支处切断术和分支处切开术)。

线性动脉切开术

在侧壁上做一与动脉长轴平行的纵向切口是最简单和最常见的动脉切开术,用于颅内受体的端-侧吻合和侧-侧吻合术,以及颅内供体的侧-侧吻合术。为了使吻合口足够宽,切口的长度应为动脉血管直径的 3 倍。在用蓝色墨水标记好切开线后,用斜面 27 号针呈 45°穿刺切割动脉。在长的手术通道中,针尖可以倾斜至 90°。将一次性针头安装在结核菌素注射器上,将注射

器作为手柄进行操作。穿刺成功后,用显微剪的一侧刀刃进入穿刺孔,并沿着标记线剪开。显微剪的方向在浅部区域应平行于动脉长轴,但在深部区域可以垂直于动脉长轴。带角度的显微剪如小型 Potts 剪刀(Lawton 显微动脉切开剪刀,Mizuho America, Inc., 加利福尼亚州,联合市)有助于这种深部搭桥手术中的动脉切开术(图 8.2)。在切线的中点进行穿刺,接着使用显微剪向两端剪开血管壁。在动脉切开的过程中,应注意平滑剪开血管壁,避免产生锯齿状切口。针头穿刺动脉会在穿刺侧血管壁上形成一缺口,因此,在吻合口最宽的切口中点进行穿刺产生的影响最小。

线性切开可以使用尖头刀片,比如 11 号刀,或弯曲的显微剪。可以用显微剪在动脉侧壁剪除一小片来代替针头穿刺。线性动脉切开术的直线吻合口是最容易缝合的,因为术者的手、器械、针和组织之间呈一个恒定的直线关系。不同于切除型动脉切开术,这种动脉切开术保留动脉壁以维持管腔直径,避免了切除部分血管壁从而导致吻合口狭窄。在相对较薄的颅内动脉,线性切开术为最理想的动脉切开术,但不广泛适用于颈外动脉和颈总动脉这种血管壁较厚实的血管。

鱼嘴状动脉切开术

鱼嘴状动脉切开术创建了一个四边形的切口,优化了吻合口的面积,最大化吻合口血流量。典型的鱼嘴状动脉切开术是由一个垂直于血管长轴的切口再加上一个平行于血管长轴且长度等于动脉直径的切口组成(图 8.3)。这些切口会形成一个喇叭状的四边形吻合

表 8.1　动脉切开术的类型

动脉切开的方式	切口方向	切口形状	切开部位	吻合方式	动脉切开长度		吻合口周径	吻合口面积
					公式	倍率		
线性动脉切开术	平行血管长轴	线形	侧壁	端-侧,侧-侧	$3d$	3×	$6d$	不定
垂直型动脉切开术	垂直血管长轴	圆形	末端	端-侧,端-端	90°,$\pi d/2$	1.6×	πd	$\pi d^2/4$
斜行动脉切开术	垂直血管长轴	卵圆形	末端	端-侧,端-端	45°~60°,$\pi d/\sqrt{2}$	2.2×	$\sqrt{2}\,\pi d$	$\pi d^2/2$
鱼嘴状动脉切开术	平行+垂直血管长轴	四边形	侧壁+末端	端-侧,端-端	60°,$2\pi d/\sqrt{3}$	3.6×	$2\pi d$	πd^2
切除型动脉切开术	切除	卵圆形	侧壁	端-侧,侧-侧	$3d$	3×	$6d$	不定
分支处切断术	垂直血管长轴	卵圆形	分叉处	端-侧,端-端	$3d$	3×	$6d$	不定
分支处切开术	平行血管长轴	新月形	分叉处	端-侧	$3d$	3×	$6d$	不定

d,直径。

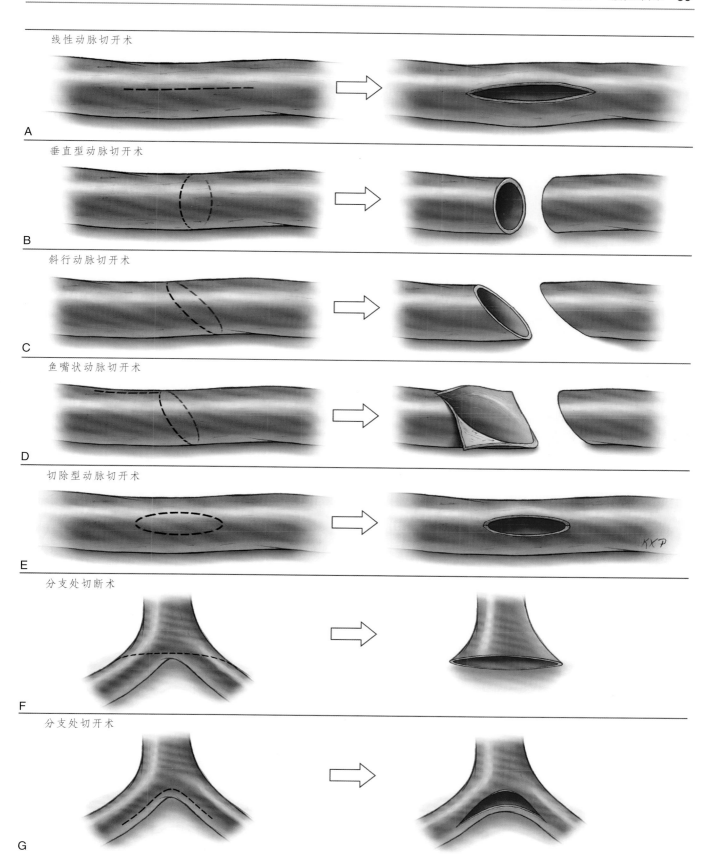

图 8.1 动脉切开术中的 3 种基本切口是纵行、横行和切除,可形成 5 种形状的开口:线形、圆形、卵圆形、四边形和新月形。搭桥术中的 7 种基础动脉切开术:(A)线性动脉切开术,(B)垂直型动脉切开术,(C)斜行动脉切开术,(D)鱼嘴状动脉切开术,(E)切除型动脉切开术,(F)分支处切断术,(G)分支处切开术。

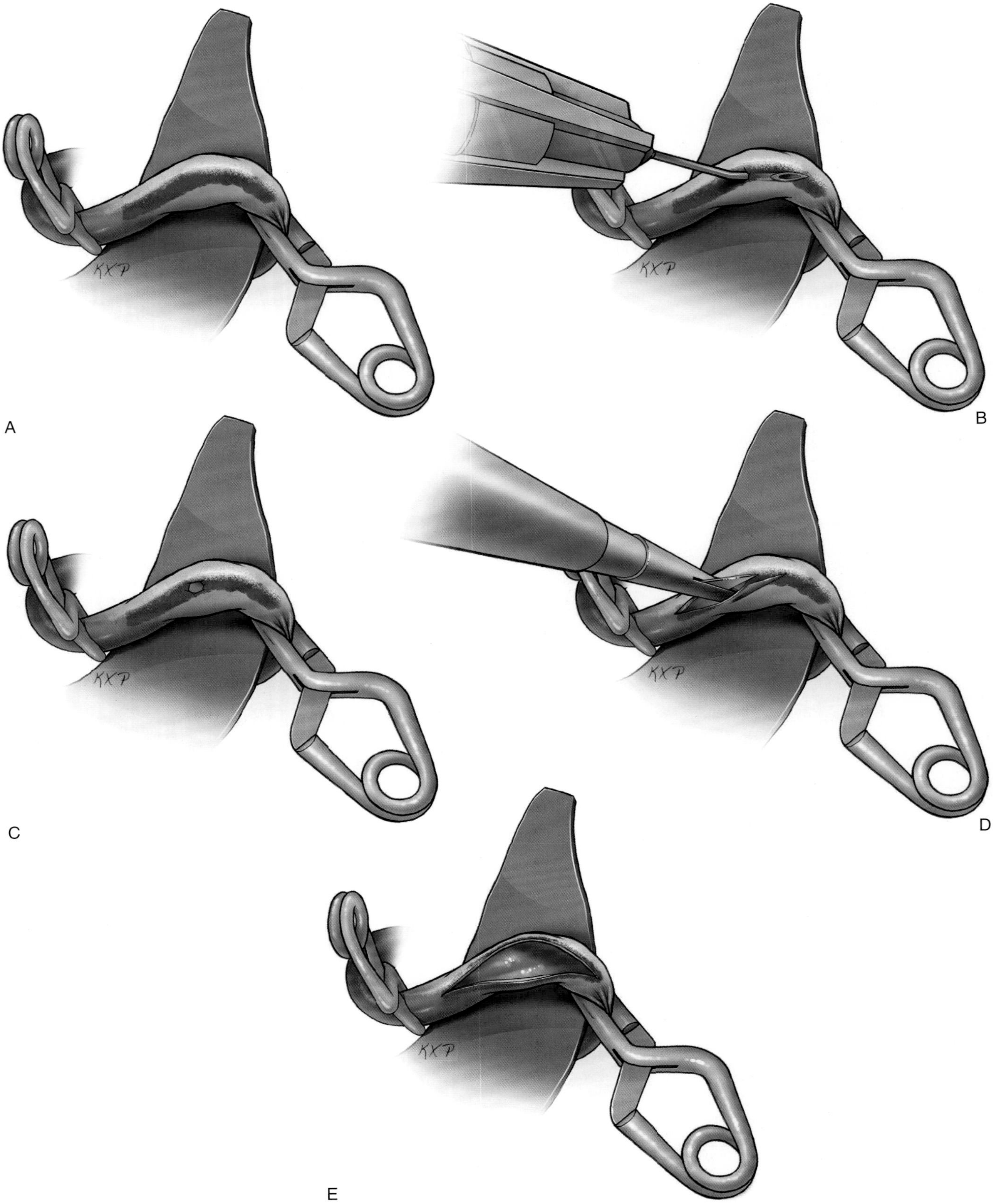

图 8.2 线性切开是最简单、最常见的动脉切开术,用于端-侧吻合和端-端吻合。(A)动脉被临时阻断夹阻断,标记一条 3 倍于动脉直径的蓝线。(B)用 27 号针头以倾斜 45°方向穿刺。(C)穿破成孔。(D)用显微剪深入小孔。(E)沿着标记线向两侧平滑、直线切开动脉。

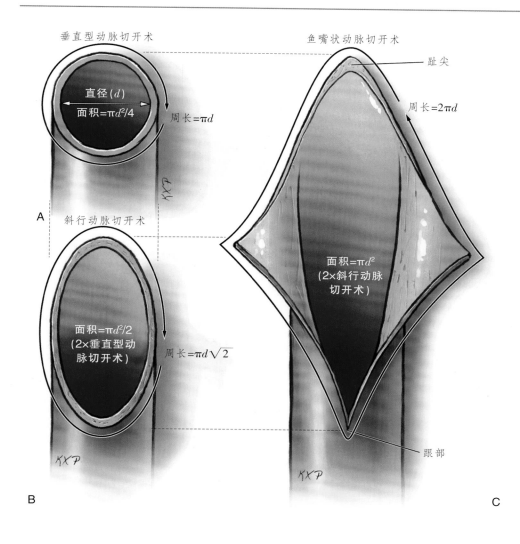

图 8.3 鱼嘴状动脉切开术可结合 60° 倾斜切口及与倾斜切口长度相等的侧壁纵向线形切口来创建一个四边形开口,从而优化吻合口面积。(A) 从统计学上看,垂直切开直径为 d 的动脉,周长为 πd,面积为 $\pi d^2/4$。(B) 斜切 45° 的非鱼嘴状吻合口周长为 $\sqrt{2}\,\pi d$,面积为 $\pi d^2/2$(是垂直切口的 2 倍)。(C) 同样的动脉使用鱼嘴状切口(垂直横向切口和纵行切口)的吻合口周长为 $2\pi d$,面积为 πd^2。因此,相比于垂直切开,鱼嘴状动脉的吻合口周长翻倍,吻合口面积扩大到 4 倍。

口,就像眼镜蛇头或铲子一样。从数学上来讲,如果动脉直径为 d,那么垂直切口的吻合口周径则为 πd,吻合口的面积为 $\pi d^2/4$。相对而言,如果相同直径的动脉选择了鱼嘴状动脉切开术,那么吻合口的周径则是 $2\pi d$,而吻合口的面积则是 πd^2。相比于垂直型动脉切开术而言,鱼嘴状动脉切开术有双倍的吻合口周径以及 4 倍的吻合口面积。在相同的动脉上,如果采用 45° 的斜切口而不做鱼嘴状切口,那么吻合口周径为 $\sqrt{2}\,\pi d$,吻合口的面积为 $\pi d^2/2$(垂直切口的 2 倍)。

45° 与 90° 切口最容易计算,但实际手术中的鱼嘴状切开术常使用 60°(60° 为血管的长轴和切口的夹角)的斜行切口和长度等于切口长度或 60° 直角三角形的斜边长度($2d/\sqrt{3}$ 或 1.2d)而不是动脉直径的纵行切开(图 8.4)。这样的几何形状稍微减少了吻合口面积但使吻合口这个四边形的角度更平缓,从正方形变成吻合缘中间为钝角(120°)而在动脉切口末端为锐角(60°)的风筝形。鱼嘴状动脉切开术在颅外–颅内血管的端–侧吻合中使用广泛,例如,在 STA–MCA 搭桥术中,处理作为供体的头皮血管时使用。当两端可以交替排列时,它也可用于颅内–颅内血管端–侧再植术和双鱼嘴状吻合。鱼嘴状动脉切开术增加了血管吻合口的面积和搭桥的血流量,并且避免了吻合口狭窄。相对应的受体动脉也应行延长的动脉切开以匹配这种更大的吻合口,增加的长度从垂直切口的 1.5d(或 $\pi d/2$)、斜切口的 2.2d(或 $\pi d/\sqrt{2}$)到鱼嘴状切口的 3.1d(或 πd)。

垂直型动脉切开术

插入式搭桥术中的端–侧吻合通常使用垂直型动脉切开术。根据上文相关内容,垂直型动脉切开术因吻合口面积最小可能看起来不是太理想。但动脉切开术的一个目的即为调整两个管径不同的血管并使其结合在一起。横行切开血管的这种动脉切开术适用于那些供体血管过大而受体血管较小的情况。桡动脉和颅内

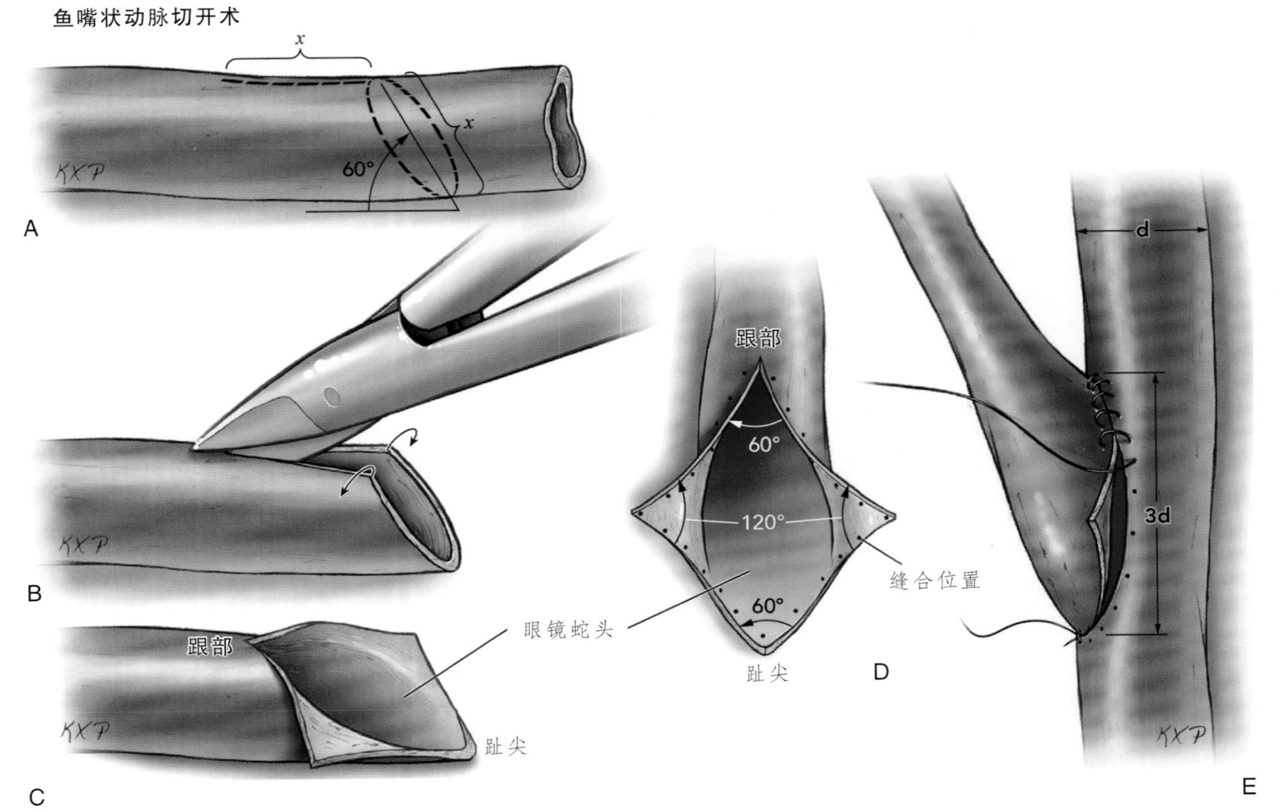

鱼嘴状动脉切开术

图 8.4　(A) 理想的鱼嘴状动脉切开术结合了 60° 的倾斜切口 (与动脉长轴呈 60°, 切口长 x) 和 (B) 侧壁纵行线性切口 (切口长 x)。(C) 这些倾斜的切口组成四边形的孔就像眼镜蛇的头或抹刀。(D) 这种几何形状缓解了吻合口的张力, 就像风筝一样, 在缝线中间为钝角 (120°), 在末端为锐角 (60°)。(E) 鱼嘴状动脉切开术广泛应用于 STA-MCA 搭桥、颅内-颅内血管再植术端-侧吻合等。受体动脉的匹配动脉切口必须是供体动脉直径 (d) 的 3 倍, 或长度为 3d。

血管有时会产生口径不匹配, 而不匹配在隐静脉与颅内血管吻合中较常见。这时鱼嘴状动脉切开术会进一步增大供体血管的吻合口面积, 而垂直型动脉切开术能够最小化供体血管的吻合口面积, 这将是理想的选择。

　　垂直型动脉切开术可以使供体血管与受体血管呈直角或是 T 型结合, 不像鱼嘴状动脉切开术为斜角或 Y 型结合 (图 8.5)。移植血管直径上限为受体血管的 2 倍, 因为两者管径差距的增大可能会使供体血管中血流减慢, 并导致吻合口血栓形成和闭塞。垂直型动脉切开术使移植血管与受体血管的线型切口垂直连接。垂直型动脉切开术也用在颅外-颅内插入式搭桥中端-端吻合的近端颈动脉 (ECA、ICA) 处, 从供体动脉到搭桥移植物可以产生直接线性血流。

斜行动脉切开术

　　斜行动脉切开术相较于垂直型动脉切开术有较大

的端-侧吻合口, 但仍略小于鱼嘴状。颅内动脉瘤切除术后血运重建搭桥术及插入式搭桥术中斜行切开方法增加了端-端的吻合口面积。斜行切开可以适用于不同口径的供体或受体血管, 较小的动脉采用更倾斜的角度切开, 这样利用斜切角度的截长补短, 可以使缝合口接口长度一致 (图 8.6)。在缝合时需要注意, 有别于垂直切开术, 斜行切开术会产生跟部和趾尖部。切口跟部对应另一血管的趾尖部, 可以对接出一个直线的吻合缘。如果将斜行切口的跟部-跟部缝合或趾尖部-趾尖部缝合, 则会产生一个像相框边带角度的转角, 这会使得吻合口处产生不利的曲线和血流动力学。斜行切口可以利用跟部-趾尖部的互补很好地衔接不同大小口径的血管。重建后的血管为漏斗形状, 具有倾斜的吻合缘和平缓过渡的吻合口径。相比之下, 具有不同管径的血管在行垂直横切后吻合在一起时, 吻合缘为横行, 其口径突然变窄并呈阶梯式或荷包样的形状。斜行动脉切开术需要在手术前考虑和评估是否能达到合适的角度和位置, 特别是在一些不能翻

垂直型动脉切开术

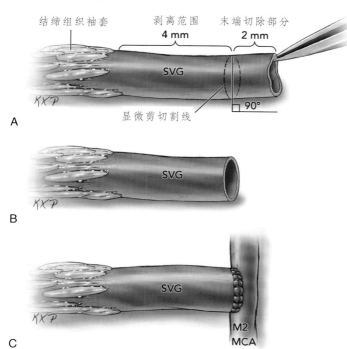

A

B

C

图 8.5 (A)需要抓住供体动脉或大隐静脉的末端并剥开数毫米的结缔组织袖套。(B)用垂直切开法切除剥离时抓持损伤的组织。(C)供体动脉垂直切开与受体动脉线性切口吻合,形成直角或 T 形吻合,而不是倾斜吻合或 Y 形的鱼嘴状吻合,这对于供体血管远大于受体血管的吻合是可用的。SVG,大隐静脉;MCA,大脑中动脉。

斜行动脉切开术

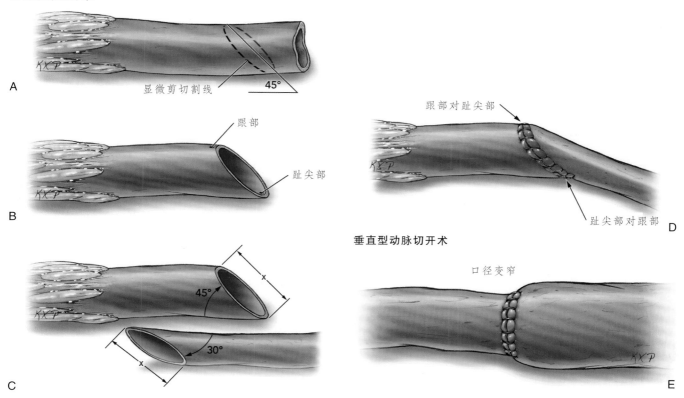

A

B

C

D

垂直型动脉切开术

E

图 8.6 (A)斜行动脉切开术相对于垂直型动脉切开术扩大了吻合区域,但仍小于鱼嘴状切开术。(B)斜行动脉切开术使供体动脉近端为跟部,远端为趾尖部。(C)斜切可以使不同大小供体和受体动脉吻合口面积相等。更细的动脉(与长轴呈 30°,吻合口长度为 x)为了匹配较粗的动脉(与长轴呈 45°,吻合口长度为 x),切口角度要更大。(D)动脉的趾尖部与另一条动脉的跟部吻合,使动脉直径平缓过渡,线性连接。重建的动脉呈漏斗状,缝线倾斜,管径大小过渡平缓。(E)垂直型动脉切开后直径不匹配的动脉以横向缝线连接,形成阶梯式或荷包状角度,造成狭窄。

转或移动其末端的原位血管。

切除型动脉切开术

切除型动脉切开术是通过在血管侧壁上切除一块椭圆形区域，产生一个吻合口。在小范围内，这种动脉切开术是通过用显微镊提起一块血管壁形成一个隆起，然后沿着隆起的基部修剪一个平整的小口。也可以在计划切除部分中心缝一针，将之提起一并剪除（图8.7）。大一点的颅外段血管如颈外静脉或颈总动脉可以利用穿刺的方式进行。用11号手术刀片切开，蚊式钳扩大切口，然后用动脉打孔器在血管壁上切出一个边缘整齐的圆孔。在动脉壁上清理出一个光滑的圆形切口，或是用两个圆形的切口交叠出一个较大的椭圆形切口。

穿刺动脉切开对于那些颈部管壁较厚且可能伴有动脉粥样硬化的肌性动脉是理想的方法，因为仅用线性切开术并不能打开血管。对于管径较大的动脉，切除型动脉切开术不会改变母动脉的周长或横截面积。然

而，对于管径较小的动脉，切除型动脉切开术会显著减少动脉的周长和横截面积，并使吻合口狭窄，此时切开型动脉切开术更合适。在端-侧吻合术中，在颈部供体血管上使用穿刺的方法可使吻合口与插入的移植物形成直角连接，使供体血管壁上具有较宽的开口，从而达到最佳的血流载流量。对于处理颈外动脉、颈内动脉、颈总动脉、锁骨下动脉以及颅内供体血管如椎动脉V3段来说，这种方法要优于线性动脉切开术。

分支处切断术

分支处切断术是利用横断切开分叉血管的分支处，使供体血管吻合口直径大于母血管本身直径(图8.8)。切口可能是直线(横切)、斜线或曲线形，并保留其分叉处的基底部。这种切开的方法所形成漏斗状开口的口径取决于分叉血管分支的大小、切开的斜度及保留基底部的大小。在受体血管分支底部行较大的切口后展开分支可以形成一个较大的椭圆形吻合面。横跨动脉基底部的宽大切口可以使分支展开并形成大的椭圆形

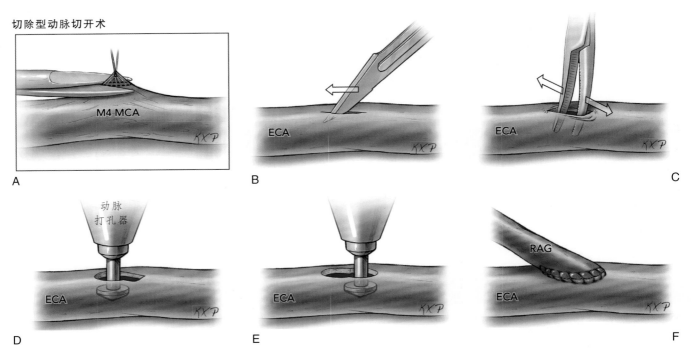

切除型动脉切开术

图 8.7 （A)部分切除式切开是在一侧切除一小块椭圆形的动脉，从而在动脉上形成一个孔用于吻合。对于大脑中动脉 M4 段这样的小受体动脉，这种动脉切开是用显微镊夹持血管壁，向上提拉，然后沿着其底部平稳地切开。(B)有较大的受体，如颈部颈外动脉。是用 11 号手术刀刀片先行线性动脉切开，再用(C)蚊式钳扩大。(D)用动脉打孔器在血管壁上切出一个边缘整齐的圆孔。(E)或两个圆形切口交叠出一个椭圆形切口。(F)穿刺动脉切开适用于颈部较厚、有时是动脉粥样硬化壁的肌肉动脉(如颈外动脉、颈内动脉、颈总动脉、锁骨下动脉和椎动脉 V3 段)，这些血管在线性动脉切开后可能无法在端-侧吻合术中开放。MCA，大脑中动脉；ECA，颈外动脉；RAG，桡动脉。

分支处切断术

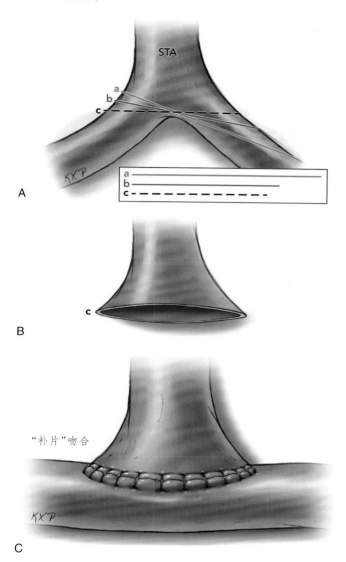

STA

a
b
c

KXP

A

a	————————
b	– – – – – – – – –
c	- - - - - - - - -

c

B

"补片"吻合

KXP

C

图 8.8 (A)可以在供体血管的分支处切断,形成比其母动脉更宽的吻合口。切口斜度决定吻合大小:斜切口(a.绿色实线)比直切口(c.黑色虚线)长,吻合面积大。(B)分支处切断术即使是直切口(c.黑色虚线)也可能造成供体动脉吻合扩大呈漏斗状。(C)分支处切断术供体血管与受体的线性动脉切口吻合,形成"补片"吻合,偶尔用于颞浅动脉的额支和顶支分叉处。STA,颞浅动脉。

吻合口。或者,横跨动脉基底部的斜切口可以修剪成鱼嘴状,以将椭圆加宽成四边形。

采用分支处切断术处理供体血管和采用线性动脉切开术的受体血管之间形成一种"补片"吻合,偶尔用于颞浅动脉额支和顶支分叉处吻合。在分支的两侧皆行斜行切口可以增加吻合口的面积。分支处切断术也可用于有分支的移植桥血管,在隐静脉移植血管经常见到。

分支处切开术

分支处切开术与分支处切断术恰好相反,切口是沿着受体血管的两个分支凹面内侧切开。不像分支处切断术切除分支本身,而是沿着分支切开,两侧分支围成一个吻合缘。当受体动脉管径较小并且 T 形吻合不匹配时,通常将这种动脉切开术与插入式搭桥一起使用。可以调整分叉处的这个新月形开口以匹配移植血管的口径。在这种情况下,分支处切开术能够进行端-侧吻合,使得血流方向与受体母动脉一致,而不是垂直于其较小的分支动脉,从而扩大吻合区域并同时供应 3 条动脉(图 8.9)。

新月形的切口吻合技术难度较高。不像鱼嘴状切口的吻合缘都位于血管的中间平直段,这种新月形切口的吻合缘刚好是在新月形切口凹陷的中间。鱼嘴状和分支横断切开术都是增大供体血管的血流量,而分支处切开术是增加受体血管血流量。这种切开术适于在外侧裂深部的大脑中动脉受体血管与隐静脉移植物吻合时隐静脉移植物管径过大的情况,可以有效地降低吻合的困难。

没有回头路的冒险

动脉切开术是一个没有回头路的手术。如在术中出现问题,供体血管的获取、操作区域准备以及临时阻断血流这些操作都是可逆的。然而,一旦切开了大脑中动脉的主干,或是从椎动脉动脉瘤上切除小脑下后动脉,都是不可逆的。动脉切开术需要确保搭桥是可行的及动脉切开后可以重建。如果小脑下后动脉被栓塞在延髓穿孔处,无法移动到椎动脉的吻合端如何处理?如果切除动脉瘤后动脉两端无法吻合又该如何处理?这些不确定因素会导致在动脉切开时的决策更加困难。

动脉切开术就像是"没有回头路的冒险",就像是你要爬一座墙又要兼顾帽子是否会掉下来。把帽子抛出墙外后,迫使你做出一些可能造成灾难性后果的重要决策。确保这个搭桥手术成功的因素可以是缺血并发症的考量、搭桥手术的指征、技术含量、搭桥手术的难易度以及团队的协作。所有这些因素都会在某个关键时刻对神经外科医生产生影响并考验其心理素质。

分支处切开术

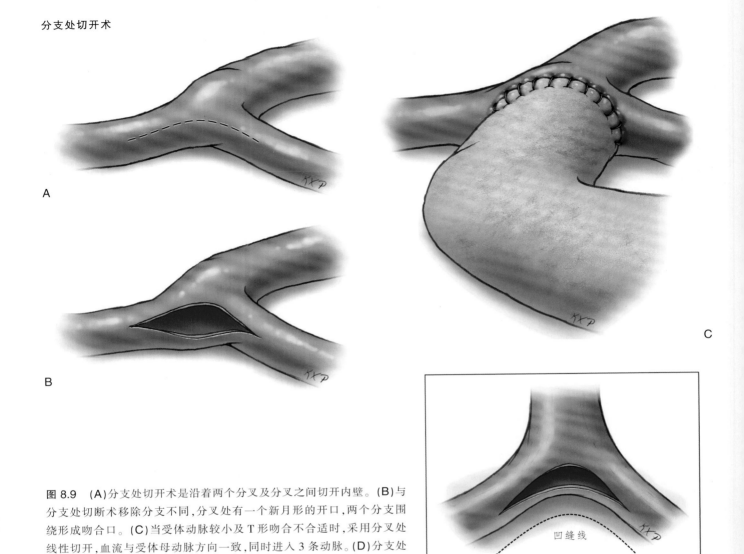

图 8.9 (A)分支处切开术是沿着两个分叉及分叉之间切开内壁。(B)与分支处切断术移除分支不同,分叉处有一个新月形的开口,两个分支围绕形成吻合口。(C)当受体动脉较小及 T 形吻合不合适时,采用分叉处线性切开,血流与受体母动脉方向一致,同时进入 3 条动脉。(D)分支处切开术形成一条凹缝线,在其中点闭合,可能更容易穿针。

凹缝线

动脉切开术的进行需要有深谋远虑和足够的自信。在进手术室之前,必须把列出的顾虑全部思考一遍,不然就会一直在你脑海中潜伏徘徊着。信心能够安抚飘忽不定的想法,而信心是需要在手术经验中逐步建立的,从简单的 STA-M4 MCA 到浅部搭桥如高流量颅外-颅内移植血管插入式搭桥术和枕动脉-小脑下后动脉搭桥术(OA-p3 PICA),这些经验使你有勇气去做更深一层的位于大脑纵裂的搭桥,如侧-侧和端-端颅内-颅内血管搭桥术。一旦信心建立起来之后,即使在最深处、最困难的颈动脉和环池区域,用管径不匹配的移植血管进行多处吻合等情况下进行搭桥都将是顺利和应对自如的。

在学习某种新的技术、尝试某种新的搭桥以及挖掘自己能力的过程中,最初可能会信心不足,但随着时间的推移,信心会随着经验的积累而增长。作为血管神经外科中为数不多的重建性干预措施之一,搭桥手术需要技巧、创造力和近乎完美的手法。当然,搭桥手术也需要有足够的勇气去克服搭桥本身的困难和风险。做搭桥手术的外科医生必须去克服所有可能让人放弃的困难,并鼓足勇气将你的帽子抛出墙外,勇敢前行。

第 9 章

缝合技巧

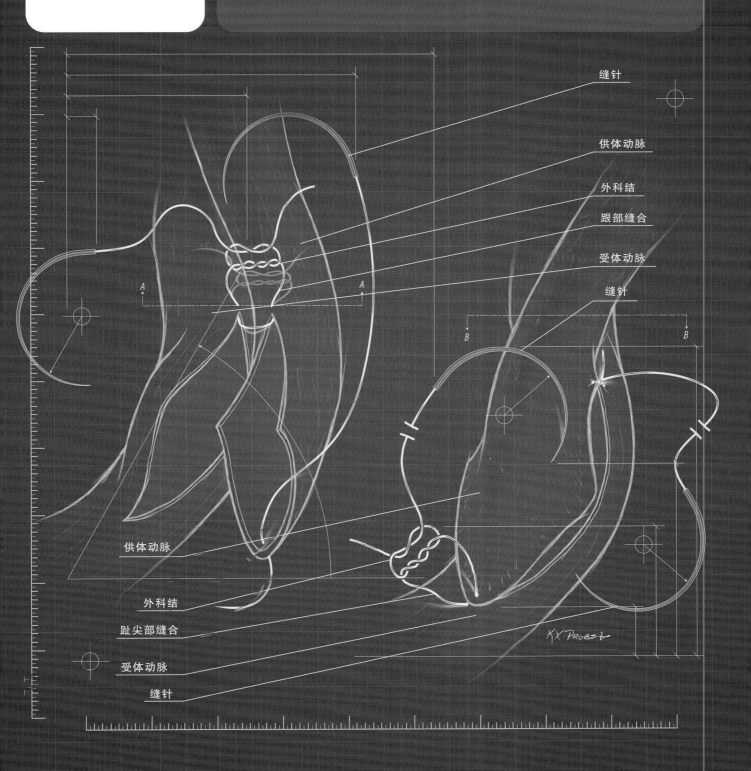

缝针

供体动脉

外科结

跟部缝合

受体动脉

缝针

供体动脉

外科结

趾尖部缝合

受体动脉

缝针

KX PROBST

技术

　　就像支柱可以使建筑物更加牢固一样，缝线也可以将动脉牢固地连接在一起。如同裸露的砖块和横梁展现了建筑师的工艺一般，缝合技术显示了外科医生的艺术水准。将动脉内膜外翻并平滑地贴合在一起固然很重要，但缝针数、针距和整齐性也体现了外科医生的技术、标准和骄傲。

缝合针的结构

　　缝合针分为针尖、针体和针尾 3 部分；针尾包含一个中空的部分用来连接尼龙缝线(图 9.1)。针体是带有用于无创穿透的锥形尖端的圆形设计，而针尖则是采用切割和反向切割的设计。针体型号通常为 3/8 弧度，但也有 1/4、1/2 以及 5/8 弧度。针体半径(mm)是指针体所在圆弧的半径，而弦长(mm)是指从针尖到针尾的距离。针的直径为 30~160μm(表 9.1)。制造商通常用针直径和弦长的组合对针进行编码：例如，用于大多数 STA-MCA 搭桥术的 BV75-3 缝合针具有 75μm 的直径和 3mm 弦长并搭配 10-0 缝线（Ethicon US，LLC，新泽西州，萨默维尔）。弧度和半径不在代码中体现，但会印在包装上。其他制造商如 Davis & Geck 和 Xomed 则采用其他格式的代码，可能与上述表示不同。

　　搭桥手术采用的缝线是根据美国药典(USP)规定的不同规格的不可吸收单丝尼龙线。USP 最初根据缝线的直径定义了 1~6 号缝线，但是随着制造技术的进步，更细的缝线被制造出，所以范围延伸到 0 号、00 号等。0 的数量越多表示缝线的直径越细以及拉伸强度越低。神经外科的搭桥手术通常使用 10-0 和 9-0 缝

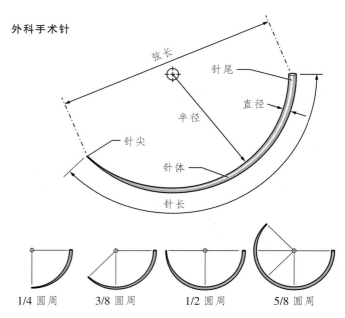

图 9.1　外科手术针的结构。针由针体、针尖和连接尼龙线的针尾构成。针体呈弧形，尖端呈锥形，可以进行无损伤性穿刺。针的弧度定义为其占一个正圆的比例。制造商使用代码对针进行描述，代码由针的直径(单位 μm)与弦长(单位 mm)组成。弦长即从针尖到针尾的直线距离。

线，其直径分别为 20μm 和 30μm。缝合针的大小与缝线成比例，其中 11-0 缝线使用最小的 BV50-3 缝合针，而 9-0 缝线使用较大的 BV100-4 缝合针。最小的 BV50-3 缝合针适用于组织更脆弱的小儿患者，但必须权衡尺寸的优点与缝线更易断裂的缺点，尤其是在连续缝合时。10-0 缝线可搭配使用 BV75-3 和 BV100-4 两种类型的缝合针。桡动脉和隐静脉移植手术首选 BV100-4 缝合针，因为越厚的血管壁需要更大的力才能使针穿透。在打锚定针第一个结时，使用强度更高的 9-0 缝线固定缝合，将分隔较远的两个动脉末端拉拢吻合。

表 9.1　缝合材料概况

缝合针直径		缝线直径				长度(cm)
(μm)	产品编码	美国药典	通用单位	μm(最小值)	μm(最大值)	
30~70		12-0	0.01	1	9	
50~70	BV50-3	11-0	0.1	10	19	
70~100	BV75-3，BV100-4	10-0	0.2	20	29	13
100	BV100-4	9-0	0.3	30	39	15
130	BV130-5	8-0	0.4	40	49	13
140~160	BV-1	7-0	0.5	50	69	

　　缝合针的直径总是比缝线的直径大。当缝合针穿过血管壁时，会使血管壁上产生针孔，缝线仅能部分填充这些针孔。当移除临时阻断夹时，血液会从这些针孔渗漏(图 9.2)。吻合口渗血是在意料之中的，但很快就会停止，这也说明了吻合口的通畅性。缝合针与缝线直径之间的差异确保了缝合针一旦穿过血管壁后不会向后脱出。保证当供体血管在术区发生移动时，穿过供体血管的缝线不会意外脱出。但是，这种尺寸的差异使得在完全进针后难以退针，强行退针将会损坏血管壁，因此，应在针穿过血管壁前拨动血管，从吻合口内检查是否存在缝合错误或透缝的情况。如果发现问题，可以及时退针，如果没问题，则可以继续进针。

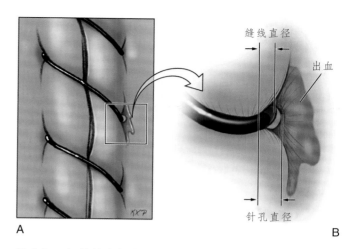

图 9.2　(A)针的直径总是比缝线的直径大，针通过后在动脉壁上产生的小孔。(B)针孔只能被缝线部分填充，因此，在去除临时阻断夹后会有渗血。

持针器

　　我们更倾向于使用钛金持针器，因其更加坚固、轻便(图 9.3)。弯头持针器可以将手腕的旋转转化为缝合针的旋转，其运动弧半径比直头持针器大。在深部区域手术时，由于沿着直头持针器轴的切线的视线被阻挡，而弯头持针器可以显露这部分视野，因此，弯头持针器更有利于观察针头情况。尽管浅部区域手术中术者的手和器械在同一水平面，可以较好地观察整个针的情况，此时弯头持针器的优势没那么明显，但是它仍然受

到许多术者的青睐。圆形手柄因为可以通过拇指和示指搓动来旋转尖端的方向，所以比扁平手柄更好。持针器手柄上的滚花设计增加了手柄的摩擦力，尖端内面的金刚石颗粒增加了持针器与缝合针之间的摩擦力。持针器还采用了流线型一体设计 (Lawton 微型钛金持针器，Mizuho America, Inc., 加利福尼亚州，联合市)。持针器不使用锁定装置，因为锁定和解锁需要额外的动作，从而中断缝合过程，并且可能会因针头的摆动而损伤组织。

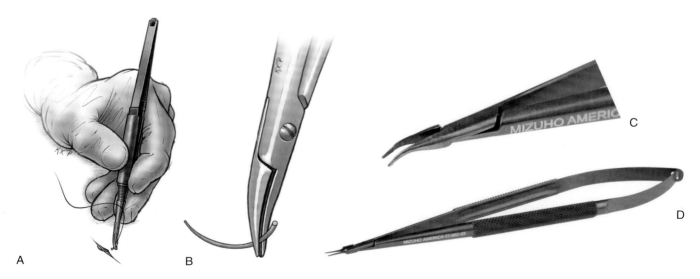

图 9.3　(A)钛金持针器因其夹持力和轻质而受到青睐。圆形手柄使仪器可以轻松地在拇指与示指之间滚动，并且滚花手柄增加摩擦力，使握持更牢固。(B)弧形持针头可将手腕的转动转化为针尖的转动，相比于直型持针头，同样的手腕转动度带来的针尖转动幅度更大。弧形持针头还可以改善针尖在深度手术区域的可见度。(C)持针器尖端内面的金刚石砂可增加摩擦力，使持针更牢靠。(D)持针器的尖端最大限度地呈锥形。

进针技巧

进针过程就是使缝合针穿过血管壁并转移到对侧的器械上,分为进针、夹持、反推和重新持针4步。进针是指缝合针穿透血管壁(图9.4)。进针时,持针器应夹持缝合针距离针尾1/3处(距离针尖2/3处),这样可以使一半以上的缝合针穿过血管壁。当缝合针与持针器垂直时,夹持是最稳定的。将缝合针的针尖放置在血管壁一侧的穿透点,显微镊的尖端放置在血管壁的另一侧。握持持针器的手向内旋转(手掌向下),使缝合针的弧面向下,同时通过拇指和示指调整针尖垂直于血管壁。通过手腕和手指的轻轻推动和旋转开始穿刺,确保针头垂直穿过血管壁全层。持针器和显微镊的配合就像跳舞一样,一个负责开始和控制进针,另一个则负责引导。使用持针器将针头穿过血管壁,同时使用显微镊推动血管壁朝向缝合针。这两个动作是对等且相反的,并且在力度和时机上是平衡的。只有某一个动作单独

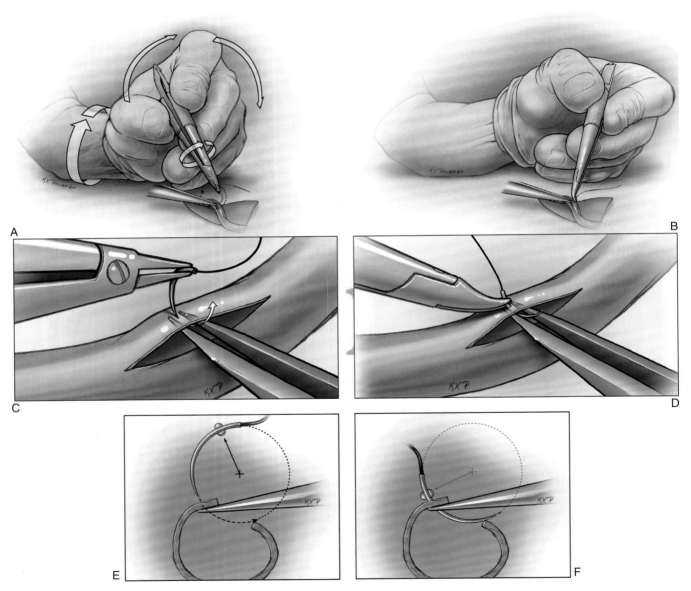

图 9.4 进针是将针穿入动脉壁并将其转移到动脉壁对侧的器械上,分为4步:进针、夹持、反推和重新持针。(A)进针是通过手腕和手的旋后动作来旋转针持。(B)握持针尖到针尾的2/3处(距针尾1/3,距针尖2/3),通过进针的动作将针的一半以上穿过动脉壁。(C)针尖放置在动脉壁外侧穿刺点处,显微镊的尖端放置在动脉壁内侧,将动脉壁组织撑起以便针尖穿刺。(D)轻推针尖进针,并且旋转腕部和手指,使针垂直穿过动脉壁全层。当持针器进针时,镊尖向进针反方向用力。(E)针的弧面向下,持针器在拇指与示指尖旋转,使针尖垂直穿过动脉壁。(F)顺着针的弧度旋转进针,直到持针器接触血管壁和对侧的显微镊为止。

完成有可能撕裂脆弱的组织。通过手腕和手指(手掌朝上)的旋转运动使前 2/3 的缝合针进针,直到持针器与血管壁和对侧的显微镊接触。这个动作几乎看不见手的运动。

当缝合针穿过血管壁之后,用显微镊夹持缝合针。等待进针期间,在血管壁对侧将显微镊尖端稍微分开,并给血管壁施加一个轻微的压力使之与针尖贴合在一起。在进针位置的对侧,显微镊可以轻松地夹持缝合针(图 9.5)。通过其他技术,例如,跨越(stradding)或夹持(tenting)(在第 10 章中讨论),将显微镊移动到位并夹持针头可能会稍微费力。显微镊夹持缝合针靠近针头1/3 处(距离针尾 2/3 处),从而可以保护缝合针的针尖。如果直接夹持针尖会使针尖变钝,影响后续的操作。除此之外,由于针尖比针体脆弱,直接夹持针尖可能会使针尖弯曲,一旦针尖发生了弯曲,将不能再无损地穿过脆弱的组织。持针器与显微镊之间的"舞蹈"继续进行,

持针器松开缝合针并将控制权移交给显微镊。这些传递发生在缝合针的针体上,始终至少有一个器械控制缝合针,并与针体金属而不是组织接触。如果没有器械夹持,即使在穿透组织的过程中,缝合针也会移动或滑离。再寻找丢失的缝合针就需要花费时间,这会打乱缝合的节奏,并且可能分散术者的注意力。

反推的过程是通过已松开缝合针的持针器进行的。在释放缝合针之后,持针器移动到血管壁的另一侧并将血管壁从缝合针的尾部推离,从而完成进针。将血管壁朝着与进针方向相反的方向轻轻推动,可以减少进针的张力,并使血管壁回到其原来的位置。反推可以使缝合针轻轻地完全穿过血管壁,从而无须夹持缝合针向前拉动,避免拉伸或撕裂血管壁。反推是通过尖端闭合的持针器,沿着缝合针的弧度将血管壁推向针尾,再推离缝合针(图 9.6)。同时,显微镊夹持缝合针并使其保持稳定,使其弧面向上,针尖向上抬高,让组织沿

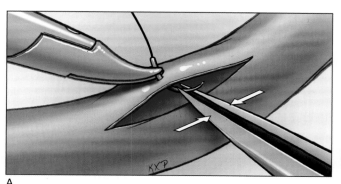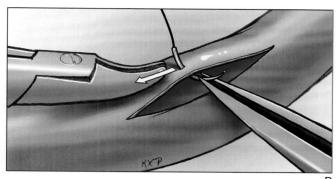

图 9.5　(A)夹持是将针从持针器转移到动脉壁对侧的显微镊上。显微镊提前在动脉壁内侧等待,向进针的反方向用力将动脉壁撑起,待针穿出后夹持针体前 1/3 处(距针尖 1/3,距针尾 2/3),可以保护针尖。(B)显微镊接针后,持针器可以松开。接针位置在针体处。在缝合的过程中始终至少有一种器械控制针。

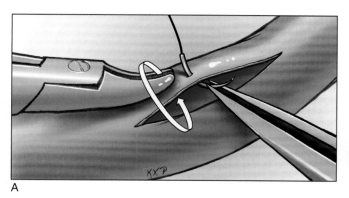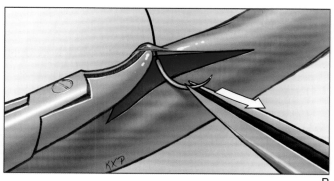

图 9.6　(A)反推是将空出的持针器转到动脉壁的内侧。(B)轻轻将动脉壁向针尾的方向推动并且完成出针。持针器将动脉壁组织向进针的反方向轻推,释放进针的张力,将动脉壁归于原位,此过程中不需要继续将针拉出,以免撕裂动脉壁。轻推组织时,持针器的夹片应闭合,顺着针尾处的弧度轻推动脉壁。同时,显微镊稳定地固定缝合针,使弧面向上,针尖抬高,使组织在针体上轻松滑过。

着缝合针向下滑动。

最后一步是重新持针。由于缝合针已经完全从血管壁穿出，并且已经处于显微镊夹持的状态，所以很容易用持针器重新持针，这一步的目的是让缝合针准备好下一次进针。对缝合针的夹持以及手的位置决定是否能够有效重新持针。在距针尾 1/3 处（距针尖 2/3 处）夹住缝合针，使缝合针与持针器垂直。重新持针是在手掌旋后状态下（手掌向上）完成的，尽管这个姿势不如手部旋前舒服（图 9.7）。当向上弯曲的缝合针被旋后状态的手重新持针时，随后的旋前动作将缝合针的曲面向下转动，使手位于接下来的进针位置，而无须进一步操作。相反，当向上弯曲的缝合针被旋前状态的手重新持针时，尽管手位于再次进针的位置，但是针的方向是错误的。这导致必须重新持针，或者使持针器在手指中旋转 180°。反推的过程会缩短缝合针进针的弧度，并且使得缝合针的针尖指向前方，针体向上弯曲，相较于全弧度进针后针体弯曲向下、针尖向后的状态，这会使得处于旋后位的手更容易重新持针。

一次进针的过程包含了进针、夹持、反推和重新持针 4 步。连续缝合时，在下一次进针之前，握持持针器的手牵拉缝线松弛部分，并且用显微镊调整缝合线圈的位置。缓慢而谨慎地牵拉缝线，注意牵拉过程中周围组织、临时阻断夹、橡胶垫的角以及其他缝合线圈处是否有线被钩住。其中一些会发生在显微镜的放大视野之外，在缝合前剪短缝线可以一定程度上避免缝线与这些物品缠绕在一起，在保持高放大倍率同时将缝线保持在视野内，可以提高缝合效率。使用显微镊可以将缝合线圈带入合适位置，在所有进针都完成后统一收紧。

针脚的术语

针脚是缝合的基本单位，它由穿过两侧血管壁的缝线和一个线结组成。连续的针脚组成缝线，连接吻合口，并最终完成搭桥手术。在吻合术中需要定义和考虑特殊的针脚（表 9.2，图 9.8）。

固定缝合/锚定针脚

固定缝合是吻合术中缝合和锚定供体血管与受体血管的第一针。在打结前，通常供体血管和受体血管处在接触或接近的位置，但即使如此，锚定针也会经常拉动和分离血管并在一定程度上导致它们发生位移。在存在张力状态下打这个结可能会拉伸或损伤血管，或撕破血管壁。通常使用外科结缝合，即在打第一个结时缠绕两圈，以防止在打第二个结时第一个结的缝线滑脱。在张力较高的情况下，可能需要更强韧的 9-0 缝线。将供体血管提前置于操作区域或深部搭桥手术区域外，在临时夹闭受体血管之前对颅外供体血管或移植物进行固定缝合的第一次进针可以缩短缺血的时间。在动脉线形切口两侧或圆形横切口的两侧进行两针固定缝合。第二针固定缝合的目的是进一步拉拢并对齐供体与受体血管，但偶尔也会在完成一侧的缝合之后再进行，这样做可以在缝合管腔内部时保持血管内部暴露。在端-端吻合中，第二针固定缝合通常不会放置在与第一针固定缝合完全正对的位置，从而避免血管两端紧密接合在一起，以将血管壁暴露出来。

跟部缝合

跟部缝合是针对鱼嘴状切口动脉特有的缝合。鱼嘴状动脉切开术的斜向切口和纵向切口使供体动脉呈足状，在斜向横断面的末端远侧为趾尖部，而在近侧为跟部。跟部缝合是在鱼嘴状动脉切开术的近端，即在四边形孔的锐角处的缝合。吻合口中的供体动脉开口向下，覆盖跟部，这使得跟部缝合难以进行。当进行跟部缝合时，可以旋转供体血管使之切口向上以完成第一次进针（从外向内），然后旋转切口使之向下以进行其余的缝合（图 9.9）。再在受体血管第二次进针（从内到外）以完成跟部针脚。

趾尖部缝合

趾尖部缝合是用于鱼嘴状切开后的供体动脉的第二针固定缝合，其第一次进针很容易穿过远端组织的一个小三角形区域（图 9.10）。跟部缝合完成后进行趾尖部缝合，因其不需要旋转或移动血管。趾尖部和跟部缝合仅适用于鱼嘴状和斜切口动脉切开术，因为成角度地切开使供体血管两侧是不同的，垂直动脉切开术因供体血管的两侧是相同的而不适用。

角针脚

角针脚在缝线中与锚定针脚相邻。它是在两个锚定针脚完成后的第 3 个针脚，也是连续缝合过程中的

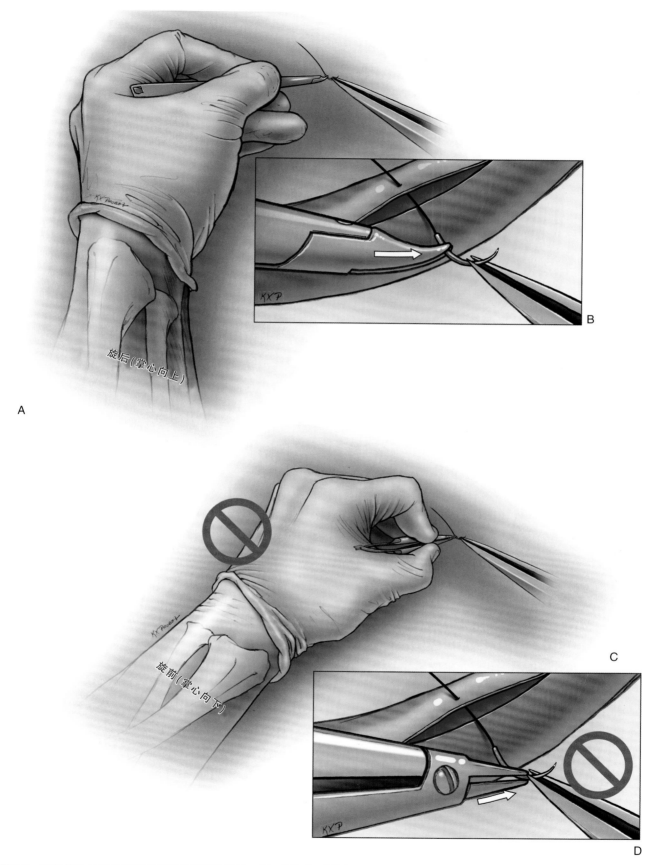

图 9.7 重新持针是将针重新夹持到位以再次进针。(A)手旋后(手掌向上),虽然此位置比手掌向下位较为不舒适,但将针弧向上的针用旋后的手重置固定时,随即的旋前动作可将针弧转向下,从而准备好手位以便再次进针。(B)持针器夹住针体的 2/3 处(距针尖 2/3,距针尾 1/3),针与持针器垂直。(C)如果用旋前的手重置针弧向上的针时,虽然手位准备好再次进针,(D)但是针尖朝向错误,无法垂直进针。

表 9.2　吻合术中缝合列表

缝合	数目	顺序	描述	技巧
固定缝合/锚定针脚	2	第一,第二	在动脉切口末端连接供体和受体血管	减张;外科结
跟部缝合	1	第一	鱼嘴状切口血管的固定缝合	旋转供体动脉完成第一次进针;提前持针
趾尖部缝合	1	第二	鱼嘴状切口血管的固定缝合	无须旋转供体动脉以进行缝合;提前持针
角针脚	4	第三,最后	靠近锚定针脚的针脚	采取分别进针;容易透缝和渗漏
连续缝合	若干	第四以后	在缝线上连续进针无须打结	双层穿透进针
间断缝合	若干	第四以后	完成一针并打结	双层穿透进针
中间针脚	2	第三	缝线中间的间断缝合	对齐血管壁并保持管腔开放
入腔针	1	第三	缝合针从外到内进行腔内缝合	在锚定针脚下从一侧血管壁进针后不打结
出腔针	1	最后	缝合针由内向外穿过,与锚定针线尾打结	在锚定针脚下从一侧血管壁出针后打结

第一个针脚。很多技术错误都发生在缝合角针脚时,大多数吻合口漏也发生在此处。切开后的血管末端和角落空间狭小,难以显示吻合口的边缘,并且容易在进针时穿过对侧的血管壁造成透缝。我经常使用两次独立进针以完成角针脚,使用 4 步循环分别使针穿过每侧动脉壁(图 9.11)。角针脚的每次进针都必须紧靠锚定针脚,以保证紧密缝合,较好的第一针进针方向往往朝向吻合口的下游,然后第二针必须朝向吻合口上游,与上一针进针方向近乎垂直,这样可以确保出针点在线结边上并且固定吻合口侧角。当然这种进针的变化需要重新调整手的方向并重新置针。缝线中接下来的进针是用"双层穿透"的方法穿透血管壁,然后利用 4 步进针法反复进行进针、反推、重新进针等步骤。角针脚下游常规使用双层穿透的方法缝合,血管可较松散地对齐。

一条缝线有两个角针脚,一个在起始端,一个在末端,所以血管吻合总共有 4 个角针脚。与第一个角针脚的缝合不同,另一个角针脚通常采用单次双层穿透的方法缝合。另一个角针脚的末端和侧角处的风险与第一个相同(甚至可能更大,因为在缝线的末端,血管自然闭合),但是组织的对齐可以使该进针比较安全。但是,另一侧缝线的第一个角针脚仍然需要使用两次分别进针的手法,以 4 步循环分别穿过每侧动脉壁。

连续缝合

连续缝合(running stitch)是使用 4 步吻合法进行连续的缝合,首先进针穿透两个血管壁,然后不打结,继续进行下一针的缝合。这是最基本、最主要的缝合,因为连续缝合的针数很多,而且位于缝线的中间。连续缝合形成缝合的节奏,这样可以使外科医生在完成一针后很快进行下一针的缝合。这些针脚位于吻合口两端之间的开阔空间,可以清晰地观察血管内腔和血管壁。针可以在动脉切口的中间穿过柔软的组织,进行经济有效的双层穿透缝合,这是最简单、简便、快速的方法。

针脚至血管吻合口边缘的距离应为较薄的皮层动脉壁厚度的 2 倍,或者与大动脉以及移植物的管壁相当(图 9.12)。针距随着吻合口的长度以及供体和受体的厚度而变化,但大致为较薄的皮层动脉壁厚度的 4 倍。对于典型的颞浅动脉-大脑中动脉(STA-MCA)吻合,每毫米应当有 3~5 针,总共 8~12 针。这些针迹应当相互平行,并且有规律地分隔开,并针对供体和受体之间的口径不匹配进行调整,靠近锚定针脚和角针脚的针间距应更小以达到更合适的密封效果,保持较短的缝线可以减少每个缝合周期之间缝线必定会产生的松弛,并且可以保证所有操作都在高倍放大的区域内。保持稳定的连续进针,可以形成从一个针脚至下一个针脚美丽的螺旋形缝线。

间断缝合

间断缝合与连续缝合的区别仅在缝合完毕后进行打结,这需要把针放下,更换器械、打结、剪线,然后再次夹持缝合针。其他步骤都是一样的。(间断缝合的部位和顺序将在第 11 章中讨论。)

中间缝合

中间缝合是指为了进一步使动脉壁相互贴合,在两个锚定针的中点进行间断缝合。如果两个锚定针位于 0° 和 180°,中间缝合的点位于 90° 和 270°。中间针脚

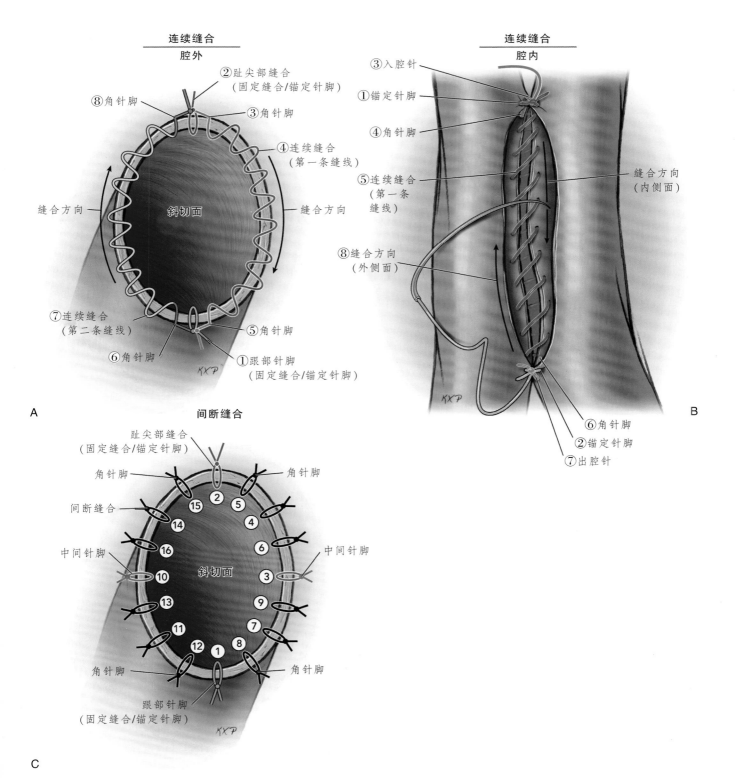

连续缝合
腔外

⑧角针脚

②趾尖部缝合
（固定缝合/锚定针脚）

③角针脚

④连续缝合
（第一条缝线）

缝合方向

斜切面

缝合方向

⑦连续缝合
（第二条缝线）

⑤角针脚

⑥角针脚

①跟部针脚
（固定缝合/锚定针脚）

A

连续缝合
腔内

③入腔针

①锚定针脚

④角针脚

⑤连续缝合
（第一条缝线）

缝合方向
（内侧面）

⑧缝合方向
（外侧面）

⑥角针脚

②锚定针脚

⑦出腔针

B

间断缝合

趾尖部缝合
（固定缝合/锚定针脚）

角针脚

角针脚

间断缝合

⑮　②　⑤

⑭　　④

中间针脚

⑯　　⑥

中间针脚

⑩　斜切面　③

⑬　　⑨

⑪　　⑦

角针脚

⑫　①　⑧

角针脚

跟部针脚
（固定缝合/锚定针脚）

C

图 9.8　(A)连续缝合技术的针脚用腔外端–端吻合或端–侧吻合中斜切的供体动脉图示显示。(B)连续缝合技术的针脚用侧–侧原位吻合术的第一条腔内缝线的图示显示。(C)间断缝合技术的针脚用腔外端–端吻合或端–侧吻合中斜切的供体动脉图示显示。圆圈中的序号表示缝合位置的顺序。

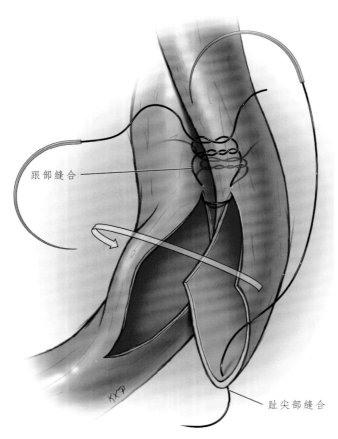

图 9.9　跟部缝合是用于鱼嘴状动脉切口近端的固定缝合。鱼嘴状动脉切开术的斜横切口和纵行侧壁切口使动脉切口呈现足的形状，供体的吻合面向下如同足覆盖跟部。跟部缝合由两针组成：缝合的第一针，使供体的吻合面向上，由外向内进针；第二针由内向外进针，完成跟部缝合，并且将供体动脉旋转至吻合面向下，便于随后的吻合（箭头所示）。注意跟部缝合使用外科结。

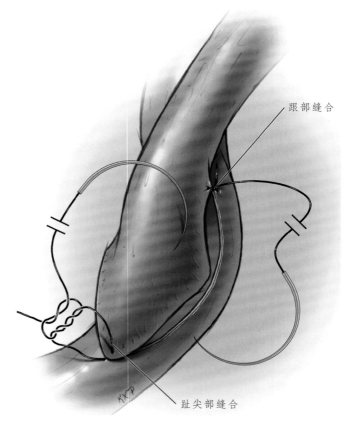

图 9.10　趾尖部缝合（toe stitch）是用于鱼嘴状供体动脉切口远端的固定缝合，是跟部缝合后的第二针固定缝合。完成跟部缝合后，供体血管吻合面向下，趾尖部缝合进一步将其固定，此外无须再旋转或移动供体血管。注意打外科结固定。

的点也可以变为三等分点或者四等分点。中间针脚外翻吻合口的边缘并保持血管腔的开放。中间针脚经常与间断缝合法一起用，但也可以与连续缝合法一起使用。

入腔缝合

　　入腔缝合一般在原位侧-侧吻合中使用，在第一个锚定针打结后将针从腔外穿至腔内，在腔内缝合第一条缝线。该针仅一次进针，不打结，可以将血管腔外侧容易导致血栓的线结与内侧有血流经过的缝线分开。入腔针通过锚定结的下方仅穿过一层动脉壁，从更容易的那侧穿入即可（图 9.13）。这种缝合没有结构上的重要性，只是为了将缝合针送入腔内以进行缝合，有时将其称为"翻转缝合"，因为它将针头的位置从动脉外

侧翻转到了内侧。

出腔缝合

　　出腔缝合是在原位侧-侧吻合时入腔缝合的对侧缝合。连续缝合完成后将针从腔内转移至腔外，与第二个锚定结的留线打结固定。这种缝合同样是一次进针，不打结，并将血管腔外侧容易导致血栓的线结与内侧有血流经过的缝线分开，缝合针通过锚定结的下方仅穿过其中一个动脉壁，从更容易的那侧穿出即可（图 9.14）。

缝合顺序

　　吻合口一般靠近术者的为前壁，远离术者的为后壁。通常来讲，首先缝合后壁。因后壁往往难以缝合，且更容易出错。只有第一条缝线可以在旋转供体动脉后

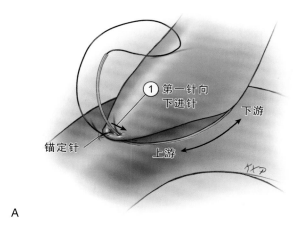

A

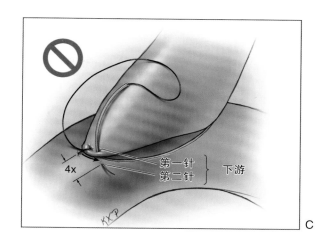

C

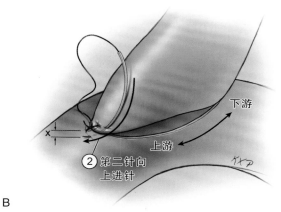

B

图 9.11　角针是在锚定针两侧的缝针，容易犯技术性错误并导致吻合口漏。动脉切开的末端和成角在此处狭窄的空间内相互覆盖，针头容易穿过对侧的动脉壁。(A)角针需要两次分别进针，通过 4 步循环分别使针穿过每侧动脉壁。第一针在锚定针旁进针，紧密封锁锚定针周边的动脉壁，针尖朝向下游进入吻合腔。(B)第二针也同样在锚定针旁进针，但针尖朝向上游，几乎与第一针垂直，在锚定针旁出针，以达到固定吻合口侧角的目的(出针距离：x)。在此过程中需要调整手的方向并重新置针。(C)当角针由一次双进针穿过两层动脉壁时，第二针的针头依旧朝向下游，出针点距离锚定针距离较大(出针距离：$4x$)，容易导致渗漏。

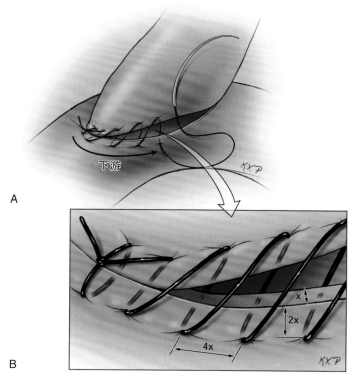

A

B

图 9.12　(A)连续缝合的针迹是连续的、使用 4 步法进针完成，单次穿透两层动脉壁(厚度 x)，继而进行下一次进针，中间不打结。(B)进针点与动脉切口缘的距离：对于较薄的皮质动脉，应为动脉壁厚度的两倍($2x$)；对于较厚的大动脉，应为动脉壁厚度的 1 倍(x)。同侧两进针点之间的距离，对于较薄的皮质动脉，应为动脉壁厚度的 4 倍($4x$)，或每毫米缝 3~5 针。

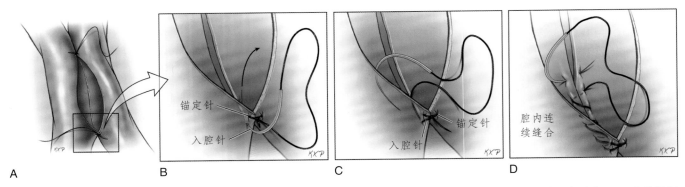

图 9.13 （A）在侧-侧原位搭桥中，锚定针打结完毕后，入腔针将针从血管腔外转移至腔内，继续缝合腔内第一条缝线。（B）入腔针仅一次进针，不打结，分隔腔外的锚定结与腔内的针和缝线。入腔针通过锚定结的下方仅穿过其中一个动脉壁。（C）此针的目的是将针转移至腔内。（D）在腔内继续连续缝合。

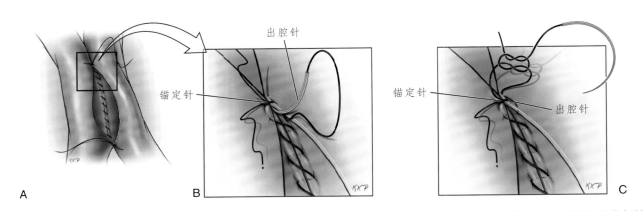

图 9.14 （A）出腔针对应入腔针，用于侧-侧原位搭桥中，连续缝合完成后将针由腔内转移至腔外，与第二个锚定结的留线打结固定。（B）此针同样仅一次进针，不打结，通过锚定结的下方穿过其中仅一个动脉壁。（C）完成出腔针后，将其与锚定结的留线在腔外打结固定。

在动脉内检查缝合是否有误（第二条缝线缝合后吻合口即密封），因此，应为后壁保留腔内检查的机会，原位的侧-侧吻合说明了以下观点：如果没有首先在腔内缝合后壁，那么在前壁已缝合的前提下将无法完成后壁的缝合。

对于头皮动脉，供体动脉的走行可能覆盖或闭合其中一侧的吻合口，使其比另一侧更难缝合（图 9.15）。例如，在 STA-M4 MCA 搭桥过程中，颞浅动脉从颞侧靠近受体血管 MCA，覆盖吻合血管的下壁，从而使得血管的后壁闭合，前壁开放。应在缝合两侧的锚定针后，将 STA 向额侧牵拉，缝合颞侧被闭合的一侧吻合口，然后恢复至血管的自然位置进行较简单的另一侧前壁缝合。预留较长的 STA 供体血管也有助于打开被关闭的一侧吻合口。在这种情况下，后壁和封闭一侧是相同的，但是在选择从哪里开始缝合之前，应分别考虑这些不同的因素。

后壁和闭合侧在端-侧吻合和头皮供体动脉中显得更困难，因为两条汇聚的动脉使得两侧产生差异，但移植血管可自由移动，容易翻转而不会关闭一侧吻合口。对于端-端吻合，由于动脉可以来回转动，所以先缝合哪一侧的吻合口是没有区别的，然而，在动脉被牵拉太紧而无法旋转时，后壁可能需要先使用原位侧-侧吻合的方法进行腔内缝合。

"后壁优先"的规则也有例外，垂直于左右两侧的动脉吻合口并没有前后壁，在这种情况下，缝合顺序变得无关紧要。在有些情况下，后壁的吻合尤其具有挑战性，先缝合较简单的前壁可以让较难缝合的后壁变得简单。首先完成前壁的缝合可以避免缝合后壁时前壁贴在后壁上造成透缝。这种违反"后壁优先"规则的做法可能最终有助于吻合。

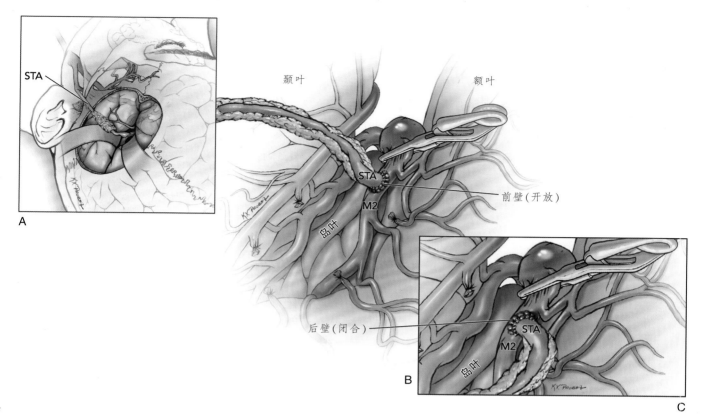

图 9.15　吻合口有前后两壁,前壁为与术者靠近的一侧,后壁为远离术者的一侧。通常的吻合原则是,先缝合后壁,后缝合前壁,目的是将较好的管腔视野留给较难缝合的后壁。(A)头皮血管的走行可能覆盖缝线轨迹,或距其中一侧缝线轨迹较近,使缝合另一侧较为困难。(B)在 STA-M2 MCA 血管吻合时,STA 从颞侧靠近受体 MCA 血管,覆盖吻合血管下缘,使得前壁开放,后壁封闭。(C)完成锚定针后,将 STA 向额侧牵拉有助于缝合颞侧被覆盖的吻合口后壁。预留较长的 STA 供体血管也有同样的作用。STA,颞浅动脉。

缝合血管除了吻合两侧外,每一侧也可以按照两个方向(顺时针或逆时针方向)缝合。仅在端-侧吻合以及鱼嘴状供体动脉中需要选择缝合方向,因其第一条缝线是从趾尖部至跟部。最难缝合的部位在针尾部位,因为供体动脉覆盖了这个部位。从趾尖部开始吻合,就将这些较难缝合的部位置于吻合部位的中间,此时组织仍较为松散且便于移动,而不是在血管吻合的最后组织已经最紧密贴合时。从趾尖部开始吻合也意味着在趾尖部结束,把最容易缝合的部分留到最后。

技术错误

技术错误时有发生。缝合轨迹上光滑的缝线可能看起来很完美,直到进行腔内检查时才显示透缝。缝线脱出、断裂、非全层缝合、透缝、缝针弯曲、折断或变钝,尽管通过预防可以进行最佳的管理,但仍必须认识和修复错误(表 9.3)。

撕裂

缝线可以撕裂血管壁,从脆弱的动脉组织中脱出。原因可能是进针力太大,反推时不小心,针脚太靠近吻合口边缘,或者双层进针过程中过度调整针头。此时,拉紧缝线时不能将两侧的血管壁对合在一起,在缝线间留下间隙。此外,垂直于吻合口的豁口可能会进一步加宽这个间隙。修复需要两针,在横向撕裂的最深点处的两侧各一针,这样可将撕裂处的最顶端拉拢至吻合口处(图 9.16)。缝合点仅略微超越顶点,因为这些缝合可使动脉变窄,而只有一针的修复必须放在撕裂的顶点深处,这样会加重狭窄。因此,一次较差的进针会增加另外两次不必要的缝合,还使吻合口小幅度狭窄,浪费宝贵的手术时间。术者必须非常小心地修补,避免进一步撕裂。

表9.3　缝合错误汇总表

错误	描述	原因	组织损伤	修复	补缝	线结	进针次数
撕裂	缝线撕裂血管壁	强力进针，反推不慎，针距较小，双层穿透进针	吻合口间隙、吻合口横向撕裂	邻近区域两针紧密缝合	0	0	2
透缝	缝针勾住对侧血管壁或边缘	隐藏缝针轨迹，对侧动脉壁向内折叠	关闭了吻合口	修剪夹边，或剪线后更换缝线并与断端打结	1	3	1
缝线断裂	缝线断裂	打结或夹持时，镊子过度挤压缝线	无	更换缝线	1	2或3	1
非全层缝合	缝针没有穿过血管壁全部层次	斜行进针，过早出针	不完全外翻，暴露中膜，血栓形成	将缝线剪断，重新缝合，与断端打结	1	3	1
针的损坏	弯曲、断裂或变钝的针	较差的抓握手法，持针器的过度挤压，或不适当的强力进针	增大针孔	更换缝线	1	2	1

透缝

当缝合时缝针缝到了对侧血管壁就会导致透缝，这种错误不会像撕裂血管壁那样损伤组织，但这样的操作会将对侧的血管壁拉入缝线内并关闭吻合口。穿过吻合口腔内的缝针路线隐藏在缝合血管壁后面，对侧管壁可以随着针迹折叠。该失误可以通过以下几种方法避免：首先将暂时无须缝合的血管壁尽量远离正在缝合的血管壁；第二，从开始到结束，通过保持连续缝合线环的松弛并且开放血管吻合管腔来追踪针头；第三，可以在血管腔内插入物理屏障，将暂时无须缝合和正在缝合的血管壁进行物理分离，用一根很薄的橡皮管可以将后壁撑开，但橡皮管的插入和移除会损伤动脉内膜的表面，因此我不推荐使用这个方法。在颅外-颅内血管搭桥术中一个更简单的屏障是将鱼嘴状供体动脉的一角折叠到受体动脉的管腔内，它可以撑起对侧的受体动脉壁，在完成缝合后可以很容易翻转出来。这个角是鱼嘴状供体动脉所特有的，在线性动脉切开术、侧-侧吻合术以及横断面的端-端吻合或垂直型动脉切开术的端-侧吻合中均不存在。

透缝大多发生在外科医生缝合第一侧吻合口时，因为对侧的血管壁是松散的。较少发生在缝合另一侧吻合口时，是因为对侧的血管壁已经缝合到缝线中。透缝经常在缝合时难以被发现，往往是在完成第一侧的缝合后进行拉紧，旋转供体动脉并检查缝线后才能发现。往往有两种类型的透缝：动脉切口边缘（更常见）以及在动脉吻合口下方穿过对侧血管内壁的损伤（相对罕见），当透缝仅勾住对侧血管边缘时，可以修剪血管边缘以释放缝合线环并取走血管边缘碎块（图9.17）。只有在缝线保持完好且需要修剪的边缘较小时，此方法才有效。当透缝勾住了对侧的血管内壁时，必须剪断此处缝线，释放动脉血管壁，将所剪断的余线断端撤至管腔外。如果像动脉切口边缘透缝那样修剪组织，就会在对侧血管壁上留下一个洞。相反，应在两个余线断端之间补缝一修复针，然后将修复线的两端分别和此前剪开的余线断端进行打结（图9.17G~I）。如果能够夹持缝线的余线断端并打结，该方法需要缝合额外一针，以及两个额外的线结（总共3个结）。有时可能需要多撤一圈缝线以获得足够长度的余线断端用于打结。在这种情况下，可能还需要增加一针以缝合吻合口。

缝线断裂

缝线断裂的情况多发生在打第一个锚定结时缝线张力过度，或受损的缝线承受过度张力时，很少发生在缝合操作过程中。缝线尺寸和拉伸强度显然是重要因素，11-0缝线比8-0缝线更易断裂，而无论缝线尺寸大小，单丝尼龙线的强度都会因显微镊的抓持而削弱。打锚定结时尤其要小心处理缝线。当供体动脉与受体动脉距离接近时，锚定结可以轻轻地用缝线进行打结；而当它们相距很远时，锚定结需要较强的拉力并且可

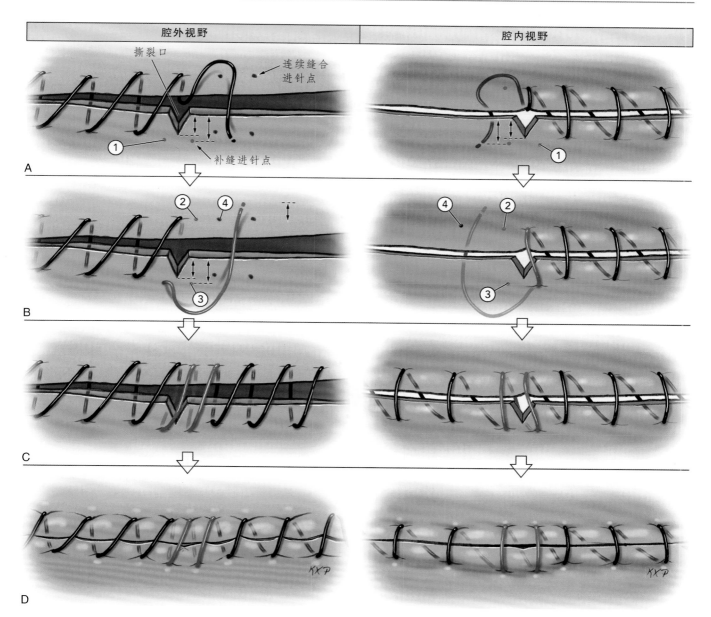

图 9.16 (A)缝合时,缝线可能撕裂动脉壁并从动脉壁中脱出,导致动脉壁产生缺口,缝线间产生缝隙,腔外如左侧图示,腔内如右侧图示。修复需以相同的方式补缝两针(图中蓝色线圈示),一针在撕裂口上游侧、进针点超过撕裂口最远处(①)。(B)一针在撕裂口下游侧,进针点与上一针相同(②至③)。修复完毕后继续连续缝合(④)。(C)完成缝合。(D)加固后,修复针将撕裂口尖端拉回缝线轨迹内,并且不造成动脉狭窄。修复时,进针需格外谨慎,以免进一步撕裂动脉壁。

能破坏缝线。如果需要使用较大的力量时,应停止操作,并进一步游离、移动血管。当这种情况不可避免时,应将强拉力施于缝线的尾部,而不是带针的那一端。只要有足够长的线保证完成打结,我们就不必担心缝线尾部断裂。然而,缝线针端断裂会破坏缝线,此时就需要更换缝线。

新的单丝尼龙线都具有平滑的曲线,但当受到挤压时,在受压位置往往会形成一定角度。当拉紧缝线时,缝线会在这些薄弱点断裂。需要立即替换这些断裂的缝线。当缝合过程中发生缝线断裂时,可在紧接着断端的位置补缝一针并打结;收紧上端缝线后,将断裂的末端与新结的尾线打结(图 9.18)。然后以新的替代缝

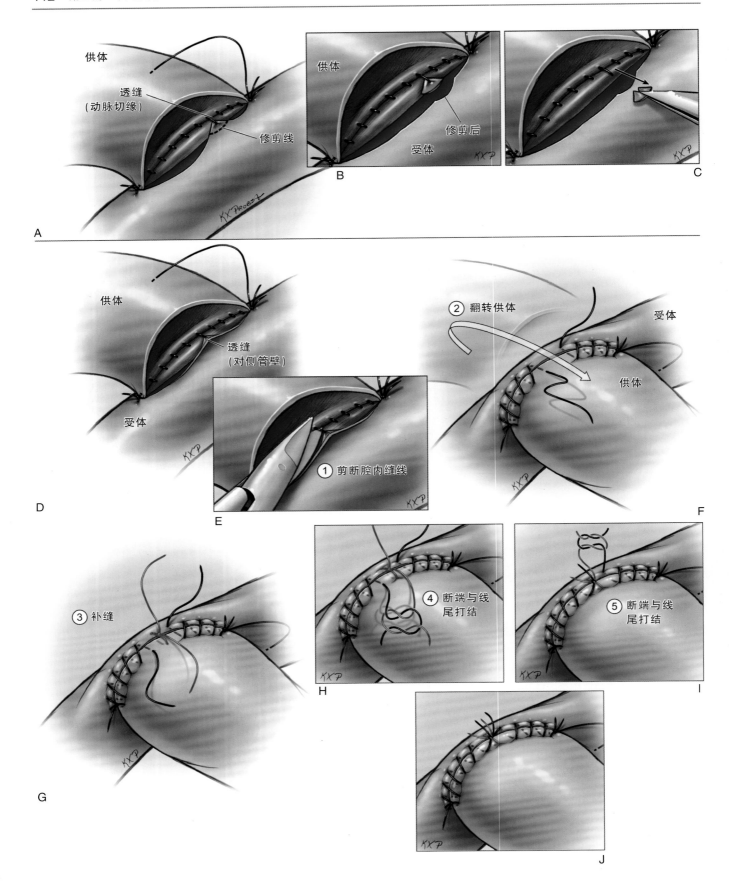

A

B
供体
受体
修剪后

C

供体
透缝
（动脉切缘）
修剪线

D
供体
透缝
（对侧管壁）
受体

E
① 剪断腔内缝线

F
② 翻转供体
受体
供体

G
③ 补缝

H
④ 断端与线尾打结

I
⑤ 断端与线尾打结

J

线继续缝合。当缝线断裂发生于连续缝合收紧缝线时，可在紧接着断端的位置补缝一针并打结；拉紧上端缝线后，将断裂的末端与新结的尾线打结。然后下游缝线的断端与新结的另一个尾打结，收紧下游缝线后继续缝合（图 9.18D）。此处新结的功能类似于两个断端的锚，并且不需要继续使用缝合针，因为连续缝合操作已经完成。缝线断裂也可发生在打缝线末端的锚定结时，但只要尾部长度足以完成打结，这些断裂是无关紧要的。

非全层缝合

正确的缝合是垂直进针，穿过血管壁全部层次并将其完整地缝合到一起，垂直出针。全层进针在吻合口内部将内膜表面结合在一起，这样有利于其内皮化从而使吻合口保持通畅。相反，当进针不良时，如缝针斜入血管壁从中途穿出，造成中膜的结缔组织与内膜接触，这样极易导致血栓形成从而造成搭桥闭塞（图 9.19）。部分层厚进针也可能会削弱缝线强度。非全层缝合多发生于厚壁血管，如移植动脉和动脉粥样硬化的供血动脉。隐静脉外膜较厚，桡动脉有外膜和肌层。动脉粥样硬化的供血动脉，如 ECA、CCA、VA 的 V3 段均较厚，且时有钙化，并可能有斑块存在。因此，最好避免使用有动脉粥样硬化病变的部位作为供体，而选择一个与其相邻的无病变的位置。否则，可能需要先行内膜剥脱术清理此供血动脉。通过充分旋转手腕将缝针垂直于血管壁，使缝针一直穿透内膜层，并在进针过程中在横截面上观察血管壁及其各层情况，以防止非全层缝合。

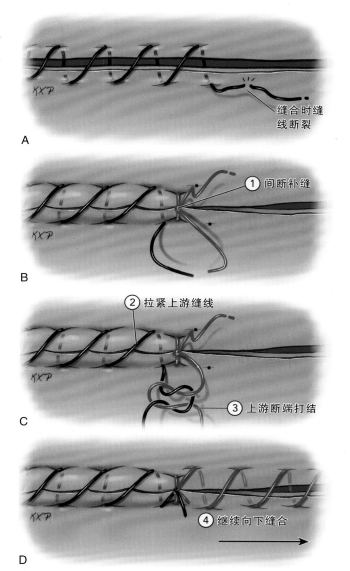

图 9.18　当打第一个锚定结时，过大的张力会损伤缝线，使缝线断裂，而在缝合的过程中很少出现这种情况。(A)然而，当使用压损的单丝尼龙缝线缝合时，缝线这些压损的地方断裂。(B)在断端旁补缝一针（蓝色针）并打结（①）。(C)拉紧上游缝线（②），断端与补缝的缝线尾端打结 （③）。(D) 继续用补缝的缝线缝合（④）。

图 9.17　当缝合过程中，缝合针穿过对侧，会使对侧管壁缝合至吻合口，从而吻合失败。透缝会出现在第一面缝合时，因为对侧管壁可以在视野外随着针迹折叠，而在缝合第二面时对侧管壁已经缝合完成。透缝分为缝合对侧边缘和对侧管壁。(A)当缝合到对侧管壁边缘时，可以用显微剪（虚线）来修剪，释放缝合线圈同时 (B)取走边缘。(C)缝线内的组织可以被完整移除。(D)当对侧的管壁被缝合时，需要进行更广泛的修复。(E)必须剪断缝线以释放管壁。(F)翻转供体动脉（②，箭头所示），从腔外拉出断端。(G)在断端之间间断缝合一针（蓝色）并打结（③）。(H)补缝的线尾部与上游（④）和(I)下游缝线（⑤）的断端打结，(J)这个修补需要一个间断缝合加上两个额外的结（总共 3 个结）。

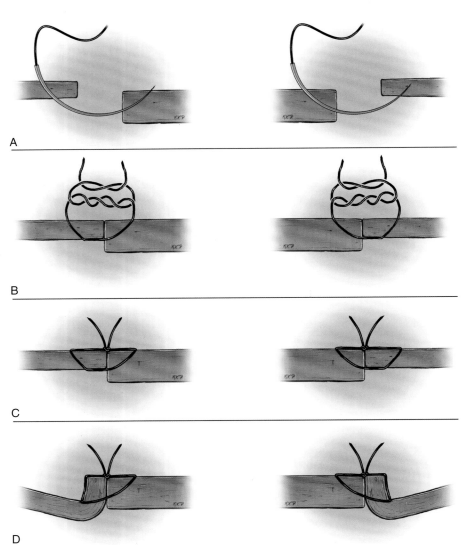

图 9.19　正确的缝合是垂直进针，穿过血管壁全部层次并将其完整地缝合到一起，垂直出针。(A)非全层缝合可能表现为从横切边缘的中间进针(左图)，也可能表现为从中间出针(右图)。(B)非全层进针使血管壁中的结缔组织与内膜接触。(C) 正常打结的力度不能纠正或覆盖管腔面暴露的中膜，可能导致血栓形成和搭桥血管阻塞。(D)增加打结力度可以覆盖这一裸露的组织，但也会使组织受到创伤。

针的损坏

良好的缝合需要锋利的缝针。小号的细针最适用于精密的吻合操作，但同时也存在易弯曲、折断及钝化的缺点。虽然钙化的组织和动脉粥样硬化病变可使针头变钝和弯曲，但是大多数针头损坏的真正原因在于术者拙劣的操作技巧，如持针器握持部位太过靠近针尖、不适当地强力进针、持针器对针头的过度挤压。在整个操作过程中，都应注意要小心保护针尖，避免持针器的抓持。针头与持针器应呈直角，而不应倾斜。持针器应夹持缝针靠近针尾的部分。缝合时垂直进针，并以旋转的力度为主(而不是推力)循弧形平滑行针。弯曲、钝的针头会损伤组织，而且会留下较大的针孔 (图9.20)。发现缝针出现上述问题时，应取一个新的缝针在当前位置缝一针并打结，将上游缝线收紧并与新结的尾端打结，用此新缝针继续下游缝合操作。当针损坏是由于组织过硬而非术者操作技术差造成时，应更换大号的缝针。

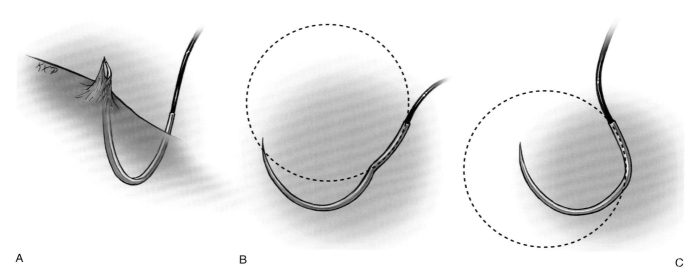

A　　　　　　　　　　　　　B　　　　　　　　　　　　　C

图 9.20　（A）好的缝合需要锋利的针尖来轻易地穿过组织、只夹持针体部来保护针尖。（B）小的细针是最容易操作的，但是也易损坏，容易向后弯曲或（C）向前弯曲。钙化组织和血管硬化会使针弯曲，但是针弯曲也可能是强行进针，进针时不垂直于管壁，以及对持针器过度用力造成的。弯曲的针尖会使组织受到创伤，并扩大管壁上的针孔。

扫码获得
★医学知识交流群
★脑血管搭桥领域
专著推荐

第 10 章

血管壁的操作

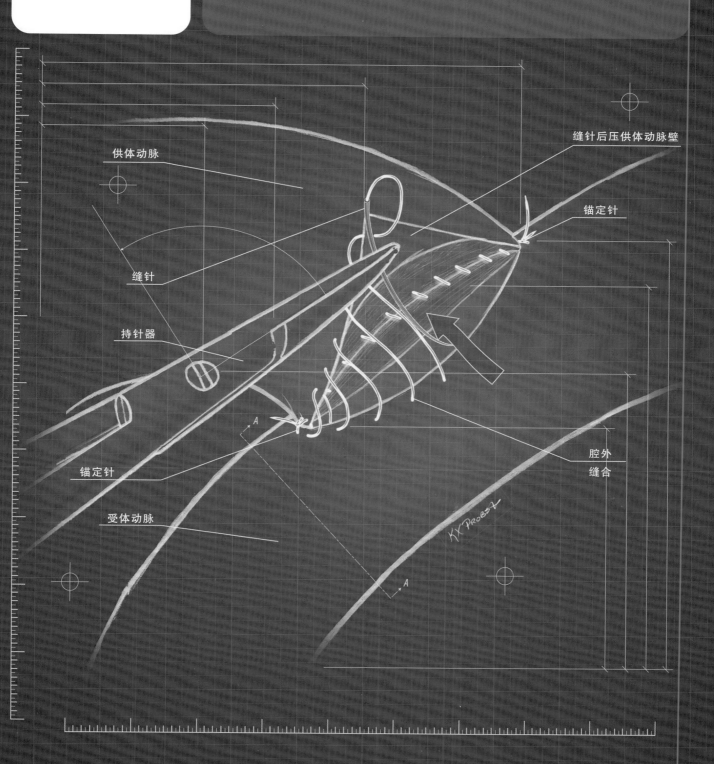

供体动脉

缝针后压供体动脉壁

锚定针

缝针

持针器

锚定针

受体动脉

腔外
缝合

KX PROBST

另一只手

在搭桥手术中,几乎多数的关注在于稳定进行重复缝合操作的优势手,因为优势手控制缝针并在其尾部留下一段精巧的螺旋缝线。而较少的注意力集中于控制着显微镊的非优势手,因为它的动作是可变的,而且不留操作痕迹。但正是由于"另一只手"控制血管组织,进行夹持、呈递,才能确保所有缝合步骤安全进行,并且进行反复循环。非优势手伴随优势手一同操作,如同舞者对其舞伴做出反应一样。搭桥手术成功的秘诀在于熟练并轻柔地使用显微镊处理组织。在缝合过程中,抓持、撑开、接触以及反压是缝合必要的步骤,如果这些操作过度,将会损伤血管内膜,促使血小板聚集,并在吻合处形成血栓。本章着重于强调这个被忽视的"另一只手"。

呈递与反压

显微镊在缝合过程中有两个重要的作用:一个作用是向针的方向呈递血管组织,另一个作用是在进针过程中反压血管壁组织。为了恰当地呈递组织,使用显微镊将动脉壁与针尖接触,将组织平面垂直于针,倾斜血管壁从管腔内观察进针过程,并将对侧血管壁移开针道的方向。为了可以适当反压血管壁,当针穿过血管壁时,显微镊适当施加反压力。显微镊在整个进针过程中仅这两次与血管壁接触,其余都是与针之间的接触。显微镊与血管的接触使缝合更精准,进针更容易,更重要的是使动脉边缘外翻。外翻血管壁,使内膜表面位于缝线上(图 10-1)。相反,内翻血管壁,这将会使血管外表面位于缝线,并且将外膜和中膜组织暴露于血流中。使用显微镊缝合的最终结果是形成较好的外

翻缝合。

呈递技术

显微镊以 6 种不同的方式将动脉组织向针尖呈递:抓持、跨越、撑开、探查、夹持以及翻转(表 10.1)。抓持是显微镊最常使用的方式,一个尖端放置在动脉内,另一个尖端放置于动脉血管壁外侧,其尖端与血管组织接触(图 10.2)。抓持会损伤血管内皮细胞,应避免此种情况发生。

跨越类似于抓持,但不伴有挤压。显微镊的一个尖端位于血管壁的内侧,另一个尖端位于血管壁的外侧,此过程中显微镊保持张开并且只有一侧尖端与血管壁接触(图 10.3)。显微镊横跨血管壁,并用一个尖端提起、移动或重新定位血管壁。与抓持相比,跨越不施加挤压力,是一种较好的无创伤的呈递方式。

撑开是最好的呈递方法。显微镊的尖端插入动脉管腔内轻轻张开,显微镊的两个尖端与血管壁接触(图 10.4)。显微镊可给针尖提供一个平滑的血管组织平面进行缝合,并且以合适的角度以满足垂直进针。显微镊是非挤压的,张开的和无创的,手柄平行于针头并垂直于持针器。在血管内分开尖端勾勒出管腔。撑开技术与跨越技术相似,除了撑开技术可以使显微镊围绕其长轴旋转 90° 之外,同时在撑开的过程中,显微镊尖端之间的线与缝线平行,而跨越则为垂直。

探查是显微镊撑开的另一种表现方式,使两个尖端挤压合为一体。尖端合并的显微镊像一个探针,通过一个点与血管壁接触,并且可以在血管壁内部提起或者进行反压(图 10.5)。这种呈递方式不同于抓持组织,它是将组织进行推移,可以使显微镊在不同的方向自由移动,从而从不同的角度呈递血管组织。探查不需要夹持组织,并且可以进行轻柔的操作,当撑开技术不方

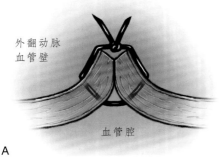

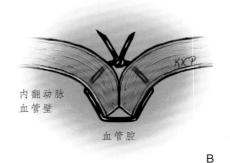

图 10.1 (A)外翻将血管内缘向外翻转,使内表面暴露在缝线上。(B)内翻将血管外缘向内翻转,使外表面汇聚在缝线上,使中膜和外膜组织暴露于血流中。使用显微镊缝合的最终结果是形成较好的外翻缝合。

外翻动脉血管壁

血管腔

A

内翻动脉血管壁

血管腔

B

表 10.1　呈递技术总结

名称	技术	接触点(血管壁)	挤压	镊脚	好/坏	方位(显微镊尖端与缝针)
抓持	血管内一点,血管外一点	2	是	闭合	坏	垂直
跨越	血管内一点,血管外一点	1	否	张开	好	垂直
撑开	血管内两点	2	否	张开	好	平行
探查	血管内两点	1	否	闭合	好	两者均可
夹持	血管外两点	2	是	闭合	好	平行
翻转	血管内两点	2	否	张开	好	垂直

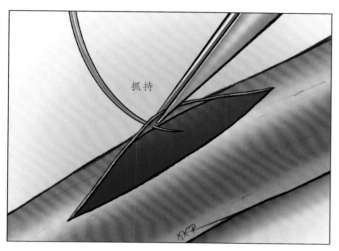

图 10.2　抓持是显微镊的自然动作:一个尖端在动脉内,另一个尖端在动脉外,通过两接触点的挤压来抓持血管壁。抓持会损伤内皮,应尽量避免。

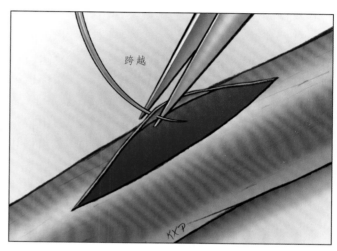

图 10.3　跨越类似于抓持,但其没有挤压。一个尖端在动脉内,另一个尖端在动脉外,但显微镊保持张开,且只有一个尖端接触血管壁。一个尖端用于提起、移动或重新定位血管壁以便穿刺。跨越不施加挤压力,是无创的,是一种较好的呈递技术。

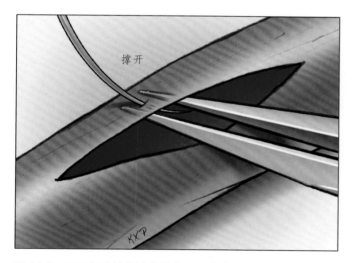

图 10.4　撑开是最好的呈递技术。两个尖端都插入动脉腔内与血管壁接触,并且显微镊稍微张开,给针尖提供一个平面,并调整角度以满足垂直进针。显微镊手柄保持其平行于针和垂直于持针器,显微镊是非挤压的、张开和无创的。在动脉内扩展双侧尖端勾勒出管腔。

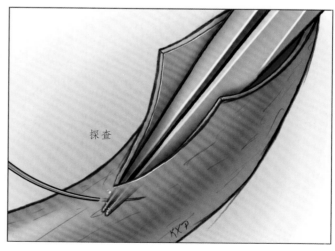

图 10.5　探查是撑开的一种变形,其将两个尖端合成一点,作用类似于具有单接触点的探针,该接触点可以在动脉内移动,以抬起或进行反压。这种呈递技术是推动组织而不是抓持组织,这给予显微镊在许多方向上的自由度,从而可以从不同的角度呈递组织。当扩展困难时,可以考虑探查技术。

便应用时,可以改用探查技术。

　　夹持对于将另外一面血管壁呈递至针尖是较为理想的方式(图10.6)。当穿透一层血管壁后,针尖位于血管腔内,显微镊移至腔外将另一侧血管壁呈递给针尖。显微镊的两个尖端均位于外侧壁,安全地夹持外膜,远离内皮细胞。此外,另一侧血管壁常内翻并在吻合的血管腔内覆盖针头。夹持外侧血管壁向上提起组织,展开对侧血管壁,并将其呈递至针尖。尽管显微镊挤压组织,但其与外膜接触,并不会损伤内皮细胞。夹持是与撑开相反的操作:显微镊尖端闭合,挤压组织,在血管腔外部;而撑开是尖端张开,不挤压血管,位于管腔内。撑开作为一种理想的针尖第一次穿进第一面血管壁方式,夹持则为一种理想的针尖第二次穿出第二面血管壁方式。

　　翻转结合撑开技术向外侧折叠血管壁(图10.7)。当血管位于深部操作空间并且朝向下方时,必须将其翻转使血管壁垂直于针,并且可以看到针通过血管壁进入管腔的轨道。血管的轴位需要与器械保持平行,并且不可以使用直显微镊,需要使用成角显微镊提起。当器械的尖端在血管内撑开并提起时,血管壁可以很好地外翻以进针。

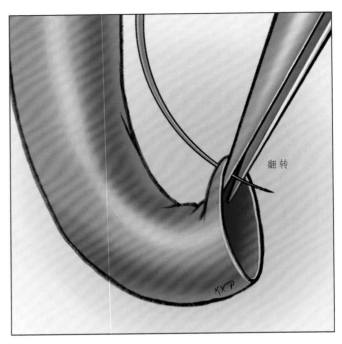

图10.7　外翻技术结合撑开技术,可将血管壁抬起并外翻。当动脉在深部手术通路向下且管腔视野受限时,必须翻转其壁,使壁垂直于针,并且将针进入管腔的轨迹可视化。血管和器械的轴线几乎平行,直显微镊可能不能抬起切缘。在这种情况下,成角度的显微镊是可用的。当该器械的尖端在动脉内撑开和抬起时,该血管壁将会外翻,从而利于缝合。

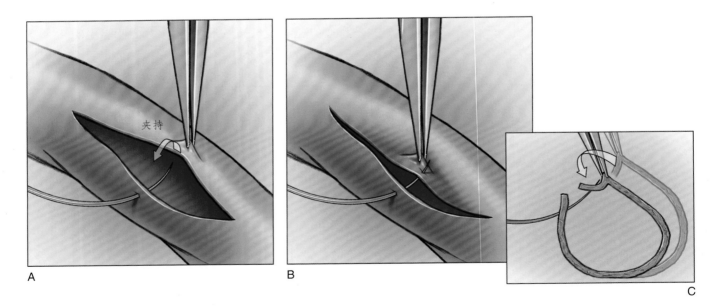

图10.6　(A)夹持技术是在双层穿透法第二步中向缝针呈递另一侧血管壁的理想技术。当第一步穿刺结束时,针尖进入内腔,显微镊从内皮移至腔外,从而可以安全地抓住外膜。(B)抬起外壁并夹持组织,展开另一侧血管壁,并将其呈递给缝针。(C)横断面图。

反压技术

穿刺的前向压力必须与显微镊的相对反压相适应。显微镊的反压作用于针尖周围的组织,利于穿刺。反压操作伴随着呈递技术,包括抓持、跨越、撑开、探查、夹持以及翻转来实现。撑开和翻转技术通过显微镊尖端沿着两条接触线轻微打开,将组织撑开,力量均匀地分布在一个矩形区域,从而提供反压。针头穿过显微镊将血管壁撑开后与轴之间形成的矩形中心 (图10.8)。然后显微镊就可以有效地持针及反推。

用夹持技术反压时显微镊张开,但仅使用其末端。被抓持的组织放置于针尖合适的位置上,然后显微镊尖端张开。反压作用在接触点的两点之间,与上述描述的撑开技术以及翻转技术不同(图10.9)。夹持组织后,反压仅限于显微镊尖端之间的线上,从而均匀分布在针点两侧较小的阻力区域。之后显微镊可有效地抓持针并反推。

在使用抓持、跨越、撑开、探查等方法呈递后,可以进行反压操作,压力沿针的一侧呈线性传递,而不是使用撑开反压实现的阻力的对称分布(图10.10)。基于显微镊的不同角度,抓持、跨越以及探查技术可能只能传递阻力到单一的接触点。这种反压力的传递是焦点式且非对称的,这可使组织在穿刺过程中移动。

反压有时不同于呈递技术。针尖在刺入血管壁但不刺穿的情况下,可以控制住血管壁,使显微镊能够移动到扩展的反压位置。反压应推开血管壁,但不仅仅是穿过针尖的位置,而且是去夹持穿刺针,从而缩短之后的反推过程。

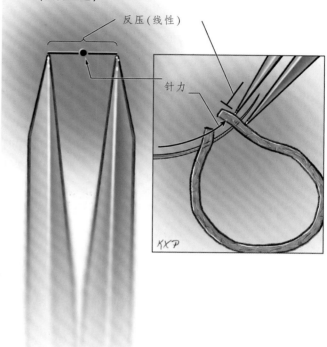

反压力(夹持呈递)

图 10.9　夹持技术通过张开显微镊来提供反压,但其主要通过显微镊的末端。夹持的组织被置于合适的缝针针尖位置,然后显微镊尖端张开,通过两个接触点施加反压。反压力沿着针尖两侧、显微镊双侧尖端之间的连线均匀分布。

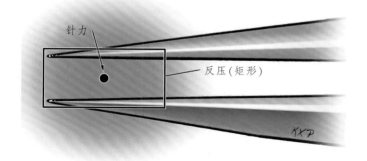

反压(撑开和翻转呈递)

图 10.8　撑开和翻转技术提供反压:显微镊的尖端沿着两条接触线稍微打开,将组织绷紧并铺展,并将力均匀地分布在矩形区域上。

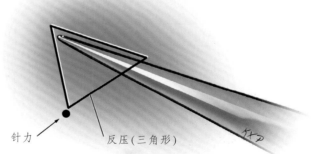

反压力(夹持、跨越和探查呈递)

图 10.10　抓持、跨越和探查技术是沿着针尖一侧的线提供反压,且阻力分布是非对称的。反压力不对称地分布在三角形区域内。针的穿刺点位于其中一角,而不是三角形中心,这可使组织在穿刺过程中移动。

缝针操作

除了操作血管壁外，显微镊夹持缝针进行反推，并重新持针进行下一次的缝合。这种缝针的操作使得持针器可以松开缝针并进行后续操作。使用撑开、夹持以及翻转技术的呈递，夹持针只是一个简单的位于缝针中段的显微镊的闭合操作。而通过抓持、跨越以及探查技术的组织呈递，需移动显微镊夹持针。在针的尖端或近尖端进行夹持可能使缝针变钝或弯曲，这是需要避免的。

为了重新持针，显微镊将缝针放置于曲度向上的中性位置，从而使得操作者掌心向上持针，继而顺势转向下方为下次穿刺做准备。当缝针竖直向上或曲度向下时，掌心向上的持针手将变得不便。显微镊可通过将缝针重获中性位置，从而有助于再次操作。当缝针曲度向下时，持显微镊的操作手可以从掌心向下顺势转为向上，使缝针再次曲度向上。

显微镊通常配合持针器和缝针，但有时也角色互换，尤其是二次穿刺法进行第二次穿刺时。第一次穿刺的血管壁可以向后移动，让第二次穿刺的血管壁更好的显现（图 10.11）。当采用二次穿刺法行第二次穿刺时，缝针也可以通过后压已穿刺血管壁显露第二次穿刺位点。

显微镊

珠宝工匠以及钟表工匠的显微镊是较为理想的显微缝合工具，因其具有精细的尖端使撑开及夹持操作更精准（图 10.12）。显微镊的尖端在宽度和厚度上都很薄。尖端之间的内表面必须是平坦的，以便整个表面可以相互接触，而不是点与点的夹持。平手柄是首选的，因镊子移动范围很小，以至于不需要圆形手柄之类的旋转。有多种长度的显微镊，以适应不同深度范围的外科手术要求。此外，在较深的空间中，有角度的显微镊可以在深部区域翻转呈递。长杆状的显微镊的观察较差，而 45°显微镊有助于看清显微镊周围组织。持握不当或掉落可能会使显微镊弯曲和断裂，受损的尖端不能够较好地处理组织或抓持缝线。因此，必须由经验丰富的技术人员对显微镊进行小心的洗涤和灭菌。

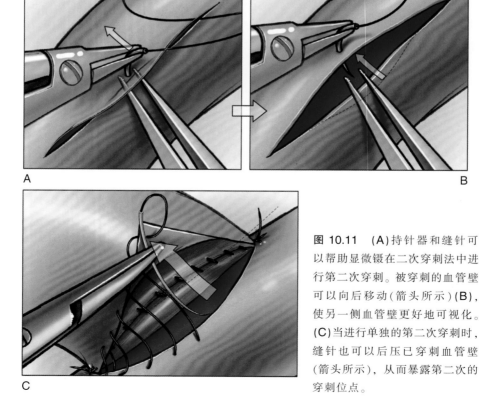

A

B

C

图 10.11 （A）持针器和缝针可以帮助显微镊在二次穿刺法中进行第二次穿刺。被穿刺的血管壁可以向后移动（箭头所示）（B），使另一侧血管壁更好地可视化。（C）当进行单独的第二次穿刺时，缝针也可以后压已穿刺血管壁（箭头所示），从而暴露第二次的穿刺位点。

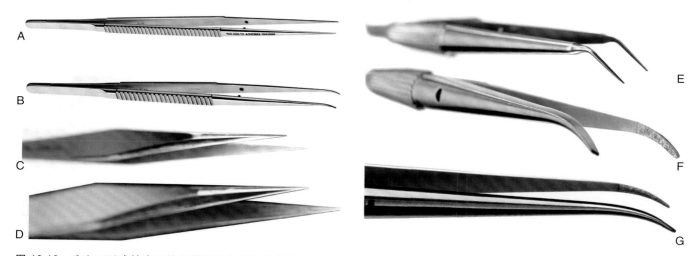

图 10.12　珠宝工匠或钟表匠的显微镊具有精细的尖端,可以进行精确的撑开和夹持操作。其尖端在宽度和厚度上均较薄,内表面平坦,以便在整个表面区域上提供接触。平手柄是首选的,因为镊子移动范围很小,以至于不需要圆形手柄之类的旋转。显微镊有多种长度以适应不同的外科手术深度。(A)直显微镊。(B)弯显微镊。(C,D)尖珠宝匠显微镊。(E)成角超细显微镊。(F,G)弯磨砂显微镊。

手与身体的位置

　　良好的缝合技术和血管壁操作需要手与身体提供合适的位置。需要考虑 3 个相交的轴:解剖轴、缝合轴和观察轴。解剖轴是沿供体和受体的直线,其平行于缝线。缝合轴是针尖与显微镊之间的平行线。观察轴是观察者通过显微镜、眼睛、身体和椅子之间的视线（图10.13）。解剖轴与缝合轴自然垂直,因其可以优化针穿刺以及穿透组织层次。在手术区域这些轴之间正确的角度往往是固定的,因为供体,特别是受体动脉的移动性是受限的。持针器将针垂直于持针器的主体,外科医生的优势手垂直于缝合轴并平行于解剖轴。相反的,显微镊平行于缝针以扩展呈递,非优势手平行于缝合轴并垂直于解剖轴。手术者的双手形成自己正确的角度。观察轴独立于其他轴和角度,其沿直线前行。不同于在手术中固定的解剖轴和缝合轴,观察轴可以随着手术医生的位置以及椅子的旋转而变化。椅子的轴线与观察轴一致。

　　当解剖轴从中线偏离优势手侧 45°时,缝合轴从中线偏向优势手侧 45°,此时缝合是最有效的(图 10.14)。对于右侧优势手的神经外科医生,理想的解剖轴位于10 点与 11 点之间位置,缝合轴位于 1 点与 2 点位置,而对于左侧优势手神经外科医生,理想的解剖轴位于

1 点与 2 点之间位置。缝合轴位于 10 点与 11 点之间位置。在这种定位中,伴随稳定的双手、清晰的视野和12 点方向的观察轴,针尖垂直于血管壁,显微镊呈递血管组织并适当地反压。完美的手和身体位置与外科医生及其观察轴相关,并且偏离观察轴 45°,而不是解剖轴或缝合轴。图表中显示为这个绿色区域,分别适合右利手医生(10 点与 11 点之间位置)和左利手医生(1 点与 2 点之间位置)。

　　现实中,只有 1/4 的病例中解剖轴(与缝合轴)与绿色区域排列一致,不一致会影响缝合技术。受体动脉因移动性受限,处于解剖轴。一些离理想解剖轴较小的偏移可以通过手和手腕的弯曲和伸展依旧达到放松且可控的缝合。观察轴可以保持在 12 点位置,但缝合位于绿色区域的两侧,对于右利手医生,位于 11 点与 12点之间位置和 9 点与 10 点之间位置;对于左利手医生,位于 12 点与 1 点之间位置和 2 点与 3 点之间位置(图 10.14)。

　　当解剖轴相对垂直轴和水平轴往相反象限的偏离越大,将进入"红色区域",在那里双手会被挤压和扭曲。操作将变得笨拙,技术不得不妥协,从而使搭桥受到影响。一些搭桥外科医生会保持他们的手和身体位置,继续通过反手在红色区域缝合。但我认为反手缝合永远不会像正手那样顺利。我更偏向于用旋转我的座椅移动观察轴,它将改变解剖轴(和缝合轴)和绿色区

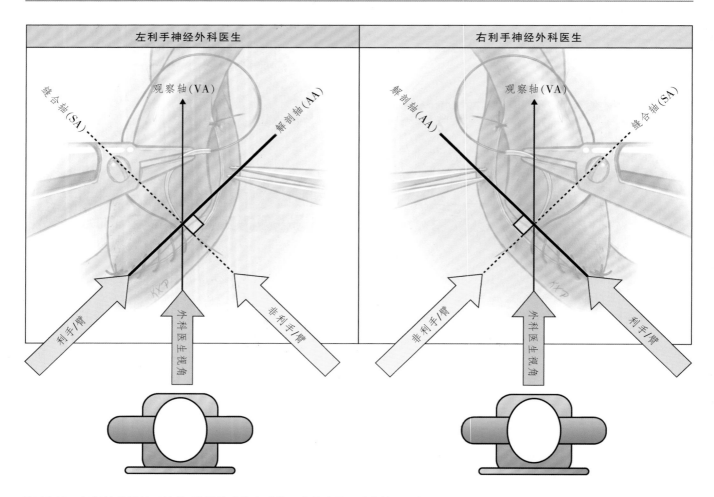

图 10.13　解剖轴是平行于缝线、沿供体动脉和受体血管的连线。缝合轴是针与显微镜之间的线，平行于缝合的缝线。观察轴是神经外科医生通过显微镜的视线。因为供体，特别是受体动脉的活动性是有限的，所以解剖轴与缝合轴是垂直的，且在外科手术中是固定的。神经外科医生的优势手垂直于缝合轴并平行于解剖轴。相反，非优势手平行于缝合轴并垂直于解剖轴。观察轴是一直向前的，独立于其他轴和角度，并且随着身体位置和外科医生的椅子围绕手术台的转动而变化。

域的相对位置，重新排列它们并恢复良好的操作位置。而缝线(解剖轴)固定在手术野中，不能改变，可以通过座椅的旋转，调节外科医生的观察轴，从而使缝线重回至绿色区域。

以右利手外科医生为例，当右利手医生正坐时，8点到2点位置的缝线(解剖轴)位于红色区域(观察轴在12点位置)(图 10.15A)。通过逆时针方向旋转座椅(向右)60°，观察轴向左侧移位至 10 点位置，其与解剖轴位置不改变(8 点位置)，但它目前就位于绿色区域(偏离观察轴 60°位置)，可以舒适地继续缝合。相反的，在 1 点到 7 点位置的缝线位于红色区域(观察轴在 12 点位置)(图 10.15B)。通过将椅子顺时针旋转 60°(向左)，观察轴右移至 2 点位置，解剖轴不改变(位于 1 点位置)，从而位于绿色区域(偏离观察轴 30°位置)，可以

舒适地继续缝合。

以左利手外科医生为例，当左利手医生正坐时，5点到 11 点的缝线位于红色区域(观察轴在 12 点位置)(图 10.16A)。通过逆时针旋转椅子 60°(向右)，观察轴向左移动到 10 点位置，而解剖轴不改变(11 点位置)，但现在它位于绿色区域(偏离观察轴 30°)，可以舒适地继续缝合。相反的，在 4 点到 11 点位置，缝线位于红色区域(观察轴在 12 点位置)(图 10.16B)。通过将椅子顺时针旋转 60°(向左)，观察轴向右移动到 2 点位置，并且解剖轴不改变(4 点位置)，使解剖轴位于绿色区域(偏离观察轴 60°)，可以舒适地继续缝合。

带轮子的座椅可以顺时针和逆时针转动以改变外科医生的视野。将椅子向右侧转动 x°(逆时针方向)，可将观察轴向左侧转动 x°，从而重新定位绿色区

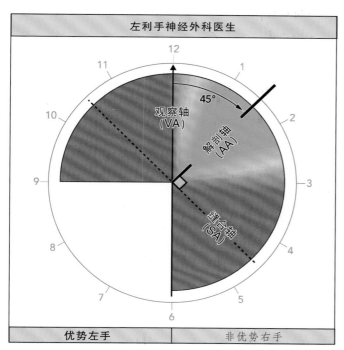
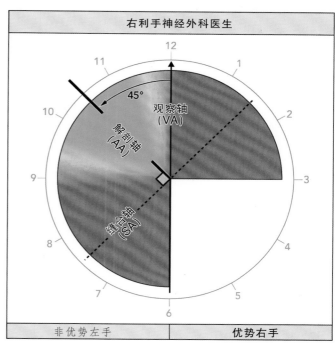

图 10.14　当解剖轴位于离中线 45°，从优势手倾斜，缝合轴位于偏离中线 45°，向优势手倾斜时，缝合是最有效的。对于右利手神经外科医生来说，理想的解剖轴（绿色区域）位于 10 点与 11 点钟之间位置，而缝合轴位于 7 点与 8 点之间位置（或 1 点与 2 点之间位置）。对于左利手神经外科医生来说，理想的解剖轴（绿色区域）位于 1 点到 2 点之间位置，而缝合轴位于 4 点与 5 点之间位置（或 10 点与 11 点之间位置）。解剖轴偏离垂直和水平轴进入相反象限将使双手扭曲不便，从而影响技术发挥（红色区域）。

域至左侧 $x°$；将椅子向左侧转动 $y°$（顺时针方向），可将观察轴向右侧转动 $y°$，从而重新定位绿色区域至右侧 $y°$。座椅的转动可以重排缝线和绿色区域，这是修正不当的搭桥解剖和改进人体力学的一个重要方法。过度伸展或过度屈曲的双手可以通过重回中性体位来更好地缝合和操作血管壁。即使缝合沿着缝线前进，缝线和观察轴的相对位置也会随着组织的弯曲和折叠发生变化，这就要求对椅子进行移位补偿（图10.17）。不舒服的双手以及不方便的器械角度可以通过转动座椅 1/4 圈或 1/8 圈来重新调整双手。第一条缝线完成后移动血管缝合第二条缝线时需要更大程度的移动。保持解剖轴、缝合轴和观察轴三者之间的良好关系是十分重要的。否则，血管壁的操作将更剧烈，也更具创伤性。

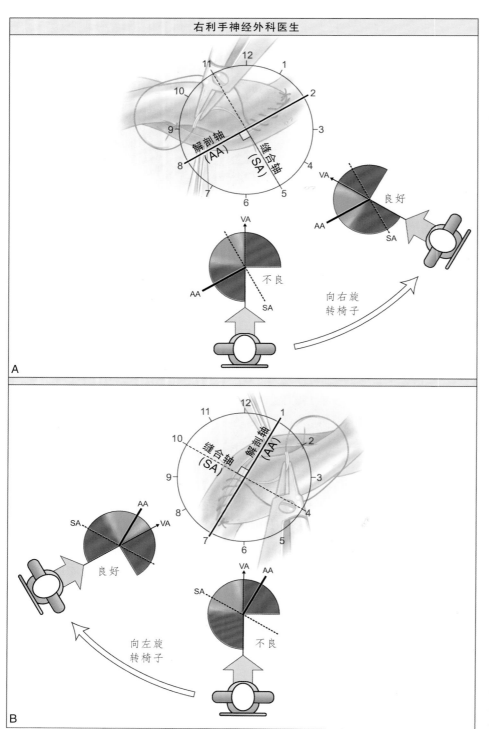

图 10.15 当解剖轴位于红色区域（不良）时，旋转椅子以移动观察轴并重置解剖轴（和缝合轴）和绿色区域的相对位置，重新调整它们以恢复良好的力学关系（良好）。因为缝合轴和解剖轴在外科术野中是固定的，所以外科医生通过椅子旋转来调整观察轴。(A)当右利手医生正坐时（12 点的观察轴），8 点与 2 点连接的缝线位于红色区域。通过逆时针旋转椅子 60°（向右），观察轴可向左移动到 10 点钟位置，从而使解剖轴位于绿色区域。(B)相反的，当右利手医生正坐时（12 点的观察轴），1 点与 7 点连接的缝线位于红色区域。通过顺时针旋转椅子 60°（向左），观察轴向右移动到 2 点钟位置，而解剖轴现在位于绿色区域。VA，观察轴。

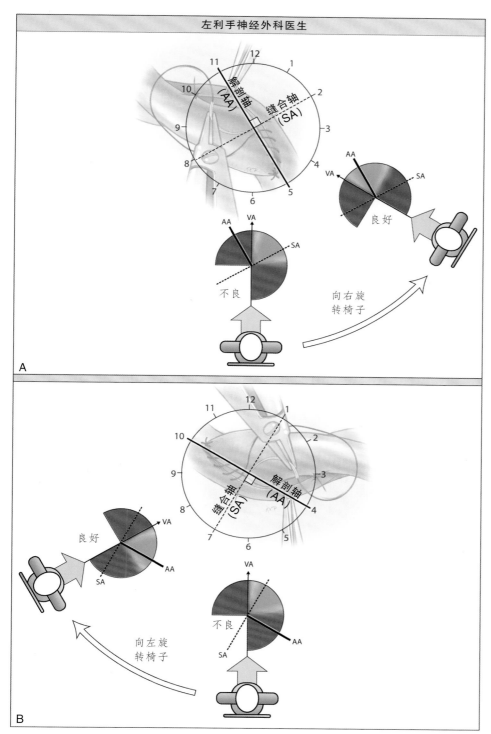

图 10.16 （A）当左利手医生正坐时（12 点的观察轴），5 点与 11 点连接的缝线位于红色区域。通过逆时针旋转椅子 60°（向右），观察轴左移到 10 点的位置，从而使解剖轴位于绿色区域。（B）相反的，当左利手医生正坐时（12 点的观察轴），4 点与 10 点连接的缝线位于红色区域。通过顺时针旋转椅子 60°（向左），观察轴右移到 2 点的位置，从而使解剖轴位于绿色区域。

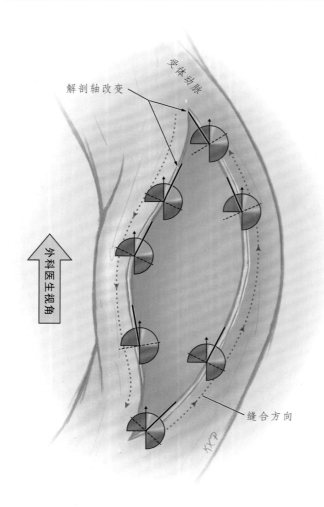

解剖轴改变

受体动脉

外科医生视角

缝合方向

ベア

图 10.17　当解剖轴位于红色区域时，椅子的移动可将缝线（解剖轴）重新置于绿色区域，以纠正不便的搭桥解剖学和改善人体力学。即使沿着缝线缝合时，解剖轴和观察轴的相对位置也会随着组织的弯曲和折叠而变化，这需要椅子的补偿性移动。可以通过旋转椅子 1/8 圈或 1/4 圈解决手部不适和不良的器械角度的问题。

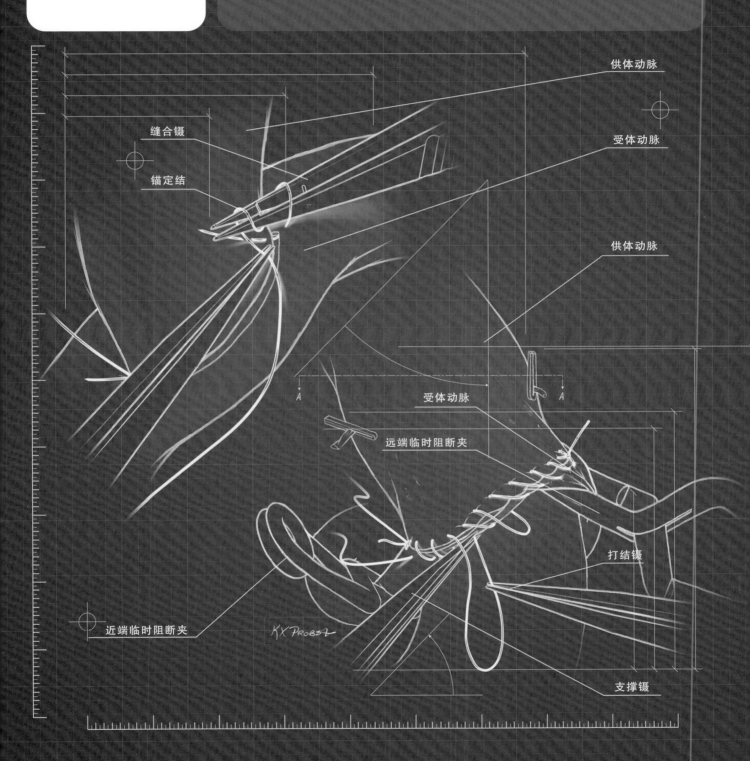

第 **11** 章

收紧与打结

供体动脉

缝合镊

受体动脉

锚定结

供体动脉

受体动脉

远端临时阻断夹

打结镊

近端临时阻断夹

支撑镊

打结

就像固定在摩天大楼框架上的螺栓一样,打结连接和固定血管,位于每条缝线的开始和结束,固定吻合口。正如缝合可以分解成一个有节奏的、重复的 4 步循环,打结也可以被分解成 4 个步骤循环:尾长、环长、缠绕和抓持(表 11.1)。

打结循环从设置“尾长”开始,因为短线尾可使打结变得更为容易。缝合时,缝线稳定地穿过血管壁,显微镊将缝线保持在其出口部位附近,并以此作为滑轮支点防止其切割动脉壁(图 11.1A)。缝线的游离尾端在穿过缝线之前,必须被观察到,可以通过缩小显微镜的放大倍数,或者最好是保持在高倍镜状态下,关注摆动的尾段逐渐接近缝线。减缓拉力至仅有 2~3mm 的尾部长度;较短的线尾可能在缝合时出现缝线穿过血管壁消失的风险,而较长的线尾则使显微镊必须去“追寻”线尾,或者在打结时在尾部产生“双环”。一旦设置了线尾长度,针可以停留于缝合的视野中,以便在打结后快速重新循环。

“环长”是缝线形成线结环的长度,等于尾部长度的 3 倍,或大约 1cm(图 11.1B)。用优势手或者操作手来使用显微镊抓持缝线长末端,设置环长。通过这种抓持,将长端带回到缝针穿刺入口侧的线尾,形成通向入口侧的开环(图 11.1C)。另一只手的打结镊穿入开环至尾部上方,以便在后续打结时缩短其至尾部的行程。定位镊子在这个位置中心打结最佳。

目前,“缠绕”是一个完整的旋转,使用优势手控制显微镊围绕打结镊尖端(图 11.1D、E)。或者,非优势手控制镊子可以环绕缝线,同时另一只手的显微镊可以稳定缝线,从而实现完全一致的缝合。更常见的是,环圈是缝线缠绕和打结镊环绕的组合。一个缠绕用于标准结,两个缠绕用于外科结。缝线通过接触显微镊的尖端,或者通过牵拉至打结镊的轴,从而保证缝线不脱

离打结镊。

最后,打结镊伸出(图 11.2A)并抓住缝线的末端(图 11.2B),将其穿过缝线环。在线尾附近的合适定位可以使得进入缝合环路程减少以及抓取简便。但不合适定位可能使得打结镊必须寻找并摸索尾端。较短的尾段更可能使其直立,而长的尾端易于附着于组织,其被隐藏或被冲洗剂的表面张力拉扁。可以用两个显微镊使得附于组织或隐藏的尾端弯曲成容易抓到的弧线。抓持尾端时,打结镊穿过缝合环缩回,长端和短端被拉紧,以形成第一个半结(图 11.2C)。第一圈是用不交叉的器械轻易地拉到两侧,缝合组织同时避免缝线嵌入组织。抓取的步骤实际上是抓取和牵拉两个动作的结合,但它们自然地融为一体。

应抓持缝线的末端,而不是中间。通过抓持其中间的同时牵拉尾端会制造“双环”(图 11.2D、E),这是尾端被打结的一个新环,将会使得尾端混乱,在之后的抓取过程中会难以继续。正确的做法是努力纠正以梳理双环,并释放尾端,但同时也会延迟并中断缝合打结的节奏。

第二个半结由另一个 4 步循环组成,但显微镊保持抓住缝线,不需要释放缝线。因此,第二个打结周期的前两个步骤(尾长和环长)已经完成,并且我们进行到第 3 个步骤(缠绕)。另一个缝线的开环形成,此次开环方向朝向出口侧(图 11.3A)。在第一次穿入之后,尾部重新放置至这个出口侧,当长端被带至尾部时,缝线重新回至自身形成的 S 形曲线,而不是前半结的直线。这条 S 形曲线可以很好地折叠起来形成环状,或者通过缠绕缝线,或者将手从旋前转为旋后(图 11.3B)。然后,缝线缠绕或者打结镊成环,缝线缠绕在打结镊上,形成半结的环(图 11.3C)。在第二个半结中的这种缠绕不同于第一个半结中的简单螺旋形成,一些外科医生将缝线的长端转移到另一只手上,并为第二个半结重新定位环。这种额外的转移步骤效率较低且不常用。

打结镊再次在尾部悬停,并以环为中心,并且显微

表 11.1　打结循环的 4 个步骤

步骤	描述	长度(mm)	组成
尾长	短、游离末端(短端)	3	缝合拉力
环长	长端,显微镊抓持;构建开环	10	显微镊抓持
缠绕	半结的缠绕	/	打结镊缠绕缝线成环
抓持	抓持尾端,用打结镊系紧	/	打结镊悬停于线尾上方

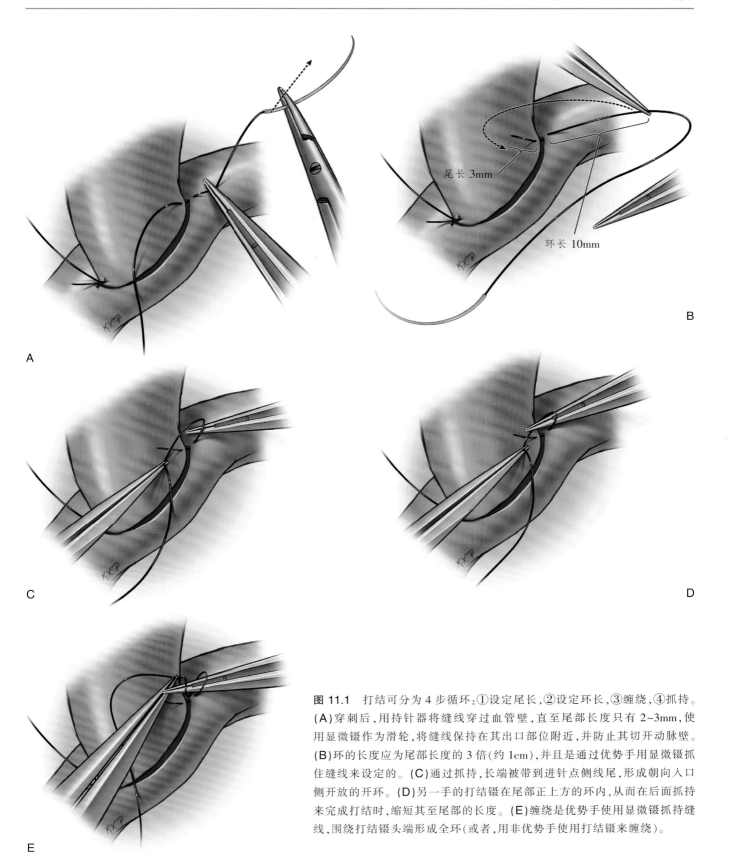

图 11.1 打结可分为 4 步循环:①设定尾长,②设定环长,③缠绕,④抓持。(A)穿刺后,用持针器将缝线穿过血管壁,直至尾部长度只有 2~3mm,使用显微镊作为滑轮,将缝线保持在其出口部位附近,并防止其切开动脉壁。(B)环的长度应为尾部长度的 3 倍(约 1cm),并且是通过优势手用显微镊抓住缝线来设定的。(C)通过抓持,长端被带到进针点侧线尾,形成朝向入口侧开放的开环。(D)另一手的打结镊在尾部正上方的环内,从而在后面抓持来完成打结时,缩短其至尾部的长度。(E)缠绕是优势手使用显微镊抓持缝线,围绕打结镊头端形成全环(或者,用非优势手使用打结镊来缠绕)。

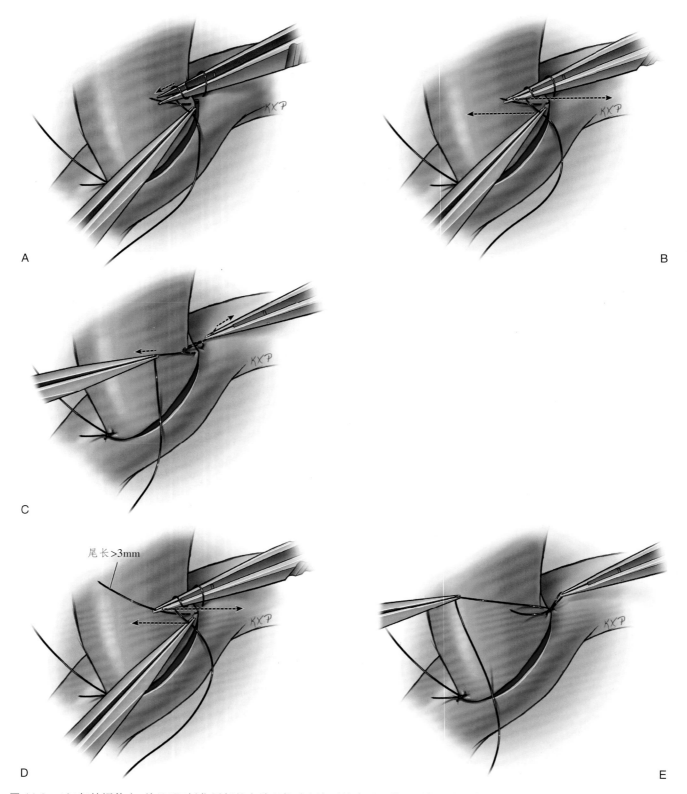

A

B

C

尾长 >3mm

D

E

图 11.2　(A)打结镊伸出,并且(B)抓住尾部的末端以拉动它穿过缝合环。位于尾部上方的打结镊,只需要很短的距离进入缝合环,便于抓取。(C)打结镊穿过缝合环缩回,用非交叉器械的方式拉紧长短端。(D)过长的尾端式,夹取它的中部,(E)拉过就形成一个双环,这是尾端上的一个额外的线环,其被绑在线结内,形成了额外的尾端,在之后的打结中更难抓住。必须避免形成这种双环。

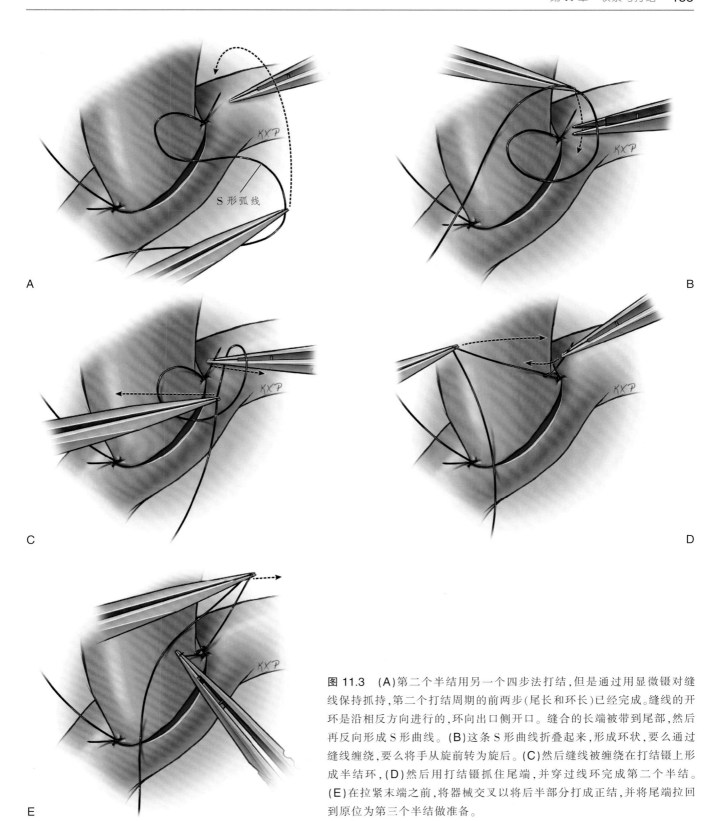

图 11.3　(**A**)第二个半结用另一个四步法打结,但是通过用显微镊对缝线保持抓持,第二个打结周期的前两步(尾长和环长)已经完成。缝线的开环是沿相反方向进行的,环向出口侧开口。缝合的长端被带到尾部,然后再反向形成 S 形曲线。(**B**)这条 S 形曲线折叠起来,形成环状,要么通过缝线缠绕,要么将手从旋前转为旋后。(**C**)然后缝线被缠绕在打结镊上形成半结环,(**D**)然后用打结镊抓住尾端,并穿过线环完成第二个半结。(**E**)在拉紧末端之前,将器械交叉以将后半部分打成正结,并将尾端拉回到原位为第三个半结做准备。

镊与打结镊之间的连接可以使新形成的环不会滑动。然后用打结镊抓持尾部,并穿过线环完成第二个半结(图 11.3D)。长短两端被拉紧,这一次器械交叉,将第二个半结正确地拉下,并将尾段拉回到初始一侧,以便更容易地进行第三个半结(图 11.3E)。

每个结上有三个半结,第三个与第一个一样,有一个开环,在针的入口部位侧有长、短两端(表 11.2)。与第一个半结相同的方式,使用显微镊夹持缝线,并且打结后立即进行缠绕。缝线螺旋缠绕形成开环,第二个和第三个半结只需要一次缠绕;外科结只用于第一个半结。三个半结以交替的方向拉紧(线尾向左-向右-向左,或向上-向下-向上)使得缝线垂直拉紧。当第三个半结被拉紧并完成打结时,长端并入打结镊子尖端之间(图 11.4A),同时抓持尾端(图 11.4B)。这种方法将长、短端结合在一起,用剪刀一次性剪断,而不是两次分别剪开(图 11.4C)。

连续缝合与间断缝合

打结是一个复杂的工作,费时费力。吻合平均需要 20 针,连续缝合技术缩短了阻断时间,并通过减少打结的数量,从 20 个结减少至到 4 个结,可以降低脑缺血的发生率:开始两个锚定结及每条缝线结束时打结。连续缝合不因打结的器械交换、剪断缝线、放置和重新持针而中断。缝线的针距是规则的和精确的,一个邻近一个,一些不规则的剪裁是必要的。虽然缝合的数量随着动脉的大小和缝线的长度而变化,但连续缝合可以容易地调整。间断缝合没有连续性,在先前缝合处中间进行再次缝合和分配针距。连续缝线的螺旋线圈可保持松弛,以更好地在缝合时清晰地显示出管壁,然后施加以均匀的张力收紧并对合血管。与此相反,间断的缝合施加孤立的张力点,可能更容易渗透。

间断缝合技术的支持者认为,允许中间缝线对齐组织和减少透缝是比较容易的。支持者还认为,随着疾病状态和需求的变化,间断缝合使吻合随着疾病状态和要求变化扩张而成熟,而连续缝合导致的环形缝合

限制这种扩张。简单地去除透缝或更断裂损缝线可以解决间断缝合的技术不足。对连续缝合技术的批评者发现,收紧缝线与打结一样烦琐,他们担心缝线中段断裂。

对连续缝合技术的担忧被夸大了。连续缝线收紧呈螺旋线圈,像弹簧一样,随着时间的推移,随着吻合口的扩展而扩展。连续缝合不限制吻合口的扩展,我看到烟雾病案例中,后续血管造影提示了随着疾病进展,时间推移导致的需求增加时血管搭桥的巨大延展。如第 9 章中所讨论的,技术不足可以根据需要中断缝线来解决。通过连续缝线建立合适的密封可以迅速止血。如果没有连续缝合技术,原位搭桥是不可能的,并且具有端-侧和端-端吻合的腔内缝合对于不能活动的供体或受体动脉的特殊情况是宝贵的。连续缝合中同样可以应用中间针。

最后,我一向赞成连续缝合是因为其缝合速度。虽然搭桥手术的高手可以快速打结并在 20 分钟内完成间断缝合,但大多数搭桥外科医生通过减少打结来节省宝贵的时间。连续缝合技术减少了器械的传递、笨拙的交换以及与洗手护士的沟通失误或者延迟。当缝合开始时,使用持针器和显微镊进行缝合,并且没有中断或打结。连续缝合可以产生一段自由独立的时间,从而提高集中度和效率。节奏切入点和时间缩短就是从缝线开始的。

收紧线圈

必须有效地收紧松散的缝线;否则,通过打较少的结所获得的时间优势将在收紧缝线时失去。缝合时,缝合口之间较少松弛以缩短线环,但仍保持松弛,以便操作组织来更好地缝合。在用持针器夹持后,将环引导到合适的位置来防止钩在组织、临时阻断夹或其他缝合环上。在所有缝线放置后,一排整齐的环可使收紧效率提高。在固定锚定结之前剪切适合长度的缝线,否则会影响收紧。完整的标准 10-0 的 13cm 缝线中,只需要 4~6cm(约 1/3)缝线进行缝合。短股缝线更易于管理,

表 11.2　整结中的半结总结

半结	步骤	开环	闭环	缠绕圈数	拽线
1	4	朝向入口	缝线缠绕	2	不交叉
2	2	朝向出口	缝线缠绕或打结镊环绕	1	交叉
3	2	朝向入口	缝线缠绕	1	不交叉

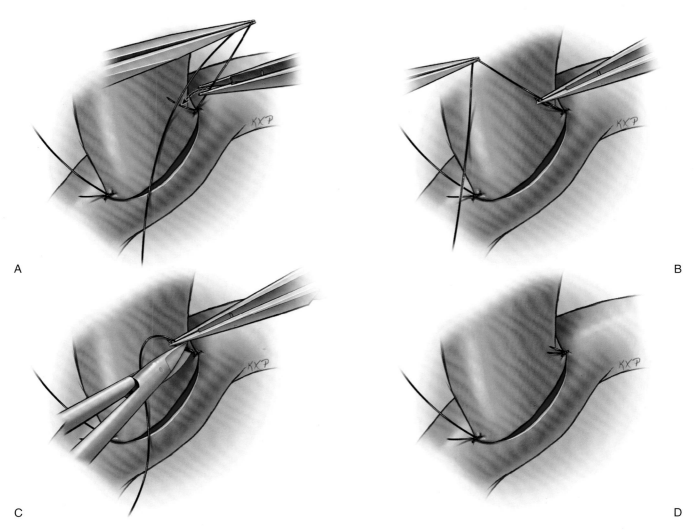

图 11.4　(A)当第三个半结被收紧且打结完成时,缝线的长端放置在开放打结镊的尖端之间。(B)用打结镊抓住长端。(C)打结镊同时夹持长短端,从而将长短端一起剪短,而不是分开剪断。(D)这种聚合手法用于间断缝合或者连续缝合的最后一次打结。当连续缝合时只需剪短尾端,长端因后续缝合而保留。

钩住的概率也小,但可能会无法到达缝线的末端;长股缝线可以到达缝线的末端,但可能在显微镜视野之外的拐角处被钩住。如果缝线不能到达缝线的末端,缝合的前几圈可以被收紧,以增加缝线的长度来完成剩余的缝合。

收紧开始于角针脚,并从第一环到最后一环进行。收紧需要双手持显微镊进行梳理、拉线和收紧。梳理相邻的线圈, 协助并确定下一个环放置在缝线中的位置。在环的顶点处, 短、快地移动松弛的线,并识别抓住正确的环(图 11.5A)。一旦识别,就用一个显微镊夹持缝合线,然后将前面的环收紧在吻合口。缝线是从血管壁出口处抓持的, 最好是由非优势手显微镊牵拉,这样就避免了缝线牵拉导致的组织损伤(图11.5B)。优势

手显微镊在拉线过程中施加反压, 并且在牵拉缝线的最后, 通常尖端在缝线的出口部位张开,也用反作用力收紧缝线(图 11.5C)。

然后用同样的方式梳理、拉线和收紧下一个环,逐环重复该循环,联结缝线和组织,并对缝线施加张力(图 11.5D)。该技术调整组织之间的每个接触点,以确保外翻以及在线圈内的血管对合程度。过度拉紧使线圈拉直并导致血管扭曲(图 11.5E),而过松则可见缝线中的间隙(图 11.5F)。当最后一个环被收紧时,缝线与锚定结线尾打结,打 3 个半结以确保结的稳固。

当环交叉和缠结时,收紧可能会出错。确定哪一个是正确的环将变得困难, 并且当错误的环被收紧时,跳过的环仍松弛(图 11.6A)。缝合时,线圈要保持整齐,

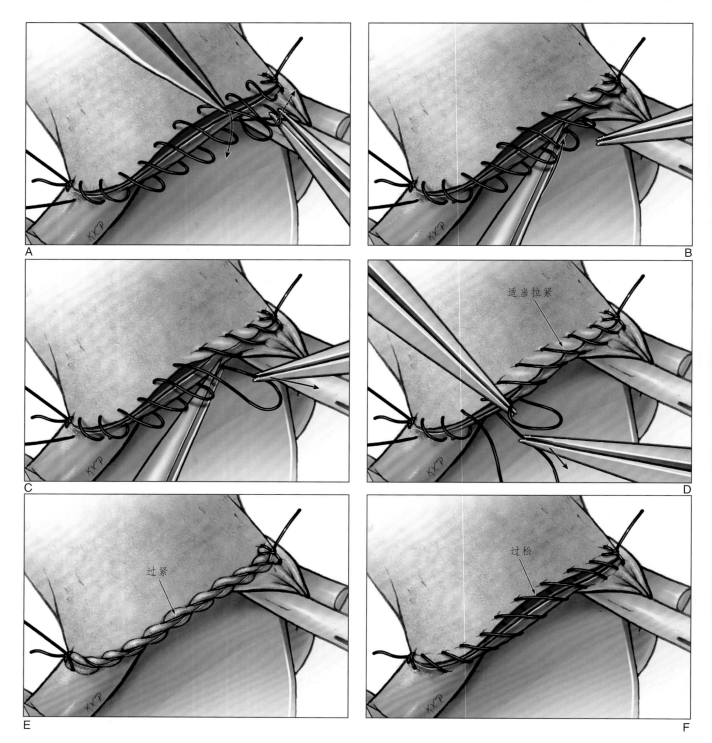

图 11.5 收紧开始于角针脚处,并从第一圈到最后一圈进行循环。(A)梳理缝线:通过在环顶部的缝线环短小、快速抽取解开相邻的缝线环并确定序列中的下一个环。(B)一旦确定了下一个环路,用打结钳对缝线进行长距离拉线,前面的环收紧在吻合口上。(C)优势手的显微镊在拉动过程中施加反压,将环引导到位,并在拉动结束时用反压推动缝线。(D)梳理、拉线和收紧,反复循环,确保每针的组织外翻和良好的组织对合。(E)过度收紧将拉直线圈和扭曲组织,而(F)过松则会在缝线中留下缝隙引起渗漏。

尺寸均匀，排列有序。缝合时拉得太紧的环将很难看清，同时需要费力去梳理出来(图 11.6B)。

收紧过程中，缝线过度夹持将变得脆弱易断。缝线在中段断裂，需要三步法修复。首先，在邻近断裂处补缝一针并打结；接着，将已收紧的上游缝线断端与修复针线尾打结；然后将下游断端与修复针另一线尾打结。继续依次收紧下游线圈。缝线断裂可以通过一针修复针和两个额外的结解决，并没有那么棘手。修复针的作用类似两个断端的锚，而且不需要缝合针，因为连续缝合已经完成。然而如果断端太短或缩回，可能损失一个线圈，需要补缝一针。

虽然不常见，缝线也可以在收紧的过程中撕裂血管壁。这个问题需要在撕裂处两侧通过两次进针修复(即 8 字缝合)，在撕裂处最深点两侧进针，将撕裂的顶端拉拢至缝线(图 11.7)。进针不应超过顶端，因为这样会缩小动脉的横截面积并使其狭窄。而只有一针的修复针只能在撕裂处顶点深部进针，这样会加重狭窄。连续缝线仍保持完整，修复针打结后继续收紧线圈。

间断缝合技术

间断缝合与连续缝合的步骤相同。但在每次进针完成时需要释放针、打结、剪断缝线，再重新持针。这些额外的步骤需要更换持针器至打结镊，然后显微剪，并回到持针器。间断缝合遵循标准顺序，在第一条缝线中缝合 9 针，在第二条缝线中缝合 7 针(共 16 针)(图 11.8)。先缝两针锚定针(针 1 和 2)，然后在缝线中点缝中间针(针 3)。角针(针 4)与锚定针相邻，接下来缝针 5 和 6 以到达中间针脚。然后，将相反一侧的角针(针 7)放置到邻近另一锚定针的位置，并且完成针 8 和 9 以到达中间针的位置。或者，在锚定针和中间针之间缝合针 4 和 5 将整条分为 4 份，然后，在每 1/4(缝线 6、7、8 和 9)中分别缝一针，包括两个角针，以完成缝线。

供者与受者之间的不匹配可能需要额外的缝合，而小的吻合可能将缝合的数量减少到不足 9 针。第二

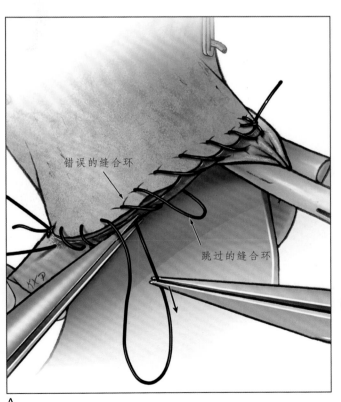

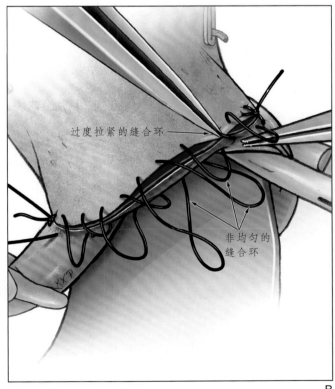

图 11.6 (A)当错误的缝合环被拉紧时,跳过的缝合环仍然是松散的。(B)具有不均匀大小的缝合环将缠结、交叉,且难以分辨。过度拉紧的缝合环将很难梳理出来重新拉紧。

缝合修复：撕裂

缝合修复：缝线断裂

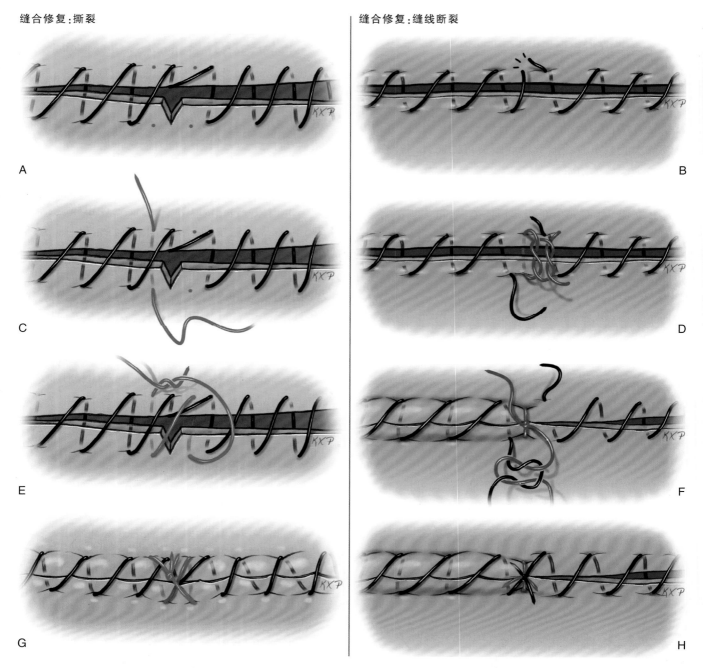

图 11.7 (A)缝线在收紧时会撕裂血管壁并留下缝隙。(B,C)在横向撕裂的双侧最深处(蓝色缝线)进行一个 8 字形缝合将撕裂的顶点向上拉入缝线。缝合不应超过顶点，因为会使动脉狭窄或收缩。(D)在修补缝合结束后，连续缝合继续保持完整，可继续收紧。(E)在连续缝线的中间缝线断裂，需要一个三步法缝合修补。(F)首先，在邻近断裂处补缝一针并打结；(G)接着，已收紧的上游缝线断端与修复针线尾打结；(H)然后将下游断端与修复针另一线尾打结。继续依次收紧下游线圈。

条缝线只需要 7 针，因为已经完成锚定针。一般来说，间断缝合技术比连续缝合技术缝合针数少，因为完成的结和组织的紧密贴合增加了针距。每次将针放置在附近同一位置可以加快重新持针的速度。

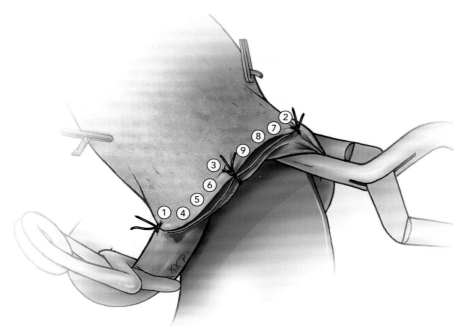

图 11.8　间断缝合遵循标准顺序,在第一条缝线中缝合 9 针,在第二条缝线中缝合 7 针(共 16 针)。首先缝合两针锚定针(针 1 和 2),然后在缝线中点缝合中间针(针 3)。角针(针 4)与锚定针相邻,接着缝合针 5 和 6 到达中间针。在另一锚定针旁边缝合另一角针(针 7),然后缝合针 8 和 9 到达中间针。第二条缝线锚定针已完成,其余顺序相同。

器械:打结镊

用于缝合和收紧的显微镊不适合打结,因其尖端是锋利的和精细的,接触面局限于镊子末端的一个较小区域。用这种器械抓持缝线需要很高的准确性,而且缝线可能会在其尖端之间滑动,需要反复抓取和牵拉缝线。打结镊具有更大的尖端和平坦的平台,增加了三角形尖端之间的接触面积(图 11 .9)。打结镊平台为磨砂表面而不是光滑的表面,从而产生摩擦。打结时,打结镊利于抓取,拉线以及固定。它们的尖端比珠宝工匠的显微镊更大, 这使得它们不适合精细操作血管。强力挤压打结镊可能损坏单丝缝线,因此,使用时应轻柔夹持接着缝针的缝线,因其还将用于下一次缝合。如果打结完成后即剪断缝线,打结镊则可以抓住缝线的两端,不必担心损坏。

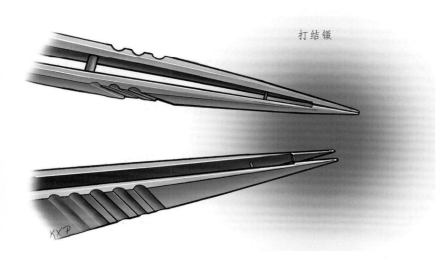

打结镊

图 11.9　显微镊不适合用于缝合和固定, 因为它们有精细的尖端,接触局限于器械末端的一个小区域。打结镊具有更大的尖端和平坦的平台,因而增加了它们的三角形尖端之间的接触面积。同时它们的平台是磨砂,而非光滑的,有足够的摩擦。

第 **12** 章 搭桥通畅性

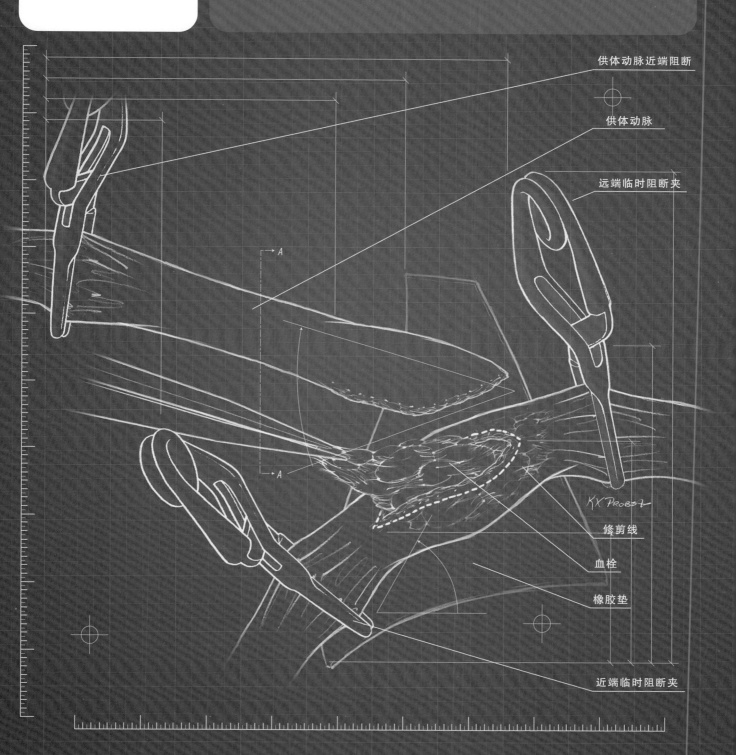

供体动脉近端阻断

供体动脉

远端临时阻断夹

修剪线

血栓

橡胶垫

近端临时阻断夹

一千个步骤

搭桥手术由一千个细小的步骤组成,但只要一个糟糕的步骤就可以毁掉整个手术。在手术过程中很难识别错误的步骤,例如是缝合不良、透缝、血管壁撕裂还是夹持过于粗暴?在打完最后一个结,该验证是否通畅时,此时比是否通畅更急于确认的是在上千个步骤中有没有一个是错误的步骤。看到搏动良好通畅的搭桥是满意的结果,不仅肯定了外科医生的手术技巧,并且满足了患者的希望和期望。然而,搭桥失败是痛苦的,让外科医生尴尬,而且给患者带来灾难性的后果。在打完最后一个结撤去临时阻断夹后便会知道真相。在回想整个过程后要思考:你的表现是否足够好?

先止血

首先移除受体动脉远端的临时阻断夹,使逆向血流在低压下回流吻合口(图 12.1)。在低压的情况下,凝血因子和血小板对缝线发生反应,在缝合漏血点应用吸引器对可吸收止血材料轻轻施压。在去除近端受体动脉上的临时阻断夹之前完全止血是最理想的,而且让止血材料发挥止血作用后取下近端阻断夹,但这都会延长缺血的时间。撤除临时动脉夹顺序为先撤除远端动脉夹后撤除近端动脉夹;否则,吻合口暴露于完全动脉压力而没有流出的情况下,可能出现吻合口破裂。

即使是最完美的缝合,也会出现吻合口渗血。但有时较大的吻合口,缝合 20 针,针距较大,而且部分缝合有缺口,但出乎意料的是其没有更多的出血。出血是血流流过吻合口的标志,然而不出血表示搭桥可能被堵塞。在大多数情况下,出血会在 2 分钟耐心和轻柔的压迫下停止。即"2 分钟法则"。除非活动性出血持续 2 分钟以上,否则不需要其他措施,如额外的缝针或详细的检查。如果出血持续存在,可能需要在缝线之间间断缝合或"8 字形"缝合,可以选择性更换受体动脉的近端和远端的临时阻断夹。直到吻合口已经稳定并且止血彻底,供体动脉上的临时阻断夹才被移除。

评估搭桥的通畅性

通过看、听和感觉去评估搭桥的通畅性(表 12.1)。检查吻合口远端的受体动脉显示两种类型的搏动:膨胀搏动和轴向搏动。在心动周期期间,膨胀搏动扩张了周径(垂直于其长轴)并且搏动的血流提示搭桥是通畅的。然而,轴向搏动使动脉(平行于其长轴)变长,血流推动并从闭塞处反弹回来提示搭桥部分或完全闭塞。

供体血管的通畅性可以用手指评估,尤其是对于颅外-颅内血管搭桥,使用头皮动脉和移植血管很容易触诊。Acland 测试更加明确,用显微镊挤压受体动脉以排空并观察重新充盈情况(图 12.2)。两个显微镊靠近并挤压吻合口远端动脉。通过将远侧显微镊向远侧进一步滑动以产生数毫米长的无血部分。然后打开近侧显微镊,吻合口通畅时血流重新填充到远侧血管。如吻合口闭塞,血流不会流经闭塞吻合口,远端血管不会再充盈。因其组织操作力度大,可能对血管造成损伤,Acland 测试不是常规应用,只有在通畅性存在疑问时才应用。

"闪烁"测试是创伤较小的评估通畅性的方法,该测试适用于薄的半透明动脉壁,以允许显微镜下观察到吻合口血液的流动。吻合口下面的显微镊轻轻向上施压而使血管变窄,稀疏的红细胞使动脉变白(图12.3)。通畅的吻合口,血液流过显微镊上的狭窄段,与脉冲同步;闭塞的吻合口,血液不会流动。同时血管只受到轻微的压力,不会损伤内皮。

用荧光染料进行视频血管造影是搭桥开放的最佳确认方法。其快速、简单、安全和准确,在忙碌的手术室工作流程中,其比血管造影更经济实用。荧光视频血管造影术需要手术显微镜上的近红外激光光源,静脉推注注射的 ICG 染料(25mg 溶解在 10mL 盐水中)和近红外摄像机(IR800,Carl Zeiss,Inc.,加利福尼亚州,都柏林)。ICG 与血液中的球蛋白结合并在血管内流动。可以看到血流填充供体动脉,通过吻合口填充受体动脉及其分支。该过程显示为黑白视频,可以更好地显示血流和通畅性。但荧光在术野中并不能直接可见,并且视频必须在术野外的监视器上观察,染料在血

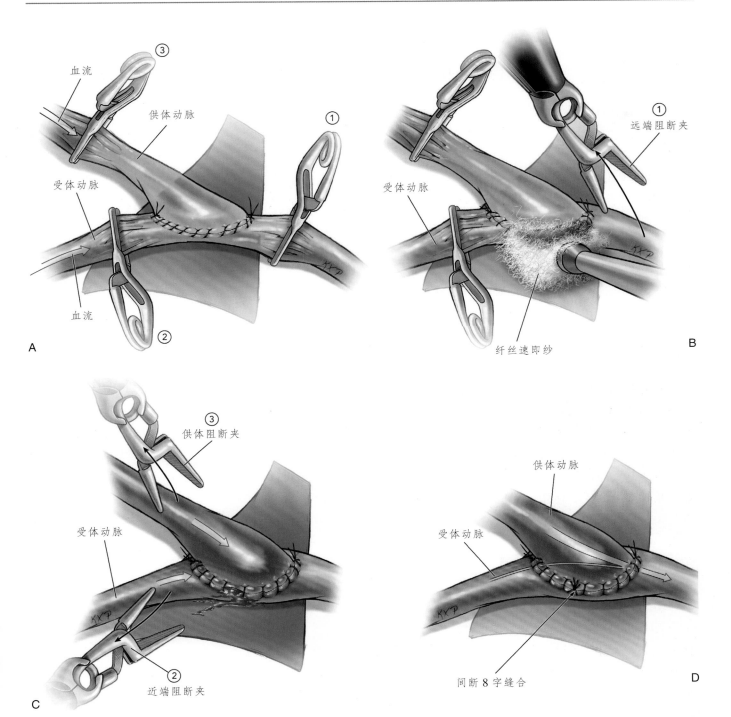

图 12.1　(A)首先从受体动脉远端移除临时阻断夹①、近端临时阻断夹②和供体动脉临时阻断夹③。(B)移除远端临时阻断夹后,血液在低压下倒流回吻合口,凝血因子和血小板与缝线发生反应,在该过程中,应用吸引器对吻合口的止血材料施加一定压力。(C)移去近端阻断夹②终止缺血时间,移去供体动脉阻断夹③启动搭桥血流。(D)两分钟的轻轻施压可以使吻合口渗血停止("2 分钟法则"),但持续性出血需要额外的缝合。

表 12.1 搭桥通畅性测试

测试	描述	设备	附加说明
检查			
膨胀与轴向搏动	肉眼检查	无	定性
荧光素血管造影	静脉 ICG	近红外激光光源 视频录像(蔡司 IR800)	ICG 循环约 20 分钟
荧光素血管造影	静脉荧光素纳	蓝光激光光源和 560nm 视频录像(蔡司 560)	荧光素钠通过移植 物时观察欠佳
术中血管造影	通过股动脉造影	术中 C 臂透视	提前准备
触诊			
手指测试	搏动	无	定性
Acland 测试	受体血管排空再回充充盈测试	两把显微镊	损伤性
闪烁测试	使血管受压变窄,血流通过	一把显微镊	非损伤性
听诊			
多普勒超声	应用针样探针确定旁路血流	经皮多普勒	定性
定量多普勒超声	测量血流和切面血流指数	Charbel 微流探测器	探针尖端笨重

Acland 测试

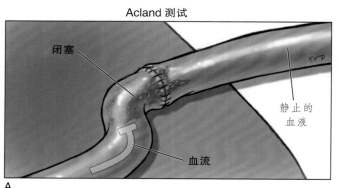

A

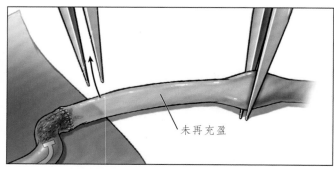

D

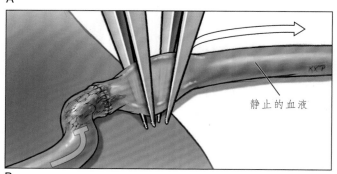

B

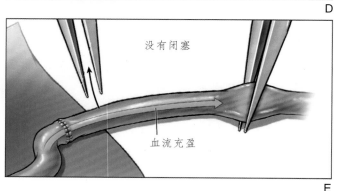

E

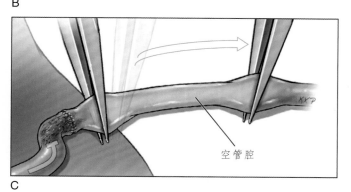

C

图 12.2 (A)Acland 测试通过使用显微镊挤压受体动脉以排空并用搭桥血液重新充盈来检查通畅性。(B)两把显微镊在吻合口的远端并一起放置。(C)通过将远侧显微镊向远侧进一步滑动以产生无血部分。(D)然后撤去近端显微镊。血液不会流经闭塞吻合口,远端血管不会充盈。(E)相反,相同的步骤(B~D)导致通过通畅吻合术重新充盈远端血管。Acland 测试组织操作力度大,并且只有在怀疑通畅性时才应用。

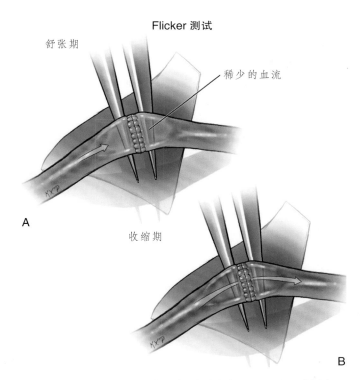

Flicker 测试

舒张期

稀少的血流

A

收缩期

B

图 12.3　(A)Flicker 测试使血管受到吻合口下面的显微镊向上的压力而使动脉变窄。在舒张期间,通过动脉血流量变少,使得动脉变白。(B)在心脏收缩期间,在显微镜下可通过薄的半透明的动脉壁观察到血液流经狭窄段的吻合口。没有血液流动考虑吻合口闭塞。

管内结合物即使通过厚壁动脉和移植物也能发出明亮的光。对于烟雾病,对搭桥手术的通畅性与否是立竿见影的,颅外供血动脉的血流先于颅内动脉。在动脉瘤病例中,初始搭桥流量可能较小或不存在,类似于搭桥堵塞,直到动脉瘤夹闭,搭桥的需求增加时,才可以观察到活跃的流动。ICG 并不被代谢,其在肝脏中排泄,半衰期为 3~4 分钟,在循环中保持 15~20 分钟。因此,ICG 血管造影术不能立即重复进行,所以应在动脉瘤夹闭后,对最终流动模式进行荧光造影。当 ICG 仍在循环半衰期时间窗内,多普勒超声检查也可以在最初的 ICG 运行后检查搭桥或其他动脉的通畅情况。

荧光素钠是另一种具有类似应用的荧光染料。荧光素是一种公认的具有安全性且经 FDA 批准的用于眼科的盐。它使用手术显微镜上的蓝色激光光源,静脉推注注射 Ouorescein 染料(1.0mg/kg)和带 560nm 滤光片(YE560)的摄像机。荧光素不结合血液中的球蛋白,因此不仅分布在血管内。它最初产生荧光较强的黄色团块,显示搭桥通畅,但随着药物迅速泄漏到周围组织

中而消失。与 ICG 不同,通过显微镜可以看到荧光素,不需要看外接显示器。但其荧光并不总是可以通过厚的血管和移植物发光。尤其当应用 ICG 后,因仍处于 ICG 半衰期内,此时需要第二个血管造影时,荧光素视频血管造影术是一个很好的辅助手段。

多普勒超声检查通过听搭桥血流回声确认吻合口的通畅性。我更喜欢经皮多普勒用于评估搭桥的通畅性,其应用安装在结核菌素注射器上的精细探针并且容易到达深层目标(Vascular Solutions,Inc.,明尼苏达州,明尼阿波利斯)。但这种超声检查仅提供搭桥血流的定性确认,而定量超声检查流速(Charbel 微流量探头,Transonic,纽约州,伊萨卡)。其大探头有一个笨重且大体积的反射体,并且必须应用在动脉周围,应用于深部吻合很困难。定量多普勒分析可以测量 CFI,其是完成搭桥后的血流量与搭桥前供体动脉的流量之比。初始截面流量代表最大值承载能力且零阻抗的搭桥,当 CFI≥50% 时,术后有 90% 以上的搭桥通畅率。CFI≤50% 时,搭桥只有 50% 的通畅率,需要重新检查吻合口。

尽管搭桥手术中的术中血管造影已被荧光素血管造影术所取代,但术中 DSA 仍适合应用于某些动脉瘤手术中,因其可以显示在夹闭后动脉瘤残留和动脉闭塞,从而实现夹子的重新调整和预防卒中。近端 ICA 动脉瘤(例如,海绵窦、床突旁、眼动脉和垂体上动脉瘤),巨大动脉瘤以及深部手术(例如,后循环动脉瘤)的动脉瘤具有较高的调整率并且可能受益于术中血管造影,但是对于确认搭桥通畅性意义不大。搭桥通畅与否只是一个简单的信息,不像 DSA 那样用额外的手术室、时间、麻醉,使用肝素,放射线暴露等风险,特别是并发症,可能包括卒中、夹层、腹股沟血肿、股动脉血栓形成和假性动脉瘤。术中荧光更快,更简单,更安全,并且非常准确。

挽救闭塞的搭桥

搭桥闭塞是明确的:供体动脉看起来没有生命力,感觉松弛,多普勒无回声,荧光造影暗淡,Acland 方法和闪烁测试失败。必须立刻抓住挽救闭塞血管的机会(表 12.2)。不完美的吻合有时会吸附黏着在缝线上的血小板,并形成通过吻合壁可见的"白色"血栓。这种白色血栓减缓了血液在吻合处的流动速度,并可能使血

表 12.2　闭塞搭桥挽救方法

问题	描述	处理
白色血栓	黏附血小板血栓	用显微镊挤压,压碎血栓
红色血栓	黏附红细胞和血小板	缝线切开取栓术(切开一侧缝线,抽出血栓,再缝合)
		供体动脉切开取栓(切开供体,取出血栓,再缝合)
		完全再吻合术
移植血管近端闭塞	血管近端吻合口闭塞	移植血管切开后仅通过逆向血流;Forgarty 导管取栓或重新吻合
移植血管远端闭塞	血管远端吻合口闭塞	移植血管切开后仅通过前向血流;Forgarty 导管取栓或重新吻合
移植血管内闭塞	扭曲、打结或压迫	解开或平整移植物
不可修复的搭桥	挽救失败	替代搭桥或颞肌贴附术
迟发性脑缺血	假阴性 BTO 或意料之外的血管牺牲	拯救性搭桥手术(新的颅外-颅内插入式血管搭桥术)

液停滞。白色血栓可以通过用显微镊轻轻挤压动脉壁将血栓挤碎(图 12.4)。这种简单的操作可以在完全闭塞之前重新打开闭塞搭桥。因为挤压动作可能会损伤内皮并导致再闭塞,所以重新开放的搭桥需关注一段时间,以确保其保持开放。

除了吸附血小板外,"红色"血栓还可以激活凝血级联反应并在吻合口形成血栓。通过动脉壁也可以看到这种血栓,但颜色较深并且不容易分散。白色血栓是颗粒状的,黏附力较弱,但红色血栓较坚韧且有很强的黏附力,需要用以下 3 种技术之一拆解吻合口并将血栓抽出:缝线切开取栓术,供体动脉切开取栓术或完全再吻合术(图 12.5)。缝线切开取栓术通过切断中间的缝线来打开吻合口,朝着两个锚定结解开缝线,但不破坏结或使另一侧缝线不稳定(图 12.6)。通过这个开口抽取血栓,有时一些技术性差错可以被修复。成功的缝线切开取栓术仅需拆除并再缝合一条缝线即可挽救吻合口。这种方法适用于当血栓出现在吻合管腔和受体血管中时。

当血栓出现在吻合口的供体侧时,通过供体动脉切开术取出血栓,不累及受体动脉,可以通过荧光素造影证实血流正常。供体动脉的线性切口在吻合口附近,打开一个窗口,逆行抽取血栓(图 12.7)。在不打开任何缝线的情况下将红色血栓从吻合口中取出。成功的供体动脉切开保留了吻合口的缝线,只有供体动脉的动脉切口需要连续缝合。这种方法即使不成功,受体动脉中的血流仍能保留。

血栓取出失败后需要完全再吻合,彻底拆开吻合口并将其重新吻合在同一部位或完全不同的部位(图 12.8)。头皮颞浅动脉容易修剪到新鲜部分,但受体动脉修剪完可能会缩小吻合管腔。然后从头到尾重新

吻合,积极地对供体动脉进行鱼嘴状处理并延长动脉切口以补偿受体动脉修剪带来的损失。在血栓闭塞部位重新吻合是很麻烦的,因为重新缝合可能会因对内皮的损伤和其他病理改变进而再次引发闭塞。所以如果可能,最好在完全不同的位置重新吻合(图 12.9)。必须先应用血栓取出术取出血栓,连续缝合,使吻合口首先恢复血流。然后在第二个位点应用重新处理的供体及受体动脉重新进行再吻合。当没有挽救或修复搭桥的希望时,应至少保证受体动脉通畅以防止缺血。

插入式搭桥术有两个吻合口,这使得闭塞的位置难以确定。闭塞可以在近端吻合处、远端吻合处,或者在桥接动脉看不见的皮下隧道内,被挤压或扭曲导致闭塞。桥接动脉可以通过在中间位置放置两个临时阻断夹,然后之间行线性动脉切口进行查验(图 12.10)。移除远端阻断夹检查远端吻合口,通过动脉切口处反向血流提示远端吻合口通畅。移除近端阻断夹检查近端吻合口,流血提示近端吻合口通畅。如果没有出血可以确定闭塞部位,可以先用带球囊的 Fogarty 导管尝试进行血栓取出术。导管通过动脉切口插入并通过闭塞部位,气囊充气,导管回拉以抽出血栓。该操作适用于 RAG,但血管瓣膜的存在妨碍了 SVG 的使用。当使用 Fogarty 导管进行血栓取出术失败时,需要将吻合口完全重新吻合。在修复吻合口后,邻近供血动脉线性切口的临时阻断夹被首先松开以评估出血和搭桥通畅。动脉切开需连续缝合修复。

当挽救不成功时,有时需要"计划 B",采用完全不同的搭桥。如果侧-侧原位吻合术不成功,那么颞浅动脉可用于颅外-颅内血管搭桥。如果再修剪后的颞浅动脉不能到达 SCA,可能只有原位 PCA-SCA 搭桥是唯一的选择。对于任何特定的部位,可以设想 7 种不同的搭

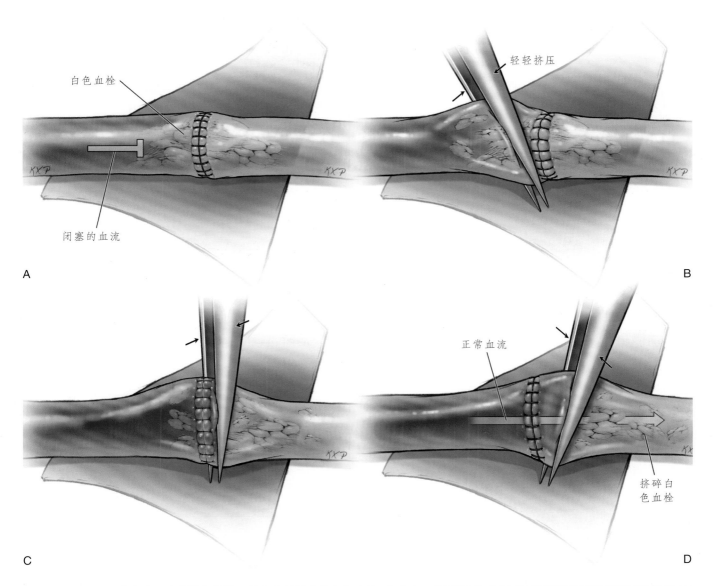

图 12.4 (A)通过动脉壁可见黏附在缝线上的血小板形成的白色血栓。在吻合口的近端(B)和远端(C)用显微镊轻轻挤压动脉壁,而非缝线处。(D)这些动作将血栓分散到下游,并在完全闭塞之前重新打开阻塞搭桥。

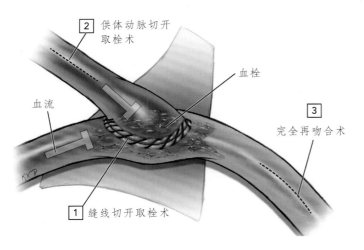

图 12.5 红色血栓可激活凝血级联反应,并在吻合部位形成颜色较深且不易分解的血栓。白色血栓是颗粒状的,黏附力较弱,红色血栓较坚韧且有强大的黏附力,需要打开吻合口并取出血栓,具体如下:1,缝线切开取栓术;2,供体动脉切开取栓术;或 3,完全再吻合术。

缝线切开取栓术

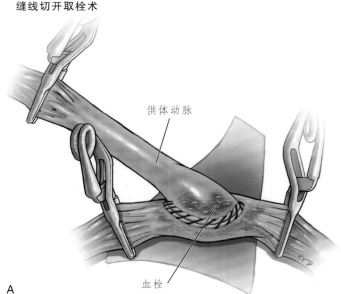

供体动脉

血栓

A

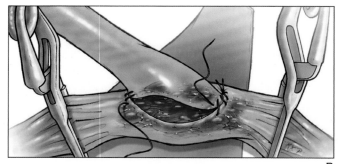

B

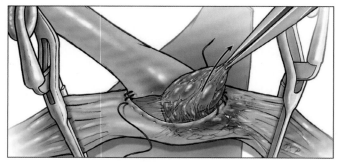

C

血流

D

图 12.6　(A)缝线切开取栓术通过(B)在缝线中间剪断向两端解开螺旋而不破坏锚定结或使另一侧缝线不稳定来恢复通畅。(C)将血栓通过打开的吻合口取出,并修复一些技术差错。(D)将拆开缝线再次缝合,完毕后移除临时阻断夹以重建搭桥血流,这种技术用于当血栓看起来是在吻合口和受体动脉中。

桥选项,当一个失败时,可以尝试另一个。记住 7 种搭桥类别并考虑列表上的其他选项是非常有用的。当所有尝试都失败时,颞肌贴敷或其他间接搭桥可以使缺血性脑组织获益,并随着时间的推移重建脑血流供应。

　　术后造影是证明血管通畅的最直接的证据。简单的颅外-颅内血管搭桥可以用 CTA 证实,但其他搭桥需要 DSA 证实。由于颅内-颅内血管搭桥通常是正常位置的动脉之间的新连接,没有颅外供体可以用于定位,因此,颅内-颅内血管搭桥特别难以用 CTA 等血管影像显示。插入式和组合式搭桥通常有复杂的血流动力学重建,血流变化较大,最好在脑循环的整个阶段注射对比剂来显示。在术后血管造影中发现搭桥阻塞需立即返回手术室以挽救搭桥。

挽救性搭桥

　　虽然没有针对闭塞搭桥的标准抢救程序,但挽救性搭桥可以减少人为动脉牺牲后发生的缺血面积。重建或夹闭巨大动脉瘤或复杂动脉瘤的关键因素是动脉供血区域是否存在侧支血供。用各种 BTO 技术在治疗前评估侧支循环,当患者缺乏足够的侧支代偿时进行血运重建。即使补充了 CBF 研究,现在颈内动脉闭塞的 BTO 也具有高达 25%的假阴性率,这并没有比未补充 CBF 研究的旧方法好很多。阴性 BTO 而 ICA 闭塞后脑血管功能不全的原因包括术中失血和血管痉挛。血管痉挛可能会损害 SAH 患者的侧支循环,尤其是术

供体动脉切开取栓术

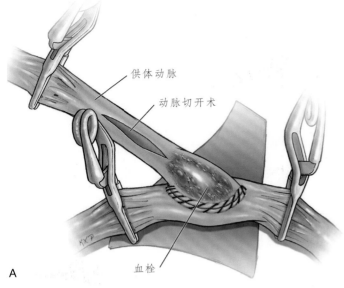

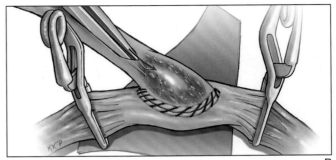

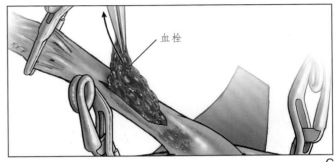

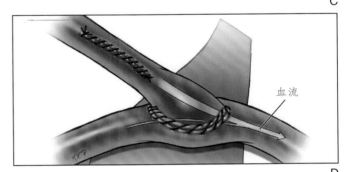

图 12.7　(A)通过将供体动脉切开取出血栓,可取出靠近供血动脉的吻合口血栓。线性切开吻合口近端的供体动脉。(B)切开一线性切口提取血栓。(C)红色栓子从吻合口中取出而不干扰任何缝合。(D)供体动脉的动脉切开术用缝线连续缝合。

中动脉瘤破裂或动脉操作过多。测试球囊定位与颈部 ICA 距离过近可能无法完全阻断 ECA 侧支通过眼动脉和岩骨段(颈鼓动脉和翼管动脉)和海绵窦(下外侧动脉和脑膜垂体干)ICA 的分支的远端血流,导致假阴性 BTO。

当术中面临意外需要牺牲 ICA 时,完全 BTO 的临床监测和 CBF 成像研究的结果是不可用的。必须从血管造影因素推断血运重建的必要性,如 Willis 环的完整性和静脉期的时相。神经电生理学监测也可能表明血流动力学功能不全,脑电图检测半球缺血,MEP 和 SSEP 分别检测皮质脊髓束和体感通路缺血。对于 ICA 闭塞后血流动力学改变和缺血,MEP 可能比 SSEP 更敏感,但从动脉闭塞到 MEP 变化的潜伏期可能很长。重要的是,脑电图、MEP 和 SSEP 分别测量脑功能的不同方面,并在组合使用时检测即将发生的缺血效果最佳。

尽管术前和术中闭塞试验可能表明牺牲动脉瘤的载瘤动脉是安全的,但治疗后仍可能出现缺血症状和体征。在这种情况下,挽救性搭桥可以挽救局部缺血区域。

挽救性搭桥不是挽救闭塞搭桥,而是针对意外的、正在发生的脑缺血施行的全新搭桥,以挽救缺血性脑组织。挽救性搭桥通常是可立即提供高流量的颅外-颅内移植血管插入式搭桥:颅内-颅内血管搭桥通过区域内的主体血流搭桥,可能不会增加流量,而低流量的颅外-颅内血管搭桥可能无法充分替代 ICA 牺牲的流量损失。

肝素

肝素是局部应用而非全身应用。一旦切开动脉后,

完全再吻合

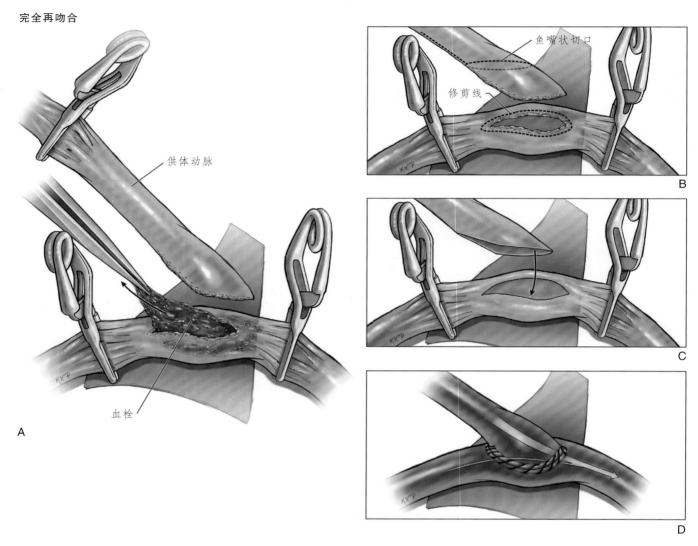

图 12.8　(A)完全再吻合需要拆除搭桥,取出血栓,并在相同的或完全不同的位置重新吻合。(B)头皮动脉很容易修剪到新鲜组织,但修剪受体的血管壁可能会缩小血管腔。(C,D)然后吻合从头到尾重新进行,积极地将供体动脉修剪成鱼嘴状并延长受体动脉切口以补偿受体血管修剪引起的狭窄。

内皮暴露,则将盐水换成肝素冲洗。同样,一旦结束缝合,换用盐水冲洗。完整的凝血系统有助于止血并完成搭桥手术。在挽救搭桥时,为保持搭桥开放可全身肝素化。用于颈动脉内膜剥脱术的 5000U(70U/kg)的单次推注可能挽救搭桥免于再次闭塞。

　　大动脉中停滞的血流促进血栓形成,其可以栓塞到吻合口或吻合的桥接血管中。因此,在吻合期间阻断的大动脉在最后缝合闭合之前要进行顺向或逆向放血来冲洗血栓。另外,在缝合第二个吻合口时,用 1 枚临时阻断夹防止血流进入桥血管,可使桥接动脉保持充满肝素化盐水的状态。

　　术前不应用阿司匹林,而是在术后当天开始并持续无限期地应用(终身服用,325mg QD)。

坚持不懈

　　因在吻合过程中花费了大量的时间和精力,搭桥闭塞是一个令人失望的并发症。那种庆祝时刻的期待可能会变成恐慌。挽救性搭桥需要更长的阻断时间,增加缺血性损伤的可能。此外,因其血栓残留,额外的血管壁操作,有时甚至是勉强的血流重建,挽救搭桥有更低的通畅率,这些时刻需要冷静,思路清晰和毅力。记住尽管挽救搭桥是耗时的,但尽量避免其永久性闭塞,这可能引起缺血性和神经系统功能缺失的后果。因此,

第二个位点重新吻合

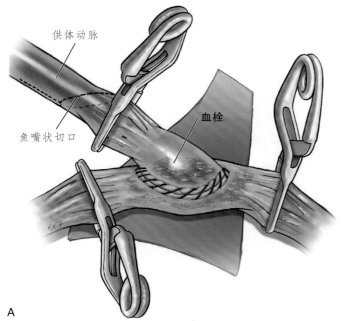

供体动脉

鱼嘴状切口

血栓

A

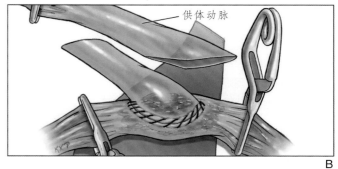

供体动脉

B

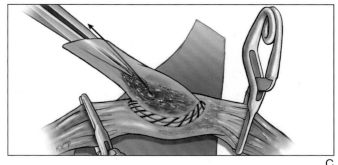

C

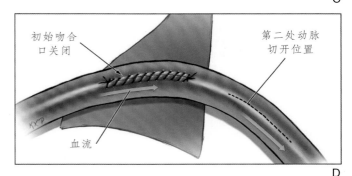

初始吻合
口关闭

第二处动脉
切开位置

血流

D

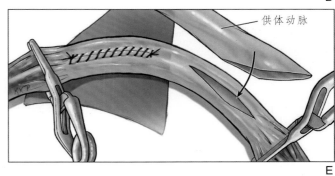

供体动脉

E

图 12.9 在血栓形成闭塞部位重新吻合比较麻烦，因为重新吻合可能易于激发引起闭塞的相同病理学。可以选择在第二个完全不同的位置进行重新吻合。(A,B)头皮动脉很容易修剪到达新鲜组织。(C)血栓切除术恢复受体动脉的血流，并且(D)初始切开部位用连续缝线修复。(E)动脉切开可以在同一个或邻近不同的受体动脉上，(F)通过使用原来的供体和受体组织挽救闭塞搭桥，完成新的搭桥。

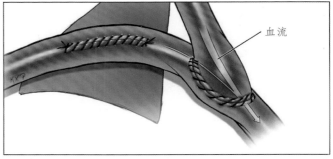

血流

F

Fogarty 导管

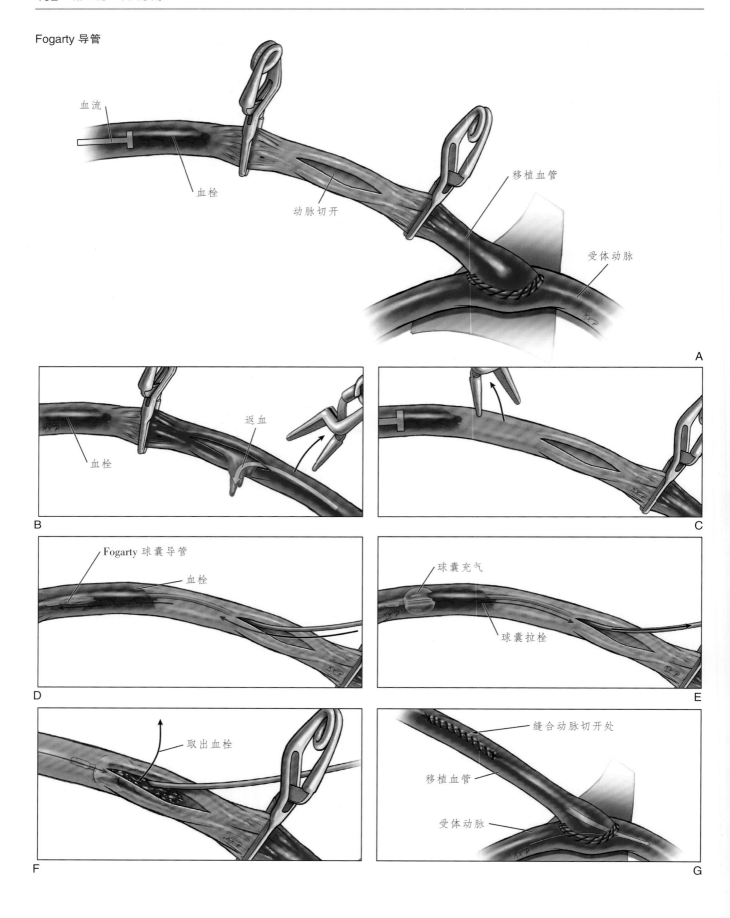

重新开放搭桥,重新吻合,或者执行另一个更好的替代方案。告知患者和家属搭桥失败可能是神经外科医生面临的最艰难的经历之一 , 这是一种痛苦的感觉,充满失败、羞辱和尴尬。让你觉得辜负了他们的信任,冲击了他们的期望,并且带来了灾难的后果。

因此,必须尽一切努力修复搭桥,重获力量、决心和独创性,改变闭塞的搭桥使其通畅。即使这种努力最终不成功,但我的患者、他们的家人和我都会接受沉痛的事实及相关的并发症 , 因为所有的选择都被彻底尝试了。

图 12.10　插入式搭桥可能会在近端吻合处、远端吻合处或沿着移植血管通过皮下隧道的不可见路线被阻塞。(A)可以通过在两个临时阻断夹之间的线性动脉切口打开移植动脉来查证。(B)仅移除远端阻断夹检查远端吻合口,存在反向流血提示远端吻合口通畅。(C)仅移除近端阻断夹检查近端吻合口,出血提示近端吻合通畅。没有出血表明闭塞(如图所示),并且(D)可以通过插入 Fogarty 导管通过动脉切口并通过闭塞部位来尝试进行血栓取出术。(E)球囊充气,(F)导管回拉以取出血栓。(G)在重新建立搭桥开放后,动脉切口给予连续缝合。

第 **13** 章

闭塞动脉瘤

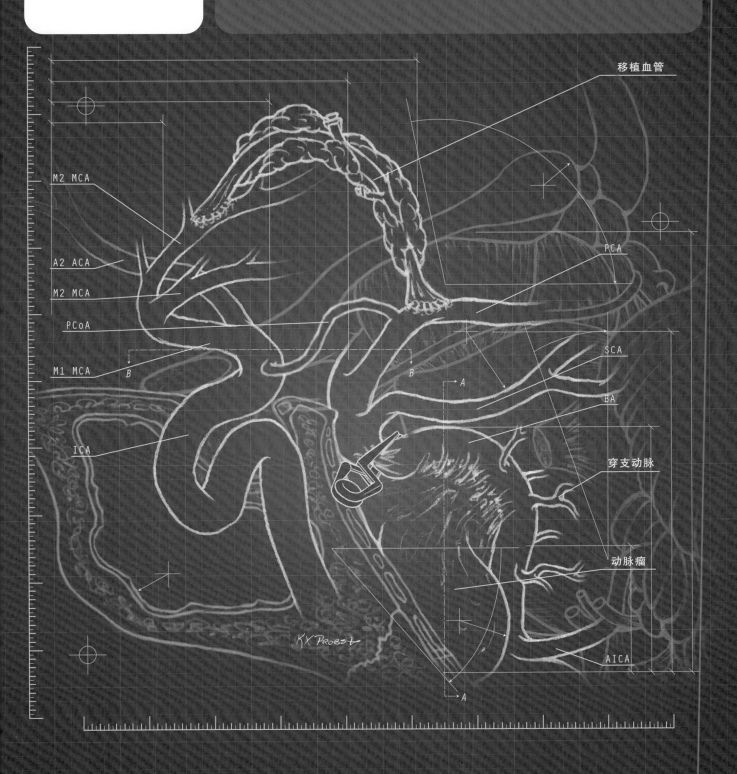

移植血管

M2 MCA

A2 ACA

M2 MCA

PCoA

M1 MCA

B

ICA

PCA

SCA

BA

穿支动脉

动脉瘤

AICA

A

B

A

KX PROBST

处理动脉瘤

　　对动脉瘤进行搭桥手术可以让神经外科医生从容不迫。在缺血性疾病中，搭桥的完成标志着手术的结束，而在动脉瘤手术中，搭桥的完成标志着才开始处理动脉瘤。搭桥只是复杂动脉瘤手术的第一步，虽然没有直接处理动脉瘤，但有助于分步地进行动脉瘤的处理，用临时阻断夹来控制动脉瘤的血流，然后切开血管壁进行塑形或者切除其内的血栓，最后用永久瘤夹将动脉瘤夹闭。通过搭桥将血液分流向远端血管是处理复杂动脉瘤前的一种有效方法，就像斗牛士在最后击剑之前，他会用熟练的方法让愤怒的公牛精疲力尽，神经外科医生在彻底夹闭巨大动脉瘤之前会进行搭桥手术，搭桥手术可以让神经外科医生在手术方案的制订上和心理上更好地处理动脉瘤。

　　同样，不进行搭桥手术处理动脉瘤将获得负面效果。这些临时阻断夹阻断动脉瘤时也会阻断远端的血流，同时给术者增加心理压力。相同的手术操作将不能反转，只有当动脉瘤颈重建后才能解除阻断，但是重建的过程中可能受到血管壁动脉粥样硬化、复杂分支或管腔内血栓的阻碍。如果未能重建载瘤动脉或分支动脉，可能需要被迫进行搭桥手术，但此时已经到了严重的缺血期，而且没有备好的供血动脉。因此，无论从手术策略还是心理因素讲，搭桥手术对于复杂动脉瘤或巨大动脉瘤都是有意义的，搭桥手术可以显著地提高手术效果。

孤立动脉瘤

　　通过阻断载瘤动脉的所有流入动脉和流出动脉，而不是夹闭瘤颈来将动脉瘤彻底孤立，因为这种方法是可控的、彻底的、可预测的，所以也是阻断血管的一种方式（图 13.1）。它需要阻断所有的载瘤动脉及其分支血管，避免对动脉瘤进行直接的操作，消除任何可以导致术中破裂、残留、复发的风险。搭桥血管供应远端的血流，载瘤动脉供应近端的血流。当穿支血管在动脉瘤段之外时，孤立术是安全的，但当穿支血管不能确定是在动脉瘤段之外的情况下，不推荐行孤立手术。

　　进行搭桥和动脉瘤孤立之后，具有占位效应和压迫神经结构的巨大动脉瘤可以进行穿刺并缩小体积，

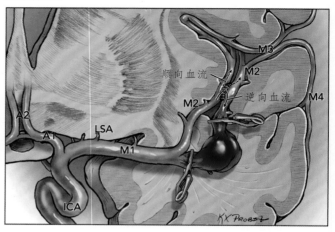

图 13.1　通过阻断动脉瘤流入动脉和流出动脉来孤立位于 MCA-M2 部位无法夹闭的、顺血管走行扩张的动脉瘤，将未受累的 M2 与载瘤动脉进行 M2 MCA-M2 MCA 原位搭桥，避免了额外血管的使用，为载瘤动脉远端提供血流。ICA，颈内动脉；A，大脑前动脉；M，大脑中动脉；LSA，豆纹动脉。

也可以切开动脉瘤用超声吸引器切除内部血栓。一个孤立良好的动脉瘤脱离血液循环，是不会出血的。不同时间和不同程度形成的血栓很快被 CUSA 破碎，一个有限的动脉瘤切口就是一个关键的通向瘤腔的孔道，通过这个孔道，可以直视下将血栓切除。动脉瘤壁随着血栓的切除而向内塌陷，并且保护周围的脑组织。动脉瘤压力的下降可以提供更多的空间，让周围的解剖结构暴露清楚，可以重新调整阻断夹来缩短被阻断的范围，或者分离出在区间之内的被阻断的穿支血管。

动脉瘤近心端阻断

　　当穿支动脉起源于动脉瘤的基底部，或者动脉瘤的远端无法暴露，无法进行动脉瘤孤立时，动脉瘤近心端阻断是另一种方法。例如，远端 M2 型 MCA 动脉瘤位于大脑侧裂的环状沟中，如果不进行广泛的解剖暴露，动脉瘤的远端是看不到的。这些动脉瘤在搭桥后的近端阻断可以导致动脉瘤血栓形成和闭塞，使患者免于远端剥离。对于 M1 MCA 瘤样扩张的动脉瘤，并且有豆纹动脉从动脉瘤发出者，更好的治疗方法是动脉瘤近心端阻断，因为孤立了这些汇入基底节的穿支会引起神经功能障碍。近端阻断后，搭桥血管为这些穿支血

近心端动脉瘤阻断

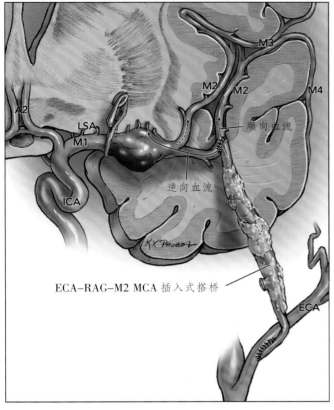

图 13.2　当动脉瘤的远端血管无法暴露或者穿支血管起源于动脉瘤基底部,动脉瘤孤立术无法实施时,近心端阻断动脉瘤也是一种方法,就像图中所示,M1 MCA 分叉前瘤样扩张的动脉瘤,并且有豆纹动脉从动脉瘤发出。在进行 ECA-RAG-M2 MCA 搭桥后,阻断动脉瘤的近心端流入动脉,导致动脉瘤内血栓形成(棕色),搭桥血管只为穿支血管提供逆向的血流(紫色)。ICA,颈内动脉;A,大脑前动脉;M,大脑中动脉;LSA,豆纹动脉;ECA,颈外动脉。

管提供了逆向的血流(图 13.2)。对于未破裂的动脉瘤,近端阻断是安全的,但对于破裂的动脉瘤则不安全。近端阻断的动脉瘤并不是完全排除在血流循环之外,这使得之前已经破裂过的动脉瘤很容易再次破裂。然而,对于未破裂动脉瘤,逆向和减少的血流量常常可以导致血栓形成,这对于动脉瘤的破裂都是起保护作用的。不同于动脉瘤孤立术,近端血管阻断不可以进行血栓切除术。

动脉瘤远心端阻断

　　动脉瘤的远端阻断阻止了动脉瘤的血液流出,降低血流,促进血栓形成(图 13.3)。在动脉瘤血栓形成之

远心端动脉瘤阻断

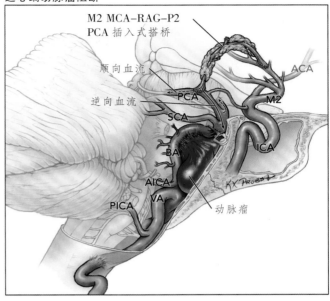

图 13.3　动脉瘤的远端阻断阻止了动脉瘤内的血液流出,降低血流,促进血栓形成(棕色)。这种方法适用于未破裂的动脉瘤,最好是血栓性动脉瘤,因为血栓性动脉瘤会沉积更多的血栓从而完全堵塞动脉瘤。对于动脉瘤近端血管无法阻断时,远端动脉阻断是理想的方法, 就像图中位于基底动脉四分叉之前的动脉瘤,在行 M2 MCA-RAG-p2 PCA 搭桥后阻断动脉瘤远端血管,搭桥的逆向血流流向动脉瘤夹之后的四分叉血管(紫色)。ICA,颈内动脉;PICA,小脑下后动脉;AICA,小脑下前动脉;SCA,小脑上动脉;BA,基底动脉;PCA,大脑后动脉。

前,动脉瘤内的压力等于动脉压力,并可能对动脉瘤进一步增加压力。虽然远端阻断是违反常理的,并且似乎会导致动脉瘤破裂,但是动脉瘤内的血流停滞,尤其是巨大动脉瘤内有大的无效腔,会很快形成血栓闭塞。这种方法更适于未破裂的动脉瘤,最好是血栓性动脉瘤,容易沉积更多的血栓并完全堵塞动脉瘤。破裂的动脉瘤壁较薄,破裂部位容易在远端阻断后再次破裂。远端动脉阻断更适于动脉瘤近端流入动脉无法阻断时,例如,在行 M2 MCA-RAG-p2 PCA 搭桥后的基底动脉动脉瘤,行左侧 A3 ACA-右侧 A3 ACA 搭桥后的前交通动脉瘤,行 ECA-RAG-M2 MCA 搭桥后的遮挡 M1 MCA 的巨大大脑中动脉动脉瘤。对于孤立的有重要穿支血管起源于动脉瘤基底部的动脉瘤而言,远端动脉阻断也是一种替代方法。

　　我曾做过 20 多例远端阻断的动脉瘤手术,只有一例未破裂的、巨大的、累及 P1 PCA 的蛇形动脉瘤发生医源性破裂。动脉瘤孤立术会危及丘脑穿支血管,远端

阻断比近端阻断这种巨大的动脉瘤要简单。厚壁和血栓化瘤腔应该已经增加动脉瘤对远端阻断的耐受性，但动脉瘤在远端阻断 5 分钟后发生破裂时，需要夹闭近端血管孤立动脉瘤以控制出血。这一并发症引起的死亡是一个警示，即远端阻断只有在无法孤立或近端阻断时才能使用。

直接夹闭动脉瘤

经过搭桥、孤立、塑形或血栓切除之后，一开始看起来不能被夹闭的动脉瘤在处理后可以被夹闭（图 13.4）。意想不到的直接夹闭动脉瘤使搭桥变成了"保护性"或"预防性"搭桥，它只在夹闭动脉瘤的临时阻断期间起到防止缺血的作用。这种搭桥手术在成功夹闭动脉瘤后变得没有必要，反而增加术后闭塞的风险。保护性搭桥很少刻意去做，因为它们增加了手术的总体风险。手术的付出是非常重要的，手术策略是为了平衡风险与获益。然而，在某些情况下，处理动脉瘤的时间是很重要的，而且风险/获益比更倾向于保护性的搭桥。当遇到困难时，与其需要它而不去做，不如去做而

不需要它。

保护性的搭桥对破裂的颈内动脉血泡样动脉瘤非常重要（图 13.5）。这些比较小的、手术可以暴露的、类似于普通动脉瘤（例如，PCoA 和 AChA）的动脉瘤，具有欺骗性。毫无戒心的神经外科医生可能会错误地期望直接进行夹闭手术，但是我的临床经验和文献中许多其他外科医生报道的经验表明，ICA 血泡样动脉瘤绝不是简单的夹闭。这些动脉瘤的术中破裂率为 41%，是囊性动脉瘤的 6 倍，术中破裂是一个不好的预后信号，与没有术中破裂的患者相比，预后较差的风险加倍。常规的手术夹闭只可能出现在 75% 的血泡样动脉瘤中，一旦术中破裂出血，应急处理往往涉及搭桥技术，这增加了手术的难度，也降低了良好预后的可能性。这些因素使得血泡样动脉瘤的处理难度与它们的大小和位置不成比例。我总结的其中一条经验是，将搭桥手术指征降低。被迫情况下进行的搭桥手术要求快速进行，例如，床突上的 ICA-RAG-M2 搭桥，取较短的桡动脉，无须暴露颈内动脉。然而，眼动脉段的吻合术是在一个较深的术野内进行的，并且有阻断夹在里面影响操作。ECA-RAG-M2 MCA 搭桥相对容易，但需要两个吻合

直接夹闭动脉瘤

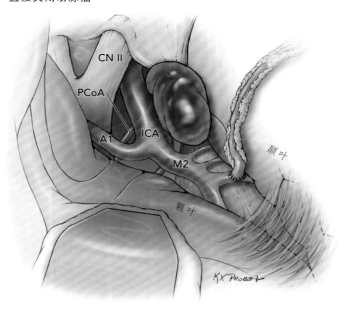

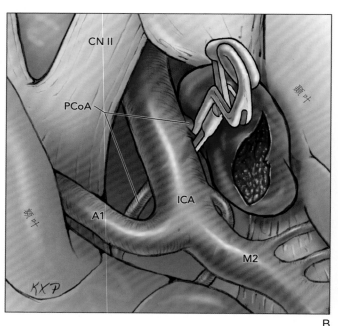

图 13.4　一开始看起来不能被夹闭的动脉瘤在经过搭桥、孤立或血栓形成之后，可变成可被夹闭的。(A)如图所示颈内动脉床突上段动脉瘤经 ECA-RAG-M2 MCA 插入式搭桥。(B)夹闭动脉瘤并成功地保护了载瘤动脉 ICA，将搭桥变为"保护性"或"预防性"搭桥，搭桥的作用变为在夹闭动脉瘤期间起到防止缺血的作用。ICA，颈内动脉；CN 脑神经；PCoA，后交通动脉；M，大脑中动脉；A，大脑前动脉。

保护性搭桥

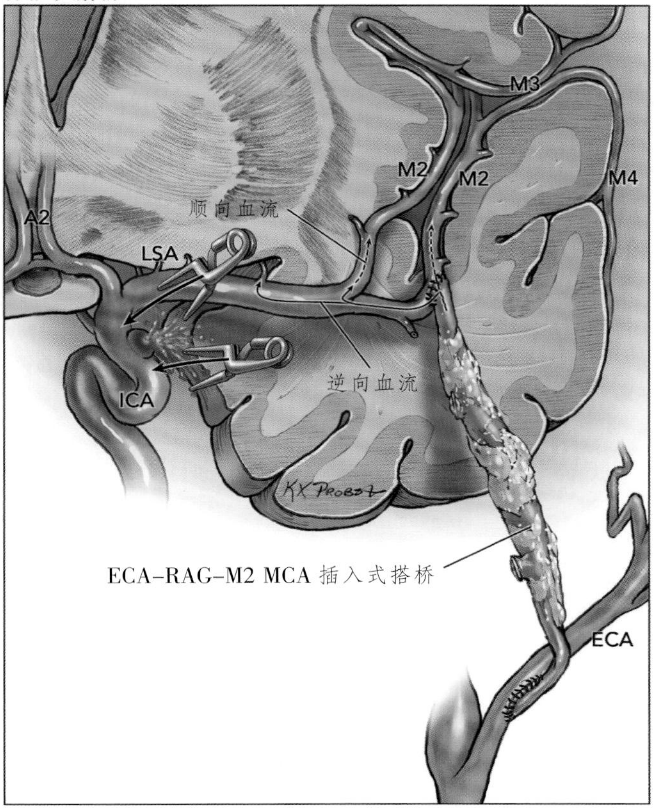

图 13.5　在不需要时做一个搭桥手术比需要时而不做它要好，尤其是在动脉瘤很有可能无法直接夹闭的情况下（例如，巨大的、伴有血栓的、瘤样扩张、动脉粥样硬化性动脉瘤）或动脉瘤术中破裂（如血泡样动脉瘤）。搭桥手术指征放宽对于血泡样动脉瘤是合理的，如图所示，ECA-RAG-M2 MCA 搭桥使术中破裂的动脉瘤能够快速、安全地被控制。ICA，颈内动脉；CN，脑神经；LSA，豆纹动脉；ECA，颈外动脉。

口，所以 STA-MCA 搭桥最容易，但可能提供不了足够的血流量。所以尝试直接夹闭某些 ICA 血泡样动脉瘤是合理的，但是如果动脉瘤破裂，预防性的搭桥可以快速地孤立动脉瘤而不发生缺血。夹闭血泡样动脉瘤联合非必要的搭桥手术很少会引起并发症，而术中破裂的血泡样动脉瘤同时未提前进行搭桥手术通常会引起并发症。

血管内栓塞动脉瘤

　　搭桥术后立即进行显微外科夹闭动脉瘤可能不是最好的治疗方法。分期的血管内动脉瘤栓塞可使搭桥血管逐渐耐受血流动力学负担。搭桥手术与动脉瘤栓塞间隔 3 天的时间可以使吻合口血管内皮生成。在造影下确认搭桥血管是通畅的情况下才彻底阻断主要的载瘤动脉。另外，对于术前不耐受缺血的患者，可以反复进行球囊闭塞试验来确认搭桥血管的血流量是否足够以及对缺血的耐受性。搭桥手术后的反复球囊闭塞试验是永久性阻断血管前的最终检测手段，因为手术过程中，患者在麻醉状态下监测 EEG、MEP、SSEP 的情况下来检测永久阻断后的耐受性是不行的。当分期进行血管内动脉瘤栓塞时，使用肝素抗凝可以减缓或限制动脉瘤及邻近动脉或穿支血管的血栓形成，然而手术阻塞动脉瘤则使抗凝风险更大。在术中失血和静脉输液引起的体液波动恢复后，分阶段的血管内闭塞可优化栓塞后的血流动力学。

　　分阶段的血管内动脉瘤栓塞的缺点包括搭桥血管的低血流量和手术过程中动脉瘤破裂的风险。以我的经验，在这期间的低血流量不会导致桥血管的闭塞，事实上，甚至在供血动脉闭塞之前动脉瘤内就有血栓形成。然而，我发现 1 例动脉瘤在行搭桥手术后和血管内栓塞前发生了再次破裂。在蛛网膜下隙出血的患者中，血流动力学的改变和动脉瘤的延迟闭塞会增加动脉瘤再破裂的风险，因此，在这类患者中动脉瘤闭塞应该与搭桥同时进行，而不是分期进行。

　　血管内治疗和显微外科手术的联合进行可消除一些手术因素，从而使手术化繁为简，增加手术的安全性，减少患者的不适。例如，通过双额开颅进行远端原位的双侧 A3 搭桥（第 1 步），然后牺牲一侧 A2 远端血管来进行前交通复杂动脉瘤血管内栓塞（第 2 步），相比常规的经额颞开颅暴露动脉瘤的流入动脉和流出动脉手术，是一种简洁的、微创的治疗方式（图 13.6）。类似的，行原位的双侧 p3 PICA 搭桥手术结合血管内栓塞治疗复杂椎动脉动脉瘤，相比较常规的髁突切除和暴露椎动脉的远外侧入路以及常规的枕下入路，手术治疗得到简化。联合显微外科和血管内治疗为医疗中心挑战复杂动脉瘤提供了更合理的解决方案。

分步显微外科和血管内治疗

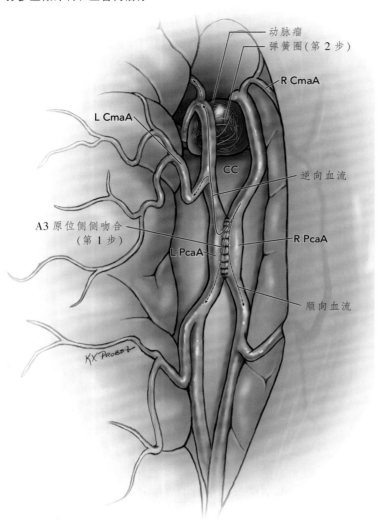

图 13.6 血管内治疗和显微外科手术的联合进行可消除手术的一些因素,从而使手术化繁为简。通过双额开颅进行远端原位的双侧 A3 搭桥(第 1 步),然后牺牲一侧 A2 远端血管进行血管内栓塞前交通复杂动脉瘤(第 2 步),避免了为阻断近端血管而行翼点开颅手术。R CmaA,右侧胼缘动脉;L CmaA,左侧胼缘动脉;R PcaA,右侧胼周动脉;L PcaA,左侧胼周动脉;CC,胼胝体。

第 3 篇　七种类型搭桥

第 14 章

颅外-颅内血管搭桥

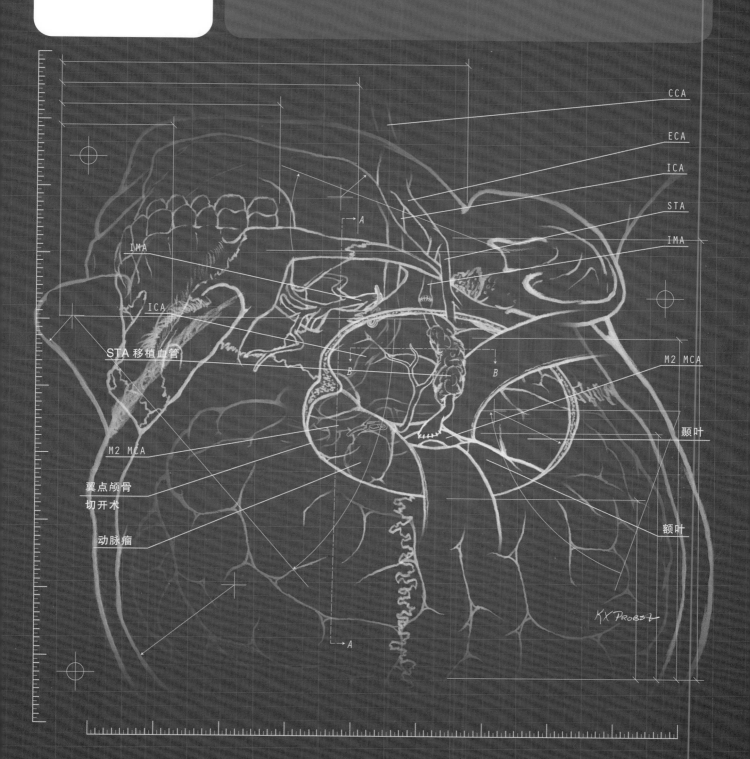

CCA

ECA

ICA

STA

IMA

IMA

ICA

STA 移植血管

M2 MCA

M2 MCA

颞叶

翼点颅骨
切开术

额叶

动脉瘤

KX PROBST

颅外-颅内血管搭桥

颅外-颅内血管搭桥是经典的搭桥，是第一代搭桥，也是七种类型搭桥中的第一种。STA-MCA 搭桥是由 Yasargil 和 Donaghy 在 20 世纪 60 年代末创立并推广的，今天仍然是最常见的、最简单的，也是最通用的颅外-颅内血管搭桥，应用于动脉瘤、烟雾病、颅内动脉粥样硬化和部分治疗性颈动脉闭塞。这个"初始"搭桥对开始搭桥生涯的神经外科医生来说是理想的，其原因是：大多数病理状况所需的端-侧吻合是最基础的，它的凸面位置提供了可操作性和易见性；而且结果一般都是好的，有利于逐渐增加信心进行更具挑战性的搭桥。STA 是前循环额外血流的来源，而 OA 是后循环额外血流的来源，不仅头皮动脉与皮层动脉口径匹配，而且随着时间的推移，其还具有扩张和增加血流量的能力。

显微外科解剖

头皮

神经外科教科书很少介绍头皮在到达病变过程中变成翻转或剥落的组织，但头皮对于颅外-颅内血管搭桥很重要，因为它包含了供体动脉。头皮有 5 层，可用 "SCALP" 帮助记忆：皮肤(S)、致密结缔组织(C)、帽状腱膜(A)、疏松结缔组织(L)和颅骨骨膜(P)(图 14.1)。这些层次在顶部是最好理解的，这里没有肌肉，也没有额肌和枕肌之间的帽状腱膜组织。在 STA 和 OA 的区域中，这些层次在侧方和后方都不太相关。头皮动脉位于皮肤下面和帽状腱膜上方的皮下组织，这些区域的骨膜被肌筋膜和肌肉代替。

来自 ICA 的头皮动脉

共有 5 对动脉供应头皮：滑车上动脉、眶上动脉、颞浅动脉、耳后动脉、枕动脉(图 14.2)。滑车上动脉和眶上动脉是颈内动脉系统的一部分，起源于眼动脉的分支，分别供应中线和额外侧的皮肤、肌肉和骨膜。眶上动脉起源于眼动脉入眶处，沿上直肌和上睑提肌走行，出眶上孔。滑车上动脉是从内侧眶出来的眼动脉终末分支。这两支前部的头皮动脉因口径小和位置不利，通常不用于颅外-颅内血管搭桥。

来自 ECA 的头皮动脉：颞浅动脉

颞浅动脉、耳后动脉和枕动脉来自颈外动脉系统，是头皮的主要供体。STA 是头皮的主要供体，是 ECA 两个终末分支中较小的一支(另一支是颌内动脉)。它起源于腮腺内，面神经深部，在外耳道前方越过颧弓根部上行(图 14.3)。它位于头皮下帽状腱膜上的致密结缔组织中。STA 向前走行到眶的颧弓根部水平上发出一个小眶颧支，然后分为额支和顶支(前和后)，虽然此分叉在位置和对称性上是高度可变的，但通常位于其起始部 4~5cm 处。STA 的终末分支彼此之间，以及与对侧相应动脉之间自由吻合，供应额部和顶部上方头皮、深部肌肉和骨膜，而它的近侧分支供应咬肌。STA 通常与口径和直度更大、迂曲度更小的颞浅静脉并行。

来自 ECA 的头皮动脉：枕动脉

枕动脉起自 ECA，位于面动脉起始处的对侧，靠近分为 STA 和颌内动脉的 ECA 末端(图 14.4)。它发出穿过舌下神经管、颈静脉孔和乳突小管的脑膜支供应后颅窝硬膜，并与脑膜中动脉吻合。枕动脉行经颞骨乳突部内侧和二腹肌后腹内侧，穿过颞骨内一特定的沟，或称枕沟，该沟位于乳突沟或二腹肌沟内侧，在乳突孔的外侧是来自乙状窦的导静脉。枕动脉继续于上斜肌(头上斜肌)外侧和头最长肌内侧走行，然后在外侧于头夹肌深部走行，内侧越过头半棘肌。枕动脉有时可走行于半棘肌下面并穿过肌肉。当枕动脉到达上项线下方斜方肌颅骨附着处的筋膜时，它上升到枕下的头皮，此处供应皮肤和胸锁乳突肌。

耳后动脉起源于枕动脉远端的 ECA，分为耳廓支和茎突乳突支，后者穿过茎乳孔供应鼓室、乳突气房和半规管，而前者供应耳后和耳上的头皮。耳后动脉的小口径和不利位置也限制其在颅外-颅内血管搭桥中的应用，不如作为主要供体的颞浅动脉和枕动脉。

解剖技术：颞浅动脉搭桥

获取颞浅动脉

STA 解剖简单，可以通过皮下组织浅表定位，以及用多普勒血流探头在切开之前定位，可以简单快速地获取。患者仰卧位，头转 90°，使顶部外侧凸面朝向底部，顶点稍低使冲洗液和血液从术区排出，并且头要

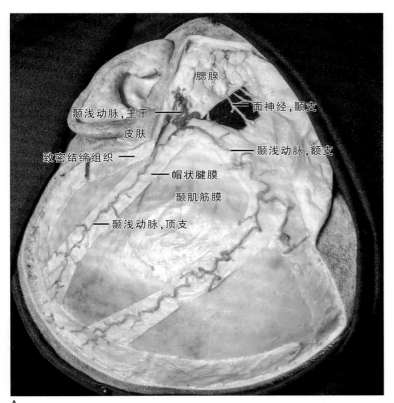

腮腺

颞浅动脉,主干

皮肤

面神经,颞支

致密结缔组织

颞浅动脉,额支

帽状腱膜

颞肌筋膜

颞浅动脉,顶支

A

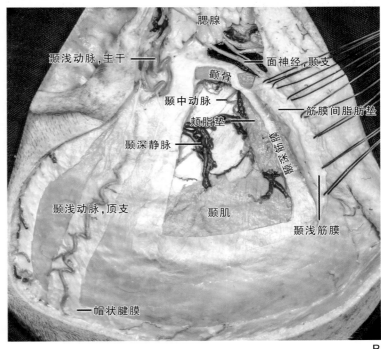

腮腺

颞浅动脉,主干

面神经,颞支

颧骨

颞中动脉

筋膜间脂肪垫

颊脂垫

颞深静脉

颞深筋膜

颞浅动脉,顶支

颞肌

颞浅筋膜

帽状腱膜

B

图 14.1　(A)颞浅动脉位于皮肤下面和帽状腱膜上方的致密结缔组织层(左侧尸体标本)。一薄层疏松结缔组织位于帽状腱膜和颞筋膜之间。面神经分支位于颞浅动脉前方。(B)抬高颞浅筋膜(紫色缝线),颞深筋膜和颞肌开窗,露出头皮外侧的所有层次。

高于心脏平面。用 Mayfield 头架固定头部。STA 的走行用多普勒探头探测并用墨水标记,用针在皮肤上划痕更好,这样不会在后期准备时被洗掉。虽然利多卡因和肾上腺素常用于其他手术皮肤切开,但对于颅外-颅内搭桥手术切口要避免使用,它们会损伤 STA。

通过在颞浅动脉顶支走行过程中(起自颧弓,终于颞上线)做直线切口可以最简单地完成 STA-MCA 搭桥(图 14.5)。这个切口可以暴露出足够的长度的供体动脉,同时在侧裂提供足够行开颅术的空间,大约位于颧骨上 6cm。这个简单的切口可以根据 STA 的解剖、潜

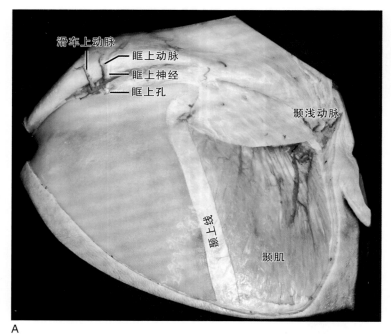

A

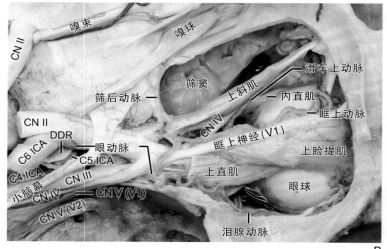

图 14.2 （A）眼动脉分别出内侧眶和眶上孔,滑车上动脉和眶上动脉是眼动脉的终末分支（右侧尸体标本）。（B）眶上动脉起源于眼动脉入眶处。沿上直肌和上睑提肌走行,而滑车上动脉沿上斜肌走行。CN Ⅱ,视神经;CN Ⅲ,动眼神经;CN Ⅳ,滑车神经;CN Ⅴ,三叉神经;C4 ICA,颈内动脉 C4 段;C5 ICA,颈内动脉 C5 段;C6 ICA,颈内动脉 C6 段;DDR,远端硬膜环。

B

在的病变位置和计划好的搭桥进行改良。曲线切口,始于顶支上的直线,然后在颞上线弧形向前,用于顶支较小并需要较大的额支时,或者两支都需应用双搭桥时。该头皮皮瓣向前翻,顺着颞浅动脉额支到前额。向前延长到中线发际线更大的切口,用于动脉瘤或其他病变需要标准翼点或眶颧开颅术时。

快速、安全获取 STA 的秘诀是使用显微镜以获得更好的视野。用 15 号刀片切开皮肤,通过真皮层进入皮下脂肪,两边皮肤边缘的出血用双极电凝止血。在STA 上直接做切口,应用细的切肌腱剪扩张解剖,可以直接暴露,头皮向上牵引,用有齿镊从 STA 上分离皮肤和结缔组织。STA 的长度首先通过向上延长皮肤切口到颞上线来暴露,烧灼皮肤的出血点,四周分离致密结缔组织层。见到 STA 全貌后,向深部两侧解剖离断小分支并从周围的结缔组织中分离出蛇形走行的STA,前支起于曲线的最前点,后支起于曲线的最后点,紧靠颞肌筋膜的内侧壁(参见第 5 章,图 5.4)。在距离主干几毫米处烧灼这些分支并用显微剪剪断或用双极镊撕断(双极分离技术;参见图 5.7)。留下包绕 STA 的保护性结缔组织套袖以保护供体不受解剖损伤,并保留其支持性的外膜。这个套袖可保持 STA 的蛇形走行形态,切除它可使供体动脉更直、更长以便在深部搭桥时到达受体血管。

颞浅静脉可能会被误认为 STA,因为它在结缔组织

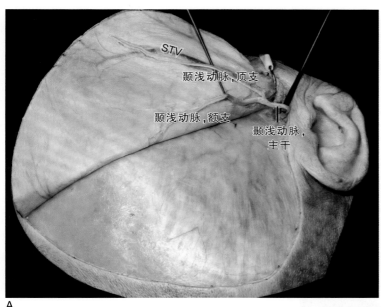

A

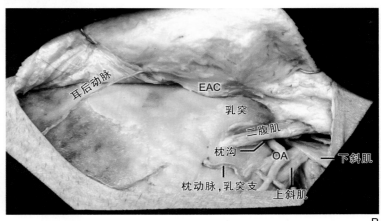

B

图 14.3　(A)颞浅动脉是头皮的主要供应血管,起源于腮腺内、面神经深部,在外耳道前方,越过颧弓根部上行(右侧尸体标本)。在其起始部上方 4~5cm 处,分为额支和顶支。(B)耳后动脉起自枕动脉远端的颈外动脉,分为耳廓支和茎突乳突支。枕动脉穿过枕沟,位于二腹肌后腹内侧和上斜肌外侧。STV,颞浅静脉;EAC,外耳道;OA,枕动脉。

中与动脉伴行,但是它管径更大,壁更薄,色暗,走行更直。静脉需要与 STA 分离以沿动脉走行。获取至颞上线的 8cm 作为供体动脉。直到准备吻合,颞上线远端的 STA 应保持连续性以保护到顶部的血流。

　　双支搭桥或更大的供体需要用 STA 额支时,曲线形头皮切口向前延长,头皮皮瓣翻向前,STA 自皮瓣上解剖下来,直至颞上线或关键孔附近。小分支被离断后,额支从头皮皮瓣上游离下来,可以获得 6~8cm 的长度(图 14.5)。直到准备吻合前,颞上线远端的 STA 应保持连续性以保护到前额的血流。它将被置于翻起的颞肌下面,之后需要在手术区域松开拉紧的肌肉,获取额支,将远端切断并重新置入术野。

　　只有当需要短的(3~5cm)供体动脉时,STA 额支可不用向前的弧形曲线切口,而用直线切口获得。头皮前缘用齿镊提起,在有限的可视化下将动脉从头皮上分

离。获取的 STA 的长度要比曲线切口的短,但通常可到达侧裂颞侧的皮层动脉。不同于在准备吻合前保持远端动脉连续性的标准获取方法,额支必须用临时阻断夹阻断,自远端切断并从皮瓣下拉出。这样释放了 STA 主干,在之后的解剖过程中可以移动。

　　获取至颞上线的 STA 可以提供 6~8cm 的供体动脉。STA-M4 MCA 搭桥通常需要 5~6cm 的供体动脉,因为去除结缔组织套袖和供体做鱼嘴状切口时,部分远端动脉要牺牲掉。更短长度的 STA 可能会使侧裂颞侧的受体受到限制。侧裂内更深的 M2 和 M3 受体需要 6~8cm 的供体 STA,并且在脚间池和环池内的 STA-P2 PCA 搭桥和 STA-s2 SCA 搭桥需要超过 8cm 的供体 STA。在纵裂内做的大脑前动脉搭桥需要完全剥离到顶部的结缔组织套袖,以便充分利用其迂曲的长度,甚至可能需要从另一头皮分支移植。超过颞上线

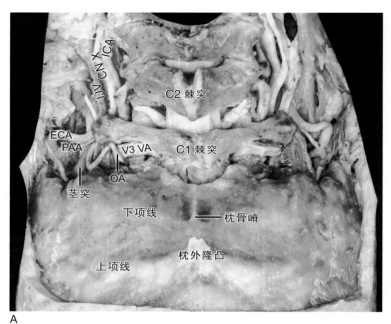

A

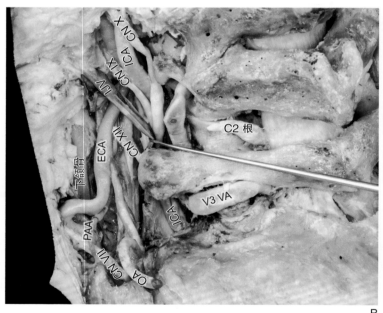

B

图 14.4 （A）枕下肌肉去除后，颈部神经血管结构后面观显示颈外动脉分支和椎动脉的密切关系（尸体标本，后位观）。（B）耳后动脉和枕动脉在颈外动脉终末分出颞浅动脉和颌内动脉之前起自颈外动脉。ICA，颈内动脉；ECA，颈外动脉；IJV，颈内静脉；OA，枕动脉；PAA，耳后动脉；CN Ⅶ，面神经；CN Ⅸ，舌咽神经；CN Ⅹ，迷走神经；CN Ⅻ，舌下神经；V3 VA，椎动脉 V3 段。（待续）

的 STA 分支管径明显变小。

颞肌切开

颞肌切开取决于皮肤切口。应用直线切口时，颞肌垂直切开，或平行于肌纤维和 STA 走行的直线（图 14.6）。沿着其在颞上线的附着处做横向切口，能够向前或向后牵拉肌肉，可以很好地剥离肌肉。应用两个鱼钩牵开器将颞肌从头部牵开，避免应用自动牵开器，因为自动牵开器会使术野变深，不能让术者操作的手位于舒适的位置。应用曲线和标准翼点切口时，沿 STA 走行的垂直方向切开颞肌，然后沿着其在颞上线的附着处横向到关键孔。用一个鱼钩牵开器向前牵开肌肉，颞肌可以暴露完整的肌腹，必要时可以用作贴敷移植以加强直接 STA-MCA 搭桥。

在 STA 深部颞肌上处理供体动脉是很危险的，特别是分叉高或位于远端，以及额支和顶支都要分离时。切断两个分支中较小的分支而较大的一支保持连续性，用橡皮套包裹，局部用罂粟碱冲洗，然后牵出术野，这样 STA 才是最安全的。顶支通常占优势，额支被暂时阻断和切断。选择额支作供体时，它要保持连续

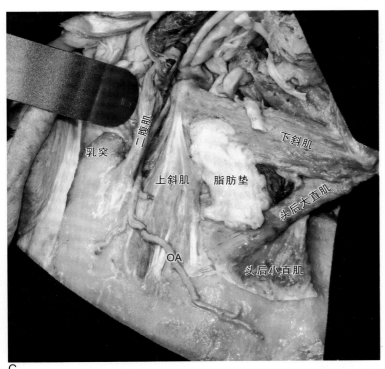

C

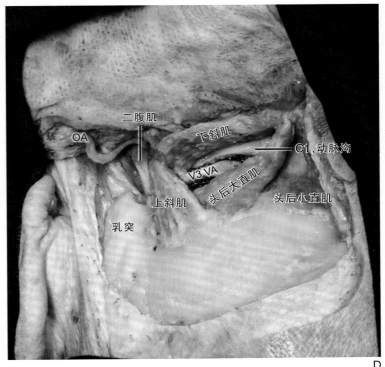

D

图 14.4(续) (C)在向内靠近二腹肌后腹后,枕动脉走行通过构成枕下三角的深层/第三层肌肉层(上斜肌、下斜肌、头后大直肌和头后小直肌)。(D)椎动脉 V3 段在 C1 椎板的动脉沟内,位于枕下三角内,被静脉丛包绕。OA,枕动脉;V3 VA,椎动脉 V3 段。(待续)

性,颞肌在其顶部转折,以后需要时可重新获取。行开颅术后,切开硬膜,准备受体动脉,硬脑膜和颞肌瓣必须后翻以获取额支,切断,然后置入术野。硬脑膜保持缝线和肌肉牵开器应易于调节,鱼钩常被用于肌肉和硬膜上以减少中断。游离出 STA 额支后,颞肌和硬脑膜

用鱼钩重新放置,搭桥可以继续进行。

开颅术

根据皮肤切口和吻合部位有 4 种不同的开颅术用于 STA 搭桥:额颞开颅术、小翼点开颅术、标准翼点开

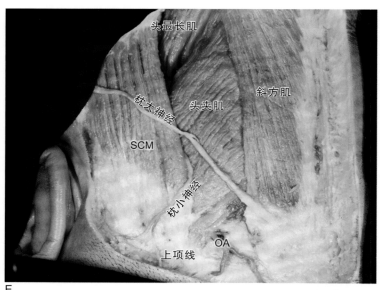

E

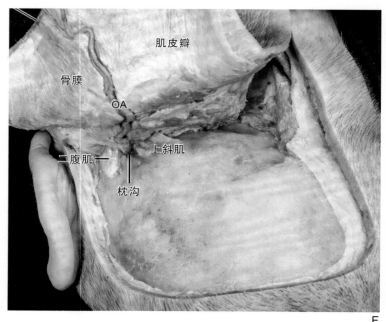

F

图14.4（续）　（E）颈部的浅层/第一层肌肉由外侧的胸锁乳突肌和内侧的斜方肌构成，二者共用一个嵌在上项线的肌腱。中间层/第二层肌肉由头夹肌、头半棘肌和头最长肌构成。枕动脉的远端或后部肌间段在头夹肌下走行，介于头夹肌和半棘肌之间，在头夹肌内侧缘穿出。（F）枕动脉总是在骨膜或肌皮瓣内侧缘的下面，可以经骨膜"自内而外"获得，自枕动脉沟开始，沿着枕动脉远侧到肌皮瓣的边缘，在其上升穿过三层肌肉时沿动脉浅表解剖。SCM，胸锁乳突肌；OA，枕动脉。

颅术和眶颧开颅术（图14.7）。应用直线切口行额颞开颅术，接近从侧裂出来的大脑中动脉M4段分支。直线切口最低限度地暴露翼点，使得开颅术成为一个凸面开口。在皮肤切口允许的情况下尽量向前行开颅术，以暴露侧裂近侧更大的受体。对于常规的STA-M4 MCA搭桥，此种开颅术不需要延伸到颞上线以上。

　　小翼点开颅术需要应用曲线切口并以翼点为中心，不需要延伸到颞上线以上。这种开颅术皮瓣直接位于侧裂处以接近M2、M3和M4受体。延伸到颞上线上方的标准翼点开颅术应用翼点切口，该术式用于不仅是需要搭桥的病理情况，如搭桥后必须暴露和夹闭的大脑

中动脉动脉瘤。

　　眶颧开颅术用于小脑上动脉和大脑后动脉的后循环搭桥以增加暴露、照明和可操作性应用。这种开颅术，STA可继续向前解剖至颧骨，向下到腮腺囊，如果需要，可以释放更多供体长度，暴露较大口径的近段，用以桥接搭桥。要充分认识STA颞下段的急转弯以避免损伤，特别是通过颧弓根部做骨切开时。此外，在耳屏中层水平以下做切口以避免损伤面神经。解剖要保持在帽状腱膜以上，可以对走行在帽状腱膜下平面的面神经分支（特别是最后面的颞支）起到保护屏障作用。

直线切口

曲线切口

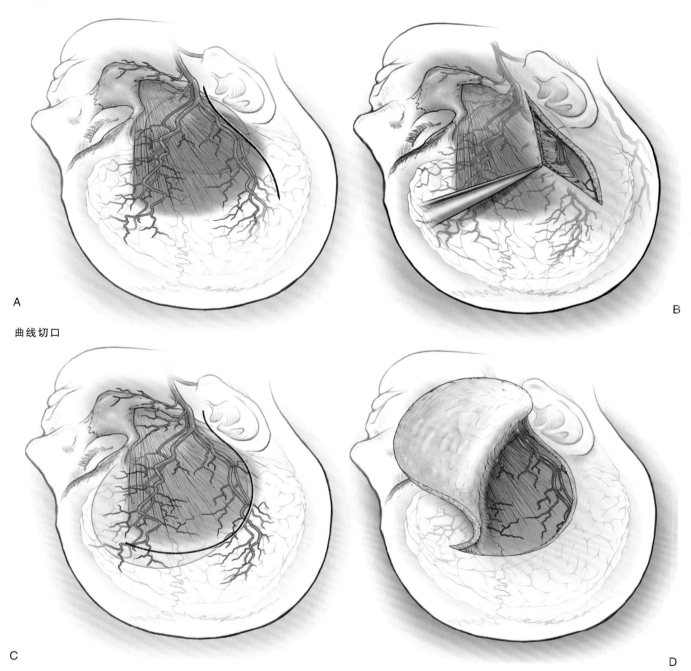

A

B

C

D

图 14.5　STA-MCA 搭桥的皮肤切口。(A)顶支(黑线)上的直线切口和前额颞开颅术(蓝圈)用于简单的 STA-M4 MCA 搭桥。(B) 直线切口自颧弓到颞上线,暴露出足够长度的供体动脉和侧裂上的开颅术范围。(C)曲线切口(黑线)和翼点开颅术(粉色卵圆形) 用于 STA-M4 MCA 双搭桥,或顶支较小时。(D)曲线切口始于顶支,然后向前弧形走行至颞上线,抬起头皮皮瓣翻向前沿 STA 额 支到前额部。

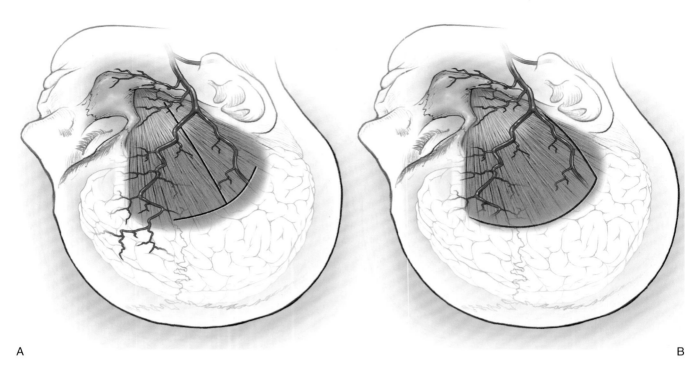

图 14.6 STA-MCA 搭桥的颞肌切口。(**A**)直线皮肤切口,以平行于纤维的方向切开颞肌,然后沿着其在颞上线的附着做"T"形切口可以向前和向后牵拉肌肉,从而很好地松解肌肉(黑线)。(**B**)曲线皮肤切口,顺着纤维切开颞肌,然后沿着其在颞上线附着向前到关键孔(黑线)。用一个鱼钩牵开器向前牵拉肌肉。

硬脑膜切开

打开硬脑膜的方法有两种,一种是用十字切口行颞顶开颅手术,另一种是用以翼点为基础的皮瓣进行其他开颅手术。硬脑膜重建并不是值得关注的问题。因为 STA 从外穿行到颅内,并且不被硬膜孔压迫,所以水密缝合硬脑膜是不可能的。以翼点为基底的硬脑膜瓣可以形成屏障阻止血液沿颅骨流入,有助于保持术野清洁。烟雾病患者因脑缺血行血运重建时,脑膜中动脉必须通过术前血管造影进行辨认,在打开硬膜时要保护好这些血管。

颞浅动脉的准备

选择好受体动脉后,STA 要准备好用来搭桥。STA 被临时阻断并切断。去除临时阻断夹以使供体动脉放血来检查通畅性并切断血流。为了让 STA 无张力到达受体血管,受体血管的位置要提前选择并且 STA 在切断 1~2cm 后仍能超过这个长度。额外长度使供体吻合口周围活动度较大。供体动脉剪得太短则不能从一面翻到另一面进行观察,并且吻合时会牵拉吻合口。还需要额外的长度来切除结缔组织套袖、去除外膜,以及末

端做鱼嘴状切口。套袖比较厚,通常超过 STA 本身厚度的 2 倍。精确的缝合需要在头皮动脉的内膜和中膜进行。外膜和周围结缔组织使辨认解剖层次和进行清洁缝合变得更困难。此外,外膜层会形成血栓,可能会被缝合针带入缝线内。套袖要先用显微剪修剪以暴露外膜,然后剥离外膜(图 14.8)。用显微镊紧紧抓住动脉末端(中膜和内膜)并向远端拉扯,同时用另一把显微镊抓住外膜向近侧剥离。这样使颞浅动脉的外膜收缩,外膜去掉后剩下干净的、白色的血管。外膜上的牵拉力量应该足够轻柔,注意不要撕裂供体动脉,然而动脉末端的抓持力应足够牢固以保持牵拉,但这种抓持力可能会破坏动脉组织。

因此,正确夹住动脉末端可以使组织损失最小,这些组织应从鱼嘴状切口处切除。

随后,清洁的 STA 进行动脉切开以达到最大吻合面积。常规使用鱼嘴状动脉切开术,60°角斜行切断供体,沿供体动脉长轴延长动脉切口,长度等于切面的长度。清理外膜应该在动脉切开前完成,以尽量减少触碰 STA 的动脉化末端。任何额外的修剪都需用显微剪严格完成以避免捏持或损坏供体动脉末端。

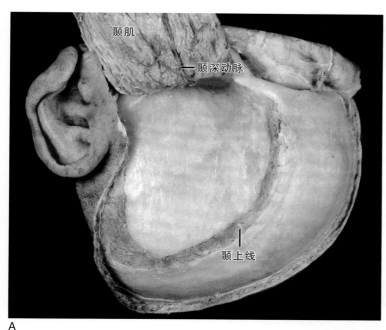

A

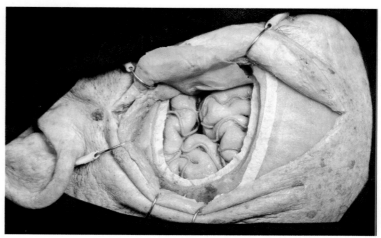

B

图 14.7　(A)颞肌可以用作贴敷移植来形成颞深动脉和皮层 MCA 分支之间的血管生成连接。4 种不同的开颅术用于 STA 搭桥。额颞开颅术用于横越侧裂的直线切口以接近从侧裂出来的大脑中动脉 M4 段分支。(B)小翼点开颅术需要曲线切口,不延伸到颞上线以上,以翼点为中心接近 M2、M3 和 M4 受体血管。(待续)

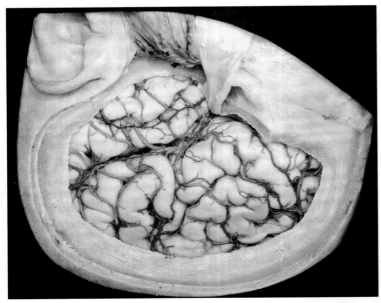

C

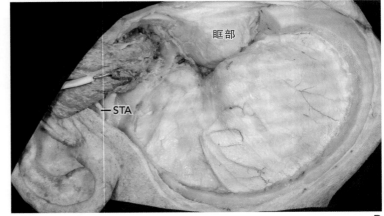

眶部

— STA

D

图 14.7(续)　(C)标准翼点开颅术延伸至颞上线以上，不仅用于搭桥，还用于发生病变的情况下，例如复杂的 MCA 动脉瘤。(D)眶颧开颅术在后循环搭桥中使用以增加暴露、照明和可操作性。STA，颞浅动脉。

颅外–颅内血管搭桥：MCA 供血区域

　　颅外–颅内血管搭桥是最常用的搭桥(59%)，STA–MCA 搭桥是最常见的方式(占所有颅外–颅内血管搭桥的 96%)(表 14.1)。大多数适用于缺血疾病：烟雾病(48%)、颈动脉闭塞(18%)、大脑中动脉闭塞(14%)、颈内动脉床突上段闭塞(8%)(表 14.2)。动脉硬化闭塞疾病的成人患者有大的供体和受体动脉，这些动脉壁厚，偶有斑块、钙化和血管壁层次分离(病例 14.1)。相反，儿童烟雾病患者行 STA–M4 MCA 搭桥有亚毫米级管径的受体、薄壁和脆弱的组织(病例 14.2)。

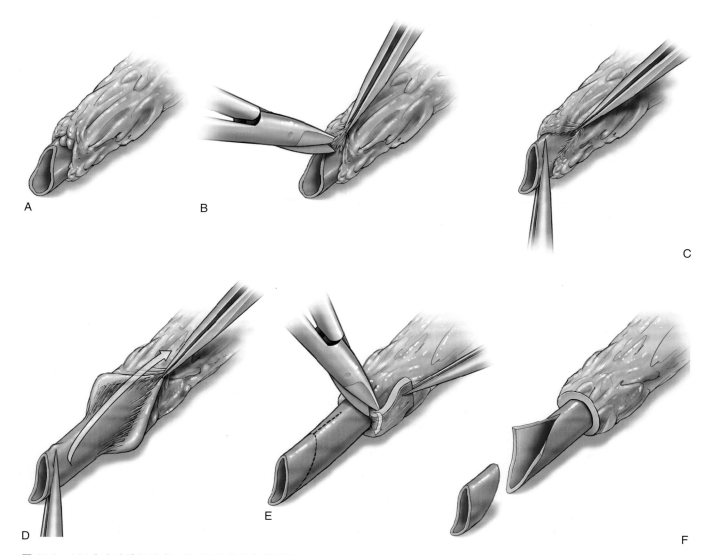

图 14.8　(A)头皮动脉的准备。(B)用显微剪修剪横断面端的结缔组织套袖以暴露头皮动脉。(C)用显微镊在断面端紧紧夹住动脉,另一端用另一把显微镊紧紧夹住外膜。(D)通过在动脉远端对抗牵引,在近侧剥离外膜和结缔组织套袖,从而把外膜从中膜上剥掉。(E)切除回缩的外膜和结缔组织套袖,处理动脉末端。(F)夹住动脉末端组织,修剪成鱼嘴状切口。

表 14.1　颅外–颅内血管搭桥临床经验总结

颅外–颅内血管搭桥	n	%
MCA 搭桥		
STA-MCA	281	86
STA-MCA, 双支	30	9
OA-MCA	2	1
ACA 搭桥		
STA-ACA	1	0
PCA/SCA 搭桥		
STA-PCA	6	2
STA-SCA	3	1
OA-PCA	1	0
PICA/AICA 搭桥		
OA-AICA	2	1
总 计	326	

表 14.2　STA-MCA 搭桥的适应证

适应证	n	%
烟雾病	150	48
颈内动脉颈段闭塞	55	18
颈内动脉床突上段闭塞	26	8
大脑中动脉闭塞	44	14
动脉瘤, 颈内动脉海绵窦段	11	4
动脉瘤, 颈内动脉床突上段	3	1
动脉瘤, 大脑中动脉	19	6
颅底肿瘤	3	1
动静脉畸形	2	1
总 计	313	100

病例 14.1 大脑中动脉 (MCA) 搭桥术

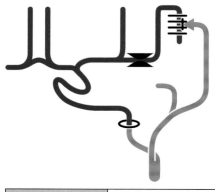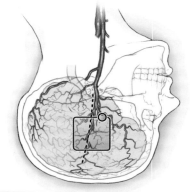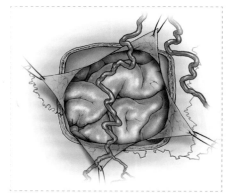

诊断	左侧大脑中动脉 M2 段狭窄
动脉瘤类型	–
开颅术/入路	额颞开颅术

搭桥术	L STA–M4 MCA
搭桥类型	颅外–颅内血管搭桥
治疗	血运重建

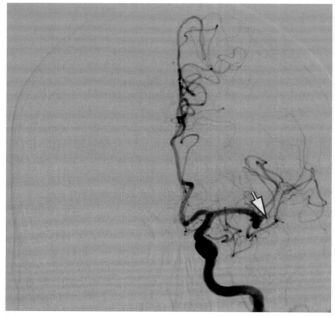

A

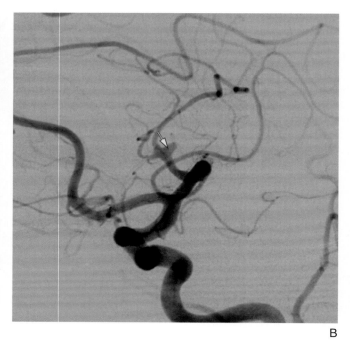

B

病例 14.1 患者为 72 岁放射科医生,因左侧大脑中动脉 M2 段狭窄引起了偶发性右手无力和失语。(A)左侧颈内动脉血管造影前后位像(箭头所示)。(B)病变处行血管成形术,但进展为闭塞(左侧颈内动脉血管造影前斜位像,箭头所示),患者缺血症状频率和严重程度增加。建议患者做搭桥。(待续)

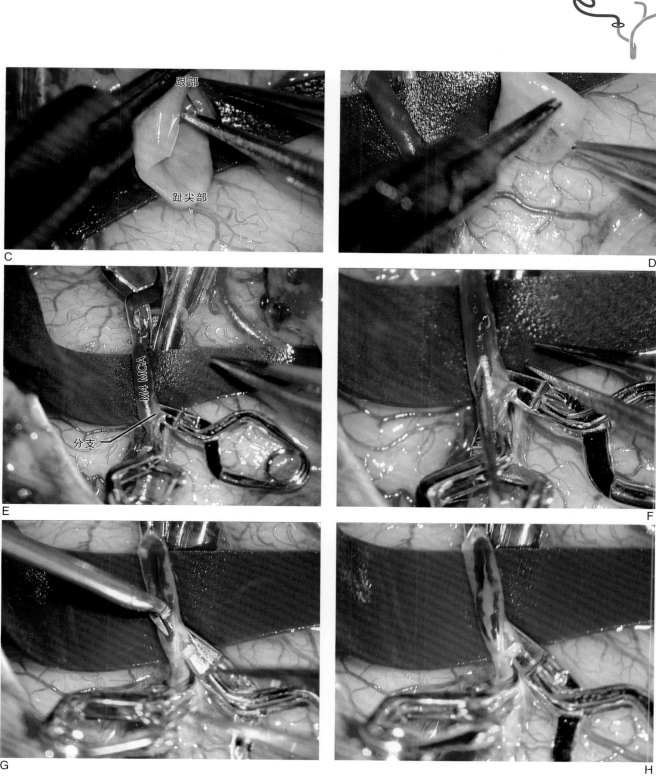

病例 14.1（续） （C）跟部针脚置于鱼嘴状切口的 STA。（D）翻转放置趾尖部针脚，两根针都是从外穿向内。（E）受体大脑中动脉 M4 染色后，用临时夹夹住，其中一个用于降入脑沟的分支。（F）受体动脉用 0.5 英寸、有斜面的 27 号针头刺破。（G，H）用直角显微剪做一个长度等于动脉宽度 3 倍的直线动脉切开。M4 MCA，大脑中动脉 M4 段。（待续）

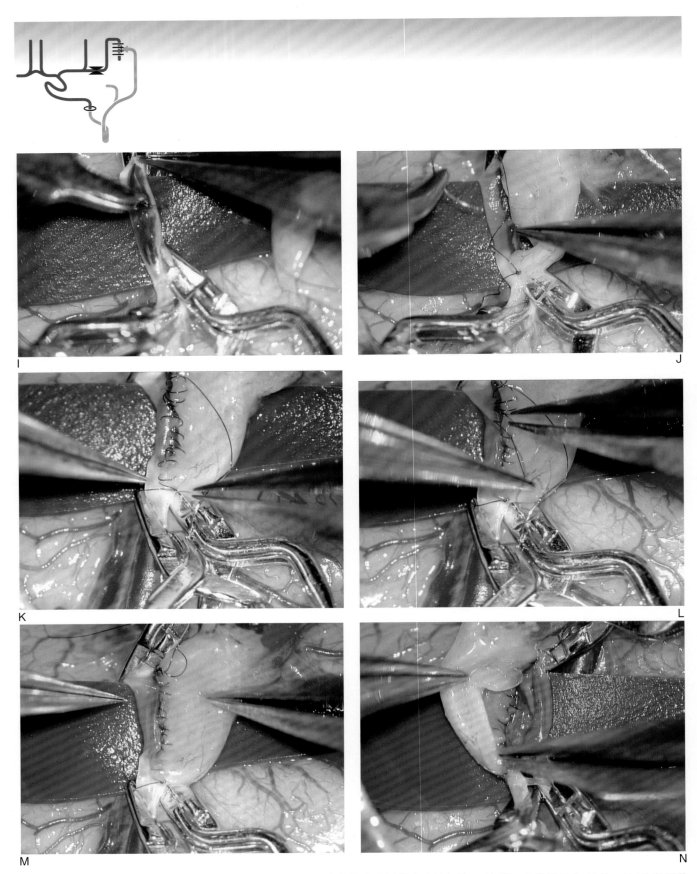

病例 14.1(续) (I)反手完成预置的跟部针脚。(J)预置的趾尖部针脚也同样完成并打结。(K)第一条缝线缝合 14 针。(L)收紧松散的连续缝合线圈。(M)与跟部针脚的线尾打结。(N)将 STA 向左侧移动后在管腔内检查缝线。(待续)

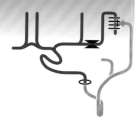

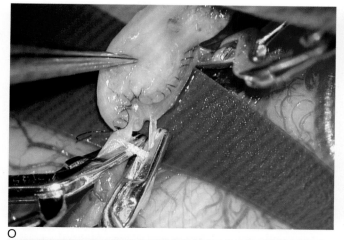

O

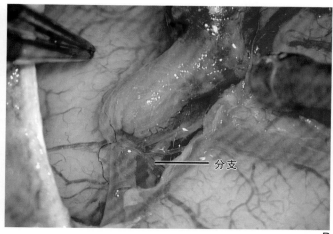

分支

P

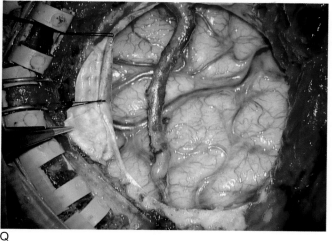

Q

病例 14.1(续) (O))第二条缝线用相同的 14 次缝合完成,连续收紧缝线以加快吻合速度(包括锚定针,总共缝合 30 针,阻断时间为 29 分钟)。(P)去除临时夹(注意保护分支动脉)。(Q)这个强力的 STA-M4 MCA 搭桥供应位于侧裂额侧的 Broca 区,其改善了患者的失语和发作性无力。

STA-M4 MCA 搭桥用于大脑中动脉动脉瘤、颈内动脉海绵窦段动脉瘤和颈内动脉床突上段动脉瘤。当患者通过球囊试验闭塞但没有通过低血压挑战时,这样的测试结果意味着患者对永久牺牲颈动脉的临界耐受,此时可对颈内动脉海绵窦段动脉瘤进行搭桥。但应用血流导向装置可使海绵窦段动脉瘤消失并且保留颈内动脉血流,因此这种搭桥适应证基本消失了。颈内动脉床突上段和血泡样动脉瘤用 STA-MCA 搭桥。在颈内动脉床突上段背侧壁无分支部位的伴有蛛网膜下隙出血的小动脉瘤,通常具有夹层病因和脆弱的管壁,使难以夹闭。血泡样动脉瘤搭桥阈值较低,因其术中破裂率是囊状动脉瘤的 6 倍,并且术中破裂会使预后不良的可能性成倍增加。

病例 14.2 大脑中动脉 (MCA) 搭桥术

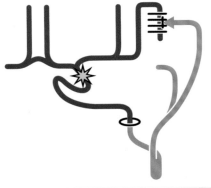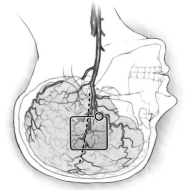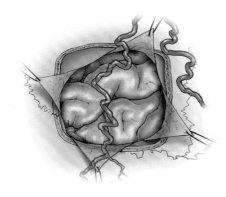

诊断	左侧烟雾病
动脉瘤类型	–
开颅术/入路	额颞开颅术

搭桥术	L STA–M4 MCA
搭桥类型	颅外–颅内血管搭桥
治疗	血运重建

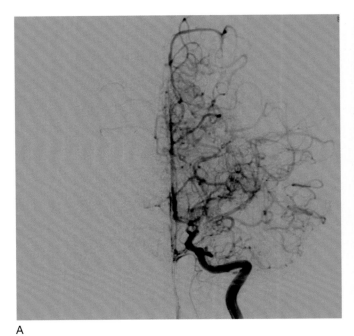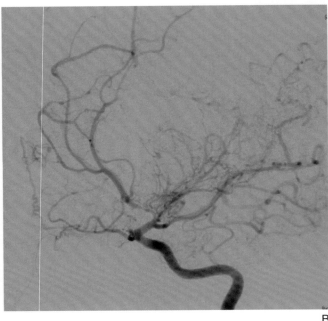

A

B

病例 14.2 女性患儿,9 岁,表现为一段时间右臂麻木、刺痛和头痛,并且她的血管造影片提示左侧烟雾病,颈内动脉末端、近端大脑中动脉和大脑前动脉都狭窄。(A)左侧颈内动脉血管造影前后位像。(B)左侧颈内动脉血管造影前斜位像。(待续)

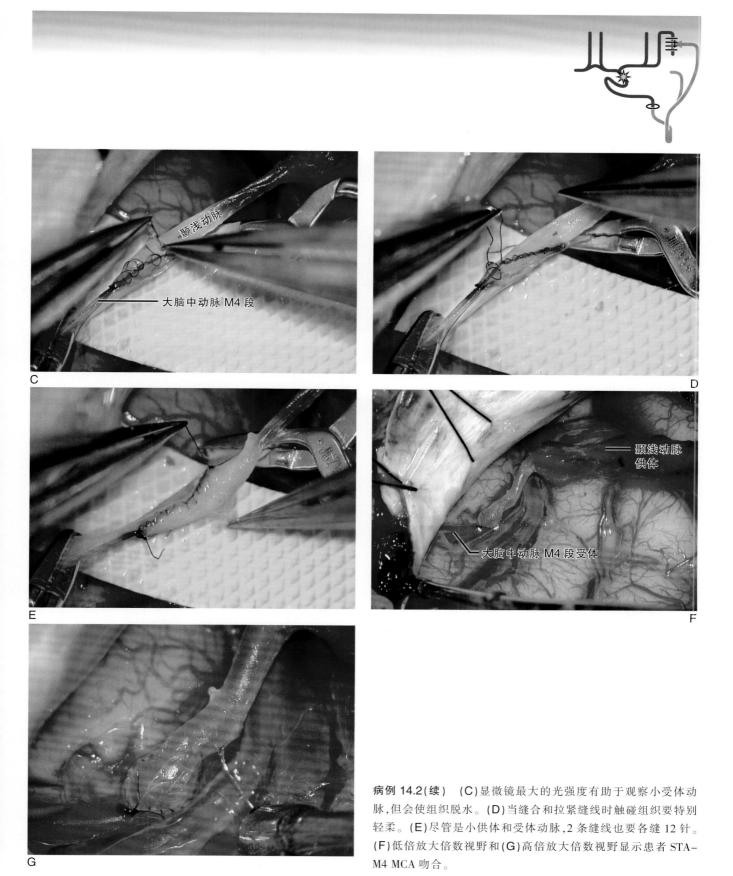

病例 14.2(续) (C)显微镜最大的光强度有助于观察小受体动脉,但会使组织脱水。(D)当缝合和拉紧缝线时触碰组织要特别轻柔。(E)尽管是小供体和受体动脉,2 条缝线也要各缝 12 针。(F)低倍放大倍数视野和(G)高倍放大倍数视野显示患者 STA-M4 MCA 吻合。

病例 14.3 大脑中动脉 (MCA) 搭桥术

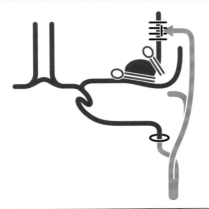
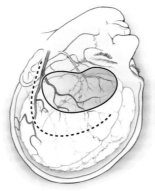
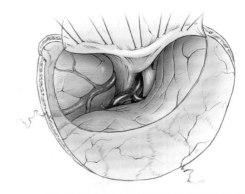

诊断	左侧大脑中动脉动脉瘤(延长扩张型)
动脉瘤分类	大脑中动脉分叉
开颅术/入路	翼点开颅术/经侧裂入路

搭桥术	L STA-M2 MCA
搭桥类型	颅外-颅内血管搭桥
治疗	动脉瘤夹闭

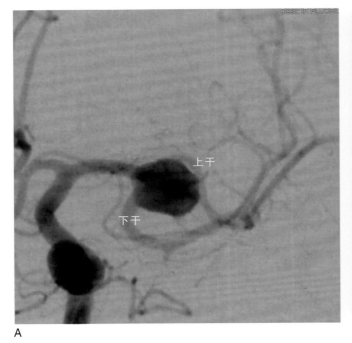
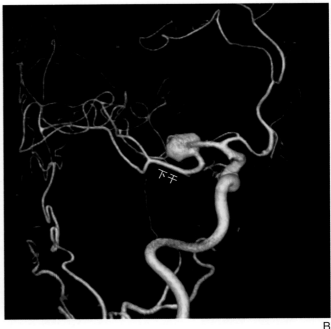

病例 14.3 女性患者,73 岁,因摔倒入院,影像检查发现左侧大脑中动脉分叉处动脉瘤,下干优势。**(A)**左侧颈内动脉血管造影前斜位像。**(B)**左侧颈内动脉血管造影 3D 重建像。动脉瘤迂曲扩张的形态使得直接夹闭不太可能,所以第一治疗策略是做 STA-M2 MCA 搭桥到较小的上干,重建夹闭位于大脑中动脉 M1 段和下干之间的交界处的动脉瘤。(待续)

大脑中动脉动脉瘤 STA-MCA 搭桥的适应证包括:孤立动脉瘤同时有意闭塞分支(病例 14.3);因巨大动脉瘤、有血栓形成可能的动脉瘤、延长扩张的动脉瘤、霉菌动脉瘤或复发动脉瘤而受到限制不能孤立的动脉瘤(病例 14.4);近端闭塞的远端梭形动脉瘤。当大脑中动脉动脉瘤闭塞后两支流出动脉需要血管重建时,

STA-MCA 双支搭桥要包括 STA 额支和顶支(病例 14.5)。

通过追踪动脉瘤到皮层表面的流出动脉选择动脉瘤相关的搭桥受体动脉。然而,远端大脑中动脉动脉瘤的流出动脉可能深在岛状隐窝或环状沟内,或隐藏在大或巨大动脉瘤后面。与受体血管粘连的额脑组织在优势半球可能包含语言功能,在分离侧裂远端时可能

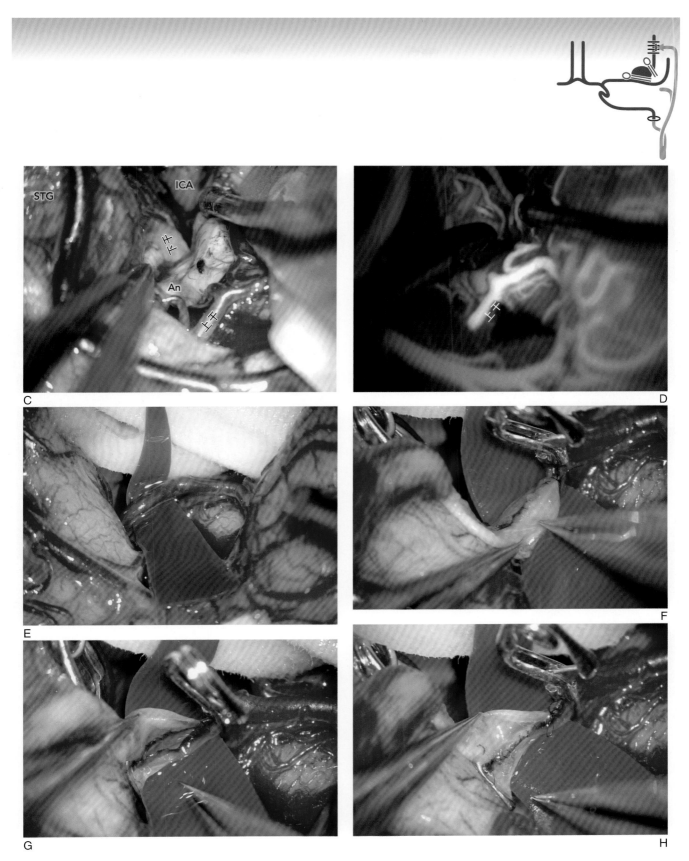

病例 14.3(续)　（C）动脉瘤钻入额叶,侧裂内几乎看不到。(D)下干临时阻断,用闪光荧光技术或 ICG 造影显示上干,从而辨认远端受体动脉(用持夹器去除临时夹以使下干远端显影)。(E)建立吻合区域。(F)第一条缝线在颞侧已完成。(G)管腔内检查缝线。(H)第二条缝线在额侧完成。STG,颞上回;ICA,颈内动脉;An,动脉瘤。(待续)

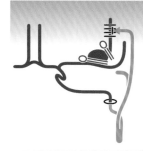

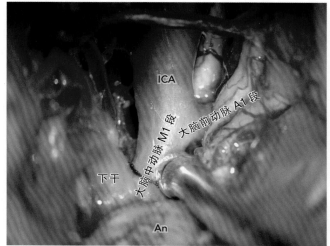

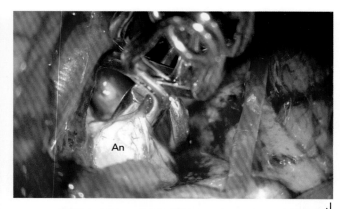

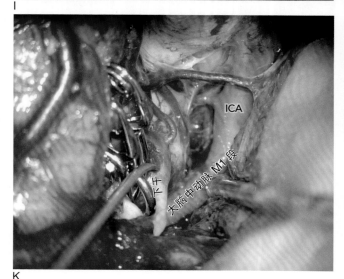

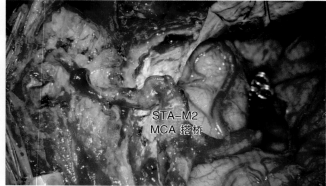

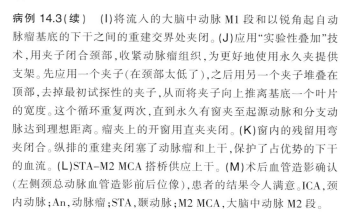

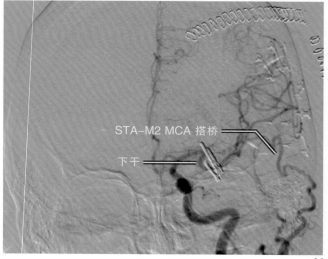

病例 14.3(续)　(I)将流入的大脑中动脉 M1 段和以锐角起自动脉瘤基底的下干之间的重建交界处夹闭。(J)应用"实验性叠加"技术,用夹子闭合颈部,收紧动脉瘤组织,为更好地使用永久夹提供支架。先应用一个夹子(在颈部太低了),之后用另一个夹子堆叠在顶部,去掉最初试探性的夹子,从而将夹子向上推离基底一个叶片的宽度。这个循环重复两次,直到永久有窗夹至起源动脉和分支动脉达到理想距离。瘤夹上的开窗用直夹夹闭。(K)窗内的残留用弯夹闭合。纵排的重建夹闭塞了动脉瘤和上干,保护了占优势的下干的血流。(L)STA-M2 MCA 搭桥供应上干。(M)术后血管造影确认(左侧颈总动脉血管造影前后位像),患者的结果令人满意。ICA,颈内动脉;An,动脉瘤;STA,颞动脉;M2 MCA,大脑中动脉 M2 段。

病例 14.4　大脑中动脉 (MCA) 搭桥术

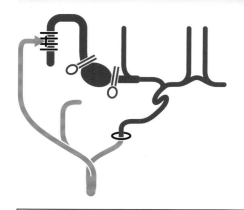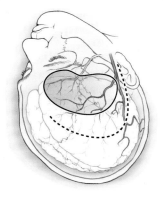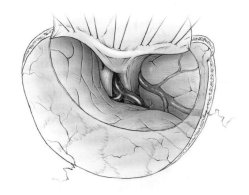

诊断	右侧大脑中动脉动脉瘤(巨大,蛇形)		搭桥术	R STA–M4 MCA
动脉瘤类型	大脑中动脉分叉后（侧裂）		搭桥类型	颅外–颅内血管搭桥
开颅术/入路	翼点开颅术/经侧裂入路		治疗	动脉瘤孤立,血栓切除

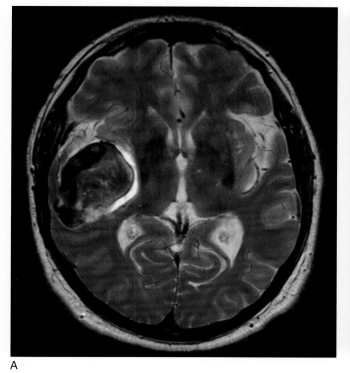

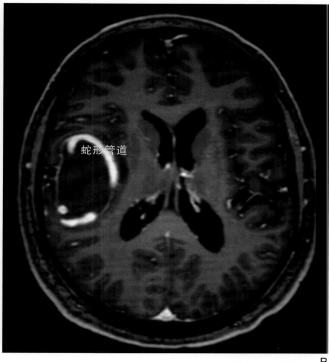

蛇形管道

A

B

病例 14.4　男性患者,61 岁,表现为左侧肢体感觉异常。(A)MRI 提示右侧有一枚巨大的、有血栓形成的大脑中动脉动脉瘤(T2 加权成像)。(B)钆增强的 T1 加权成像显示通过血栓的蛇形管道,被血管造影证实(右侧颈内动脉血管造影)。(待续)

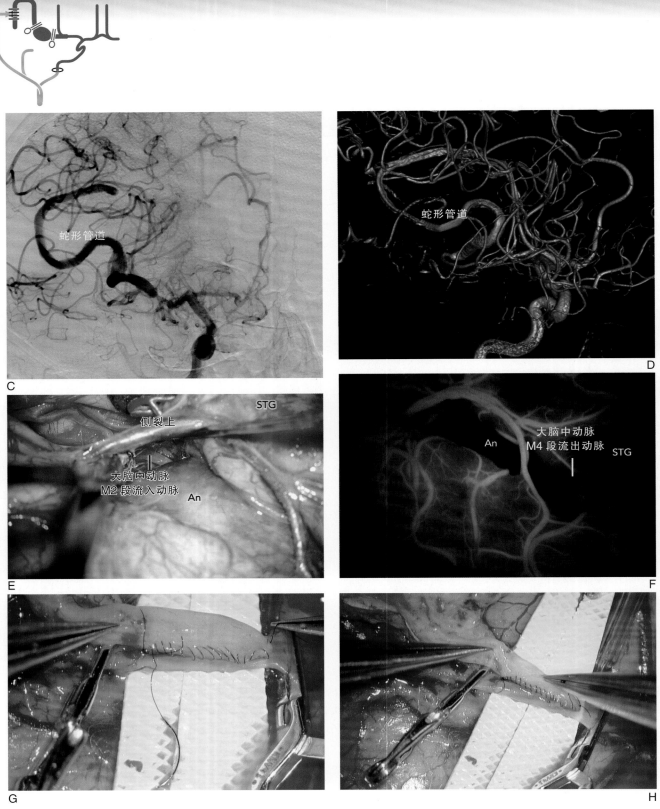

C

蛇形管道

D

蛇形管道

E

STG

侧裂上

大脑中动脉
M2 段流入动脉

An

F

大脑中动脉
M4 段流出动脉

An   STG

G

H

病例 14.4(续)   (C)右侧颈内动脉血管造影前斜位像。(D)右侧颈内动脉血管造影 3D 重建像。术中应用闪光荧光技术辨认出此分叉后动脉瘤的流出动脉。(E)将一临时夹置于其流入动脉上。(F)临时夹的应用使颞上回形成一个没有灌注的暗区,夹子去除后发出荧光。选择这个动脉作为 STA–M4 MCA 搭桥的受体。(G)在两个锚定针之间行 16 针松散的连续缝合。(H)将缝线紧密收紧。STG,颞上回;An,动脉瘤。(待续)

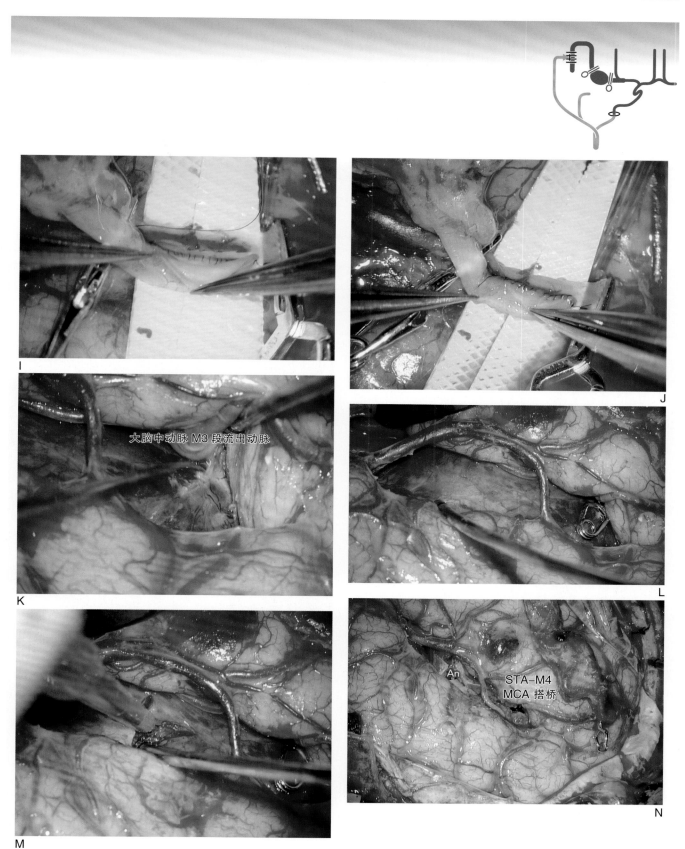

病例 14.4(续)　(I)血管腔内检查缝线。(J,K,L)第二条缝线完成,用 ICG 造影显示搭桥通畅。永久夹闭流入动脉和流出动脉。(M)被孤立的动脉瘤用超声吸引器清除血栓。(N)动脉瘤被减压以减轻其占位效应,STA−M4 MCA 搭桥供应其远端区域。患者偏身感觉症状解除。An,动脉瘤;STA,颞浅动脉;M4 MCA,大脑中动脉 M4 段。

病例 14.5 大脑中动脉 (MCA) 搭桥术

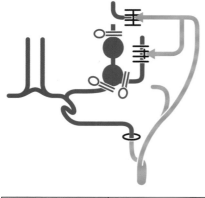 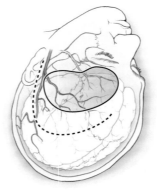 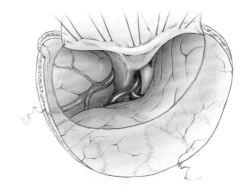

诊断	左侧大脑中动脉动脉瘤(延长扩张型)		搭桥术	L STA–M2 MCA+M2 MCA 双支搭桥
动脉瘤类型	大脑中动脉分叉后(岛叶)		搭桥类型	组合式搭桥
开颅术/入路	翼点开颅术/经侧裂入路		治疗	动脉瘤孤立

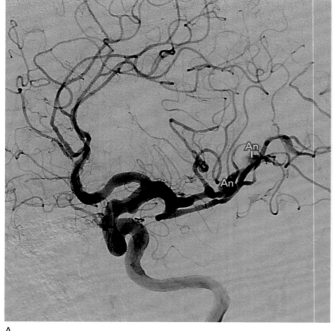

A

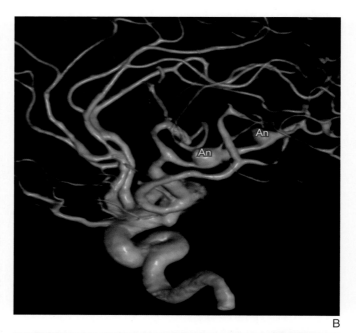

B

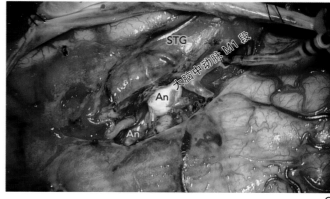

C

病例 14.5 男性患者,46 岁,为人类免疫缺陷病毒感染患者(艾滋病患者),表现为蛛网膜下腔出血,发现大脑中动脉 M2 段两枚大脑中动脉分叉后动脉瘤。(A) 左侧颈内动脉血管造影前斜位像。(B)左侧颈内动脉血管造影 3D 重建像。(C)分开远端侧裂后。An,动脉瘤;STG 颞上回。(待续)

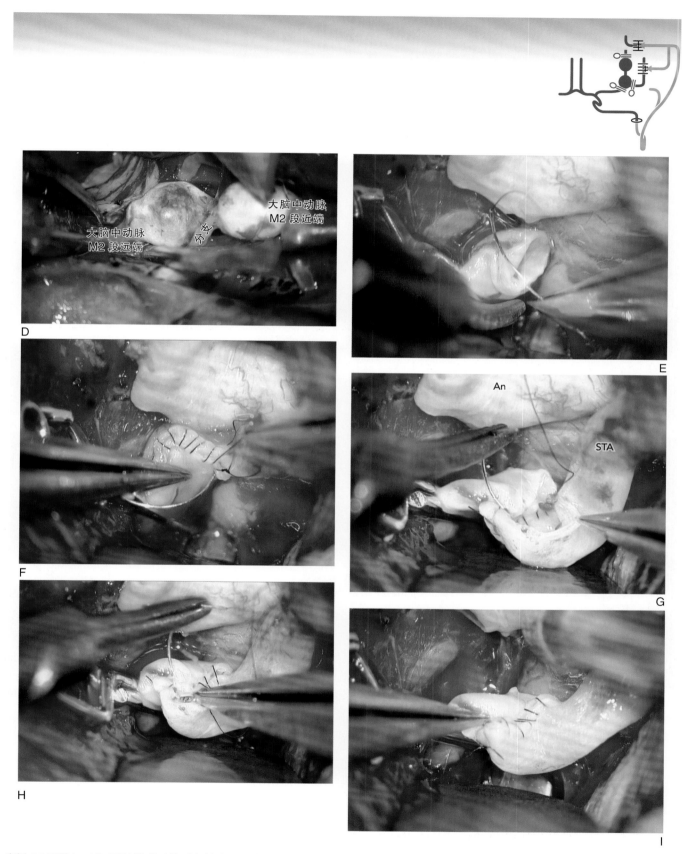

病例 14.5(续)　(D)可以见到两枚延长扩张的动脉瘤都是发自同一个 M2 干,从近侧的动脉瘤上发出一条分支。治疗方法包括孤立动脉瘤,以及对近侧分支动脉和远端流出动脉做 STA–M2 MCA+M2 MCA 双支搭桥。(E,F)首先做更深、更难的吻合:将流出动脉从远端动脉瘤切断并与颞浅动脉顶支做端–端吻合。(G)管腔内检测提示第一条缝线良好。(H,I)第二条缝线用连续缝合法缝合。An,动脉瘤;STA,颞浅动脉。(待续)

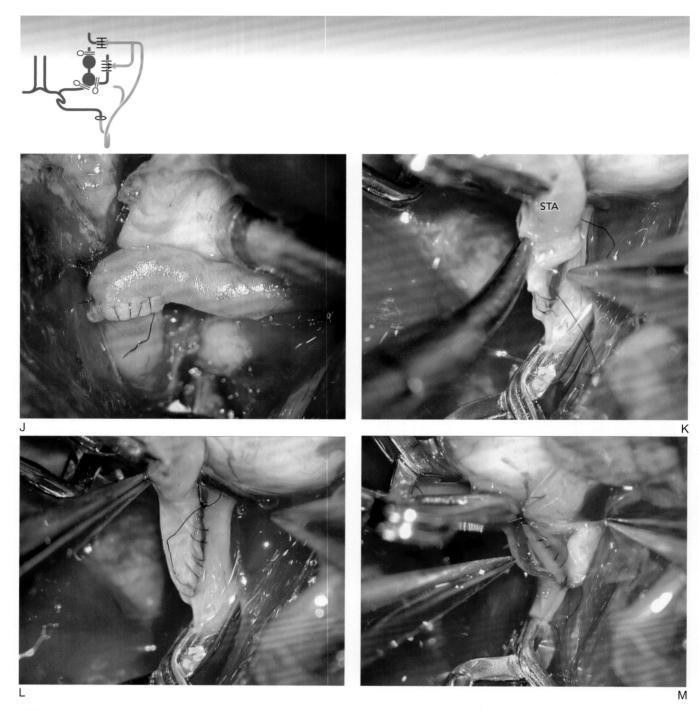

病例 14.5（续）　（J）去除临时夹，颞浅动脉马上重新灌注了远端区域。（K,L）颞浅动脉额支以端-侧吻合加入动脉瘤近端的分支。（M）向额侧移动颞浅动脉以开放第一条缝线的管腔内视野。STA，颞浅动脉。（待续）

会被损伤，或大脑中浅静脉、额顶（Trolard）静脉和颞后（Labbé）静脉的表层汇合可能影响接近受体动脉。即使侧裂远端开放，紧张的手术操作空间也不利于搭桥。用吲哚菁绿或荧光素染料做荧光血管造影，"闪光荧光"技术可以识别皮层表面隐藏的流出动脉的分支。然后选择目标动脉作为搭桥的受体动脉，可以做更表

浅、更简单的吻合。

闪光荧光需要三个步骤（图 14.9）：①在动脉瘤近端用临时夹阻断动脉瘤的流入动脉；②ICG 血管造影显示皮层表面未受影响动脉的初始荧光；③去除临时夹。重新灌注动脉瘤，皮层表面流出动脉荧光发光。结合临时夹阻断时流出动脉没有荧光和重新灌

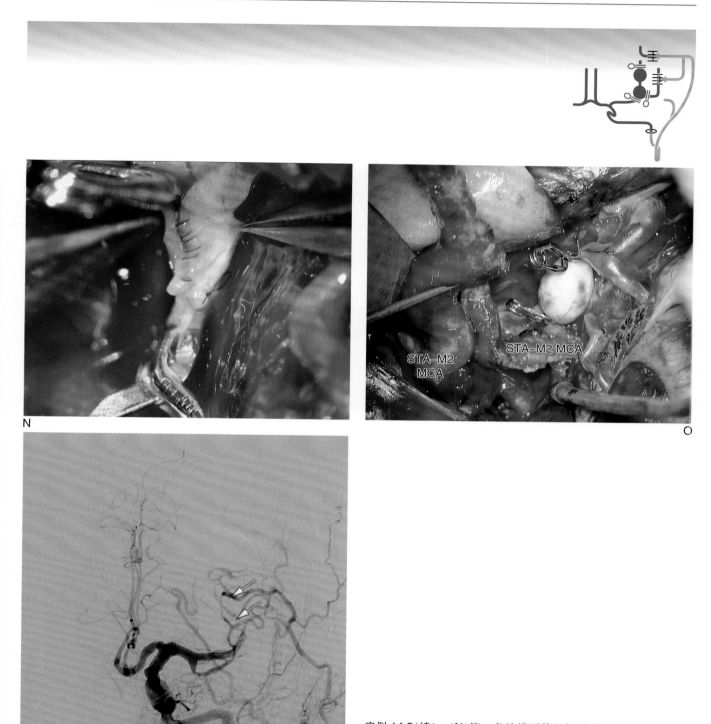

病例 14.5(续)　(N)第二条缝线可使组织对齐。(O)用永久夹阻断这个节段,包括动脉瘤和双支 STA-M2 MCA+M2 MCA 搭桥供应的流出分支。(P)手术后血管造影(左侧颈总动脉血管造影前后位像,箭头所示为两个吻合口处)。

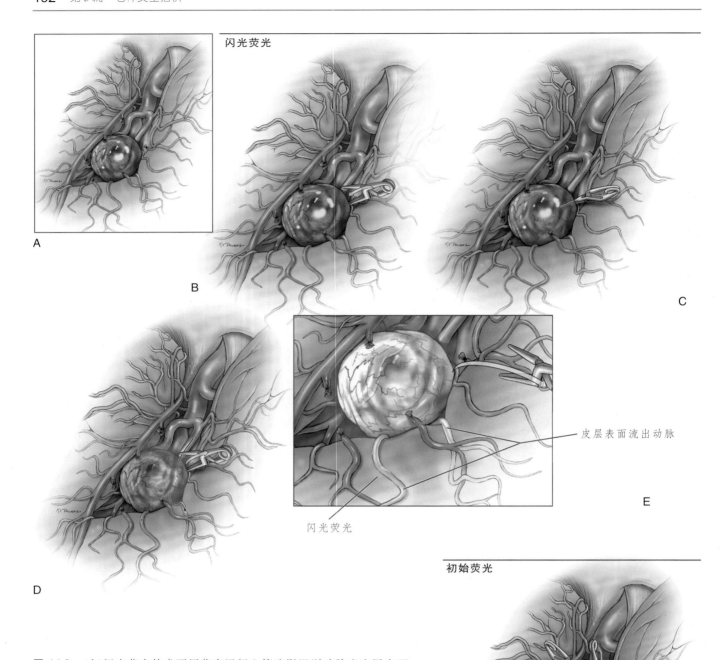

闪光荧光

皮层表面流出动脉

闪光荧光

初始荧光

图 14.9 (A)闪光荧光技术可用荧光视频血管造影识别动脉瘤皮层表面上的隐藏的流出动脉,其中一个被选作搭桥受体以求更表浅、更简单的吻合,例如这枚侧裂内的左侧远端 M2 MCA 动脉瘤。(B~E)闪光荧光技术需要三个步骤:①在动脉瘤近端用临时夹阻断动脉瘤的流入动脉;②ICG 造影显示皮层表面未受影响动脉的初始荧光(彩色动脉),流出动脉没有荧光(灰色动脉);③去除临时夹重新灌注动脉瘤,皮层表面流出动脉荧光发光(彩色的皮层表面流出动脉)。结合临时夹阻断时流出动脉没有荧光和重新灌注后的闪光荧光,确认皮层表面的合适搭桥受体。(F)此技术也可以反转应用("初始荧光"),用临时夹阻断所有与流入动脉相连的未受影响的动脉,初始荧光显示了可作为合适搭桥受体的动脉瘤流出动脉,随后去除临时夹,闪光荧光显示了未受影响的动脉。

注后的闪光荧光,可以确认皮层表面合适的搭桥受体。此技术也可以反转应用("初始荧光"),用临时夹阻断所有与流入动脉相邻的未受影响的动脉,初始荧光显示了可作为合适搭桥受体的动脉瘤流出动脉,随后的闪光荧光显示了未受影响的动脉。闪光荧光技术只需要一个夹子,其缺血时间最少,而初始荧光技术需要多个临时夹用在数个大脑中动脉主干和分支动脉上。

闪光荧光为流出动脉解剖或术中导管造影提供了一种简单、快速的替代方法。这项技术可以识别动脉瘤出口下游几厘米处皮质表面的流出动脉分支,这样可以不必做额外的侧裂深部解剖,还可以降低患者相关的致病率。皮层吻合比深部侧裂吻合更简单、更快速。吻合位置越远就越需要开颅术比标准翼点开颅术更向后延伸,否则受体会在暴露的大脑范围之外。搭桥给受体动脉提供正向和逆向血流,回到其与动脉瘤的交界处。可通过单独近端闭塞治疗动脉瘤,而不是完全阻断,因为近端闭塞可以使动脉瘤完全地形成血栓。闪光荧光可识别受体动脉,而无须考虑搭桥类型,并且已经应用于颅外–颅内血管搭桥和颅内–颅内血管搭桥所有搭桥类型。

STA-MCA 搭桥作为颅底肿瘤外科治疗的一部分,使在海绵窦和颅底内部及周围进行颈动脉牺牲和根治性肿瘤切除成为可能。然而,这种情况下,颈动脉重建更需要高流量颅外–颅内插入式搭桥。两例出现缺血症状的 AVM 患者(1%)也实施了 STA-MCA 搭桥,一例患者是由放射治疗引起的大脑中动脉闭塞,另一例患者是由盗血引起的烟雾病综合征。

颅外–颅内血管搭桥:大脑前动脉 (ACA)区域

ACA 缺血,或 ACA 动脉瘤载瘤动脉闭塞后需要远端血管重建,可能需要至大脑纵裂行 STA-ACA 搭桥。到中线处 STA 管腔变小,以及到达纵裂受体需要较长的供体使标准 STA 长度不足。获取没有结缔组织套袖的 STA 可以伸直拉长,扩展了它能到达的范围。对动脉壁的仔细解剖使其蜿蜒的形态伸展开,可获得额外的几厘米长度。另外,将顶支与额支末端吻合,可延长 STA 的额支。两支都被获取,顶支嫁接的额外长度到达纵裂使这个颅外–颅内血管搭桥成为低流量插入式搭桥。耳后动脉和额前动脉在纵裂内吻合,然后到 STA 额支的病例展示了这项技术(病例 14.6)。

颅外–颅内血管搭桥:基底动脉尖区域

STA 有足够的长度到达脚间池和环池内的受体,无须延长的血管就可以处理复杂的基底动脉、PCA 和 SCA 动脉瘤,以及椎基底动脉缺血。后循环颅外–颅内血管搭桥包括 STA-SCA 搭桥(3 例患者)和 STA-PCA 搭桥(6 例患者)。通过简单的颞下入路找到 SCA,使 STA-s2 SCA 搭桥成为常规的搭桥手术。受体 SCA 正好位于小脑幕缘下,并且它的管腔与 STA 的管腔相匹配。通过抬高颞叶增加 SCA 的暴露,并且在滑车神经入小脑幕点的后方做一横行的小脑幕切口,用钉缝或动脉瘤夹向侧方牵拉小脑幕瓣。但笔者更倾向于在颞前入路暴露 P2A PCA,即在动眼神经侧方,在 S2 SCA 颞下入路的上方。用宽的侧裂分离和一些侧颞叶的牵拉打开的这个"窗口",可提供舒适的操作空间和更独立的受体动脉(病例 14.7)。在枕极或外侧颞叶从对侧 MCA 到 PCA 的供血可确保患者能耐受临时阻断。

虽然大多数 STA-P2 PCA 搭桥通过端–侧吻合来进行,但是像这样的深部手术通道中应用端–端吻合可以使横断的受体上移进入该区域中并可沿着其轴向下观察到其管腔内(病例 14.8)。从一枚巨大的血栓性 PCA 动脉瘤流出的 P2P PCA 平行于小脑幕切迹,以进行端–侧吻合,但在横断时垂直于切迹摆动。管腔内的视角便于缝合并减少在这些深部区域操作的失误。

病例 14.6　大脑前动脉 (ACA) 搭桥术

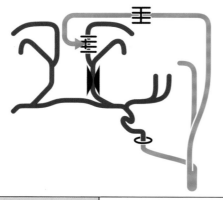
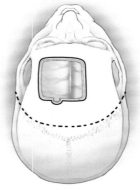
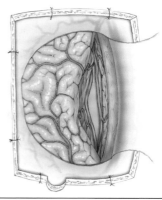

诊断	脑动脉病(ACTA2 基因突变)		搭桥术	LSTA-PAA-AIFA
动脉瘤类型	–		搭桥类型	组合式搭桥
开颅术/入路	双额开颅术/纵裂间入路		治疗	血运重建

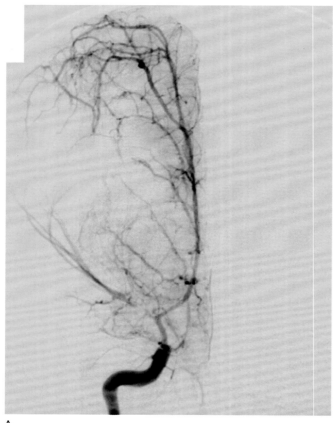

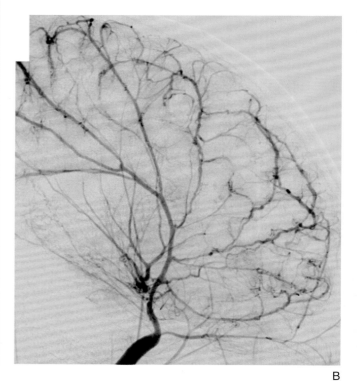

A

B

病例 14.6　女性患儿,6 岁,有 ACTA2 基因突变,类似于烟雾病 ICA 末端和 MCA 近端变窄和(或)闭塞的狭窄-闭塞脑动脉病,具有异常僵直的颅内动脉和多发小动脉瘤,没有烟雾病典型的脑底软脑膜侧支循环。患者 3 年前表现为左侧偏瘫和右侧 MCA 梗死。(A)右侧颈内动脉血管造影前后位像。(B)右侧颈内动脉血管造影侧位像。术者为其做了右侧 STA 软膜血管成形术和颞肌贴敷移植。患者因动脉病变的进展而出现短暂的双侧腿部无力,尤其影响了双侧 ACA 区域。(待续)

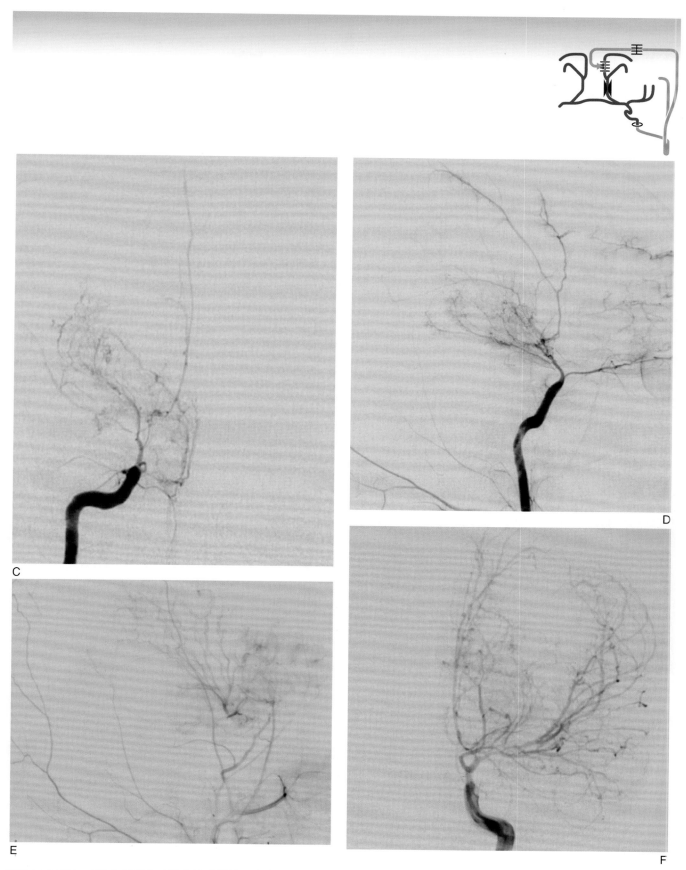

病例 14.6(续) (C)右侧颈内动脉血管造影前后位像。(D)右侧颈内动脉血管造影侧位像。右侧半球观察到了对先前手术反应良好的血管再生。(E)右侧颈外动脉血管造影侧位像。患者的左侧病变进展。(F)左侧颈内动脉血管造影前后位像。(待续)

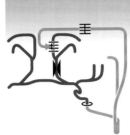

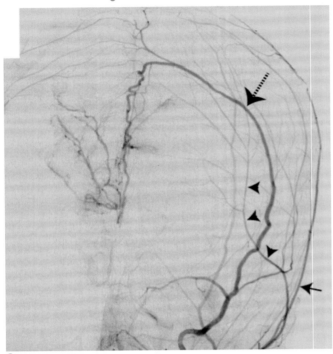

G

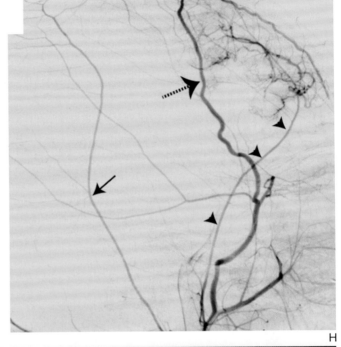

H

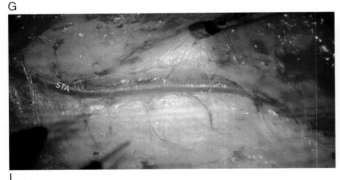

I

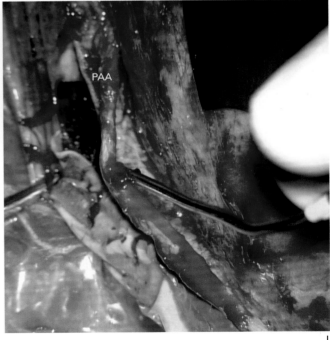

J

病例 14.6(续)　(G)左侧脑膜中动脉扩大(虚线箭所示)并且大脑镰镰动脉只供应右侧(对侧)ACA 区域,不供应左侧 ACA 区域。(G)左侧颈外动脉血管造影前后位像。(H)左侧颈外动脉血管造影侧位像。治疗的目的是用一个直接 STA-A3 搭桥增加患者左侧 ACA 区域的血流和用一个 STA 软膜血管成形术联合颞肌贴敷移植增加患者左侧 MCA 区域的血流。左侧 STA 额支(箭所示)和耳后动脉(黑箭头所示)被确定为供体动脉。(I)STA 额支从头皮皮瓣下方分离出来。(J)从暴露的后缘获取作为桥接支的 PAA。STA,颞浅动脉;PAA,耳后动脉。(待续)

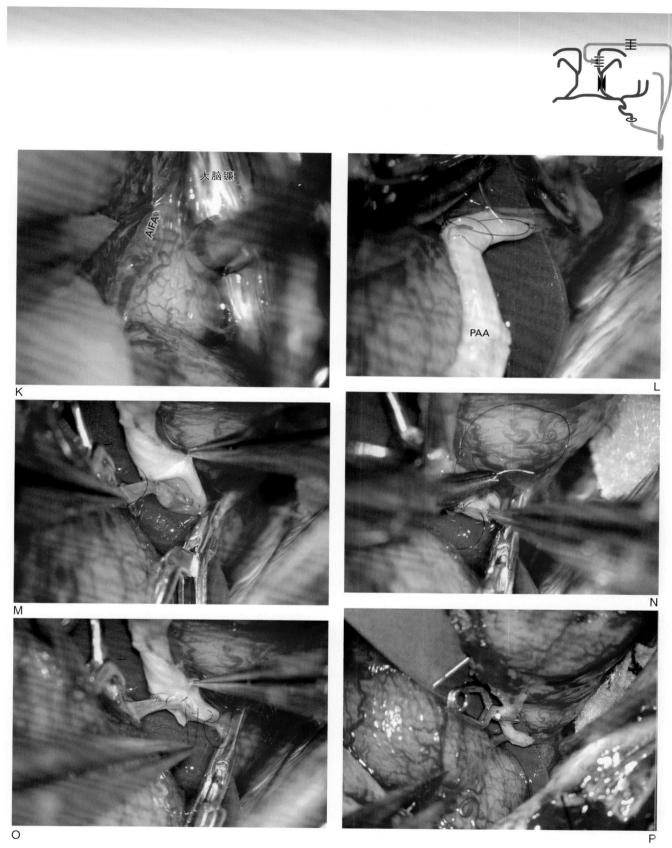

病例 14.6（续）　（K）通过双额开颅术和前部半球间入路，在额叶内表面邻近大脑镰识别额前动脉作为受体。（L）受体动脉壁很薄以至于每针要两次单独的进针。（M）在管腔内检查侧面的缝线。（N,O）完成内部的缝线。（P）在远端 PAA 的临时夹使血液不在桥接血管内停滞。AIFA，额前动脉；PAA，耳后动脉。（待续）

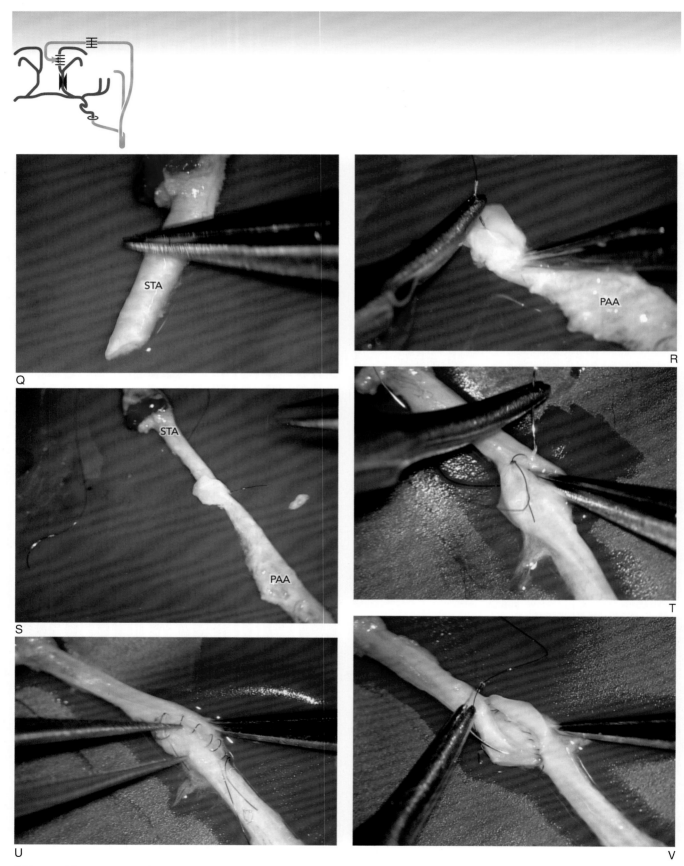

病例 14.6(续)　(Q,R)远端 STA 和近端 PAA 都做鱼嘴状切口,并且行跟部缝合。(S)用锚定缝合将 STA 和 PAA 从跟部至趾尖部及从趾尖部至跟部进行缝合。(T,U)连续缝合完成第一条缝线。(V)管腔内检查缝线。STA,颞浅动脉;PAA,耳后动脉。(待续)

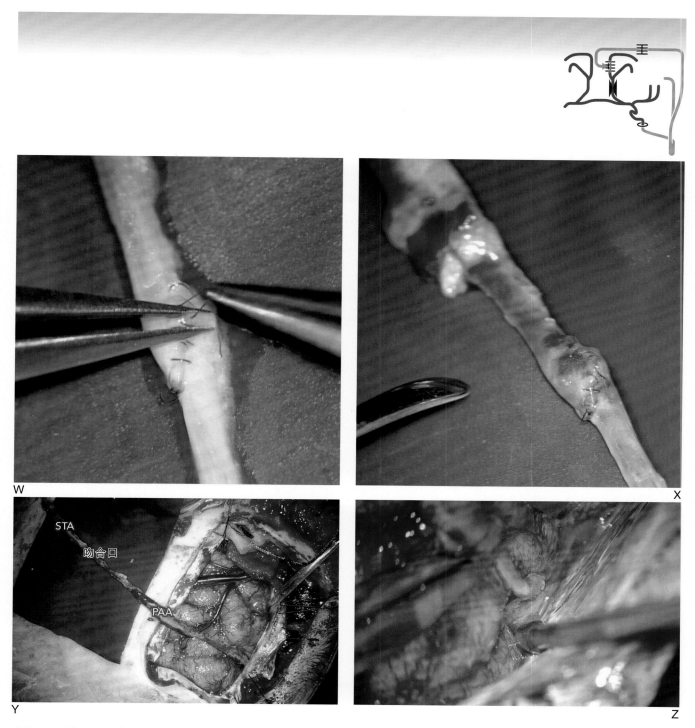

病例 14.6(续) (W)拉紧第二条缝线。(X)双鱼嘴状切口扩大端行端-端吻合并降低阻力。(Y)PAA 桥接增大了 STA 到达纵裂的范围。(Z)远端吻合的深度。近端 STA 和颞肌通过额颞开颅术置于侧方凸面,使 STA-PAA-AIFA 搭桥同时作为间接搭桥。该病例为 ACTA2 基因突变动脉病患者首次行直接搭桥的报道,并且证明了其技术的可行性。STA,颞浅动脉;PAA,耳后动脉。

病例 14.7 基底动脉 (BA) 搭桥术

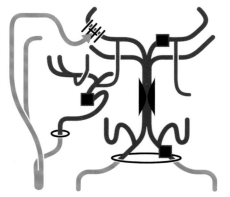 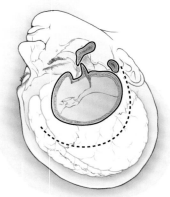 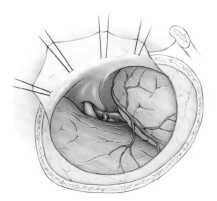

诊断	椎基底动脉缺血
动脉瘤类型	–
开颅术/入路	眶颧开颅术/经侧裂入路

搭桥术	R STA–P2A PCA
搭桥类型	颅外–颅内血管搭桥
治疗	血运重建

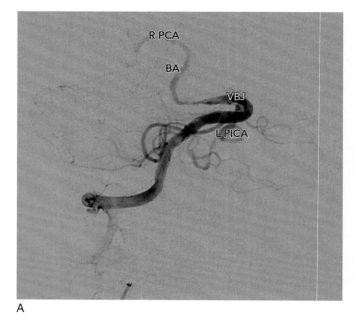

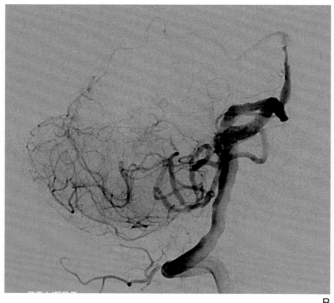

A

B

病例 14.7 男性患者,65岁,有糖尿病和冠心病病史,表现为短暂性脑缺血发作(TIA)、言语不利、双侧视力丧失和昏厥。血管造影显示右侧床突上段颈内动脉闭塞、左侧小脑下后动脉近端椎动脉闭塞、基底动脉中段狭窄和左侧大脑后动脉闭塞。(A)右侧椎动脉血管造影前后位像。(B)右侧椎动脉血管造影侧位像。左侧椎动脉末端和左侧小脑下后动脉从椎基底动脉交界处逆行充盈,基底动脉尖充盈缓慢超过基底动脉中部狭窄,并且小脑下后动脉也供应远端小脑上动脉区域。患者诊断为椎基底动脉供血不足,推荐右侧 STA–P2 PCA 搭桥以增加后循环上半部分的血流。R PCA,右侧大脑后动脉;BA,基底动脉;VBJ,椎基底动脉交界处;L PICA,左侧小脑下后动脉。(待续)

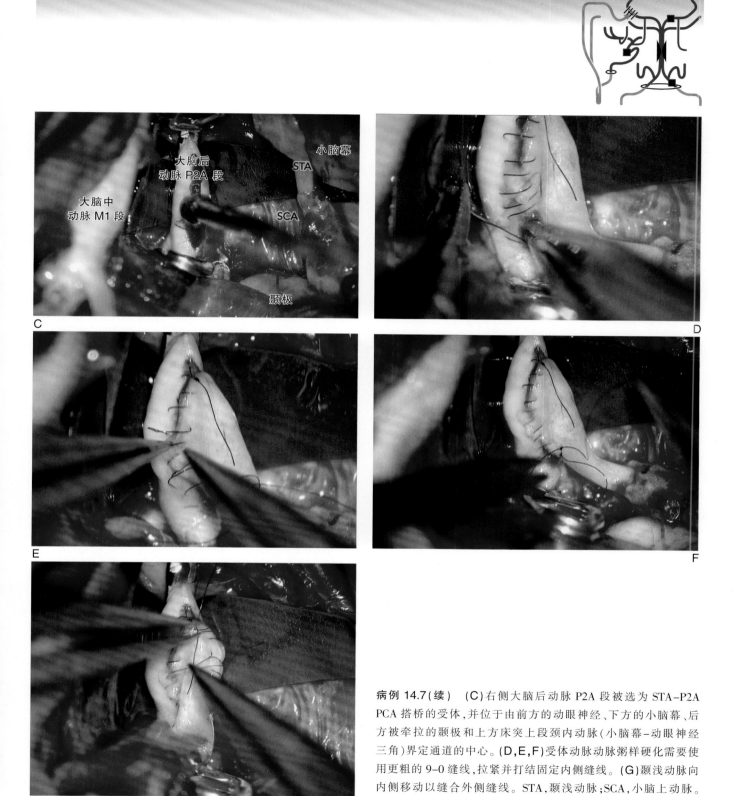

病例 14.7(续) (C)右侧大脑后动脉 P2A 段被选为 STA-P2A PCA 搭桥的受体，并位于由前方的动眼神经、下方的小脑幕、后方被牵拉的颞极和上方床突上段颈内动脉(小脑幕-动眼神经三角)界定通道的中心。(D,E,F)受体动脉动脉粥样硬化需要使用更粗的 9-0 缝线，拉紧并打结固定内侧缝线。(G)颞浅动脉向内侧移动以缝合外侧缝线。STA，颞浅动脉；SCA，小脑上动脉。(待续)

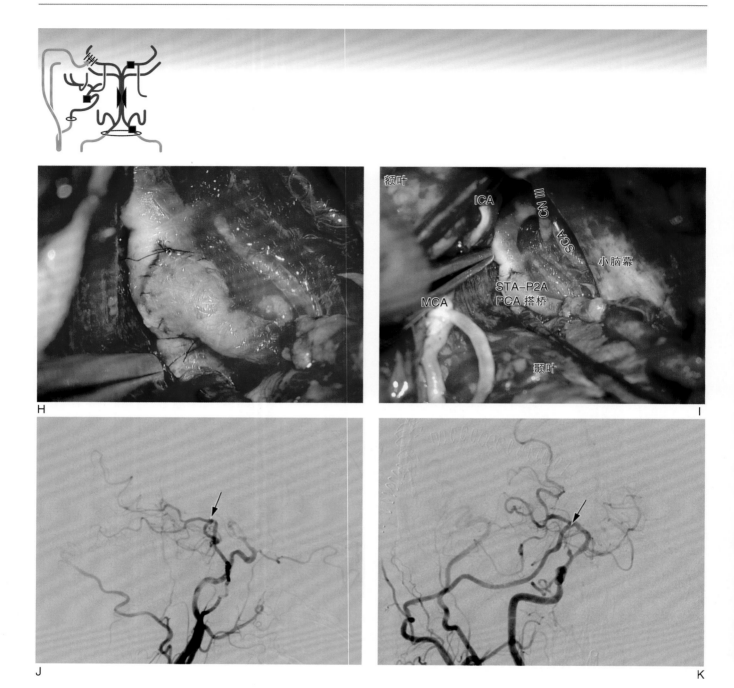

H

I
额叶
ICA
CN Ⅲ
SCA
小脑幕
STA-P2A
PCA 搭桥
MCA
颞叶

J

K

病例 14.7(续) (H,I)除了到远端大脑后动脉区域的顺行血流,如术后血管造影证实,已完成的搭桥在搭桥血管重建了基底部四分叉分支以及远端基底动脉逆行血流。(J)右侧颈总动脉血管造影侧位像。(K)右侧颈总动脉血管造影前后位像;箭指向吻合点。患者术后或后期随访没有再发生 TIA 或卒中。CN Ⅲ,动眼神经;ICA,颈内动脉;SCA,小脑上动脉;MCA,大脑中动脉;STA,颞浅动脉;P2A PCA,大脑后动脉 P2A 段。

病例 14.8　基底动脉（BA）搭桥术

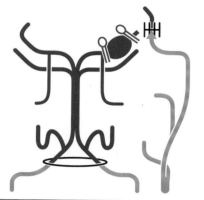 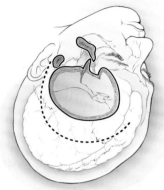 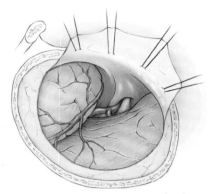

诊断	左侧大脑后动脉动脉瘤（巨大）
动脉瘤类型	基底部后四分叉远端（大脑后动脉）
开颅术/入路	眶颧开颅术/经侧裂–颞下入路

搭桥术	L STA–P2P PCA
搭桥类型	颅外–颅内血管搭桥
治疗	动脉瘤孤立,血栓切除

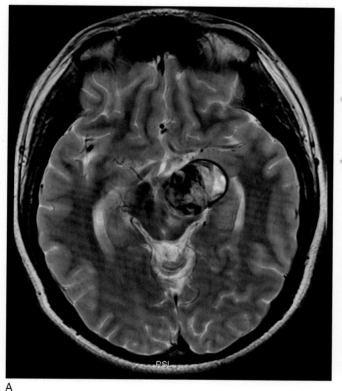

A

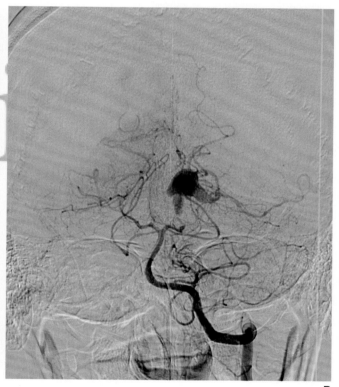

B

病例 14.8　男性患者,24 岁,表现为进行性的右侧无力,不能用右手写字,出现平衡失调和构音障碍。(A)诊断性影像学提示左侧大脑后动脉 P2 段巨大的血栓性动脉瘤(轴位 MRI T2 加权成像),血管造影证实为蛇形动脉瘤。(B)左侧椎动脉血管造影前后位像。(待续)

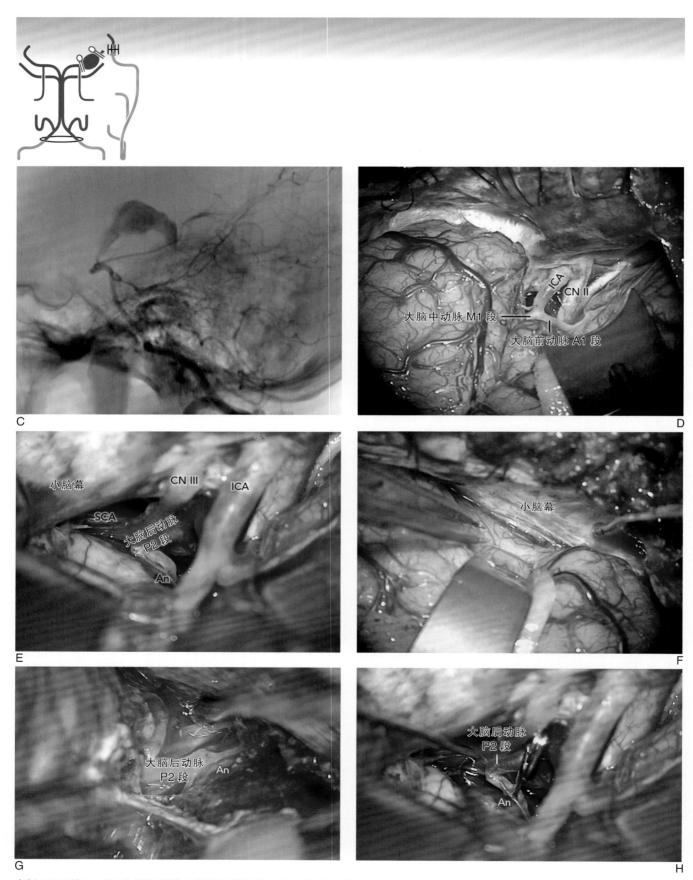

病例 14.8（续）　（C）左侧椎动脉血管造影侧位像。通过左侧眶颞入路孤立四分叉后动脉瘤并行 STA-P2 PCA 搭桥重建远端血运。（D，E）眶颞入路使流入的 P2 段通过侧裂暴露。（F，G）流出的大脑后动脉 P2 段经颞下暴露。（H）永久阻断流入动脉，临时阻断流出动脉。CN Ⅱ，视神经；CN Ⅲ，动眼神经；ICA，颈内动脉；SCA，小脑上动脉；An，动脉瘤。（待续）

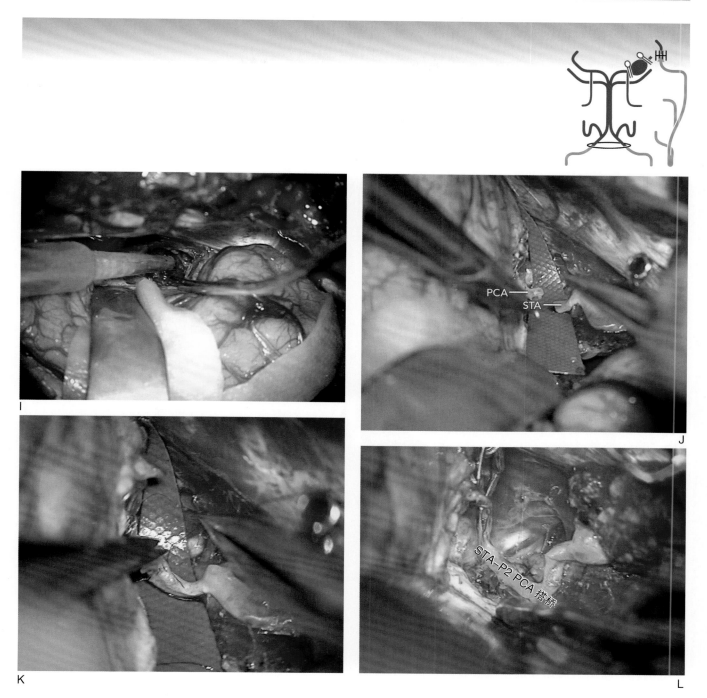

病例 14.8(续) (I)用 Cavitron 超声吸引器为动脉瘤减容以创造缝合的空间。(J)横断并侧方拉出流出的大脑后动脉,用端-端吻合连接颞浅动脉。(K)垂直横断动脉切开以及端-端吻合可提供良好的缝合和针通道的腔内视角。(L)颞浅动脉和大脑后动脉管腔完全匹配,STA-P2 PCA 搭桥很好地灌注了大脑后动脉区域。PCA,大脑后动脉;STA,颞浅动脉。(待续)

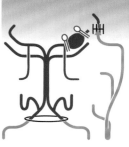

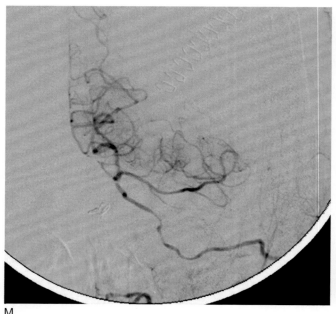

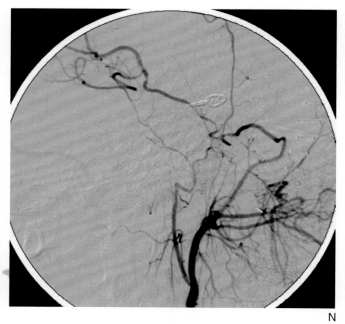

M

N

病例 14.8（续）　（M）左侧颈外动脉血管造影前后位像。(N)左侧颈外动脉血管造影侧位像。患者的无力、灵活度、平衡和言语完全恢复。

分离技术:枕动脉搭桥

　　成功获取 OA 比获取 STA 困难得多，需要了解动脉以及枕下区域的复杂肌肉组织的解剖结构。仔细逐层分离枕下肌肉是成功获取供体动脉的最可靠技术。像 STA 一样，OA 使用多普勒探头进行定位，位于皮下组织层，在上项线或其上方，枕外隆凸侧方 3~4cm。OA 位于帽状腱膜和枕部肌肉上方的皮下组织。头皮切口通常垂直于 OA，或呈曲棍球棍状，为 S 形，或者呈反 C 形。动脉上方的浅表切口保持其与末端分支的连续性

并在获取期间保持血供。枕部肌肉内侧肌和耳部肌肉外侧肌位于 OA 深处的头皮帽状腱膜下，但是它们非常薄以至于并不将它们包括在肌肉层中。第一层肌肉由外侧的胸锁乳突肌和内侧斜方肌构成，两者均起自上项线的共同肌腱(图 14.10)。SCM 的后缘向前抬起以暴露枕下骨和乳突。

　　第二层肌肉由头夹肌、头半棘肌和头长肌形成。头夹肌从侧方插入乳突并在上项线以下，纤维向内侧下降，而头半棘肌则向内侧插入上项线下方，纤维向外侧下降。抬起头夹肌以显示在头夹肌下走行的 OA 的远端或后部肌间途径，并出现在头夹肌与头半

图 14.10　分离枕下三层肌肉获取 OA。(A)第一层肌肉由侧方的胸锁乳突肌和内侧斜方肌构成。(B)向前抬起胸锁乳突肌暴露枕骨下和乳突。第二层肌肉由头夹肌、头半棘肌和头最长肌构成。抬起头夹肌，以显示 OA 的后内界和半斜肌间隙的后肌间隙走行，抬起头最长肌以显露 OA 的前中间段走行。(C)第三层肌肉形成枕动脉三角形:上斜肌、下斜肌、头后大直肌和头后小直肌。OA 从枕动脉沟外侧向上斜肌走行，以及从枕动脉沟内侧向二腹肌的后腹走行。

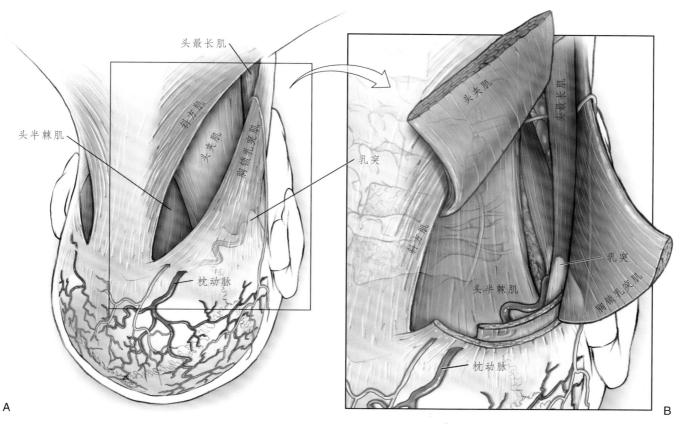

头最长肌

头半棘肌

斜方肌

头夹肌

胸锁乳突肌

枕动脉

乳突

头夹肌

头最长肌

斜方肌

乳突

头半棘肌

胸锁乳突肌

枕动脉

A

B

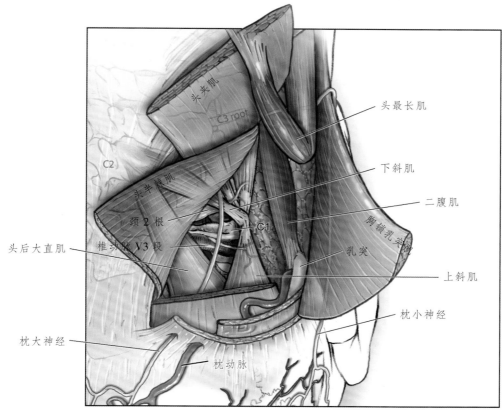

头夹肌

C3 root

C2

头半棘肌

颈 2 根

C1

头后大直肌

椎动脉 V3 段

枕大神经

枕动脉

头最长肌

下斜肌

二腹肌

胸锁乳突肌

乳突

上斜肌

枕小神经

C

棘肌之间的内侧边界处。OA 走行在头夹肌之下，在头夹肌和头半棘肌的内侧缘。头最长肌抬起以显示 OA 的近端或前部肌肉走行，70% 的患者走行于肌肉内侧，但 30% 患者的肌肉外侧延伸超过头最长肌。

第三层肌肉由枕下三角肌构成：上斜肌、下斜肌、头后大直肌和头后小直肌。枕下三角，由上斜肌形成上外侧缘，由头后大直肌形成上内侧缘，由下斜肌形成下缘，包含 VA 的 V3 段向 C1 脊椎沟动脉走行。上斜肌和头后大直肌附着于下项线上。OA 从其枕动脉沟外侧向上斜肌走行，内侧到二腹肌的后腹部。从枕动脉沟沿着其走行到后部头皮，被横向移动到手术区域，在手术区域中它与末端头皮动脉保持连续。这种烦琐的解剖操作可能需要 1 个多小时的时间才能完成，但是因走行较长且迂曲，快速剥离非常危险。

较为有价值的捷径为所谓的经骨膜"由内而外"的 OA 获取技术，可以使用曲棍球棍状头皮切口、沿颈部韧带的中线切口，以及沿上项线的横切口，将所有这些肌肉从枕骨下以单个肌皮瓣整体翻起，向下至枕骨沟。OA 在二腹肌后腹与上斜肌之间的沟中确定。用多普勒探头或触诊动脉的脉搏以进行确认。然后，在显微镜下从肌瓣下表面通过骨膜层将 OA 从其枕动脉沟开始沿着肌肉向远端分离，并在最初切开的上项线处结束。在逐层进行肌肉分离的情况下，解剖分离是从近端到远端，而不是从远端到近端。在没有进行逐层肌肉分离的情况下，经骨膜由内而外的分离技术更快，也更直接，因为 OA 相对于肌瓣的内层更浅表，而它在逐层分离过程中向近端走行。这种从内到外的技术依赖于独特的解剖标志，保留了颈部和枕下肌肉的完整性，而且枕下可分离约 8cm，这对于大多数 OA 搭桥来说已经足够了。如果需要的话，可以在上项线之上再额外分离 4~5cm 的枕骨段。从内到外技术似乎可以引起更少的损伤，或离断动脉。

颅外-颅内血管搭桥：PICA 和 AICA 区域

颅外-颅内血管搭桥在基底动脉尖下方的后循环使用 OA 作为其供体动脉。OA-PICA 搭桥是最常见的 PICA 搭桥，类似于 STA-MCA 搭桥，应用颅外供体动脉，行端-侧吻合，吻合部位选择可达到的区域，最常见的是 p3 段的尾环，远离后组脑神经近中线附近的空间。与颅内-颅内血管搭桥中使用另一条颅内供体动脉不同，OA 的使用在阻断期间不会引起脑缺血，并且如果其闭塞并不会危及另一条动脉。在动脉切开之前将 OA 重新定位到 PICA 以确保动脉在没有张力的情况下连接在一起，有助于评估 OA-p3 PICA 搭桥的可行性。

OA 也可用于 OA-a3 AICA 搭桥，通过扩大的乙状窦后开颅术能较容易地进入桥小脑角（病例 14.9 和病例 14.10）。OA 远远超过了窦汇到枕极的 OA-P4 PCA 搭桥，以及用于外侧裂远端 OA-M4 MCA 搭桥（病例 14.11）。当 STA 已经用于 STA-MCA 搭桥时，可以应用 OA-M4 MCA 搭桥，否则不可用，或者在 MCA 区域后面需要额外行血运重建。

病例 14.9 基底动脉 (BA) 搭桥术

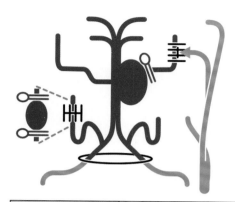 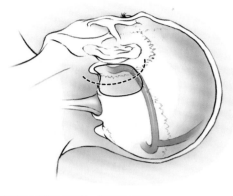 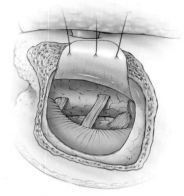

诊断	基底动脉主干巨大动脉瘤
动脉瘤类型	基底动脉四分叉前
开颅术/入路	扩大乙状窦后开颅术/经桥小脑脚入路

搭桥术	L OA–a3 AICA 和 R p3 PICA 再吻合
搭桥类型	组合式搭桥
治疗	基底动脉瘤:远端闭塞(部分)和分流 PICA 动脉瘤:切除

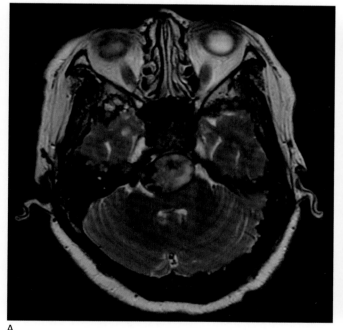

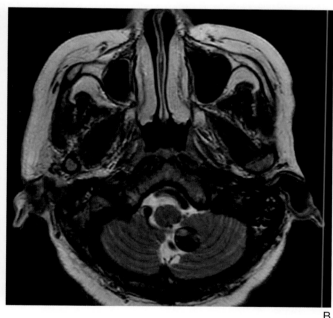

A

B

病例 14.9 女性患者,56 岁,因巨大的、延长的、血栓性基底动脉主干动脉瘤压迫表现为头痛、复视、平衡差和吞咽困难。**(A)**轴位 MRI T2 加权成像。**(B)**可见远端血栓性 PICA 动脉瘤。(待续)

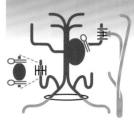

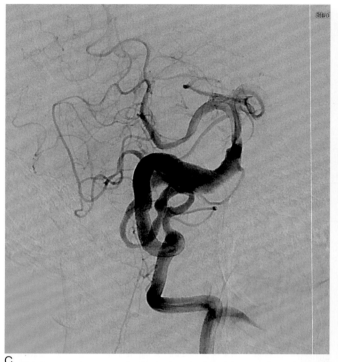

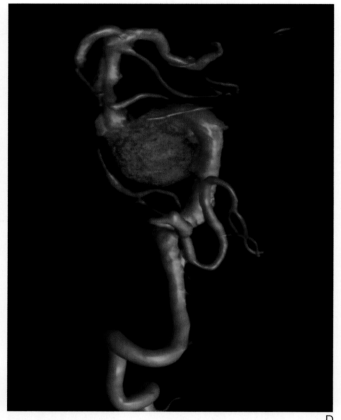

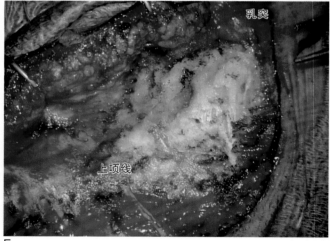

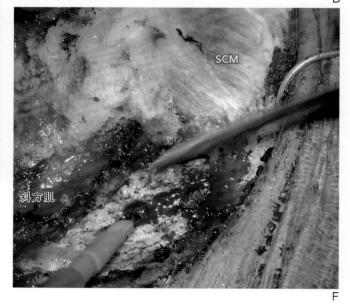

病例 14.9(续) (C)血管造影显示,基底动脉主干和 PICA 均轻度扩张,表明两枚动脉瘤均充满血栓(左侧 VA 血管造影前斜位像)。左侧 AICA 起源于动脉瘤。(D)与 MRI 融合的血管造影的 3D 重建像证实了动脉瘤腔(红色)和腔内血栓(紫色)之间的关系。推荐使用 Pipeline 血流导向装置治疗基底动脉主干动脉瘤,但覆盖左侧 AICA 的起始部引起了术者对其通畅性的担忧,并首先通过左侧 OA-a3 AICA 搭桥可进行血运重建。(E)患者是横向定位,沿着乳突和上项线做曲棍球棍状皮肤切口。(F)抬起第一层肌层内的斜方肌和胸锁乳突肌。SCM,胸锁乳突肌。(待续)

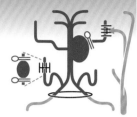

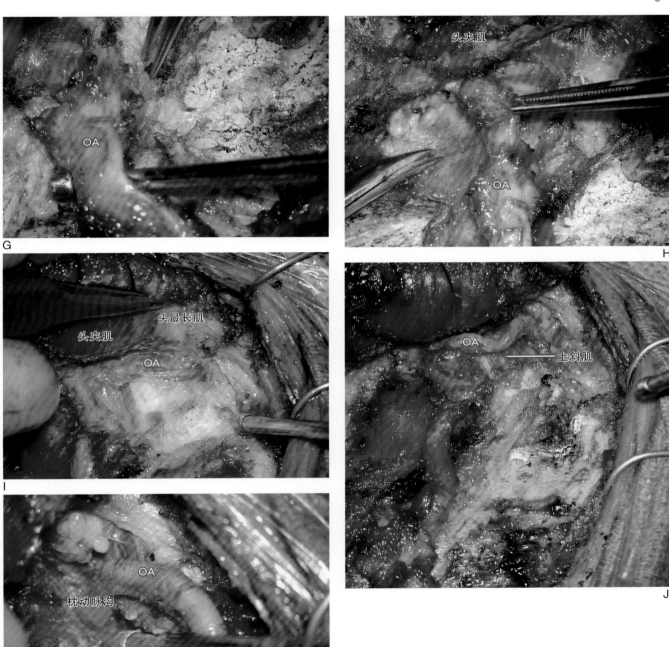

病例 14.9(续) (G)OA 远端位于上项线之上。(H)OA 近端在头夹肌的内侧缘下方。(I)抬起第二层肌层的头夹肌和头最长肌,显露 OA 的近端肌间走行。(J,K)OA 在上斜肌上方被分离,下至枕动脉沟。OA,枕动脉。(待续)

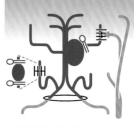

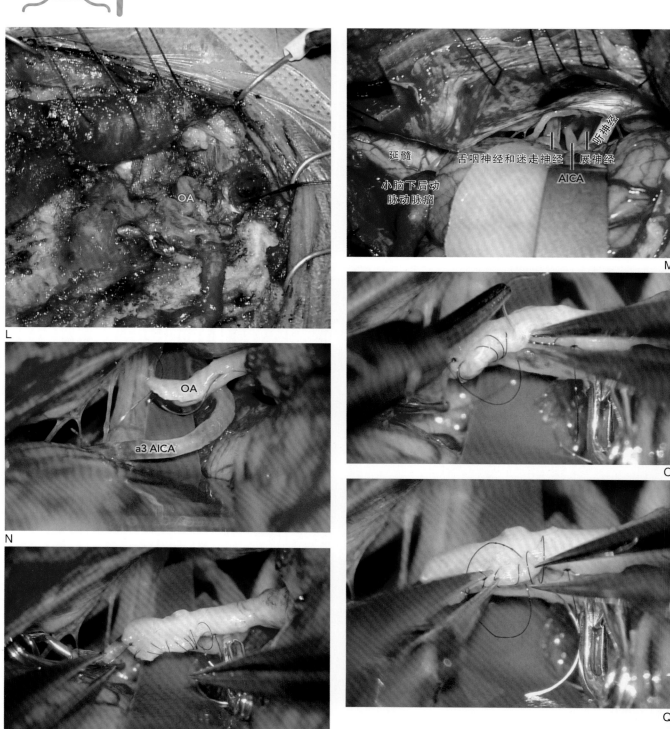

病例 14.9（续）　（L）获取动脉全长留作搭桥备用。(M)行扩大乙状窦后开颅术，打开硬脑膜至乙状窦缘；在左侧桥小脑角池确认 AICA，在面听神经（CN Ⅶ-Ⅷ）下方和后组神经上方（CN Ⅸ-Ⅹ-Ⅺ）之间走行。(N)将 OA 在术野中锚定头端和尾端，打紧锚定针。(O,P)后界松散缝合。(Q)拉紧。OA，枕动脉；AICA，小脑下前动脉；a3 AICA，小脑下前动脉 a3 段。(待续)

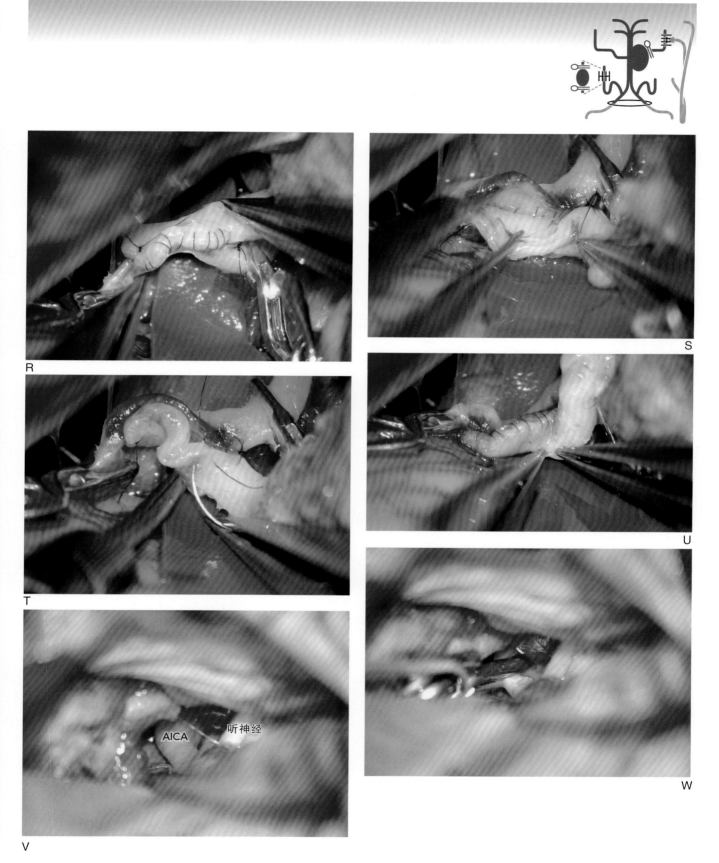

病例 14.9(续)　(R)打结。(S)在管腔内检查没有技术失误。(T,U)完成前壁缝合。(V)从 AICA 近端追踪到动脉瘤所在的起始处。(W)夹闭闭塞。AICA，小脑下前动脉。(待续)

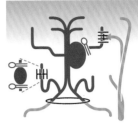

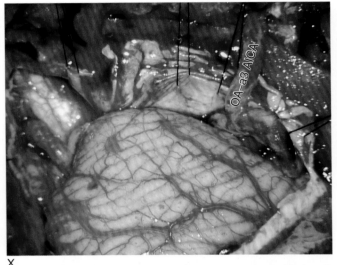

X

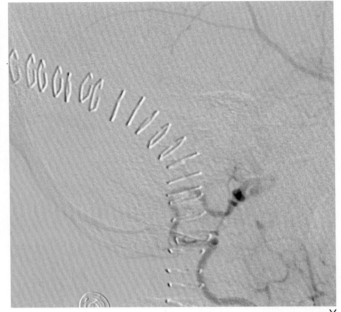

Y

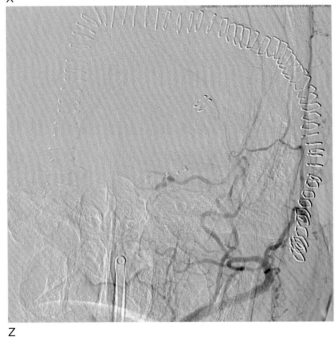

Z

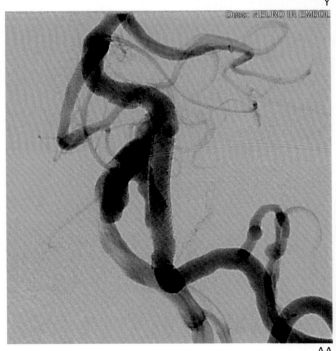

AA

病例 14.9(续)　(X)OA-a3 PICA 搭桥保护接下来的血管内治疗对该动脉及其脑桥穿支的影响,PICA 动脉瘤可在扁桃体间接近,并可同时进行切除和 p3 PICA 搭桥,这是一种组合式搭桥手术。血管造影确认搭桥通畅。(Y)左侧颈外动脉血管造影侧位像。(Z)左侧颈外动脉血管造影前后位像。(AA)血流导向装置用于治疗基底动脉主干动脉瘤(左侧椎动脉血管造影前斜位像)。患者从手术中恢复,且 1 年的随访期间内动脉瘤在大小上稳定,没有新的压迫症状出现。

病例 14.10　基底动脉 (BA) 搭桥术

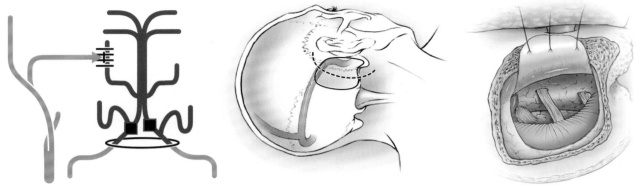

诊断	椎基底动脉缺血
动脉瘤分类	–
开颅术/入路	扩大乙状窦后开颅术/经桥小脑脚入路

搭桥术	R OA–a3 AICA
搭桥类型	颅外–颅内血管搭桥
治疗	血运重建

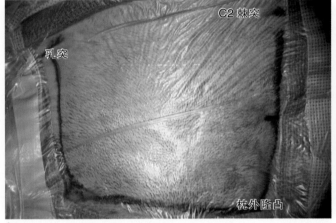

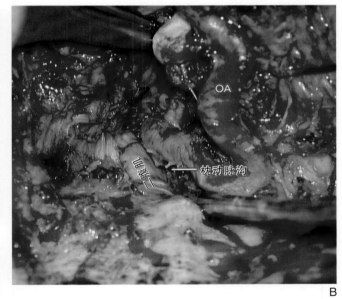

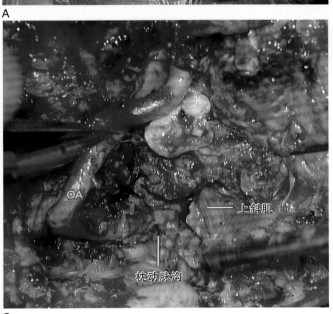

病例 14.10　男性患者,59 岁,表现为双侧椎动脉闭塞,既往右侧小脑下后动脉供血区梗死,椎基底动脉供血不足症状加重。建议跨过椎动脉闭塞段使用 OA–a3 AICA 搭桥重建其后循环。采用经骨膜"由内到外"技术获取枕动脉,该技术保留了肌肉解剖并将动脉从近端分离至远端,而不是从远端到近端沿枕动脉逐层分离肌肉。(A)患者体位采用 3/4 俯卧位,右侧做曲棍球棍状皮肤切口,与侧面开颅术一样,沿着上端切开远端枕动脉(头顶在底部,颈在顶部,中线向右)。(B,C)肌皮瓣作为一个整体翻起,下方达枕动脉沟,其中枕动脉位于二腹肌的后腹内侧,以及位于上斜肌的外侧。OA,枕动脉。(待续)

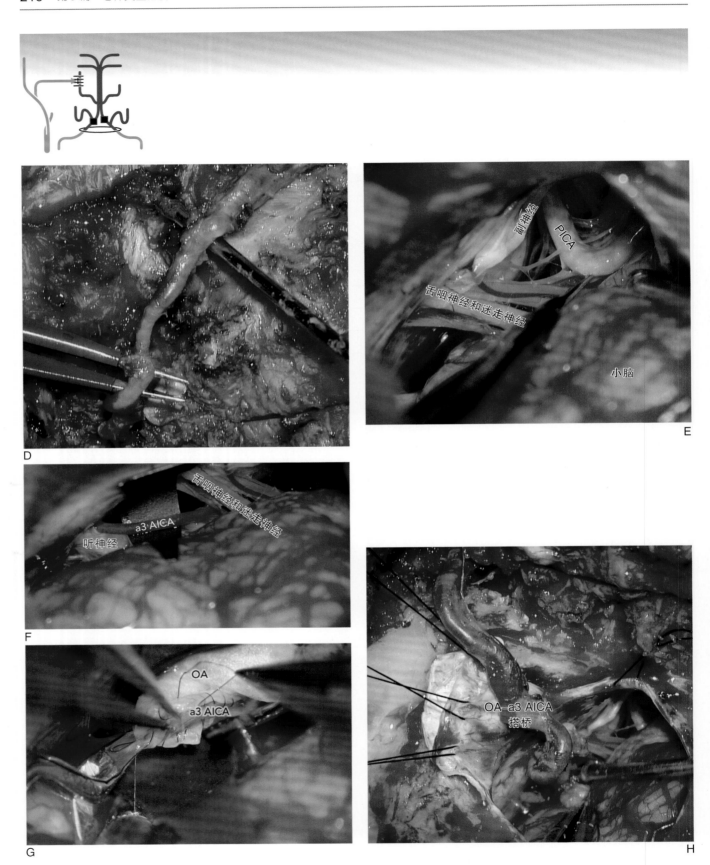

病例 14.10(续) (D)将其沿着肌瓣的骨膜下走行顺行分离,穿过骨膜并将其分离到皮瓣上缘。(E)小脑脑桥池通过扩大乙状窦后开颅术进入,可见右侧 PICA 闭塞。(F)听神经与舌咽神经和迷走神经之间暴露一小部分 a3 AICA 段。(G)完成 OA-a3 AICA 管径搭桥。AICA 管径非常小,使得两条缝线之间切开的动脉血管成为薄带组织。(H)获取的 OA 很容易到达目标受体动脉,并且经骨膜从内到外比经肌肉获取枕动脉快得多。PICA,小脑下后动脉;AICA,小脑下前动脉;OA,枕动脉;a3 AICA,小脑下前动脉 a3 段。(待续)

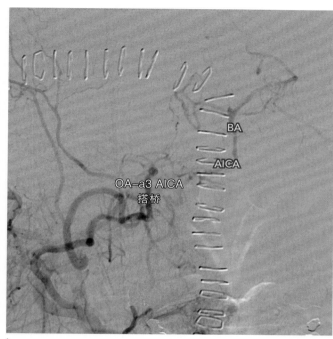

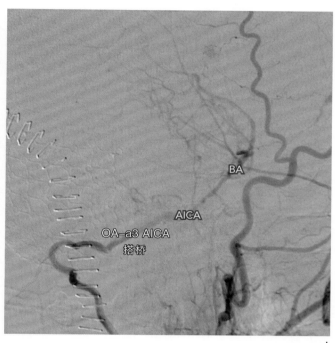

I

J

病例 14.10(续)　术后血管造影显示搭桥通畅并且明显改善后循环血流量。(I)右侧颈外动脉血管造影前后位像。(J)右侧颈外动脉血管造影侧位像。患者没有进一步的缺血发作。BA,基底动脉;AICA,小脑下前动脉;OA,枕动脉;a3 AICA,小脑下前动脉 a3 段。

病例 14.11   大脑中动脉 (MCA) 搭桥术

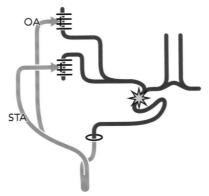
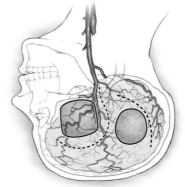
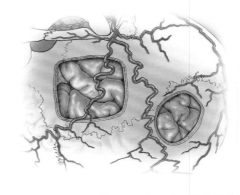

诊断	右侧烟雾病
动脉瘤类型	–
开颅术/入路	顶叶和翼点开颅术

搭桥术	R OA–M4 MCA 和 R STA–M4 MCA
搭桥类型	组合式搭桥
治疗	血运重建

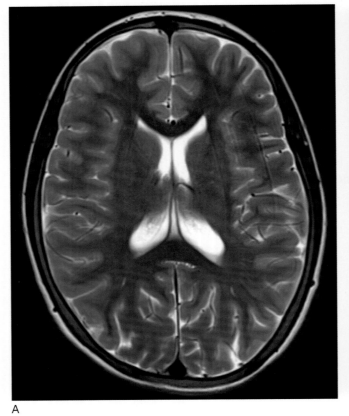
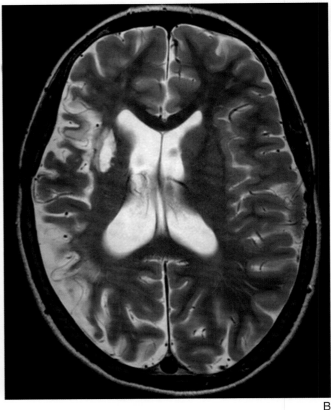

A

B

病例 14.11   女性患儿,15 岁,患烟雾病,2 年前曾在外院接受过右侧脑–硬脑膜–血管融通术。(A)在此过程中,患者有缺血症状但 MRI 显示没有梗死灶(轴位 MRI T2 加权成像)。2 年后,患者出现了进行性头痛。(B)脑部 MRI(轴位 MRI T2 加权成像)显示新的梗死和软化灶。血管造影提示其烟雾病进展为右侧颈内动脉闭塞,并且中央沟区域的右侧颈动脉狭窄合并血管生成反应。(待续)

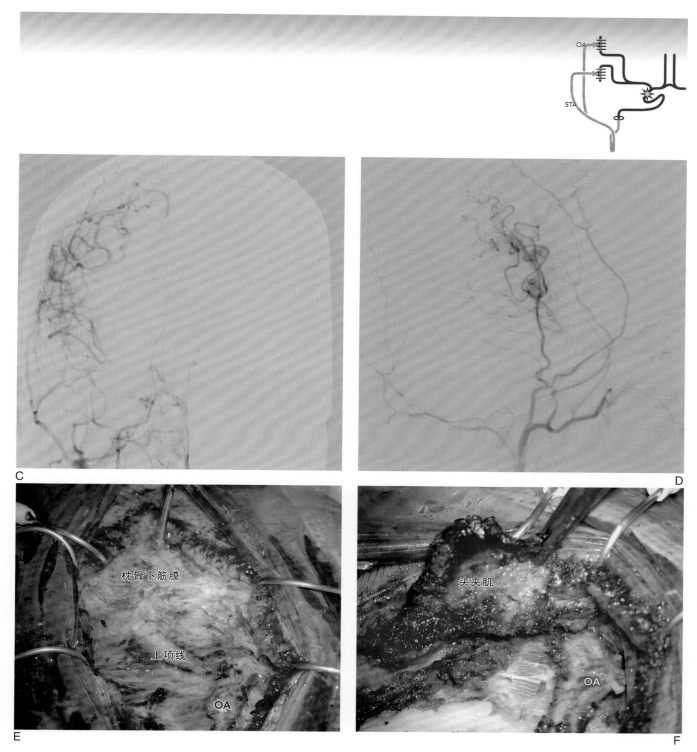

C

D

E

F

病例 **14.11**（续）　(C)右侧颈总动脉血管造影前后位像。(D)右侧颈总动脉血管造影侧位像。患者需要使用剩余的供体动脉进行额外的血运重建术，以补充脑–硬脑膜–血管融通术。计划了两种搭桥：OA–M4 MCA 搭桥和 STA–M4 MCA 搭桥。(E)患者侧卧位，头顶部向下，沿右侧 OA 做直线切口暴露出其远端走行，位于后枕下筋膜及上项线上方（头顶在底部，颈在顶部，中线向右）。(F)抬起头夹肌，OA 在其下方分离。OA，枕动脉。（待续）

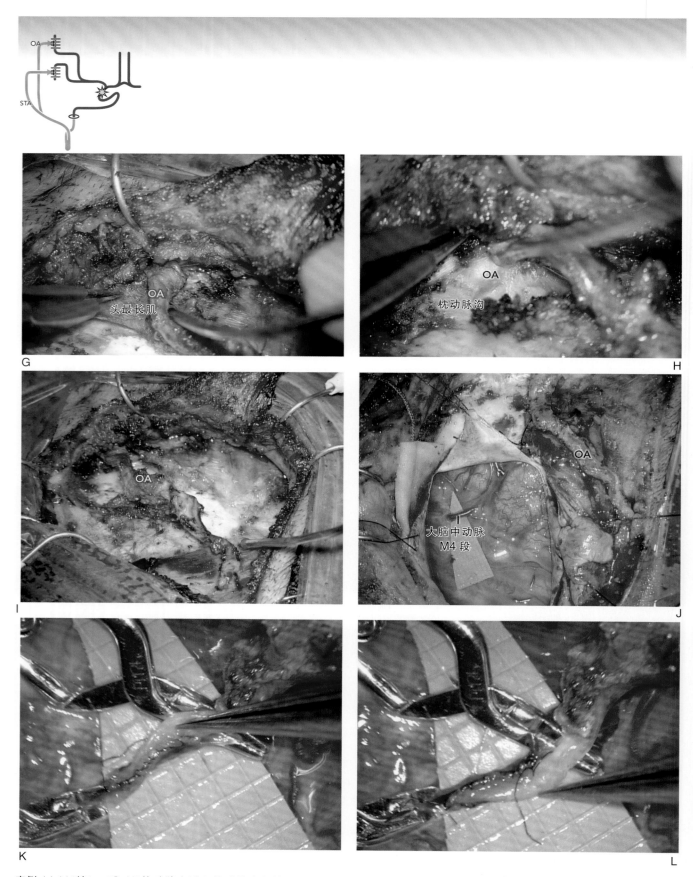

G

H

I

J

K

L

病例 14.11（续） （G,H）枕动脉在进入枕动脉沟之前走行于头最长肌上方。（I, J）分离枕动脉全长向前方牵拉至侧裂远端。（K,L）内侧和外侧的缝合已完成。**OA**, 枕动脉。（待续）

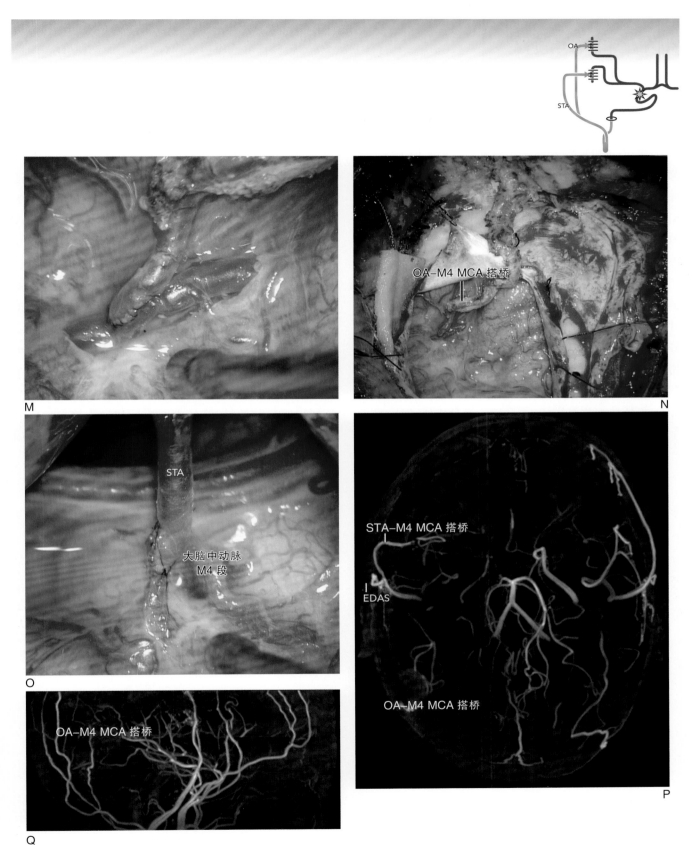

病例 14.11(续)　(M)OA-M4 MCA 搭桥增加了流向 EDAS 后部区域的血流。(N)OA 很容易到达受体内眦动脉。旋转视野以暴露侧方的凸面,获取未使用的 STA 额支,在先前 EDAS 开颅术前方进行开颅术。(O)完成 STA-M4 MCA 搭桥。(P,Q)术后 MR 血管造影图上位像和侧位像显示这三个搭桥绕过了右侧半球,防止了缺血事件的进一步发生。STA,颞浅动脉;EDAS,脑-硬脑膜-血管融通术;OA,枕动脉;STA,颞浅动脉;M4 MCA,大脑中动脉 M4 段。

并发症和关闭颅骨

血小板黏附在缝线处并形成"白色栓子"可以使由 ICG 荧光造影证实的具有通畅血流的 STA-MCA 搭桥在眨眼之间进展为闭塞。可应用显微镊轻轻挤压将血栓分散,但也可能需要完全重新吻合(病例 14.12)。将吻合口应用临时动脉瘤夹夹闭,去除缝线,将血栓从管腔中清除,再次缝合吻合口。如果修复失败,通过将 STA 切开,清除血栓,并用动脉瘤夹夹闭吻合口,可挽救并保持受体动脉的通畅。可以考虑再在另一个完全不同的受体动脉上尝试吻合。

在获取、肌肉分离或开颅术期间,STA 可能被损伤。笔者看到过动脉被无意中剪断,或被颞肌上的牵开器压伤,或被旋转钻头损伤。有些动脉损伤是不可修复的,但有的动脉损伤可以通过动脉切开术和血栓切除术,或者采用动脉切除术和端-端吻合术修复(参见第 20 章)。事故的发生可能会将简单的 STA-MCA 搭桥转变为双搭桥,一个用于挽救供体动脉,另一个用于完成搭桥。

硬脑膜或颞肌缝合时缝住供体动脉、供体骨瓣缺口太小或缝合皮下时扎伤供体动脉等都可能破坏搭桥手术。搭桥狭窄或闭塞在术后可能不能立即确诊,可能直到第二天行血管造影才能证实,一旦出现,必须立即修复。24 小时内,STA-MCA 搭桥通常可以在不修改吻合口的情况下重新打开。

颞肌贴敷经常被用作烟雾病患者的间接搭桥用以增强直接 STA-MCA 搭桥。颞肌通过在颞深动脉和皮质动脉之间形成小动脉连接来对脑缺血的血管生成活性做出反应。虽然有很多方法都可用于颞肌移植,但笔者更喜欢使用中厚颞肌移植,将肌肉切割成深层和浅层,然后应用深层肌肉行贴敷,应用浅层肌肉以便美观地重建颅外的颞窝(图 14.11)。在骨窗边缘切除或折叠硬脑膜瓣,广泛暴露皮质表面,并打开覆盖皮质动脉的蛛网膜,使动脉直接与肌肉移植物接触。颞肌的深层位于硬脑膜窗,并像硬脑膜皮瓣一样,缝合至硬脑膜边缘。然后将骨瓣固定在颅骨上,并将颞肌的浅层应用不可吸收缝线缝合于颞上线的筋膜上。通过将肌肉向前牵拉至额骨的颧突以填充颞骨窝来防止空洞的形成。当计划行颞肌贴敷时,开颅术要远远超过直接搭桥所需的范围,以增加暴露的皮层表面积以获得更强的协同反应。

病例 14.12 大脑中动脉 (MCA) 搭桥术

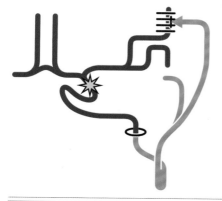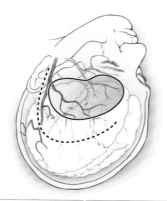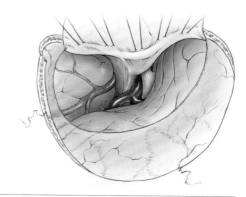

诊断	左侧烟雾病		搭桥术	L STA–M4 MCA
动脉瘤类型	–		搭桥类型	颅外–颅内血管搭桥
开颅术/入路	翼点开颅术		治疗	血运重建

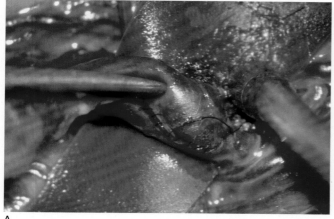

A

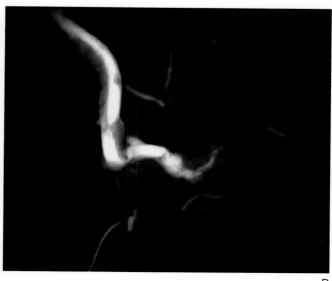

B

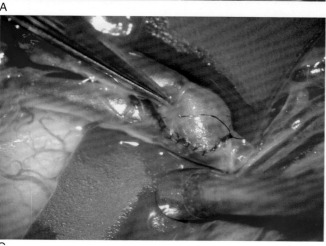

C

病例 14.12 女性患者,45 岁,表现为大脑中动脉双侧床突上和大脑中动脉 M1 段狭窄,既往脑卒中病史,建议行血运重建术。患者行单纯的右侧 STA–M4 MCA 搭桥手术。(A)3 天后行常规的左侧 STA–M4 MCA 搭桥。(B)ICG 荧光造影显示搭桥通畅。(C)血小板黏附在缝线上并出现搭桥闭塞。(待续)

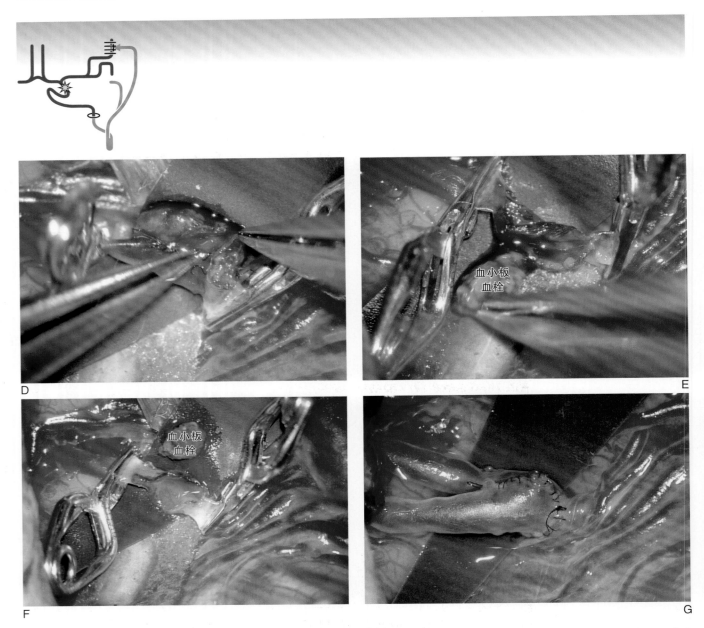

病例 14.12(续)　(D)白色血栓在外部压力下不能被分散,受体动脉被临时动脉瘤夹夹闭后拆开缝线。(E)去除血小板血栓。(F)冲洗管腔。(G)吻合口被完全重新吻合。血管造影确认修复的搭桥通畅。

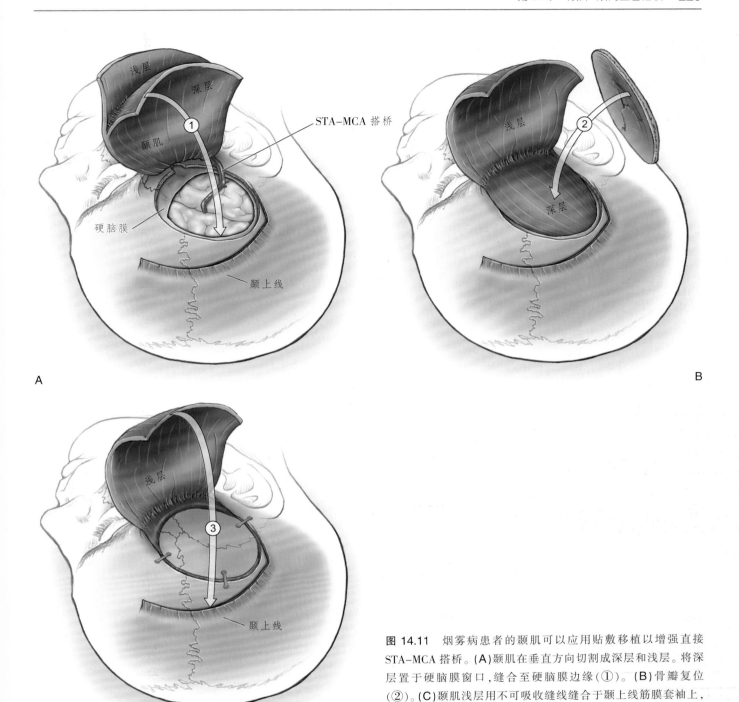

图 14.11　烟雾病患者的颞肌可以应用贴敷移植以增强直接 STA–MCA 搭桥。(**A**)颞肌在垂直方向切割成深层和浅层。将深层置于硬脑膜窗口,缝合至硬脑膜边缘(①)。(**B**)骨瓣复位(②)。(**C**)颞肌浅层用不可吸收缝线缝合于颞上线筋膜套袖上,将肌肉向前拉至额骨的颧突以填充颞骨窝(③)。

第 15 章

颅外-颅内移植血管插入式搭桥

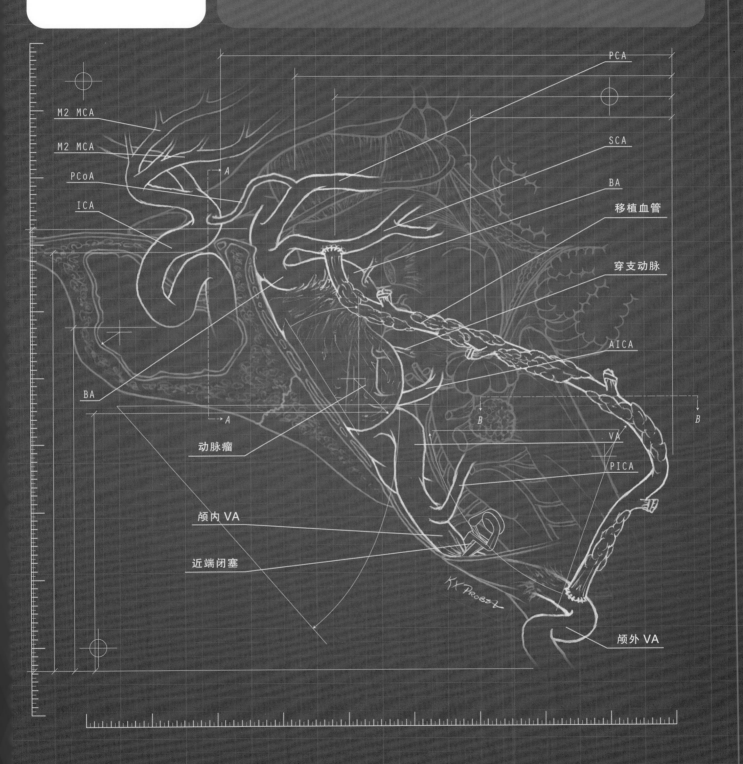

PCA

M2 MCA

M2 MCA

PCoA

SCA

ICA

BA

移植血管

穿支动脉

AICA

BA

A

A

动脉瘤

B

B

VA

PICA

颅内 VA

近端闭塞

颅外 VA

颅外-颅内移植血管插入式搭桥

颅外-颅内移植血管插入式搭桥,可称之为"加大"版的 STA-MCA 搭桥,两者都是应用端-侧吻合的方式与远端受体血管(通常是 MCA)相连接;但前者在供体和受体血管之间插入了移植血管(桡动脉或大隐静脉)而非头皮的血管(颞浅动脉或枕动脉),得以把颈动脉的强劲血流输送至颅内,而且血流量是头皮供血动脉的两倍。相比低流量颅外-颅内血管搭桥,插入式搭桥更复杂,除了要考虑供体、受体血管与移植血管之间的管径匹配问题,还需另外获取移植血管,行额外切口显露供血动脉,打造血管隧道以及行二次吻合。由神经外科医生 Thoralf Sundt 所倡导的颅外-颅内移植血管插入式搭桥,常用于治疗颅内动脉瘤和缺血性疾病,是为替代和补充颈动脉牺牲后的血流缺失所设计的第二代脑血流重建术。虽然这种搭桥方法是以 MCA 为受体血管并向其供血,但极少应用于 MCA 血流的替代和补充。不同于其他 6 种脑血流重建术,这一章的颅外-颅内移植血管插入式搭桥要从颈部血管和插入性移植物的基础手术解剖讲起。

显微外科解剖

颈总动脉

左侧颈总动脉是由主动脉弓发出的第二条分支,而右侧颈总动脉是头臂干或无名动脉发出的一条分支,为主动脉弓的第一条分支(图 15.1)。双侧颈总动脉在颈部的颈动脉间隙内上行,至甲状软骨上角(C4 椎体)水平时,分为颈内动脉和颈外动脉,但颈总动脉分叉部的位置存在变异,其范围可从第 2 胸椎水平至舌骨水平。每一侧的颈动脉走行在颈动脉鞘内,该鞘膜由颈深筋膜延续而成,除了容纳颈动脉以外,还有靠外侧走行的颈内静脉和靠后走行于颈动脉、颈静脉之间的迷走神经。胸锁乳突肌、胸骨舌骨肌、胸骨甲状肌和肩胛舌骨肌从前方包绕颈总动脉下段,而位于颈动脉分叉部近端的颈总动脉上部,位置相对表浅,其前方依次(由浅到深)被皮肤、颈部浅筋膜、颈阔肌、颈部深筋膜和胸锁乳突肌内侧缘所覆盖。颈动脉分叉部位于颈动脉三角内,该三角内侧界是肩胛舌骨肌上腹,外侧界是胸锁乳突肌,上界是二腹肌后腹(图 15.2)。颈襻(舌下

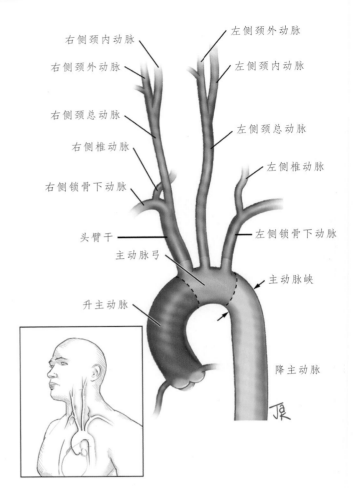

图 15.1　右侧颈总动脉从主动脉弓的第一条分支"头臂干或无名动脉"发出。左侧颈总动脉则直接作为主动脉弓的第二条分支发出。

神经降支)走行于颈动脉鞘前方。发自 C1 神经根的纤维与舌下神经短暂伴行后,下行成为颈襻上根,其功能是支配一部分颈部带状肌。从 C2、C3(下根)发出的其他下行神经纤维,也都加入了颈襻上根。颈总动脉内邻气管食管束和甲状腺;外邻颈内静脉和迷走神经;后邻颈椎横突及其附着的颈长肌,以及颈交感干;甲状腺静脉从颈总动脉前方横跨,汇入颈内静脉。

颈内动脉

颈内动脉在 C4 椎体水平发自颈总动脉,起初走形于颈外动脉的后外侧,随后逐渐拐向内侧,在 C1-C3 椎体的前方,沿咽壁外侧上行;同时走行于头长肌、颈长肌和颈交感干之间(图 15.3)。颈内动脉继续上行进入颈动脉鞘并穿过颅底的颈动脉管;颈动脉管与其后外侧的颈内静脉被第 9~12 对脑神经分隔开。迷走神经和颈内静脉位于颈内动脉外侧。在靠下的位置,舌静脉

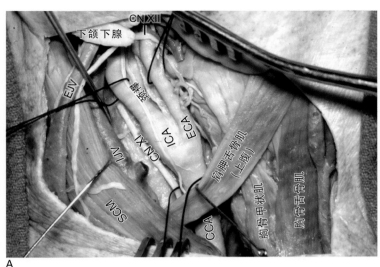

A

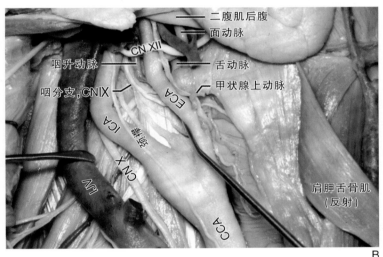

B

图 15.2 （A）颈总动脉位于颈动脉鞘内，与外侧颈内静脉和后方的迷走神经伴行（右颈部，中线偏右）。胸锁乳突肌、胸骨舌骨肌、胸骨甲状肌和肩胛舌骨肌从前方包绕颈总动脉下部，而颈动脉分叉部近端的颈总动脉位于颈动脉三角内，前方无肌肉覆盖，该三角是由内侧的肩胛舌骨肌上腹、外侧的胸锁乳突肌和上方的二腹肌后腹共同构成。（B）颈襻（即舌下神经降支）走行于颈动脉鞘前部。CN Ⅸ，舌咽神经；CN Ⅹ，迷走神经；CN Ⅺ，副神经；CN Ⅻ，舌下神经；EJV，颈外静脉；IJV，颈内静脉；ICA，颈内动脉；ECA，颈外动脉；SCM，胸锁乳突肌；CCA，颈总动脉。

和面总静脉从颈内动脉前方横跨；在靠上的位置，茎突舌骨肌、二腹肌后腹，以及耳后动脉、枕动脉分别跨过颈内动脉。紧邻二腹肌后腹的下方，舌下神经从前外侧横跨颈内动脉。颈内动脉在颈部走行过程中，无分支发出。

颈外动脉

发自颈总动脉的颈外动脉，首先走行于颈内动脉的前内侧，随后在颈动脉鞘内上行并转向后外侧，走行于下颌支的后方（图 15.4）。颈外动脉在下颌颈后方发出两个终末支，分别为颞浅动脉和颌内动脉。从颈外动脉前方跨过的结构有：面总神经、甲状腺神经、舌下神经、二腹肌后腹和茎突舌骨肌。颈外动脉在穿入腮腺实质后发出终末支。颈外动脉的后方和后内侧，分别走行颈内静脉和颈动脉鞘内的迷走神经。尽管颈外动脉分

支的发出处存在变异，但其在颈部通常有 8 条分支，从近端到远端（从上至下）依次为：甲状腺上动脉、咽升动脉、舌动脉、面动脉、枕动脉、耳后动脉、颌内动脉和颞浅动脉（图 15.5）。最靠近端的两条分支，自颈外动脉的（搭桥）供血段发出；其中甲状腺上动脉在颈总动脉分叉水平发出后，向内走行到甲状腺，而咽升动脉从颈动脉的分叉部发出。

锁骨下动脉

左侧锁骨下动脉是主动脉弓的第三条（最后一个）分支，而起自头臂干的右侧锁骨下动脉，在胸锁关节上缘水平发出右侧颈总动脉。锁骨下动脉从胸部上行至颈根部，在颈部的锁骨下三角处呈弓形弯曲并降至锁骨下方后，跨过第一肋骨到腋窝（图 15.6）。锁骨下三角以胸锁乳突肌后腹、肩胛舌骨肌下腹和锁骨为界。颈后

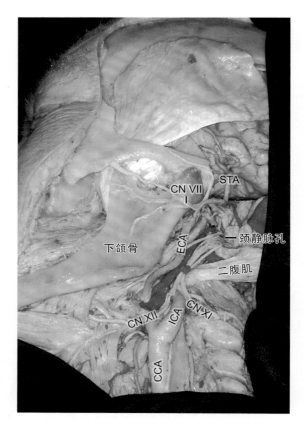

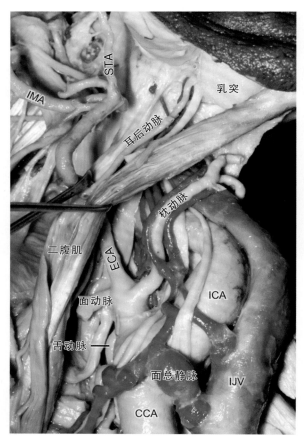

图 15.3   在 C4 椎体水平,颈内动脉自颈总动脉发出,首先走行于颈外动脉的后外侧,随后逐渐拐向内侧,在 C1–C3 椎体的前方,沿咽壁外侧上行(图示左侧颈部解剖)。在颈部走行的颈内动脉,无分支发出。CN Ⅶ,面神经;CN Ⅺ,副神经;CN Ⅻ,舌下神经;ECA,颈外动脉;ICA,颈内动脉;CCA,颈总动脉;STA,颞浅动脉。

图 15.4   颈外动脉先走行于颈内动脉的前内侧,随后在颈动脉鞘内上行并转向后外侧,走行于下颌支的后方。颈外动脉在颈部共发出 8 条分支,分别是:甲状腺上动脉、咽升动脉、舌动脉、面动脉、枕动脉、耳后动脉、颌内动脉和颞浅动脉。STA,颞浅动脉;IMA,颌内动脉;ECA,颈外动脉;ICA,颈内动脉;IJV,颈内静脉;CCA,颈总动脉。

三角以胸锁乳突肌后腹、斜方肌和锁骨为界(枕部三角构成了颈后三角的上部),锁骨下三角占据了颈后三角的下部。颈外静脉斜跨胸锁乳突肌后,汇入锁骨下静脉;在胸锁乳突肌锁骨头下方,锁骨下静脉汇入颈内静脉,后者构成头臂静脉。头、面、颈部淋巴回流通路汇入颈部淋巴干,或胸导管,即颈内静脉和锁骨下静脉之间的交角。锁骨下动脉位于静脉汇合部深部。前斜角肌把锁骨下动脉分为三部分,即分别位于肌肉的内、后、外侧部。锁骨下动脉在走行过程中发出许多分支,其上表面发出椎动脉、甲状颈干和肋颈干,下表面发出胸廓内动脉。构成臂丛干的神经根位于锁骨下动脉外上方,并围绕该动脉下行于锁骨后方以延续为腋动脉。中、后斜角肌位于臂丛后外侧,同前斜角肌一样,中斜角肌止于第一肋,而后斜角肌止于第二肋。在向腋窝处走行的过程中,锁骨下动脉与颈神经根在前、中斜角肌之间融合。覆于肺尖部的胸膜顶,位于锁骨下动脉下方。

桡动脉

桡动脉起自肘窝(即肱动脉分出桡动脉和尺动脉处)(图 15.7),止于掌深弓和掌浅弓;它与尺动脉的终末支形成吻合,使桡动脉获取时,可通过尺动脉继续向手部供血。桡动脉在前臂仅有一个已命名的分支发出,即在肘窝附近的桡返动脉。骨间总动脉是尺动脉的分支,它发出骨间前动脉和骨间后动脉。桡动脉走行于肱桡肌及其肌腱的内深方和桡侧腕屈肌及其肌腱的外深方。桡动脉自起始开始至腕部,全长 20~25cm。前臂外侧皮神经(肌皮神经的延续部)发出皮肤感觉支,支配切口下方区域的皮肤感觉,因此神经损伤后会引起前臂和手部的麻木或感觉迟钝。头静脉也可位于近端的桡动脉上方,但在走行至腕部的过程中向外侧移行。

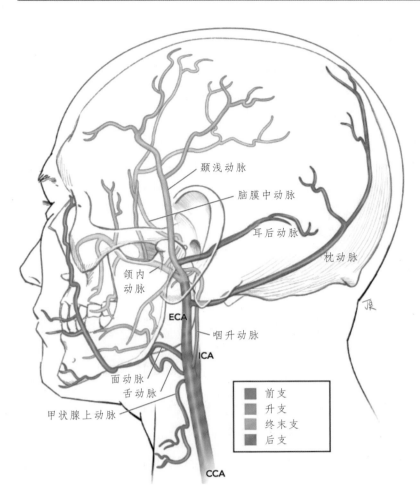

颞浅动脉

脑膜中动脉

耳后动脉

枕动脉

颌内动脉

ECA

咽升动脉

ICA

面动脉

舌动脉

甲状腺上动脉

CCA

■ 前支
■ 升支
■ 终末支
■ 后支

图 15.5　颈外动脉在颈部有 8 个分支，从近端到远端(从上至下)依次为：甲状腺上动脉、咽升动脉、舌动脉、面动脉、枕动脉、耳后动脉、颌内动脉和颞浅动脉。这些动脉按不同走行方向可分为：前支、后支、升支和终末支。颈外动脉的前两个分支由(搭桥)供血段发出，其中甲状腺上动脉从颈总动脉分叉水平发出后，向内走行进入甲状腺，而咽升动脉是从颈动脉的分叉部发出。ECA，颈外动脉；ICA，颈内动脉；CCA，颈总动脉。

大隐静脉

　　大隐静脉在腹股沟韧带下方[1.5 英寸处(约 3.8cm)]，经隐静脉裂孔穿经深筋膜，汇入股静脉。走行于股静脉外侧的股动脉，可在髂前上棘与耻骨联合连线中点的腹股沟触摸到。股静脉沿缝匠肌内侧缘，在大腿的前内侧下行。靠外侧走行的股前静脉管径较细，汇入股静脉。大隐静脉向后走行，绕过股骨内上髁后沿大腿内侧下行。大隐静脉在足内侧构成，行向前至内踝处，易于识别并循其远端走行。

分离技术

颈总动脉

　　将患者置于标准翼点开颅术体位时(即仰卧位，同侧肩下垫枕，头向搭桥对侧旋转并伸展 20°，使额叶产生重力牵拉作用并与前颅底自然分离；头位高于心脏

水平)，颈部需保持中立位，以显露颈动脉。皮肤切口的体表标志包括：乳突尖、下颌角、胸锁乳突肌内侧缘(图 15.8)。切口自乳突尖至下颌角下一横指处后(避免损伤面神经下颌支)，继续沿胸锁乳突肌内侧缘斜向切开，使整个切口呈弓形。颈动脉作为供血动脉，要显露的切口长度需达 5cm，但具体切开部位可根据颈动脉分叉水平做上下调整。锐性切开皮肤后，用单极电凝切开颈部浅筋膜和颈阔肌，到达颈动脉三角区。分离胸锁乳突肌内侧缘时，先沿切口全长进行，然后在其最内侧肌纤维深部操作，并将胸锁乳突肌牵向侧方。此时，深部的颈内静脉得以显露。即便此时我们迫不及待地想要马上找到颈动脉分叉，但仍需在充分打开颈动脉鞘并向外牵开颈内静脉这一前提下进行；在颈动脉分叉水平，面总静脉从颈外动脉前方跨过，且拴系于颈内静脉，因此缝扎、离断面总静脉后牵向侧方。固定牵开器可置于外侧的颈内静脉和内侧的带状肌(喉部浅层)之间，用于显露颈动脉分叉处。应尽量避免分离颈动脉分叉的内侧区域，以免损伤气管、食管和喉返神经；同样

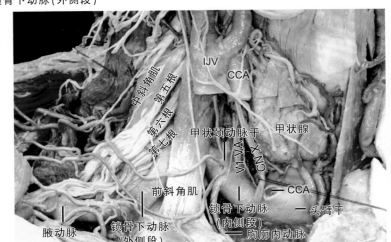

图15.6 (A)右侧的锁骨下动脉起自头臂干,而左侧锁骨下动脉作为主动脉弓的第三条(最后一条)分支发出。锁骨下动脉从胸部上行至颈根处,在颈部的锁骨下三角处呈弓形弯曲并降至锁骨下方后,跨过第一肋骨到腋窝。锁骨下动脉的表浅部结构有:颈外静脉、锁骨下静脉以及颈内静脉汇入头臂静脉处。(B)前斜角肌将锁骨下动脉分为内侧段、后段和外侧段三段。在锁骨下动脉走行过程中有许多分支发出,包括其上表面发出的椎动脉、甲状颈干、肋颈干和下表面发出的胸廓内动脉。ICA,颈内动脉;CCA,颈总动脉。IJV,颈内静脉;V1 VA,椎动脉 V1 段;CN X,迷走神经。

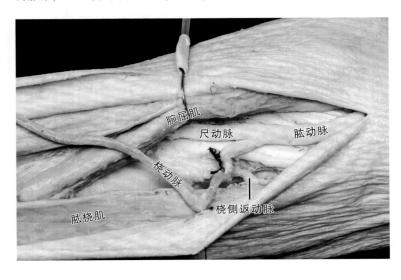

图15.7 在肘窝处,肱动脉分出桡动脉和尺动脉(图示右侧:左前臂和肘部;图示左侧:手掌;图示顶部:前臂内侧)。桡返动脉作为从桡动脉发出的唯一已命名分支,已在肘部附近结扎离断。桡动脉分别走行于肱桡肌(及其肌腱)、桡侧腕屈肌(及其肌腱)的内深部和外深部。

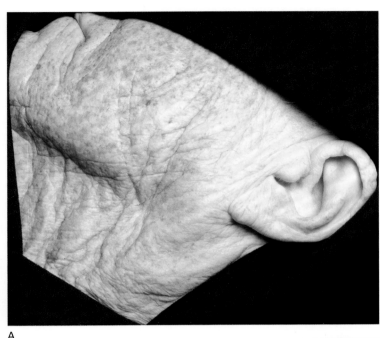

A

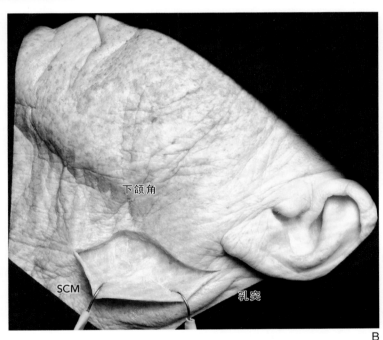

B

图 15.8　颈部的颈动脉分离包括:(A)正确的头颈位摆放(左颈部:头右偏,胸左倾)。(B)皮肤切口起自乳突尖,沿胸锁乳突肌内侧缘走行。SCM,胸锁乳突肌。(待续)

地,也应避免深部区域的分离以保护迷走神经。

　　颈外动脉起始部近端 2cm 处的管壁,是较好的供血动脉部位,舌下神经、颈襻和二腹肌后腹通常覆盖其表面(图 15.8)。分别向上、向内剥离舌下神经和颈襻,使其与颈外动脉分离。使用鱼钩牵开器,可将下颌角及其周围软组织牵向上方。当然,要想向下游离整个颈动脉分叉部,可借助血管环,将其穿过颈动脉的分叉部。从颈外动脉起始部发出的几条分支,要做好将其临时阻断的准备。甲状腺上动脉和咽升动脉,发自颈动脉分叉处且位于近端阻断的下方,但是舌动脉和面动脉可能起自吻合区段的血管后壁,如未注意,吻合时可能会产生回血。无论使用哪一条动脉作为近端供血血管,颈部分离均需显露颈总动脉、颈外动脉和颈内动脉。

锁骨下动脉

　　切开锁骨上部以显露锁骨下动脉。横断胸锁乳突

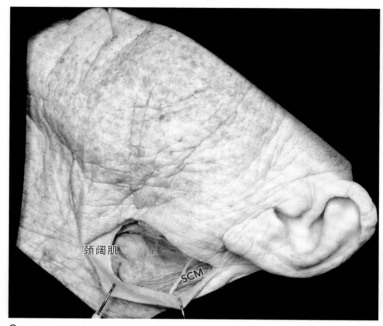

C

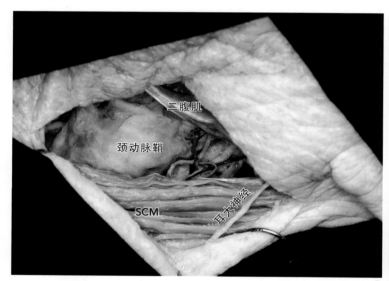

图 15.8(续) (C)进入颈动脉三角。(D)辨认颈内静脉。
SCM,胸锁乳突肌。(待续)

D

肌后,下翻其锁骨头以显露颈内静脉,同时扩大锁骨下三角范围。锁骨下动脉位于颈内静脉、颈外静脉和锁骨下静脉三者交汇处的深部,而搭桥时所选用的锁骨下动脉供体血管位于颈内静脉的外侧,此处恰好是锁骨下三角内血管弓顶端。此外,根据椎动脉向其近端发出处的走行,可明确锁骨下动脉内侧段位置。颈总动脉在颈动脉鞘内易于识别,其下方就是颈动脉结节,又称Chassaignac结节,是C6椎体的横突。椎动脉的椎间孔前段(椎动脉 V1 段)穿过 C6 横突孔,因此循向近端可达其在锁骨下动脉的发出处。随后向侧方分离锁骨下动脉,至其在锁骨下三角内的血管弓顶端。

桡动脉移植物的获取

基于种种原因,桡动脉已成为插入性血管移植物的一种选择。桡动脉本身呈圆形,具有肌层的动脉性管壁属性,使其在缝合时易于抓持掌控。它的管径约 3.5mm,与常见的大脑中动脉 M2 段或大脑后动脉 P2 段吻合,直径相匹配或稍粗。此外,桡动脉可提供每分钟 40~70mL 的血流,能在治疗性牺牲颅内主要的动脉后,提供很好的血流代偿。相比大隐静脉,桡动脉无发生静脉曲张的风险,也不会因静脉瓣的存在而产生血流反流,这样会增加管壁内血栓形成的风险。因此,桡动脉

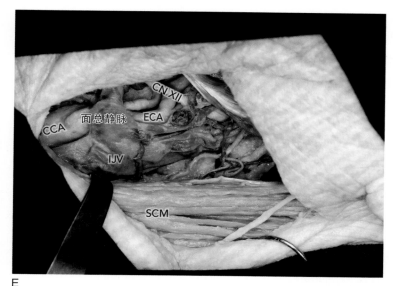

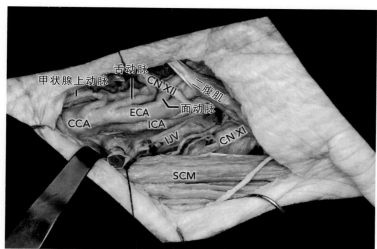

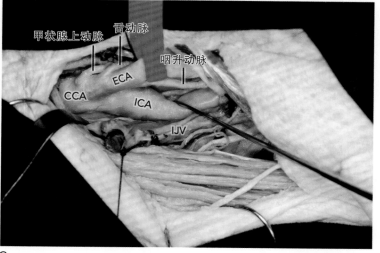

图 15.8(续)　(E)走行于颈动脉分叉表面的面总静脉。(F)随后切断面总静脉,并向外牵开颈内静脉。(G)备好供血动脉,即颈外动脉近端。CN XI,副神经;CN XII,舌下神经;ECA,颈外动脉;ICA,颈内动脉;CCA,颈总动脉;IJV,颈内静脉;SCM,胸锁乳突肌。

不易产生内膜增生和动脉粥样硬化,且长期的血管畅通率更高。

　　患者掌心向上,伸直上肢以获取前臂桡动脉(图15.9)。分离过程中应固定患者手掌以保持位置恒定。应基于手掌弓的基本情况、手术室的结构布置、患者偏好意愿来选择获取哪一侧血管,若双侧血管均符合获取条件时,取非利手一侧更佳。取仰卧位的患者,可直接摆好上肢,但对于采用侧卧位或公园长椅位,行后颅窝开颅术的患者,上肢的摆放就比较有挑战性。皮肤切口的体表标志有:腕部的动脉搏动点、肱桡肌肌腹和肱二头肌肌腱之间的肘窝处。桡侧腕屈肌位于前臂浅表前群肌肉中最外侧,这些前臂的体表标志在它和肱桡肌之间,限定了血管分离的近端界面。两端点之间的直线切口,自远端的腕部开始,此处的动脉走行表浅且易于在皮下触及。沿着动脉的走行,向深部分离皮下脂肪,直至显露管壁周围的筋膜套袖。随后,沿着桡动脉向近端的走行方向,分离出肱桡肌和桡侧腕屈肌,直至从肱动脉至尺动脉的分叉处。显露出整个动脉全长(手腕至肘部)后,下一步应深入分离动脉的内外侧区域组织。细小的、无命名穿支可用外科夹结扎后切断,同样的方法也可用于处理桡返动脉,以松解全长20cm的管壁。保留管壁周围的结缔组织套袖,以保护动脉本身并减少因操作引起的血管痉挛。

　　在取出血管前,沿管壁画一条纵行的Garrett线,确保血管从组织取出后,可正确识别其走行方向。Garrett线的存在,使不易察觉的、影响血管通畅的管壁扭曲情况更易辨别,特别是移植血管穿经隧道时。缝扎两端桡动脉后,远端插入套管针,近端用临时动脉瘤阻断夹夹闭。用灌有肝素盐水的注射器,从远端向管腔内高压注射以扩张桡动脉;此过程中,临时阻断夹可被迫缓慢地

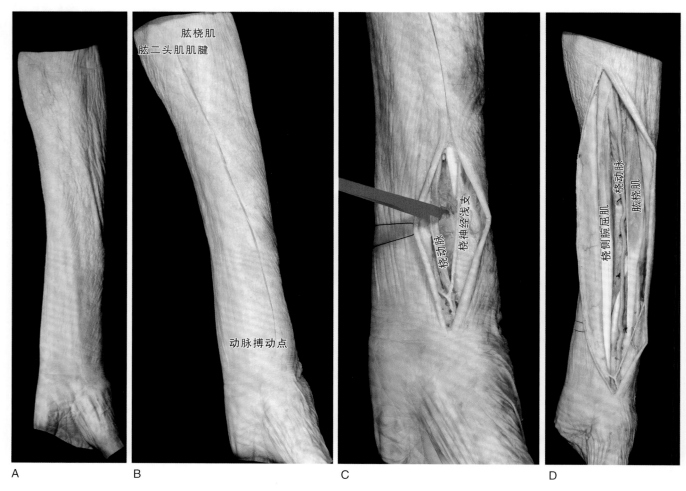

图 15.9　桡动脉移植血管的获取包括以下步骤:(A)放置好前臂,掌心向上(图片顶部示:左前臂及肘部;图片底部示:手掌;图片左侧示:前臂内侧缘)。(B)皮肤切口起自腕部脉搏扪及处,在肱桡肌和肱二头肌肌腱之间,上行至肘窝处。(C)辨认腕部的桡动脉。(D)于肱桡肌和桡侧腕屈肌之间分离出动脉。(待续)

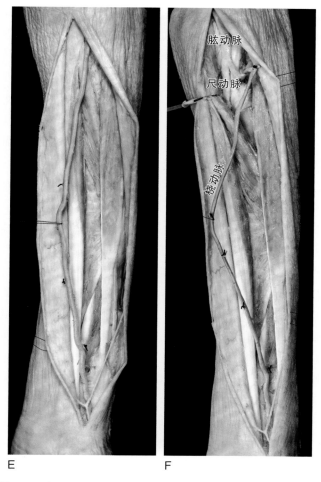

E **F**

图 15.9（续） （E）分离管壁四周并离断血管穿支。（F）从肱动脉向近端分离至尺动脉分叉处。

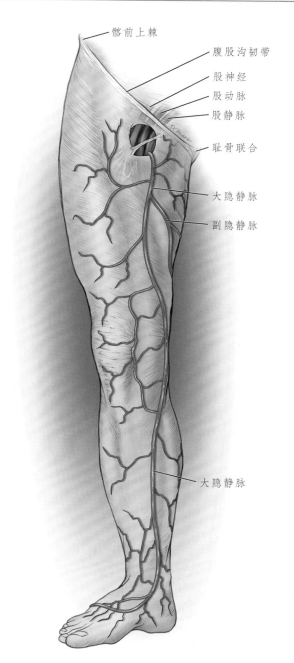

图 15.10　大隐静脉位于腹股沟韧带下方,经隐静脉孔穿入深筋膜汇入股静脉。股动脉走行于股静脉外侧,可于髂前上棘与耻骨联合连线的中点处扪及搏动。大隐静脉在足内侧形成,行向前至内踝处,易于确认并循其远端走行。

向近端移动,并打通血管痉挛处。通过这种"压力扩张"技术,还可识别穿支渗漏处,用蚊氏夹和 4-0 尼龙线缝扎即可。随后,向管腔内注入 1:1 混合的肝素盐水(5U/mL 盐水)及硝普盐(50mg/250mL 盐水),在准备好血管吻合前,将其置于盛有肝素化血液的容器中。

大隐静脉移植物的获取

当桡动脉因粥样硬化性疾病、创伤或医源性损伤(如动脉穿刺)而引起手掌弓代偿不良或闭塞时,大隐静脉可作为桡动脉的替代性血管移植物使用。尽管大隐静脉较桡动脉管壁更易塌陷,但其管壁厚,特别是位于近端腹股沟区内的血管,因此需用力将缝针穿透管壁。大隐静脉是人体中最长的静脉血管,可供搭桥的管长超过 20cm。在耻骨联合和髂前上棘连线中点可扪及股动脉搏动,此处为分离大隐静脉的起点(图 15.10)。股静脉位于股动脉内侧,可在腹股沟韧带下方做一切

口,以显露深筋膜裂孔处的隐静脉与股静脉交汇点。大隐静脉的位置一经确认,沿缝匠肌内侧缘,可将切口延至大腿前内侧的股骨内上髁。离断股前静脉汇入支的同时,也要夹闭无名分支。分离大隐静脉直至长度足够移植所用,但通常不超过膝部。股部的大隐静脉管径粗大,促使术者向远端分离以获取小管径的血管。另外,大隐静脉可先在足内侧面、内踝前方的远端起始部确

认,循向上到达大腿内侧面。此处较小的管径更适于作为颅内短距离插入性移植物。管腔内的静脉瓣使大隐静脉有特定的血流方向,且需描绘出来;从静脉远端置管可用于标记其解剖位置及顺行血流方向。再次强调的是,在将血管置于隧道内时,描绘一条纵行的 Garrett 线有助于判断正确的血流方向。

在上述获取移植静脉的技术过程中,常规借助内镜技术的心脏外科团队,可规避切口过长这一劣势。因此,鼓励通过科室间合作来获取所需的大隐静脉。因大隐静脉缺少平滑肌层,使用肝素盐水冲洗管腔时,行轻度的"压力扩张"技术检查管壁漏口即可,而无须行过大的压力扩张来预防血管痉挛。

颅外-颅内移植血管插入式搭桥

颅内吻合

颅外-颅内移植血管插入式搭桥需要两处吻合,如无意外应先行颅内端吻合。颅内的深部血管吻合较颅外困难得多,游离足够长度的移植血管,增加其移动性有利于吻合。在行第一处吻合时,游离的移植血管可先翻向一边(额侧),完成缝合后,再转至另一侧(颞侧)的缝合。若后行颅内端吻合,由于与颈部的颈外动脉之间吻合已完成,移植血管经隧道置入颅内并修剪后,限制了其移动性。

在颅外-颅内移植血管插入式搭桥中,所应用的端-侧吻合技术与 STA-MCA 搭桥一样(病例 15.1)。在 ECA-RAG-M2 MCA 搭桥中,受体血管的选择主要基于血管的大小。虽然大脑中动脉 M1 段管径更大,管壁也更厚,看似其是最佳选择,但经其发出的外侧豆纹动脉向基底节供血,无法耐受临时阻断。相反,豆纹动脉远端的大脑中动脉 M2 段,发出的岛叶穿支可较好耐受临时阻断,管径也足够大,其在侧裂池内的走行平坦,吻合时清晰可见。管径更细的大脑中动脉 M3 段,走行于较窄的皮质盖部,且与术者视角垂直,使吻合更加困难。MCA 下干(颞侧)常作为受体血管,因为上干(额侧)有供应运动感觉皮层和优势半球侧语言表达区的重要分支。对于对称性的、三分叉型 MCA,因中干常供应中央区,也不宜作为受体血管,可选用上干(额侧)或下干(颞侧)。颞前动脉作为受体血管是安全的,但其较小的管径降低了与移植血管的匹配程度,以及搭桥的

血流携带量。MCA 供血区的侧支循环丰富,有自大脑前、后动脉供血区的血流代偿,也有来自其他 MCA 皮层支的侧支循环,使其能耐受临时阻断,并安全地选择大管径主干作为受体血管。在阻断过程中,神经电生理监测异常的情况鲜有发生。若出现,可通过升高血压使电位恢复正常。

行颅内端-侧吻合时,将移植血管末端修剪为鱼嘴状,可增加吻合口面积,特别是对于全长的桡动脉远心末端,此处的管径较窄。无瓣膜的桡动脉按正向血流方向植入,管径较宽侧(肘侧)用于颈部吻合,较窄端(腕侧)用于颅内吻合。由于大隐静脉内有瓣膜结构,应将较窄端(膝部)置于颈部,而宽端(腹股沟部)置于颅内。大隐静脉股部近端较粗,行颅内端吻合时,若修剪为鱼嘴状,可进一步降低供受体血管间的匹配度;同时,垂直离断式的"T 骨"端-侧吻合法可使移植血管的吻合口截面最小化,以增加供受体血管间的匹配度。无论是使用桡动脉还是大隐静脉,吻合端的血管外膜及外周结缔组织都应剔除干净,并用肝素盐水灌洗管腔。

吻合步骤与简单的颅外-颅内血管搭桥略有不同。标记大脑中动脉 M2 段受体血管后,选用 5mm 的临时夹阻断管腔血流,要比大脑中动脉 M4 段皮层支搭桥时,所选用 3mm 夹体积更大。先用斜头针穿刺受体动脉管腔,然后用带有直角的显微剪向双侧延展切口,这类直角剪刀在行侧裂内操作时,要比直型剪刀更好。呈鱼嘴状剪开的桡动脉,按先跟部(尾侧)、后趾尖部(头侧)的顺序行锚定缝合,但横断的大隐静脉可按任意顺序进行。行插入式搭桥时,因移植血管的管壁较厚,所需夹控及拉线力更强,选用 9-0 的单股尼龙缝线比 10-0 更佳。移植血管应可向两侧翻转,先行较难一侧的缝合。向移植血管施以向外的力,有助于分离两支吻合血管边缘,并打开内腔以直视管壁。连续缝合起自第一条缝线的针脚附近,吻合过半后进针难度加大,不只是在最后一针处而应逐针拉紧缝线。拐角处的缝合通常需要分别进出针,即从一侧管壁出针后,拉出一部分缝线,然后于线结附近,精确地行第二次进出针。后续缝合可一次性穿透两侧管腔完成进出针,尽管移植血管的吻合周径要比 STA-MCA 搭桥大很多,但此搭桥术式仍需要多次缝合。厚壁的移植血管使针距更加宽松,螺旋式的缝合方式也能让管壁边缘贴合更紧密。但是,对于粗大的大隐静脉来说,需要更

病例 15.1　大脑中动脉（MCA）搭桥术

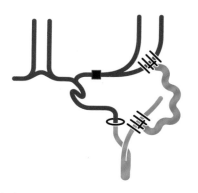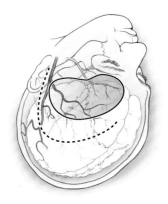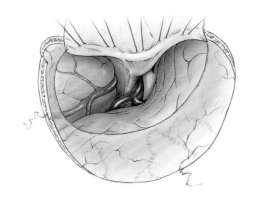

诊断	左侧大脑中动脉闭塞
动脉瘤类型	–
开颅术/入路	翼点开颅术/经侧裂入路

搭桥术	L ECA-RAG-M2 MCA
搭桥类型	颅外–颅内移植血管插入式搭桥
治疗	血运重建

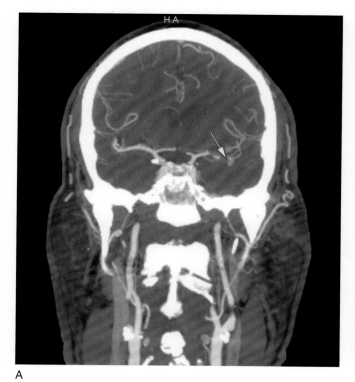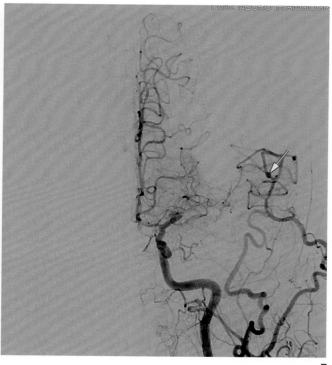

A　　　　　　　　　　　　　　　　　　　　　　　　　　　　　　　　　　B

病例 15.1　男性患者，72 岁，患有弥漫性动脉粥样硬化性疾病，表现为：因左侧 MCA 持续性重度狭窄引起的短暂性缺血发作，即便经阿司匹林和波立维治疗也无缓解。(A) 当狭窄处发生急性闭塞时（冠状位 CT 血管造影，箭所示），患者接受了 STA-M4 MCA 搭桥和大脑中动脉 M1 段的内膜切除术。尽管有灌注极佳的 STA-M4 MCA 搭桥，但是术后重新开放的大脑中动脉 M1 段再发闭塞，并出现了压力依赖性短暂性缺血发作。(B) 左侧颈总动脉血管造影（箭所示为闭塞处）前后位像。（待续）

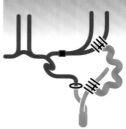

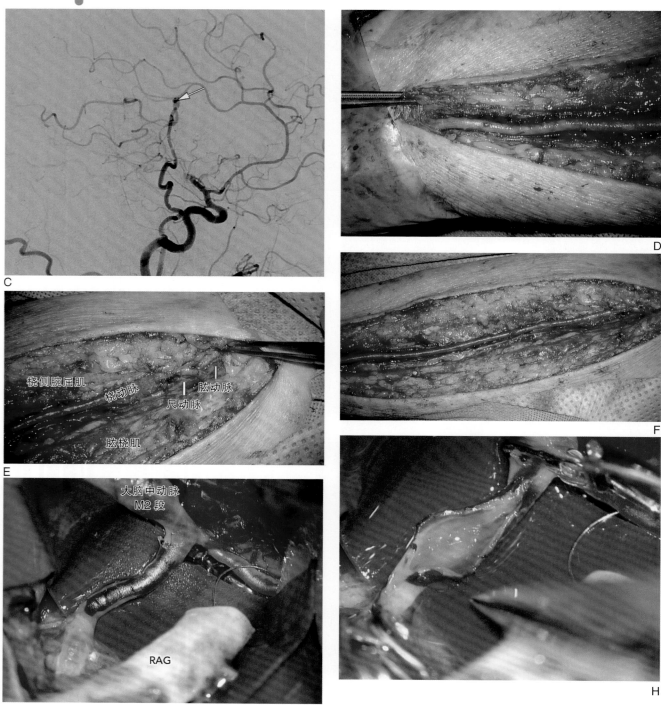

病例 15.1(续)　(C)颈总动脉血管造影侧位像(箭所示为闭塞处)。解决这一问题需要额外的血流补充,因此计划行 ECA–RAG–M2 MCA 搭桥。(D)在触及脉搏的上方,切开左腕部以显露远端桡动脉。(E)近端从肱动脉一直分离到尺动脉分叉处。(F)显露 20cm 的移植血管。(G)对 MCA 受体血管进行染色,预行移植性桡动脉吻合口处的跟部缝合和趾尖部缝合。(H)切开受体动脉后。RAG,移植性桡动脉。(待续)

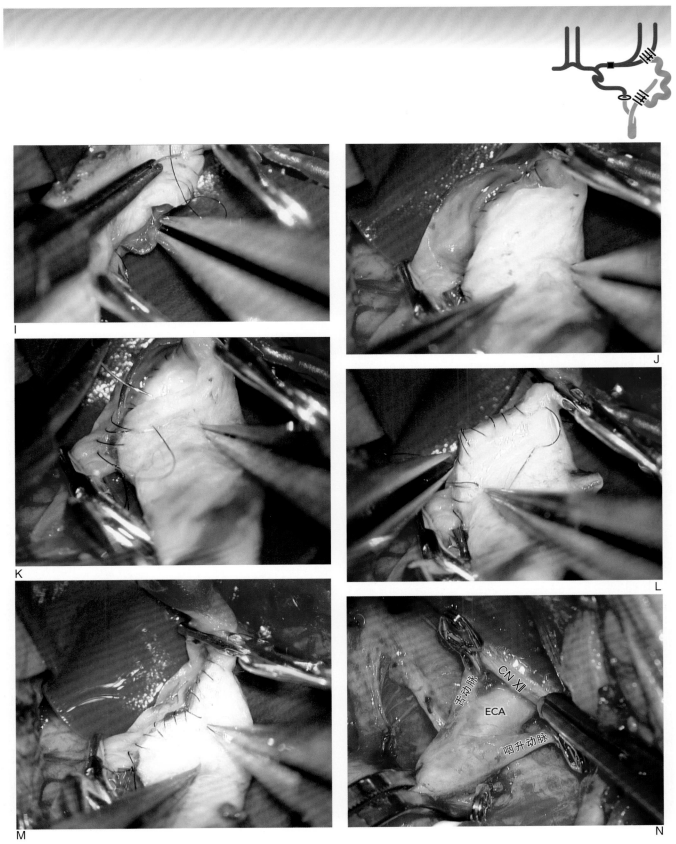

病例 15.1(续) 　(I)缝闭前缝线。(J)经管内腔检查缝合缘对合良好。(K)缝闭后缝线。(L)收紧回线。(M)严密打结。(N)除了用 DeBakey 夹阻断近端的颈外动脉以外,起于颈外动脉吻合部的咽升动脉和舌动脉也需要临时阻断。此处注意跨越颈外动脉上方的舌下神经。CN Ⅻ,舌下神经;ECA,颈外动脉。(待续)

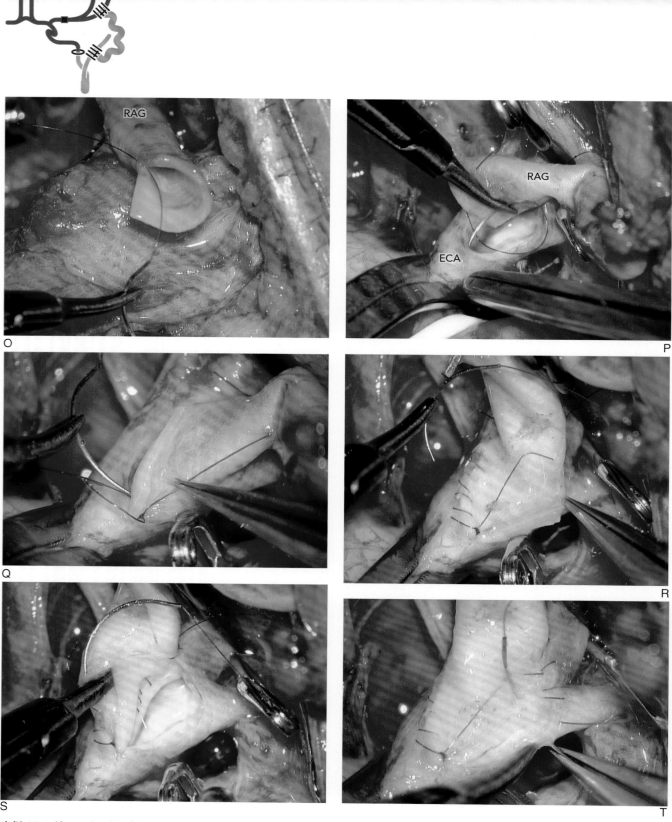

病例 15.1(续) 　(O)对鱼嘴状的移植性桡动脉行跟部缝合,再用主动脉打孔器切开颈外动脉。(P)行趾尖部缝合以系牢移植性桡动脉和颈外动脉。(Q)连续缝合后壁。(R)打结。(S)经管壁内腔检查缝线。(T)连续缝合前壁。RAG,移植性桡动脉;ECA,颈外动脉。(待续)

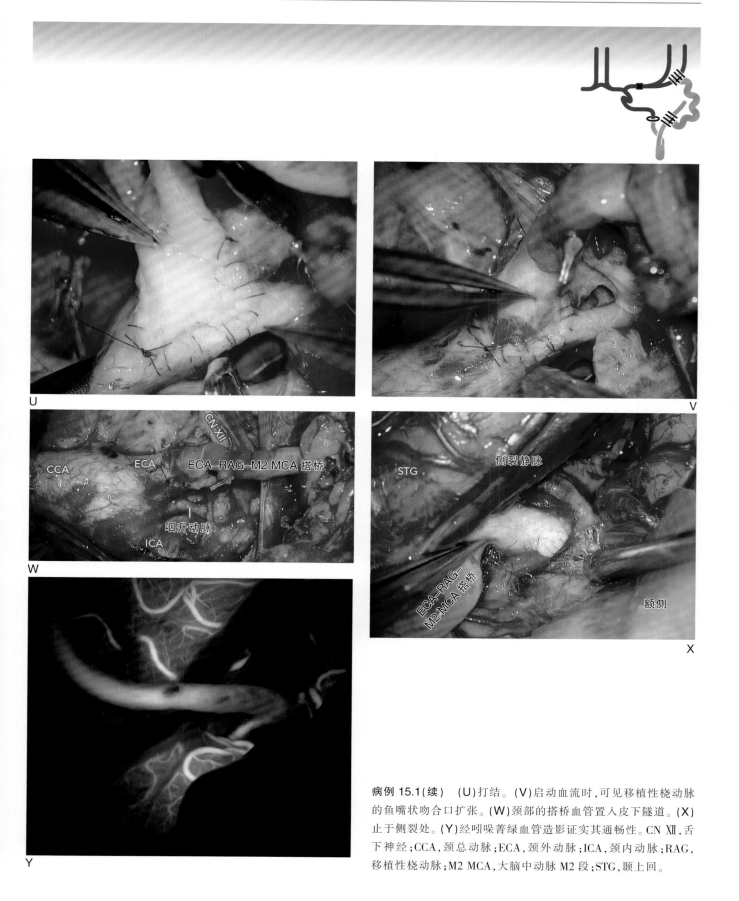

病例 15.1(续)　(U)打结。(V)启动血流时,可见移植性桡动脉的鱼嘴状吻合口扩张。(W)颈部的搭桥血管置入皮下隧道。(X)止于侧裂处。(Y)经吲哚菁绿血管造影证实其通畅性。CN Ⅻ,舌下神经;CCA,颈总动脉;ECA,颈外动脉;ICA,颈内动脉;RAG,移植性桡动脉;M2 MCA,大脑中动脉 M2 段;STG,颞上回。

多针缝合以保证组织对齐。在拉紧缝线并打结后,微微外牵,把移植血管翻向术野的另一侧,打开吻合口处的管内腔,显露并探查先前的缝线。调整显微镜及手术座椅后,连续缝闭第二条缝线。

移植血管插入式搭桥与单吻合口式的搭桥不同,在完成第一处吻合后移除临时阻断夹不会产生即刻血流。因此,还需要花费额外时间打造移植物隧道,进行二次吻合,从而开通搭桥血流。在此期间,要确保血液不会淤积在移植血管中。重点是应闭合移植血管远端,以防止血液进入。在移植血管近端的颅内吻合口处,放置一枚临时阻断夹,并将受体动脉远端的临时阻断夹率先移除。出血点覆以氧化纤维素止血垫,并在最后移除受体动脉近端的临时阻断夹。用肝素盐水对移植血管行压力扩张,并在管壁近端放置另一枚临时阻断夹。经肝素盐水扩张且临时阻断的孤立性移植血管,可使其在后续穿过皮下隧道时,保持笔直状并防止扭曲和缠绕。

隧道建立

移植血管可穿经到达颈部术野的路径有:耳前或耳后部的皮下组织、颧弓切迹内或其深部、颞肌深部以及颅中窝底(图 15.11)。打造耳前或皮下隧道的办法最简单,只需在颅骨切口下缘和颈部切口的上缘之间进行钝性扩张分离即可。表浅分离时要避免损伤面神经,扩张隧道以能容一示指为宜。将胸导管穿过隧道,并纵行切断其颅内侧末端。移植血管的近端饲入胸导管内,

并开一裂口以将移植物放置其中。为防止移植物弯曲和扭结,应使用透亮的胸导管并注意观察 Garrett 线,但是其在隧道内走行无法观察,可能影响移植物的通畅性。用肝素盐水扩张移植物可有效防止管壁弯曲和扭结。随后,将胸导管下拉至颈部术野,从而引导移植血管由侧裂行至隧道入口,确保其整个通路不会拉扯颅内吻合口。当移植物的近端到达颈区术野时抽出胸导管,并固定移植物以移出头端的松弛部管壁。移植性桡动脉和移植性大隐静脉,尤其是后者,会随着搭桥血流而出现管壁变长,过长的松弛部管壁可导致移植血管迂曲,易产生骨瓣下的扭曲。然后修剪移植物近端以接入颈部吻合部位。

通向颈部的最直接路径是肌下隧道,并能保护移植物免受外部压迫或创伤。我还从未见过因打造皮下隧道而出现的相关并发症,但当移植性桡动脉长度较短,或置于皮下隧道中时张力过高,最适用于肌下隧道。肌下隧道是经颞肌深部进入颞下窝。该隧道的标志从颈部开始触及,用示指探查颈区术野上界,以确定下颌骨内侧面,然后手指上滑至茎突尖并前移至下颌窝,此处为下颌头和颧突形成关节的部位。继续在颧弓深部上移指尖以达颞窝,然后另一只手从颅内术区的颞肌深部触及同一部位。用一长的钝头钳,由上到下穿行于颞肌深部到达示指尖处,最终通达颈部术野,此时可把穿经肌下隧道的胸导管上拉至颅内术野。然后将穿置于胸导管内的移植动脉,在面神经前、舌下神经外侧和二腹肌外侧通过。相比迂曲的皮下隧

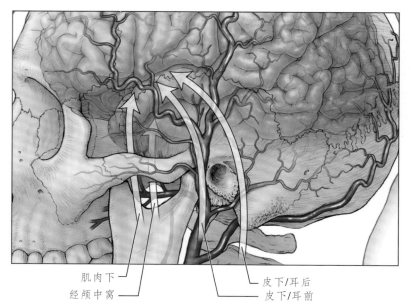

肌肉下
经颅中窝
皮下/耳后
皮下/耳前

图 15.11　插入性移植物可经以下 5 条路径到达颈部:耳前或耳后皮下隧道;经颧弓切迹内或其深部;肌下隧道(颞肌深部);或经颅中窝底。耳前皮下隧道最易打造,将穿置于胸导管内的移植物从颅内端送至隧道内;相较迂曲走行的皮下隧道,因肌下隧道向颈部走行更笔直,可节省出数厘米的距离,常适用于较短长度的移植血管。

道,肌下隧道的走行笔直,同样是到达颈部但可节省数厘米的距离。

颅外吻合

在颅外–颅内移植血管插入式搭桥中,第二处吻合在技术和供体部位选择上有许多变化。因端–侧吻合能保留供体的血流,是最常用的方式;若把闭塞颈内动脉作为动脉瘤治疗的一部分,端–端吻合也是一种替代选择。颈动脉分叉的任意分支都可以作为供体血管。颈外动脉具有易获取、血流量大以及阻断时维持脑血流灌注的特点,因此是最常用的供血部位(38%)(表15.1)。然而,当颈动脉分叉处于高位变异时,即使向下牵拉分叉处也无法到达颈外动脉,对于此类病例,应选择低位的颈总动脉作为替代性供体动脉(31%)。颈外动脉和颈内动脉之间的吻合支可在动脉阻断时提供脑循环血流。备好鱼嘴状剪开的桡动脉,用于近端的端–侧吻合,而大隐静脉吻合口多为垂直或斜形剪开。

无论供血动脉是选择颈外动脉还是颈总动脉,颈部颈动脉的端–侧吻合步骤都是一样的;当然与上述的颅内端–侧吻合方式也是如出一辙。下拉跨过颈动脉分叉处的血管环,将其置于术野中心。剥净吻合口处的管壁外膜,以明确动脉层次。无须衬垫胶片,但置于颈动脉分叉部深方的持续吸引器可吸干术野,型号要选用较大的13F微真空吸引器。修剪穿置于隧道内的移植血管,并为后续吻合预留出足够移动的血管长度,但应避免过度拉伸以免影响搭桥血流。用DeBakey夹阻断时,将血管向上拉入夹钳口,使其上置于术野内,而远端的颈外动脉及其分支用临时动脉瘤夹阻断。主动脉打孔器可在颈动脉壁上切开一个清晰圆口。与柔软的MCA管壁不同,厚壁颈外动脉和颈总动脉呈直线切开后,会闭合成一狭小的裂隙,无法通过与移植血管的吻合来保持开放。11号刀片切开颈外动脉(或颈总动脉)后,用蚊式钳扩张切口,然后把打孔器的砧子插入管腔内。两个邻置的打孔器可钻出一"8形字"的椭圆形开口。首先进行管壁的跟部缝合和趾尖部缝合,然后用7-0的聚丙烯缝线,分别在深/内侧和浅/外侧行趾尖部到跟部及从跟部到趾尖部的普通缝合。缝合时要施加张力,然后在助手的配合下,逐针收紧缝线,而非全部缝合后一次性收紧,这样可以省去加固的步骤。为将碎屑冲洗至颈外动脉循环中去,移除夹子的顺序同颈动脉内膜切除术,即先移除颈外动脉远端的夹子;接着移除颈

外动脉近端的夹子;最后移除移植血管近端的夹子。

对于岩段或海绵窦段的颈内动脉动脉瘤,若把牺牲颈内动脉作为治疗方案的一部分,且术前球囊闭塞试验提示代偿良好,则可把颈内动脉作为颅外–颅内移植血管插入式搭桥的近端供体血管,其使用比例为22%。相较颈外动脉,颈内动脉的残端更大,且无分支发出,离断并拉向侧方后更易使用。端–端吻合是一种更自然的重建方式,此法直接把颈内动脉的血流引至

表 15.1 颅外–颅内移植血管插入式搭桥总结

类型	n	%
供体动脉		
颈总动脉	18	31
颈内动脉	13	22
颈外动脉	22	38
锁骨下动脉	3	5
主动脉	1	2
枕动脉	1	2
共计	58	
受体动脉		
大脑中动脉	53	91
大脑前动脉	0	0
小脑上动脉/大脑后动脉	1	2
小脑下前动脉/小脑下后动脉	1	2
颈内动脉床突段	2	3
颈总动脉	1	2
共计	58	
介入植入		
桡动脉移植物	23	40
大隐静脉移植物	32	55
异体大隐静脉移植物	3	5
共计	58	
前循环搭桥		
颈外动脉–移植物–大脑中动脉	21	40
颈总动脉–移植物–大脑中动脉	17	33
颈内动脉–移植物–大脑中动脉	12	23
颈总动脉–隐静脉移植物–颈内动脉	1	2
颈内动脉–桡动脉移植物–颈内动脉	1	2
共计	52	
后循环搭桥		
颈外动脉–隐静脉移植物–小脑上动脉	1	17
主动脉–桡动脉移植物–小脑下前动脉	1	17
主动脉–隐静脉移植物–颈总动脉	1	17
锁骨下动脉–隐动脉移植物–大脑中动脉	3	50
共计	6	

插入性移植物，无管壁走行弯曲或血流动力学受损。然而，对于在行球囊闭塞试验过程中，球囊扩张后即刻出现神经功能缺失的患者不应使用颈内动脉供血，因在吻合过程中，颈内动脉血流的短暂中断会将患者置于中风的危险处境中。

ICA-RAG 吻合是借助经典的端-端吻合技术或原位吻合技术完成的。经典的端-端吻合技术是把颈内动脉残端与移植血管的横断端连接起来，在血管的顶端（12 点钟位置）和底部（6 点钟位置）缝合两针。然后，通过牵拉顶端的缝线把血管外旋 90°，使底部缝线上提到 9 点钟位置（对于左侧部位），并于管腔外沿缝线环形缝合后，与顶端的线尾打结。然后，通过牵拉底部缝线将血管内旋 90°，使顶端缝线恢复至 9 点钟位置。此处缝合是在腔外环绕缝合线，并与底部的线尾打结。该吻合技术需要特定的血管旋转操作以及助手帮忙持线。

就原位吻合技术来说，可以在不旋转血管的情况下，在管腔内完成深部缝合。于深侧（在左侧位 9 点钟位置）用双股 7-0 聚丙烯缝线，连接颈内动脉残端和移植血管末端，并行腔外打结。再穿透颈内动脉管壁的线结旁，进针至颈内动脉管腔内，并行腔内的连续缝合。在缝线的另一端（3 点钟的位置），缝线从颈内动脉的管壁穿出到管腔外。这样，另一股缝线沿第二条缝线行腔外缝合，直至两股缝线汇合，并在腔外打结。相较于传统的双锚定缝合法，采用双股线单处锚定缝合法可使组织保持开放，留出空间便于腔内缝合。即便原位吻合技术更具挑战性，但该技术不需要旋转血管或助手协助。

当颈动脉分叉处于高位变异或颈外动脉尺寸不足时，可行颈外动脉的端-端吻合。截断后的颈外动脉残端从下颌角下方向外移动，为吻合创造出更加

表浅的供血动脉管腔端面视角。牺牲颈外动脉不会引发缺血性后果，而且如上颈内动脉部分所述，颈外动脉端-端吻合是一种更自然的重建方式，血流可直接进入插入性移植物且不伴有管壁弯曲或血流动力学受损。

临床应用

颅外-颅内移植血管插入式搭桥，最常用于颈内动脉海绵窦段（34%）和床突上段动脉瘤（34%，包括眼动脉段、后交通动脉段和颈内动脉分叉部动脉瘤）的治疗。（病例 15.2）。血流导向装置的应用缩小了血管搭桥治疗这类动脉瘤的适应证，而且在过去 10 年，笔者只对 7 例颈内动脉海绵窦段动脉瘤进行了搭桥手术。仅少数情况下，大脑中动脉动脉瘤（10%）和基底动脉动脉瘤（3%）需要通过高流量搭桥治疗。其他适应证包括：颅底肿瘤根治性切除术、因颈动脉或大脑中动脉闭塞引发的脑缺血、无可用头皮动脉的烟雾病患者以及椎基底动脉供血不足（表 15.2）。

表 15.2　颅外-颅内移植血管插入式搭桥适应证

适应证	n	%
颈内动脉海绵窦段动脉瘤	20	34
颈内动脉床突段动脉瘤	18	31
颈内动脉分叉段动脉瘤	2	3
大脑中动脉动脉瘤	6	10
基底动脉动脉瘤	2	3
颈动脉闭塞	3	5
大脑中动脉闭塞	1	2
椎基底动脉供血不足	1	2
烟雾病	1	2
肿瘤	4	7
共计	58	

病例 15.2　颈内动脉 (ICA) 搭桥术

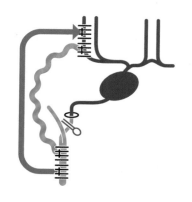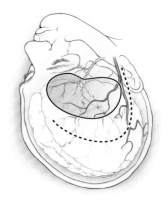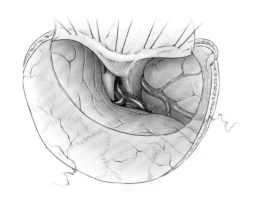

诊断	右侧颈内动脉海绵窦段动脉瘤（巨大）
动脉瘤类型	颈内动脉海绵窦段
开颅术/入路	翼点开颅术/经侧裂入路

搭桥术	R CCA−RAG−M2 MCA 和 R CCA−SVG−M2 MCA
搭桥类型	组合式搭桥
治疗	近端动脉瘤闭塞

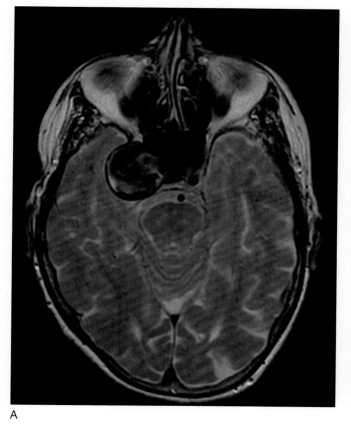

A

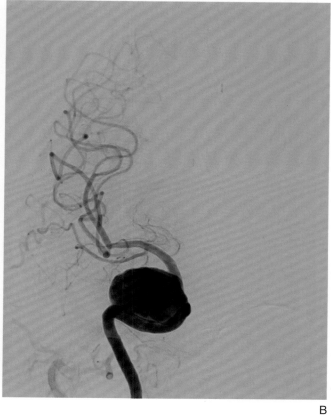

B

病例 15.2　女性患者，76 岁，患有巨大颈内动脉海绵窦段动脉瘤，表现为右侧眶后疼痛和展神经麻痹引起的复视。(A)轴位 MRI T2 加权成像。(B)右侧颈总动脉血管造影前后位像。（待续）

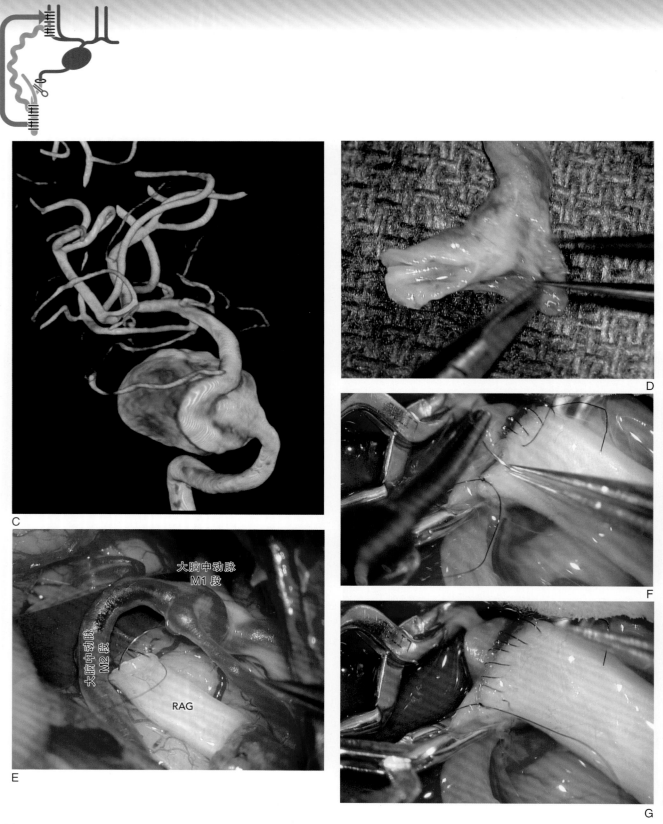

C

大脑中动脉
M1 段

大脑中动脉
M2 段

RAG

E

D

F

G

病例 15.2(续) （C）右侧颈总动脉血管造影 3D 重建像。曾尝试通过血管介入手段治疗该动脉瘤但未获成功，在行球囊闭塞试验失败后，患者转回我科并行 CCA-RAG-M2 MCA 搭桥合并动脉瘤孤立术。（D）桡动脉移植物呈鱼嘴状剪开，并剥离血管外膜。（E）预先行锚定缝合，并将移植性桡动脉下置于大脑中动脉受体处（上干）。（F,G）沿正面第一条缝线进行吻合。RAG，移植性桡动脉。（待续）

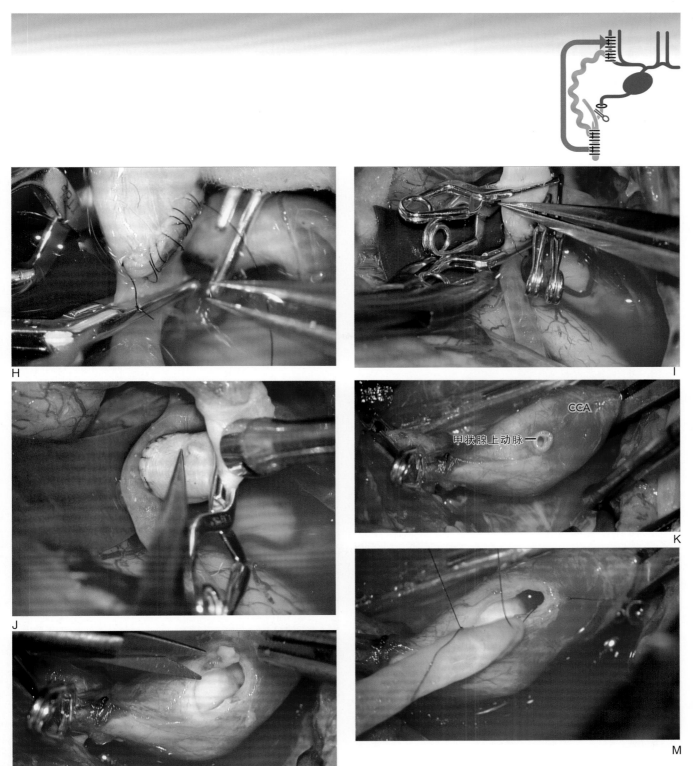

病例 15.2(续) (H)在先行远端吻合的前提下,沿背面第二条缝线完成吻合。(I)在移除大脑中动脉受体的临时阻断夹之前,放置临时夹于移植性桡动脉上,以防止血流灌入。(J)这样做,可使移植性桡动脉维持肝素盐水的灌注而非血液,否则在完成近端吻合后,会出现血流瘀滞和凝结。(K,L)把离断的甲状腺上动脉作为颈总动脉入口,主动脉打孔器可经此处行管壁"双打孔"切开术。(M)行移植性桡动脉的跟部缝合和趾尖部缝合后的手术图片。CCA,颈总动脉。(待续)

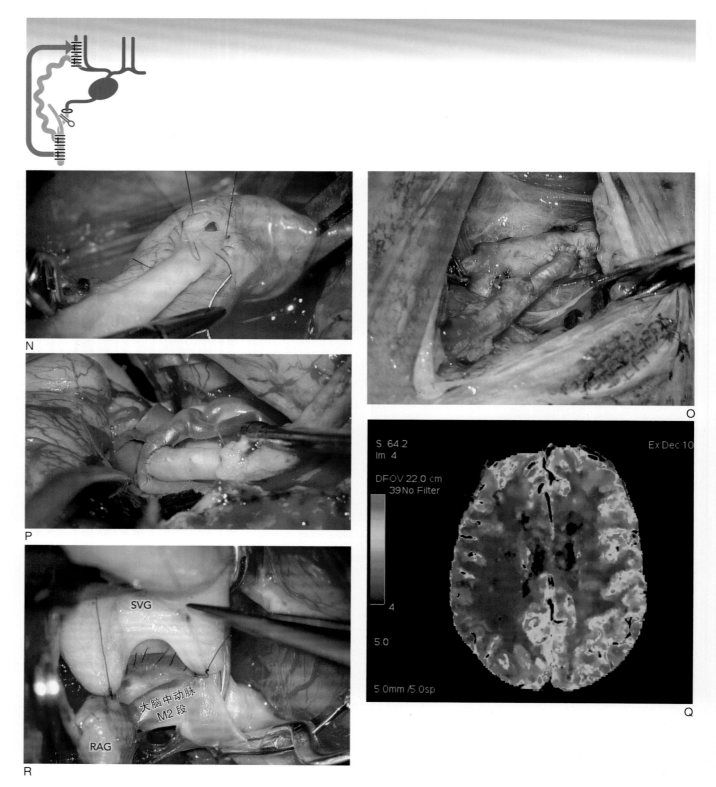

病例 15.2(续)　(N)缝闭缝线。(O)完成近端吻合。(P)充足的搭桥血流得到证实,并安全孤立海绵窦段的动脉瘤,但患者次日并发移植血管闭塞,在 CT 灌注成像上显示仅有微弱血流及血压依赖性缺血症状。(Q)轴位脑血流图。行二次手术时,见原 CCA-RAG-M2 MCA 搭桥已无法挽救,故行 CCA-SVG-M2 MCA 搭桥。(R)移植血管与大脑中动脉受体的远端吻合处,恰好位于原受体血管吻合口近端。SVG,移植性大隐静脉;RAG,移植性桡动脉。(待续)

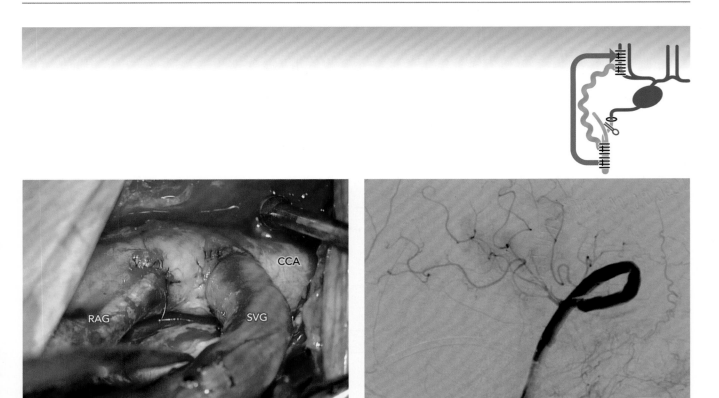

病例 15.2（续） （S）位于颈部的近端吻合处，也刚好在之前的供体吻合处近端。（T）第 2 次搭桥仍旧畅通（右侧颈总动脉血管造影侧位像），而且血流足以使患者停用升压药却不产生缺血性症状。这种挽救性搭桥表明，在先前的吻合口附近，可立即行新的吻合，以构建额外的高流量搭桥。SVG，移植性大隐静脉；RAG，移植性桡动脉；CCA，颈总动脉。

大多数颅外-颅内移植血管插入式搭桥，是将颈段的颈总动脉与大脑中动脉相接（91%，表 15.1）。颈动脉各处常用作供血部位使用（颈外动脉占 38%；颈总动脉占 31%；颈内动脉占 22%）。当颈动脉因辐射、创伤、感染或动脉炎发生闭塞时，可使用锁骨下动脉（病例 15.3）。在笔者的早期手术经验中，55% 的移植血管插入式搭桥使用移植性大隐静脉，40% 的情况下使用移植性桡动脉，这反映出在后期应用血流导向装置且插入式搭桥使用频率降低的时代，多选用移植性桡动脉。现如今，桡动脉是首选移植血管，只在其不可用时才使用移植性大隐静脉。当患者因桡动脉发生动脉粥样硬化性改变、掌弓不全、大隐静脉曲张或

其已用于冠脉搭桥时，无可用的自体供体移植物，则可选用同种异体的大隐静脉移植物代替。在行瘤体孤立术遇及突发情况和需要急诊搭桥时，同种异体的大隐静脉移植物也是一种可迅速获取的"现成"移植物（病例 15.4）。

在颅外-颅内移植血管插入式搭桥中，除考虑与大脑中动脉相接以外，还可考虑搭桥至颈内动脉脉络膜前动脉段近端与床突上段远端，避免了因阻断血流而产生的大脑中动脉受体血管缺血（病例 15.5）。颈动脉供体也可用于后循环搭桥，如应用 E-CA-SVG-SCA 搭桥，或使用枕动脉行 OA-RAG-a3 AICA 段搭桥（病例 15.6）。

病例 15.3　基底动脉 (BA) 搭桥术

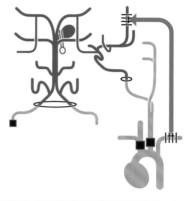
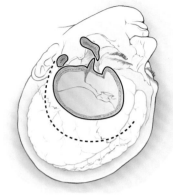
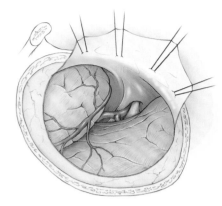

诊断	左侧基底动脉尖动脉瘤和大动脉炎
动脉瘤类型	基底动脉四分叉
开颅术/入路	眶颧开颅术/经侧裂入路

搭桥术	左锁骨下-SVG-M2 MCA
搭桥类型	颅外-颅内移植血管插入式搭桥
治疗	动脉瘤夹闭术

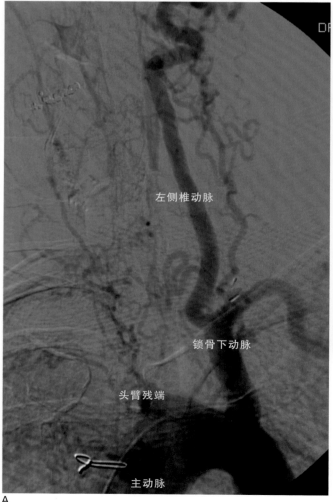

左侧椎动脉

锁骨下动脉

头臂残端

主动脉

A

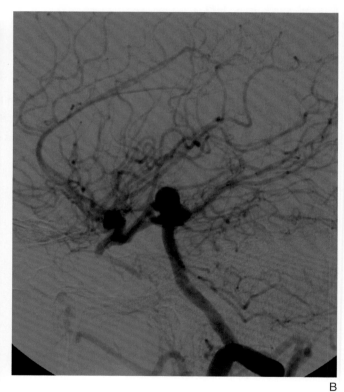

B

病例 15.3　女性患者,48 岁,患有大动脉炎和冠心病,因左侧偏心性基底动脉四分叉处复杂脉瘤破裂,而引起蛛网膜下腔出血。因动脉炎致头臂干和左侧颈总动脉闭塞, 仅剩左侧椎动脉向脑组织灌注。(A)左侧主动脉血管造影前后位像。(B)左侧主动脉血管造影侧位像。(待续)

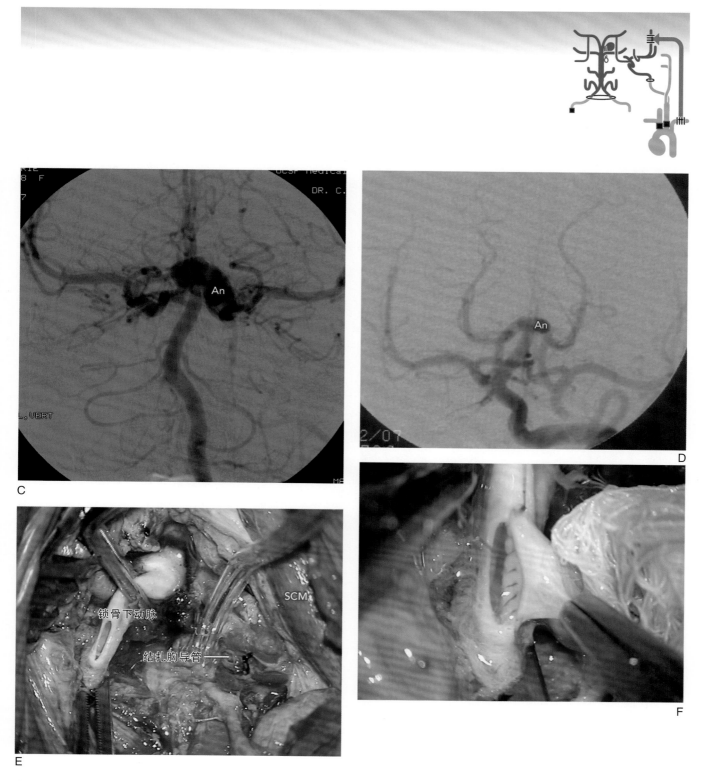

C

D

E

F

病例 15.3(续)　在过去 10 年，这一巨大、梭形基底动脉尖动脉瘤迅速增长。(C)现在的左椎动脉血管造影侧位像。(D)10 年前的左椎动脉血管造影侧位像。为了降低椎基底动脉循环的血流动力学负荷，并在夹闭动脉瘤时能够临时阻断基底动脉主干，建议行血运重建术。由于无通畅的颈动脉，计划行锁骨下动脉－SVG－M2 MCA 搭桥。移植性大隐静脉需从锁骨下动脉一直接到大脑中动脉 M2 段，并先行左侧眶颧开颅术，完成颅内端吻合。(E)分离胸锁乳突肌并分离颈内静脉外侧区域后，用 DeBakey 夹夹闭左侧锁骨下动脉，并用主动脉打孔器切开动脉壁。(F)完成内侧缝合并检查。An,动脉瘤;SCM,胸锁乳突肌。(待续)

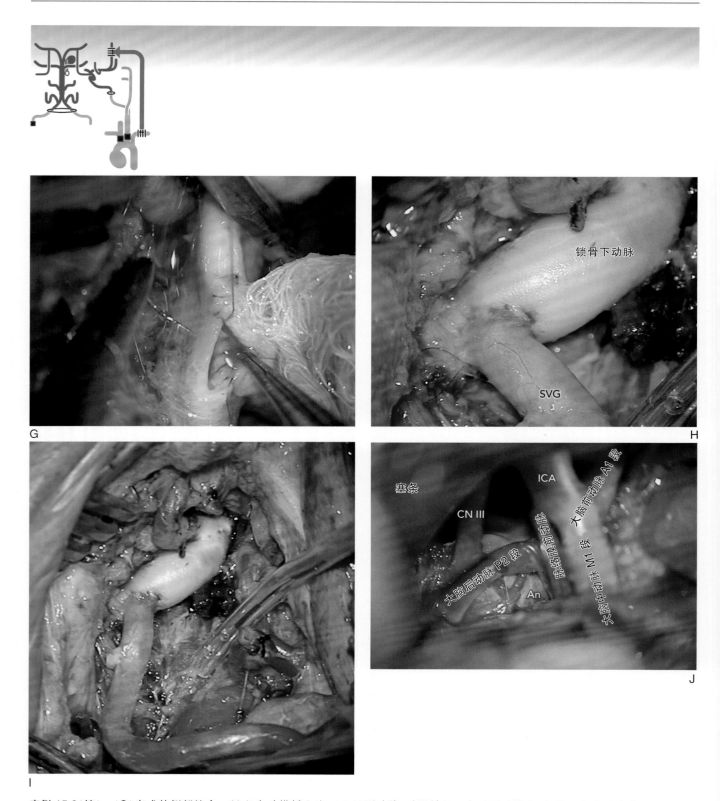

病例 15.3(续) (G)完成外侧部缝合。(H,I)启动搭桥血流。(J)经颈动脉-动眼神经三角显露动脉瘤,它位于大脑后动脉 P2 段、丘脑后穿支和动眼神经下方。在最后阶段的分离过程中,临时阻断基底动脉主干使动脉瘤变软。CN Ⅲ,动眼神经;SVG,移植性大隐静脉; ICA,颈内动脉;An,动脉瘤。(待续)

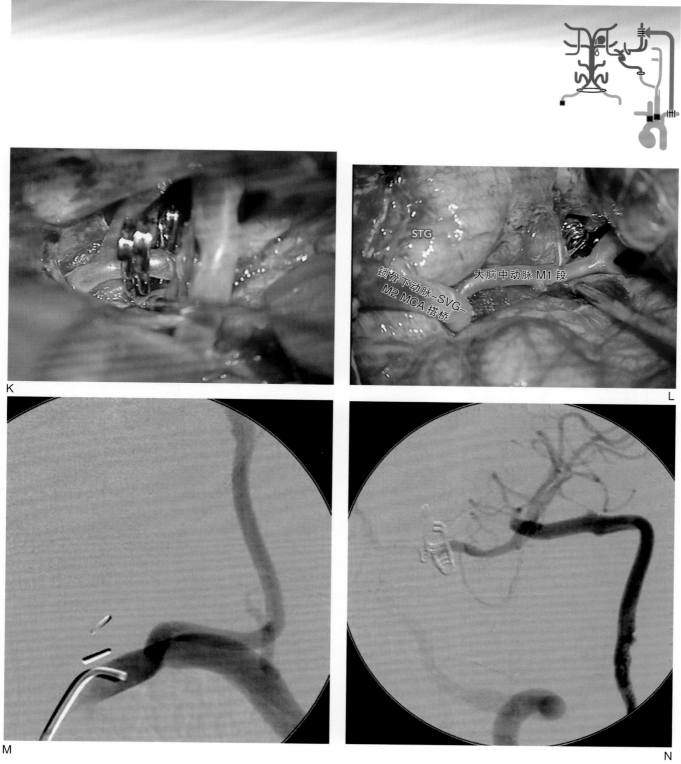

病例 15.3(续)　(K)用多枚窗夹跨过大脑后动脉 P2 段来夹闭动脉瘤。(L)因锁骨下动脉–SVG–M2 MCA 搭桥尚未完成,此时整个脑循环处于血流中断状态。(M)术后左侧锁骨下动脉血管造影颈部前后位像。(N)术后左侧锁骨下动脉血管造影颅内前后位像。血管造影证实了搭桥通畅和动脉瘤完全夹闭,患者术后 10 年恢复良好。STG,颞上回;SVG,移植性大隐静脉;M2 MCA,大脑中动脉 M2 段。

病例 15.4 颈内动脉 (ICA) 搭桥术

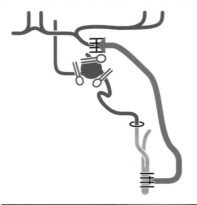 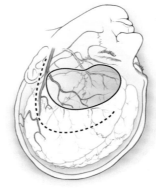 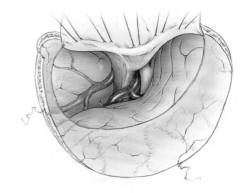

诊断	左侧后交通动脉动脉瘤 (血栓性)
动脉瘤类型	颈内动脉床突上段
开颅术/入路	翼点开颅术/经侧裂入路

搭桥术	L CCA–Allo SVG–C7 ICA
搭桥类型	颅外–颅内移植血管插入式搭桥
治疗	动脉瘤孤立

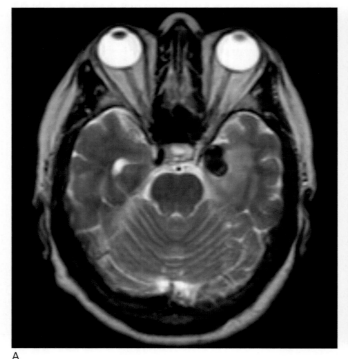

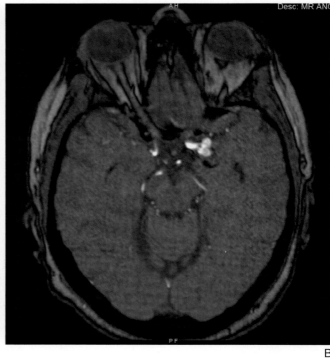

A

B

病例 15.4 女性患者,68 岁,因头痛和记忆力减退行 MRI 检查,发现左侧后交通动脉有一血栓性动脉瘤,予收入院行动脉瘤夹闭术。(A)轴位 MRI T2 加权成像。(B)MR 血管造影显示瘤体血栓成分。(待续)

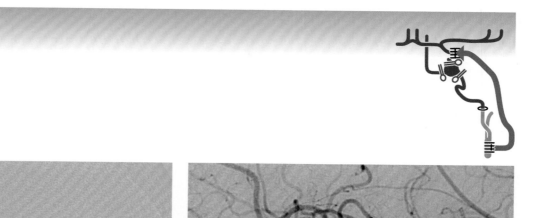

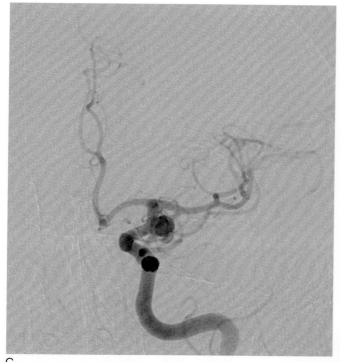

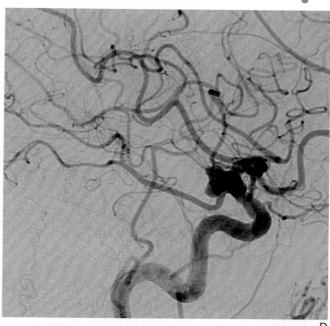

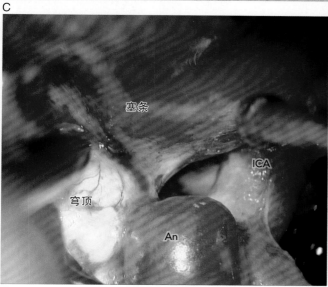

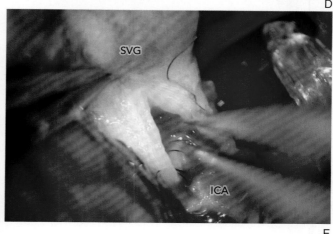

病例 15.4(续) 血管造影证实了上述诊断。(C)左侧颈总动脉血管造影前后位像。(D)左侧颈总动脉血管造影侧位像。(E)原本看起来可直接夹闭动脉瘤,在把动脉粥样硬化性瘤体基底从小脑幕剥离时,发生了瘤颈撕裂而使情况变糟。颈内动脉床突上段的一小处撕裂迅速变成大的创口,以至于无法行挽救性夹闭。用临时阻断夹夹闭颈内动脉床突上段,获取现成的异体移植性大隐静脉,行 CCA–SVG–C7 ICA 搭桥。(F)在吻合过程中,为保留大脑前动脉向大脑中动脉提供的侧支血流,将床突上段颈内动脉的横断端与移植血管缝合。使用原位吻合技术,从管腔内壁缝合可以更好地观察第一条缝线。An,动脉瘤;ICA,颈内动脉;SVG,移植性大隐静脉。(待续)

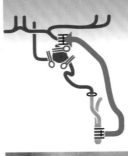

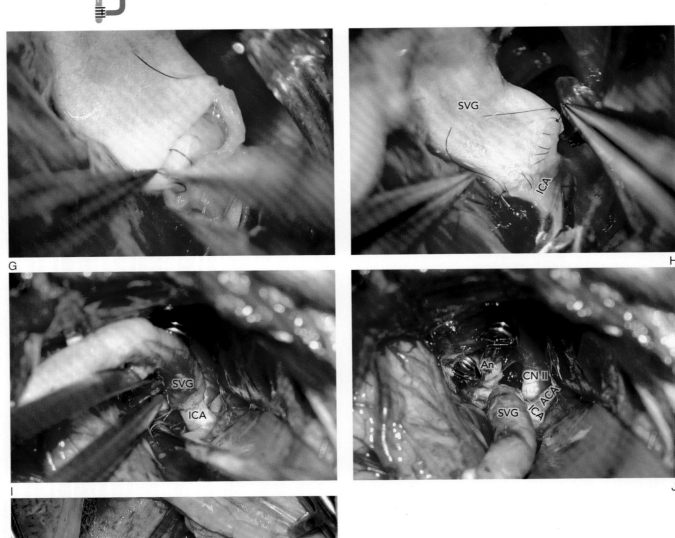

病例 15.4(续) (G)在管腔内收紧缝线环。(H)于管腔外缝闭第二条缝线。(I)这种端-端吻合的方式,可直接向颈内动脉后交通动脉段供血,并保留供应脉络膜前动脉的血流。(J)永久性地夹闭供血端颈内动脉。(K)行端-侧吻合以连接移植物近端和颈总动脉。使用同种异体移植物节约了获取自体移植血管所需的时间,而且把颈内动脉 C7 段用作受体部位而非传统的大脑中动脉 M2 段,以避免临时阻断后产生缺血表现。An,动脉瘤;ICA,颈内动脉;SVG,移植性大隐静脉;ACA,大脑前动脉;CCA,颈总动脉;CN Ⅱ,视神经。

病例 15.5 颈内动脉（ICA）搭桥术

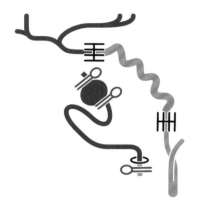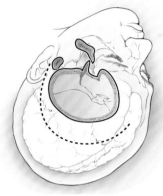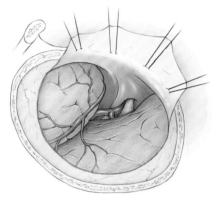

诊断	左侧颈内动脉床突上段动脉瘤（巨大）
动脉瘤类型	颈内动脉床突上段
开颅术/入路	眶颧开颅术/经侧裂入路

搭桥术	L C1 ICA–RAG–C7 ICA
搭桥类型	颅外–颅内移植血管插入式搭桥
治疗	动脉瘤孤立

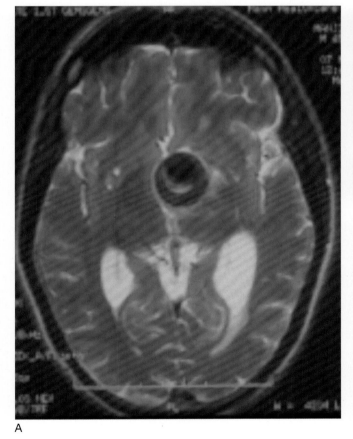

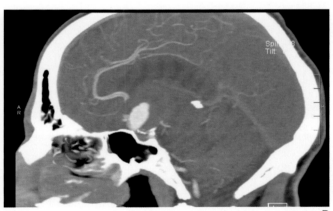

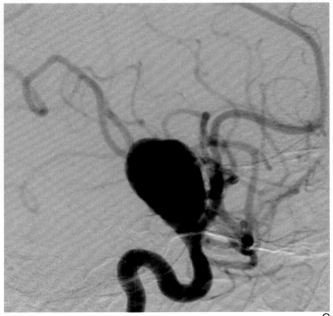

病例 15.5 男性患者，46 岁，因左侧巨大血栓性颈内动脉床突上段动脉瘤，表现为视物模糊及右颞视野缺损。(A)轴位 MRI T2加权成像。(B) 矢状位 CT 血管造影显示瘤腔周围的同心性血栓。(C)左侧颈内动脉血管造影侧位像。（待续）

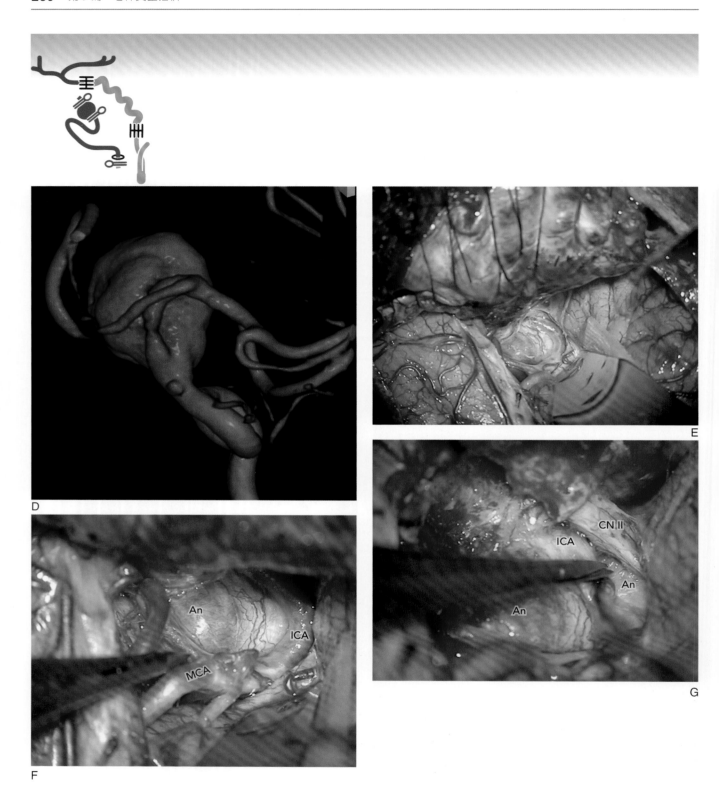

病例 15.5(续) (D)左侧颈内动脉血管造影 3D 重建像。(E,F)为临时性孤立动脉瘤,切除瘤内血栓及夹闭瘤体,行眶颧开颅术和侧裂分离以显露动脉瘤。(G)切除前床突并打开远端硬脑膜环以显露瘤体近端后,在将动脉瘤从视神经上剥离时引发了瘤体破裂。An,动脉瘤;ICA,颈内动脉;MCA,大脑中动脉;CN Ⅱ,视神经。(待续)

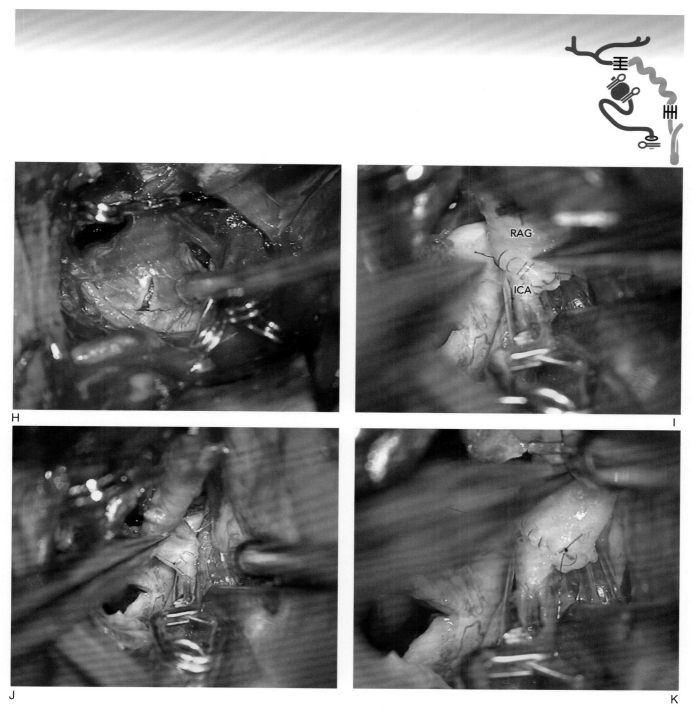

病例 15.5(续)　(H)孤立动脉瘤并切除瘤内血栓,但因动脉瘤基底部的组织钙化而无法夹闭。吲哚菁绿血管造影可见:经由前交通动脉和左侧大脑前动脉 A1 段,有从右侧颈动脉循环流向左侧大脑中动脉的侧支血流,并且体感诱发电位和运动诱发电位监测稳定。笔者考虑侧支循环似乎足够代偿,故决定不进行血流重建。患者清醒时伴有压力依赖性失语和右侧偏瘫,而且 CT 灌注成像提示左侧大脑中动脉供应区血流不足。(I)患者被重新推回手术室,接受了 C1 ICA–RAG–C7 ICA 搭桥,为避免在行远端吻合期间,临时阻断大脑中动脉主干而造成其供血区域的额外缺血性损伤,因此将动脉瘤远端的床突上段颈内动脉残端用作受体部位。(J)内侧缝线。(K)外侧缝线。RAG,移植性桡动脉;ICA,颈内动脉。(待续)

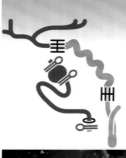

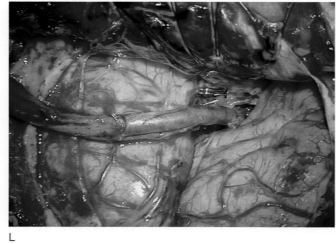

L

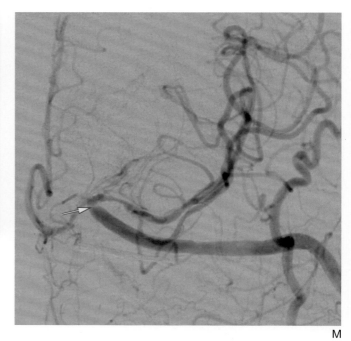

M

病例 15.5(续)   (L)内侧缝线和外侧缝线均于管腔外完成远端吻合处的缝合。以端–端吻合的方式连接移植物近端和颈部的颈内动脉残端。(M)远端吻合处的血流向脉络膜前动脉近端的床突上段和终末段颈内动脉充盈(左侧颈总动脉血管造影前后位像,箭所示处为吻合口)。患者的运动和语言障碍得以缓解并且恢复良好。这例 C1 ICA–RAG–C7 ICA 搭桥采用了两处端–端吻合,是一例"挽救性搭桥",对于这类搭桥,术前和(或)术中的血流检查提示侧支循环充足,可以耐受经手术或介入血管手段闭塞供血动脉,但随后因血流动力学不足而引发的意外症状使血运重建成为必要途径。

病例 15.6　椎动脉（VA）搭桥术

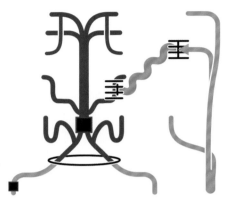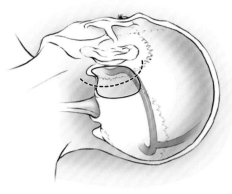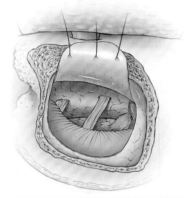

诊断	椎基底动脉缺血
动脉瘤类型	–
开颅术/入路	扩大乙状窦后开颅术/经桥小脑脚入路

搭桥术	L OA-RAG-a3 AICA
搭桥类型	颅外-颅内移植血管插入式搭桥
治疗	血运重建

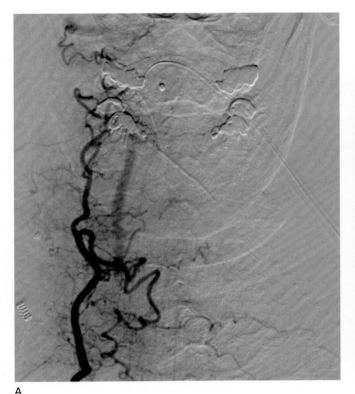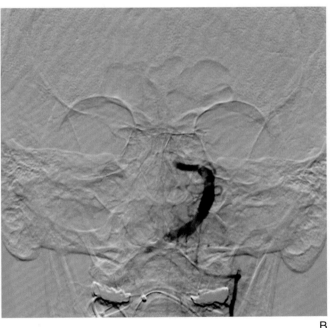

A

B

病例 15.6　男性患者,66 岁,因动脉闭塞 1 个月内发作两次小脑卒中。(A)第一次卒中时,优势供血侧的中颈段右椎动脉发生闭塞,虽有来自甲状颈干的血流,经肌支向颈段椎动脉缓慢充盈,但无颅内远端血流(右侧锁骨下动脉血管造影前后位像)。细小的左侧椎动脉向基底动脉循环供血,上至基底动脉主干近端水平。(B)左侧椎动脉血管造影前后位像。(待续)

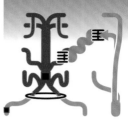

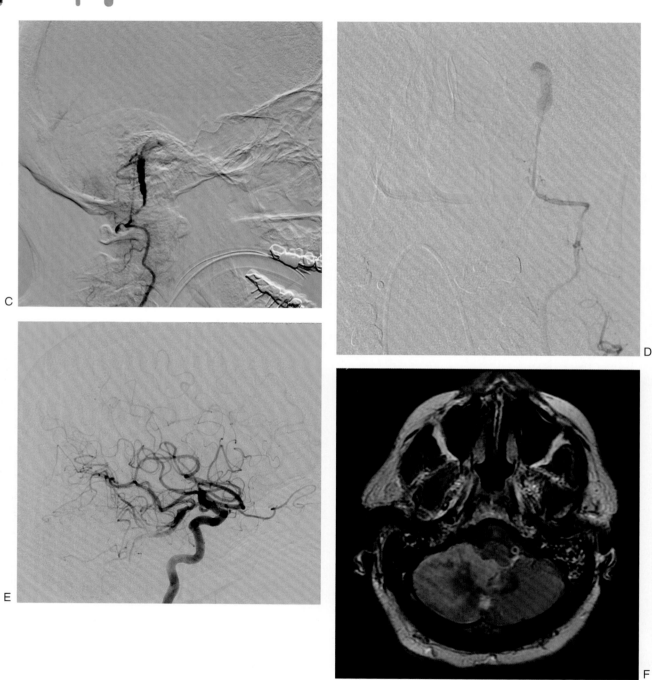

病例 15.6(续)　(C)左侧椎动脉血管造影侧位像。(D)1 个月后,患者因基底动脉近端闭塞而发生第二次卒中(左侧椎动脉血管造影前后位像)。(E)左侧后交通动脉向基底动脉上部供血,并伴有缓慢的基底动脉主干逆行性充盈(左侧颈内动脉血管造影侧位像)。(F)患者的右侧小脑半球已有多处梗死区,但他的左侧小脑和脑干未受累(轴位 MRI T2 加权成像)。建议行左侧 OA-a3 AICA 搭桥,以扩充基底动脉主干的血流,并解决持续性椎基底动脉缺血性发作的问题。枕动脉在获取过程中意外受损,替代方法是获取插入性移植性桡动脉。(待续)

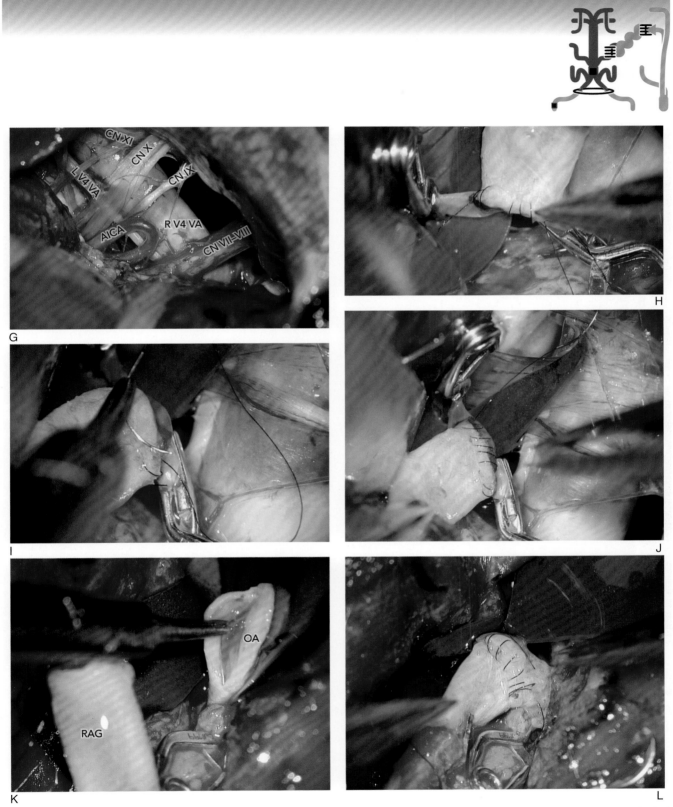

病例 15.6(续)　(G)经扩大乙状窦后入路,在桥小脑角区的面神经和听神经束与舌咽神经、迷走神经、副神经束之间,显露左侧小脑下前动脉,血管深部是细小的左侧椎动脉 V4 段以及发生了动脉粥样硬化性改变的闭塞性右侧椎动脉 V4 段。(H)首先缝闭外侧的缝线。(I)向外移动移植血管。(J)下一步是缝闭内侧缝线。(K)鱼嘴状剪开枕动脉,以匹配桡动脉移植物的管径大小,并行跟部缝合。(L)用 8-0 缝线缝闭一侧的缝线。CN XI,副神经;CN X,迷走神经;CN VII-VIII,面神经-前庭神经;L V4 VA,左侧椎动脉 V4 段;AICA,小脑下前动脉;R V4 VA,右侧椎动脉 V4 段;RAG,移植性桡动脉;OA,枕动脉。(待续)

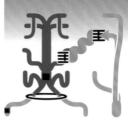

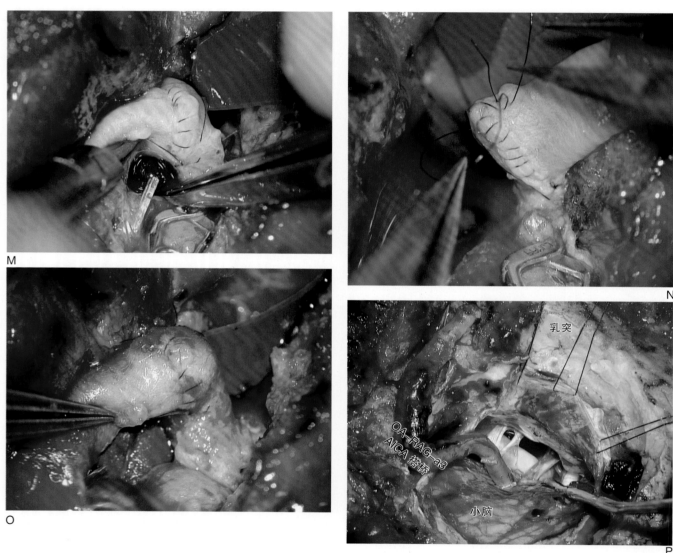

病例 15.6（续）　（M，N）打结。（O）开放搭桥血管。（P）OA-RAG-a3 AICA 搭桥的走行路径简易，从近端的枕动脉沟进入远端的桥小脑角区。这类搭桥向小脑下前动脉提供顺行和逆行血流，直至基底动脉主干，此处可观察到两侧的小脑下前动脉快速充盈。OA，枕动脉；RAG，移植性桡动脉；a3 AICA，小脑下前动脉 a3 段。（待续）

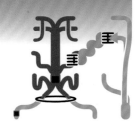

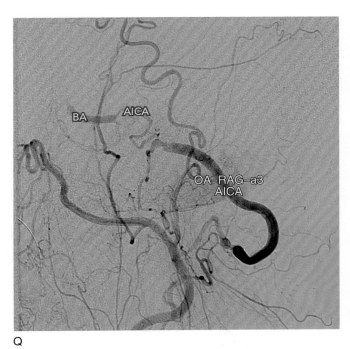

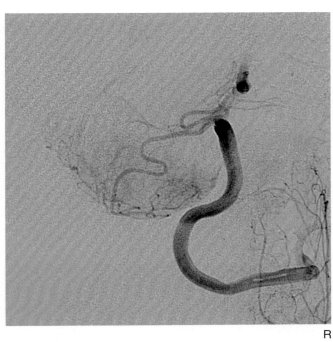

Q　　　　　　　　　　　　　　　　　　　　　　　　　　　　　　　　R

病例 15.6(续)　（Q）左侧颈外动脉血管造影斜位像。（R）左侧颈外动脉血管造影侧位像。患者的缺血性发作得以解决,1 年后再无进展性卒中发作。BA,基底动脉;AICA,小脑下前动脉;OA,枕动脉;RAG,移植性桡动脉;a3 AICA,小脑下前动脉 a3 段。（待续）

　　一些罕见的插入式搭桥难以归类,如所谓的串联搭桥,它用来孤立破裂的颈内动脉床突上段梭形和无法夹闭的动脉瘤。该搭桥使用 Dacron 移植片,先从锁骨下动脉一直放置到颈总动脉供体处,然后把移植性大隐静脉插入大脑中动脉(锁骨下动脉-Dacron-SVG-M2 MCA 搭桥)。另一种不常用的搭桥术式是主动脉-颈总动脉搭桥(AO-SVG-CCA 搭桥),用于治疗大血管闭塞性动脉炎后的血流动力学不全(病例 15.7)。颈部肌肉所提供的微弱侧支循环,可用于重建颈总动脉远端血流,此外,扩张的脊髓前动脉可向椎动脉 V4 段和基底动脉循环供血。这名患有进行性缺血的 1 岁患儿,因他的自体移植血管太细小且合成性移植物可能无法保证长期通畅性,通过借助同种异体的移植性大隐静脉,行主动脉弓至颈总动脉的插入式搭桥来解决。经胸骨正中切开术,用主动脉上的侧弯夹分离出供体位置,然后经标准颈部切口,在移植血管远端与颈总动脉之间行端-端吻合。

病例 15.7　动脉系统

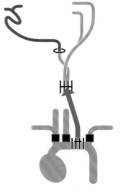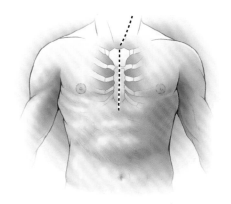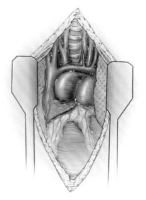

诊断	大血管闭塞性血管炎
动脉瘤类型	–
开颅术/入路	胸骨切开术

搭桥术	L Ao–Allo SVG–CCA
搭桥类型	颅外–颅内移植血管插入式搭桥
治疗	血运重建

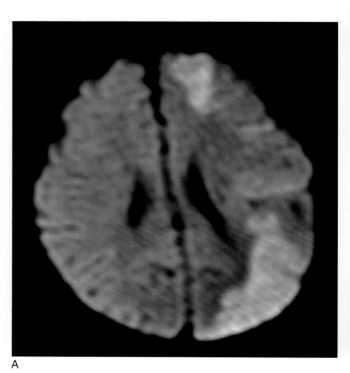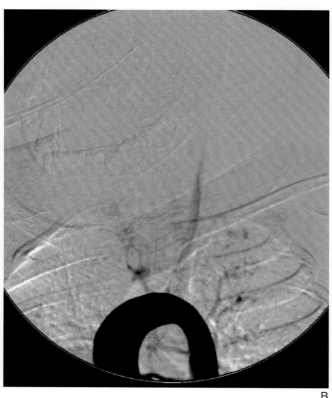

A

B

病例 15.7　男性患儿,14 月龄,因左侧大脑半球卒中而出现右上肢无法移动的情况。(A)轴位弥散加权成像。(B)通过血管造影诊断为大血管闭塞性血管炎,即所有起源于主动脉弓的大血管均已闭塞(主动脉弓血管造影前后位像)。(待续)

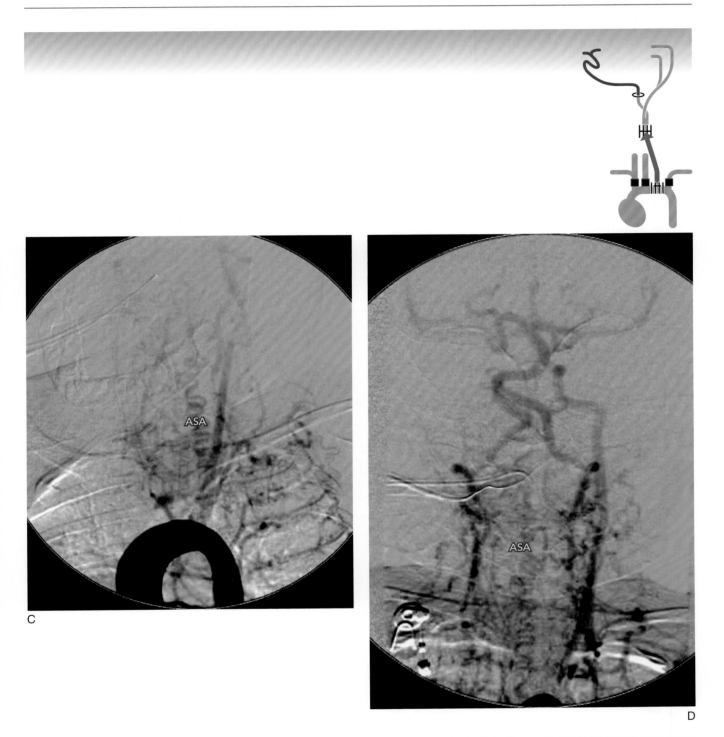

病例 15.7(续)   (C,D)该血管造影的延迟像显示:代偿增生的脊髓前动脉重构了椎基底循环,并且肋间动脉的侧支循环重建了左侧颈总动脉,得以向前循环供血。ASA,脊髓前动脉。(待续)

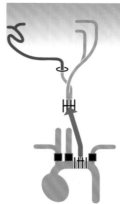

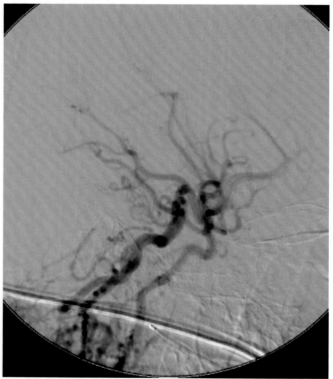

E

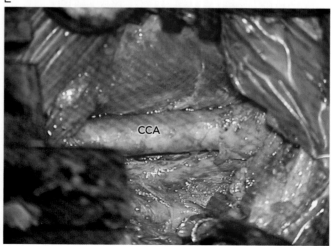

G

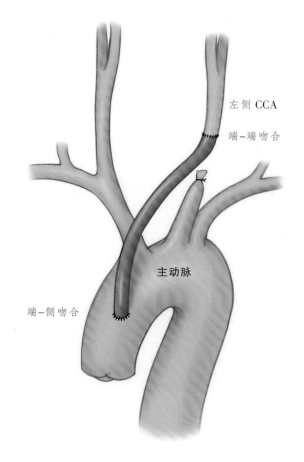

左侧 CCA

端–端吻合

主动脉

端–侧吻合

F

病例 15.7(续)　(E)主动脉弓血管造影侧位像。经扩容和升压治疗后，虽患儿的偏瘫症状得到改善，但一旦停用升压药后功能缺失又重现。该患儿所患有的症状性左侧大脑半球低灌注表现是搭桥手术的指征。(F)计划行主动脉–颈总动脉搭桥。(G)行标准颈部切口，显露硬化、闭塞的左侧颈总动脉，纵行切开其管壁直至远端回血出现。然后横断、扩张颈总动脉，并与冷冻保存的异体移植性大隐静脉行端–端吻合，相比患者自身细小的大隐静脉，这种移植血管能提供更大的管径。在行胸骨正中切开术后，移植血管穿过隧道到达纵隔，并进行管壁修剪。在主动脉弓上放置一个侧弯夹，避免了使用心肺转流术(体外循环)，并用主动脉打孔器切开供体动脉。CCA，颈总动脉。(待续)

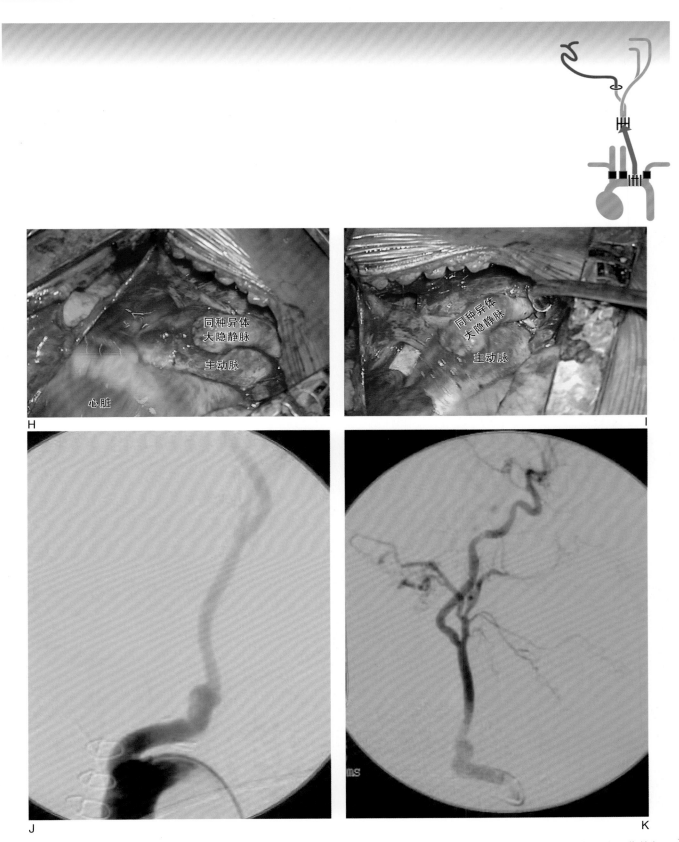

病例 15.7(续)　　(H,I)同种异体移植物近端与主动脉行端–侧吻合,并启动搭桥血流。患者的偏瘫症状得到缓解,停用升压药并行血管造影,证实了经主动脉–同种异体移植性大隐静脉–颈总动脉搭桥向大脑组织的血流灌注良好。(J)主动脉弓血管造影前后位像。(K)主动脉弓血管造影侧位像。术后 1 年,患者无进展性卒中或神经功能缺失事件发生。他是见诸报道的通过使用同种异体大隐静脉而接受主动脉–颈总动脉搭桥最小年龄的患者。

第 16 章

再植术

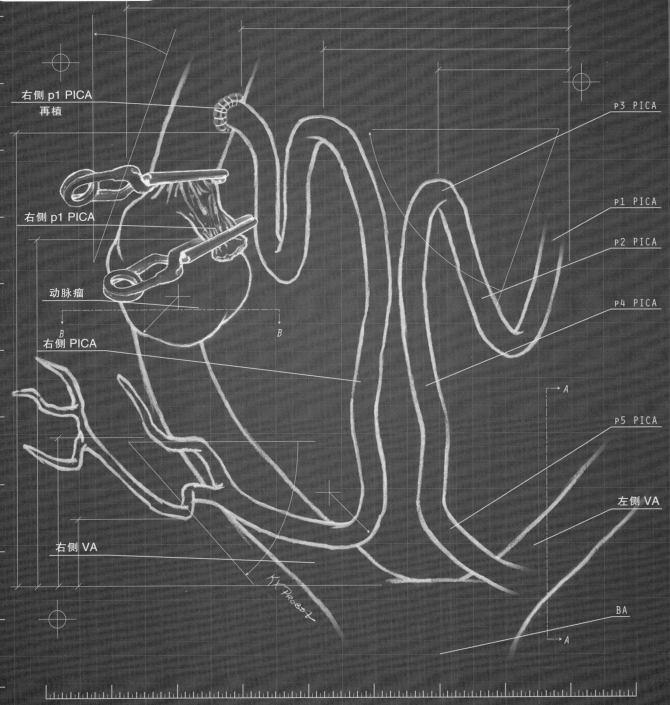

右侧 p1 PICA
再植

右侧 p1 PICA

动脉瘤

B
右侧 PICA

右侧 VA

p3 PICA

p1 PICA

p2 PICA

p4 PICA

p5 PICA

左侧 VA

BA

再植术

再植术是利用端–侧吻合技术,把有意阻断的流出支与动脉瘤分离后,吻合到能提供充足血流的邻近动脉,是一种难度等同于 STA–MCA 搭桥的手术技术。但是,供体–受体血管的关系在此类搭桥中发生了反转:行再次移植的动脉是作为受体参与到颅内–颅内血管搭桥中的;而在颅外–颅内血管搭桥中,头皮动脉是作为供血血管的。会聚式的 STA–MCA 搭桥为吻合口加以颅外的血流灌注,但这种会聚式的再植术却是从吻合处汲取血流。在再植术中,离断的流出动脉要与邻近的供血血管相匹配,例如附近的过路动脉或是保留完好的瘤体流出支。两者必须要有较好的移动度且足够靠近,以便能在术区相连接。能够满足上述条件,行再植术的部位有 4 个,即侧裂、胼胝体池、(中脑)大脑脚池/环池和外侧小脑延髓池。因此,再植术适用于 4 类动脉瘤(大脑中动脉、大脑前动脉、大脑后动脉/小脑上动脉和小脑下后动脉),而且它们的动脉组成和操作区域包含在 4 个关键的解剖三角内。

显微外科解剖

侧裂三角

侧裂三角分别以颞叶侧裂面(颞上回)、额叶侧裂面(额下回)和翼点或眶部的硬脑膜折返为下缘、上缘和前缘(图 16.1)。在翼点和眶颧入路中,需大范围磨除翼点和蝶骨小翼处骨质,并充分分离额叶和颞叶(之间的蛛网膜),才能打开该三角。即便颅底骨质界定了此三角的前界,通过彻底的侧裂分离仍可到达皮层盖部,从而扩展了三角区的上缘和下缘。侧裂三角内的动脉,可作为再植术的供血支,包括大脑中动脉二分叉或三分叉处的上干、中干、下干,大脑中动脉 M2 段(岛部)主干,大脑中动脉 M3 段(盖部)分支,还有颞极动脉和颞前动脉。大脑中动脉 M1 段并非理想的供血血管,因为豆纹动脉的存在限制了此段血管的移动度,而且在临时阻断时也降低了血管的耐受性。大脑中动脉 M2 段发出多支无名动脉干(每侧大脑半球平均分出 8 支),而且在大脑中动脉分叉部远端,有多支供血动脉的管壁富含肌层组织且管径大小适宜(管径可达 2mm),可用于再植术中。大脑中动脉的早发分支(如颞前动脉和颞极动

脉),自大脑中动脉分叉处的病灶近端分出,在孤立动脉瘤后仍可利用。在颞前动脉起始处,其近端的血管直径约为 1.4mm,在穿出侧裂三角的大脑中动脉 M3 段和 M4 段交界处,颞前动脉远端的管径约为 1.1mm,在侧裂池内的平均走行距离为 34mm。颞极动脉的管径更小且变异性大,在其起始处,颞极动脉近端的管径为 1.3mm,在穿出侧裂三角处的远端管径是 1.0mm,在侧裂池内的平均走行长度为 37mm。在侧裂三角内,位置毗邻的供、受体血管,与那些移动性良好且走行迂曲的动脉主干或早发分支,共同聚合为"烛台样"动脉干。因大脑中动脉 M3 段(盖部)呈垂直方向走行而远离侧裂三角,故不太适用于再植术。在侧裂三角区域之外仍存在多处皮层支血管(眶额、额前、中央前、中央、顶前、顶后、颞中、颞后、颞枕和角回动脉),但因管径太细、位置靠近末端而无法用于再植术中。

(大脑)镰–额(叶)三角

镰–额三角是大脑前半球间入路的天然通道,通过分离大脑镰至胼胝体水平的额叶内侧面后即可显露(图 16.2)。此三角以大脑镰和对侧额叶为内侧界,以同侧额叶为外侧界。镰–额三角是一个潜在腔隙,分离蛛网膜至胼胝体池水平后,以固定式(仰头位)或重力式(中线水平头位)牵拉额叶可打开此三角。位于中线镰–额三角内的双侧大脑前动脉管径粗大且位置相互靠近。在每支大脑前动脉环绕胼胝体走行的过程中,共有 8 个皮层支(眶额、额极、胼缘、内侧额前、内侧额中、内侧额后、旁中央和胼周动脉)发出,由此提供了 16 条潜在(的搭桥)通路。眶额动脉是大脑前动脉 A2 段(胼胝体下段)的第 1 条皮层分支,它在前交通动脉远端发出并行向前颅底。额极动脉是大脑前动脉 A2 段的第 2 条分支,并在眶额动脉远端的 1cm 处发出。额内侧动脉作为替代性供血动脉,临时阻断时不会中断大脑前动脉主干的血流灌注。在胼胝体嘴部附近,内侧额前动脉从大脑前动脉 A2 段分出;在胼胝体膝部附近,内侧额动脉从大脑前动脉 A3 段(胼胝体前段)分出,或发自胼缘动脉;在胼胝体体部附近,内侧额后动脉从大脑前动脉 A4 段(胼胝体上段)分出,或者发自胼周动脉。旁中央动脉从大脑前动脉 A4 段或胼缘动脉分出。左–右位配对的供体和受体血管可以很自然地"贴合"在一起。位处同侧的胼周动脉和胼缘动脉,仅以扣带回相隔并能拉近间距,因此能构建上–下位的血管配对。

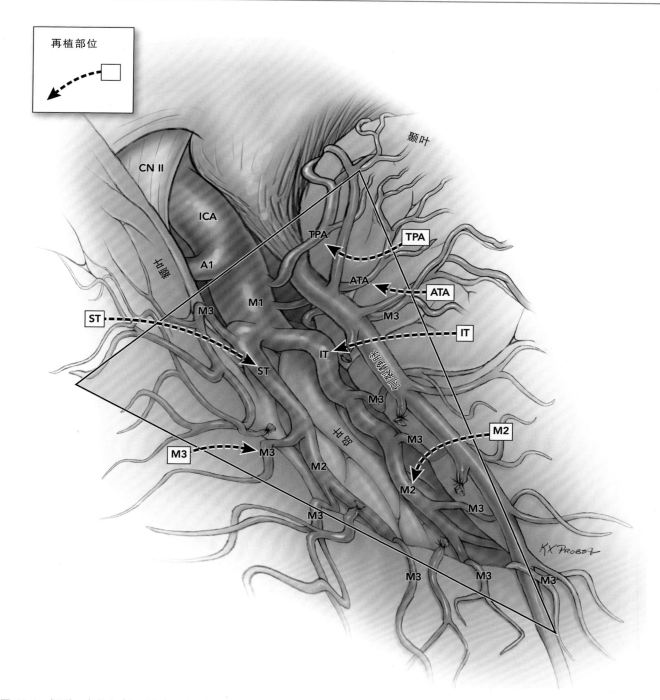

再植部位

CN II

ICA

A1

M1

M3

ST

ST

TPA

TPA

ATA

ATA

M3

IT

IT

M3

M3

M2

M2

M3

M3

M3

M2

M3

M3

M3

M3

M3

颞叶

额叶

KX PROBST

图 16.1　侧裂三角的解剖。要想打开侧裂三角，需要大范围的翼点骨质磨除和充分分离侧裂。这一三角区域以颞上回的侧裂面、额下回的侧裂面以及前方的翼点或眶部硬脑膜折返为界。位于侧裂三角内的动脉，可当作供血支参与到再植术中，包括大脑中动脉二分叉或三分叉的上干、中干、下干，位于血管分支上的大脑中动脉 M2 段(岛部)，大脑中动脉 M3 段(盖部)分支，以及从大脑中动脉 M1 段近端发出的早发分支(颞极动脉和颞前动脉)。CN Ⅱ，视神经；ICA，颈内动脉；TPA，颞极动脉；ATA，颞前动脉；IT，下干；ST，上干；A1，大脑前动脉 A1 段；M1，大脑中动脉 M1 段(蝶段)；M2，大脑中动脉 M2 段(岛段)；M3，大脑中动脉 M3 段(岛盖段)。

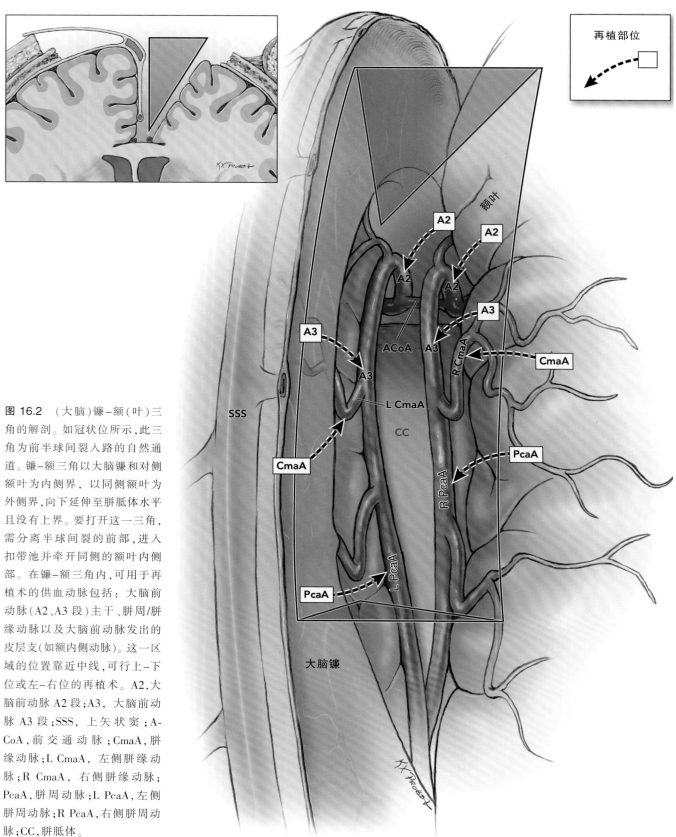

图 16.2 （大脑）镰–额（叶）三角的解剖。如冠状位所示，此三角为前半球间裂入路的自然通道。镰–额三角以大脑镰和对侧额叶为内侧界，以同侧额叶为外侧界，向下延伸至胼胝体水平且没有上界。要打开这一三角，需分离半球间裂的前部，进入扣带池并牵开同侧的额叶内侧部。在镰–额三角内，可用于再植术的供血动脉包括：大脑前动脉（A2、A3 段）主干、胼周/胼缘动脉以及大脑前动脉发出的皮层支（如额内侧动脉）。这一区域的位置靠近中线，可行上–下位或左–右位的再植术。A2，大脑前动脉 A2 段；A3，大脑前动脉 A3 段；SSS，上矢状窦；A-CoA，前交通动脉；CmaA，胼缘动脉；L CmaA，左侧胼缘动脉；R CmaA，右侧胼缘动脉；PcaA，胼周动脉；L PcaA，左侧胼周动脉；R PcaA，右侧胼周动脉；CC，胼胝体。

小脑幕-动眼神经三角

由于大多数动脉瘤是从侧裂角度在颈动脉-动眼神经三角内观察到的，那么此区域可作为夹闭基底尖动脉瘤的操作窗口。相比颈动脉-视神经三角和颈动脉上三角，颈动脉-动眼神经三角能提供更大的操作空间且不受垂体动脉和豆纹动脉的遮挡。但是，因颈动脉-动眼神经三角途经易损伤动眼神经和大脑后动脉 P1 段深方，而且后者含有的丘脑穿支无法耐受吻合时的临时阻断，故这一三角并非理想的搭桥区域。相反，小脑幕-动眼神经三角走行在动眼神经的后外侧，位于这一区域内的动脉位置表浅且少有重要穿支发出（图 16.3）。内上方的动眼神经、外下方的小脑幕切迹和后方的颞极共同界定了小脑幕-动眼神经三角的范围。经侧裂/颞前通路可到达此三角。要打开颞前通路，在向后和（或）向上引流的侧裂静脉系统中，可以离断细小的颞桥静脉。但是，在向前方引流的侧裂静脉系统中，粗大的颞桥静脉必须保留，也可能因此限制了进入路径。向前引流的静脉迫使术者要进入侧裂，或移动颞桥静脉和外侧的蝶顶窦才能显露术区。沿脉络膜前动脉的脑池段走行，充分分离侧裂以松解颞叶内侧面与额叶之间的粘连。若要扩大显露三角区的后部，需向外后方牵开颞极。在滑车神经脑池段穿入小脑幕硬膜套袖的后方，通过切断并悬吊小脑幕的方式可以扩大显露此三角的下外侧界。

大脑后动脉 P2A 段前部行经动眼神经上方并进入小脑幕-动眼神经三角，平均血管直径为 2.1mm。小脑上动脉 s1 段和 s2 段穿行于三角内，平均管径分别为 1.7mm 和 1.5mm。相较传统的颞下入路，在颞前部的小脑幕-动眼神经三角内，小脑上动脉的管径稍粗。临床上出现副小脑上动脉的情况并不罕见，此时的头侧干和尾侧干管径也相应减小。位置靠近的大脑后动脉和小脑上动脉用于再植术中可以说是天生一对。此三角区内，即便再无其他的供体、受体血管，颞前动脉和颞极动脉在脑池内的走行长度也足以将其远端离断后，向下移位至此三角内，用于向闭塞的小脑上动脉或大脑后动脉提供血流的再植术中。因颞前动脉和颞极动脉向颞叶前部的非功能区供血，且继发的梗死往往范围局限，无临床表现且可耐受，故这两支血管可当作供血动脉再次使用。

迷走-副神经三角

迷走-副神经三角是用于远外侧入路中的天然操作窗口（图 16.4），并且笔者通过这一三角形区域可明确小脑下后动脉动脉瘤夹闭术的分离路径，可到达脑桥延髓沟手术安全区处理脑桥中央部海绵状瘤，以及对引起脑干或脑神经压迫症状的椎基底动脉冗长扩张症进行位移（大血管减压术）。此三角可用于小脑下后动脉的再植术。迷走-副神经三角以迷走神经为上界，以副神经为外侧界，以延髓为内侧界。舌下神经将迷走-副神经三角分为两个更小的三角形区域：①位于迷走神经、副神经与舌下神经之间的舌下神经上三角；②位于副神经、舌下神经和延髓之间的舌下神经下三角。舌咽神经、迷走神经和副神经起自橄榄后沟并向颈静脉孔走行，而起自橄榄前沟的舌下神经行向舌下神经管。因此，舌下神经的走行路径和深度不同于迷走神经和副神经。所以舌下神经上、下三角并不是简单的二维结构，而是三维的立体通路。就小脑下后动脉的再植术而言，从复杂动脉瘤离断下来的小脑下后动脉由舌下神经上三角移位到舌下神经下三角，亦即移动它至迷走-副神经三角的更表浅位置，同时减少与后组脑神经的缠绕。最易到达的椎动脉处是刚穿透硬脑膜的 V4 段起始部，当动脉沿内上向远处走行，到达椎基底动脉交界部时就不易接近了。迷走-副神经三角内只有小脑下后动脉和椎动脉 V4 段，但是对侧小脑下后动脉 p3 段的尾袢位于后正中线处，恰好在此三角区域的外侧，犹如位于舌咽神经上方的同侧小脑下前动脉，使得两者都可作为再植术中的潜在供血血管。

供体血管与受体血管分离

再植术是对单一性流出动脉进行重建，因此最适合于治疗梭形动脉瘤或病理性动脉节段，或是行夹闭术后仅能保留一条流出支的血管分叉部动脉瘤。对于上述情况，受累的流出动脉可再植至邻近的过路动脉或至保留性分支，甚至是瘤体供血动脉。就再植术而言，关键是在三角形区域内，移动受体管可达或在其附近有供血血管。通过松解蛛网膜粒和粘连，将顺管壁弯曲和迂曲的部分，偶尔可离断向非功能区皮质供血的细小分支，以达到移动受体血管的目的。向功能区脑

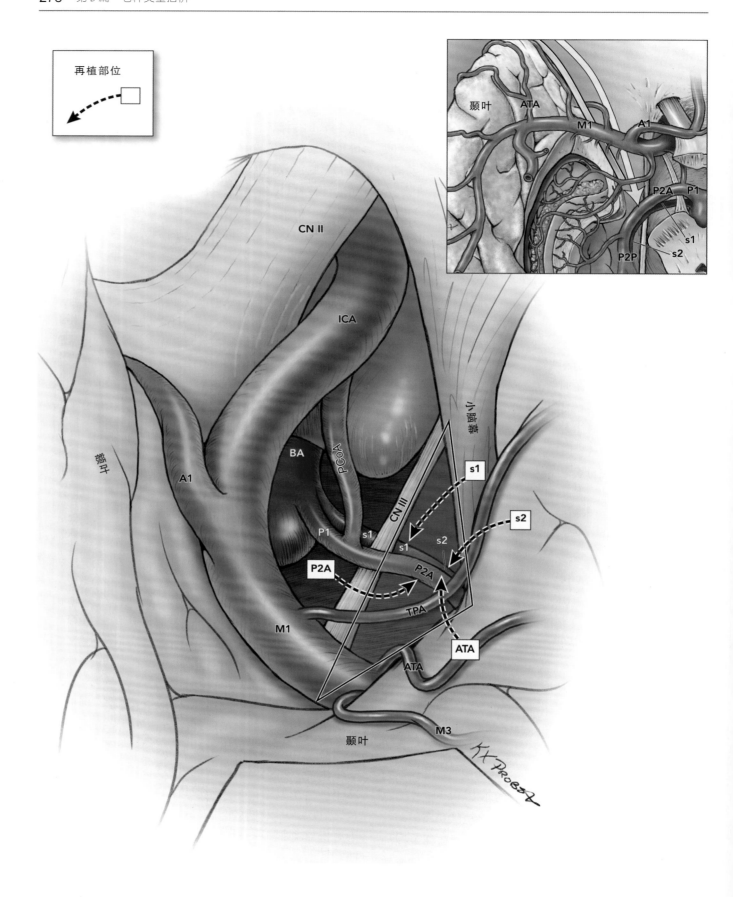

组织供血的重要穿支血管不能牺牲，如供应延髓的 PICA，但是可以离断岛叶穿支或者供应颞极的细小分支。

离断后的流出动脉丧失了原有长度和移动性。行再植术时，向近端移动瘤体的供血动脉会增加动脉残端的张力而使端–侧吻合无法进行，而在搭桥时向远端移动至不相关的动脉，可降低流出动脉的张力，同时也对管壁的长度缺失进行了代偿。若把供体动脉与合适的受体血管相结合，关键步骤是要松解受体血管远端并将其移至下游。因此，应该考虑在动脉瘤的远端寻找供血动脉。

再植术最常用于治疗 PICA 动脉瘤，而且 PICA 的祥状和回返样走行特征可使解剖关系发生倒置（图 16.5）。由于离断的 PICA 要从舌下神经上三角移至舌下神经下三角，因此最好是把它移向供血的椎动脉 V4 段近端。把 PICA 向远离动脉瘤的方向移动，实际上是使

之移向瘤体供血动脉的近端，因此椎动脉 V4 段就有可能作为供血血管，而其他动脉瘤的供血动脉就不具备这一条件。PICA 的独特解剖和迂曲走行的特点，使其非常适合与椎动脉 V4 段的近端行再植术，并且相较于 MCA（29%）和 ACA（14%）动脉瘤治疗时应用此搭桥术式的比例来说，用于治疗 PICA 动脉瘤（52%）最高。

再植术

再植术仅占笔者手术经验的 4%（21 例，表 16.1），是七种搭桥术式中应用最少用的一种。通过行端–侧吻合来完成再植术，需分别呈直线或鱼嘴状切开供体和受体血管。通过标准的技术在管腔外完成吻合。如果受体血管的移动受限，且因无法翻转不能在管腔外缝闭双侧缝线，那么就利用原位吻合技术，在管腔内缝闭第一条缝线。

图 16.3　小脑幕–动眼神经三角的解剖。经侧裂/颞前通路到达此三角,需经充分的侧裂分离,沿脑池段脉络膜前动脉松解颞叶内侧面与额叶之间的粘连并分离细小的颞桥静脉。若要扩大显露此三角后部,必须向外后方牵开颞极。小脑幕–动眼神经三角以动眼神经为内上界,以小脑幕缘为外下界,以牵开的颞极为后界,且这一区域邻近颈动脉–动眼神经三角。可用于再植术中的供血动脉包括:走行于动眼神经上方的大脑后动脉 P2A 段前部和动眼神经下方的小脑上动脉 s1 和 s2 段。这部分动脉走行表浅且少有重要穿支发出。此区域内的供血动脉数量有限,但是颞前动脉和颞极动脉在脑池内的走行距离足以将其远端离断后,向下移位至此三角内。ICA,颈内动脉;ATA,颞前动脉;CN Ⅱ,视神经;CN Ⅲ,动眼神经;PCoA,后交通动脉;BA,基底动脉;TPA,颞极动脉;M1,大脑中动脉 M1 段;M3,大脑中动脉 M3 段;s1,小脑上动脉 s1 段;s2,小脑上动脉 s2 段;P1,大脑后动脉 P1 段;A1,大脑前动脉 A1 段;P2A,大脑后动脉小腿部;P2P,大脑后动脉周围部。

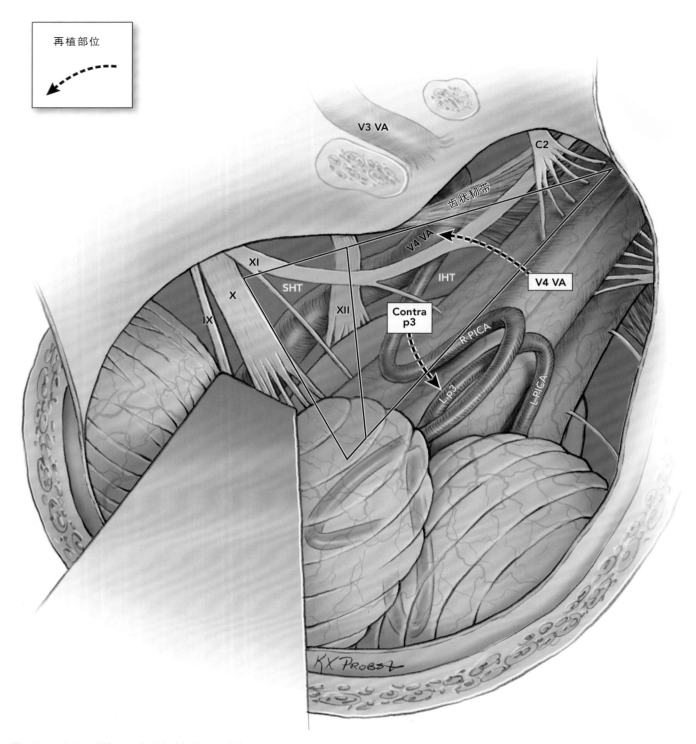

图 16.4　迷走-副神经三角的解剖。作为远外侧入路的天然操作窗口,在小脑延髓池内分离并上抬(小脑)扁桃体柱后打开这一三角。该三角以迷走神经为上界,以副神经为外侧界,以延髓为内侧界。舌下神经将迷走-副神经三角分为两个更小的三角形区域:①位于迷走神经、副神经和舌下神经之间的舌下神经上三角;②位于副神经、舌下神经和延髓之间的舌下神经下三角。在此三角内,椎动脉 V4 段是唯一一支可用于再植术中的供血动脉,但是管壁冗长的小脑下后动脉,可从舌下神经上三角移动至舌下神经下三角,即移至迷走-副神经三角的更表浅位置。对侧小脑下后动脉 p3 段尾袢和同侧小脑下前动脉,均位于此三角区域之外,但有时可用于再植术中。R PICA,右侧小脑下后动脉;L PICA,左侧小脑下后动脉;SHT,舌下神经上三角;IHT,舌下神经下三角;C2,颈内动脉岩部;V3 VA,椎动脉 V3 段;V4 VA,椎动脉 V4 段;Ⅸ,舌咽神经;Ⅹ,迷走神经;Ⅺ,副神经;Ⅻ,舌下神经;Contra p3,对侧小脑下后动脉 p3 段(延髓扁桃体部);L p3,左侧小脑下后动脉 p3 段。

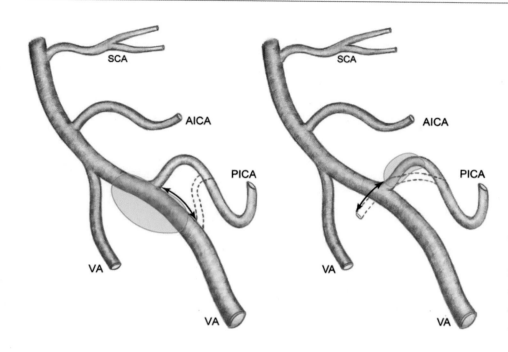

图 16.5　(A)当对椎动脉 V4 段进行夹闭时(青色椭圆形),最好把离断下来的 PICA 移至供血动脉(椎动脉)近端。这种位移操作是将 PICA 送至供血动脉上游,即把椎动脉 V4 段用作供血动脉。(B)迂曲走行的 PICA,从孤立的动脉瘤上(青色椭圆形)离断下来后,仍可到达椎动脉 V4 处,并在 PICA 近残端与椎动脉 V4 段之间行再吻合术。SCA,小脑上动脉;AICA,小脑下前动脉;PICA,小脑下后动脉;VA,椎动脉。

表 16.1　颅内–颅内血管再植术临床经验总结

颅内–颅内血管再植术	n	%
MCA 再植术		
M2 MCA–M2 MCA 再植术	4	19
M2 MCA–ATA 再植术	1	5
M3 MCA–M3 MCA 再植术	1	5
ACA 再植术		
R A3 ACA–L AIFA 再植术	1	5
R PcaA–R CmaA 再植术	1	5
CmaA–ACA 再植术	1	5
PCA/SCA 再植术		
ATA–s1 SCA 再植术	1	5
PICA 再植术		
p1 PICA–V4 VA 再植术	10	48
R p1 PICA–L p3 PICA 再植术	1	5
合计	21	

MCA 再植术

治疗 MCA 动脉瘤时很少应用再植术,主要是由于太多的 MCA 动脉瘤累及血管分叉处,也就少有仅需重建一条分支的情况,而且通常被 STA-MCA 所替代。但是,在治疗流出支闭塞的分叉部动脉瘤且此时的 STA 太细或不可用时,或治疗伴有邻近供血支的分叉部远端动脉瘤时(侧裂远端、岛部或盖部),MCA 再植术是理想的方法。侧裂三角中密布着的动脉主干和早发动脉,为再植术提供了诸多选项。移动受体血管的下游可使之移向更表浅的位置,也为吻合提供便利。笔者的经验包括两例霉菌性动脉瘤,其中一例是把 ATA 作为平行走行的供体,来挽救从闭塞性 MCA 分叉发出的唯一尚有血流的分支,通过行原位搭桥,再植至 MCA 上干(病例 16.1)。另一例再植术用于治疗复杂的梭形血栓性动脉瘤,作为受体动脉的瘤体流出干,移向远端至作为供体的过路动脉附近(病例 16.2)。

病例 16.1 大脑中动脉 (MCA) 搭桥术

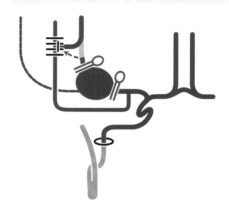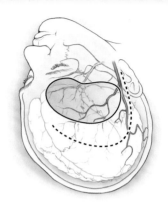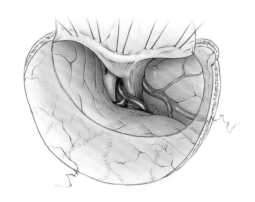

诊断	右侧大脑中动脉动脉瘤(霉菌性)
动脉瘤类型	大脑中动脉分叉
开颅术/入路	翼点开颅术/经侧裂入路

搭桥术	R M2 MCA–R ATA 再植术
搭桥类型	再植术
治疗	动脉瘤孤立

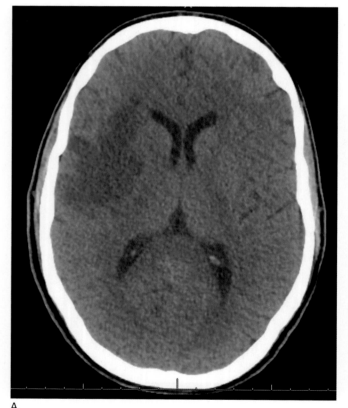

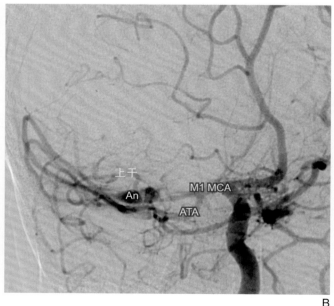

病例 16.1 患者为 24 岁的医学生,因发烧和寒战被送往当地急诊室,接受了抗生素和抗病毒药物治疗。(A)3 天后,他又因为左侧瘫痪和麻木返诊,轴位 CT 扫描时发现右额叶梗死。他被诊断为心内膜炎并被转院,在那里他接受了二尖瓣切除和置换。4 天后,MCA 梗死区出现出血性变化,随后的血管造影显示为霉菌性右侧 MCA 动脉瘤。(B)右侧颈内动脉血管造影前后位像。An,动脉瘤;M1 MCA,大脑中动脉 M1 段;ATA,颞前动脉。(待续)

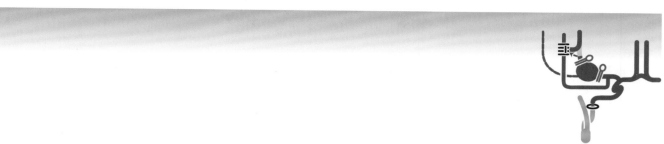

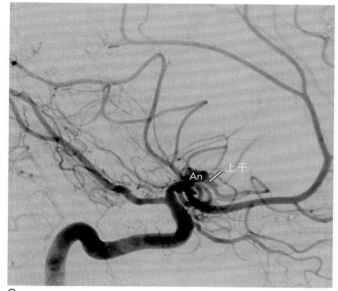

C

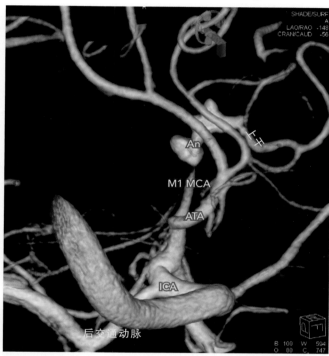

D

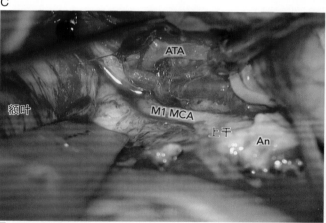

E

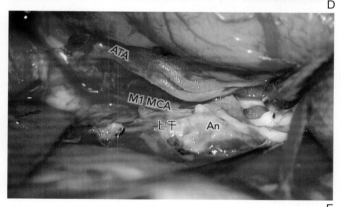

F

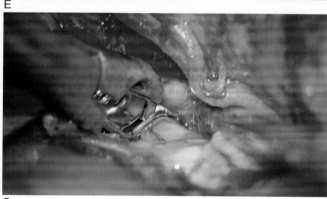

G

病例 16.1(续) (C)右侧颈内动脉血管造影侧位像。(D)右侧颈内动脉血管造影 3D 重建图。M1 MCA 流入部可见严重狭窄,额侧仅有一根未闭的流出干,霉菌性动脉瘤近侧有一条大的 ATA。建议患者行手术切除动脉瘤病灶并行 M2 MCA–ATA 移植性搭桥以保留其供给 MCA 区域的血流。(E)右侧经侧裂入路打开了侧裂三角,暴露出 M1 流入区、感染性动脉瘤和(F)邻近动脉瘤的 ATA 的两条分支。(G)通过 M1 MCA 夹闭阻断动脉瘤的流入。An,动脉瘤;M1 MCA,大脑中动脉 M1 段;ATA,颞前动脉;ICA,颈内动脉。(待续)

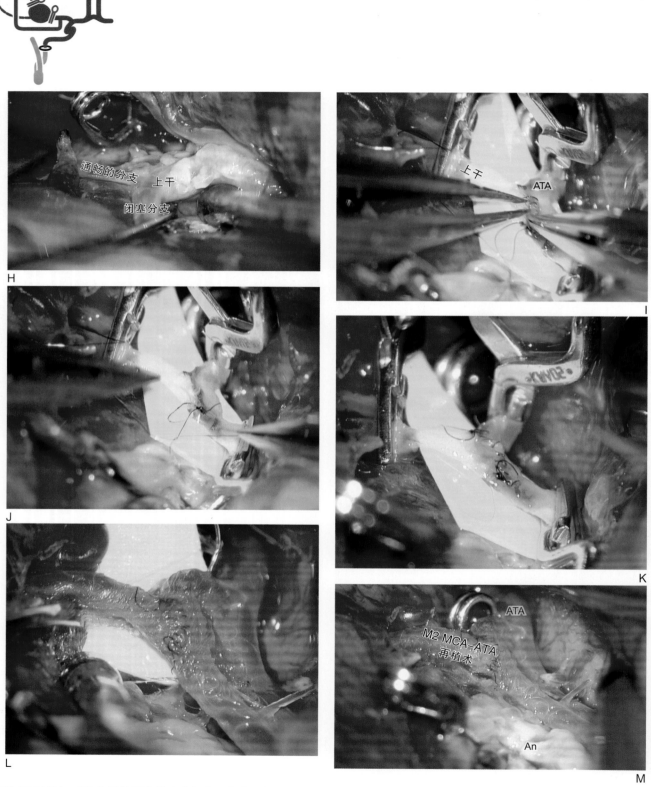

病例 16.1(续) （H）上干的两条分支中仅有一条是通畅的。（I）从动脉瘤横断该分支，并通过端–侧吻合在 ATA 分支上重新植入。额支的活动性受限，因此必须使用原位技术缝合第一条缝线，在腔内收紧线环。（J）缝线打结。（K）第二条缝线在不移动供体或受体的情况下行腔外缝合。（L，M）完成的 M2 MCA–ATA 移植式搭桥恢复了 M2 分支的血流，动脉瘤被夹在之间孤立。术后血管造影证实动脉瘤完全闭塞。An，动脉瘤；ATA，颞前动脉；M2 MCA，大脑中动脉 M2 段。（待续）

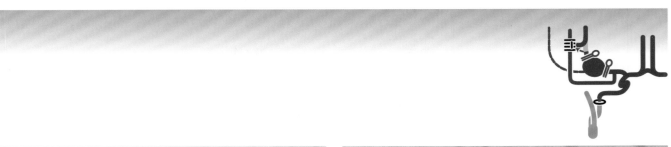

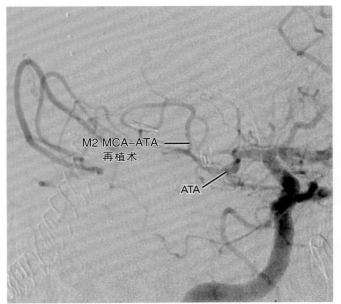

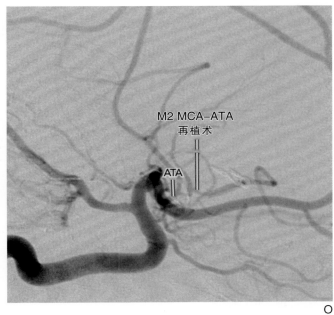

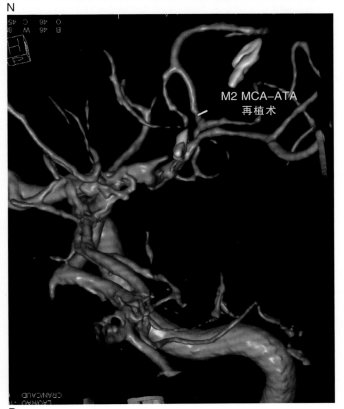

病例 16.1(续)　(N)右侧颈内动脉血管造影前后位像。(O)右侧颈内动脉血管造影侧位像。(P)右侧颈内动脉血管造影 3D 重建像。除对动脉瘤行手术外，患者需要另行颅骨修补，以及行脾切除治疗脾脓肿和行搭桥手术治疗胫前霉菌性动脉瘤。患者恢复良好，仅有轻度偏瘫残留和言语缓慢，其后康复返校。M2 MCA，大脑中动脉 M2 段；ATA，颞前动脉。

病例 16.2 大脑中动脉 (MCA) 搭桥术

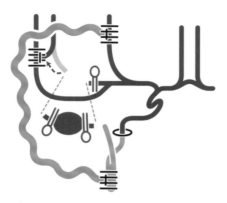 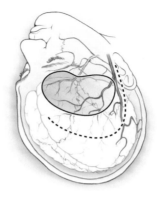 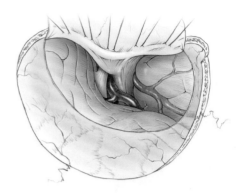

诊断	右侧大脑中动脉动脉瘤(梭形)
动脉瘤类型	大脑中动脉分叉后(侧裂)
开颅术/入路	翼点开颅术/经侧裂入路

搭桥术	R M2 MCA-M2 MCA 再植术和 R CCA-RAG-M2 MCA
搭桥类型	组合式搭桥
治疗	动脉瘤切除

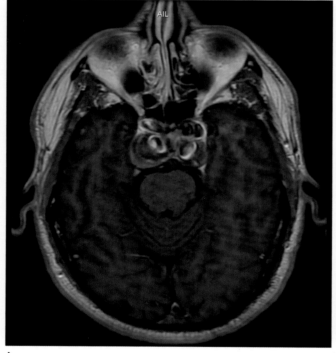

A

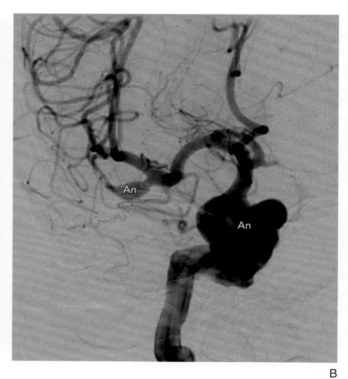

B

病例 16.2 男性患者,40 岁,在治疗胰腺炎时诊断为双侧岩骨海绵窦区 ICA 动脉瘤,其后多年保守治疗。(A)轴位 MRI T1 加权成像。当动脉瘤随访显示出生长和管腔内血栓引起多个栓塞事件时,建议采用外科手术治疗。术前血管造影还显示下干梭形动脉瘤。(B)右侧颈内动脉血管造影前后位像。An,动脉瘤。(待续)

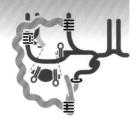

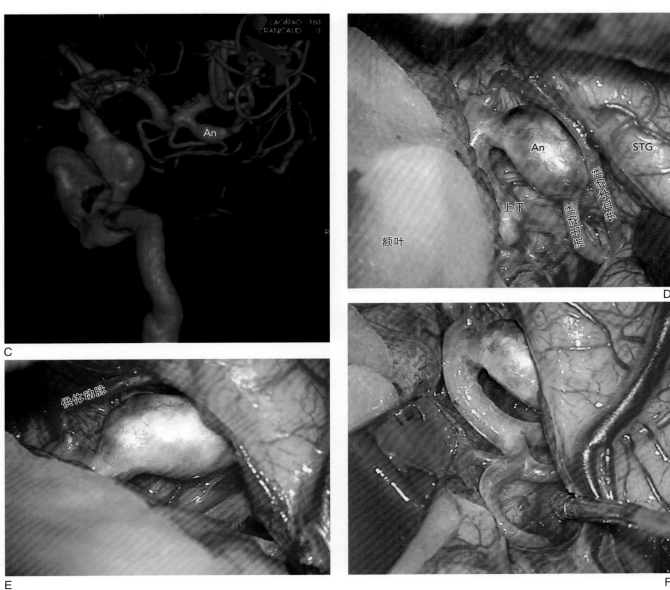

病例 16.2 (续)　(C)右侧颈内动脉血管造影 3D 重建像。右侧岩骨海绵窦区动脉瘤先行 CCA-RAG-M2 MCA 搭桥及孤立术。(D) MCA 动脉瘤再行孤立及再植术。动脉瘤位于侧裂三角的中心。(E)供体动脉起源于 MCA 动脉瘤的近端,位于侧裂的颞侧。(F)未累及起源于动脉瘤远端的额支。An,动脉瘤;STG,颞上回。(待续)

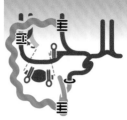

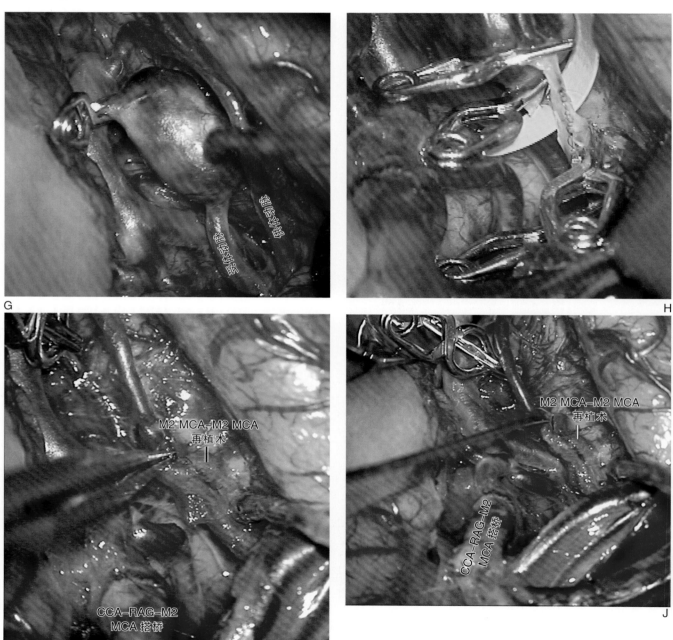

病例 16.2(续)　(G)动脉瘤近端夹闭。(H,I)横断的流出动脉与供体动脉行端-侧吻合。(J)切除被孤立的 MCA 动脉瘤。M2 MCA,大脑中动脉 M2 段;CCA,颈总动脉;RAG,移植性桡动脉。(待续)

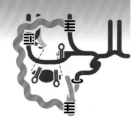

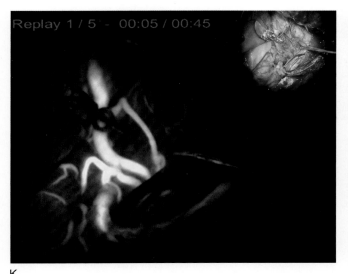

K

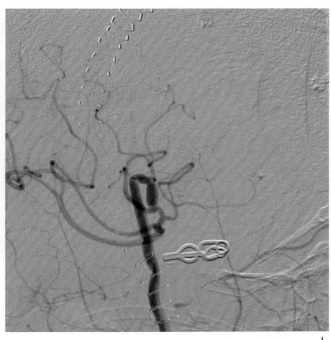

L

病例 16.2（续）　（K）M2 MCA-M2 MCA 再植术和 CCA-RAG-M2 MCA 搭桥通过术中 ICG 血管造影和术后导管造影证实通畅。（L）颈总动脉血管造影侧位像。1 周后，在同一次住院期间，左侧岩骨海绵窦动脉瘤采用左侧 CCA-RAG-M2 MCA 搭桥和孤立治疗。

ACA 再植术

ACA 远端动脉瘤多累及一侧血管，可使用大脑半球间裂的对侧动脉作为再植术中的供血血管。胼周动脉和胼缘动脉并肩而行，可在短距离范围内行再植吻合。病例 16.3 就体现了远端移位的优越性，当与正常动脉行再植术时，降低了瘤体流出支的自身张力；倘若瘤体流出支向近端移动并与瘤体的供血动脉行再吻合，就会对流出支的残端施加过高张力。此病例也展示了额内侧动脉的使用情况。这类动脉的管径大小与 CmaA 和 PcaA 相似，而且其位置更靠远端，在行阻断期间可降低缺血性并发症的风险。

除了跨中线处的左-右位配对，在分别位于同侧胼胝体沟和扣带沟内的 PcaA 与 CmaA 之间，也能构建

上-下位的血管配对。对其中一支动脉的大范围松解，可使其跨过扣带回。有这样一个病例，是从巨大血栓性 ACA 动脉瘤发出的 PcaA 流出支，上移至扣带沟并与 CmaA 行再植术，使瘤体远端闭塞。保留的血流向流出端的 CmaA 和再植的 PcaA 区域供给（病例 16.4）。此病例中，利用额叶自身的重力牵拉扩大镰-额三角，置头部于正中水平位，并通过重力牵拉而非固定牵拉打开半球间裂。

对于位置更靠近端的动脉瘤，可使用"仰鼻"位。在无重力（牵拉）的帮助下，镰-额三角粘连紧密，但其他的动脉如眶额动脉和额极动脉，也可以参与到再植术中。例如，Spetzler 报道的应用左侧额极动脉-右侧大脑前动脉 A2 段搭桥治疗一例复杂性 ACA 假性动脉瘤，搭桥前已先行瘤体切除并在供血动脉留下

病例 16.3 大脑前动脉（ACA）搭桥术

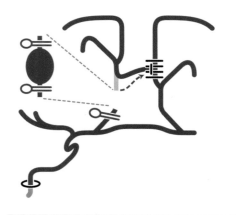
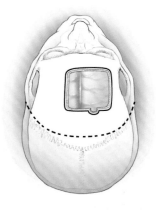
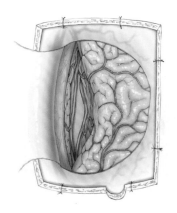

诊断	右侧大脑前动脉动脉瘤（延长扩张型）
动脉瘤类型	大脑前动脉交通后（A3 段）
开颅术/入路	双额开颅术/前半球间裂入路

搭桥术	R A3 ACA–L AIFA 再植术
搭桥类型	组合式搭桥
治疗	动脉瘤切除

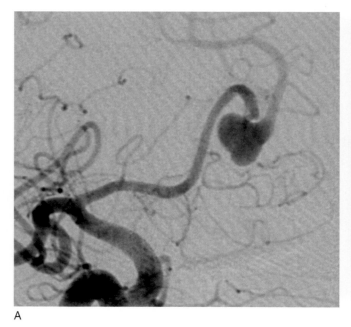

A

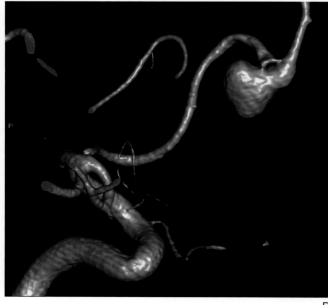

B

病例 16.3 女性患者，66 岁，跌倒伴意识丧失，头部 CT 检查意外发现右侧 ACA 远端动脉瘤。（A）右侧颈内动脉血管造影前斜位像。（B）右侧颈内动脉血管造影 3D 重建像。注意左侧 ACA 血管（大脑前动脉 A3 段和额前内侧动脉）靠近动脉瘤的流出动脉。（待续）

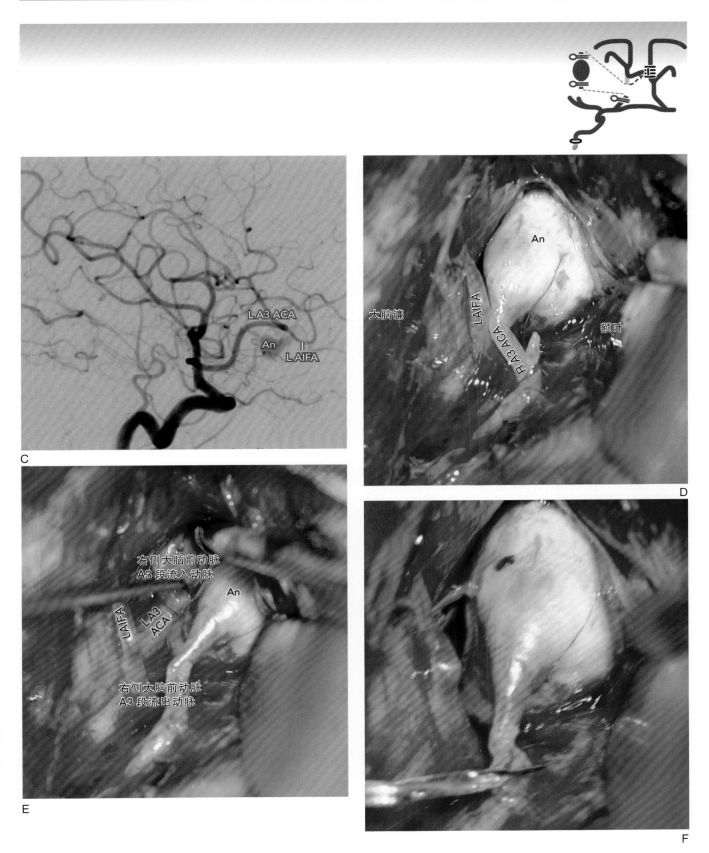

病例 16.3(续)　　(C)左侧颈内动脉血管造影侧位像。(D)通过双额开颅术和右前半球间入路暴露动脉瘤,打开镰-额三角。(E)通过将动脉瘤推向右侧,可见左侧大脑前动脉 A3 段和额前内侧动脉。(F)动脉瘤被孤立。L AIFA,左侧额前内侧动脉;L A3 ACA,左侧大脑前动脉 A3 段;R A3 ACA,右侧大脑前动脉 A3 段;An,动脉瘤。(待续)

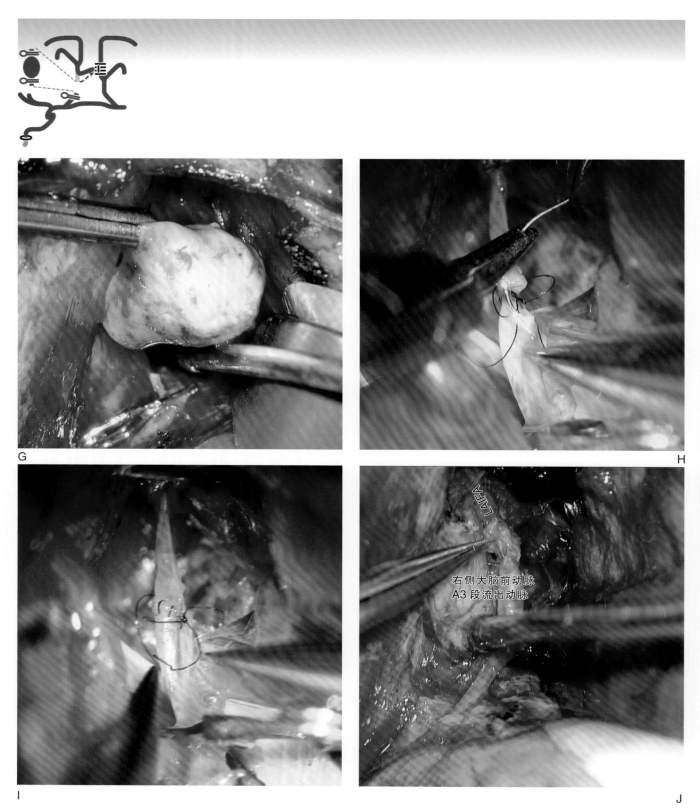

G

H

I

J

病例 16.3（续）　（G）切除动脉瘤。（H）以端–端吻合的方式重建。（I）流入动脉和流出动脉的过度扩张会导致搭桥闭塞。（J）相反，流出的右侧大脑前动脉 A3 段被再植到左侧额前内侧动脉。L AIFA，左侧额前内侧动脉。（待续）

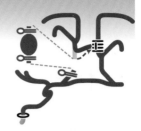

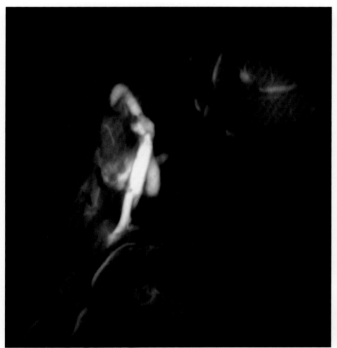

K

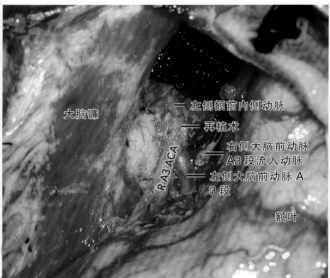

大脑镰

R A3 ACA

— 左侧额前内侧动脉
— 再植术
— 右侧大脑前动脉
  A3 段流入动脉
— 左侧大脑前动脉 A
  3 段

额叶

L

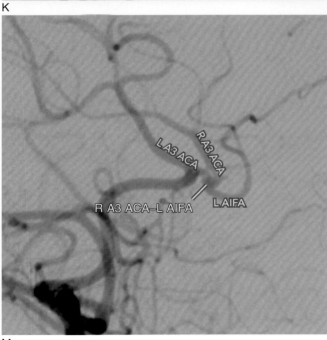

LA3 ACA

R A3 ACA

R A3 ACA–L AIFA

L AIFA

M

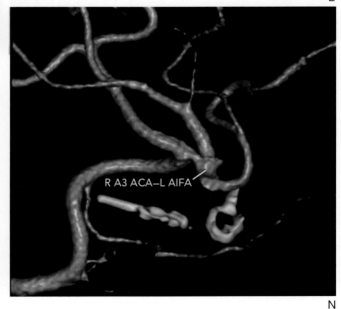

R A3 ACA–L AIFA

N

病例 16.3(续) (K)ICG 血管造影证实了搭桥的通畅性。(L)在 R A3 ACA–R AIFA 再植术中,供体动脉和受体动脉无张力,吻合更容易、更表浅。术后血管造影显示左-右搭桥通畅。(M)左侧颈内动脉血管造影侧位像。(N)左侧颈内动脉血管造影 3D 重建像。患者恢复,无并发症或新的病变。R A3 ACA,右侧大脑前动脉 A3 段;L A3 ACA,左侧大脑前动脉 A3 段;L AIFA,左侧额前内侧动脉。

病例 16.4　大脑前动脉（ACA）搭桥术

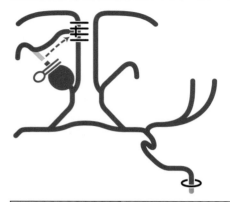 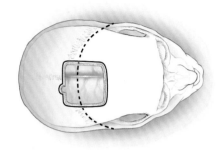 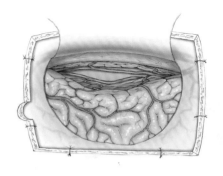

诊断	右侧大脑前动脉动脉瘤（延长扩张型）	搭桥术	R PcaA–R CmaA 再植术
动脉瘤类型	大脑前动脉交通后（A3 段）	搭桥类型	再植术
开颅术/入路	双额开颅术/前半球间裂入路	治疗	动脉瘤远端闭塞

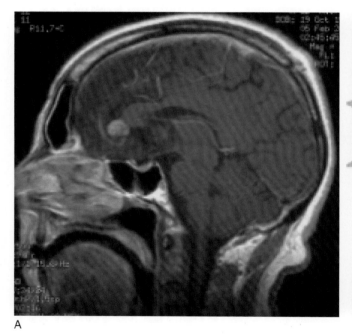

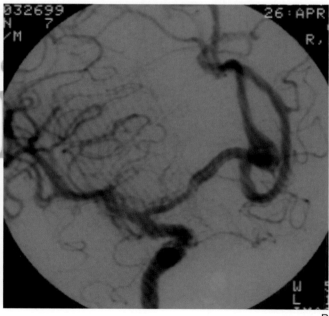

A

B

病例 16.4　男性患者,62 岁,主诉听力降低。MRI 显示存在大的血栓性右侧远端 ACA 动脉瘤。动脉瘤位于胼胝体膝部。(A)轴向钆增强 MRI T1 加权成像。起源于右侧大脑前动脉 A3 段分叉处指向胼周动脉和胼缘动脉,胼周动脉由动脉瘤背部发出,无可夹瘤颈。(B)右侧颈内动脉血管造影侧位像。（待续）

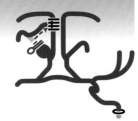

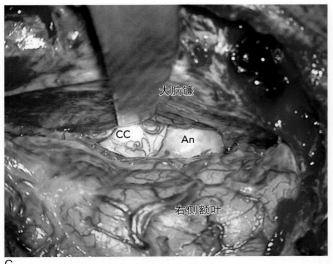

C

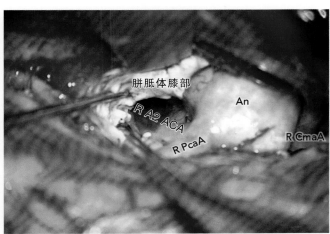

D

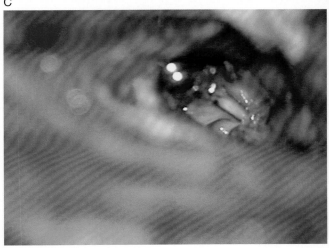

E

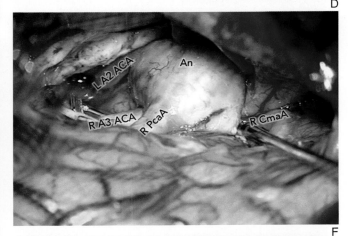

F

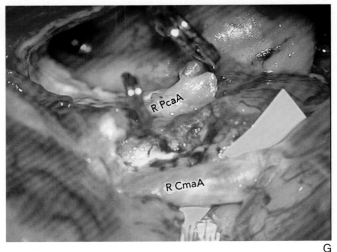

G

病例 16.4(续)　**(C)** 通过正中水平位双额开颅术(右侧向下,左侧向上,鼻向右),通过重力牵拉打开半球间裂,镰-额三角被广泛打开,可以很容易辨别胼胝体上的动脉瘤。**(D)** 切除一部分胼胝体膝部后,大脑前动脉 A2 段紧邻前交通动脉。**(E)** 夹闭前交通动脉动脉瘤。**(F)** 在动脉瘤的流入动脉上应用临时阻断,分离右侧胼周动脉和胼缘动脉,直接夹闭动脉瘤的尝试因为腔内血栓导致夹子迁移到胼周动脉起始点而失败。**(G)** 动脉瘤被孤立,胼周动脉从动脉瘤横断。CC,胼胝体;An,动脉瘤;R A2 ACA,右侧大脑前动脉 A2 段;R PcaA,右侧胼周动脉;R CmaA,右侧胼缘动脉;L A2 ACA,左侧大脑前动脉 A2 段;R A3 ACA,右侧大脑前动脉 A3 段。(待续)

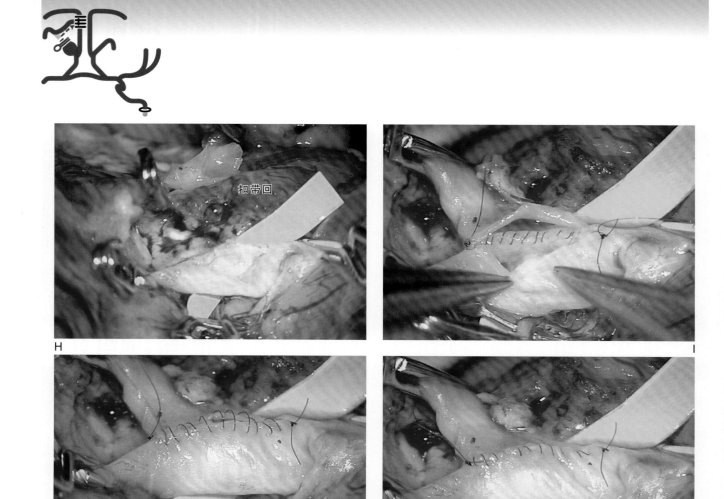

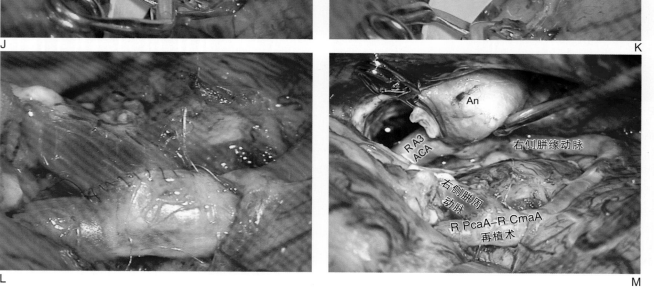

病例 16.4(续) (H)在胼缘动脉中进行动脉切开术。(I)胼周动脉被向上移动越过扣带回到达胼缘动脉,在那里,背部进行原位技术的端-侧吻腔内缝合。(J)前侧腔外缝合。(K)收紧打结。(L)打开搭桥。(M)这种 R PcaA-R CmaA 再植术是同侧的上-下搭桥,胼缘动脉在远端向整个 ACA 区域供血。动脉瘤远端被夹闭,导致术后血管造影显示完全血栓形成。An,动脉瘤;R A3 ACA,右侧大脑前动脉 A3 段;R PcaA,右侧胼周动脉;R CmaA,右侧胼缘动脉。

一处大洞，考虑到如果直接缝闭漏口会损伤管腔及血流，故重新利用额极动脉作为补片移植物，其端口修剪成鱼嘴状后，行再移植式端-侧吻合到缺损处上方，虽然血管吻合不足以重建 ACA 供血区，但成功地修补了动脉。眶额也可用在类似的再植术中。

SCA/PCA 再植术

在环池内，尽管 SCA s1 段和 s2 段及 PCA p2 段呈相互平行走行使再植术成为可能，但在笔者的既往手术经验或文献中还未见报道。而且，笔者曾经对一例破裂的、多分叶状的、不完全栓塞性 SCA 动脉瘤施以 ATA（供血支）-s1 SCA 再植术，其中 SCA 就发自动脉瘤的基底部（病例 16.5）。患者细小的 STA 不足以完全承担供血任务，而且经搭桥重建后的 SCA，一旦夹闭就无法挽救。大多数情况下，再移植动脉是从邻近的分支汲取血流，而这例 ATA-s1 SCA 吻合为"供血性再植术"，即再植动脉向闭塞的流出支提供血流。在供血性再植术中，端-侧吻合类似于传统的 STA-MCA 搭桥。供血性再植术，对可供再次利用的颅内动脉需求量更大。因向静默脑区供血，故牺牲ATA 后的病患是可耐受的，并且由此引发的脑梗死不会造成（临床）症状或功能缺失。多用途的 ATA 可以用于其他的搭桥术式，如 ATA-P2 PCA 搭桥和 ATA-A2 ACA 搭桥。同样，基于我们实验室尸体研究的结果，ATA-A2 ACA 搭桥的可实施率为 82%。在大脑中动脉 M3 段和 M4 段交界处横断的 ATA，沿脑池段分支和蛛网膜粒松解后，改道经额底至大脑半球间裂并再植至大脑前动脉 A2 段。在大脑中动脉 M3 段和 M4 段交界处，ATA 的平均直径为 1.1mm，而在成功实施搭桥中的管径要略大一些（1.4mm），ATA 脑池段的平均长度为 38.5mm，足以到达大脑前动脉 A2 段远端的 5.6mm 处（图 16.3）。从大脑中动脉 M1 段发出（Ⅰ型）的 ATA 移动性最好，但也可发自于大脑中动脉 M2 段岛部（ⅡA 型）或岛盖部（ⅡB 型）。用于治疗 ACoA 动脉瘤的 ATA-A2 ACA 搭桥，需要对一条大脑前动脉 A2 段血管行远端的血运重建，通过行翼点或眶颧开颅术可使患者免受额外的双额开颅术。

PICA 再植术

对于非囊状、形态不规则、钙化、动脉粥样硬化性、血栓性或其他不可夹闭的 PICA 和 VA 动脉瘤来说，PICA 再植术是理想的治疗方式（病例 16.6）。要在穿透硬脑膜环处显露椎动脉 V4 段近端，需通过切断齿状韧带并上移舌下神经根来扩大舌下神经下三角。在吻合时，阻断 VA 近端所用的临时动脉瘤夹，可置于副神经下方以抬高此神经，或为了行再植术，在硬脑膜外增加椎动脉 V4 段近端的可用长度。

PICA 再植术也可用于治疗累及 PICA 发出处的 VA 夹层动脉瘤（病例 16.7）。如果对侧的 VA 不止于 PICA 且能维系基底循环，那么可通过血管介入手段对累及 PICA 起始处近端或远端的夹层动脉瘤行病变血管节段的栓塞治疗。反之，若对累及 PICA 起始处的 VA 夹层动脉瘤行血管介入栓塞术，可能产生 PICA 闭塞，表现为延髓外侧综合征（Wallenberg 综合征）、小脑下部梗死、小脑肿胀和后颅窝高压。因此，治疗这类特定的夹层动脉瘤时，首选血管搭桥，或是搭桥合并瘤体孤立。

一些走行短直的回旋穿支（呈< 90°绕延髓走行）和长回旋穿支（呈≥90°绕延髓走行）会束缚住 PICA。当这些穿支拘束或者固定 PICA 时，禁忌行再植术。基于笔者的手术经验和实验室尸体研究，直接发自小脑下后动脉 p1 段的穿支很罕见，反而可见到短的回旋穿支。穿入延髓之前，脑池段回旋穿支可弥补小脑下后动脉的长度不足，或为其向近端走行提供额外长度，以便横断后的 PICA 能行反向再植至 VA 脉，或可使管壁有足够长度行切断后的修剪（图 16.5）。根据尸体研究，在 PICA 近端缺少直接穿支的情况下，回旋穿支可提供一段长达 7mm 的缓冲长度供再植术（就非囊性 PICA 瘤而言），而且 PICA 沿椎动脉 V4 段向近端走行的距离可额外增加 13.4mm（就 VA 夹层动脉瘤而言）。VA 夹层动脉瘤的平均长度为 11mm，并且移植所需的长度约为瘤长的一半，因此对很多夹层动脉瘤的治疗来说，PICA 再植术是可行的。

若把离断后的 PICA 从远端椎动脉 V4 段所在的舌下神经下三角，重新定位至近端椎动脉 V4 段所在

病例 16.5　基底动脉 (BA) 搭桥术

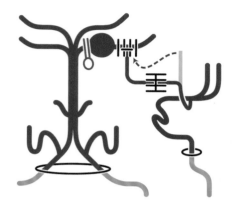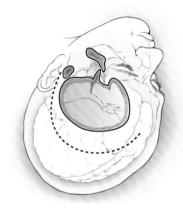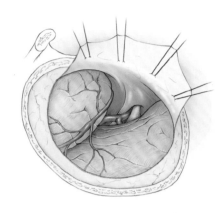

诊断	左侧小脑上动脉动脉瘤(延长扩张型)
动脉瘤类型	基底部后四分叉远端(小脑上动脉)
开颅术/入路	眶颧开颅术/经侧裂入路

搭桥术	L ATA-s1 SCA 再植术和 L ATA 再吻合术
搭桥类型	组合式搭桥
治疗	动脉瘤夹闭

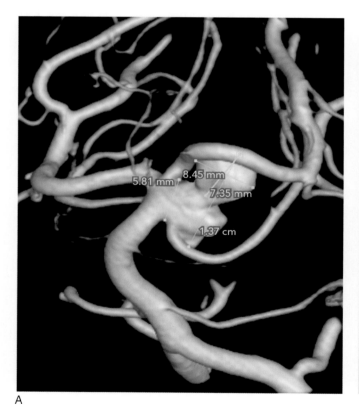

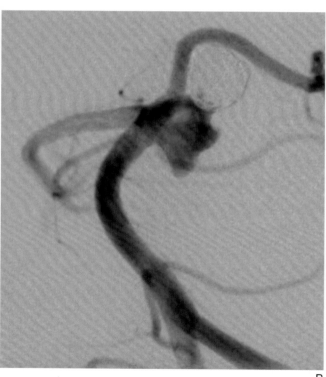

A

B

病例 16.5　女性患者,55 岁,因较大的多叶左 SCA 动脉瘤破裂产生蛛网膜下隙出血,SCA 从动脉瘤的基底部发出。(A)左侧椎动脉血管造影 3D 重建像。(B)动脉瘤部分栓塞,以防止再破裂并保留 SCA,然后将患者转诊至显微外科手术(左侧椎动脉血管造影前斜位像)。(待续)

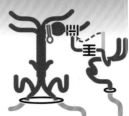

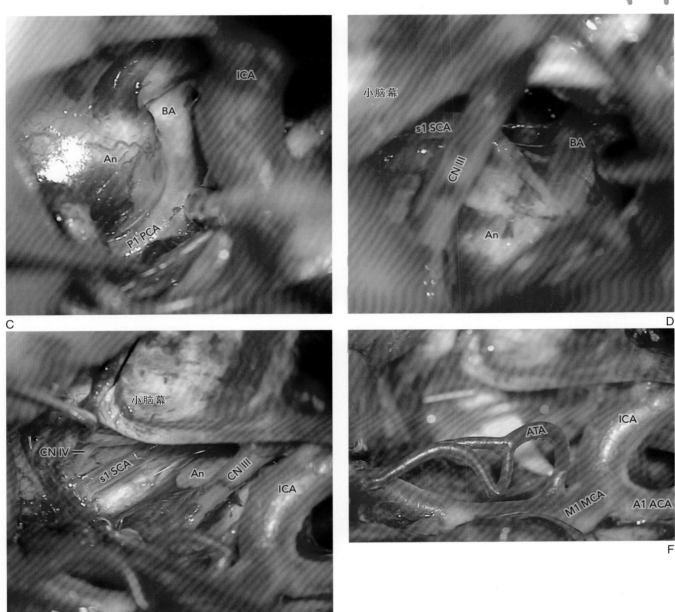

病例 16.5（续）　（C）动脉瘤通过左侧眶颧开颅术显露。（D）SCA 发自动脉瘤基底部，从颈动脉动眼神经三角走行至小脑幕-动眼神经三角。（E）通过切开滑车神经进入其硬脑膜套袖入口后方的小脑幕并缝合向外牵开来加宽的小脑幕-动眼神经三角。（F）在 M1 段下侧的侧裂处识别出明显的 ATA 供体血管。ICA，颈内动脉；BA，基底动脉；An，动脉瘤；P1 PCA，大脑后动脉 P1 段；s1 SCA，小脑上动脉 s1 段；CN Ⅲ，动眼神经；CN Ⅳ，滑车神经；ATA，颞前动脉；M1 MCA，大脑中动脉 M1 段；A1 ACA，大脑前动脉 A1 段。（待续）

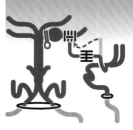

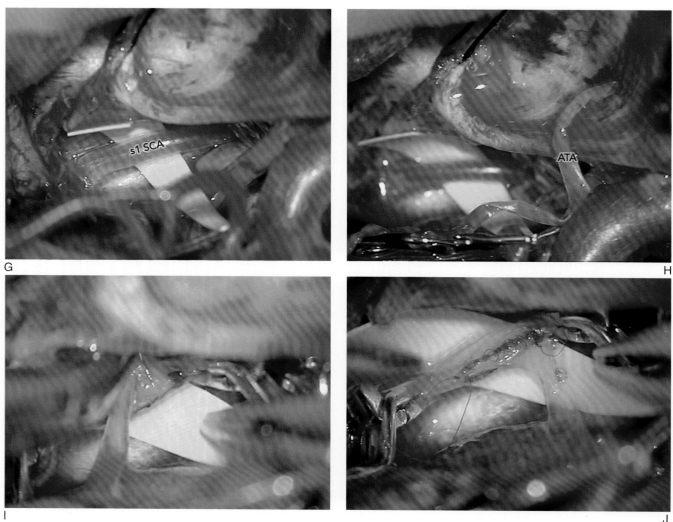

病例 16.5(续) （G)ATA 供体血管有足够的长度到达 SCA 的 s1 受体部位。（H)ATA 在远侧横断,修剪成鱼嘴状。（I)锚定到 SCA,（J)于此处缝合。s1 SCA,小脑上动脉 s1 段;ATA,颞前动脉。（待续）

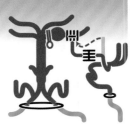

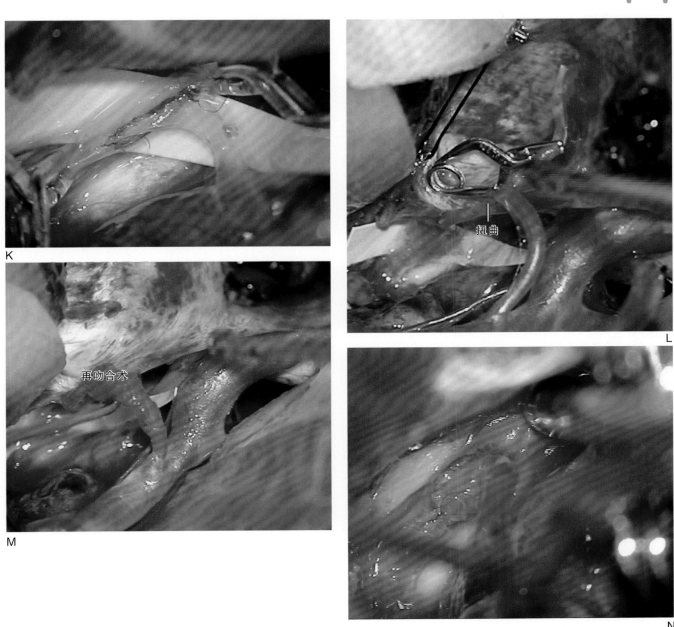

病例 16.5(续)　(K)收紧以完成吻合。临时夹闭 ATA, 动脉的半周扭曲没有被注意到。(L)当临时夹被移除时, 才发现半周扭曲和受损的血流。(M)ATA 在其中点处被切断, 无扭转, 并行端-端再吻合。(N)这显著改善了通过再植动脉的血流。(待续)

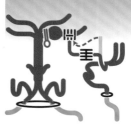

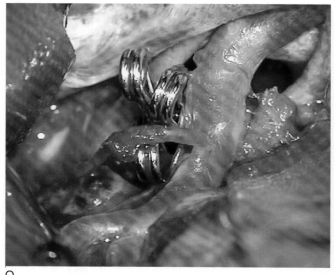

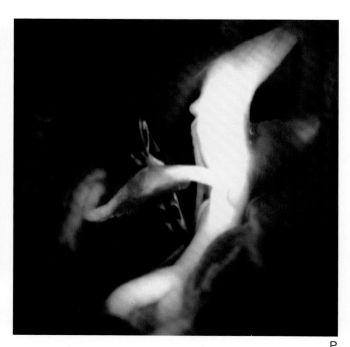

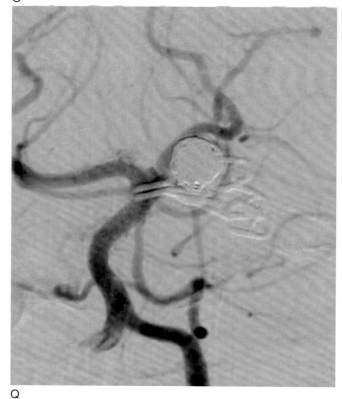

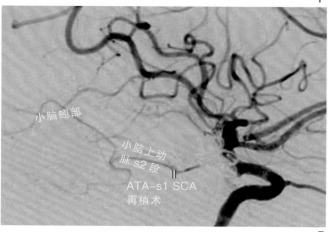

O

P

Q

R

小脑蚓部

小脑上动
脉 S2 段
ATA-s1 SCA
再植术

病例 16.5(续)　(O)基底动脉干动脉瘤被临时夹闭 9 分钟。注意到动脉瘤夹闭是在颈动脉–动眼神经三角中进行的,搭桥是在小脑幕–动眼神经三角中进行的。(P)ICG 血管造影显示 ATA–s1 SCA 再植术的通畅性。尽管牺牲 SCA 在预料当中,但术后血管造影显示 SCA 动脉瘤完全夹闭并保留了 SCA。(Q)左侧椎动脉血管造影前后位像。(R)不同于大多数接受搭桥血流的再植动脉,该再植入的 ATA 是供应 SCA 区域(供体再植术)的供血血管,其喙侧干造影染色勾勒出小脑蚓部(左侧颈内动脉血管造影侧位像)。患者耐受了 ATA 的丧失,没有神经系统后遗症。

病例 16.6　小脑下后动脉 (PICA) 搭桥术

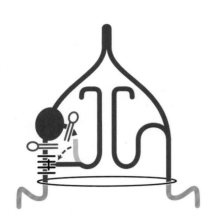 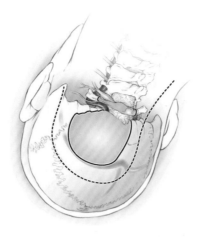 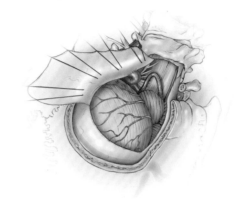

诊断	右侧椎动脉/小脑下后动脉动脉瘤
动脉瘤类型	小脑下后动脉,延髓前段
开颅术/入路	远外侧开颅术/经小脑延髓入路

搭桥术	R p1 PICA–V4 VA 再植术
搭桥类型	再植术
治疗	近端动脉瘤闭塞

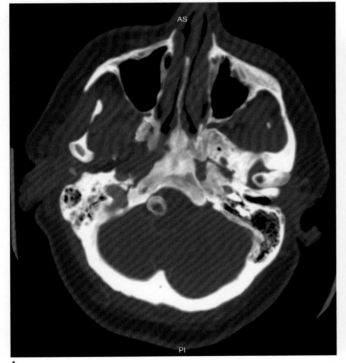

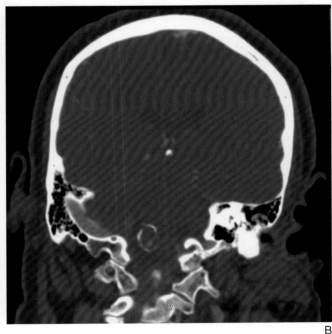

A

B

病例 16.6　女性患者,58 岁,在诊治颈部僵硬、吞咽困难及手脚间歇性麻木时,诊断出了累及 PICA 起始部的右侧椎动脉 V4 段动脉瘤。(A)CT 血管造影轴位像。(B)CT 血管造影冠状位像。(待续)

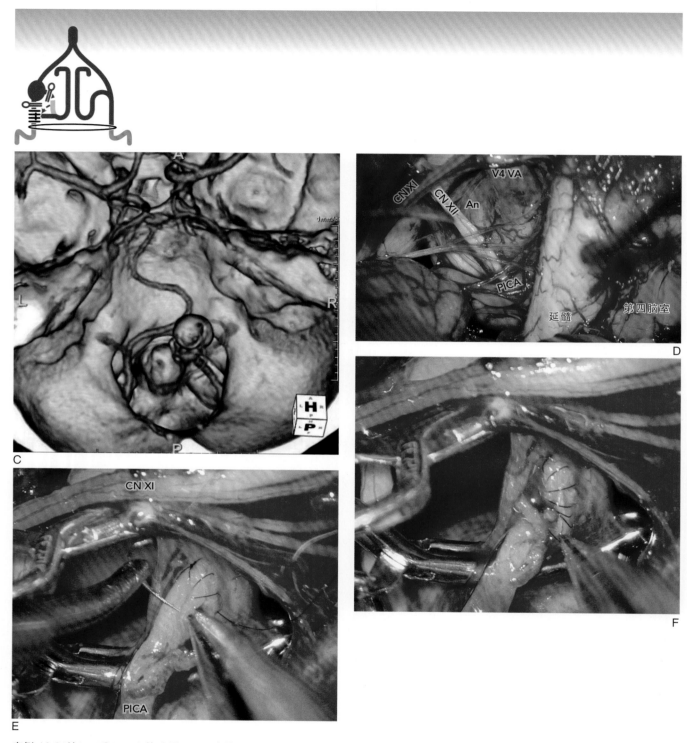

病例 16.6（续）　（C）CT 血管造影 3D 重建像。CT 血管造影显示膨胀形态、腔内血栓和壁内严重的动脉粥样硬化钙化。尝试血管介入栓塞失败，患者转诊至显微外科。（D）从远端右外侧开颅术中可以看到，动脉瘤充满迷走-副神经三角的舌下部，PICA 发自其内上角。（E）计划用 p1 PICA–V4 VA 再植术处理此不可夹闭的动脉瘤，并将切断的 PICA 从动脉瘤移至迷走-副神经三角下角的正常椎动脉 V4 段的更近端。临时夹闭抬高脊髓副神经并增加椎动脉 V4 段的显露。（F）收紧第一条缝线。CN XI，副神经；CN XII，舌下神经；An，动脉瘤；V4 VA，椎动脉 V4 段；PICA，小脑下后动脉。（待续）

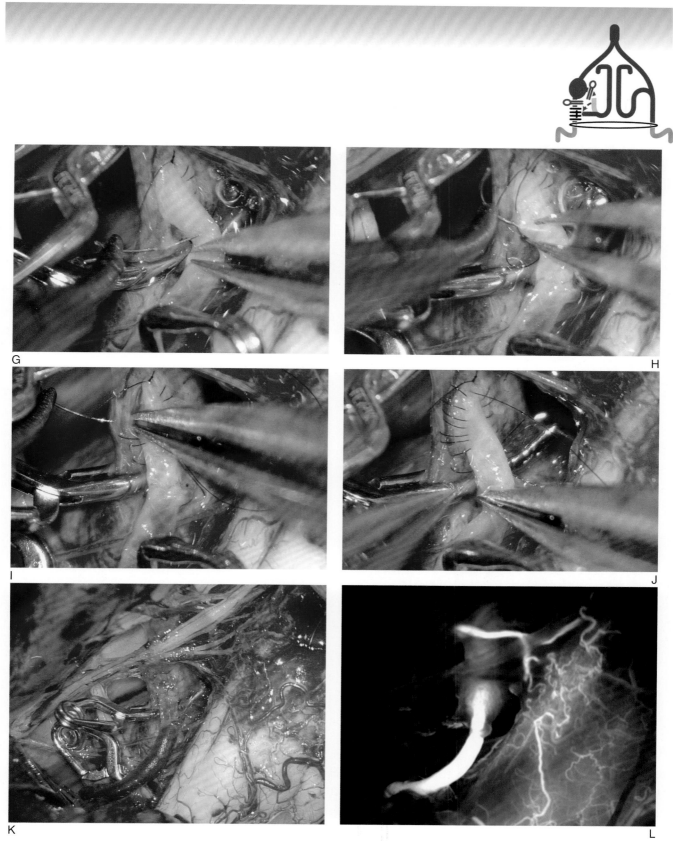

病例 16.6(续)　(G,H)下一条缝线的第一针分两次完成,(I)其余的缝合一次完成,注意每一针都贯穿 VA 壁的全层。(J)缝合完成。(K)移除近端临时阻断夹导入再植 PICA 中的血流。(L)ICG 血管造影证实血流通畅。动脉瘤远端的 VA 难以显像,因此术后影像学证实动脉瘤近端完全闭塞合并血栓形成。

病例 16.7 小脑下后动脉 (PICA) 搭桥术

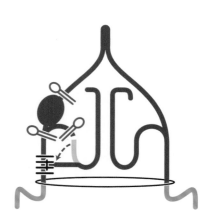 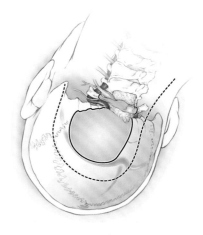 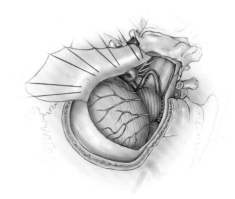

诊断	右侧椎动脉/小脑下后动脉动脉瘤(夹层)
动脉瘤类型	小脑下后动脉, 延髓前段
开颅术/入路	远外侧开颅术/经小脑延髓入路

搭桥术	R p1 PICA–V4 VA 再植术
搭桥类型	再植术
治疗	动脉瘤孤立

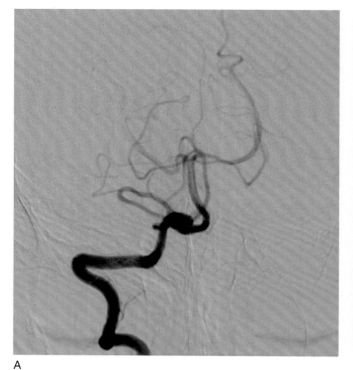 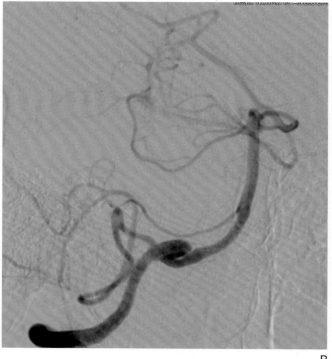

A   B

病例 16.7 女性患者, 48 岁, 头痛 3 天, 右侧椎动脉 V4 段夹层动脉瘤破裂导致蛛网膜下隙出血。夹层恰好开始于 PICA 的起始部, 难以行介入治疗。(A)右侧椎动脉血管造影前后位像。(B)右侧椎动脉血管造影后斜位像。(待续)

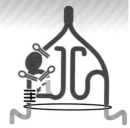

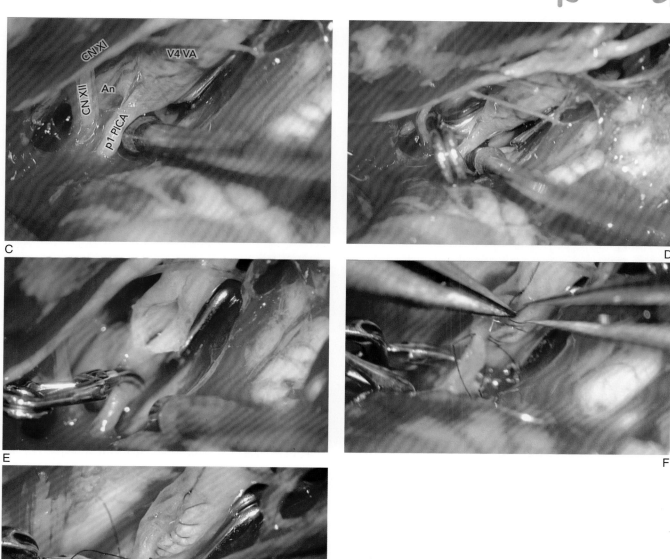

病例 16.7(续)　(C)术中,PICA 起源于夹层段近端,恰好位于舌下神经根下。计划行 p1 PICA–V4 VA 再植术。(D)夹层段远端应用直夹、近端应用右弯角开窗夹以进行夹闭。(E)椎动脉 V4 段近端动脉化,PICA 夹闭,使其能被横断。(F)缝线沿第一条缝线收紧。(G)打结。CN XI,副神经;CN XII,舌下神经;An,动脉瘤;p1 PICA,小脑下后动脉 p1 段;V4 VA,椎动脉 V4 段。(待续)

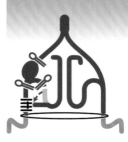

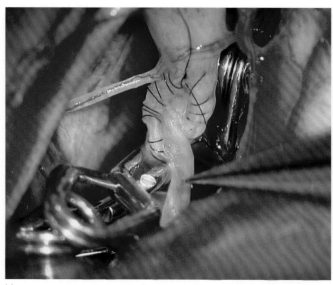

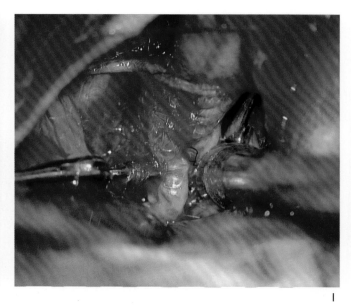

H　　　　　　　　　　　　　　　　　　　　　　　　　　　　　**I**

病例 16.7(续)　(H)第二条缝线完成。(I)再植的 PICA 再灌流。夹层动脉瘤被完全孤立,患者恢复良好,2 年随访评价良好。

的舌下神经上三角,需要在包绕后组脑神经的局限性(迷走-副神经)三角内进行分离性操作,而回顾笔者的 PICA 搭桥经验发现,相较于迷走-副神经三角以外区域的搭桥,比如 L p3 PICA-R p3 PICA 原位搭桥,在该区域内的分离会引起更高的脑神经致残率。我们也观察到,与其他搭桥方式相比,由于 VA 和 PICA 的管壁厚度存在差异且动脉尺寸难以匹配,再植术的通畅率更低(病例 16.8)。含有多层结构的厚壁 VA 必须全层缝合,而即便做到完美的缝合程度也会在缝线处显露残留于管壁内膜和外膜的血栓。此外,VA 夹层的发生与闭塞再植性 PICA 相关,提示病理性 VA 组织可能已并入吻合口并对搭桥的通畅性产生了影响。基于本篇

回顾,当不适合行 PICA 再吻合术或 p3 PICA-p3 PICA 原位搭桥时,PICA 再植术已成为替代性术式,比如因对侧 PICA 管径太细而无法向双侧 PICA 供血区充分供给血流的情况。就像对侧 AICA-PICA 搭桥一样,解剖变异可能会把再植术推向比 p3 PICA-p3 PICA 原位搭桥更重要的地位。

在 PICA 再植术中,椎动脉 V4 段近端并非唯一的供血动脉,还有位于迷走-副神经三角以外的其他供血支。在一些罕见的病例中,PICA 走行迂曲且无近端延髓穿支发出,因此横断后的 PICA 可有充足的移动度到达后正中线处,并与对侧 PICA 行再植术(病例 16.9)。

病例 16.8　小脑下后动脉 (PICA) 搭桥术

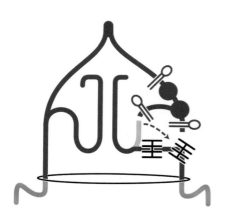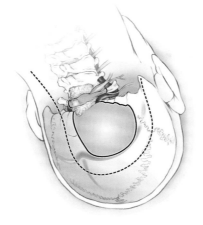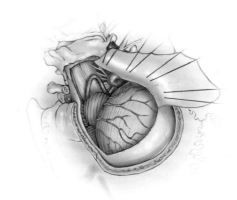

诊断	左侧椎动脉/小脑下后动脉动脉瘤（夹层）		搭桥术	L p1 PICA-V4 VA 再植术和 L p1 PICA-p1 PICA 再吻合术
动脉瘤类型	小脑下后动脉，延髓前段		搭桥类型	组合式搭桥
开颅术/入路	远外侧开颅术/经小脑延髓入路		治疗	动脉瘤孤立

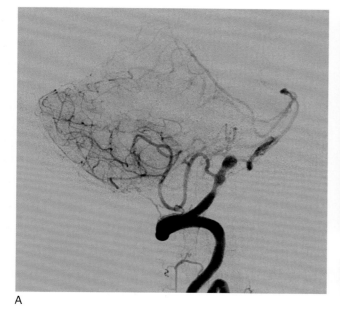

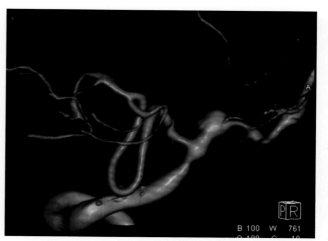

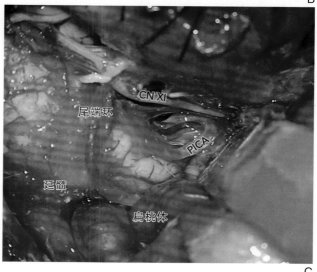

病例 16.8　女性患者，59 岁，在医院接受选择性半结肠切除术治疗憩室病时，突发头痛，左侧椎动脉夹层破裂导致蛛网膜下隙出血。整个椎动脉 V4 段都是异常的，包括夹层假性动脉瘤和起源于病理段的 PICA。(A) 左侧椎动脉血管造影侧位像。(B) 左侧椎动脉血管造影 3D 重建像。(C) 通过左侧远外侧开颅术，将 PICA 的 p2 段和 p3 段暴露于迷走-副神经三角。CN XI，副神经；PICA，小脑下后动脉。（待续）

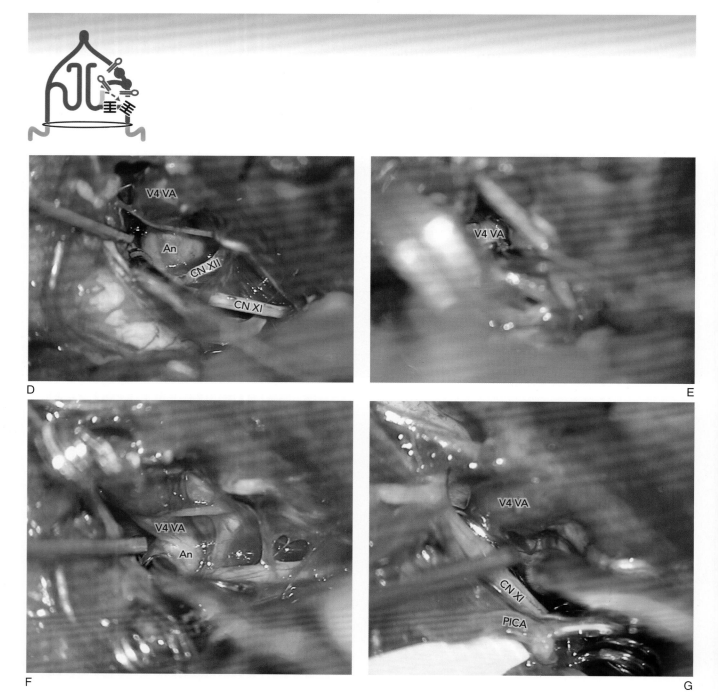

病例 16.8(续) (D,E)此时可见 VA 夹层假性动脉瘤,在椎动脉 V4 段近端用临时阻断夹,在椎动脉 V4 段远端用永久阻断夹进行夹闭,对侧 PICA 管径太小,不能进行 R p3 PICA–L p3 PICA 搭桥。(F)在椎动脉 V4 段上找不到健康的植入部位。(G)在传统的吻合部位行直线切口切开动脉壁显示了病理性结构,因此不能使用。将近端临时阻断夹从椎动脉近端硬膜内的 V4 段移至远端硬膜外的 V3 段,以更多显露椎动脉近端 V4 段。此外,将副神经前移并朝向延髓,以获得更多的显露,以便将椎动脉 V4 段切断到其硬膜环之外来进行端–端吻合而不是端–侧吻合。CN XI,副神经;CN XII,舌下神经;V4 VA,椎动脉 V4 段;An,动脉瘤;PICA,小脑下后动脉。(待续)

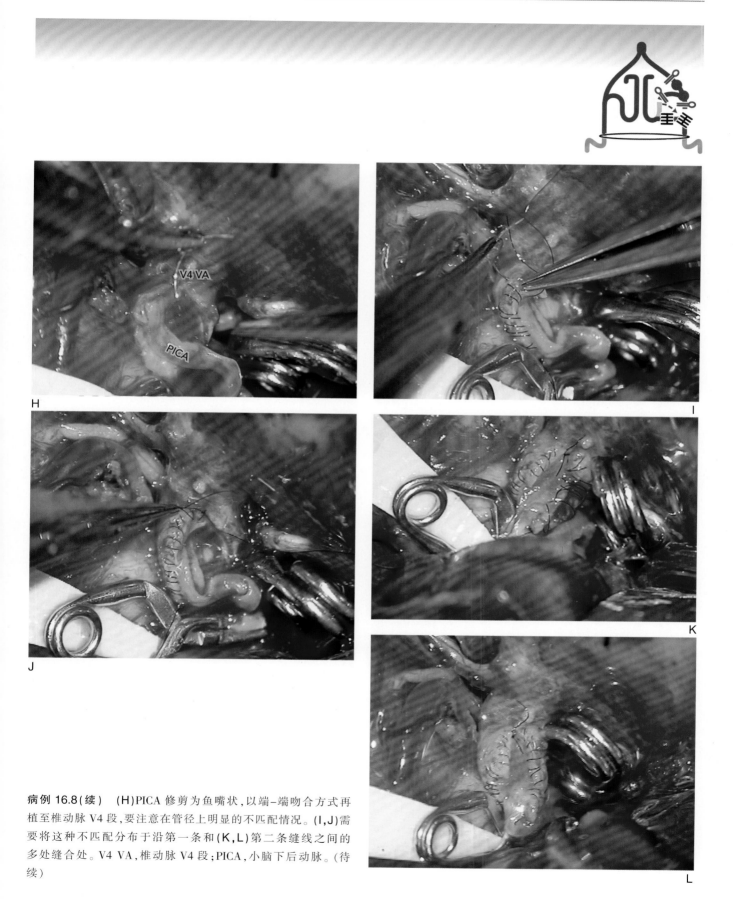

病例 16.8（续）　(H)PICA 修剪为鱼嘴状，以端-端吻合方式再植至椎动脉 V4 段，要注意在管径上明显的不匹配情况。(I,J)需要将这种不匹配分布于沿第一条和(K,L)第二条缝线之间的多处缝合处。V4 VA，椎动脉 V4 段；PICA，小脑下后动脉。(待续)

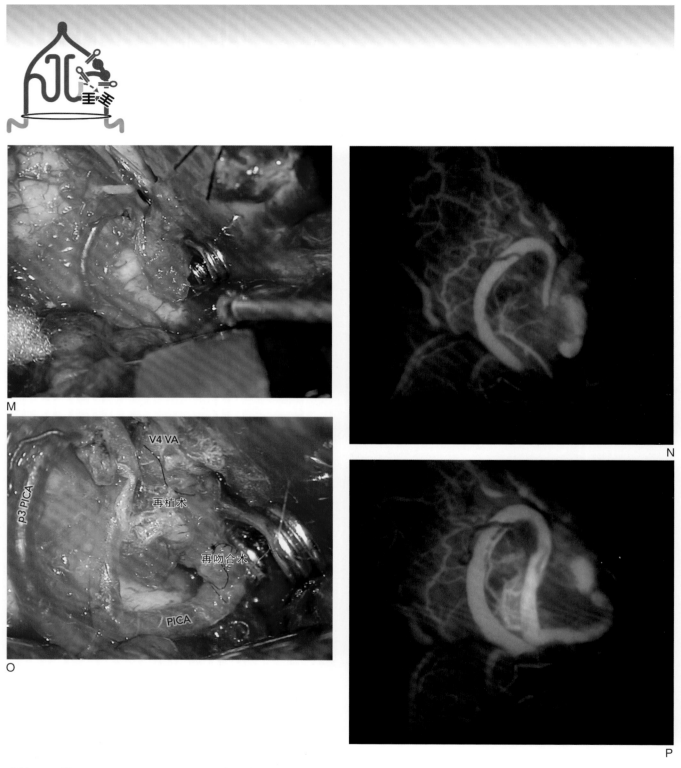

病例 16.8(续)　(M)p1 PICA–V4 VA 再植术开始是畅通的。(N)如 ICG 血管造影所示,近端 PICA 的扭结不能解开,搭桥闭塞。(O)切除扭结,鱼嘴状切开动脉,然后以端–端吻合方式再吻合至再植动脉残端。(P)ICG 血管造影显示搭桥的血流显著改善。在这种情况下,PICA 可以采用端–端吻合,以及通常用于大多数再植术的端–侧吻合。可能需要额外重建另一个端–端吻合,以避免并发症的发生,如扭结等。p3 PICA,小脑下后动脉 p3 段;V4 VA,椎动脉 V4 段;PICA,小脑下后动脉。

病例 16.9 小脑下后动脉 (PICA) 搭桥术

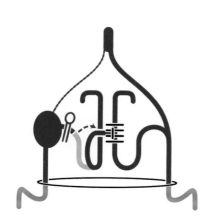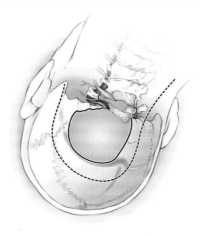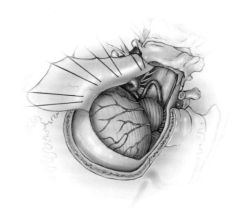

诊断	右侧椎动脉/小脑下后动脉动脉瘤
动脉瘤类型	小脑下后动脉，延髓前段
开颅术/入路	远外侧开颅术/经小脑延髓入路

搭桥术	R p1 PICA–L p3 PICA 侧支再植术
搭桥类型	再植术
治疗	远端动脉瘤闭塞

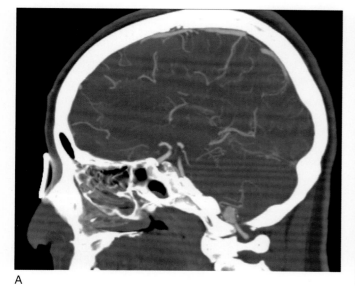
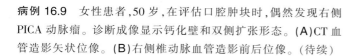

A

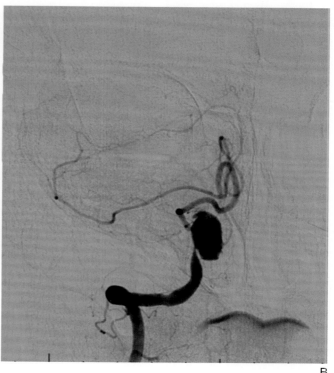

病例 16.9 女性患者，50 岁，在评估口腔肿块时，偶然发现右侧 PICA 动脉瘤。诊断成像显示钙化壁和双侧扩张形态。(A)CT 血管造影矢状位像。(B)右侧椎动脉血管造影前后位像。(待续)

B

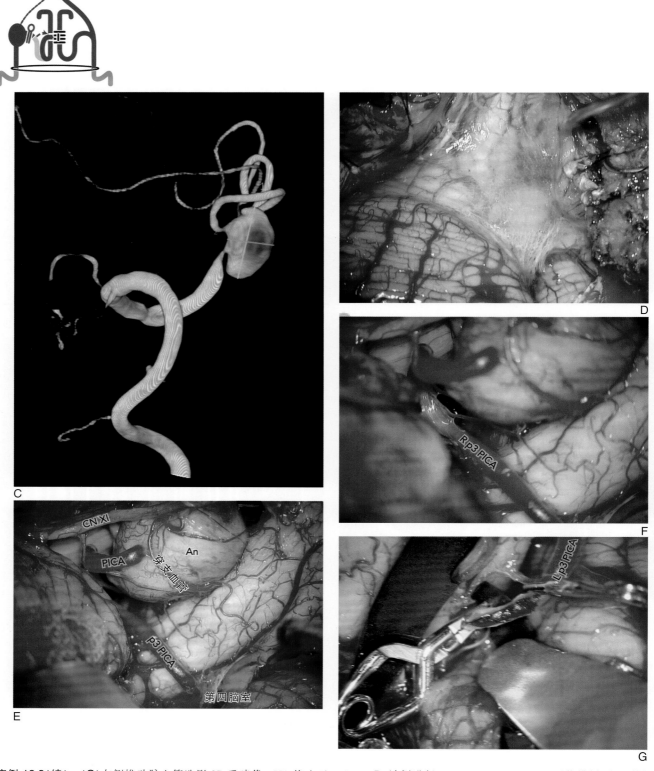

病例 16.9（续）　（C）右侧椎动脉血管造影 3D 重建像。VA 终止于 PICA。(D)计划进行 R p3 PICA–L p3 PICA 原位搭桥,右远外侧开颅术延伸至横跨中线以显露左侧用于搭桥的 PICA。(E)PICA 起源于动脉瘤的侧壁,在髓前段和外侧段具有异常丰富的迂回。(F)没有穿支血管将其限制在髓质上,这使得 PICA 具有异常大的移动性。(G)选择左侧 PICA 的尾侧环作为再植术右侧 PICA 的供体动脉,即形成一个对侧 PICA 再植术。CN Ⅺ,副神经;PICA,小脑下后动脉;An,动脉瘤;p3 PICA,小脑下后动脉 p3 段;R p3 PICA,右侧小脑下后动脉 p3 段;L p3 PICA,左侧小脑下后动脉 p3 段。(待续)

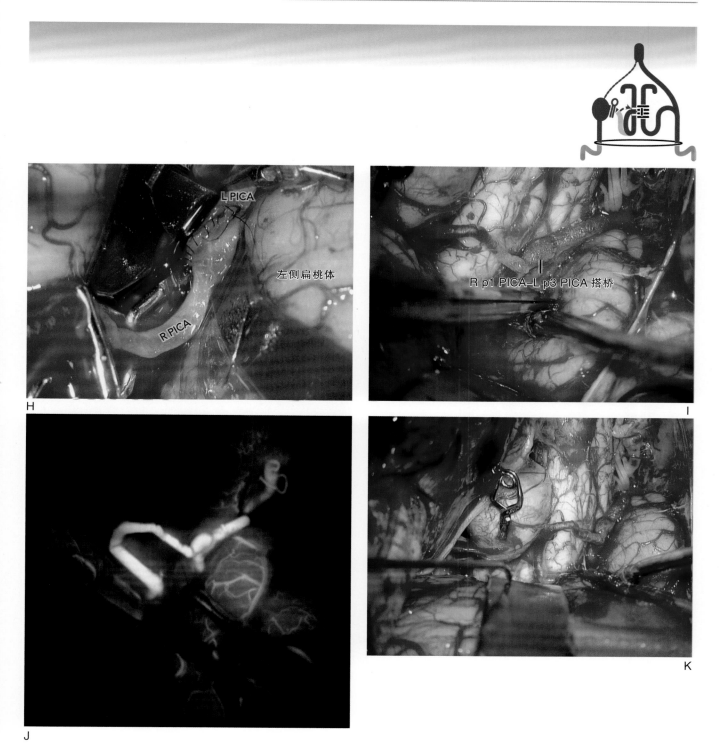

病例 16.9(续) (H)右侧小脑下后动脉 p1 段被切断,移出迷走–副神经三角,很容易在中线处到达左侧小脑下后动脉 p3 段,在那里它们可进行端–侧吻合。(I)形成一从左到右的顺行流入右侧 PICA 的搭桥。(J)ICG 血管造影。(K)动脉瘤远端在 PICA 起源处进行夹闭,该夹闭保留了起源于动脉瘤穿支的血流。L PICA,左侧小脑下后动脉;R PICA,右侧小脑下后动脉;R p1 PICA,右侧小脑下后动脉 p1 段;L p3 PICA,左侧小脑下后动脉 p3 段。(待续)

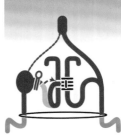

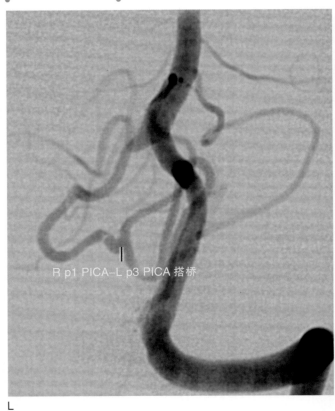

R p1 PICA-L p3 PICA 搭桥

L

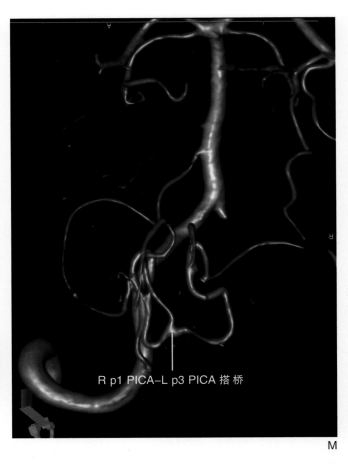

R p1 PICA-L p3 PICA 搭桥

M

病例 16.9(续)　术后血管造影显示动脉瘤血栓形成,R p1 PICA-L p3 PICA 对侧再植术通畅。(L)左侧椎动脉血管造影前后位像。(M)左侧椎动脉血管造影 3D 重建像。再植术位于对侧小脑下后动脉上,而不是椎动脉上,避免了低位脑神经之间的吻合,避免了小脑下后动脉和椎动脉之间壁厚和管径的不匹配。而且,需要进行的再植术的端-侧吻合较需要原位 R p3 PICA-L p3 PICA 搭桥的端-端吻合要稍微容易一些。R p1 PICA,右侧小脑下后动脉 p1 段;L p3 PICA,左侧小脑下后动脉 p3 段。

第 17 章

原位搭桥

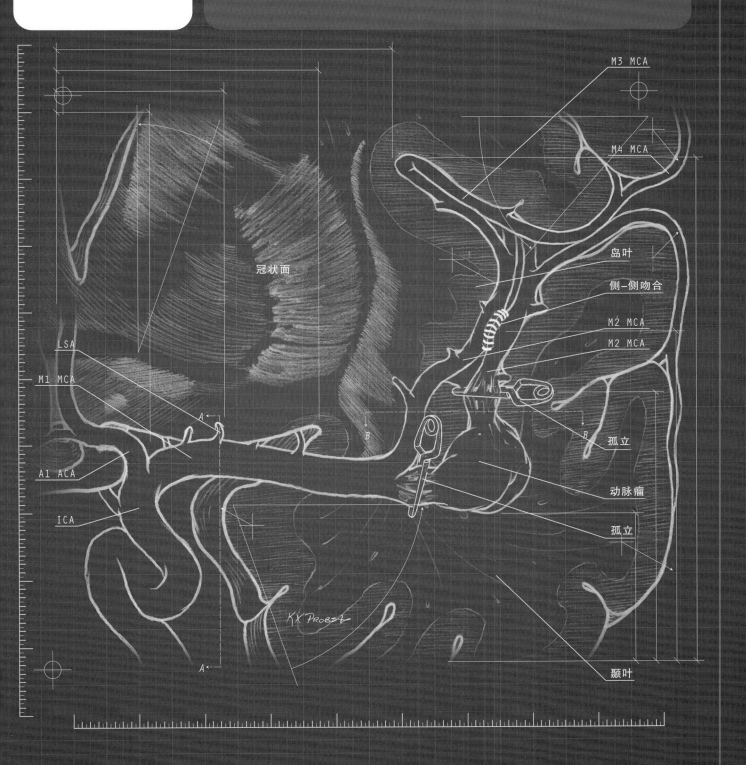

M3 MCA

M4 MCA

岛叶

侧—侧吻合

M2 MCA

M2 MCA

孤立

动脉瘤

孤立

颞叶

冠状面

LSA

M1 MCA

A1 ACA

ICA

A

A

B

B

KX PROBST

原位搭桥

原位搭桥是颅内–颅内血管搭桥的最佳示例,无须使用头皮动脉,无须获取移植血管,不必行额外(皮肤)切口或打造隧道,也无须费力获取其他参与物。原位搭桥要求供、受体血管在瘤体远端并行且相互靠近,但不要求正好在动脉瘤处。这种"交通性"的搭桥术式适用于治疗不同大小、形状各异以及不同致病源所引起的血管上游段动脉瘤。超越了一般意义上的搭桥重建,横跨侧–侧吻合处的交通性血流大小是由治疗性动脉闭塞、压力梯度及生理性需求所支配的,几乎赋予原位搭桥以自我调控的特性。完成再移植式搭桥的前提条件是供、受体血管彼此相邻且活动度好,而完成原位搭桥的前提是供、受体血管相邻且平行走行。实际上,并行且"单向"走行的血管,在行侧–侧吻合时对血管的移动度无须要求。这种吻合方式较其他吻合类型更为困难,因为它的第一条缝线需要分别进、出针,一次性处理 4 层动脉壁,并要与敏感的血管内膜接触。与再移植式搭桥术类似,原位搭桥会把未累及病变组织的过路动脉作为供血血管,然后夹闭阻断其供血区,倘若发生吻合口闭塞,会造成缺血性损伤及并发症。以上这些因素赋予原位搭桥以优美和神秘感,并因此成为作者最喜欢的第三代搭桥术式。

显微外科解剖

侧裂三角

在脑循环中很难找到并行的动脉,因此 (这种情况)也仅出现在 4 个解剖部位。大脑中动脉和其许多并行分支,赋予原位搭桥术以最大的潜能(图 17.1)。大脑中动脉分叉部分出的上、下干,及远端大脑中动脉 M2 段主干的分支,并行穿过侧裂三角后,到达额、颞、顶叶。发自大脑中动脉 M1 段的颞前动脉和颞极动脉,也与大脑中动脉 M2 段主干并行。在侧裂三角深部,这些动脉覆盖岛短回和岛长回皮质表面。动脉在移行至颞部或额部后,经盖部穿出侧裂的大脑中动脉 M3 段转向外侧走行,此时的动脉再次并行且紧密接触。下述解剖部位最利于完成原位搭桥,包括大脑中动脉 M2 段(即侧裂三角内邻近岛阈)和大脑中动脉 M3 段(即侧裂三角上方的盖部边缘,大脑中动脉 M4 段额、颞支发出皮层支之前)。

(大脑)镰–额三角

对于原位搭桥来说,大脑前动脉远端具备绝佳的解剖学位置,并与中线另一侧的配对血管贴合紧密(图 17.2)。就原位搭桥的前提条件而言,从胼胝体嘴到胼胝体压部周围均适用。原位搭桥可在大脑前动脉延伸部的任意处完成,但由于动脉管径较大且易通过半球间裂到达,胼胝体嘴顶端(大脑前动脉 A2 段远端)和膝部(大脑前动脉 A3 段)的解剖学特征更适合完成原位搭桥术。无论是否借助额叶的重力牵拉作用,搭桥时要充分打开镰–额三角。大脑前动脉原位搭桥适用于前交通动脉动脉瘤的治疗,且瘤体的同步显露可将搭桥转移至近端血管节段。对于大脑前动脉远端或胼周动脉动脉瘤来说,可在远端和更浅的部位分别连通左右两侧的胼周动脉和胼缘动脉。左、右两侧的胼周动脉在走行至(胼胝体)压部的过程中保持平行且相互接触,但胼缘动脉有多种远端分支类型,而这些分支可在矢状面上分离。充分游离的胼周动脉和胼缘动脉可在同一侧相连,故借助再移植式搭桥技术完成上–下位搭桥是可行的(见第 16 章,病例 16.4),而借助原位搭桥技术完成上–下位搭桥术是不可能的,因为尽管胼周动脉和胼缘动脉并行,两者之间相距甚远而难以完成侧–侧吻合。

小脑幕–动眼神经三角

在小脑幕–动眼神经三角内,可行原位搭桥治疗基底动脉尖动脉瘤的唯一一对并行血管,是在大脑后动脉 P2 段前部和(位于中脑大脑脚池内的)小脑上动脉 s1 段之间,即动眼神经后方(图 17.3)。在进行吻合时,无论是行临时或永久性夹闭阻断,都要避开重要的穿支。发自大脑后动脉 P2 段的大脑脚穿支直接穿入中脑大脑脚,并向皮质脊髓/延髓束、黑质、红核和被盖供血。位于大脑后动脉主干内侧,起源于其 P1、2 段的(回)旋支在穿入脑干之前,依其走行长度不同环绕在脑干周围(短旋支和长旋支)。短旋支在膝状体或其前方穿入脑干,长旋支向四叠体池方向走行并为上丘供血。大脑脚穿支通常向大脑脚前部供血,而(长、短)旋支则供血至大脑脚外侧部。在外侧丘脑的下方,发自大脑后动脉 P2 段前、后部交界处的丘脑膝状体穿支,上

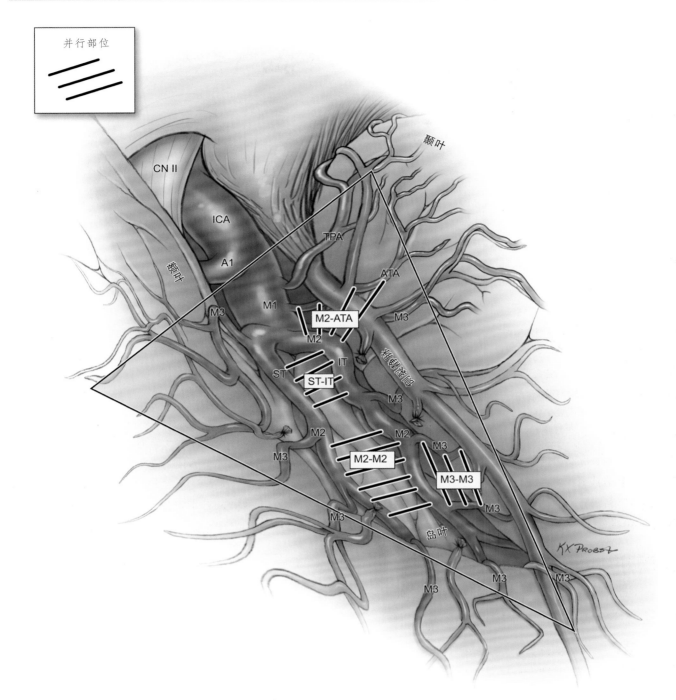

图 17.1　在侧裂三角内，大脑中动脉存有大量的并行分支，这一特征赋予其巨大潜力以完成原位搭桥。这些并行的血管部位包括：大脑中动脉上、下干之间，大脑中动脉 M2 段主干内的分支之间以及从大脑中动脉 M1 段发出的颞前动脉和颞极动脉之间。同样，也可在大脑中动脉 M3 段远端（即侧裂三角上方的盖部边缘，大脑中动脉 M4 段额、颞支发出皮层支之前）找到这样的并行血管。CN Ⅱ，视神经；ICA，颈内动脉；TPA，颞极动脉；ATA，颞前动脉；IT，下干；ST，上干；A1，大脑前动脉水平段；M1，大脑中动脉第 1 段（蝶段）；M2，大脑中动脉第 2 段（岛段）；M3，大脑中动脉第 3 段（岛盖段）。

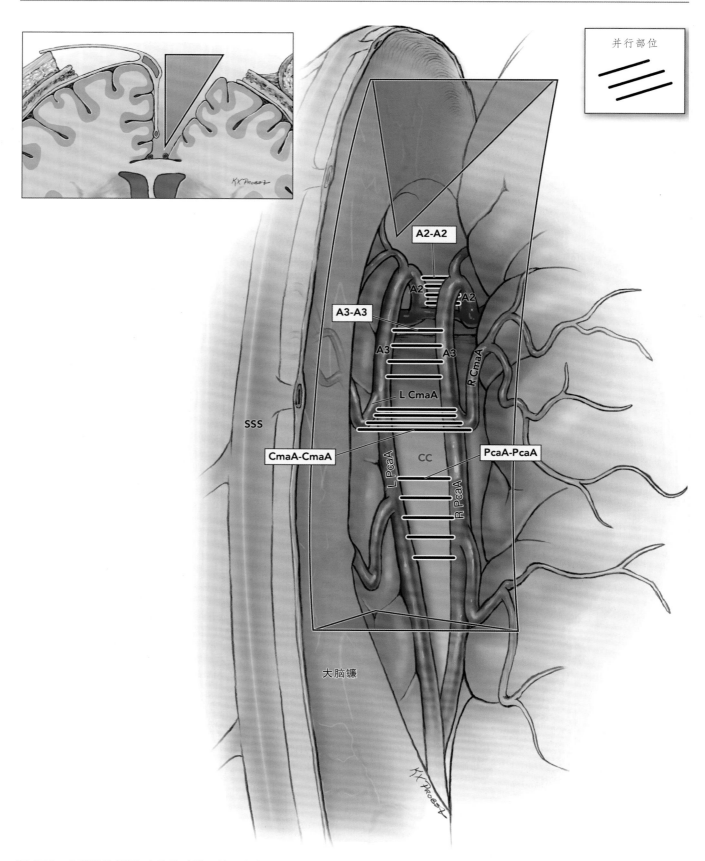

图 17.2 在胼胝体周围,大脑前动脉远端具有完美的平行性解剖特征,以用于原位搭桥,其中在镰–额三角内,分别位于胼胝体嘴顶部和膝部的大脑前动脉 A2 和 A3 段,具有较大的管径且容易到达。SSS,上矢状窦;L CmaA,左侧胼胝体缘动脉;R CmaA,右侧胼胝体缘动脉;PcaA,胼周动脉。

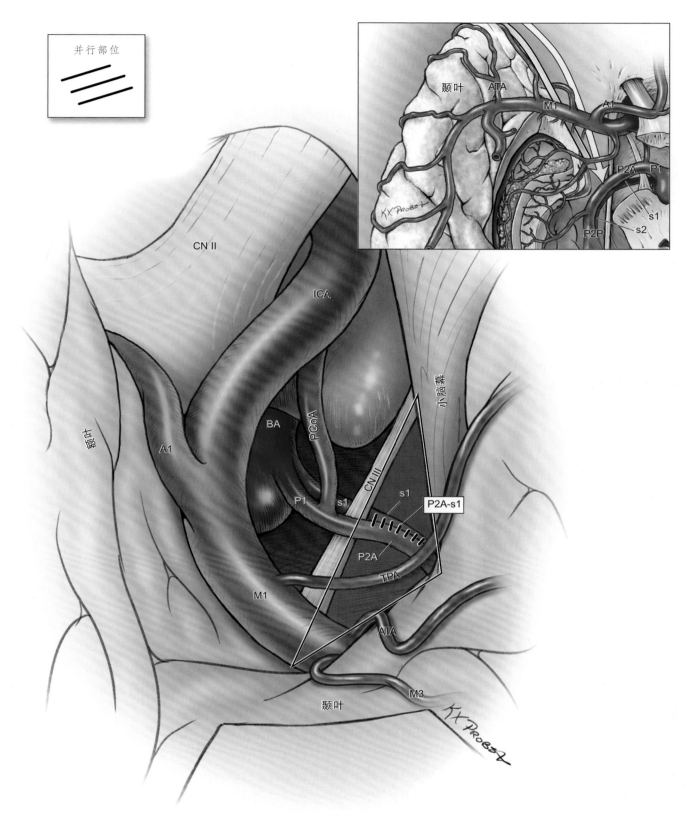

图 17.3 小脑幕三角内同样存在动脉的平行性,在大脑脚池中的大脑后 P2 和小脑上 s1 节段之间,为重建远端 PCA 或 SCA 供血区域的原位旁路手术提供了选择。这些节段不包括丘脑后部。但在进行吻合术中临时夹闭时,须排除趾状和环状突起。ICA,颈内动脉;ATA,颞前动脉;CN Ⅲ,动眼神经;PCoA,后交通动脉;BA,基底动脉;TPA,颞极动脉。

行至膝状体、外侧丘脑后部、内囊后肢和视束处，但上述结构均位于吻合处的远端。脉络膜后内侧动脉也发自大脑后动脉 P2 段前部近端的内壁，然后以平行于大脑后动脉主干的走行方式环绕中脑，继而在上丘处卷曲，于松果体旁上行至第三脑室顶和中间帆，从而向脉络丛供血。脉络膜后内侧动脉在其走行过程中，发出多个分支支配中脑大脑脚、被盖、膝状体、上下丘、丘脑枕、松果体和内侧丘脑，可能与长/短旋支难以鉴别。

迷走-副神经三角

类似的，若行原位搭桥治疗小脑下后动脉动脉瘤，唯一的选择是在双侧小脑下后动脉 p3 段之间行血管吻合，这是因为在小脑扁桃体下方的枕大池内，上述两根血管会在延髓后方相遇（图 17.4）。（小脑下后动脉）延髓扁桃体段的起始部位在（延髓）橄榄的外侧缘，即血管穿过第 9~11 对脑神经的神经根处，（然后）降至小脑扁桃体下极，并在尾侧或扁桃体下襻处反转（上行）。在小脑下后动脉沿扁桃体内侧上行的过程中，它与对侧同一节段的血管相遇，并沿中线并行向上至第四脑室顶。小脑下后动脉 p3 段近端的上升段血管位于扁桃体下方，它是完成原位搭桥术的最佳位置。因位于两侧扁桃体之间的小脑谷（即小脑蚓后方压迹）凹向上方，故难以在小脑下后动脉 p3 段远端的上升段血管进行搭桥。自小脑下后动脉 p3 段近端的上升段血管发出的穿支，供血至内侧的薄束、薄束结节以及外侧的楔束和楔束结节。行临时夹闭阻断时一定要避开这些穿支。小脑下后动脉的远端分支是无功能性的，向第四脑室顶和脉络丛供血。

供体和受体血管的分离

之所以被命名为原位搭桥，是因为供体、受体血管的活动性有限，且两者在静止时以侧-侧方式相连接。但完成一台成功的原位搭桥手术，需要通过显微外科技术去建立并行的血管配对关系。位于中线的动脉（大脑前动脉和小脑下后动脉）无须过多分离即自然并行。双侧大脑前动脉完全呈线性走行，且流入支、吻合节段和流出支都能轻易地拉拢在一起。小脑下后动脉的流出分支在向中线走行途中环绕延髓，且仅在吻合段并行。可能需要剥离蛛网膜来拉近该组配对动脉，以便行无张力性吻合。位于非中线处的动脉（大脑中动脉和大

脑后动脉/小脑上动脉）通常需要更进一步的分离，以人为制造并行（配对）血管。应广泛打开脑裂及脑池分隔，并松解粘连处、（蛛网膜）小梁以及栓系住的细小分支。配对动脉既要在吻合部位，也要沿流入、流出支呈侧-侧走行。呈锐角进、出吻合部位的流入和流出支会对锚定悬吊施加张力，造成管壁撕裂，动脉扭曲或闭塞，且损伤搭桥血管。轻易就能呈并行排列的动脉可更好地完成原位搭桥手术，即吻合更容易，操作也更简单。

撇开鱼嘴状动脉切开术不谈，行"长线型"管壁切开时，所需长度是动脉管径的 3 倍，以扩大吻合口面积并提升交通性交叉血流量。供血血管的管径应等于或大于受体血管的管径。不利（于供、受体血管配对）的非对称性分布包括：优势和非优势侧的大脑中动脉主干、细小的颞前动脉供血支、非对称性小脑下后动脉，以及大脑后动脉和小脑上动脉之间的正常管径差。

在完成吻合之后，原位搭桥的血供会顺流至受体血管的远端供血区，并为其近端区域提供逆向血流，再反流至闭塞的动脉瘤。因此，完成侧-侧吻合部位无须毗邻动脉瘤。大脑中动脉和大脑前动脉存在较长且多变的并行血管节段，这就使其可以灵活选择吻合部位。而对于大脑后动脉/小脑上动脉和小脑下后动脉来说，存在并行的血管节段较短，且吻合处只限于上述提及的部位。

原位搭桥

大脑中动脉原位搭桥

在大脑中动脉的众多并行分支中，可完成 3 类原位搭桥手术，即大脑中动脉 M2 段-大脑中动脉 M2 段搭桥、颞前动脉-大脑中动脉 M2 段搭桥以及大脑中动脉 M3 段-大脑中动脉 M3 段搭桥。大脑中动脉分叉部主干和大脑中动脉 M2 段（岛段）具备行原位搭桥的条件，但在这些位置行吻合时需要同时对两支大脑中动脉 M2 段血管行临时阻断，且会引发大脑中动脉大部分供血区域的缺血。颞浅动脉-大脑中动脉搭桥比大脑中动脉 M2 段-大脑中动脉 M2 段原位搭桥更常用，且后者的（临床）应用例数很少（表 17.1）。大脑中动脉动脉瘤很少累及颞前动脉，故将其作为颞前动脉-大脑中动脉 M2 段搭桥的供血支，且自大脑中动脉 M1 段发出

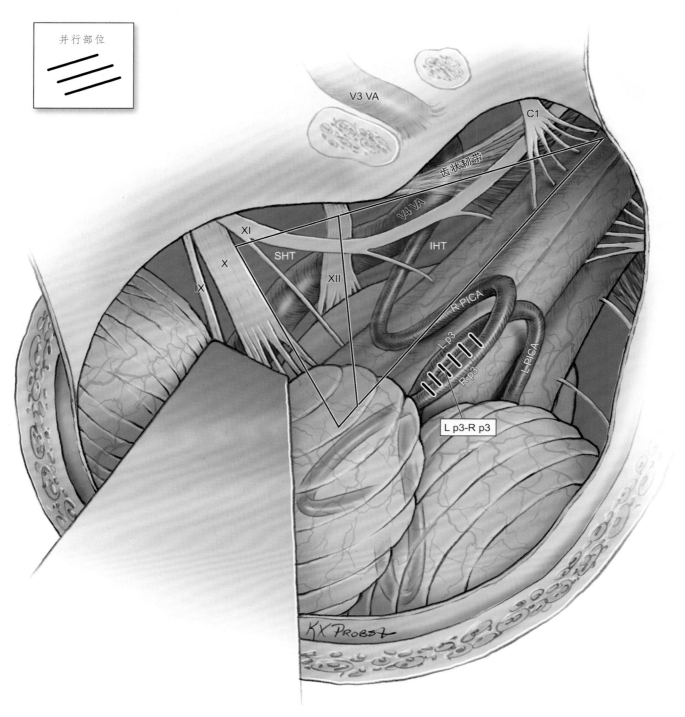

图 17.4　若行原位搭桥治疗小脑下后动脉动脉瘤,仅能在双侧小脑下后动脉 p3 段之间完成,因为在枕大池内,这两根血管相遇在延髓后方,即迷走-副(神经)三角以外的区域。(小脑下后动脉 p3 段的)尾襻/小脑扁桃体下襻在沿扁桃体内侧上行的过程中与对侧相应血管节段相遇,然后两者沿中线(向上)并行至第四脑室顶部。这部分呈垂直延展的(血管)结构,为小脑下后动脉-小脑下后动脉搭桥提供(吻合)部位,且远离后组脑神经。R PICA,右侧小脑下后动脉;L PICA,左侧小脑下后动脉;VA,椎动脉;IHT,舌下神经下三角;SHT,舌下神经上三角;Ⅸ,舌咽神经;Ⅹ,迷走神经;Ⅺ,副神经;Ⅻ,舌下神经;C1,第一颈神经。

表 17.1　原位搭桥临床经验总结

搭桥类型	n	%
大脑中动脉原位搭桥		
大脑中动脉 M2 段–大脑中动脉 M2 段	2	8
颞前动脉–大脑中动脉 M2 段	1	4
大脑中动脉 M3 段–大脑中动脉 M3 段	2	8
大脑前动脉原位搭桥		
左侧大脑前动脉 A3 段–右侧大脑前动脉 A3 段	5	20
左侧胼缘动脉–右侧胼缘动脉	1	4
左侧胼周动脉–右侧胼周动脉	1	4
大脑后动脉/小脑上动脉原位搭桥		
小脑上动脉 s1 段–大脑后动脉 P2 段	1	4
椎动脉 V4 段–小脑下前动脉 a3 段	1	4
小脑下后动脉原位搭桥		
左侧小脑下后动脉 p3 段–右侧小脑下后动脉 p3 段	11	44
总　计	25	

的部位,可使其避开大脑中动脉分叉处的治疗性闭塞。作为受体血管,大脑中动脉 M2 段主干可能会削减颞前动脉的使用频率,但由于对搭桥技术的巨大需求量,各类吻合方式会随着时间的推移进行拓展和改良。大脑中动脉 M2 段–大脑中动脉 M2 段和颞前动脉–大脑中动脉 M2 段原位搭桥是在侧裂三角内完成的,而实施大脑中动脉 M3 段–大脑中动脉 M3 段原位搭桥的位置表浅,仅位于皮层表面的大脑中动脉 M3、M4 段移行处(病例 17.1 和病例 17.2)。在大脑中动脉 M3 段–大脑中动脉 M3 段搭桥术中,若流出受体动脉隐藏在岛叶隐窝中,或该受体血管在大脑中动脉的众多皮层支中并不明显,必须谨慎选择到底吻合哪一支。利用快速荧光技术可以辨认哪些动脉是流出血管分支且适宜作搭桥受体血管,还能辨认哪些动脉与瘤体无关且适宜作供体血管。

病例 17.1　大脑中动脉(MCA)搭桥术

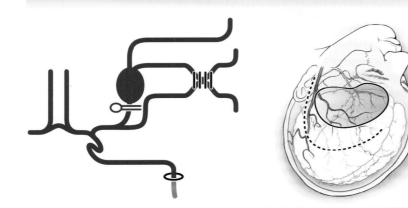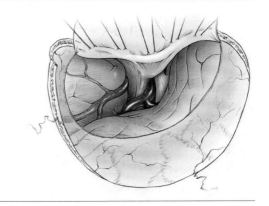

诊断	左侧大脑中动脉动脉瘤(延长扩张型)
动脉瘤类型	大脑中动脉分叉后(岛段)
开颅术/入路	翼点开颅术/经侧裂入路

搭桥术	LM3 MCA–M3 MCA 原位搭桥
搭桥类型	原位搭桥
治疗	动脉瘤近端闭塞

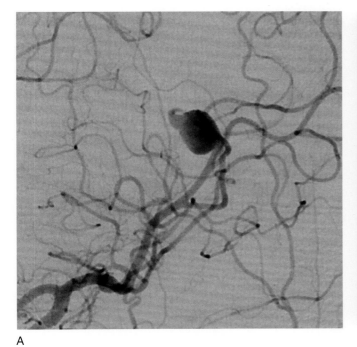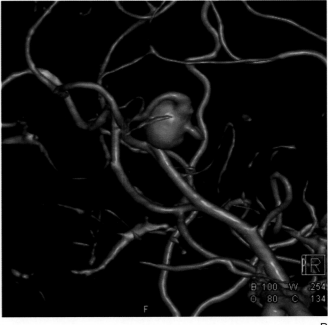

A

B

病例 17.1　47 岁女性,表现为突发头痛,怀疑蛛网膜下隙出血。检查发现大脑中动脉分叉部远端存在一延长扩张型动脉瘤,累及大脑中动脉 M2 段远端及两个流出支[左侧(A)前后位和(B)三维重建像颈内动脉血管造影]。计划行远端双搭桥合并动脉瘤孤立术。(待续)

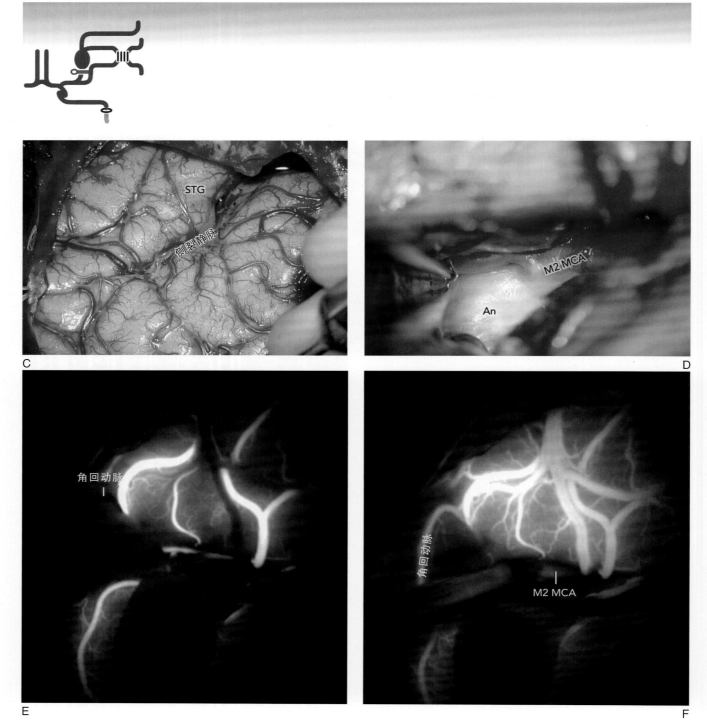

病例 17.1(续)   (C)分离侧裂后部以到达岛叶,(D)并沿瘤体的供血动脉找到动脉瘤。(E)通过快速荧光技术确定动脉瘤流出道,并将其作为受体血管,对瘤体的流入道行临时夹闭,并在推注吲哚菁绿造影剂后辨认皮层表面暗区。(F)移除临时阻断夹后该暗区立刻充盈/显影,并识别出角回动脉为动脉瘤流出道。STG,颞上回;M2 MCA,大脑中动脉 M2 段;An,动脉瘤。(待续)

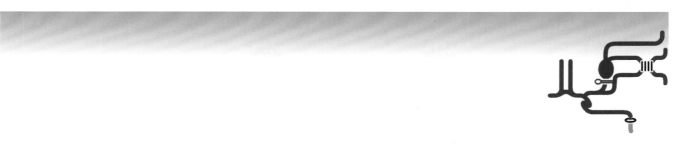

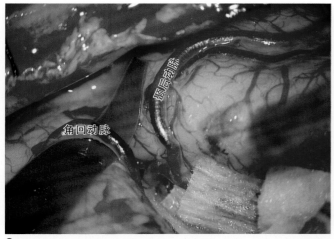

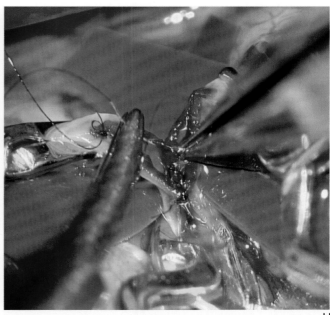

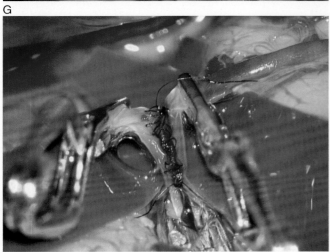

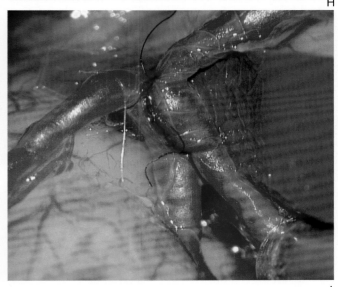

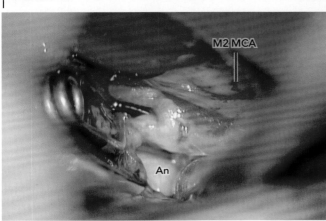

病例 17.1(续)　(G)在角回动脉和邻近的颞后动脉之间行原位搭桥,以保证获取的颞浅动脉可用于第二处搭桥中。(H)为了更清晰地观察管壁情况,在管腔内缝闭缝线时仅需行一针锚定(悬吊)缝合。(I)疏松缝闭管腔外的缝线,(J)接着拉紧缝线并打结。(K)行动脉瘤近端闭塞。M2 MCA,大脑中动脉 M2 段;An,动脉瘤。(待续)

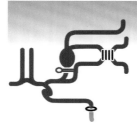

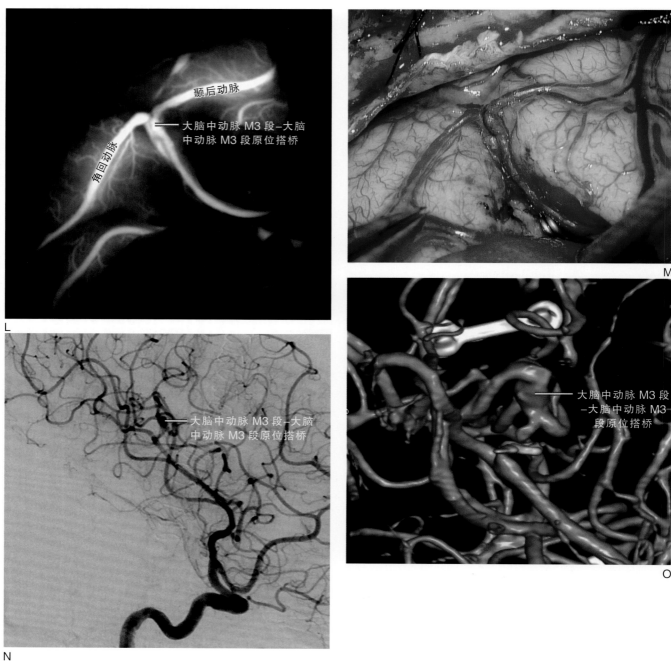

病例 17.1 (续)　(L) 如在吲哚菁绿荧光造影中所见,大脑中动脉 M3 段–大脑中动脉 M3 段原位搭桥向角回动脉(供血支)的灌注良好。此外,搭桥血流逆流至第 2 支流出动脉。因此,无须行计划中的颞浅动脉–大脑中动脉搭桥。(M)注意,开颅术时要向后延长显露范围,以到达瘤体流出支的位置。术后血管造影示动脉瘤血栓形成,原位搭桥通畅,且两支流出动脉充盈良好。[左侧(N)侧位和(O)三维重建像颈内动脉血管造影]。患者于术后第 3 天出院。

病例 17.2　大脑中动脉(MCA)搭桥术

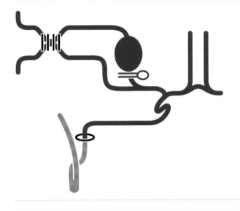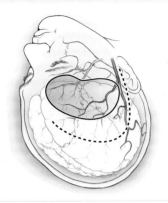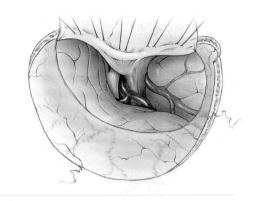

诊断	右侧大脑中动脉动脉瘤(血栓性)
动脉瘤类型	大脑中动脉分叉后(岛段)
开颅术/入路	翼点开颅术/经侧裂入路

搭桥术	R M3 MCA–M3 MCA 原位搭桥
搭桥类型	原位搭桥
治疗	动脉瘤近端闭塞

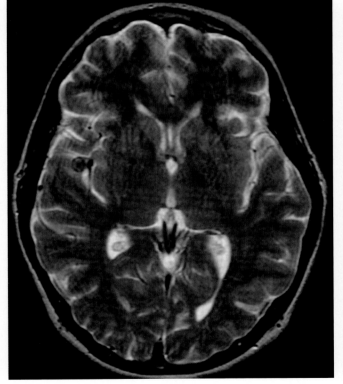

A

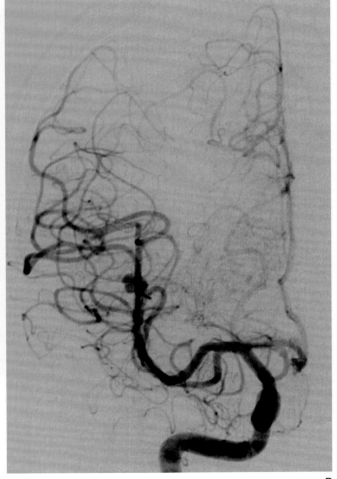

病例 17.2　57 岁女性，表现为左上肢无力、笨拙，并发展为偏瘫。诊断性评估提示右侧大脑中动脉 M2 段远端或分叉后部动脉瘤，瘤体位于岛叶并伴发瘤内血栓[(A)轴位 MRI T2 加权成像以及右侧(B)前后位]。(待续)

B

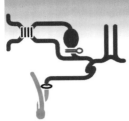

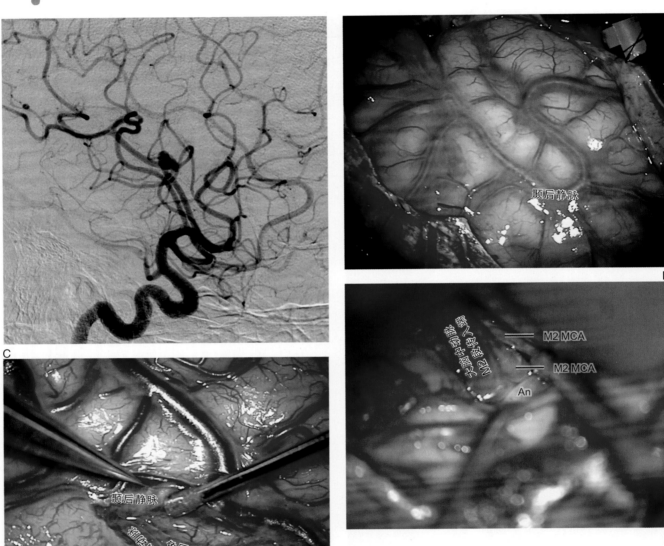

病例 17.2(续) （C）侧位颈内动脉造影。诊断为血栓栓塞性卒中。推荐的治疗方法是动脉瘤远端搭桥,然后行瘤体近端闭塞。(D)行"问号型"切口显露整个侧裂,并且向后延伸的翼点开颅术要超出角回范围。因颞浅动脉过细,不足以应付颅外-颅内血管搭桥,故选择大脑中动脉 M3 段–大脑中动脉 M3 段原位搭桥。(E)在颞后静脉下方识别角回动脉和顶后动脉,且两者在侧裂远端呈侧-侧排列出现。(F)分离侧裂近端,并沿大脑中动脉 M2 段(岛段)找到动脉瘤(注意毗邻两支大脑中动脉 M2 段的过路动脉)。M2 MCA,大脑中动脉 M2 段;An,动脉瘤。(待续)

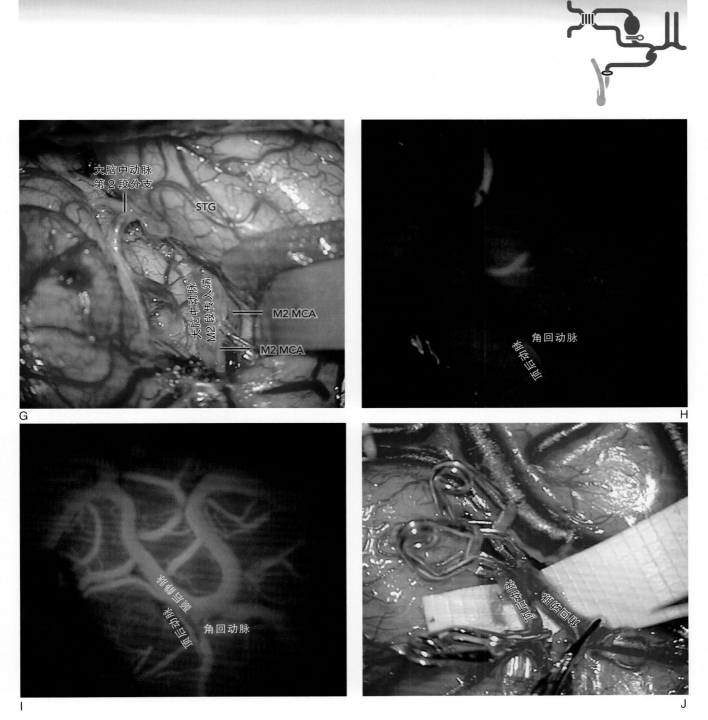

病例 17.2(续) (G)应用快速荧光技术,识别出作为搭桥受体血管的动脉瘤流出道,放置临时瘤夹于邻近的大脑中动脉 M2 段分支,保持瘤体流入道开放,并推注吲哚菁绿(原始荧光技术)。(H)顶后动脉在荧光的早期显影,而此时角回动脉是暗的,移除临时瘤夹后,(I)角回动脉在快速荧光中显影。该试验表明,顶后动脉是瘤体流出支,且在安全闭塞动脉瘤之前,需要与角回动脉行血流重建。(J)这两条动脉以侧-侧吻合的方式相连。STG,颞上回;M2 MCA,大脑中动脉 M2 段。(待续)

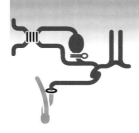

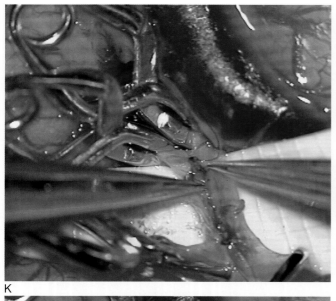

K

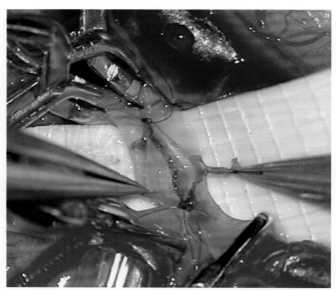

L

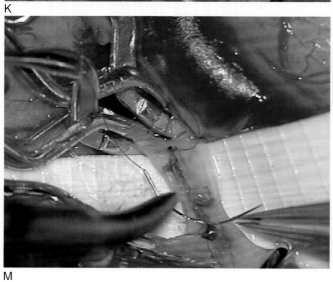

M

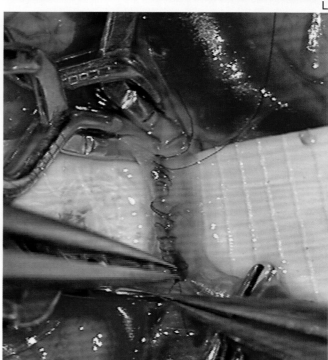

N

病例 17.2(续) (K)血管后壁行腔内缝合,且需小心拉紧缝线以避免触碰内膜,(L)完成一长段的"交通性"血管吻合。(M)上提前壁并行腔外缝合,(N)完成 13 圈的疏松螺旋式缝合。(待续)

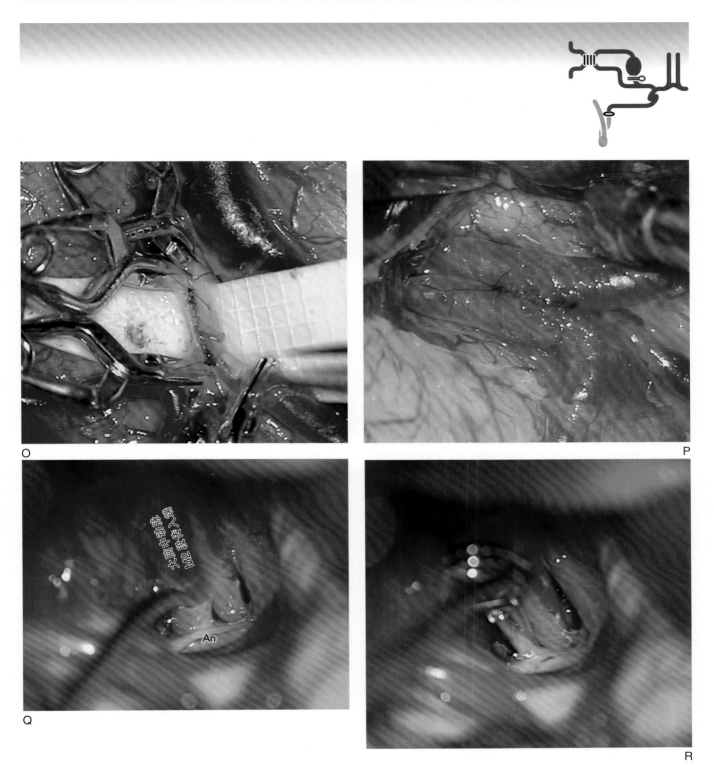

病例 17.2(续)　(O)然后拉紧并打结。(P)大脑中动脉 M3 段(角回动脉)–大脑中动脉 M3 段(顶后动脉)原位吻合术完成。(Q)对瘤体的流入支(大脑中动脉 M2 段)(R)行夹闭阻断。An,动脉瘤。(待续)

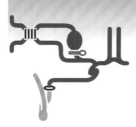

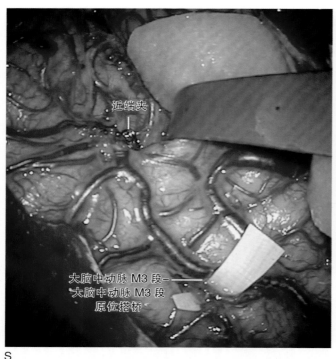

近端夹

大脑中动脉 M3 段–
大脑中动脉 M3 段
原位搭桥

S

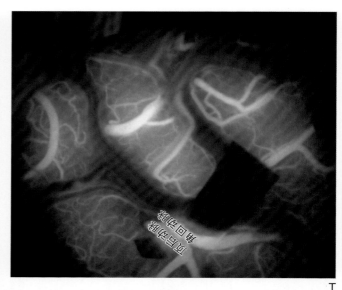

角回动脉

顶后动脉

T

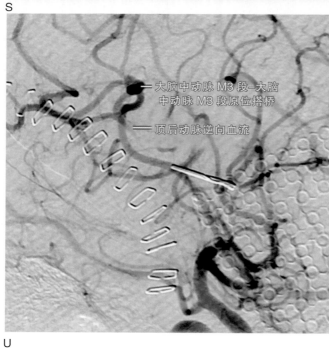

大脑中动脉 M3 段–大脑
中动脉 M3 段原位搭桥

顶后动脉逆向血流

U

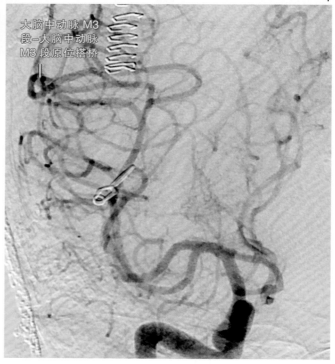

大脑中动脉 M3
段–大脑中动脉
M3 段原位搭桥

V

病例 17.2(续)　(S)无须夹闭性阻断动脉瘤远端,也不必行额外分离以显露瘤体流出支,即从动脉瘤(注意近端的永久性瘤夹)到皮质表面(注意暗区)的这一段血管。(T)吲哚菁绿血管造影确认大脑中动脉 M3 段(角回动脉)–大脑中动脉 M3 段(顶后动脉)原位搭桥通畅,正如术后血管造影所示[右侧位(U)和(V)前后位颈内动脉血管造影]。瘤内完全形成血栓,且供应流出支的搭桥血流逆流至动脉瘤。患者恢复良好,且无进一步卒中发作。

大脑前动脉原位搭桥

作为治疗大脑前动脉动脉瘤的最常用方法之一，左侧大脑前动脉 A3 段-右侧大脑前动脉 A3 段原位搭桥能够在固有的前交通动脉远端重建一支新的前交通动脉，以创造左向右的血流。通过重新建立这条下游的交通性动脉，可对复杂性前交通动脉动脉瘤行近端闭塞、远端闭塞或孤立术，只要大脑前动脉 A2 段的一条流出支保留完好，使搭桥血流能够在远端以横跨性灌注的方式，向双侧大脑前动脉供血区提供血流（病例 17.3）。颞浅动脉的长度不足以到达大脑半球之间的受体血管，从而限制了颅外-颅内血管搭桥的实施，并且颅外-颅内移植血管插入式搭桥（如"阀帽"式搭桥）存在移植物长，移植物与受体血管，移植物与颈部或耳后的远端供血部位管径不匹配的问题。大脑前动脉 A1 段远端沿额底走行，且位于中线的镰-额三角以外，故行端-端吻合治疗前交通动脉动脉瘤存在困难。因此，首选的搭桥术式是大脑前动脉 A3 段-大脑前动脉 A3 段原位搭桥。

（要完成）左侧大脑前动脉 A3 段-右侧大脑前动脉 A3 段原位搭桥，需行双额开颅术。为了对额底的大脑前动脉 A1 段行近端控制，可同时（选择）联合或不联合翼点开颅术。当需要行双（骨瓣）开颅术时，置头部于轻度伸展位，并在垂直面/矢状面偏转鼻位 20°，由此通过翼点开颅术（产生的角度）显露典型的额下区域，并通过手术床的旋转，使鼻位（恢复至）平行于垂直面/矢状面的水平，由此通过双额开颅术（产生的角度）显露典型的半球间区域，用于搭桥术中。抬鼻位阻碍了经重力牵拉打开大脑半球间裂的作用。行半球间裂入路时，可只用双额开颅术，如左侧大脑前动脉 A3 段-右侧大脑前动脉 A3 段原位搭桥术合并蛇形动脉瘤远端闭塞术（病例 17.4）。此入路可直接到达吻合部位及动脉瘤处，但（瘤体的）近端控制受限。若搭桥时

无须显露动脉瘤，在患者头外偏且处于中线水平位的情况下，可完成双额开颅术，如经二期介入治疗对一些前交通动脉瘤进行闭塞。经重力牵拉扩大镰-额三角，并在胼胝体体部显露大脑前动脉 A3 段远端，以便行无牵拉搭桥术。为保护优势半球侧引流至上矢状窦的静脉，应将右侧大脑半球置于从属性/非重要位置。相同的显露方式对于胼缘动脉搭桥来说（左胼缘动脉-右胼缘动脉）也较为理想，此搭桥是左侧大脑前动脉 A3 段-右侧大脑前动脉 A3 段原位搭桥的浅表位变型（病例 17.5）。

大脑后动脉/小脑上动脉原位搭桥

基于上述原则，小脑上动脉 s1 段-大脑后动脉 P2 段原位搭桥是一种理想应用方法，即相互毗邻的配对动脉，在任意一个（解剖）搭桥三角内并行。在颞浅动脉缺如或过细时，无法完成更加简洁的颞浅动脉-大脑后动脉 P2 段/小脑上动脉 s1 段搭桥，此时（大脑后动脉-小脑上动脉搭桥）作为原位搭桥中需要在最深部位完成的术式，可用于处理大脑后动脉 P1 段或小脑上动脉 s1 段病变，如假性夹层动脉瘤（病例 17.6）、梭形动脉瘤和巨大动脉瘤。通过眶颧开颅术和经侧裂入路可完成小脑上动脉 s1 段-大脑后动脉 P2 段原位搭桥。大脑后动脉和小脑上动脉与动眼神经并行，然后在小脑幕-动眼神经三角内分开（走行）。为显露吻合处，通过牵拉颞极获得颞前入路的角度是不可避免的，但在施加牵拉力之前，需要广泛分开侧裂，分离脉络膜前动脉至大脑脚池，松解钩回和额叶之间的蛛网膜粘连，并切断侧裂静脉系统内未向前方引流的颞极静脉。同时移动大脑后动脉 P2 段和小脑上动脉 s1 段的吻合节段，起到保护大脑脚穿支和（长、短）旋支的作用。若存在双干小脑上动脉，或呈单侧扩张且与小脑上动脉供血区形成侧支循环的小脑下后动脉，会增大大脑后动脉和小脑上动脉之间的（管径）不匹配度。

病例 17.3　大脑前动脉(ACA)搭桥术

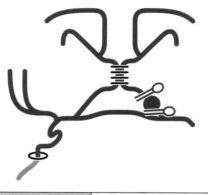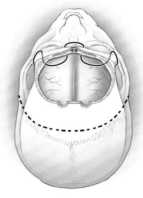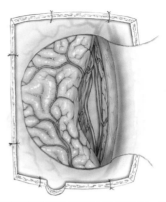

诊断	左侧大脑前动脉动脉瘤(假性)伴发脑膜瘤		搭桥术	R A3 ACA–L A3 ACA 原位搭桥
动脉瘤类型	大脑前动脉交通后段(大脑前动脉 A2 段)		搭桥类型	原位搭桥
开颅术/入路	扩大双额开颅术/前半球间裂–经侧裂入路		治疗	动脉瘤孤立

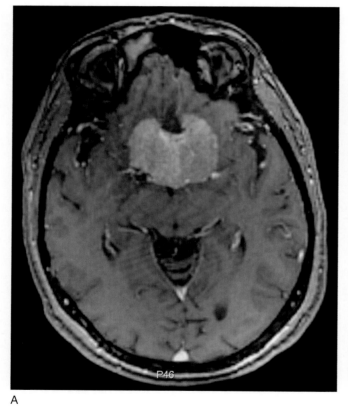

A

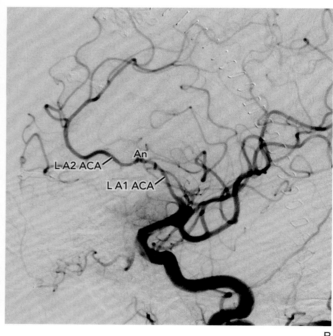

B

病例 17.3 57 岁女性,因蝶骨平台脑膜瘤压迫视神经而产生左侧视觉障碍[(A)轴位 MRI T1 加权成像]。部分肿瘤通过扩大经鼻内镜手术切除,但 4 年后患者视力出现恶化,并再次经双额扩大开颅术广泛性切除了肿瘤。在剥离肿瘤后部的过程中,撕裂了左侧大脑前动脉 A2 段,用棉片控制住凶猛的出血之后,手术因此被迫中止并提送会诊。诊断为左侧大脑前动脉 A2 段假性动脉瘤[左侧(B)侧位]。L A2 ACA,左侧大脑前动脉 A2 段;L A1 ACA,左侧大脑前动脉 A1 段;An,动脉瘤。(待续)

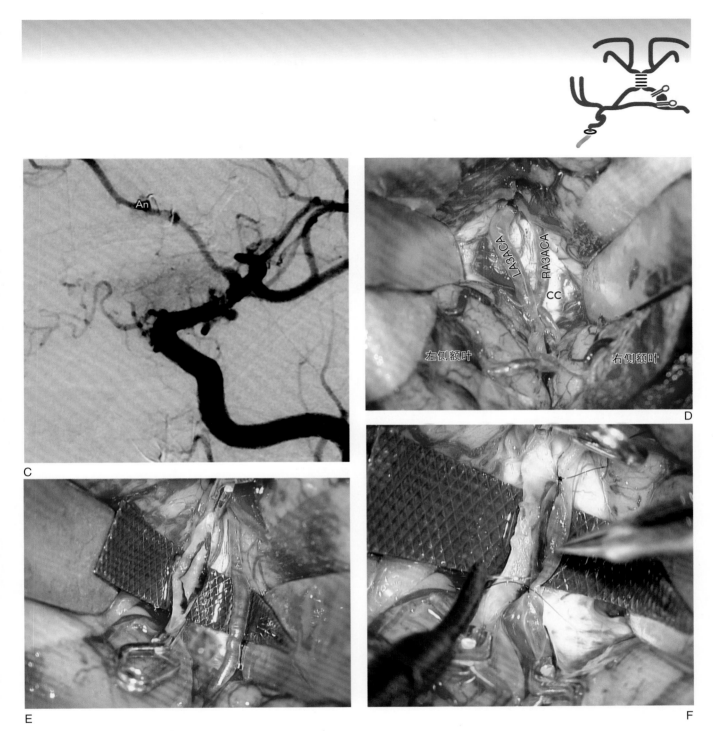

病例 17.3(续)　(C)放大斜位的颈内动脉血管造影,假性动脉瘤被不透光的棉片覆盖。手术策略包括远端搭桥,即右侧大脑前动脉 A3 段–左侧大脑前动脉 A3 段原位搭桥,假性动脉瘤孤立合并残余肿瘤切除术。(D)在镰–额三角内,显露胼胝体顶部的大脑前动脉 A3 段。(E)切开大脑前动脉 A3 段的长度是动脉宽度的 3 倍,并且(F)配对动脉经以锚定悬吊相连。L A3 ACA,左侧大脑前动脉 A3 段;R A3 ACA,右侧大脑前动脉 A3 段;CC,胼胝体。(待续)

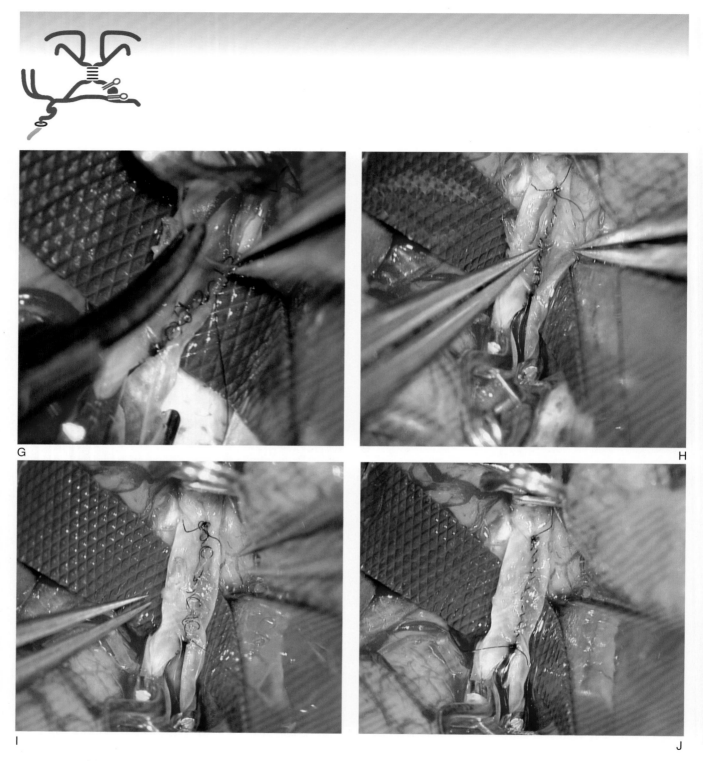

病例 17.3(续)　(G)松弛缝合管腔内缝线并(H)拉紧后打结。(I)缝闭浅层缝线,(J)拉紧并打结。(待续)

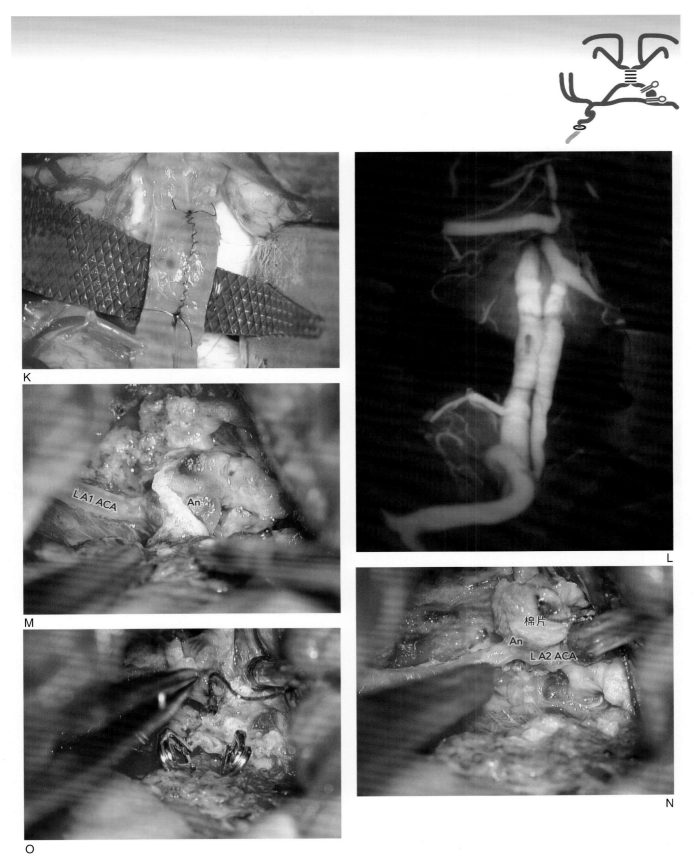

病例 17.3(续)　(K)打开右侧大脑前动脉 A3 段-左侧大脑前动脉 A3 段原位搭桥(的阻断)处,(L)吲哚菁绿血管造影显示良好的交通性(右→左)血流。(M,N)把关注的重点移至额底操作通路,此前被棉片覆盖的假性动脉瘤可经大脑前动脉 A1 段找到。(O)在左侧大脑前动脉 A1、A2 段交界处(靠近 A2 段一侧)的孤立动脉瘤。An,动脉瘤;L A2 ACA,左侧大脑前动脉 A2 段。(待续)

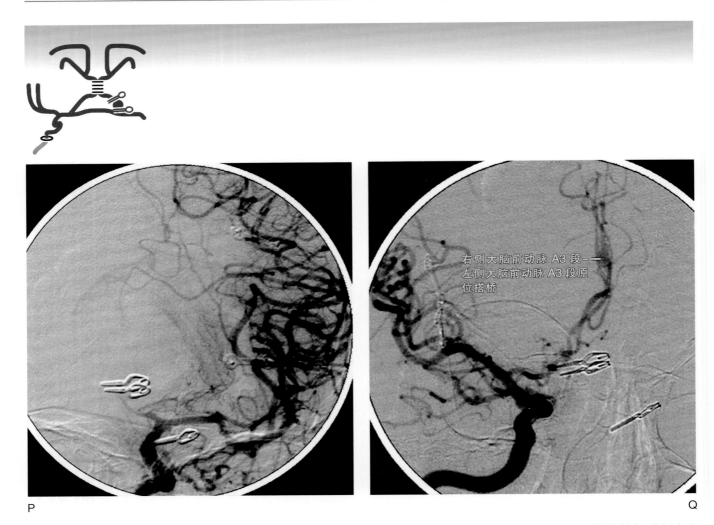

P

Q

病例 17.3(续) (P)左侧前后位颈内动脉血管造影。(Q)通过右侧大脑前动脉 A3 段–左侧大脑前动脉 A3 段原位搭桥术,右侧大脑前动脉 A2 段的血流流向左侧大脑前动脉远端供血区(右侧前后位颈内动脉血管造影)。假性动脉瘤处理好之后,才能近全切除脑膜瘤,(术后)第 3 年随访时,患者未出现新发神经功能缺损且视力得到改善。

病例 17.4 大脑前动脉(ACA)搭桥术

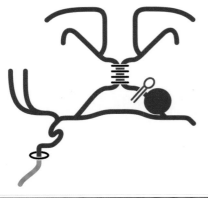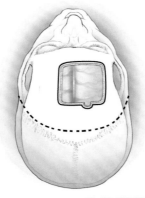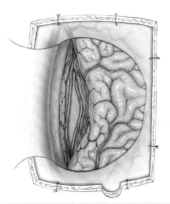

诊断	前交通动脉动脉瘤(蛇形)
动脉瘤类型	大脑前动脉交通段(伴单侧大脑前动脉 A2 段闭塞)
开颅术/入路	双额开颅术/前半球间裂入路

搭桥术	R A3 ACA–L A3 ACA 原位搭桥
搭桥类型	原位搭桥
治疗	动脉瘤远端闭塞

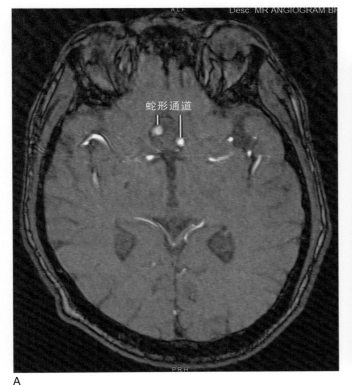

A

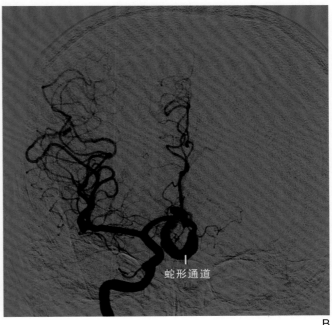

B

病例 17.4 72 岁男性,表现为认知及记忆力下降,并发现一大型血栓性前交通动脉动脉瘤[(A)轴位磁共振 T1 强化像]。左侧大脑前动脉 A1 段闭塞,且穿经右侧动脉瘤内蛇形通道(连接大脑前动脉 A2 段的近端和远端)的血流,供应大脑前动脉 A2 段[右侧(B)前后位]。(待续)

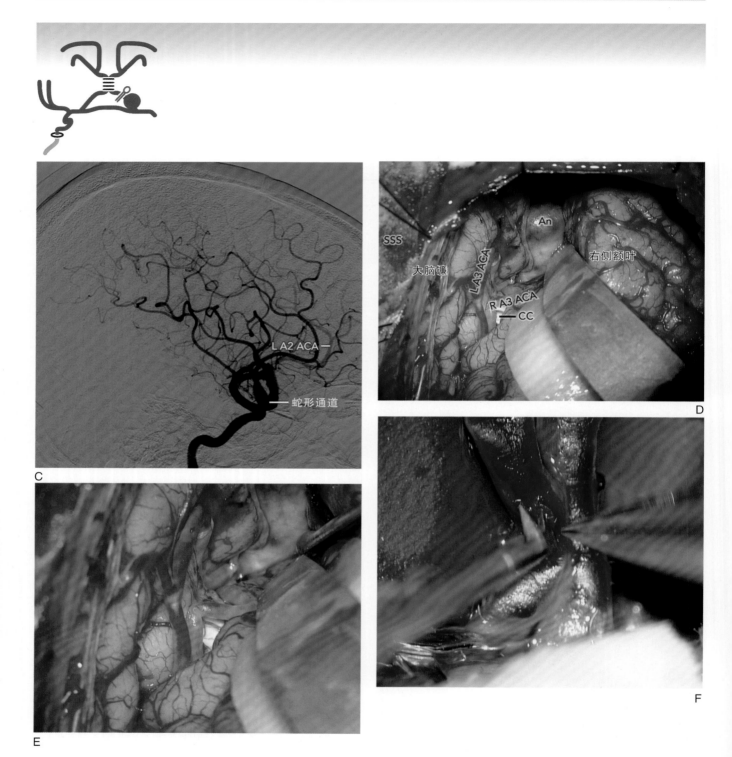

病例 17.4(续) （C）侧位颈内动脉血管造影示左侧大脑前动脉供血区延迟灌注。只需行双额开颅术（中线垂直位，抬鼻）即可完成动脉瘤远端搭桥，即右侧大脑前动脉 A3 段–左侧大脑前动脉 A3 段原位搭桥合并瘤体远端闭塞。（D）显露镰–额三角内的动脉瘤。（E）大脑前动脉 A3 段并行环绕于胼胝体膝部周围。（F）用直角显微剪行动脉管壁切开术。SSS，上矢状窦；L A3 ACA，左侧大脑前动脉 A3 段；R A3 ACA，右侧大脑前动脉 A3 段；CC，胼胝体；An，动脉瘤。（待续）

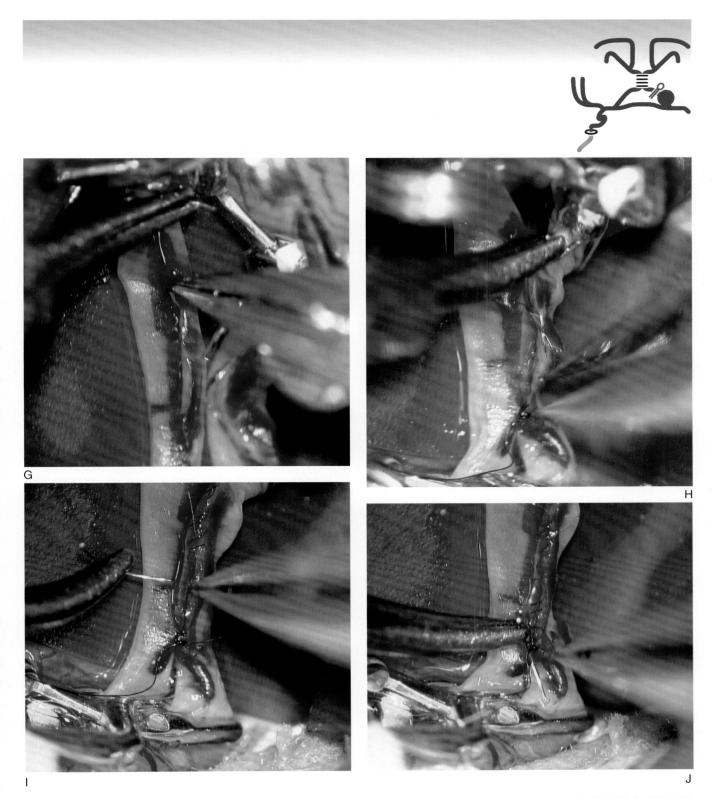

病例 17.4(续)　(G)缝合第一锚定针。(H)邻近这一锚定针的进腔针应从管腔内部(再次)进针。(I)缝合两层血管内侧壁,利用显微镊的"呈递"技术以显露(穿过)左侧管壁的针体。(J)在对侧锚定针下方出针时,应将针体穿出管腔之外,以便于(完成)打结。(待续)

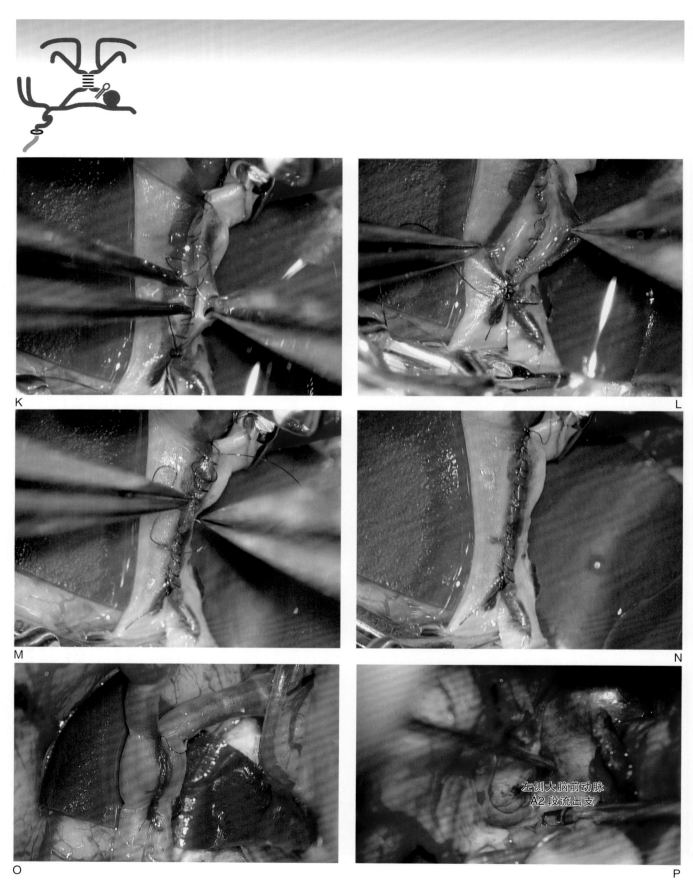

左侧大脑前动脉
A2 段流出支

病例 17.4(续)   (K,L)在管腔内拉紧缝线并打结。(M)拉紧位于浅表缝线处的缝线回路并(N)打结,从而完成了整个吻合(过程)。(O)开通血管搭桥,(P)左侧大脑前动脉 A2 段流出支。(待续)

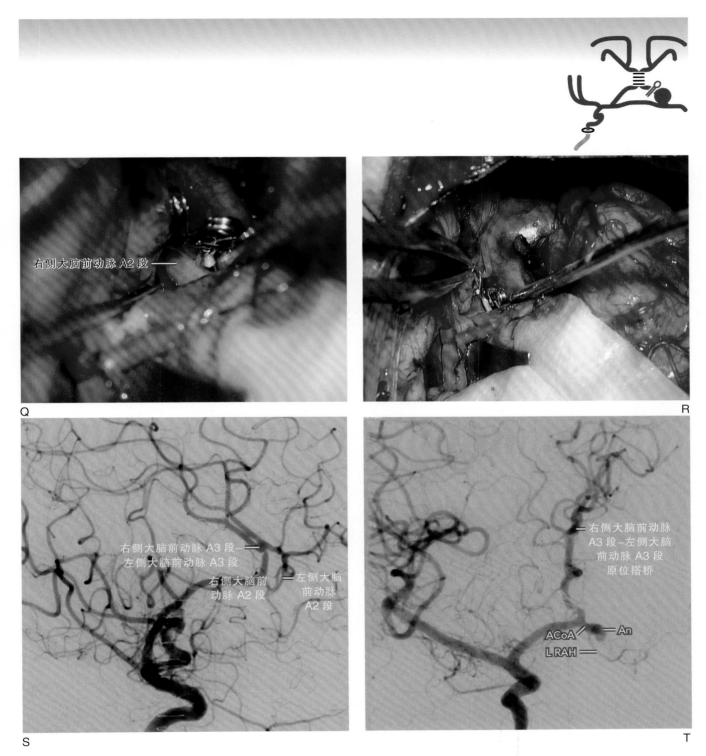

右侧大脑前动脉 A2 段 ——

Q

R

右侧大脑前动脉 A3 段 ——
左侧大脑前动脉 A3 段

右侧大脑前
动脉 A2 段

=左侧大脑
前动脉
A2 段

右侧大脑前动脉
A3 段－左侧大脑
前动脉 A3 段
原位搭桥

ACoA
L RAH

=An

S

T

病例 17.4(续) (Q)夹闭并切断。(R)位于动脉瘤远端的右侧大脑前动脉 A3 段－左侧大脑前动脉 A3 段原位搭桥,提供逆向血流至左侧大脑前动脉 A2 段,如血管造影所示[(S)右侧侧位颈内动脉血管造影]。(T)因未对动脉瘤行近端闭塞,右侧的血流可向左侧回返动脉和前交通动脉穿支供血,整个动脉瘤除了残余的 3mm 以外均已形成血栓(右侧前后位颈内动脉血管造影)。患者状态良好,无新发神经功能缺损。ACoA,前交通动脉;L RAH,左侧回返动脉;An,动脉瘤。

病例 17.5　大脑前动脉(ACA)搭桥术

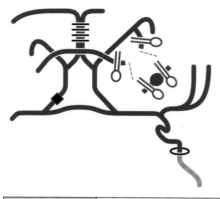
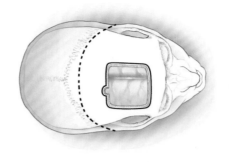
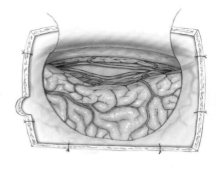

诊断	左侧大脑前动脉动脉瘤(梭形)
动脉瘤类型	大脑前动脉交通后段(大脑前动脉 A4 段)
开颅术/入路	双额开颅术/前半球间裂入路

搭桥术	L CmaA–R CmaA 原位搭桥
搭桥类型	原位搭桥
治疗	动脉瘤切除术

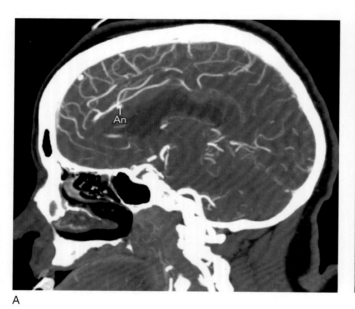
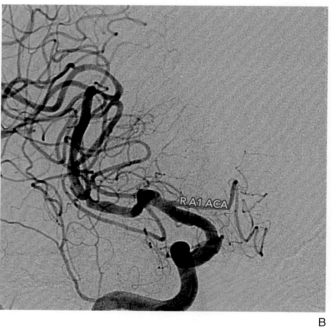

A

B

病例 17.5　患有糖尿病和高血压的 58 岁女性,表现为昏迷、动脉瘤性蛛网膜下隙出血以及大脑前动脉远端动脉瘤破裂所引发的半球间裂血肿[(A)矢状位 CT 血管造影]。血管造影检查提示右侧大脑前动脉 A2 段的近端闭塞水平已超过眶额动脉[(B)右侧前后位颈内动脉血管造影],但左侧大脑前动脉循环正常,且累及左侧大脑前动脉 A4 段侧支的动脉瘤与右侧大脑前动脉远端供血区之间已形成血流重建。An,动脉瘤。(待续)

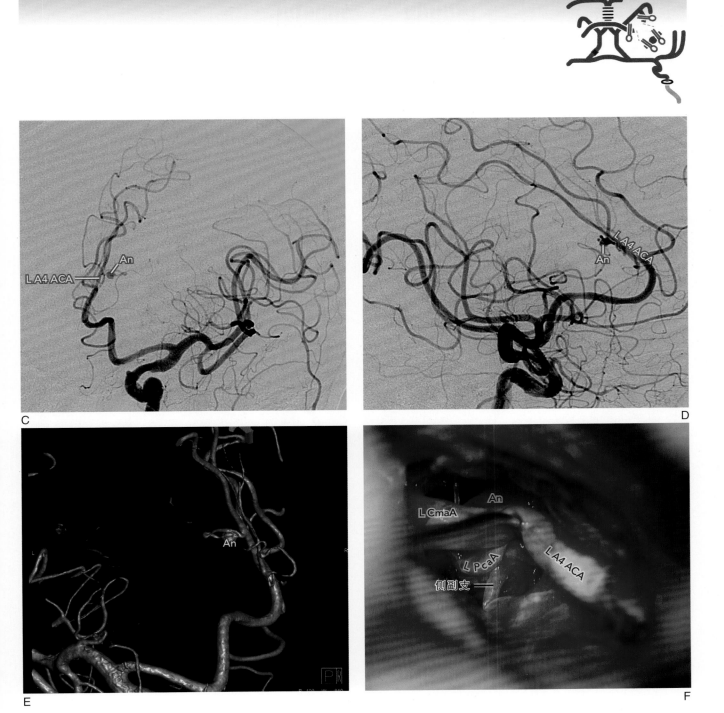

病例 17.5(续)　左侧(C)前后位、(D)侧位以及(E)三维重建像颈内动脉血管造影。孤立并切除动脉瘤后,在右侧大脑前动脉供血区远端行左侧胼缘动脉-右侧胼缘动脉原位搭桥。(F)行中线水平位的双额开颅术(右侧半球下垂,鼻右偏),分离左侧大脑前动脉A4段至胼周-胼缘动脉分叉处,动脉瘤恰好处于其远端和外侧。在左侧胼周动脉下方,注意从动脉瘤发出的侧支。L CmaA,左侧胼缘动脉;An,动脉瘤;L PcaA,左侧胼周动脉;L A4 ACA,左侧大脑前动脉A4段。(待续)

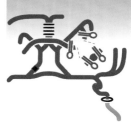

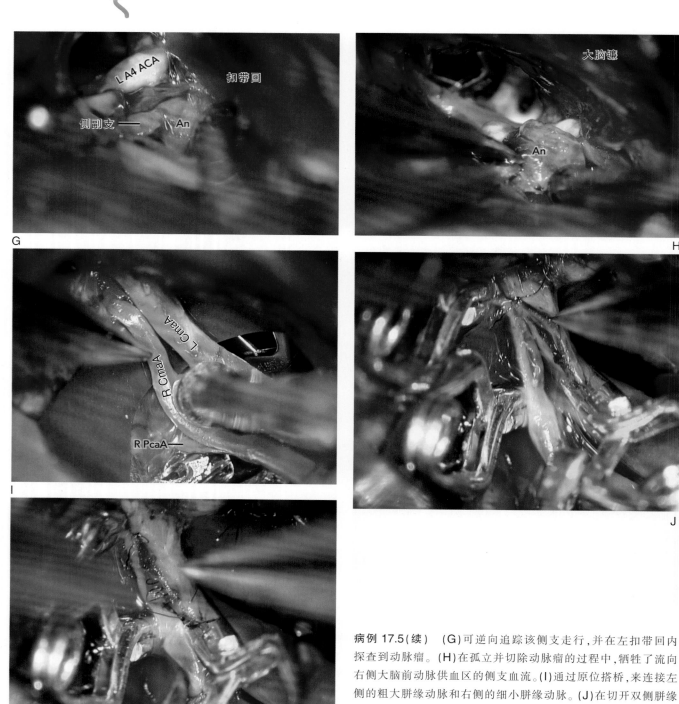

病例 17.5（续） （G）可逆向追踪该侧支走行，并在左扣带回内探查到动脉瘤。（H）在孤立并切除动脉瘤的过程中，牺牲了流向右侧大脑前动脉供血区的侧支血流。（I）通过原位搭桥，来连接左侧的粗大胼缘动脉和右侧的细小胼缘动脉。（J）在切开双侧胼缘动脉后行锚定缝合。（K）于管腔内缝合后壁。L A4 ACA，左侧大脑前动脉 A4 段；An，动脉瘤；L CmaA，左侧胼缘动脉；R CmaA，右侧胼缘动脉；R PcaA，右侧胼周动脉。（待续）

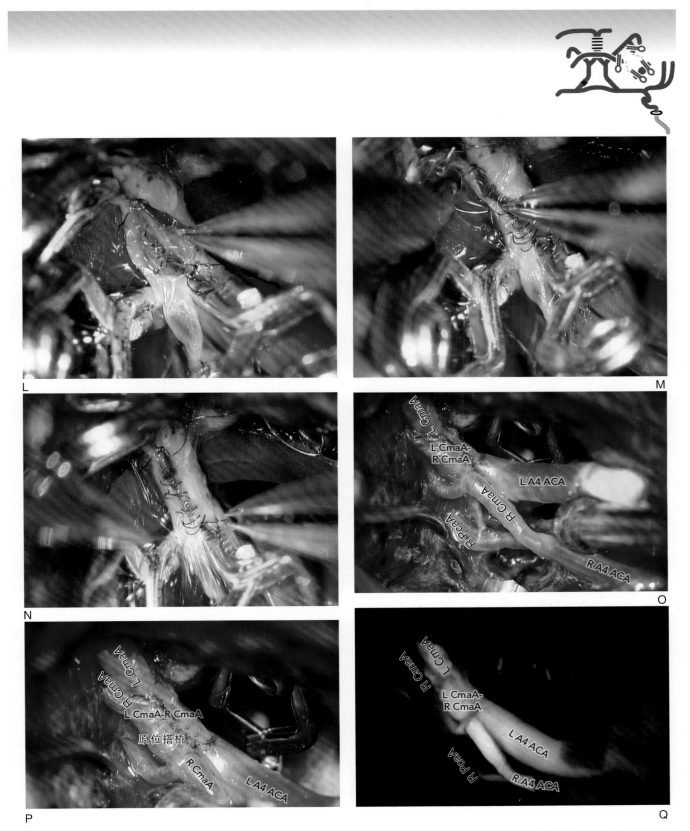

病例 17.5（续）　（L）检查第一条缝线。（M,N）在管腔外缝合前壁。（O,P）经过左侧胼缘动脉–右侧胼缘动脉搭桥之后，左右两侧的胼缘动脉可（形成）无张力连接。（Q）吲哚菁绿血管造影显示左向右的血流：即从左侧胼缘向右侧胼缘动脉的顺行血流，以及左侧胼缘至右侧胼周脉的逆行血流。L CmaA，左侧胼缘动脉；L A4 ACA，左侧大脑前动脉 A4 段；R CmaA，右侧胼缘动脉；R PcaA，右侧胼周动脉；R A4 ACA，右侧大脑前动脉 A4 段。（待续）

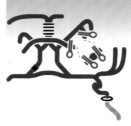

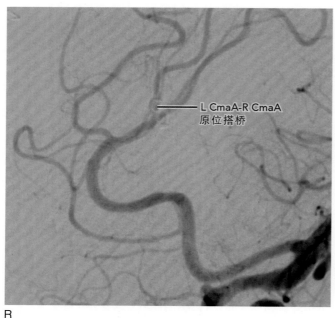

L CmaA-R CmaA
原位搭桥

R

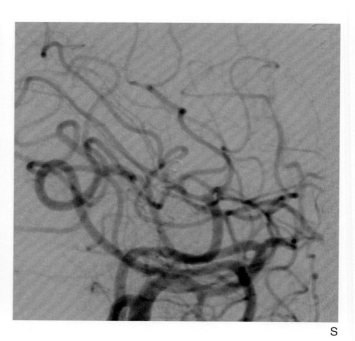

S

病例 17.5(续)   术后(造影)证实搭桥血管通畅[左侧(R)位和(S)前斜位颈内动脉造影]。左侧胼缘动脉–右侧胼缘动脉原位搭桥类似于左侧大脑前动脉 A3 段–右侧大脑前动脉 A3 段原位搭桥,但前者在大脑半球间裂内(完成)的位置更靠远端且更表浅。

小脑下后动脉原位搭桥

左侧小脑下后动脉 p3 段–右侧小脑下后动脉 p3 段搭桥是经典的原位搭桥术式,占作者原位搭桥手术例数的近 50%(病例 17.7)。有以下几个因素促使小脑下后动脉 p3 段–小脑下后动脉 p3 段搭桥成为许多患者的首选治疗方法:累及近端小脑下后动脉(小脑下后动脉 p1、p2 段)和椎动脉的夹层动脉瘤多为非囊状病变、小脑下后动脉 p3 段的上升部具有较好的中线解剖位置,以及远离后组脑神经 (的吻合操作位)(病例17.8)。可通过简单的枕下后正中开颅术来完成搭桥,但要显露位于小脑下后动脉–椎动脉 V4 段交界处外侧或附近的病变,需行远外侧开颅术。如果是为了分离作为供血支的小脑下后动脉,仅需把标准的远侧开颅术(切口)延长后跨过中线即可。小脑下后动脉的可见性和操作性极佳,且能够在延髓后方,远离后组脑神经的位置完成搭桥。在走行过程中,小脑下后动脉的尾襻易到中线,分离小脑扁桃体并识别延髓穿支。作为供体血管的小脑下后动脉必须有足够大的管径向搭桥处供血,且发育不良、缺失的小脑下后动脉或是小脑下前动脉型的小脑下后动脉都会限制此搭桥的运用。对于基底动脉近端动脉瘤的治疗,应采用远侧入路联合扩大乙状窦后入路的方法,就像这例动脉瘤是通过椎动脉 V4 段–小脑下前动脉 a3 段原位搭桥合并直接夹闭进行治疗的(病例 17.9)。

病例 17.6　基底动脉(BA)搭桥术

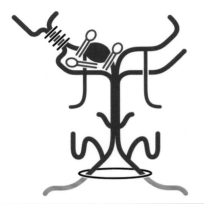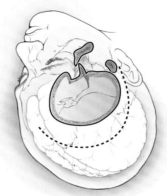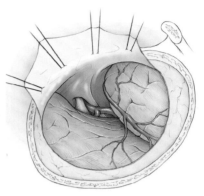

诊断	右侧大脑后动脉动脉瘤(假性)
动脉瘤类型	基底动脉四分叉远端(大脑后动脉)
开颅术/入路	眶颧开颅术/经侧裂入路

搭桥术	R s1 SCA-P2 PCA 原位搭桥
搭桥类型	原位搭桥
治疗	动脉瘤孤立术

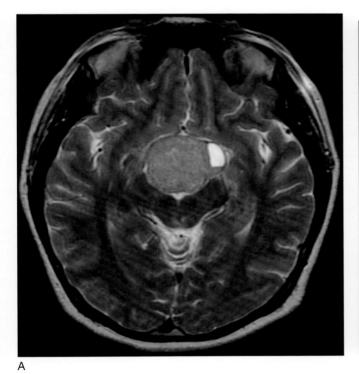

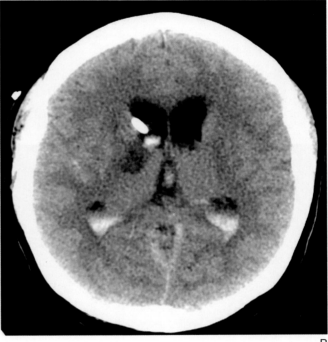

A

B

病例 17.6　27 岁女性,出现头痛、闭经和视力障碍。行磁共振和内分泌检查后,患者被诊断为泌乳素型垂体腺瘤,且曾接受溴隐亭治疗,但在出现耐药性后,患者逐渐表现出双颞侧偏盲 [(A)轴位 MRI T2 加权成像]。在行内镜下经蝶窦肿瘤切除术治疗期间,患者并发术中出血、术后左侧偏瘫以及右侧丘脑梗死[(B)轴位 CT 扫描]。(待续)

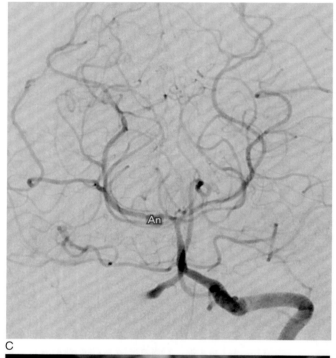

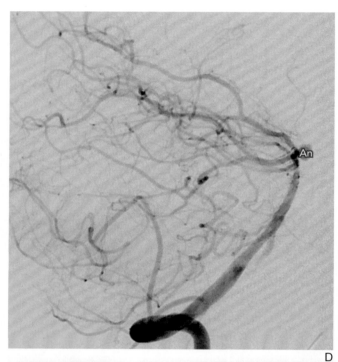

C

D

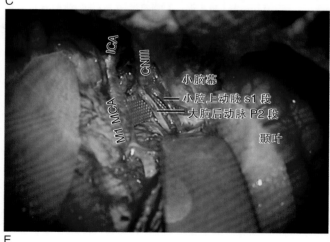

E

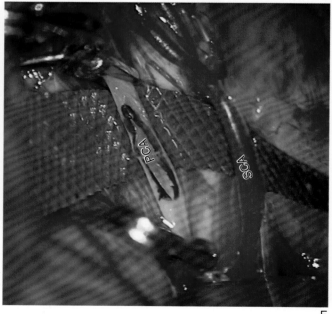

F

病例 17.6(续)　在随后的血管造影检查中,提示右侧大脑后动脉 P1 段假性动脉瘤[左侧 **(C)** 前后位和 **(D)** 侧位椎动脉血管造影]。转诊到显微外科进行治疗。经过多次双侧血管造影(证实),右侧后交通动脉未见显影,右侧颞浅动脉管径纤细,且两侧桡动脉闭塞,为搭桥(的治疗方式)留下了有限的选项。计划行小脑上动脉 s1 段-大脑后动脉 P2 段原位搭桥合并假性动脉瘤孤立术。**(E)** 行眶颧开颅术后,若要把从基底动脉尖一直到小脑幕切迹处的大脑后动脉和小脑上动脉都显露出来,需要分离侧裂,向后位移颞叶并最大限度地显露(小脑幕-动眼神经)三角。**(F)** 大脑后动脉 P2 段和小脑上动脉 s1 段并行穿过(小脑幕-动眼神经)三角。ICA,颈内动脉;An,动脉瘤;CN Ⅲ,动眼神经;M1 MCA,大脑中动脉 M1 段;SCA,小脑上动脉;PCA,大脑后动脉。(待续)

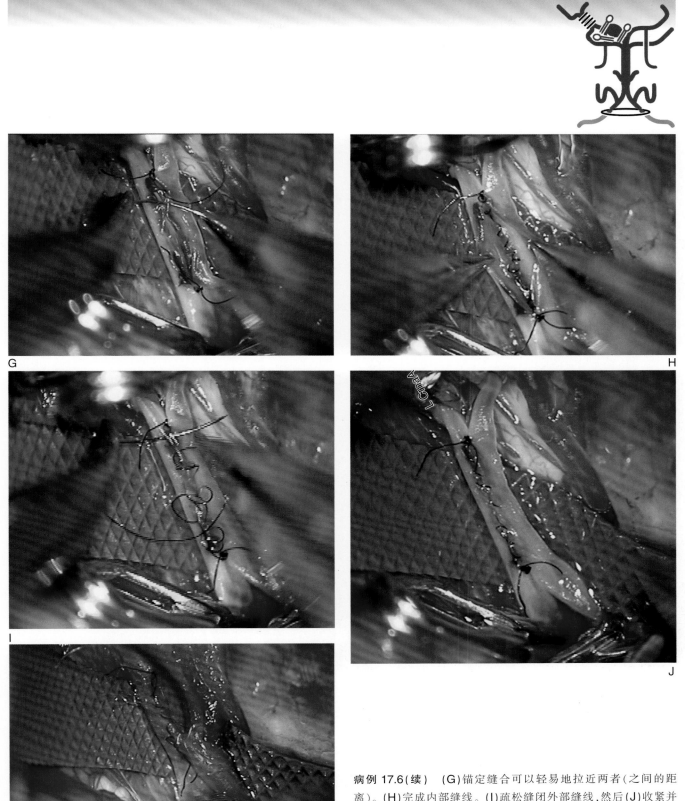

病例 17.6（续）　（G）锚定缝合可以轻易地拉近两者（之间的距离）。（H）完成内部缝线。（I）疏松缝闭外部缝线，然后（J）收紧并打结。（K）作为供血支的小脑上动脉，向受体血管大脑后动脉供给（血流），以保护大脑后动脉远端区域。（待续）

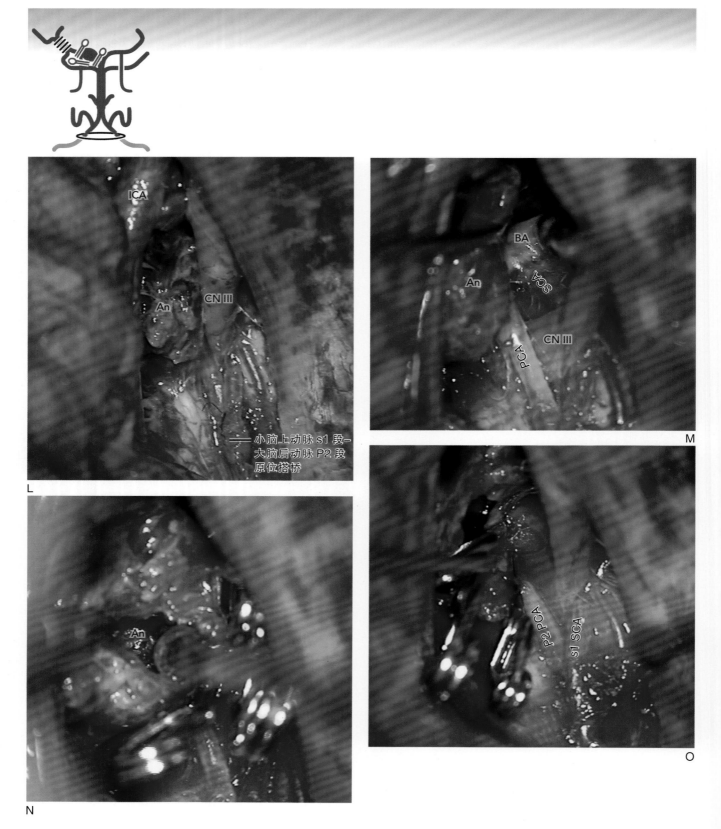

病例 17.6(续)　(L)假性动脉瘤位于动眼神经内侧,并(M)进入颈动脉–动眼神经三角内分离,以显露基底动脉主干,用于瘤体近端控制。在分离大脑后动脉第 1 段时,脆弱的瘤体发生破裂。(N)临时性夹闭基底动脉主干以控制出血(注意动脉瘤瘤腔内表现),并(O)在大脑后动脉 P1 段的近端和远端放置瘤夹用于夹层动脉瘤孤立。An,动脉瘤;CN Ⅲ,动眼神经;BA,基底动脉;SCA,小脑上动脉;PCA,大脑后动脉。(待续)

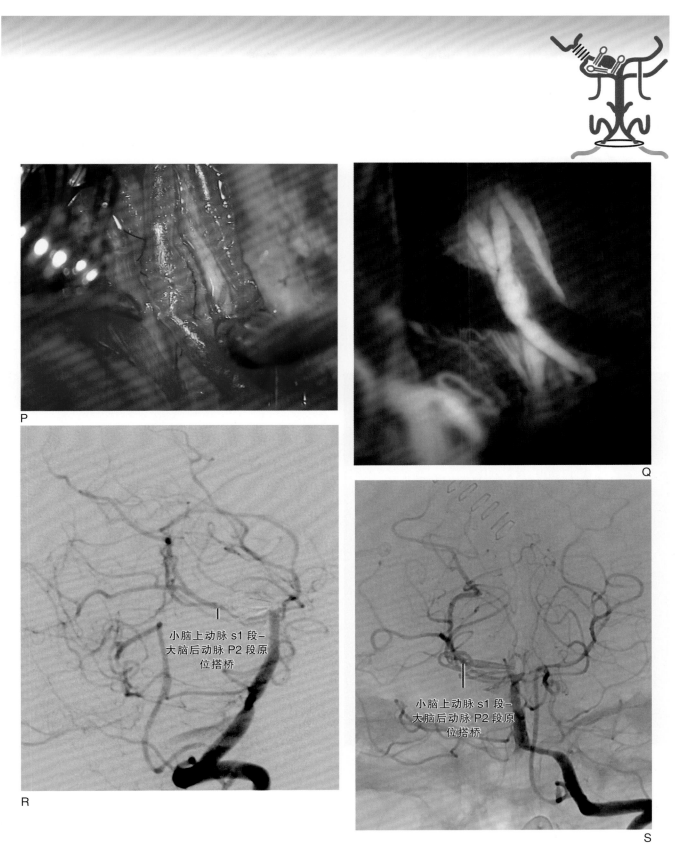

病例 17.6(续)　(P)小脑上动脉 s1 段–大脑后动脉 P2 段原位搭桥,分别为远端大脑后动脉和近端 P1、2 段区域提供了顺行和逆行性重建血流,正如(Q)吲哚菁绿和术后血管造影所示[左侧(R)侧位和(S)前后位椎动脉血管造影]。经过康复训练,患者返回家中后遗留有持续且轻微的肢体偏瘫。这种极具挑战性的搭桥需要治疗性闭塞大脑后动脉 P1 段,并未发生缺血性损伤和神经功能缺失。

病例 17.7　小脑下后动脉(PICA)搭桥术

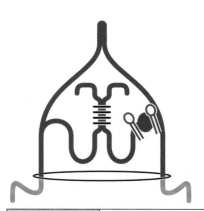
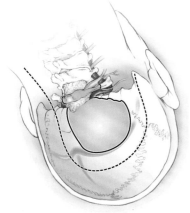
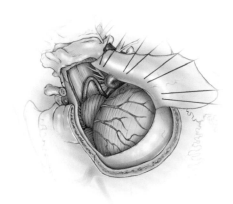

诊断	左侧小脑下后动脉动脉瘤(梭形)
动脉瘤类型	小脑下后动脉,延髓前段
开颅术/入路	远外侧开颅术/经小脑延髓裂入路

搭桥术	R p3 PICA-L p3 PICA 原位搭桥
搭桥类型	原位搭桥
治疗	动脉瘤孤立术

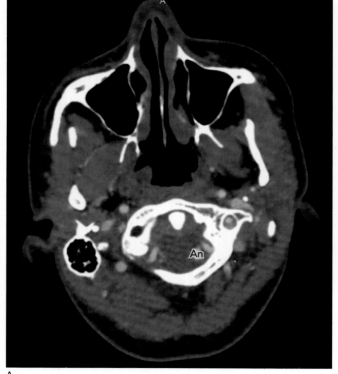

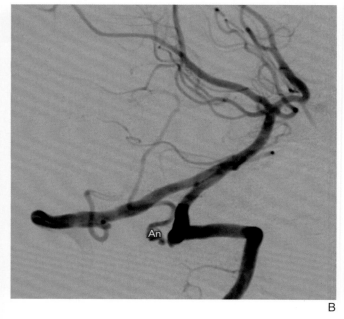

病例 17.7　28 岁女性,表现为突发头痛和恶心,且影像学(证实)为累及左侧小脑下后动脉延髓前段的梭形夹层动脉瘤 [(A)轴位 CT 血管造影和左侧(B)后斜位]。An,动脉瘤。(待续)

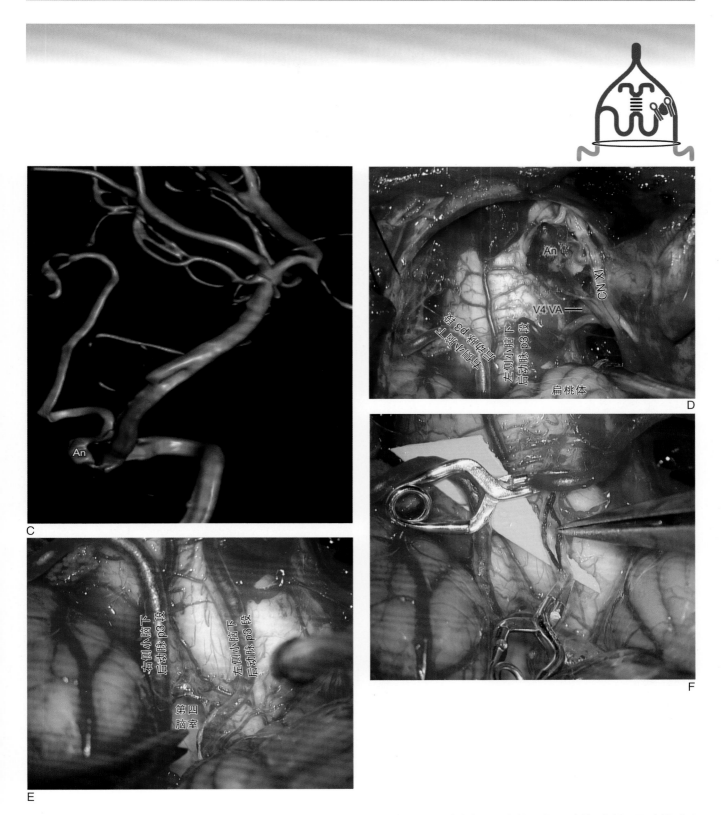

病例 17.7(续)　(C)三维重建像椎动脉血管造影。(D)经左侧远外侧(入路)显露的动脉瘤不是囊性且难以(直接)夹闭。(E)在沿后正中线上行至头襻的过程中，小脑下后动脉 p3 段的远端血管相互并行，使其成为(完成)侧–侧吻合的理想部位。(F)先行左侧的小脑下后动脉管壁切开术。An，动脉瘤；V4 VA，椎动脉 V4 段；CN Ⅺ，副神经。(待续)

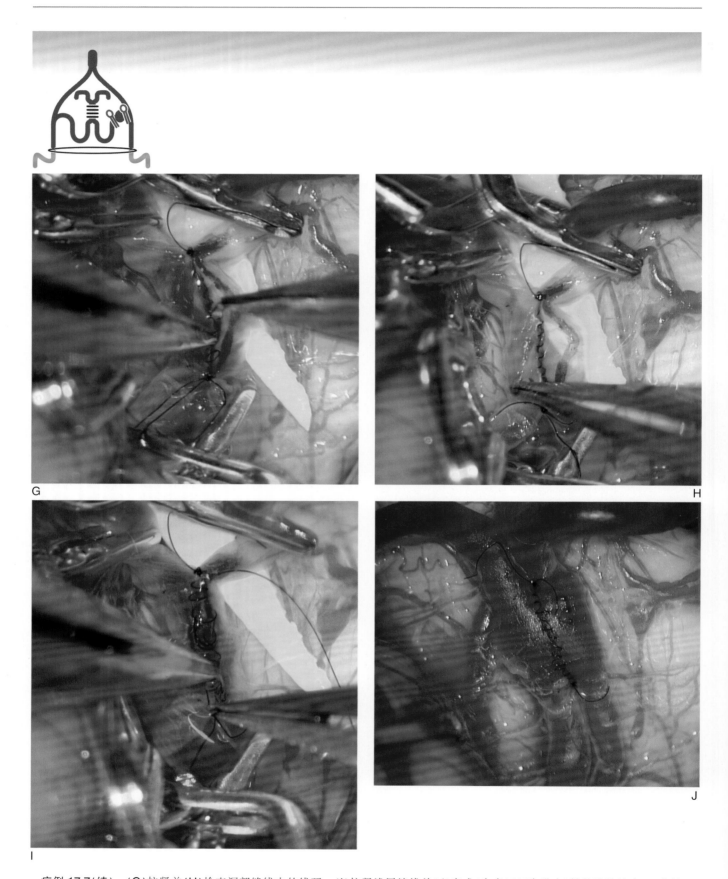

病例17.7(续) (G)拉紧并(H)检查深部缝线内的线环。(I)拉紧浅层缝线并(J)完成(含有)14(次进出)针的连续缝合。(待续)

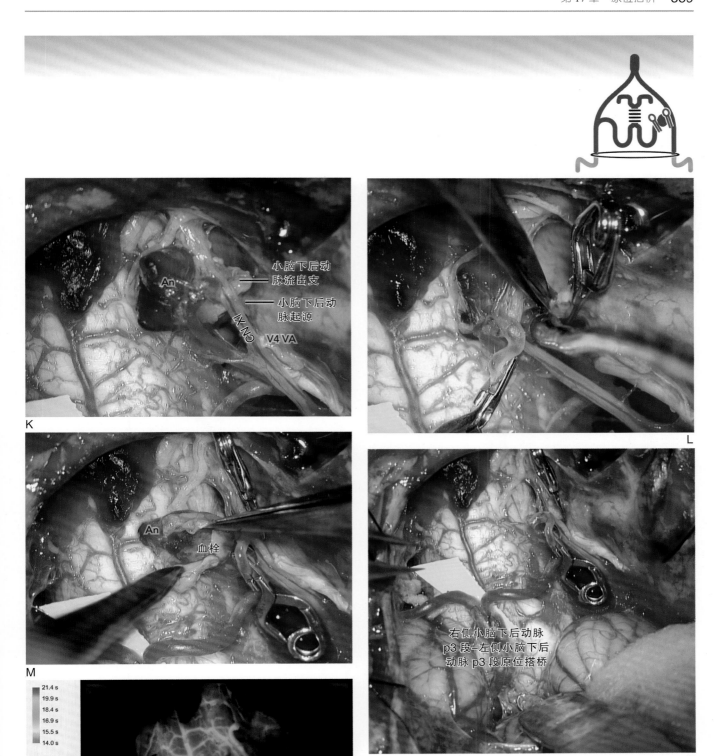

病例 17.7（续）（K）此时，左侧小脑下后动脉远端已重建完成，（L）继续孤立（M）切除动脉瘤，并切开瘤体显露腔内血栓。（N）在后正中线处，完成距离动脉瘤位置较远的右侧小脑下后动脉 p3 段-左侧小脑下后动脉 p3 段原位搭桥术。（O）吲哚菁绿和血流800 血管造影显示，有从对侧小脑下后动脉分别流至左侧小脑下后动脉远端和近端的快顺和慢逆血流。CN XI，副神经；V4 VA，椎动脉 V4 段；An，动脉瘤。（待续）

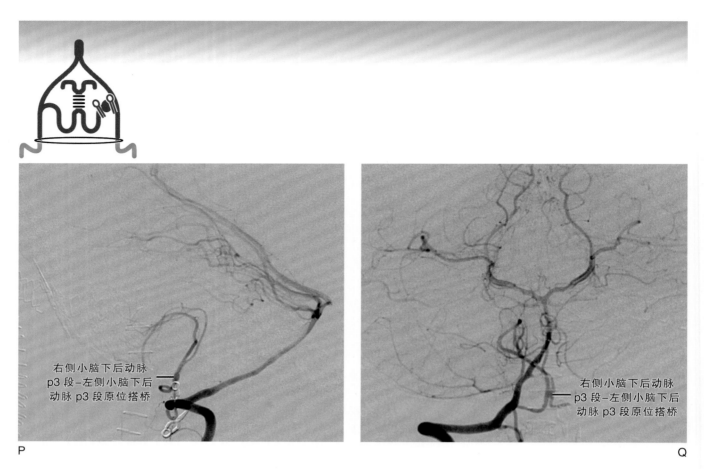

P

Q

病例 17.7(续) 术后血管造影证实搭桥通畅,且右侧血流向双侧小脑下后动脉供血[右侧(P)前后位和(Q)侧位椎动脉血管造影]。患者(术后)恢复极佳。

病例 17.8　小脑下后动脉(PICA)搭桥术

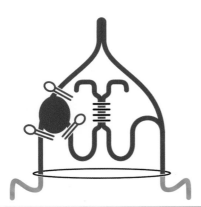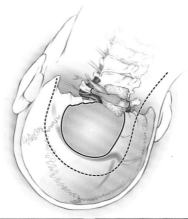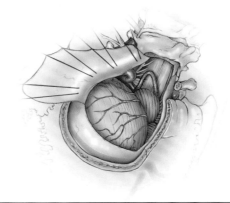

诊断	右侧小脑下后动脉动脉瘤(血栓性)
动脉瘤类型	小脑下后动脉,延髓前段
开颅术/入路	远外侧开颅术/经小脑延髓裂入路

搭桥术	L p3 PICA–R p3 PICA 原位搭桥
搭桥类型	原位搭桥
治疗	动脉瘤孤立术

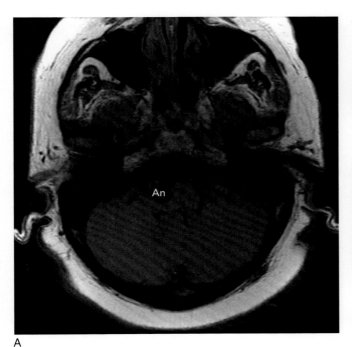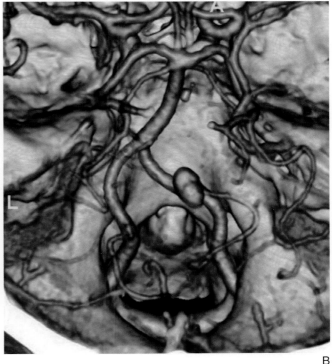

A　　　B

病例 17.8　49 岁女性,表现为右侧肢体麻木,急查磁共振发现一右侧大型血栓性小脑下后动脉动脉瘤[(A)轴位 MRI T1 加权成像和(B)后循环三维重建像 CT 血管造影]。为去除动脉瘤并缓解延髓压迫(症状),推荐行手术治疗。An,动脉瘤。(待续)

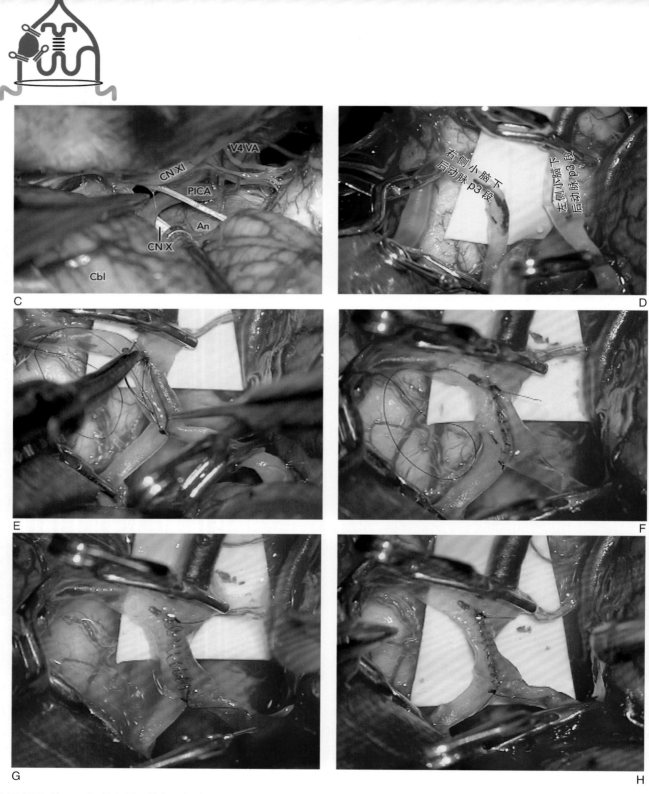

病例 17.8(续) (C)行右侧远外侧开颅术显露的动脉瘤,它充满迷走-副神经三角且其基底部累及小脑下后动脉起始处。尝试夹闭治疗失败后,手术策略转变为搭桥合并(瘤体)孤立术。(D)孤立双侧的小脑下后动脉,然后切开管壁行左侧小脑下后动脉 p3 段-右侧小脑下后动脉 p3 段原位搭桥。(E)行锚定缝合,并(F)在管腔内缝闭内部缝线。(G)缝闭外部缝线,(H)拉紧并打结。V4 VA,椎动脉 V4 段;CN XI,副神经;An,动脉瘤;CN X,迷走神经;PICA,小脑下后动脉。(待续)

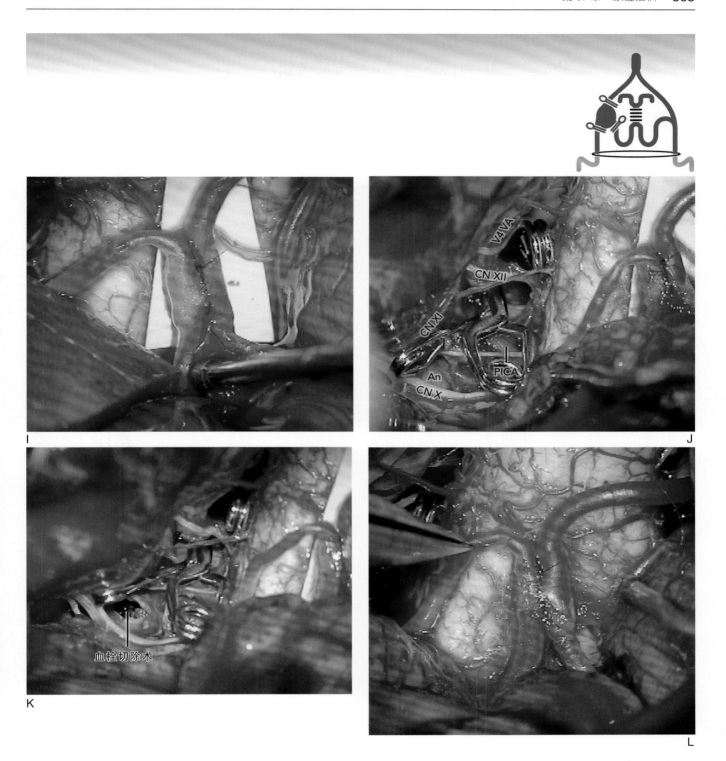

病例 17.8(续)　(I)启动搭桥血流。(J)动脉瘤瘤颈无法进行夹闭,并且因对称性左侧椎动脉(的存在),可在右侧椎动脉的近端及远端对动脉瘤行孤立性夹闭。(K)小脑下后动脉的起始处已闭塞,可使用超声吸引器切除瘤内血栓,减小动脉瘤体积并解除延髓压迫。(L)这种由左到右的交通性血管搭桥,可向右侧小脑下后动脉区提供血流,并保护患者免受因介入栓塞而引发的脑缺血。V4 VA,椎动脉 V4 段;CN Ⅻ,舌下神经;CN Ⅺ,副神经;An,动脉瘤;CN Ⅹ,迷走神经;PICA,小脑下后动脉。(待续)

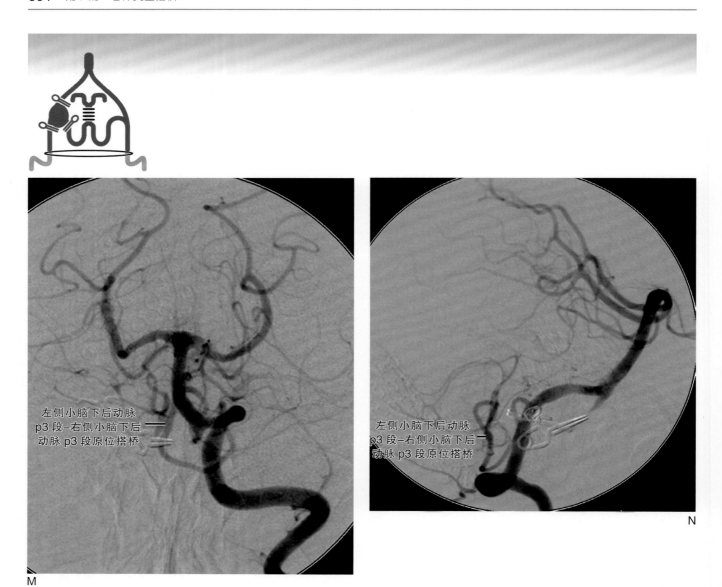

左侧小脑下后动脉
p3 段–右侧小脑下后
动脉 p3 段原位搭桥

左侧小脑下后动脉
p3 段–右侧小脑下后
动脉 p3 段原位搭桥

M

N

病例 17.8(续)　左侧(M)前后位和(N)侧位椎动脉血管造影。患者的麻木症状在(术后)3 个月随访时消失。

病例 17.9　基底动脉(BA)搭桥术

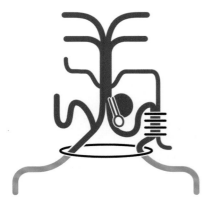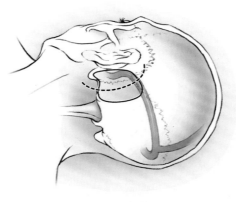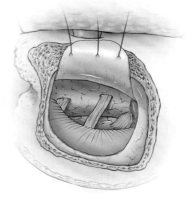

诊断	左侧椎动脉主干动脉瘤
动脉瘤类型	基底动脉四分叉前
开颅术/入路	远外侧–乙状窦后开颅术/经小脑延髓裂入路

搭桥术	L V4 VA–a3 AICA 原位搭桥和 a3 AICA 再吻合术
搭桥类型	组合式搭桥
治疗	动脉瘤夹闭

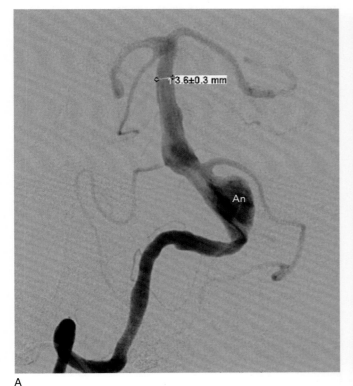

A

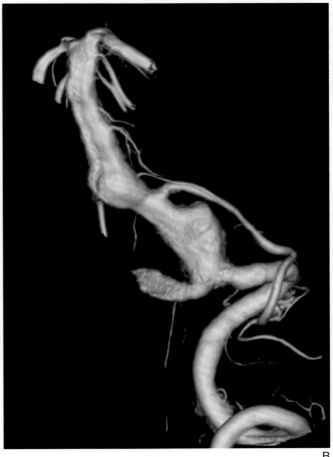

B

病例 **17.9**　42 岁男性,表现为因蛛网膜下腔出血引起的严重头痛和反应迟钝,并确诊为基底动脉瘤主干近端动脉瘤,瘤体位于椎基底动脉交界处与左侧小脑下前动脉型小脑下后动脉之间[右侧(A)前后位和(B)三维重建像椎动脉血管造影]。(待续)

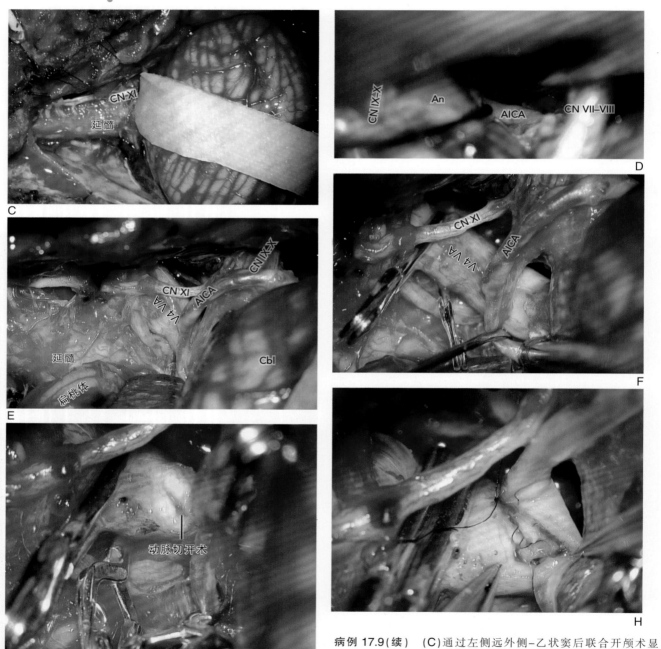

病例 17.9（续）　（C）通过左侧远外侧–乙状窦后联合开颅术显露动脉瘤。（D）在动脉瘤的内上方以及面神经和舌咽迷走神经复合体之间，可见到粗大的小脑下前动脉，且（E）邻近椎动脉，走行于舌下神经上三角内（迷走–副神经三角的上部）。因直接夹闭瘤颈会损伤小脑下前动脉，因此先计划行椎动脉 V4 段–小脑下前动脉 a3 段原位搭桥术。（F）先后孤立椎动脉 V4 段和小脑下前动脉 a3 段，（G）纵行切开动脉粥样硬化性血管壁。（H）要完成吻合，需在管腔内缝闭第一条缝线。CN IX–X，舌咽神经–迷走神经；An，动脉瘤；AICA，小脑下前动脉；CN XI，副神经；V4 VA，椎动脉 V4 段；CN VII–VIII，面神经–前庭神经。（待续）

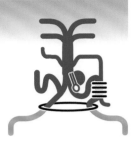

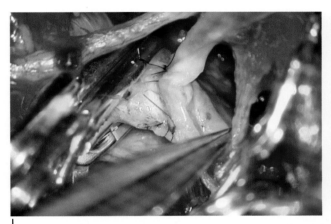

I

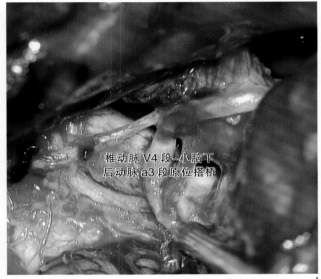

椎动脉 V4 段-小脑下
后动脉 a3 段原位搭桥

J

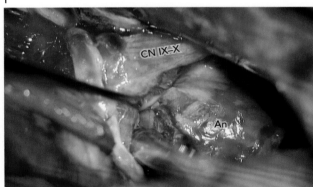

CN IX-X

An

K

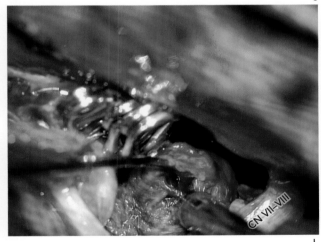

CN VII-VIII

L

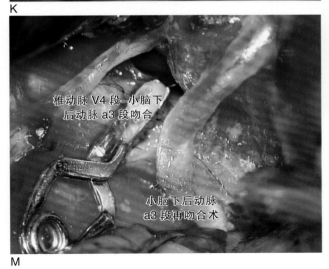

椎动脉 V4 段-小脑下
后动脉 a3 段吻合

小脑下后动脉
a3 段再吻合术

M

病例 17.9(续)　(I)在管腔外缝闭第二条缝线。(J)起初,椎动脉 V4 段-小脑下前动脉 a3 段搭桥畅通,因此直接切除了动脉瘤。为了行瘤体近端控制,在枕骨大孔处临时阻断双侧椎动脉。(K)指向上方的瘤颈已超出迷走-副神经三角范围,且进入了脑桥小脑角区。(L)用多个瘤夹串联夹闭位于舌咽神经上方的瘤颈。随后搭桥部位闭塞,毋庸置疑地是由于椎动脉第 4 段管壁上存在的严重动脉粥样硬化性(斑块)碎片所致。但令人意想不到的是,直接夹闭瘤体并没有损害小脑下前动脉的起始部。(M)因此夹闭了椎动脉 V4 段-小脑下前动脉 a3 段原位吻合处,并把横断的小脑下前动脉(残端)用在挽救性端-端再吻合术中。此病例表明,在原位搭桥的侧-侧吻合中,发生动脉粥样硬化性变的组织以及供、受体动脉之间极不匹配的管壁厚度降低了搭桥的通畅率。CN IX-X,舌咽神经-迷走神经;An,动脉瘤;CN VII-VIII,面神经-前庭神经。

第 18 章

再吻合术

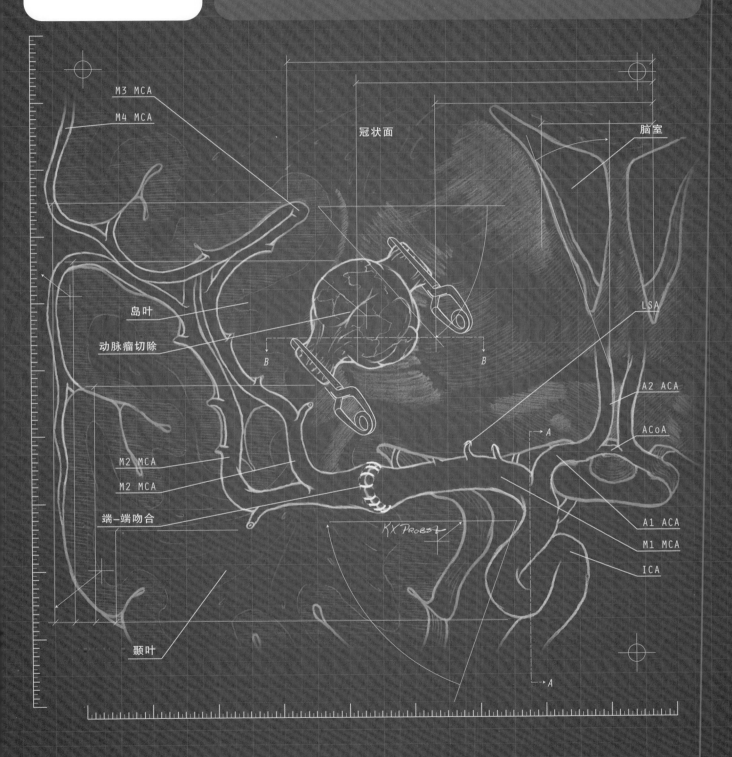

M3 MCA

M4 MCA

冠状面

脑室

岛叶

动脉瘤切除

LSA

A2 ACA

ACoA

M2 MCA

M2 MCA

A1 ACA

端-端吻合

M1 MCA

ICA

KX PROBST

颞叶

再吻合术

　　再吻合术是指切除动脉瘤后，再次连接两动脉残端以重建血管解剖并恢复原有血流，而不使用插入性移植物，也无须获取桥血管或进行二次吻合。对于单一血供的中小体积梭形动脉瘤来说，端-端再吻合术是很好的治疗方法，但在切除大型或巨大型动脉瘤之后，遗留在断端之间的间隙可能无法闭合。再吻合术要求充分松解两侧的血管断端，这样才能使其在无张力状态下重新相连。一旦存有张力，则线结无法拉紧，管腔也不能封闭且缝线会撕裂管壁。因此，完成一台成功的再吻合术，需要借助正确的解剖位置准确找到动脉瘤，将之切除并保证断端的松弛。端-端再吻合术就像一场老鹰捉小鸡的游戏，只有把所有病变都切除干净你才算赢，但切除过多管壁又会妨碍动脉残端再次相接。对于拟缝入吻合口内的病理组织，切除时需要保守些，而对于打结处和呈碎片状的动脉末端，切除则要积极一些。正常动脉有足够的管长却很少有冗余，应遵循它们的既定走行路径并将血流引至大脑的相应区域。然而，某些动脉有其特定的（血管）弯曲和（血管）襻，可直接将其抻直以（连接性）闭合动脉残断之间的间隙。在老年患者或在伴有潜在血管性疾病、特异性解剖变异的患者中，动脉迂曲常会增多。应用再吻合技术时，需要认识并利用这些"看不见的"冗余动脉组织。

显微外科解剖

侧裂三角

　　动脉的膝部弯曲储有冗余的动脉管长，可将其松解抻直后用于血流重建。就像在直角三角形中，连接两点的斜边距离短于两直角边之和一样，通过修剪动脉末端并直跨此膝部区域，既能重新恢复血流，也可弥补血管长度的缺失（图 18.1）。大脑中动脉有三处弯曲，可释出额外的动脉管长用于再吻合术。第一处弯曲是呈 90°转角的岛阈膝部，它位于向外走行的大脑中动脉 M1 段（蝶段）与在岛阈表面上行的大脑中动脉 M2 段（岛段）之间。第二处弯曲是呈 180°转弯的岛状裂隙膝

部，它位于在岛叶皮质表面上行的大脑中动脉 M2 段（岛段）与在额顶盖表面下行的大脑中动脉 M3 段（岛盖段）之间，容纳于（岛叶）环状沟中。第三处弯曲是另一个呈 180°转弯的岛盖裂隙膝部，它位于绕额顶盖下缘向外走行的大脑中动脉 M3 段（岛盖段）与大脑半球外侧面的大脑中动脉 M4 段皮质支之间，即动脉穿出侧裂的部位。相较侧裂下方、岛状裂隙下支内的动脉，位于侧裂上方、岛状裂隙上支内的动脉走行更加弯曲。抻直了的岛阈膝部（血管）、岛状裂隙膝部（血管）以及岛盖裂隙膝部（血管）可分别为大脑中动脉 M1、2、3 段的再吻合术提供动脉管长。

镰-额三角与小脑幕-动眼神经三角

　　大脑前动脉紧密地围绕着边缘系统结构走行，曲度大，但可用于再吻合术的额外管长却很短。环绕中脑周围走行的大脑后动脉和小脑上动脉亦是如此。从理论上讲，在大脑循环中的任意部位都能够完成端-端再吻合术，以闭合动脉断端之间的间隙。但在实际情况中，由于大脑前动脉、大脑后动脉和小脑上动脉缺乏膝状拐弯、曲折走行以及冗余的管壁，限制了再吻合术应用于这些部位，且在尝试过程中增加了失败的可能性。

迷走-副神经三角

　　在围绕延髓周围走行的过程中，小脑下后动脉分别有两处固定存在的和一处非固定的血管襻，它们能释出额外的管长来用于搭桥（图 18.2）。走行弯曲且呈高度变异的（有时上行，有时下行，有时向外走行，有时向内走行）延髓前段、延髓外侧段（小脑下后动脉 p1、p2 段）血管，在穿行舌下神经和舌咽神经、迷走神经和副神经根的过程中，形成一处非固定的血管襻，称为延髓根部血管襻。第一个固定的血管襻是扁桃体延髓段（小脑下后动脉 p3 段）的尾襻，它在橄榄后沟与扁桃体内侧面之间的小脑扁桃体下极形成一个 180°转角。第二个固定的血管襻是膜帆扁桃体段（小脑下后动脉 p4 段）的头襻，它在下髓帆中央部的表面形成一个 180°转角。和大脑中动脉的（血管）膝部类似，小脑下后动脉的管襻储有冗余长度的动脉，可将其松解释放后用于血流重建。分别抻直（延髓）根部血管襻、头襻和尾襻，以供小脑下后动脉前两段、p3 段和 p4 段行再吻合术。

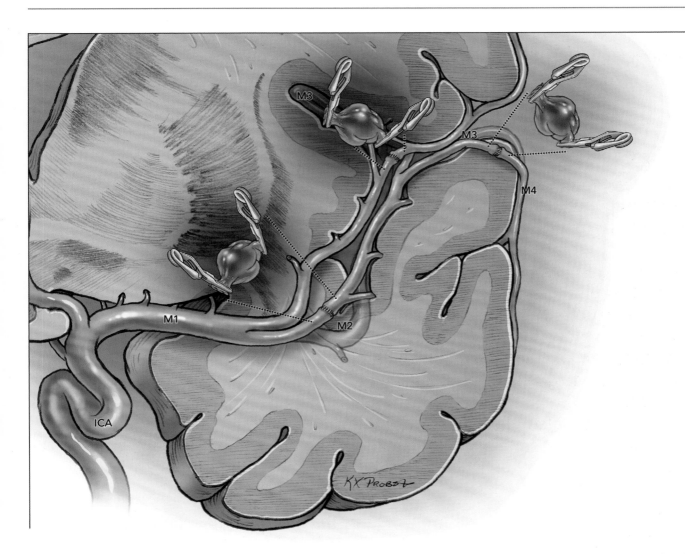

图 18.1 大脑中动脉有三个血管弯曲,可为再吻合术释出额外的动脉管长。岛阈膝部呈 90° 转角,它位于向外走行的大脑中动脉 M1 段 (蝶段)与上行的大脑中动脉 M2 段(岛段)之间。岛状裂隙膝部呈 180° 转角,它位于(在岛叶皮质表面上行的)大脑中动脉 M2 段(岛段) 与(在额顶盖表面下行的)大脑中动脉 M3 段(岛盖段)之间,容纳于(岛叶)环状沟中。岛盖裂隙膝部是另一个呈 180° 的转角,它位于(绕 额顶盖下缘向外走行的)大脑中动脉 M3 段(岛盖段)与(大脑半球外侧面的)大脑中动脉 M4 段皮质支之间。抻直的岛阈膝部(血管)、岛 状裂隙膝部(血管)以及岛盖裂隙膝部(血管)可分别为大脑中动脉 M1、2、3 段的再吻合术提供动脉管长。ICA,颈内动脉;M1,大脑中动脉 M1 段(蝶段);M2,大脑中动脉 M2 段(岛段);M3,大脑中动脉 M3 段(岛盖段);M4,大脑中动脉 M4 段皮质支。

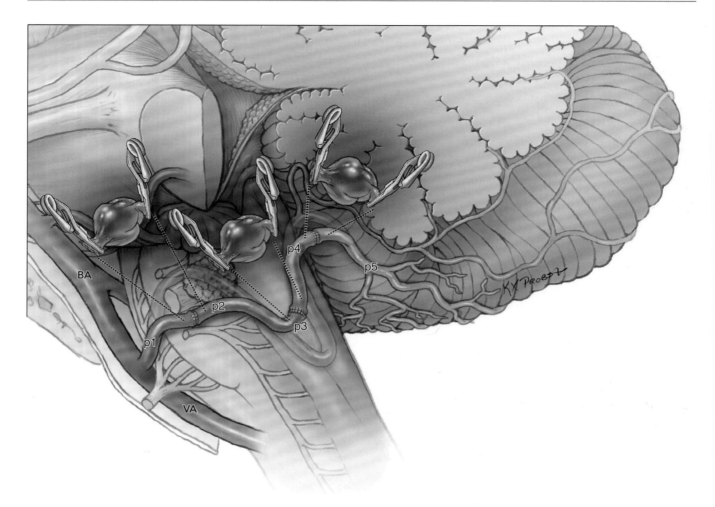

图 18.2　在围绕延髓周围走行的过程中,小脑下后动脉有三处血管襻,可释出额外管长(用于搭桥)。延髓前段(小脑下后动脉 p1 段)和延髓外侧段(小脑下后动脉 p2 段)的血管穿过舌下神经和舌咽神经、迷走神经和副神经根走行时,形成一处非固定的血管襻,称为延髓根部血管襻。第一个固定的血管襻是扁桃体延髓段(小脑下后动脉 p3 段)的尾襻,它在小脑扁桃体下极形成一个 180°转角。第二个固定的血管襻是膜帆扁桃体段(小脑下后动脉 p4 段)的头襻,它在下髓帆中央部的表面形成一个 180°转角。分别抻直(延髓)根部血管襻、头襻和尾襻,以供小脑下后动脉前两段、p3 段和 p4 段行再吻合术。BA,基底动脉;VA,椎动脉;p1,小脑下后动脉延髓前段;p2,小脑下后动脉延髓外侧段;p3,小脑下后动脉扁桃体延髓段;p4,小脑下后动脉膜帆扁桃体段;p5,小脑下后动脉皮层段。

供体和受体血管的分离

在切除动脉瘤后,可通过释出动脉弯曲处的额外管长来完成再吻合术。无论动脉瘤是位于(血管)膝部的近端、远端还是正好位于此处,都不重要,抻直附近的血管膝部,把额外的管长拉入(血管)修复部位,闭合动脉残端之间的间隙,并缩短环绕血管弯曲周围的血流重建路径。大脑中动脉血管弯曲处和小脑下后动脉的血管襻创造了许多可经再吻合术修复缺损的机会,且这种搭桥术式可在动脉走行的任意部位完成。

走行越弯曲的动脉就会有越长的管壁用于再吻合术。儿童和年轻人的动脉呈笔直、线性走行,几乎没有冗余的管长可供使用。但对于老年患者来说,血管已发生动脉粥样硬化性变,表现为明显的延长、扩张和扭转,会有更长的冗余管壁可供使用。再吻合术的准备工作要求对载瘤动脉的流入端和流出端进行常规分离,松解蛛网膜粘连,并离断无意义的细小分支。就再吻合术而言,由于轴向张力的不利影响,相比其他操作,对流入支和流出支进行充分分离是最为关键的操作。在行临时阻断之前,应对分支进行分离,以增大从(动脉)膝部或(动脉)襻释出管壁的活动度。

再吻合术的关键是要完全切除所有病变组织,无论是动脉瘤、动脉性夹层、创伤性损伤还是动脉粥样硬化。即使血管断端很容易再次接合,一旦病变组织仍有残留,也会致使再吻合术失败。要切除动脉末端的更多病变(管壁)组织以到达健康管壁颇具难度,且还可能导致残端之间的间隙无法连接,可一旦将活性差或是血栓性组织纳入血管缝合处,便会破坏整个搭桥手术。管壁的切除范围必须超越病变组织,然后通过移动更长的血管末端来闭合残端之间的间隙。

再吻合

大脑中动脉再吻

沿蝶段、岛段和岛盖段完成的大脑中动脉再吻合术(数量)占全部再吻合术的近 1/3(表 18.1;图 18.3)。大脑中动脉 M1 段再吻合术所涉及的动脉管径粗大且富含肌层,可以很好地持线缝合,但位于流出支上的豆纹动脉无法长时间耐受夹闭阻断。此外,切除大脑中动脉 M1 段动脉瘤时可能损伤与其相关的豆状核纹状体,受累的结构有壳核、内囊上部、苍白球、尾状核头和体部。岛阈膝部的冗余管壁使经过再吻合术治疗(大脑中动脉)蝶段的小型动脉瘤成为可能(病例 18.1)。通过切除血栓对巨大动脉瘤减容或减压的方式,可释出松

弛的血管断端(病例 18.2)。巨大动脉瘤通常会把豆纹动脉向近端或远端推挤,并在位移处连接血管残端。

表 18.1 颅内-颅内再吻合术的临床经验总结

再吻合术类型	n	%
大脑中动脉再吻合术		
大脑中动脉 M1 段	1	3
大脑中动脉 M1 段-大脑中动脉 M2 段	2	6
大脑中动脉 M2 段	4	11
大脑中动脉 M3 段	3	9
脉络膜前动脉	1	3
大脑前动脉再吻合术		
大脑前动脉 A3 段	1	3
大脑前动脉 A4 段	1	3
大脑后动脉/小脑上动脉再吻合术		
大脑后动脉 P4 段	1	3
小脑上前动脉 a3 段	1	3
颞前动脉	1	3
小脑下后动脉再吻合术		
小脑下后动脉 p1 段	1	3
小脑下后动脉 p2 段	8	23
小脑下后动脉 p3 段	7	20
小脑下后动脉 p4 段	2	6
椎动脉 V3 段	1	3
总计	35	

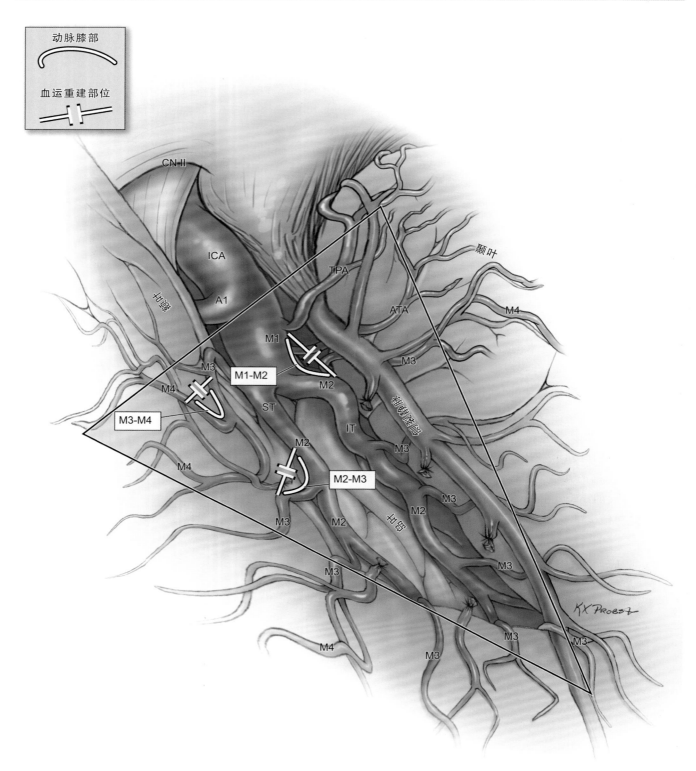

图 18.3　岛阈膝部和岛盖膝部位于侧裂三角内，这些位置的动脉瘤更易切除并对载瘤动脉行再吻合术。岛裂膝部位于岛叶环状沟内，位置深且不易到达，故此处更利于行其他搭桥术式。TPA，颞极动脉；ATA，颞前动脉；ST，上干；IT，下干；A1，大脑前动脉水平段；ICA，颈内动脉。

病例 18.1　大脑中动脉(MCA)搭桥术

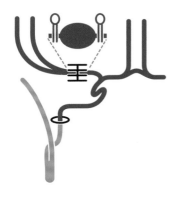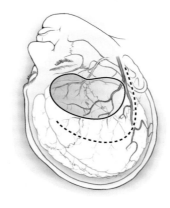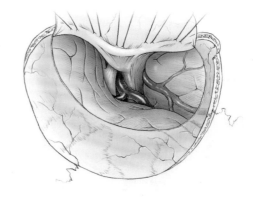

诊断	右侧大脑中动脉动脉瘤(血栓性)
动脉瘤类型	大脑中动脉分叉前
开颅术/入路	翼点开颅术/经侧裂入路

搭桥术	R M1 MCA 再吻合术
搭桥类型	再吻合术
治疗	动脉瘤切除

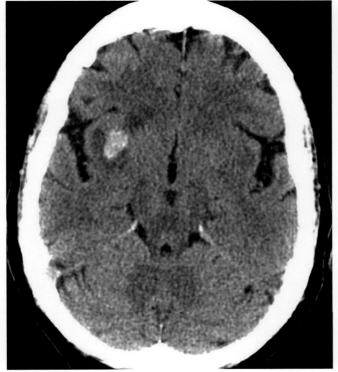

A

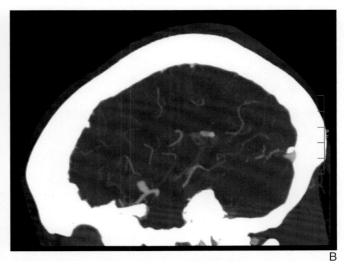

B

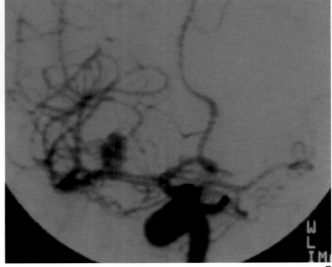

C

病例18.1　63 岁女性,有长期偏头痛病史,表现为严重的头痛、头晕和颈强直。急诊就诊时发现右侧血栓性大脑中动脉分叉前部动脉瘤[(A)轴位 CT 平扫;(B)矢状位 CT 血管造影;以及 (C)右侧前斜位颈内动脉血管造影]。推荐行显微外科治疗,瘤颈松弛易于夹闭。动脉瘤夹闭后不久,左侧肢体的运动诱发电位和体感诱发电位便出现信号变为直线,经吲哚菁绿血管造影证实大脑中动脉 M1 段的载瘤动脉内完全形成血栓。尝试从动脉瘤顶切除血栓但并未成功。(待续)

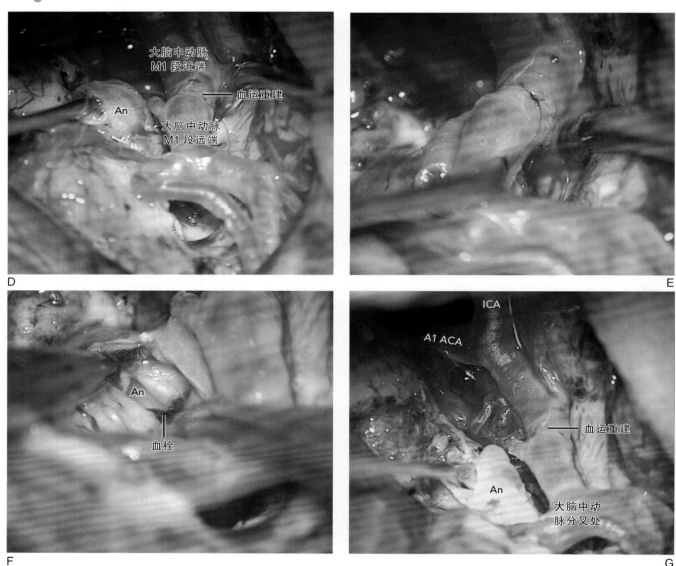

病例18.1(续) (D,E)切除动脉瘤及载瘤动脉后行端–端再吻合术。(F)切开大脑中动脉 M1 段,显露载瘤动脉内的血栓,它似乎是瘤内血栓的延续。(G)这例未预及的大脑中动脉 M1 段再吻合术是在大脑中动脉膝部以外的部位完成的,但在大脑中动脉 M1 段内闭合短距离残端间隙并不困难。ICA,颈内动脉;An,动脉瘤;A1 ACA,大脑前动脉 A1 段。

病例 18.2　大脑中动脉(MCA)搭桥术

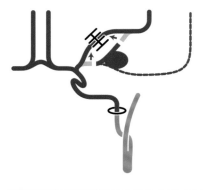 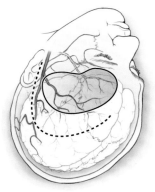 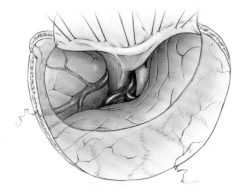

诊断	左侧大脑中动脉动脉瘤(巨大,血栓性)
动脉瘤类型	大脑中动脉分叉部
开颅术/入路	翼点开颅术/经侧裂入路

搭桥术	L M1 MCA–M2 MCA 再吻合术
搭桥类型	再吻合术
治疗	动脉瘤孤立

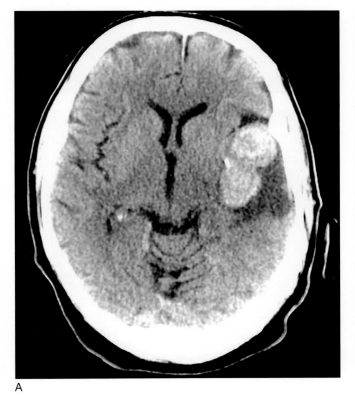 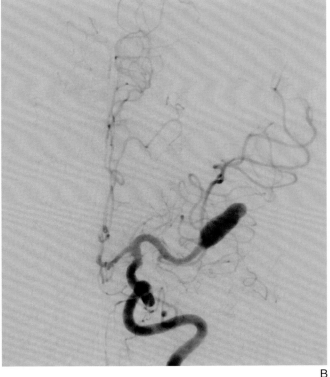

A

B

病例 18.2　73 岁男性,近一周表现为言语困难。诊断为左侧巨大血栓性大脑中动脉分叉部动脉瘤伴周围的颞叶水肿[(A)轴位 CT 平扫]。大脑中动脉分叉部(远端)的上干处于开放状态,但下干已闭塞,很可能是瘤体的血栓栓塞所致[左侧(B)前后位]。(待续)

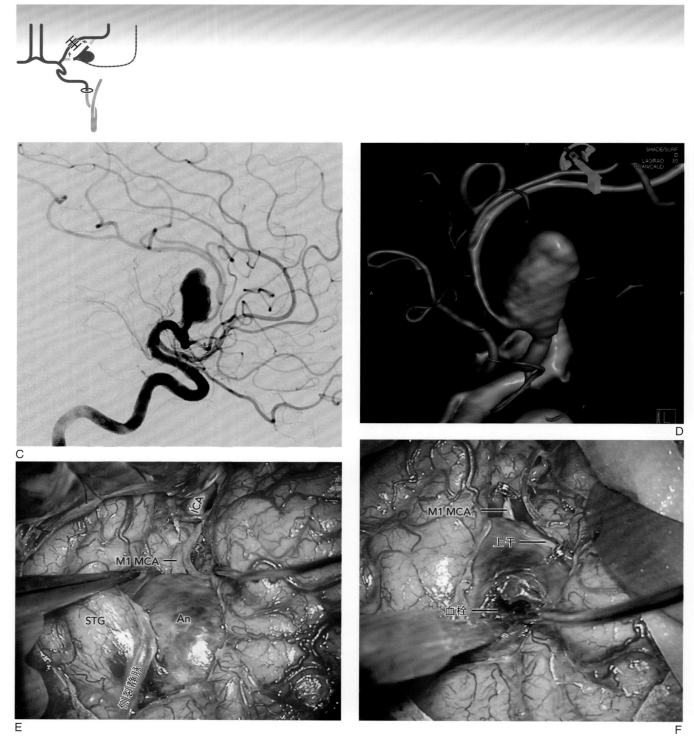

病例 18.2(续) （C）侧位,以及（D）三维重建像颈内动脉血管造影。(E)巨大体积的动脉瘤填满了侧裂三角。(F)临时夹闭阻断大脑中动脉 M1 段的流入道和上干流出道,并用超声吸引器切除瘤内血栓。M1 MCA,大脑中动脉 M1 段(蝶段);An,动脉瘤;STG,颞上回。(待续)

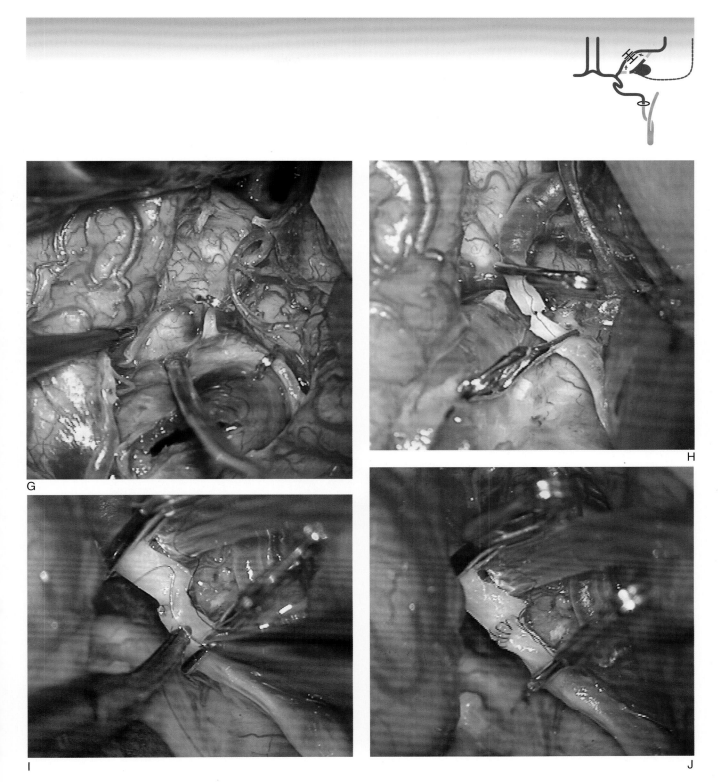

病例 18.2(续)　(G)行减压瘤体以松弛流入和流出动脉,(H)便于行锚定缝合连接两侧的(血管)断端。(I)这些动脉骑跨在岛阈处,且壁厚管径大,易于缝合。(J)连续性缝闭第一条缝线后。(待续)

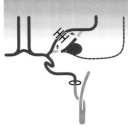

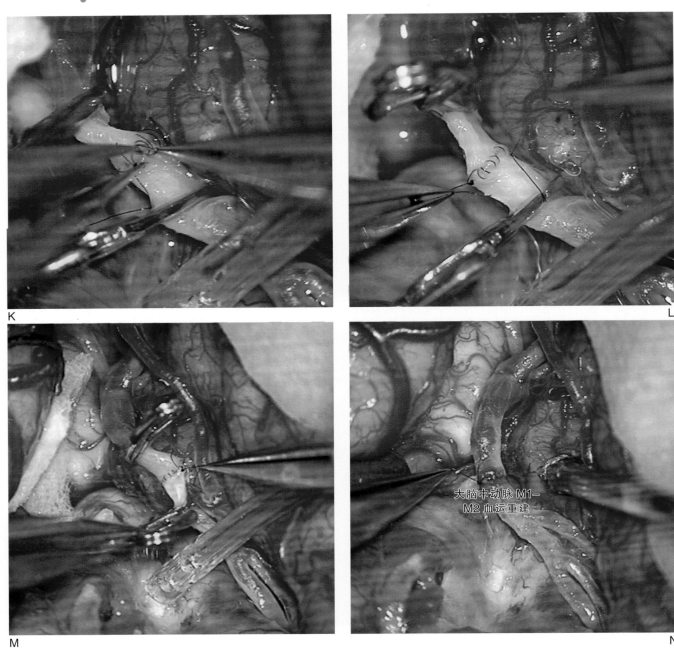

大脑中动脉 M1–
M2 血运重建

病例 18.2(续)　(K)把临时阻断夹从垂直(额侧)位翻转到水平(颞侧)位,上提第二条缝线。(L,M)检查两条缝线并(N)移除临时阻断夹,开启流向上干的搭桥血管。(待续)

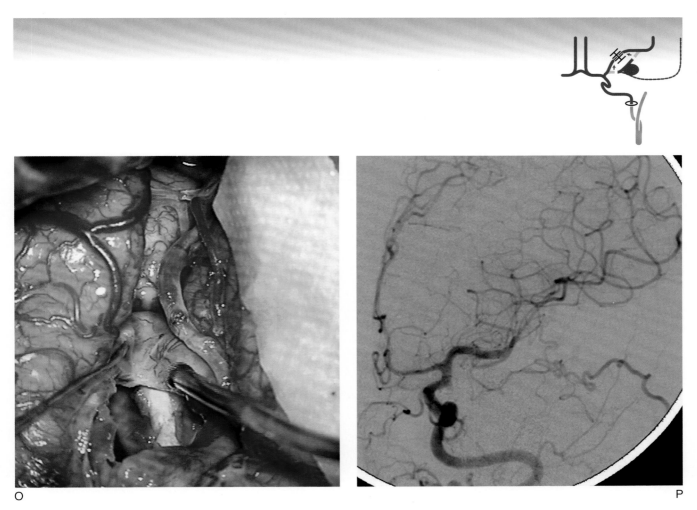

O　　　　　　　　　　　　　　　　　　　　　　　　　　　　　　　　　　　　P

病例 18.2(续)　(O)动脉瘤完全减压,且(P)血管造影显示左侧大脑中动脉 M1 段–大脑中动脉 M2 段(上干)再吻合术的血流重建良好(左侧前后位颈总动脉血管造影)。在这个病例中,抻直岛阈膝部(的血管弯曲)并切除动脉瘤内血栓,有助于缩小再吻合时动脉断端之间的距离。

　　抻直岛阈和岛裂的弯曲血管可松弛大脑中动脉 M2 段主干动脉的末端,以用于侧裂三角内的再吻合术(病例 18.3)。抻直岛裂膝部可松弛大脑中动脉 M3 段动脉的末端(病例 18.4)。相较于分叉部近端的蝶段动脉瘤,分叉部远端的岛段和岛盖段动脉瘤通常体积更小,血管残端之间的间隙也更短,易于行再吻合术修复。

病例 18.3　大脑中动脉(MCA)搭桥术

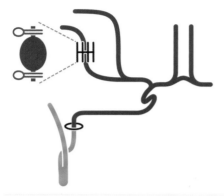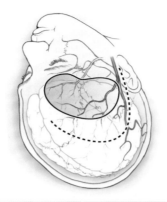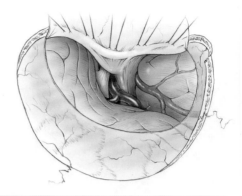

诊断	右侧大脑中动脉动脉瘤(血栓性)
动脉瘤类型	大脑中动脉分叉后(侧裂)
开颅术/入路	翼点开颅术/经侧裂入路

搭桥术	R M2 MCA 再吻合术
搭桥类型	再吻合术
治疗	动脉瘤孤立

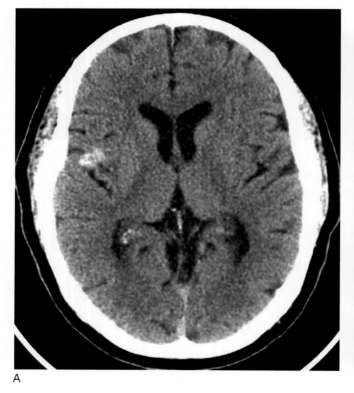

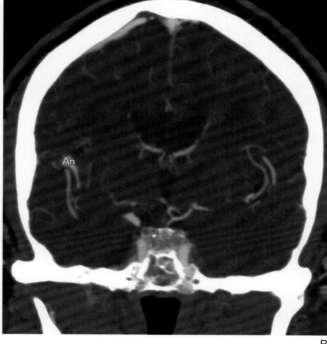

A

B

病例 18.3　66 岁男性,表现为左侧面部下垂,持续数分钟后完全缓解。诊断提示在右侧岛裂内有一血栓性大脑中动脉分叉部远端动脉瘤,即位于大脑中动脉 M2 段和 M3 段之间的膝部[(A)轴位和(B)冠位 CT 平扫]。An,动脉瘤。(待续)

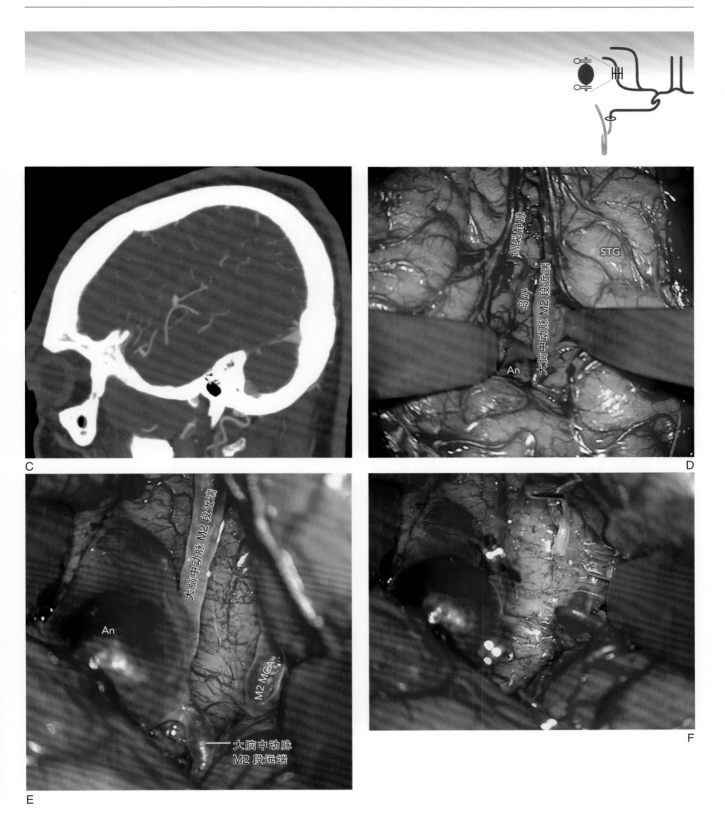

病例 18.3(续)　(C)矢状位 CT 血管造影。(D)行右侧翼点开颅术,广泛打开侧裂至后方角回处,显露出动脉瘤。(E)动脉瘤呈延长扩张型,独立的流入道和流出道累及动脉瘤基底部。(F)用永久性瘤夹孤立动脉瘤之后,切断载瘤动脉。STG,颞上回;An,动脉瘤;M2 MCA,大脑中动脉 M2 段。(待续)

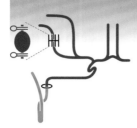

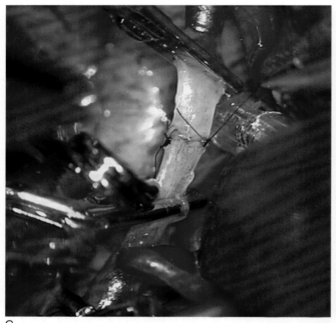

G

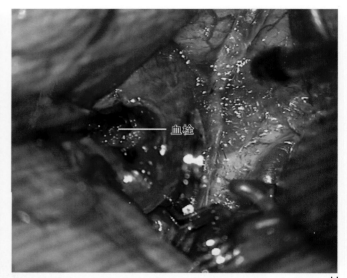

血栓

H

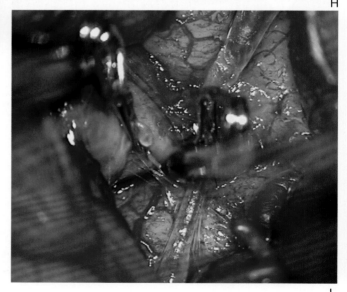

I

病例 18.3(续)　(G)行大脑中动脉 M2 段端-端再吻合术连接（血管残端）。(H)动脉瘤（体积）要比其在 CT 血管造影上显得大,这是因为瘤内血栓在瘤顶有个开口。(I)动脉瘤无可供夹闭的瘤颈。(待续)

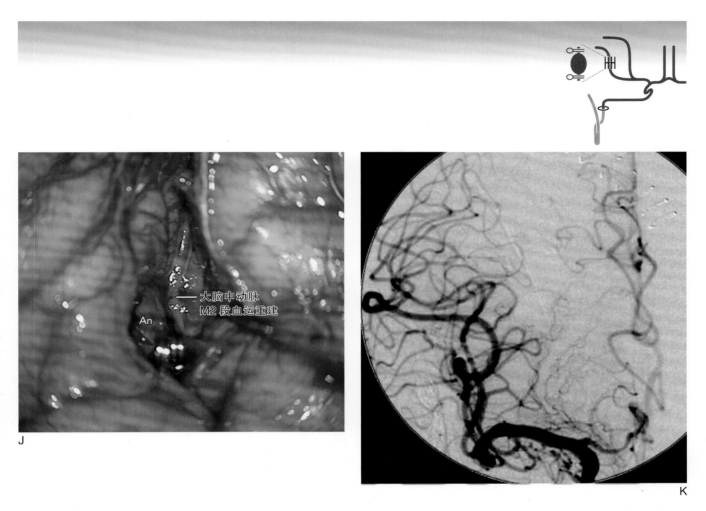

大脑中动脉
M2 段血运重建

An

J

K

病例 18.3(续)　(J)通过岛盖和(K)术后血管造影(右侧前后位颈内动脉血管造影),可观察到重建好了的岛部大脑中动脉 M2 段。在此病例中,抻直的岛裂膝部(血管)可通过再吻合术来闭合大脑中动脉 M2 段(残端之间的)间隙。An,动脉瘤。

病例 18.4 大脑中动脉(MCA)搭桥术

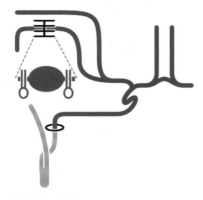
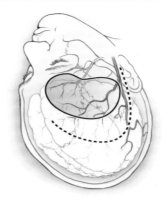
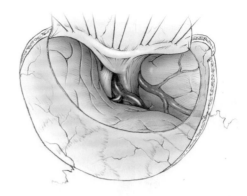

诊断	右侧大脑中动脉动脉瘤(延长扩张型)
动脉瘤类型	大脑中动脉分叉后部(岛盖段)
开颅术/入路	翼点开颅术/经侧裂入路

搭桥术	R M3 MCA 再吻合术
搭桥类型	再吻合术
治疗	动脉瘤切除

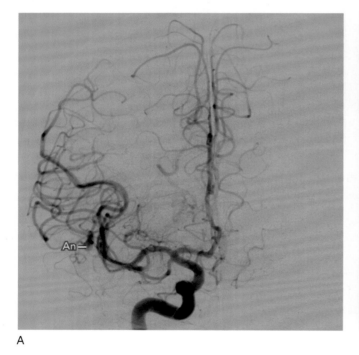
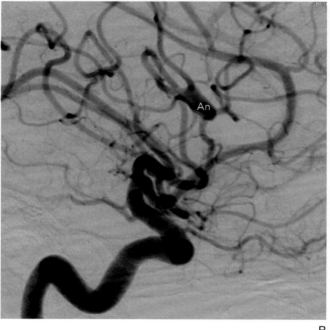

A

B

病例 18.4 75 岁女性,患有慢性头痛,在检查时发现右侧大脑中动脉有一个 5mm 的动脉瘤。考虑到患者年龄(过大)及动脉瘤体积(偏小),最初的治疗(方案)是观察。但连续的影像学检查发现动脉瘤逐步增大到 9mm[右侧(A)前后位和(B)高倍放大侧位]。An,动脉瘤。(待续)

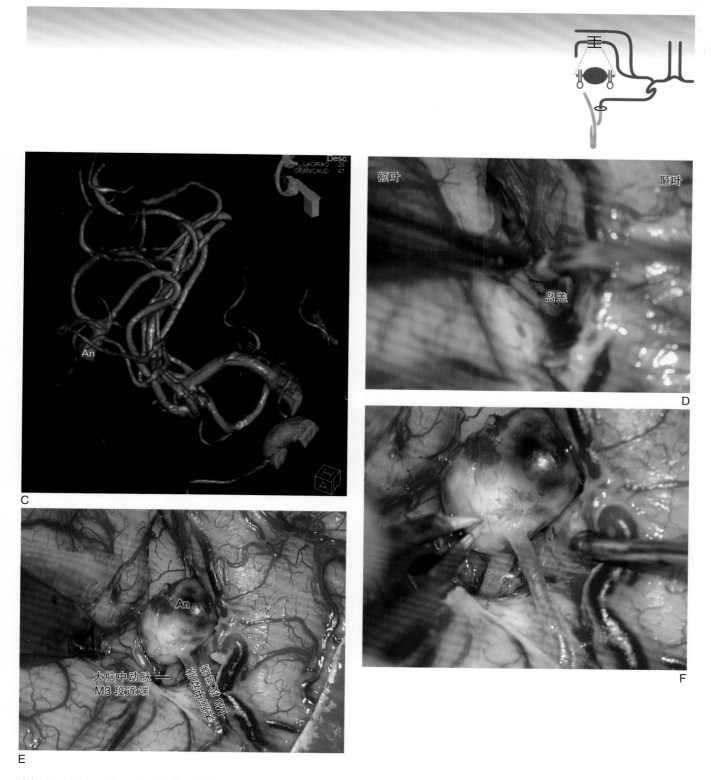

病例 18.4(续)　(C)三维重建像颈内动脉造影,患者选择接受治疗。注意她的动脉因高龄已普遍出现扭曲。(D,E)动脉瘤位于大脑中动脉 M3 段(岛盖段),打开岛盖显露瘤体。(F)呈延长扩张型的血栓性动脉瘤正好位于岛裂膝部,且瘤体的流入和流出动脉相互垂直(走行)。An,动脉瘤。(待续)

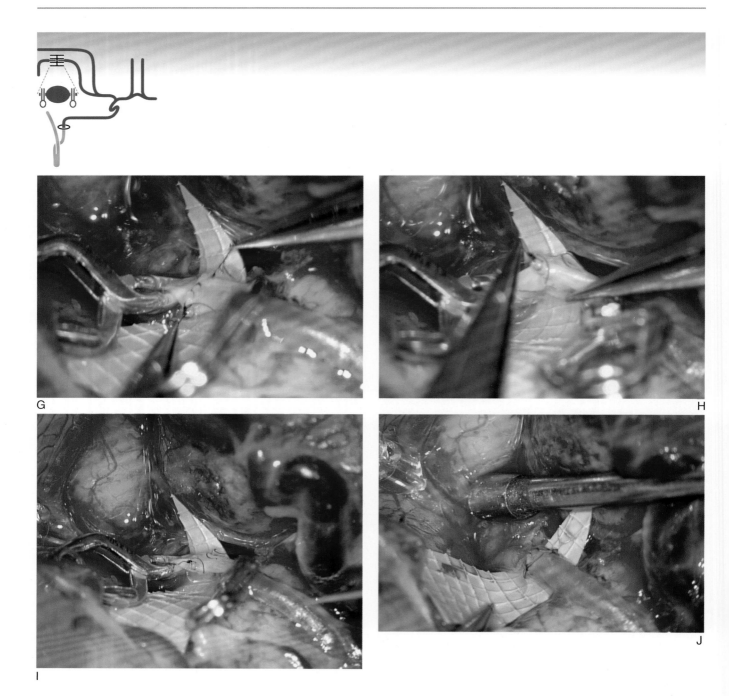

病例 18.4(续)　（G）连接断端,并采用原位(缝合)技术缝闭腔内的深部缝线。(H)上提锚定缝线以检查深部缝线。(I)缝闭浅部缝线。(J)端-端重建完成。（待续）

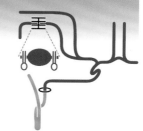

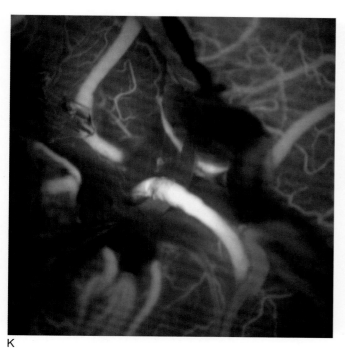

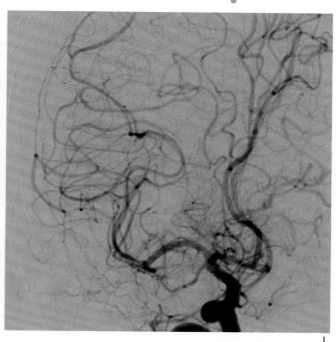

K　　　　　　　　　　　　　　　　　　　　　　　L

病例 18.4(续)　经(K)吲哚菁绿血管造影和(L)术后血管造影(右侧前后位颈内动脉血管造影)证实搭桥畅通。在这个病例中,抻直的岛裂膝部(血管)可通过再吻合术闭合大脑中动脉 M3 段(残端之间的)间隙。

大脑前动脉再吻合术

　　大脑前动脉并不像大脑中动脉和小脑下后动脉一样具备动脉膝部和血管襻的结构,因此其血管残端很难在切除动脉瘤之后再次连接。有一个病例发生了搭桥后闭塞,就是因为流入端和流出端张力过高所致,需要立即行再移植式搭桥进行修正,即大脑前动脉 A3 段–对侧内侧额前动脉(吻合)(见第 16 章,病例 16.3)。切除胼胝体膝部,并把行再吻合术后的动脉再次绕经前方的侧脑室,以闭合位于(胼胝体)膝部的大脑前动脉间隙,本质上就是沿着(胼胝体)膝部"切断了(原走行路径的)拐角处"(病例 18.5)。这些需要注意的病例说明,再移植技术用于大脑前动脉供血区存有局限性。

病例 18.5   大脑前动脉(ACA)搭桥术

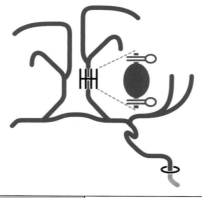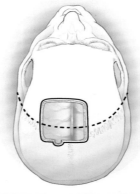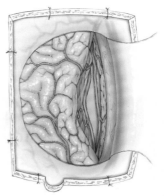

诊断	左侧大脑前动脉动脉瘤(假性)
动脉瘤类型	大脑前动脉交通后段(大脑前动脉 A3 段)
开颅术/入路	双额开颅术/前半球间裂入路

搭桥术	L A3 ACA 再吻合术
搭桥类型	再吻合术
治疗	动脉瘤切除

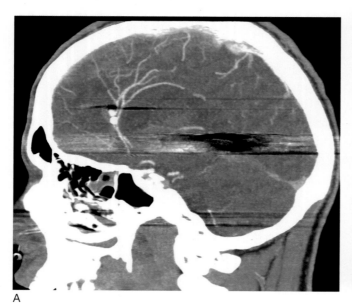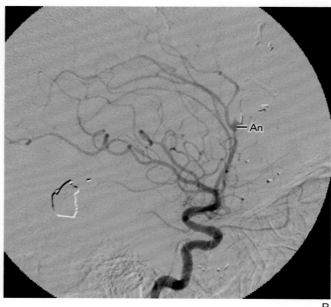

A   B

病例 18.5   18 岁男性,因头部中枪接受了开颅术清创术。9 个月后,他因大脑前动脉 A3 段外伤性动脉瘤出现了蛛网膜下隙出血和脑室内出血[(A)矢状位和左侧(B)侧位 CT 血管造影]。An,动脉瘤。(待续)

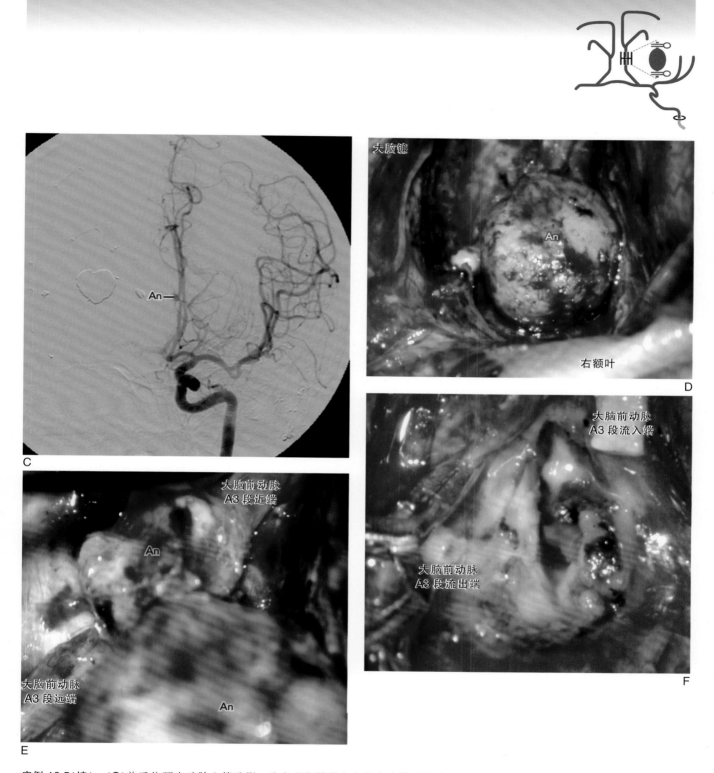

病例 18.5(续) （C）前后位颈内动脉血管造影。重点观察散落在右侧半球的子弹碎片。(D)头部置于中立位(中线垂直,鼻上抬),经双额开颅术显露动脉瘤。(E)越过动脉瘤上分叶分离以显露深部的(瘤体)分叶和载瘤动脉,即大脑前动脉 A3 段。(F)在瘤体处切断动脉末端。An,动脉瘤。(待续)

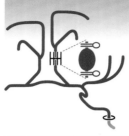

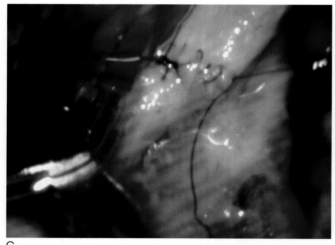

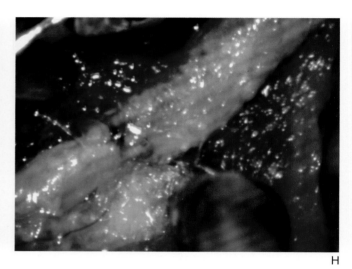

G   H

病例 18.5(续） （G)行端–端再吻合术,(H)但重建后的动脉(血流)不通畅。动脉管壁组织因创伤已发生病理性改变,且需要进一步向远端裁剪管壁(以到达正常组织)。大脑前动脉因缺少冗余或走行弯曲的管壁,完成再吻合术更加困难,但切除部分胼胝体膝并将大脑前动脉 A3 段再次绕过前方的侧脑室,可用于闭合血管(残端之间的)间隙。在(胼胝体)膝部附近"切断(原血管走行的)拐角处",可松解大脑前动脉 A3 段再吻合术的张力。

小脑下后动脉再吻合术

超过一半的再吻合术是针对小脑下后动脉动脉瘤的,使其(小脑下后动脉再吻合术)成为动脉瘤治疗中最常见的再吻合术式。这项技术可在动脉各段完成,即从小脑下后动脉的 p1 段到 p4 段(图 18.4)。切除累及小脑下后动脉前两段的近端动脉瘤之后,需要保留椎动脉 V4 段的动脉残端,以便行再吻合术(病例 18.6)。这一残端可能含有必须保留的穿支(病例 18.7),可能还需移动近端临时阻断夹至椎动脉 V4 段以行近端控制,为(血管)修复留出足够长的小脑下后动脉流入侧断端管壁(病例 18.8)。若动脉残端位于迷走–副神经三角内的前延髓区,其深在的部位难以穿过脑神经之后

进行缝合,因此可能需要寻求替代性搭桥方式。但在椎动脉 V4 段或其附近硬膜环处起源的小脑下后动脉则位于表浅处的延髓外侧或延髓扁桃体段,更易于缝合。切除一长段病理性管壁,可能需要用原位缝合技术完成再吻合搭桥(病例 18.9)。

再吻合术是小脑下后动脉 p3 段动脉瘤的理想治疗方法,因为吻合口位于扁桃体下缘或其下方,脑神经不易受损,且延髓根部的血管襻和尾襻易抻直,可获取额外的管长以及活动度(病例 18.10)。相比较而言,小脑下后动脉 p4 段再吻合术则更加困难。当膜帆扁桃体段的小脑下后动脉在小脑下蚓部的下方上行时,会加深手术通道,需要牵开两侧扁桃体,且手术自由度会受到限制(病例 18.11)。

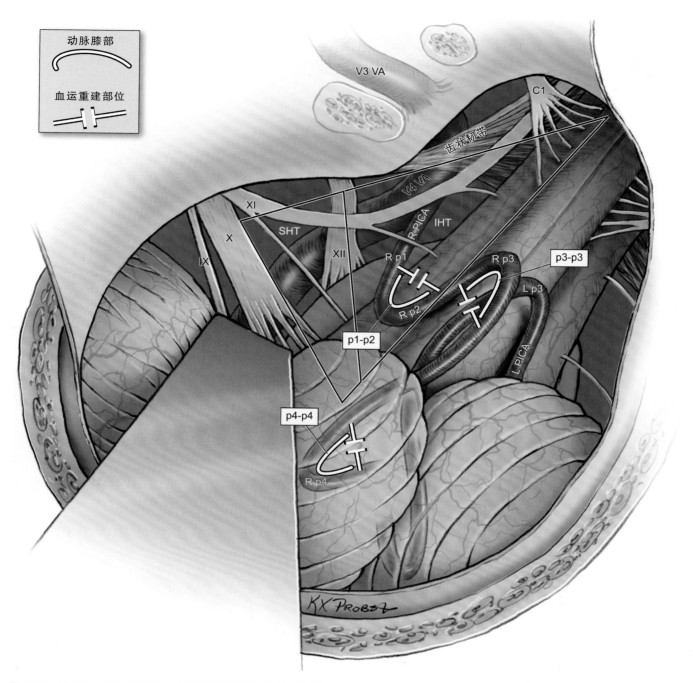

动脉膝部

血运重建部位

图 18.4　在迷走-副神经三角内,仅有抻直的延髓根部血管襻,可用于动脉瘤切除后的再吻合术。小脑下后动脉的尾襻和头襻均位于迷走-副神经三角之外,但两者都可用于动脉瘤切除和再吻合术。VA,椎动脉;PICA,小脑下后动脉;IHT,舌下神经下三角;SHT,舌下神经上三角;Ⅸ,舌咽神经;Ⅹ,迷走神经;Ⅺ,副神经;Ⅻ,舌下神经;C1,第一颈神经。

病例 18.6 小脑下后动脉(PICA)搭桥术

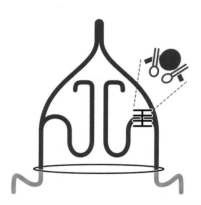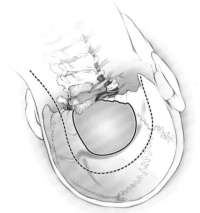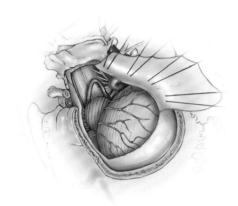

诊断	左侧小脑下后动脉动脉瘤(夹层)
动脉瘤类型	小脑下后动脉,延髓外侧段
开颅术/入路	远外侧开颅术/经小脑延髓裂入路

搭桥术	L p2 PICA 再吻合术
搭桥类型	再吻合术
治疗	动脉瘤切除

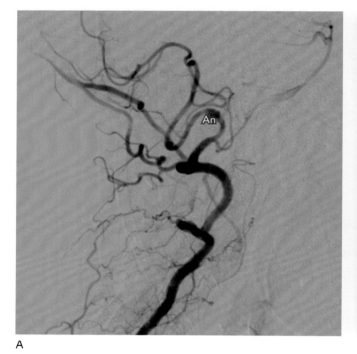

A

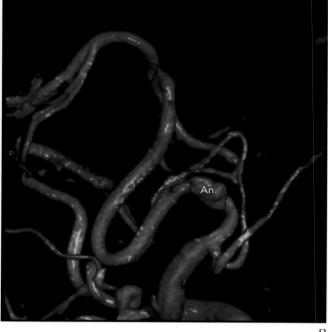

B

病例 18.6 66 岁女性,出现了"此生中最严重的头痛"。诊断为因左侧小脑下后动脉近端动脉瘤(破裂)引起的蛛网膜下隙出血[左侧(A)侧位和(B)三维重建像椎动脉血管造影]。位于小脑下后动脉远端的左侧椎动脉发育不良,且动脉瘤呈梭形。An,动脉瘤。(待续)

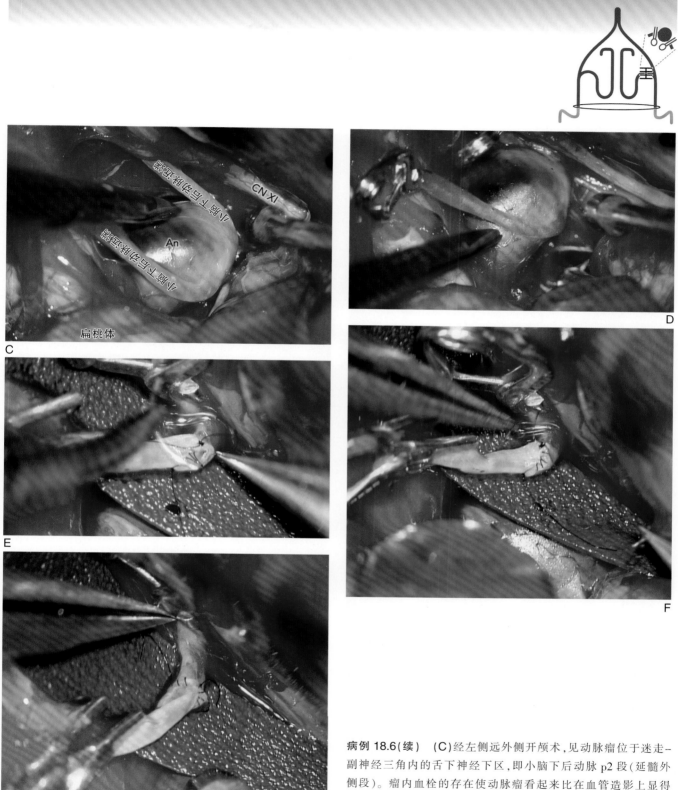

病例 18.6(续)　(C)经左侧远外侧开颅术,见动脉瘤位于迷走-副神经三角内的舌下神经下区,即小脑下后动脉 p2 段(延髓外侧段)。瘤内血栓的存在使动脉瘤看起来比在血管造影上显得大。(D)孤立、切除动脉瘤,并(E,F)用端-端的方式重新吻合小脑下后动脉 p2 段。(G)检查两条缝线。CN XI,副神经;An,动脉瘤。(待续)

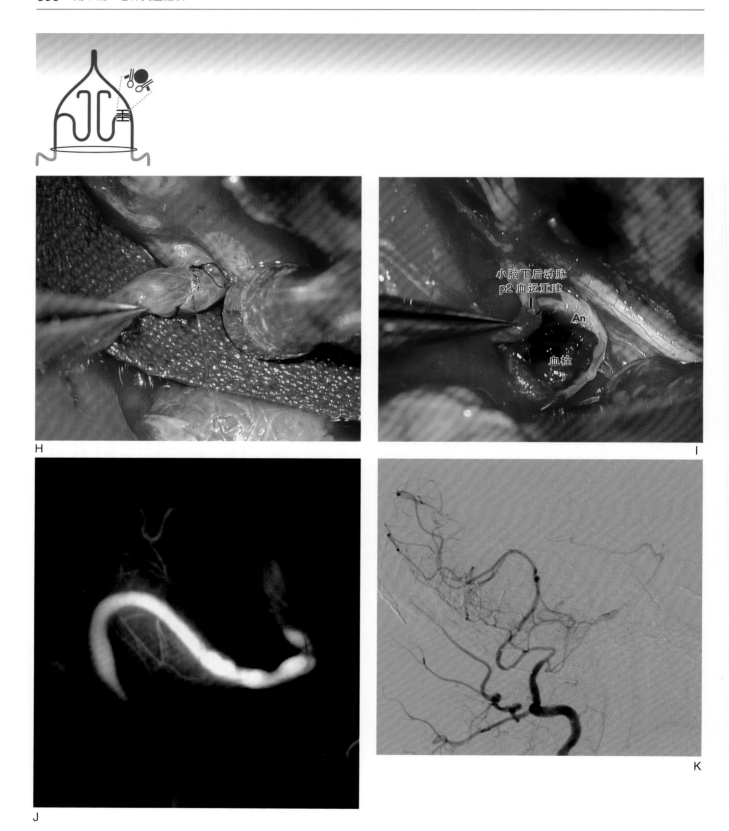

H

I

小脑下后动脉
p2 血运重建

An

血栓

J

K

病例 18.6(续)　(H)利用(小脑下后动脉)从椎动脉发出处的正常小管径动脉残端重建小脑下后动脉。(I)示切除下来动脉瘤的腔内血栓。证实(搭桥)通畅[(J)吲哚菁绿血管造影和(K)左侧位椎动脉血管造影]。在本病例中,押直的延髓根部血管襻为小脑下后动脉 p2 段再吻合术提供了管长。An,动脉瘤。

病例 18.7　小脑下后动脉(PICA)搭桥术

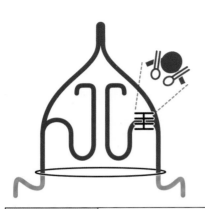 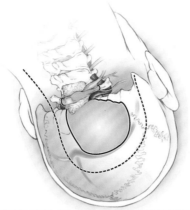 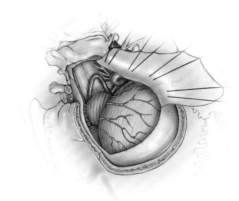

诊断	左侧小脑下后动脉动脉瘤(夹层)		搭桥术	L p2 PICA 再吻合术
动脉瘤类型	小脑下后动脉,延髓外侧段		搭桥类型	再吻合术
开颅术/入路	远外侧开颅术/经小脑延髓裂入路		治疗	动脉瘤切除

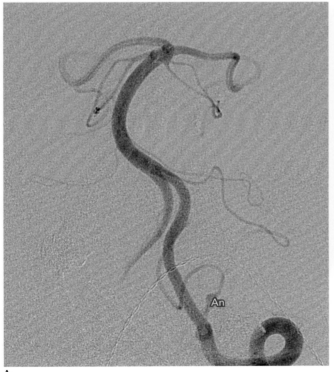

A

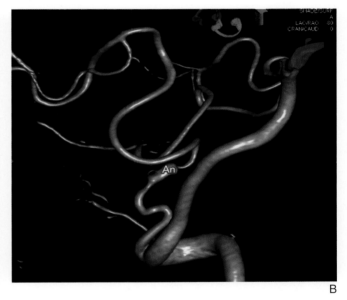

B

病例 18.7　57 岁女性,表现为严重头痛、头晕和呕吐,并发现脑室内出血和脑积水。左侧小脑下后动脉起源于硬膜外,且就在动脉穿入硬脑膜后(的地方)可见一近端动脉瘤[左侧(A)前后位和(B)三维重建像椎动脉血管造影]。An,动脉瘤。(待续)

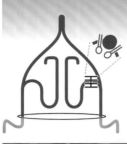

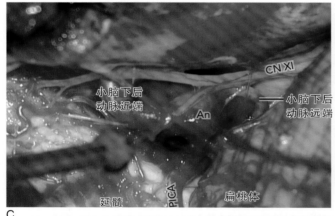

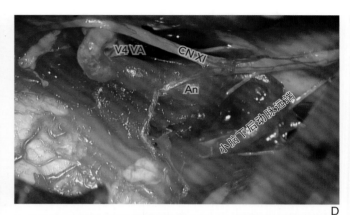

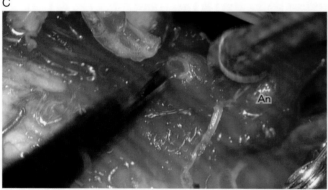

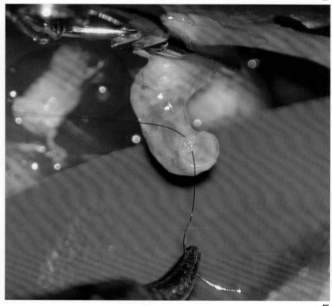

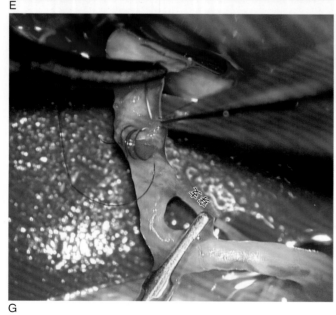

病例 18.7(续)　（C）这例小脑下后动脉 p2 段动脉瘤位于迷走-副神经三角下部且容易破裂。(D)用氧化纤维止血垫包裹并轻柔填塞瘤体，控制早期术中破裂。(E)切除动脉瘤段管壁并(F)连接小脑下后动脉的近侧断端与(G)累及重要旋支的远侧断端。CN XI，副神经；An，动脉瘤；PICA，小脑下后动脉；V4 VA，椎动脉 V4 段。（待续）

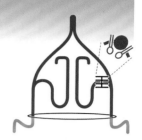

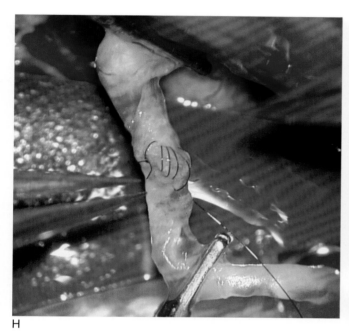

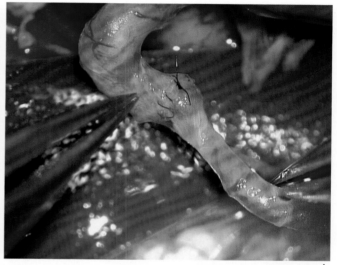

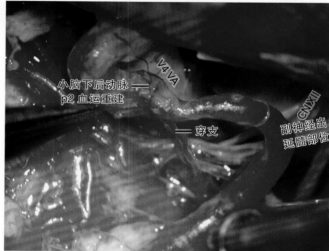

病例 18.7（续）　（H）小脑下后动脉 p2 段端–端再吻合术完成，(I) 可见小脑下后动脉血运丰富，(J) 延髓穿支得到保护。V4 VA，椎动脉 V4 段；CN Ⅻ，舌下神经。（待续）

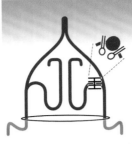

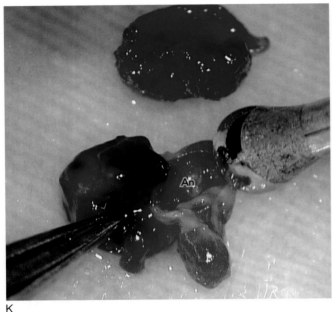

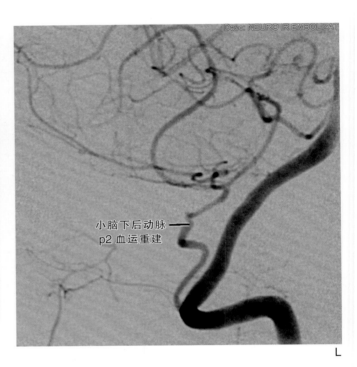

小脑下后动脉——
p2 血运重建

病例 18.7（续）　（K）动脉瘤呈小型梭形夹层，纵向切面可见瘤内血栓。（L）切除（瘤体）并行小脑下后动脉再吻合术，很好地重建了小脑下后动脉（左侧位椎动脉血管造影）。抻直的延髓根部血管襻为血流重建提供了足够的管长。An，动脉瘤。

病例 18.8　小脑下后动脉(PICA)搭桥术

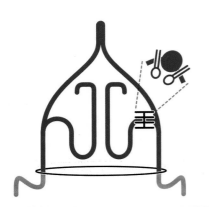
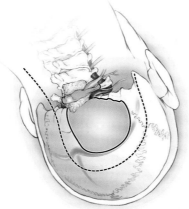
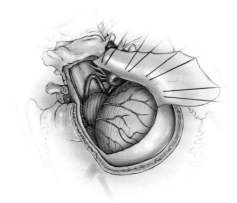

诊断	左侧小脑下后动脉动脉瘤(夹层)		搭桥术	L p2 PICA 再吻合术
动脉瘤类型	小脑下后动脉,延髓外侧段		搭桥类型	再吻合术
开颅术/入路	远外侧开颅术/经小脑延髓裂入路		治疗	动脉瘤切除

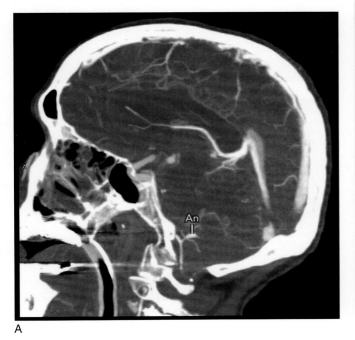

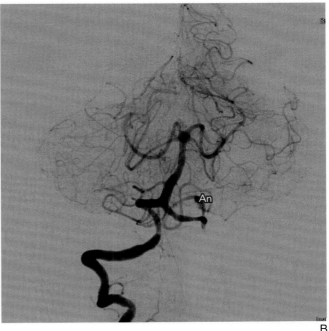

病例 18.8　69 岁女性,因腹痛至急诊就诊考虑阑尾炎,随后出现了昏迷。脑部 CT 检查显示蛛网膜下隙出血,并诊断为左侧小脑下后动脉近端动脉瘤[(A)矢状位 CT 血管造影和(B)右侧前后位椎动脉血管造影]。An,动脉瘤。(待续)

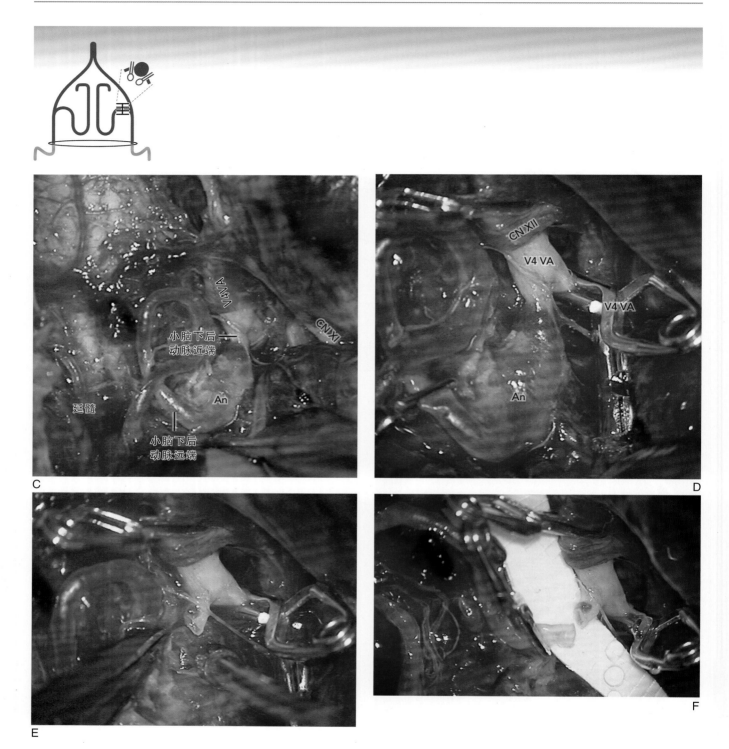

病例 18.8(续) (C)行左侧远外侧开颅术,可见梭形动脉瘤起自椎动脉发出小脑下后动脉处远端,(D)为了行瘤体近端阻断,分别在舌下神经上、下三角内放置瘤夹,来孤立椎动脉 V4 段载瘤动脉。(E)切除动脉瘤后,在小脑下后动脉近端留下的 2mm 血管残端,足以完成再吻合术。(F)小脑下后动脉尾襻的冗余(管壁)更易拉拢远侧血管断端。CN XI,副神经;An,动脉瘤;V4 VA 椎动脉 V4 段;CN XII,舌下神经。(待续)

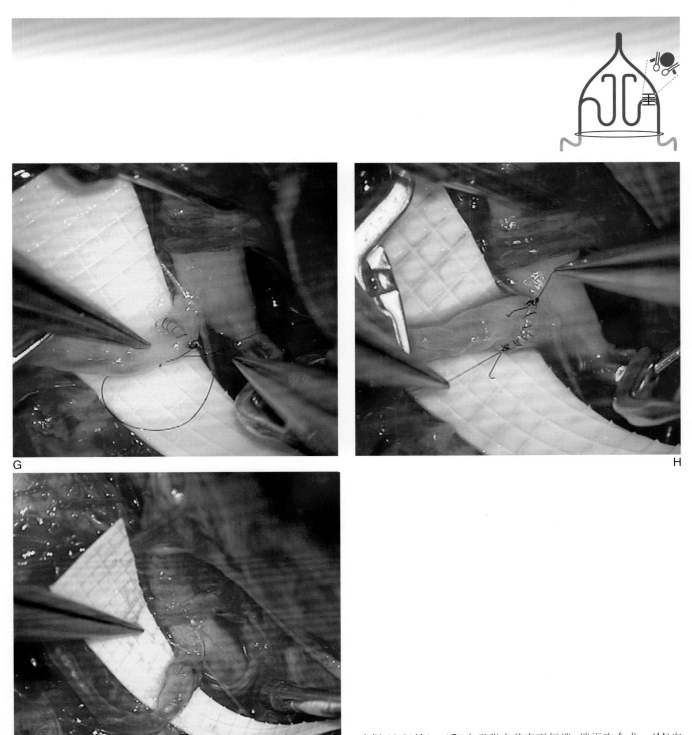

病例 18.8(续)　(G)在无张力状态下行端–端再吻合术。(H)向尾侧翻转远端临时阻断夹,以显露第二条缝线(I)从而完成整个吻合过程。(待续)

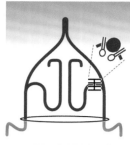

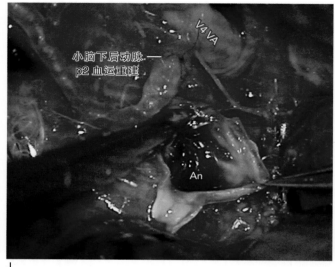

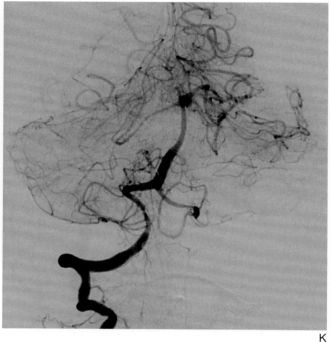

J

K

病例 18.8（续）　(**J**)纵行切开瘤体示其呈梭形。(**K**)确认搭桥血管通畅(右侧前后位椎动脉血管造影)。此病例中,将部分尾襻的冗余部分拉入迷走-副神经三角内,有助于完成小脑下后动脉 p2 段近端的再吻合术。V4 VA,椎动脉 V4 段。

病例 18.9　小脑下后动脉(PICA)搭桥术

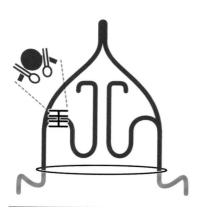
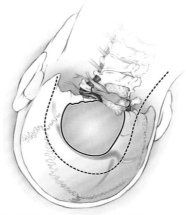
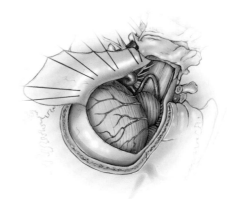

诊断	右侧小脑下后动脉动脉瘤(夹层)		搭桥术	R p2 PICA 再吻合术
动脉瘤类型	小脑下后动脉,延髓外侧段		搭桥类型	再吻合术
开颅术/入路	远外侧开颅术/经小脑延髓裂入路		治疗	动脉瘤切除

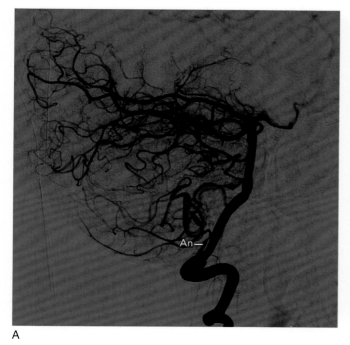
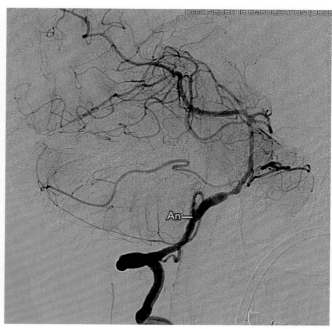

A
B

病例 18.9　39 岁女性,突发颈部疼痛和颅底区域的严重头痛。诊断结果显示蛛网膜下隙出血和右侧小脑下后动脉夹层动脉瘤[右侧侧位椎动脉血管造影,(A)首次血管造影时显示有一明显的椎动脉 V4 段夹层瓣,但(B)复查血管造影显示起源于硬膜外小脑下后动脉伴有近端的硬膜下夹层]。An,动脉瘤。(待续)

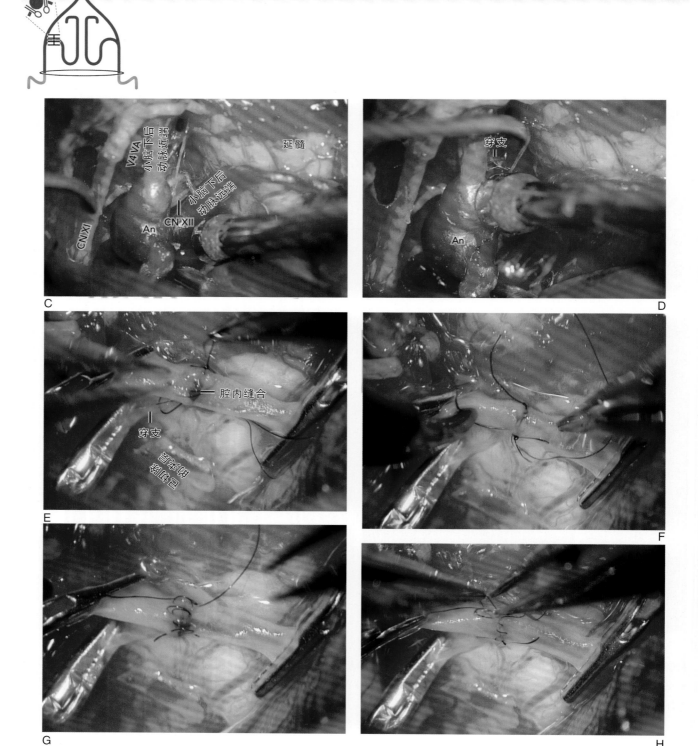

病例 18.9(续)   (C)动脉瘤位于迷走–副神经三角内的舌下神经下区。(D)为修复动脉,在动脉瘤近端(E)临时夹闭阻断从小脑下后动脉 p1 段发出的穿支干。除切除动脉瘤外,还要切除夹层(动脉瘤)累及的远端动脉节段(见下面的血管吻合)。对如此长的动脉进行裁剪后,小脑下后动脉 p2 段的动脉末端处于紧张状态且无法翻转,需要原位缝合技术。在管腔内缝合血管后壁,起初用较强韧的 9–0 缝线拉拢两断端,并且只借助一针锚定缝合来保持缝合时的管腔处于打开状态。缝合完血管后壁,在对侧断端处用 10–0 缝线行第二针锚定缝合,拉紧腔内线环并打结。(F,G)在管腔外用 10–0 线缝闭第二条缝线。(H)在整个吻合过程中,应用原位技术来保持动脉断端和阻断夹位置不变。CN XII,舌下神经;CN XI,副神经;An,动脉瘤;V4 VA,椎动脉 V4 段。(待续)

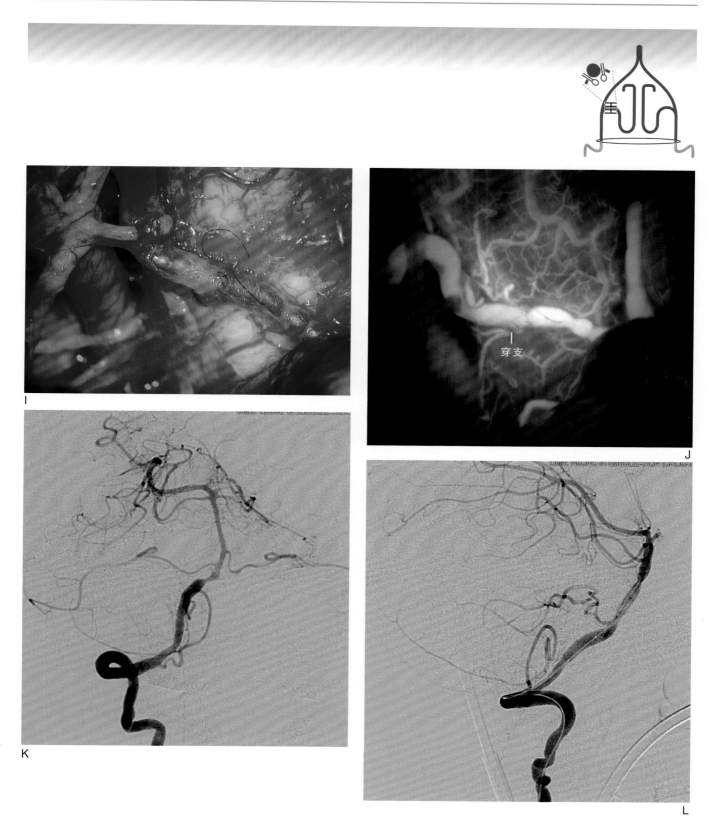

病例 18.9(续) (I)完成的再吻合术血运良好,且保留了近端穿支。[(J)吲哚菁绿血管造影]。术后造影证实搭桥通畅[右侧(K)前后位和(L)侧位椎动脉血管造影],但也提示未来可能出现的血管痉挛,即蛛网膜下隙出血所引发的心肌病会导致患者死亡的情况。

病例 18.10 小脑下后动脉(PICA)搭桥术

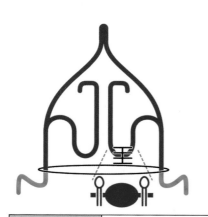
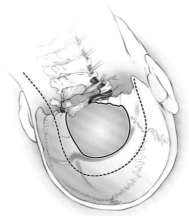
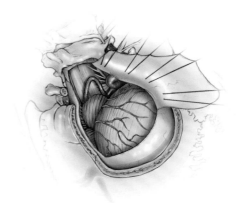

诊断	左侧小脑下后动脉动脉瘤(延长扩张型)
动脉瘤类型	小脑下后动脉,延髓扁桃体段
开颅术/入路	远外侧开颅术/经小脑延髓裂入路

搭桥术	L p3 PICA 再吻合术
搭桥类型	再吻合术
治疗	动脉瘤切除

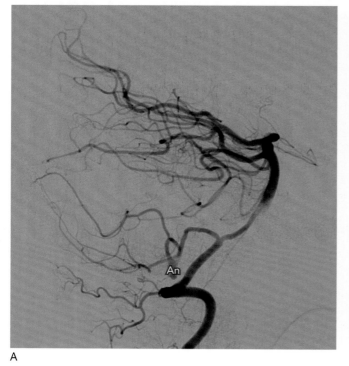
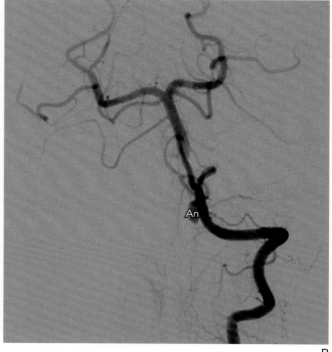

A

B

病例 18.10 45 岁女性,因异常的头后部疼痛接受检查,并发现左侧小脑下后动脉远端动脉瘤,累及延髓扁桃体段[左侧(A)侧位和(B)前后位椎动脉血管造影]。An,动脉瘤。(待续)

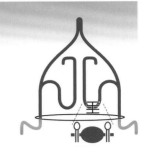

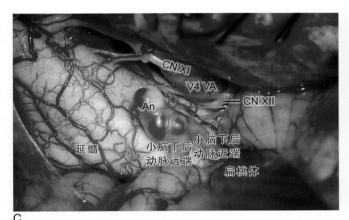

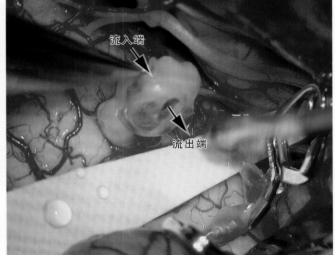

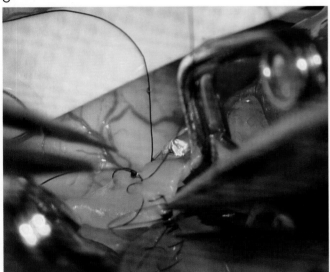

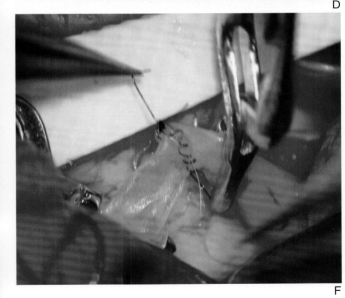

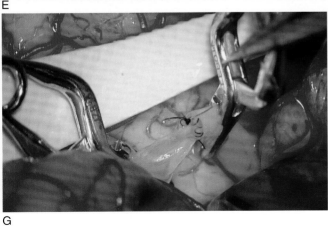

病例 18.10(续)　(C)动脉瘤位于扁桃体下方的尾襻顶端,并将瘤体的流入道和流出道分开。(D)切除下来的动脉瘤分别有动脉流入端和流出端,以及动脉粥样硬化改变。(E)很容易拉拢(两侧的)动脉残端。(F,G)完成端–端吻合。CN Ⅻ,舌下神经;CN Ⅺ,副神经;An,动脉瘤;V4 VA,椎动脉 V4 段。(待续)

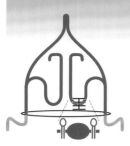

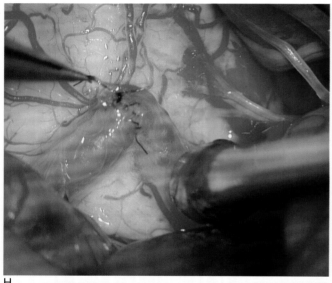

H

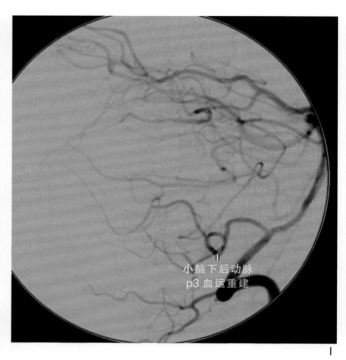

小脑下后动脉
p3 血运重建

I

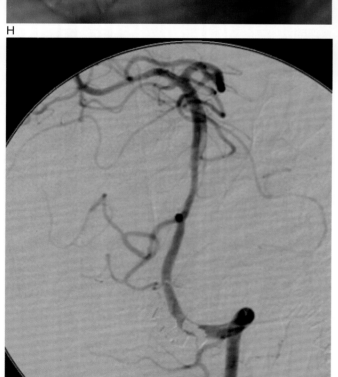

J

病例 18.10(续)　(H)在术中和术后证实搭桥通畅[左侧(I)侧位和(J)前后位椎动脉血管造影]。在尾襻处行再吻合术是最容易的,因为延髓扁桃体段(的小脑下后动脉)有冗余的管长,穿支很少,且能在远离后组脑神经区域完美显露。

病例 18.11 小脑下后动脉(PICA)搭桥术

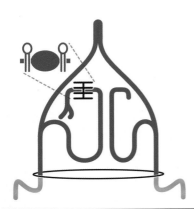 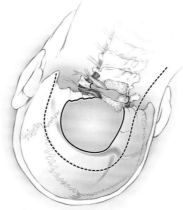 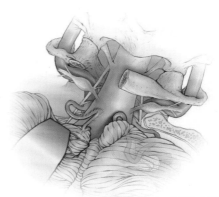

诊断	右侧小脑下后动脉动脉瘤(延长扩张型)	搭桥术	R p4 PICA 再吻合术
动脉瘤类型	小脑下后动脉,膜帆扁桃体段	搭桥类型	再吻合术
开颅术/入路	远外侧开颅术/经膜帆入路	治疗	动脉瘤切除

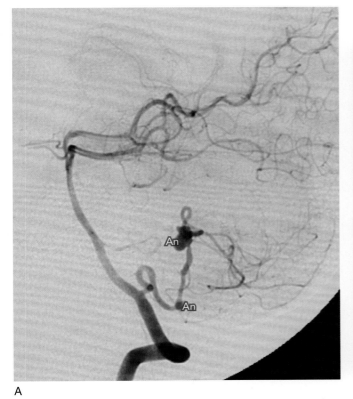

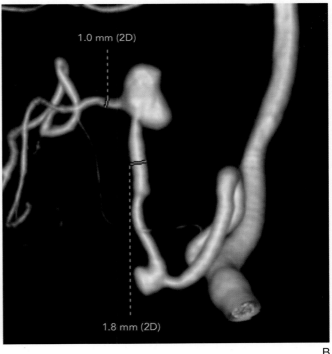

病例 18.11 39 岁男性,在对良性位置性眩晕的评估中,发现 2 个位于右侧小脑下后动脉远端的动脉瘤:尾襻的 4mm 囊状动脉瘤以及头襻的 8mm 延长扩张型动脉瘤。[右侧(A)侧位和(B)三维重建像椎动脉血管造影]。An,动脉瘤。(待续)

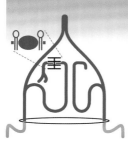

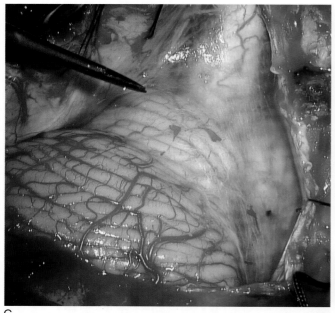

C

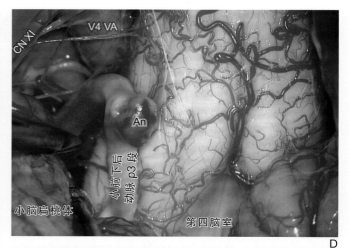

CN XI　　　V4 VA

An

小脑下后动脉 p3 段

小脑扁桃体　　　　　　第四脑室

D

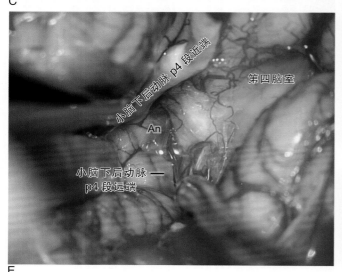

小脑下后动脉 p4 段近端

第四脑室

An

小脑下后动脉 ——
p4 段远端

E

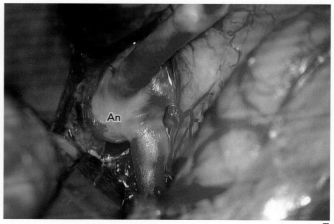

An

F

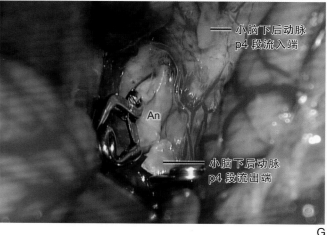

—— 小脑下后动脉
p4 段流入端

An

—— 小脑下后动脉
p4 段流出端

G

病例 18.11(续) (C)行右侧跨中线的远外侧开颅术,显露动脉瘤。(D)沿小脑下后动脉 p3 段(延髓扁桃体段)分离以显露第一个动脉瘤,并(E)沿第四脑室附近的小脑下后动脉 p4 段(膜帆扁桃体段)分离到达第 2 处动脉瘤。(F)头襻的顶端处于高位,而且为了完全显露动脉瘤,需要在深部手术通道上放置两个牵开器。因(第二个动脉瘤)呈延长扩张型而无法夹闭,(G)行动脉瘤孤立术并切断了流入和流出动脉。CN XI,副神经;An,动脉瘤;V4 VA,椎动脉 V4 段。(待续)

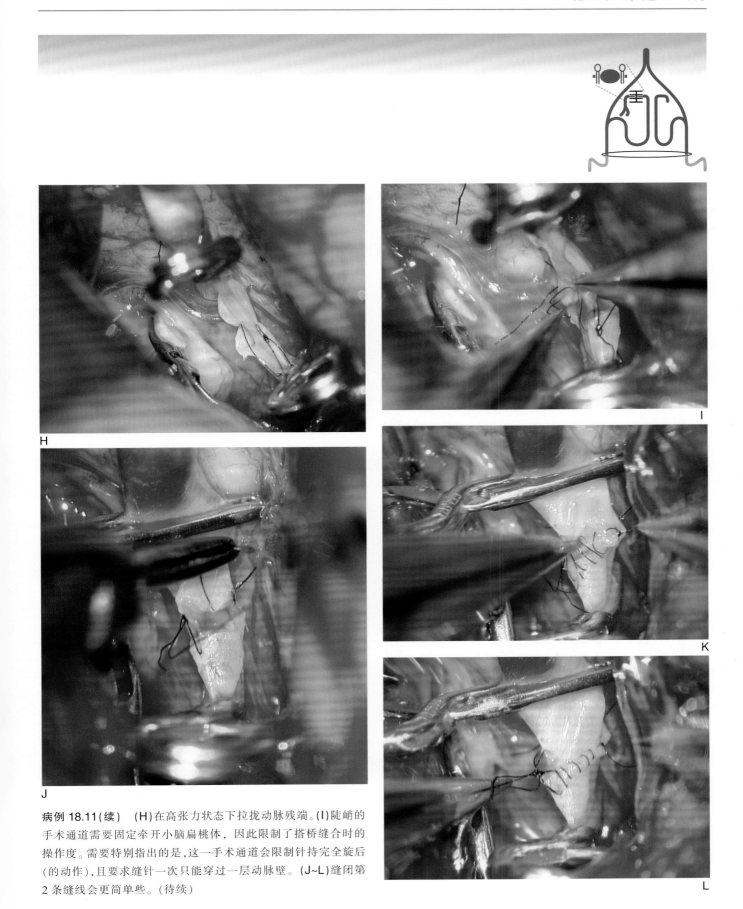

病例 18.11(续)　(H)在高张力状态下拉拢动脉残端。(I)陡峭的手术通道需要固定牵开小脑扁桃体，因此限制了搭桥缝合时的操作度。需要特别指出的是，这一手术通道会限制针持完全旋后(的动作)，且要求缝针一次只能穿过一层动脉壁。(J~L)缝闭第2条缝线会更简单些。(待续)

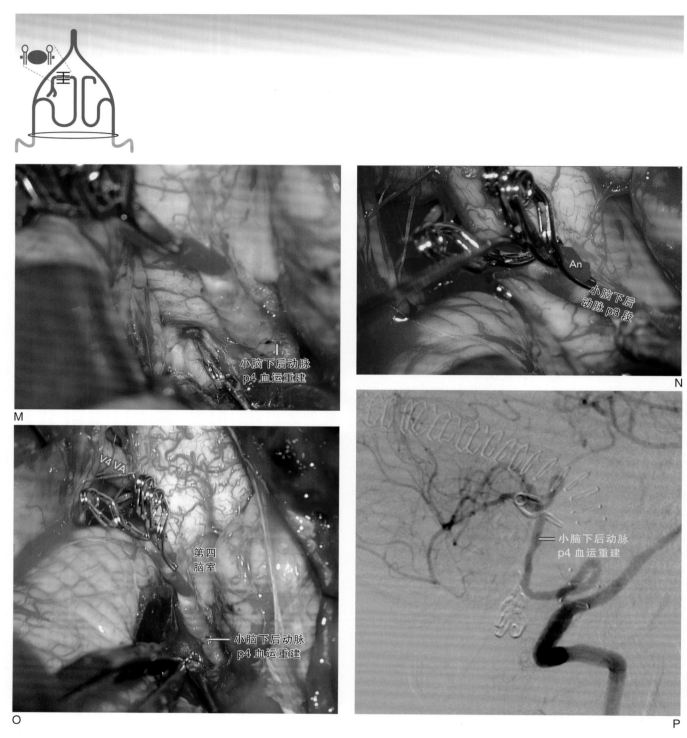

病例 18.11（续） （M）完成小脑下后动脉 p4 段再吻合术，并（N,O）用多个堆叠的弯形瘤夹，夹闭小脑下后动脉 p3 段动脉瘤。（P）两个动脉瘤均闭塞（右侧侧位椎动脉血管造影），且患者完全恢复。小脑下后动脉远端向大面积区域供血，且血流重建避免了因治疗性牺牲（载瘤动脉）而引起的缺血性并发症。抻直头襻为膜帆扁桃体段再吻合术提供了管长，但深在的位置使其成为最难修复的部位之一。An，动脉瘤；V4 VA，椎动脉 V4 段。

第 19 章

颅内-颅内移植血管插入式搭桥

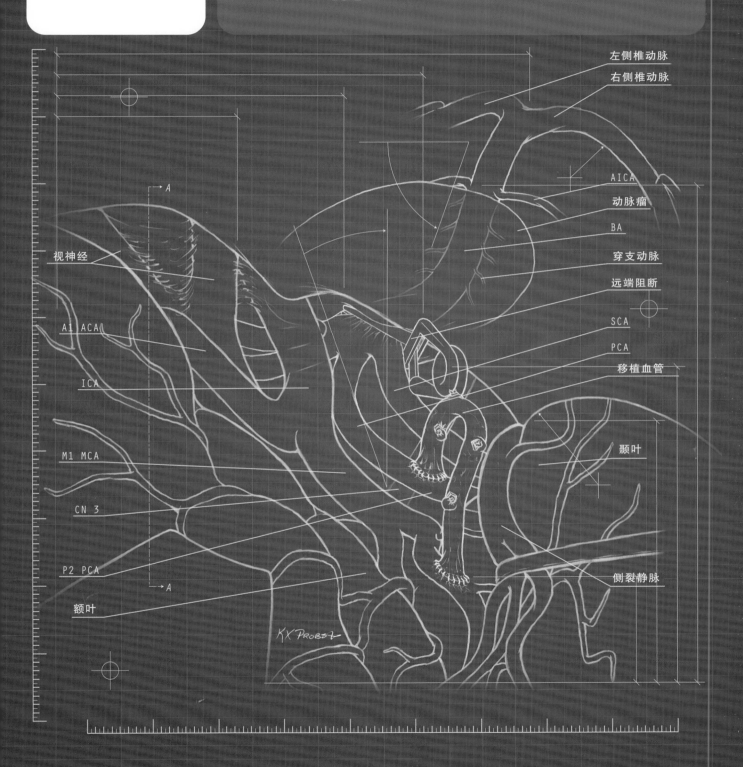

左侧椎动脉
右侧椎动脉
AICA
动脉瘤
BA
穿支动脉
远端阻断
SCA
PCA
移植血管
颞叶
侧裂静脉

视神经
A1 ACA
ICA
M1 MCA
CN 3
P2 PCA
额叶

KX PROBST

颅内-颅内插入式搭桥

在两动脉断端之间,有时可能因张力过大而无法行再吻合式血流重建,且其他时候因受体血管所需的供血支缺失或管长刚好不足时,也无法行再移植式或原位搭桥。当这些更加便捷的血流重建方式难以完成或根本无法完成时,颅内-颅内插入式搭桥术可作为一个新的解决办法。颅内-颅内插入式搭桥术需借助一条移植物(血管)来连接两条动脉,并在移植物的末端行两次吻合。更复杂的插入式搭桥术称为组合式搭桥,其吻合部位多于两处,如两次或三次的再植术,(此部分内容)将在第 20 章讨论。

颅内-颅内与颅外-颅内插入式搭桥术类似,不同的是前者的供体动脉在颅内而非远隔的颈部。因此,颅内-颅内插入式搭桥术的操作路径更短,血管管径更细,与桡动脉完美匹配且位于颅内,可免受外部创伤,无须二次手术暴露以及打造皮下隧道。与再吻合术、再植术和原位搭桥相较而言,颅内-颅内"跳跃式"搭桥术有许多劣势,包括需要额外吻合、双倍的横断性阻断时长、脑缺血时间更长、需要获取移植物以及可能降低的远期搭桥通畅率。但作为一种高级血流重建方式,"跳跃式"搭桥具有无限可能且应用广泛,同时所用到的再吻合缝合方式也是最常用的颅内-颅内搭桥技术,能通过翼点-经侧裂入路轻松到达且具有多用途解剖特性的大脑中动脉,是最常用的供体动脉(几乎占所有病例的 3/4),但因既往接受过手术,放疗或术中损伤致使头皮动脉、颈部颈动脉或其他传统的供体动脉无法使用时,还有很多替代性供血部位可用于处理复杂病变或行个体化搭桥。非常规使用的供体动脉管径大,可耐受临时阻断,且就位于术野内,如岩骨段颈内动脉、颌内动脉以及椎动脉 V3 段。对于颅内-颅内插入式搭桥术而言,这些对大家来说还不算太熟悉的动脉是非常具有吸引力的,且熟悉其复杂的解剖特性有助于提升临床可用性及搭桥武器库的多样性。

显微外科解剖

一些常用于插入式搭桥术的血管,如大脑中动脉 M2 段、颞前动脉和大脑后动脉 P2 段已在前面的章节中描述过,但岩骨段颈内动脉、颌内动脉和椎动脉 V3

段这些动脉毗邻或就位于颅内,无须行远端颈部切口即可显露。有人可能会质疑这三处动脉属于颅外血管,认为使用这些血管作为供血支的搭桥术应属颅外-颅内这一类,但颅内-颅内插入式搭桥术是在同一颅内区域中完成,不同于颅外-颅内插入式搭桥术。在颅外-颅内插入式搭桥术中,移植血管需经皮下隧道连接颈部和颅内血管,而颅内-颅内插入式搭桥术的移植血管则完全位于颅内。

岩骨段颈内动脉

颈段的颈内动脉(颈内动脉 C1 段)在颅底穿入颈动脉管。岩骨段(颈内动脉 C2 段)先垂直走行于岩骨的颈动脉管之内,然后拐向内侧(后曲),继而水平向前内侧走行至岩尖,即中颅窝底下方。岩骨段颈内动脉在破裂孔处穿出颈动脉管,移行为一小段破裂孔段颈内脉(颈内动脉 C3 段),破裂孔段颈内动脉从上方越过破裂孔(而非穿经破裂孔)之后,进入海绵窦(颈内动脉C4 段)。包绕岩骨段颈内动脉的静脉丛与翼丛及海绵窦静脉丛相连通。作为第二主动脉弓的残迹,颈鼓动脉发自颈内动脉岩骨段后曲处并进入鼓室。发自岩骨段颈内动脉下表面的翼管动脉仅存于 1/3 的患者中,它穿经破裂孔进入口咽部。颞骨岩部中容纳有迷路(前庭、耳蜗和半规管)、含面听神经复合体的内听道、岩骨段颈内动脉以及咽鼓管。岩骨上表面的重要骨性标志包括因深部前半规管突起而形成的弓状隆起;容纳岩浅大神经的岩浅大神经沟起自面神经膝状神经节,止于蝶腭神经节;以及容纳三叉神经节前纤维的三叉神经压迹,它是位于岩骨尖附近的一道浅沟(图 19.1)。蝶骨的圆孔、卵圆孔和棘孔位于颞骨岩部外侧。在岩骨段颈内动脉的上方,岩浅大神经向前内侧走行,并从三叉神经下颌支外侧界的下方穿过。岩浅大神经构成了 Kawase 四边形(或称后内侧三角)的外侧界和 Glasscock 三角(或称后外侧三角)的内侧界。Kawase 四边形的其他边界分别是前方的三叉神经、内侧的岩骨嵴和岩上窦,以及后方的内听道和耳蜗。岩骨段颈内动脉跨过 Kawase 三角前部,直接在岩浅大神经的下方或内下方走行。咽鼓管位于颈动脉管和岩浅大神经沟外侧。薄层的鼓膜张肌走行于咽鼓管的内上方和岩浅大神经的外侧。Glasscock 三角位于 Kawase 三角外侧,并以岩浅大神经为内侧界,下颌神经为前界,棘孔和弓状隆起之间的连线为外侧界。岩骨段颈内动脉的水平部穿行于

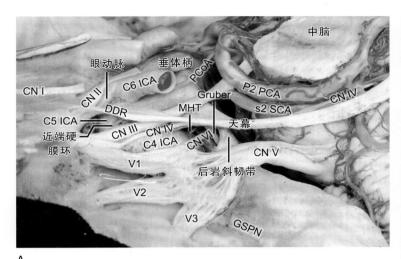

A

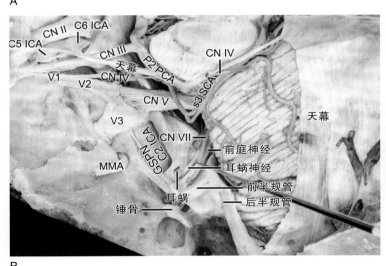

B

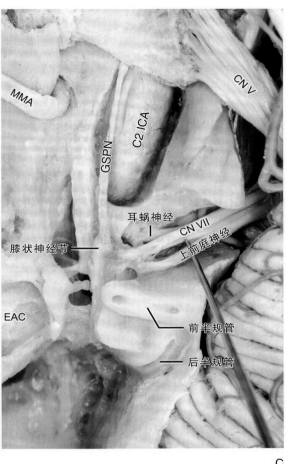

C

图 19.1　(A)中颅窝的整体侧面观,包含颞骨岩部、海绵窦外侧壁的脑神经以及颈内动脉[海绵窦段、床突段、床突上段(左侧尸头标本侧面观)]。(B)中颅窝的整体上面观和(C)放大观,包含颈动脉管、迷路以及磨除内听道后显露的岩骨段颈内动脉和面听神经复合体。作为岩骨段颈内动脉搭桥术的吻合部位,岩骨段颈内动脉水平部穿行在 Kawase 三角前部,但术中需经 Glasscock 三角显露。CN Ⅰ,嗅神经;CN Ⅱ,视神经;CN Ⅲ,动眼神经;CN Ⅳ,滑车神经;CN Ⅴ,三叉神经;V1,眼神经;V2,上颌神经;V3,下颌神经;CN Ⅵ,展神经;CN Ⅶ,面神经;GSPN,岩浅大神经;C4 ICA,颈内动脉 C4 段;PCoA,后交通动脉;P2 PCA,大脑后动脉 P2 段;s2 SCA,小脑上动脉 s2 段;DDR,远端硬膜环;C5 ICA,颈内动脉 C5 段;s3 SCA,小脑上动脉 s3 段;MMA,脑膜中动脉;EAC,外耳道;C2 ICA,颈内动脉 C2 段。

Glasscock 三角, 是岩骨段颈内动脉搭桥术的吻合部位。

颌内动脉

颌内动脉是颈外动脉中较大的终末分支（颞浅动脉是较小的分支）,它走行在中颅窝底下方的颅外间隙内。颌内动脉起自下颌颈后方的颈外动脉,并且在颞下窝(颧弓深部,上颌骨后方)内沿翼外肌由后外侧向前内侧水平走行(图 19.2)。颌内动脉最终到达翼腭窝,该

区域位于前方的上颌窦后壁与后方的蝶骨翼板之间。颌内动脉分为下颌段、翼突段和翼腭段。翼突段颌内动脉是搭桥的常用供血部位,可走行于翼外肌的内侧或外侧。颌内动脉包括耳深动脉、鼓室前动脉、下牙槽动脉、脑膜中动脉、副脑膜动脉、咬肌动脉、颞深动脉、翼肌动脉、颊动脉、上牙槽后动脉、眶下动脉、腭大动脉、翼管动脉、咽动脉和蝶腭动脉等许多分支,这些分支常会被误认为是颌内动脉本身。脑膜中动脉发自颌内动脉的下颌段并穿过棘孔,而副脑膜动脉发自颌内动脉

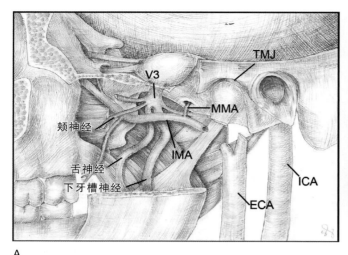

A

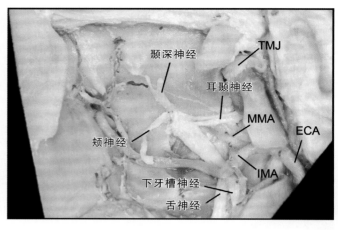

B

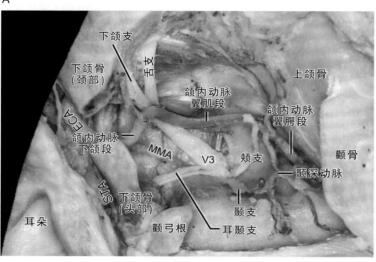

C

图 19.2　(A)颌内动脉穿过颞下窝后到达翼腭窝,并分为下颌段、翼突段和翼腭段 [切除下颌头后的左侧侧面观,(A)素描图和(B)尸头标本]。脑膜中动脉是寻找下颌段(颌内动脉)的一个关键标志,随后可沿着下颌段向远端找到翼突段(颌内动脉),并把其用作搭桥术的供血部位。(C)在颞下窝内,颌内动脉与三叉神经下颌部的分支密切相关,这些神经分支包括耳颞神经、下牙槽神经、舌神经、下颌舌骨神经、咬肌神经、颞深神经和颊神经(切除颧弓及部分下颌骨后的左侧下外侧观)。V3,下颌神经;TMJ,颞下颌关节;MMA,脑膜中动脉;IMA,颌内动脉;ICA,颈内动脉;ECA,颈外动脉;STA,颞浅动脉。

的翼肌段并穿过卵圆孔。颌内动脉与颞下窝内的三叉神经下颌部的分支密切相关,这些神经分支(从后到前)包括耳颞神经、下牙槽神经、舌神经、下颌舌骨神经、咬肌神经、颞深神经和颊神经。

椎动脉 V3 段

从锁骨下动脉发出后,椎动脉椎间孔前段(椎动脉 V1 段)行至颈 6 椎体的横突孔,该孔也称为 Chassaignac 结节或颈动脉结节,之所以命名为此,并非因相应的孔道中容纳颈动脉穿行,而是因为可用手指压迫此处来阻断颈动脉。椎动脉椎间孔段(椎动脉 V2 段)向头侧走行并穿过之后的 5 个横突孔(颈 6—颈 2)。椎动脉硬膜外段或枕下段(椎动脉 V3 段)穿过寰椎横突孔,拐向后方以环绕上关节面,进入颈 1 后弓上表面的椎动脉沟,并最终穿入寰枕筋膜。椎动脉硬膜内段(椎动脉 V4 段)穿过此硬膜环后进入枕骨大孔,并延伸到椎

基底动脉结合处。齿状韧带前方是椎动脉 V4 段和颈 1 神经,齿状韧带后方是脊髓后动脉和副神经。副神经在其上附着点的上方沿齿状韧带前方走行。向前、上、内侧走行的椎动脉 V4 段,从舌下神经根前方穿过,横跨延髓椎体,与对侧椎动脉在延髓脑桥沟水平处汇合为基底动脉。

椎动脉 V3 段位于枕下三角内,该三角以上斜肌、下斜肌和头后大直肌为界(图 19.3)。上斜肌自下项线至寰椎横突,并构成三角的外上界。下斜肌自寰椎横突至中线的枢椎棘突,并构成三角的下界。头后大直肌自下项线至枢椎棘突,并构成三角的内上界。椎动脉 V3 段分为三个亚段:椎间孔亚段,即穿行于颈 1 横突孔内的椎动脉 V3 段近端;动脉沟亚段,即沿颈 1 动脉沟走行的椎动脉;硬膜亚段,即位于椎动脉沟与穿入硬膜处之间的椎动脉。从椎动脉 V3 段可发出一个粗大的肌支(Salmon 动脉)、硬膜外型小脑下后动脉以及硬膜外型

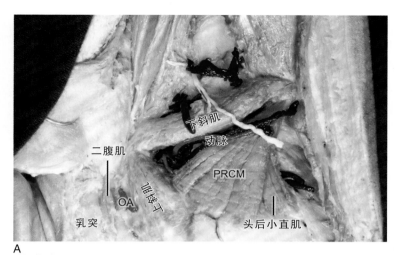

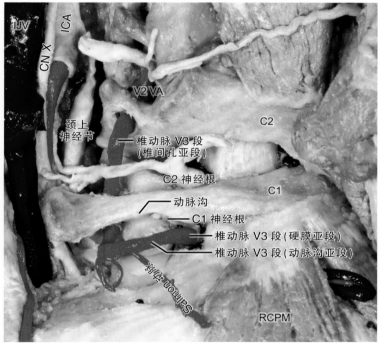

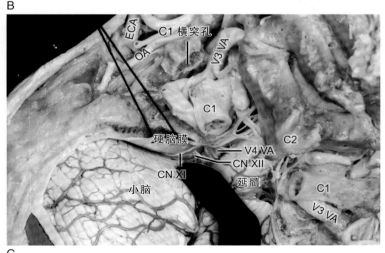

图 19.3　(A)椎动脉 V3 段位于枕下三角内，该三角以上斜肌、下斜肌和头后大直肌为界（右侧枕下区域，图示底部为头顶，图示顶部为颈部，图示左侧为耳部）。注意有一粗大肌支(Salmon 动脉)穿经该三角区，且枕动脉位于上斜肌外侧。(B)椎动脉 V3 段又细分为三个亚段：椎间孔亚段、动脉沟亚段和硬膜亚段（已切除右侧上斜肌和下斜肌）。颈 1 神经与椎动脉一起，经共有的硬脑膜袖套穿出硬膜，并从椎静脉丛内的椎动脉 V3 段下方走行。(C)椎动脉 V3 段穿过寰椎横突孔，向后方弯曲环绕上关节面，进入颈 1 后弓上表面的椎动脉沟，并最终穿入寰枕筋膜。硬膜内的椎动脉第 4 段在硬脑膜环处穿入枕骨大孔，并延伸到椎基底动脉结合处。OA，枕动脉；PRCM，头后大直肌；IJV，颈内静脉；ICA，颈内动脉；CN X，迷走神经；V2 VA，椎动脉 V2 段；C1，颈 1 神经；C2，颈 2 神经；CN XI，副神经；CN XII，舌下神经；ECA，颈外动脉；V3 VA，椎动脉 V3 段；V4 VA，椎动脉 V4 段。

脊髓后动脉。肌支向后走行穿过枕下三角,向颅颈交界区的肌肉供血。硬膜外型小脑下后动脉通常发自硬膜亚段并与椎动脉主干并行,但两者在不同的部位穿入硬膜。硬膜外型脊髓后动脉也发自硬膜亚段,并与椎动脉在同一部位穿入硬膜。硬脑外型小脑下后动脉和脊髓后动脉具有重要价值,术中必须予以保留。椎动脉 V3 段有丰富的静脉丛包绕。颈 1 神经与椎动脉一起,经共有的硬脑膜袖套穿出硬膜,并在椎静脉丛内椎动脉 V3 段的下方走行。

颅内－颅内插入式搭桥

岩骨段和床突上段颈内动脉插入式搭桥术

为显露岩骨段颈内动脉,需选择经海绵窦入路把颞叶硬膜从海绵窦外侧壁上剥离下来,并在中颅窝三角内进行操作。眶颧入路能为在岩骨段颈内动脉处进行缝合创造更多宝贵的操作空间,切除颧弓可增加颞肌下翻的程度,同时切除眶顶可进一步打开经侧裂/颞前入路的手术通道。患者取仰卧位,与标准动脉瘤手术体位相比,头部外旋的角度更大(30°~45°)。翼点开颅术,磨平中颅底并切除眶颧骨质。分别通过咬除眶上裂周围的蝶骨大、小翼内侧骨质来去除眶外侧壁和眶顶。切开眶上裂外侧的骨膜层硬膜并切断眶脑膜带后,将额颞叶底部的硬膜从眶周松解。把眶脑膜带的断端和颞叶的固有层硬膜从海绵窦内膜层(由位于海绵窦外侧壁的动眼、滑车和眼神经的鞘膜融合而成)上剥离下来。辨认颞叶固有层硬膜与海绵窦内膜层之间的网状层疏松结缔组织,并扩大这一裂隙状界面,剥离固有层硬膜至前内侧三角(Mullan 三角,以眼神经、上颌神经以及眶上裂和圆孔的连线为界)和前外侧三角(以上颌神经、下颌神经以及圆孔和卵圆孔的连线为界)的位置。在 Mullan 三角的尖端向海绵窦内注射纤维蛋白胶来控制出血。进一步剥离固有层硬膜来显露内侧的前床突以及外侧的棘孔和脑膜中动脉,为进一步牵开硬膜,可电凝分离脑膜中动脉。

此时要反转硬膜的分离方向,即从后向前推进,并从弓状隆起和面神经裂孔处开始,以避免牵拉岩浅大神经和面神经。寻找岩浅大神经可能比较困难,但其走行方向像是第 4 支三叉神经("V4"),即岩浅大神经与下颌神经之间所成的夹角与上颌神经与下颌神经之间

的夹角类似(图 19.4)。颈动脉管闭合不全的发生率很高,因此岩浅大神经可能紧贴颈内动脉走行。在远离面神经裂孔处切断岩浅大神经。为完整地显露 Kawase 三角,需向内上抬颞底硬膜显露出岩骨嵴。

从棘孔的后方开始,磨除 Glasscock 三角内的岩骨段颈内动脉周围骨质,为血管吻合创造操作空间。为避免磨钻进入咽鼓管,磨除骨质时要平行于中颅窝底。鼓膜张肌走行在咽鼓管的内上方,术中见到骨膜张肌即提示外科医师咽鼓管结构就在附近。磨除 Glasscock 三角和 Kawase 三角,可分别显露出岩骨段颈内动脉的前外侧面和后内侧面。在 Kawase 三角内磨除岩前的大部分骨质可明显扩大吻合操作区域,从内侧的岩骨嵴附近开始,并逐渐转向外侧的颈内动脉和耳蜗处,即岩浅大神经与内听道之间夹角的后外侧界方向。要避免磨除面神经裂孔附近的岩浅大神经后内侧面的骨质,因为不小心磨入耳蜗底回会导致听力丧失。在笔者的实验室研究中,他们发现在内听道硬膜上部移行皱襞(UDTF)与卵圆孔外侧缘之间的连线上做一条垂直线,即是"耳蜗安全线",它位于耳蜗前方 2mm 处,而保持在此条安全线的前内侧进行操作可避免误入耳蜗(图19.4)。

当你觉得 Glasscock 三角和 Kawase 三角中的骨质磨除已足够充分时,还应该继续磨除、磨除再磨除。岩骨段颈内动脉的长度约 12mm,且吻合时放置的临时阻断夹会占据许多空间。颈动脉管底部的磨除范围要达到动脉瘤夹在跨过颈内动脉后仍可容纳瘤夹叶片的头端。弧形夹或枪状夹的柄部可移至吻合区域以外,且有时也要用到永久夹来完全闭合颈内动脉。在岩骨段颈动脉的近端,充气后的 Fogarty 球囊导管是替代瘤夹行近端阻断的一种巧妙方法,但它并不总是能完全阻断血管。静脉丛和交感神经包绕颈内动脉并与之伴行,这就让动脉壁的准确显露变得尤为困难。而一旦瘤夹阻断的动脉管长过短,会进一步增大显露的困难程度。对于要在位置深、操作受限的空间内完成高难度吻合,解决办法就是处理更多的管周组织、抓取并牵拉管壁以完成进针。推荐使用 Sturdier 8-0 尼龙缝线。端-侧吻合可在两吻合处之间建立再灌注血流。端-端吻合有助于观察动脉的管腔和管壁,但在此部位完成吻合比较困难,也无法在吻合口之间建立再灌注血流。一旦完成近端吻合,就要把移植血管按预定路径置入颅内并将管长裁剪至 6~8cm。

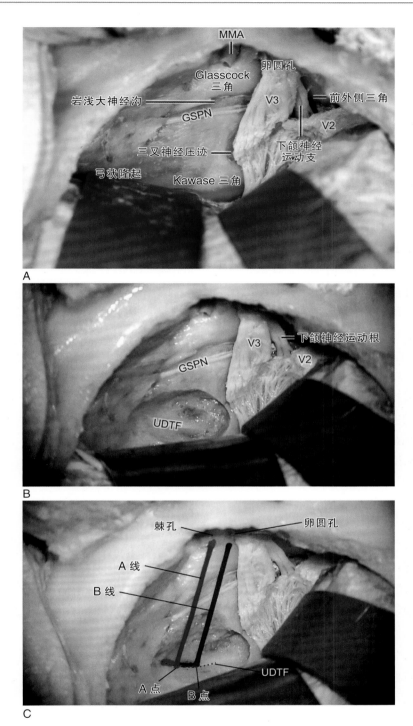

图 19.4　(A)上抬颞叶硬膜以显露岩骨上表面骨性标志,包括弓状隆起、岩浅大神经沟以及三叉神经压迹。蝶骨的圆孔、卵圆孔和棘孔位于颞骨岩部的外侧。在岩骨段颈内动脉上方,岩浅大神经向前内侧走行,并从三叉神经下颌支外缘的下方经过,分别构成 Kawase(后内侧)三角和 Glasscock(后外侧)三角的外侧界与内侧界。(B)穿过 Glasscock 三角走行的岩骨段颈内动脉水平部,是行血管搭桥术的吻合部位。在 Kawase 三角(前方三叉神经、内侧岩骨嵴和岩上窦以及后方内听道和耳蜗之间的区域)内磨除骨质可为岩骨段颈内动脉的吻合创造操作空间。Kawase 三角内的硬膜上部移行皱襞(UDTF)是规避耳蜗底回的解剖标志。(C)在内听道硬膜上部移行皱襞(UDTF)与卵圆孔外侧缘之间的连线上做一条垂直线,即是"耳蜗安全线"(B 线),它位于耳蜗(A 线)前方 2mm 处,并且保持在此条安全线的前内侧进行操作可避免误入耳蜗。GSPN,岩浅大神经;V2,上颌神经;V3,下颌神经;MMA,脑膜中动脉;UDTF,硬膜上部移行皱襞。

笔者做过两例岩骨段-床突上段颈内动脉插入式搭桥术,用于治疗颈内动脉海绵窦段巨大动脉瘤,均为早期经验(病例 19.1)。两例患者都很年轻(15 岁和 24 岁),有症状(进行性复视)且未通过球囊闭塞试验,笔者对移植性大隐静脉的长期通畅性存有疑虑(当时笔者还尚未改用桡动脉移植物)。当笔者体会到颈内动脉 C2 段-大隐静脉移植物-颈内动脉 C6 段搭桥术是如此具有挑战性之后,故认为此搭桥术式不再是替代当前血管内治疗的有效措施。

床突上段颈内动脉位处深部,但更适宜用作吻合部位。行临时夹闭时,一定要避开脉络膜前动脉以防止其供应的敏感区域发生缺血。可临时夹闭后交通动脉,切除前床突,以便在近端行临时阻断并扩大吻合操作区域。床突上段血管是颈内动脉 C2 段-移植性大隐静脉-颈内动脉 C6 段搭桥的受体部位,并且也是床突上段颈内动脉(颈内动脉 C6 段)-移植性桡动脉-大脑中动脉 M2 段搭桥的供体部位,此搭桥术式可用于处理术中发生再破裂的血泡样动脉瘤(病例 19.2)。孤立夹层段动脉,移植血管的近端吻合于眼动脉与脉络膜前动脉之间的管壁上,远端则吻合于大脑中动脉 M2 段的管壁上。快速获取一小段桡动脉移植物(无须额外暴露颈部),从而缩短了横断性夹闭的时长。

大脑中动脉插入式搭桥术

在颅内-颅内插入式搭桥术中,大脑中动脉 M2 段应用广泛且功能多样(图 19.5)。上干、下干和大脑中动脉 M2 段的干动脉可提供丰富的血流,并沿着经侧裂途径走行可到达大脑前动脉、大脑后动脉/小脑上动脉和其他大脑中动脉受体血管。大脑中动脉插入式搭桥术的范围涵盖了短距离"跳跃式"与长距离"跳跃式"移植物搭桥,前者即移植血管吻合至大脑中动脉远端分支(如大脑中动脉 M1 段-移植性桡动脉-大脑中动脉 M2 段搭桥术),后者即额底的移植血管吻合至大脑前动脉供血区(如颞前动脉-移植性大隐静脉-大脑前动脉 A2 段搭桥术),或颞前区的移植血管吻合至基底动脉远端供血区(如大脑中动脉 M2 段-移植性桡动脉-大脑后动脉 P2 段搭桥术)(表 19.1)。其他可到达大脑中动脉区域的供血支位于侧裂三角以外且与之靠近,包括床突上段颈内动脉、大脑前动脉 A1 段、颌内动脉以及椎动脉 V3 段。侧裂三角内的受体动脉贯穿大脑中动脉供血区,即从大脑中动脉 M1 段远端到 M4 段。

表 19.1 颅内-颅内插入式搭桥的临床经验总结

搭桥类型	n
颈内动脉插入式搭桥	
颈内动脉 C2 段-移植性大隐静脉-颈内动脉 C6 段	2
颈内动脉 C6 段-移植性桡动脉-大脑中动脉 M2 段	1
大脑中动脉插入式搭桥	
大脑中动脉 M1 段-移植性桡动脉-大脑中动脉 M1 段	1
大脑中动脉 M1 段-移植性桡动脉-大脑中动脉 M2 段	2
大脑中动脉 M2 段-颞浅动脉-大脑中动脉 M2 段	1
大脑中动脉 M2 段-移植性桡动脉-大脑中动脉 M4 段	1
颌内动脉-移植性桡动脉-大脑中动脉 M2 段	1
大脑前动脉 A1 段-移植性桡动脉-大脑中动脉 M2 段	3
大脑前动脉 A1 段-移植性大隐静脉-大脑中动脉 M2 段	1
椎动脉 V3 段-移植性桡动脉-大脑中动脉 M2 段	1
大脑前动脉插入式搭桥	
颞前动脉-移植性大隐静脉-大脑前动脉 A1 段	1
颞前动脉-移植性大隐静脉-大脑前动脉 A2 段	1
大脑前动脉 A2 段-移植性桡动脉-大脑前动脉 A3 段	1
大脑前动脉 A3 段-移植性桡动脉-胼周动脉	1
大脑前动脉 A3 段-移植性桡动脉-胼缘动脉	1
大脑后动脉/小脑上动脉插入式搭桥	
大脑中动脉 M2 段-移植性桡动脉-大脑后动脉 P2 段	9
大脑中动脉 M2 段-移植性大隐静脉-大脑后动脉 P2 段	3
椎动脉 V3 段-移植性桡动脉-小脑上动脉 s2 段	1
椎动脉 V3 段-移植性大隐静脉-小脑上动脉 s2 段	1
小脑下后动脉插入式搭桥	
椎动脉 V3 段-移植性桡动脉-小脑下后动脉 p3 段	1
椎动脉 V3 段-移植性大隐静脉-小脑下前动脉 a3 段	1
总计	35

病例 19.1　颈内动脉(ICA)搭桥术

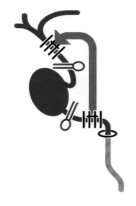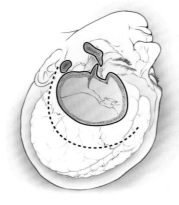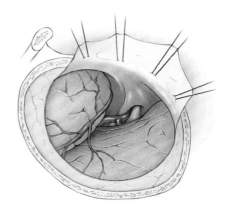

诊断	左侧颈内动脉海绵窦段动脉瘤(巨大)
动脉瘤类型	颈内动脉海绵窦段
开颅术/入路	眶颧开颅术/经岩前-经侧裂入路

搭桥术	L C2 ICA-SVG-C6 ICA 搭桥
搭桥类型	颅内-颅内移植血管插入式搭桥
治疗	动脉瘤孤立术

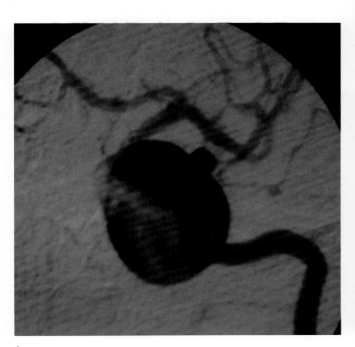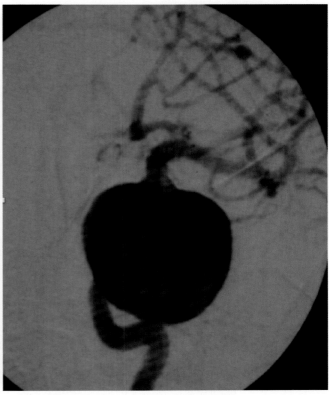

A　　B

病例 19.1　15 岁男孩,表现为左侧展神经麻痹引起的复视。诊断为颈内动脉海绵窦段巨大动脉瘤[左侧(**A**)前后位和(**B**)斜位颈内动脉血管造影]。患者进行了左侧颈内动脉球囊闭塞试验,但在行阻断期间,血流残端压从 70mmHg 降至 30mmHg(1mmHg≈0.133kPa),且 SPECT 提示大脑半球低灌注。考虑到患者低龄以及对长距离颅外-颅内插入式搭桥的长期通畅性有所顾虑,倾向于采用短距离颅内-颅内插入式搭桥术,即颈内动脉 C2 段-移植性大隐静脉-颈内动脉 C6 段搭桥。(待续)

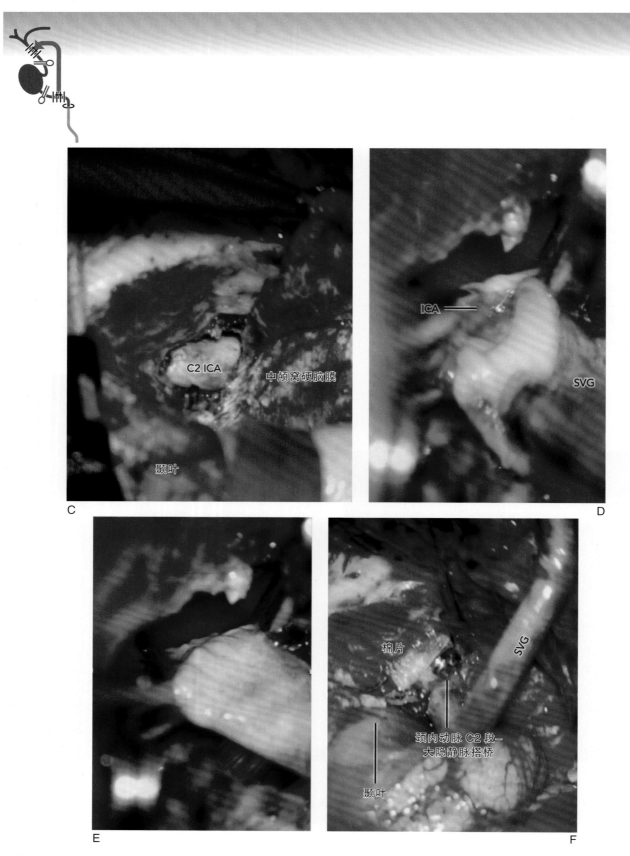

病例 19.1(续) （C）在 Glasscock 三角内显露岩骨段颈内动脉。(D)完成第一条吻合线后进行血管腔内探查,(E)随后完成第二条吻合线。注意在这个狭小的空间内,阻断夹限制了吻合操作,而枪状夹可摆脱夹柄对操作视野的阻挡。(F)移植血管从中颅窝底跃至颈动脉池。C2 ICA,颈内动脉 C2 段;ICA,颈内动脉;SVG,大隐静脉。(待续)

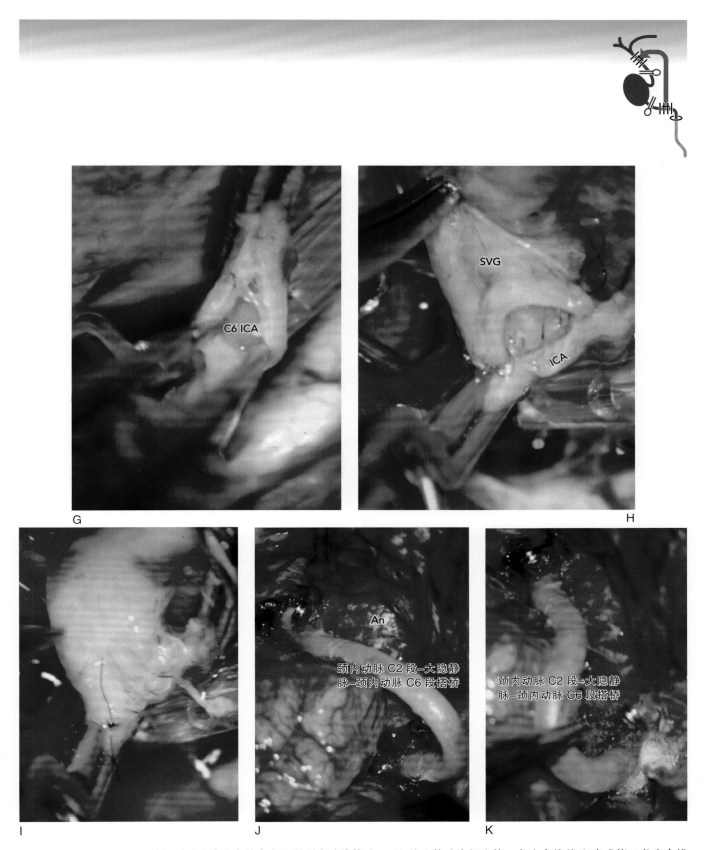

G

H

I

J

K

病例 19.1(续)　(G)孤立并切开颈动脉池内的床突上段颈内动脉管壁。(H)从血管腔内探查第一条吻合线并(I)完成第二条吻合线的缝合。(J,K)岩骨段至床突上段颈内动脉搭桥或颈内动脉 C2 段–移植性大隐静脉–颈内动脉 C6 段搭桥的路径跃过颞前间隙,并用永久夹孤立海绵窦段动脉瘤。ICA,颈内动脉;SVG,大隐静脉;C6 ICA,颈内动脉 C6 段;An,动脉瘤。(待续)

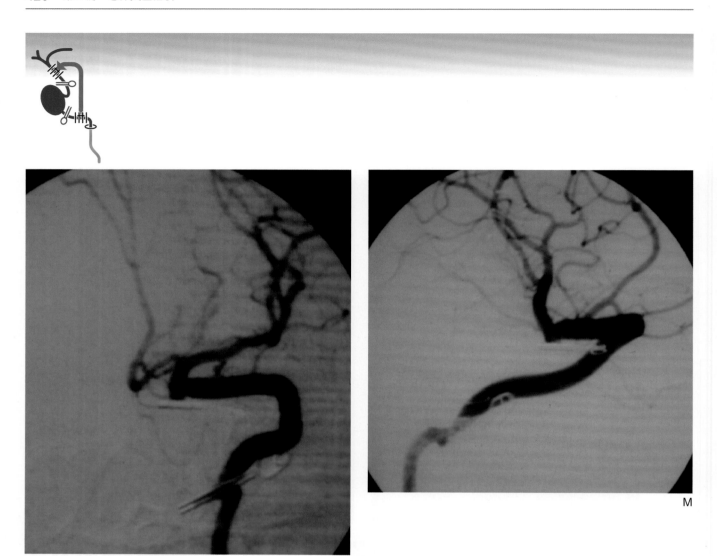

L

M

病例 19.1（续）　血管造影确认搭桥通畅，左侧大脑半球血流重建良好[左侧(L)前后位和(M)侧位颈内动脉血管造影]。患者在过去 13 年中生活良好。

病例 19.2　颈内动脉(ICA)搭桥术

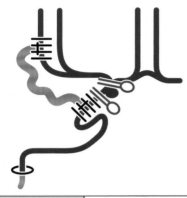
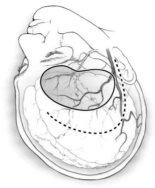
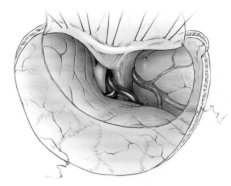

诊断	右侧颈内动脉床突上段动脉瘤(血泡形)
动脉瘤类型	颈内动脉床突上段
开颅术/入路	翼点开颅术/经侧裂入路

搭桥术	R C6 ICA-RAG-M2 MCA 搭桥
搭桥类型	颅内-颅内移植血管插入式搭桥
治疗	动脉瘤孤立术

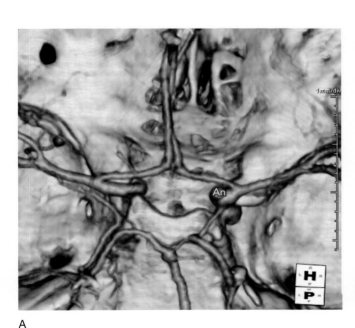

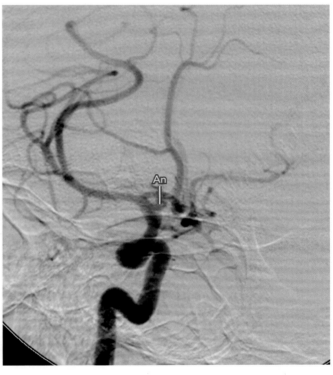

A

B

病例 19.2　36 岁男性,表现为蛛网膜下隙出血所引发的昏迷,出血来源于右侧颈内动脉终末段近端的血泡样动脉瘤,瘤体指向内侧 [(A)上面观 CT 血管造影和(B)右侧前后位颈内动脉血管造影]。An,动脉瘤。(待续)

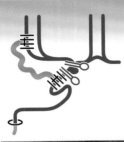

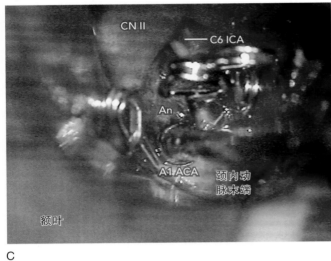

C

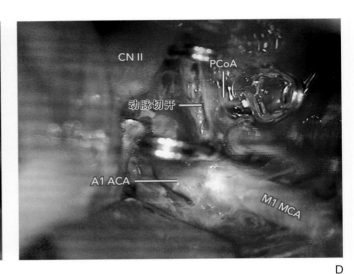

D

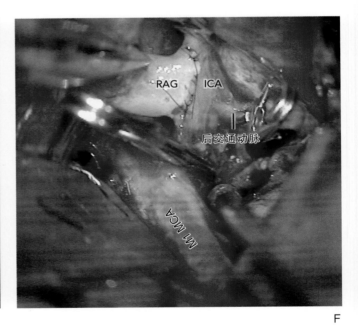

E　　　　　　　　　　　　　　　　　　　　　　　　　　　　　　F

病例 19.2(续) （C)行标准翼点开颅术显露动脉瘤并试图直接夹闭瘤体,但在最后的剥离阶段动脉瘤发生破裂,在颈内动脉床突上段的交通段留下一破口。孤立整个床突上段颈内动脉以控制出血,并紧急行颈内动脉 C6 段–移植性桡动脉–大脑中动脉 M2 段搭桥术,以重建大脑中动脉供应区的血流。**(D)**在血泡样动脉瘤近端,即后交通动脉上方的床突上段颈内动脉行动脉壁切开术。首先行血管搭桥中的深部吻合,**(E,F)**内翻桡动脉移植物,完成外侧吻合线。CN Ⅱ,视神经;An,动脉瘤;C6 ICA,颈内动脉 C6 段;A1 ACA,大脑前动脉 A1 段;M1 MCA,大脑中动脉 M1 段;ICA,颈内动脉;RAG,桡动脉。(待续)

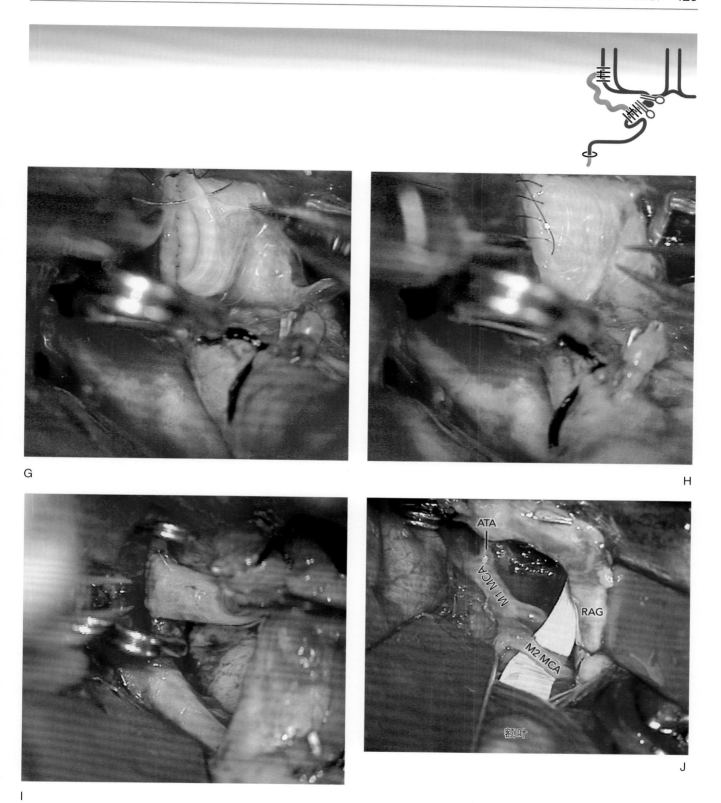

病例 19.2(续)　然后(**G**)外翻桡动脉移植物,从管腔内探查吻合线。(**H,I**)接着完成内侧吻合线。(**J**)修剪桡动脉移植物的另一端。ATA,颞前动脉;M1 MCA,大脑中动脉 M1 段;M2 MCA,大脑中动脉 M2 段;RAG,桡动脉。(待续)

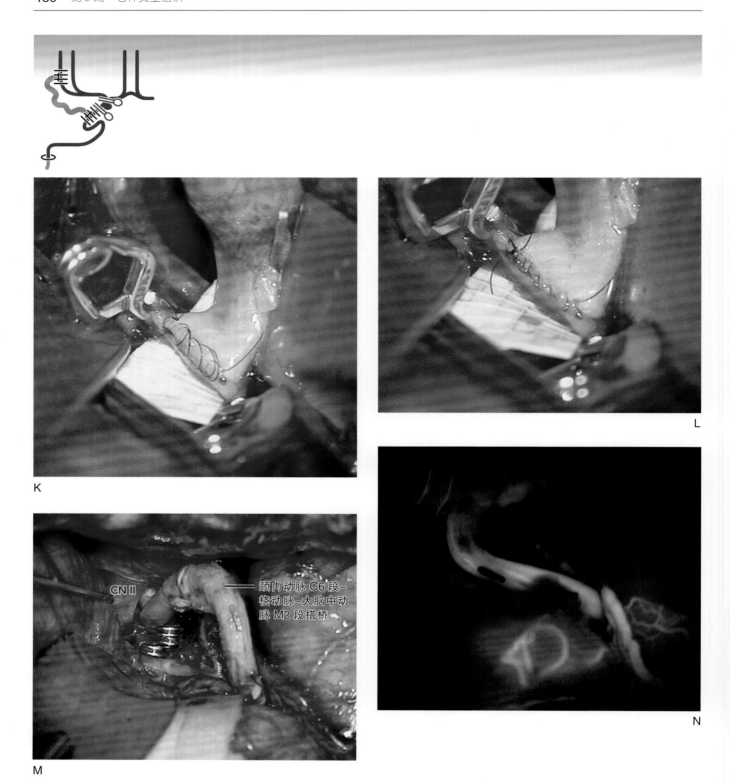

K

L

CN Ⅱ

—— 颈内动脉 C6 段–
桡动脉–大脑中动
脉 M2 段搭桥

M

N

病例 19.2 (续) (K, L)将其吻合至大脑中动脉 M2 段。(M)用动脉瘤夹永久性孤立床突上段颈内动脉远端部和夹层动脉瘤, 且(N)吲哚菁绿荧光造影显示移植血管通畅。在脑组织肿胀的情况下进行深部搭桥并不容易, 但好在所需的桡动脉移植物长度较短, 且在术中迅速取得用于快速血流重建。CN Ⅱ, 视神经。

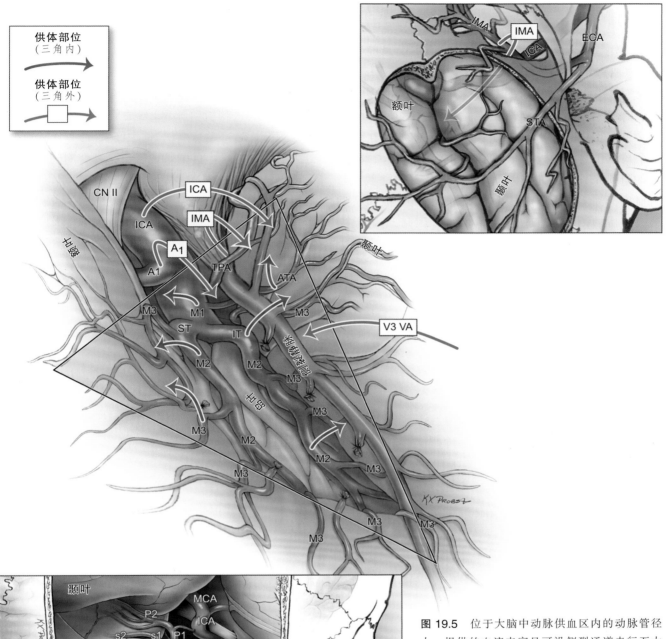

图 19.5 位于大脑中动脉供血区内的动脉管径大，提供的血流丰富且可沿侧裂通道走行至大脑前动脉和大脑后动脉/小脑上动脉供血区，因此这些血管在颅内–颅内插入式搭桥术中应用广泛且功能多样。侧裂三角内的供血支包括大脑中动脉 M1 段、大脑中动脉分叉部主干、大脑中动脉 M2 段和颞前动脉。其他可到达大脑中动脉区域的供血支位于侧裂三角以外但与之靠近，包括颈内动脉床突上段、大脑前动脉 A1 段、颌内动脉和椎动脉 V3 段。侧裂三角内的受体动脉贯穿大脑中动脉供血区，即从大脑中动脉第 1 段远端到大脑中动脉第 4 段。IT，下干；ST，上干；ICA，颈内动脉；IMA，颌内动脉；TPA，颞极动脉；ATA，颞前动脉；CN Ⅱ，视神经；STA，颞浅动脉；VA，椎动脉。

与颅外–颅内插入式搭桥术一样，颅内–颅内插入式搭桥最早是通过充分利用移植血管的活动度，来完成难度更大的深部吻合。累及大脑中动脉分叉前部的巨大扩张延长型动脉瘤无法夹闭，且切除瘤体后，呈笔直走行的大脑中动脉 M1 段也无法胜任单纯的再吻合术(病例 19.3)。强行修剪至正常(管壁)组织的动脉断端会进一步降低再吻合术的完成概率，且原本在插入式搭桥术中需行两处吻合，如果再吻合术尝试失败，会增加阻断时长。也许可通过直接夹闭或再吻合术来进行血栓清除术和动脉瘤减瘤术，且值得一试，但如果要改为搭桥的话应迅速进行(病例 19.4)。因此，笔者秉持着宽泛的插入式搭桥术指征，并事先备好一小段桡动脉移植物或颧骨下段的颞浅动脉移植物。缺血贯穿于两处端–端吻合的全过程，而端–侧吻合可在吻合期间允许血流再灌注。端–端吻合所需的缝合次数更少，且比端–侧吻合或侧–侧吻合更快，但端–端吻合的难点在于调整供受体血管与移植血管的管径差异。或者说，一段未受累的大脑中动脉 M2 段血管可作为供体动脉用于治疗分叉后部动脉瘤(病例 19.5)。通过使缺血分布到大脑中动脉供血区的其他部位，吻合期间行血流再灌注，可在第二处吻合进行之前使缺血组织得以恢复。对于大脑中动脉分叉前和分叉部动脉瘤来说，若行插入式搭桥至远端大脑中动脉 M2 段主干，大脑前动脉 A1 段血管是一个极好的供血部位(病例 19.6)。

病例 19.3 大脑中动脉(MCA)搭桥术

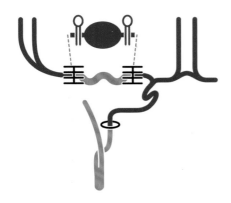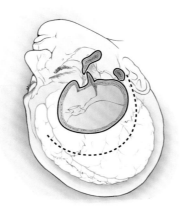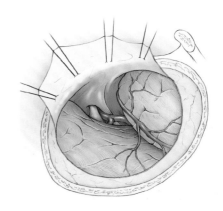

诊断	右侧大脑中动脉动脉瘤(巨大,延长扩张型)	搭桥术	R M1 MCA–RAG M1 MCA 搭桥
动脉瘤类型	大脑中动脉分叉前	搭桥类型	颅内-颅内移植血管插入式搭桥
开颅术/入路	眶颧开颅术/经侧裂入路	治疗	动脉瘤切除术

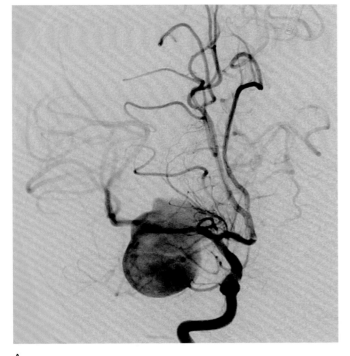

A

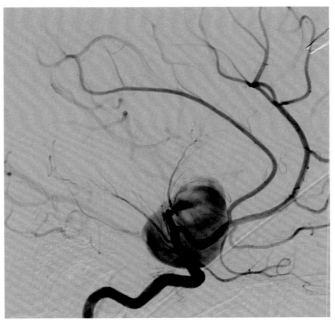

B

病例 19.3 7 岁男性患儿,表现为因右侧大脑中动脉巨大动脉瘤破裂后突发意识障碍[右侧(**A**)前后位和(**B**)侧位颈内动脉血管造影]。(待续)

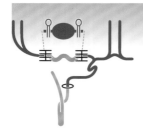

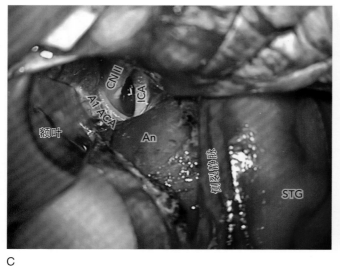

C

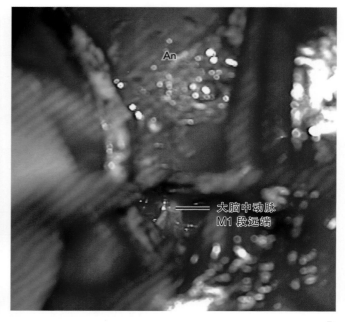

D

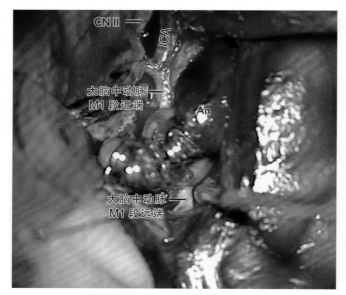

E

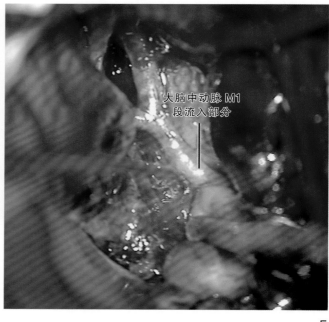

F

病例 19.3(续) (C)急诊行右侧眶颧大骨瓣减压开颅术,分离侧裂显露动脉瘤。(D)确认这一延长扩张型动脉瘤的流出道为大脑中动脉 M1 段远端部。(E)尝试直接对瘤体进行夹闭塑形但未成功,吲哚菁绿荧光造影显示夹闭后的大脑中动脉 M1 段闭塞。(F)确认大脑中动脉 M1 段流入道并切除动脉瘤,当切除动脉瘤后的动脉残端无法拉拢时,治疗策略转变为(近端)大脑中动脉 M1 段–移植性桡动脉–(远端)大脑中动脉 M1 段插入式搭桥术。CN Ⅱ,视神经;ICA,颈内动脉;A1 ACA,大脑前动脉 A1 段;An,动脉瘤;STG,颞上回。(待续)

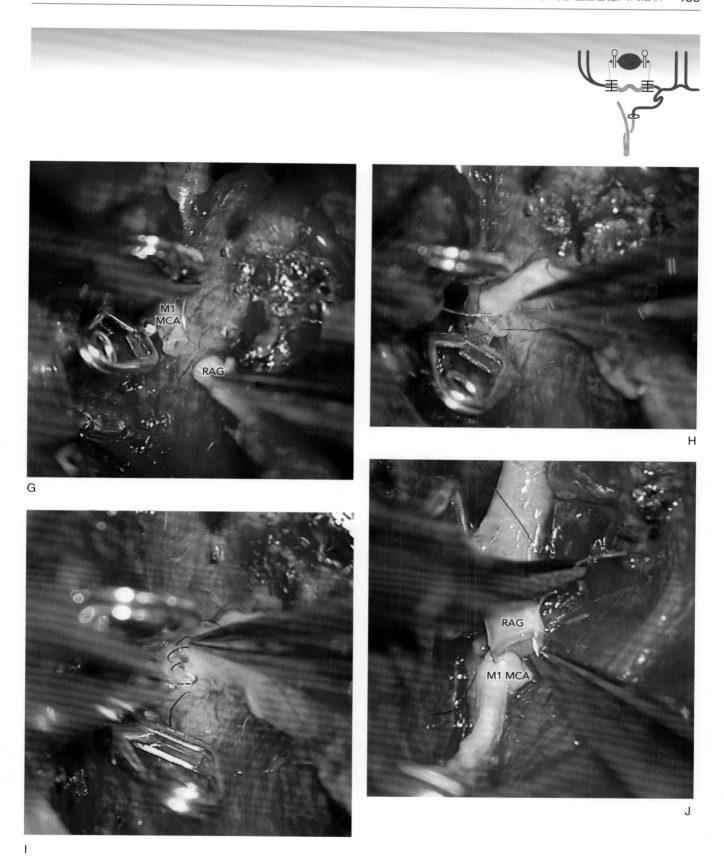

病例 19.3（续）　（G,H）将大脑中动脉 M1 段近端血管锚定于桡动脉短移植物上，并（I）以连续缝合方式完成近端的端-端吻合。（J）用锚定缝合方式连接移植动脉远端与大脑中动脉 M1 段流出道。RAG,桡动脉；M1 MCA,大脑中动脉 M1 段。（待续）

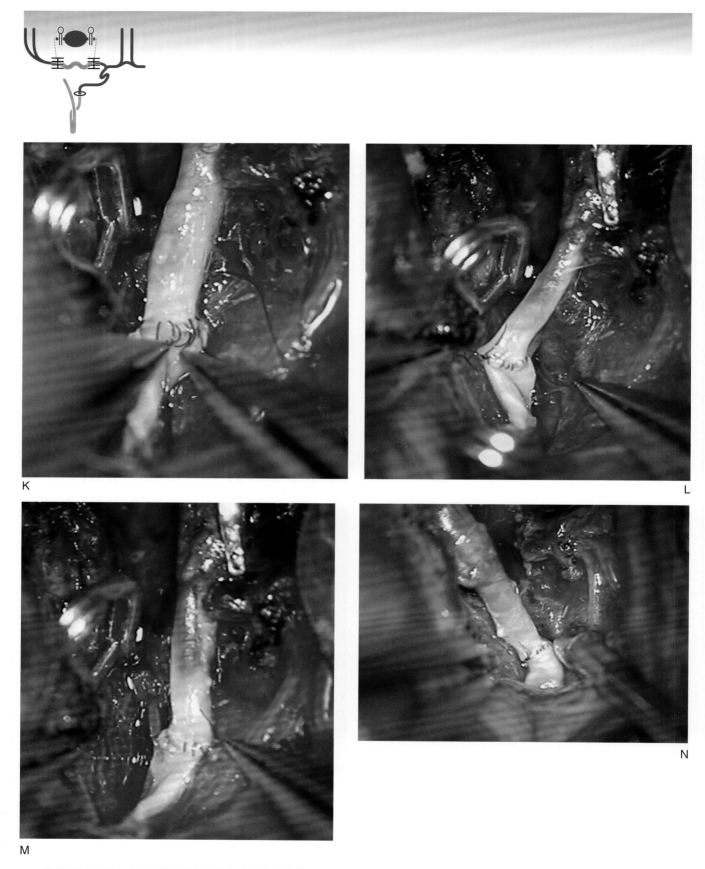

K

L

M

N

病例 19.3（续） （K）在远端的端-端吻合处打紧线结。（L,M）完成远端吻合后，(N)大脑中动脉供血区获得再灌注。（待续）

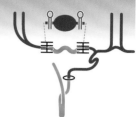

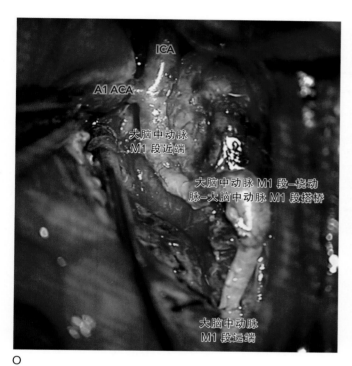

O

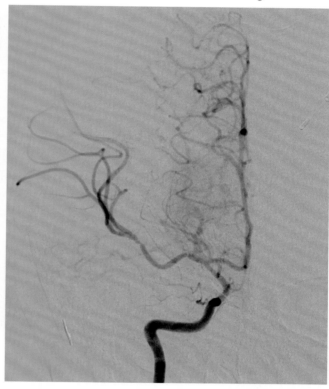

P

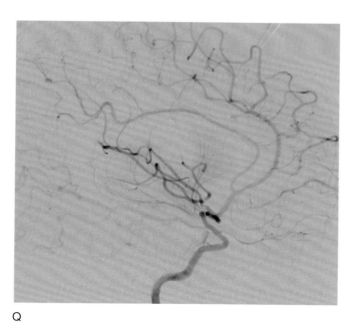

Q

病例 19.3（续）　（O）这种插入式搭桥术跨越了大脑中动脉 M1 段，且无法保留自动脉瘤基底部发出的两支豆纹动脉。术后造影确认重建血流通畅[右侧（P）前后位和（Q）侧位颈内动脉血管造影]。术后 3 个月随访时，患者在恢复过程中仅出现一小处基底节区梗死和左下肢轻微无力。这种插入式搭桥技术可作为夹闭塑形术和再吻合术失败后的一种备用术式。ICA，颈内动脉；A1 ACA，大脑前动脉 A1 段。

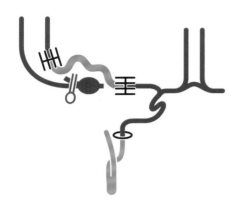 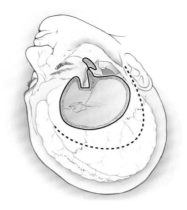 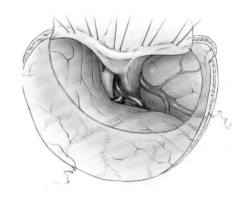

病例 19.4　大脑中动脉(MCA)搭桥术

诊断	右侧大脑中动脉动脉瘤(巨大,血栓性)
动脉瘤类型	大脑中动脉分叉部
开颅术/入路	眶–翼点开颅术/经侧裂入路

搭桥术	R M1 MCA–RAG–M2 MCA 搭桥
搭桥类型	颅内–颅内移植血管插入式搭桥
治疗	动脉瘤切除术

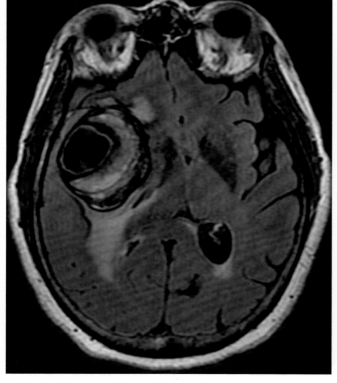

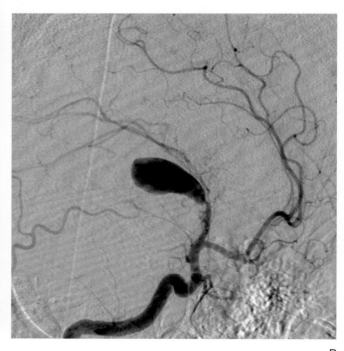

A

B

病例 19.4　60 岁女性,近 3 个月出现头痛、进行性左侧肢体无力及身体跌倒。影像诊断提示为右侧颞叶占位性病变,考虑是一巨大血栓性大脑中动脉动脉瘤[(A)轴位 MRI T1 加权成像,以及右侧(B)侧位]。(待续)

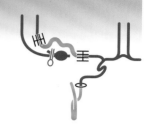

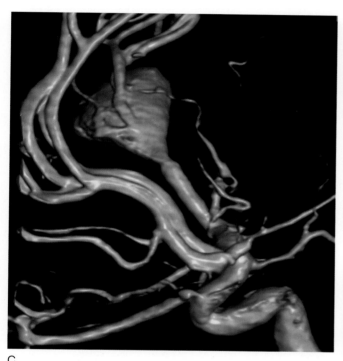

C

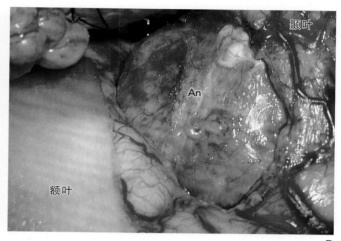

D

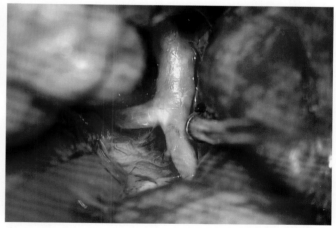

F

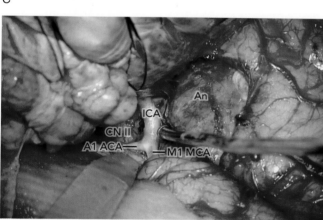

E

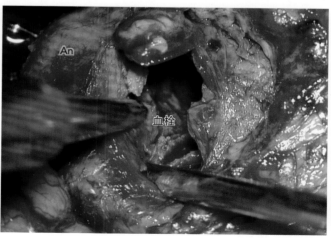

G

病例 19.4(续) (C)三维重建像颈内动脉血管造影。(D)经翼点断眶开颅术,显露出来的动脉瘤充满侧裂。(E,F)分离侧裂并上抬额叶后,对大脑中动脉 M1 段的动脉瘤流入道行近端阻断。(G)临时阻断大脑中动脉 M1 段近端,并使用超声吸引器切除瘤内血栓,以达到减压瘤体的目的。An,动脉瘤;ICA,颈内动脉;CNⅡ,视神经;M1 MCA,大脑中动脉 M1 段;A1 ACA,大脑前动脉A1 段。(待续)

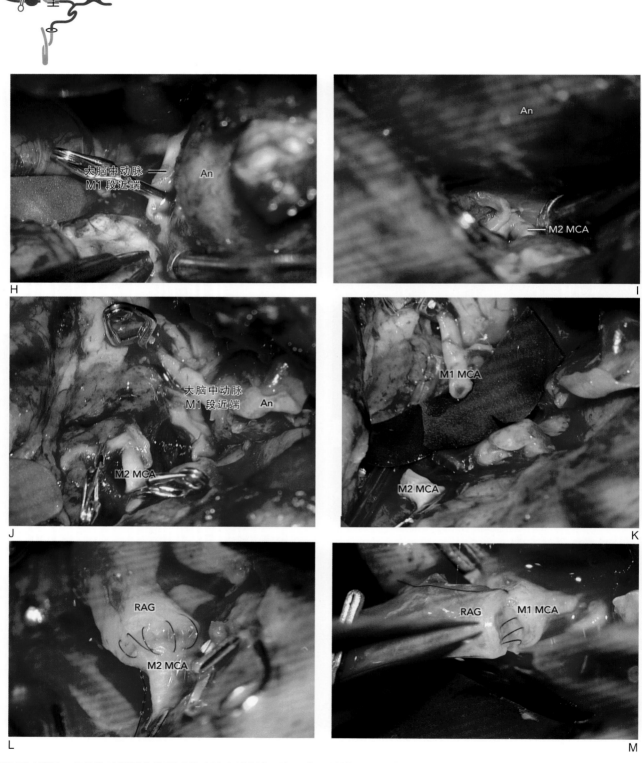

病例 19.4(续) (H)临时阻断夹移至动脉瘤流入道根部,并(I)在远端辨认流出道。(J)在动脉瘤基底部切下瘤体,并尝试行端-端再吻合术,但管壁残端的组织太脆弱且张力过高。(K)当动脉断端逆向修剪至正常管壁组织时,需要移植插入性血管来填补动脉残端之间的空隙。从腕部获取桡动脉,并(L)在远端行端-端吻合术。(M)应用原位吻合技术及单根缝线连续缝合技术在近端行端-端吻合。An,动脉瘤;M1 MCA,大脑中动脉 M1 段;M2 MCA,大脑中动脉 M2 段;RAG,桡动脉。(待续)

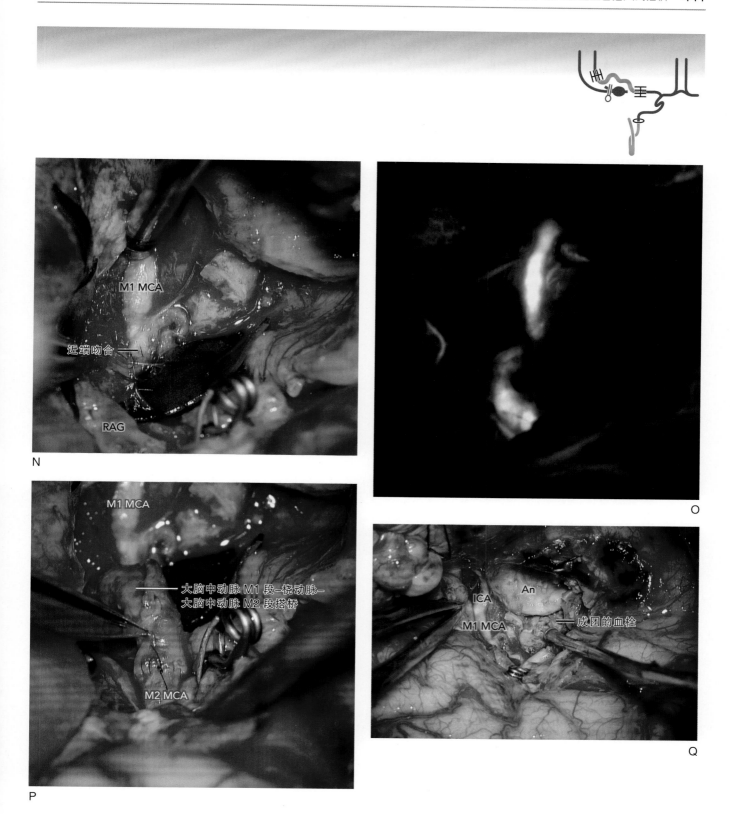

病例 19.4(续)　(N)完成大脑中动脉 M1 段−移植性桡动脉−大脑中动脉 M2 段搭桥术,(O)使用吲哚菁绿荧光造影确认搭桥通畅。(P)探查远端吻合口,并(Q)进一步切除瘤内血栓,使脑组织减压。这例插入式搭桥术重建了大脑中动脉供血区。M1 MCA,大脑中动脉 M1 段;M2 MCA,大脑中动脉 M2 段;RAG,桡动脉;An,动脉瘤;ICA,颈内动脉。(待续)

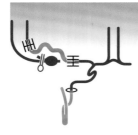

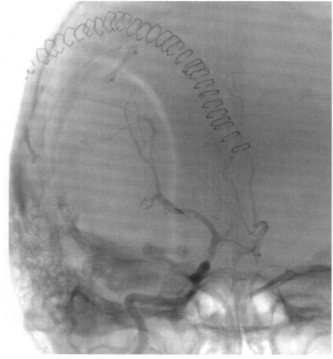

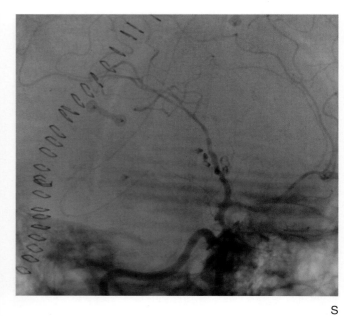

病例 19.4(续)   右侧颈内动脉(R)前后位和(S)侧位血管造影,并将动脉瘤从血液循环中完全移除。

病例 19.5　大脑中动脉(MCA)搭桥术

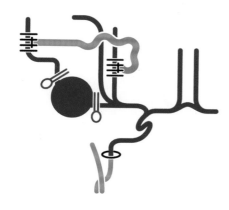 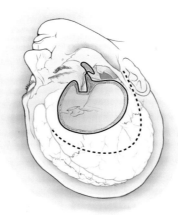 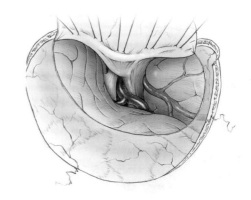

诊断	右侧大脑中动脉动脉瘤(巨大,复发)		搭桥术	R M2 MCA-RAG-M4 MCA 搭桥
动脉瘤类型	大脑中动脉分叉后(侧裂)		搭桥类型	颅内–颅内移植血管插入式搭桥
开颅术/入路	眶–翼点开颅术/经侧裂入路		治疗	动脉瘤孤立术

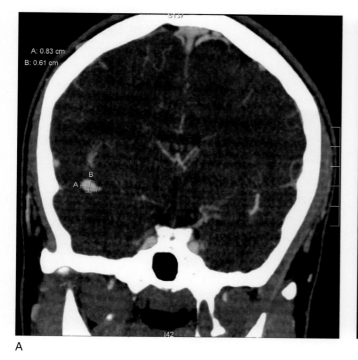

A

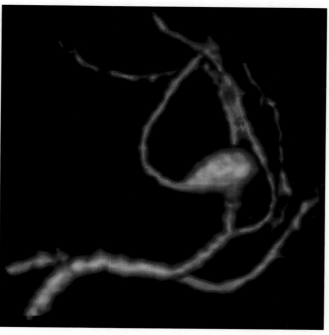

B

病例 19.5　15 岁男性,因复发性巨大大脑中动脉远端动脉瘤收入院治疗。2 年前,患者体内发现一个 8mm 大小的右侧大脑中动脉动脉瘤,瘤体起源于大脑中动脉下干的分叉部[(A)冠状位和(B)三维重建像 CT 血管造影]。患者曾在另一家医院接受过动脉瘤夹闭术且无手术相关并发症。(待续)

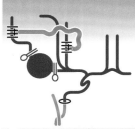

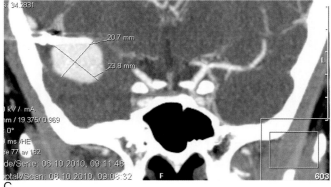

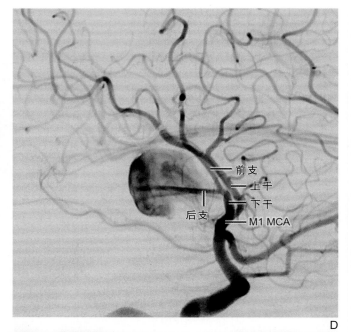

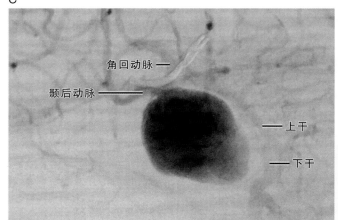

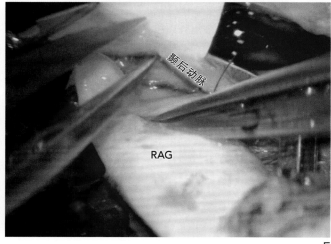

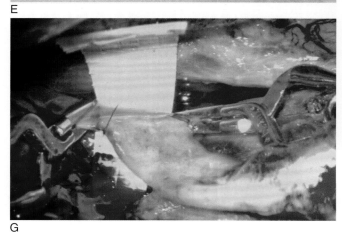

病例 19.5(续) 患者因头痛行 CT 复查扫描,提示动脉瘤复发且明显增大[(C)冠状位 CT 血管造影]。再次于下干的分叉部发现一巨大型右侧大脑中动脉 M2 段动脉瘤伴后支向瘤体灌血, 且在发出顶支以前,前支紧贴动脉瘤前壁走行[(D)右侧侧位颈内动脉血管造影]。从动脉瘤延迟排空的血流,充盈至角回动脉与颞后动脉交汇处的瘤体流出干,且前一次手术置入的瘤夹也紧贴着动脉瘤的流出道[(E)右侧侧位颈内动脉血管造影]。瘤体未累及大脑中动脉的上干,且由于上一次手术致使颞浅动脉缺如。计划在上干与颞后动脉之间行颅内-颅内插入式搭桥术,随后再行动脉瘤孤立术。行右侧翼点断眶开颅术,切开瘢痕性硬膜并分离侧裂。从动脉瘤上分离上干,但下干的前支因与动脉瘤壁粘连紧密而无法进行分离。利用快速荧光技术识别动脉瘤流出道,并在皮层表面找到颞后动脉作为搭桥的受体支。(F,G)首先在颞后动脉与桡动脉之间完成远端吻合。M1 MCA,大脑中动脉 M1 段;RAG,桡动脉。(待续)

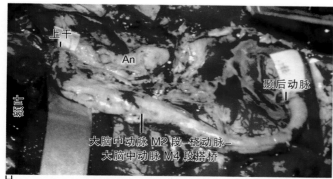

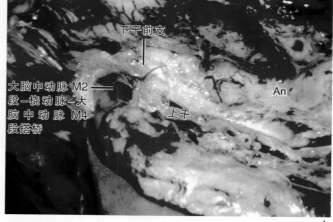

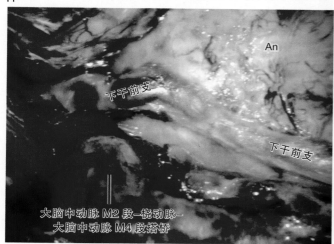

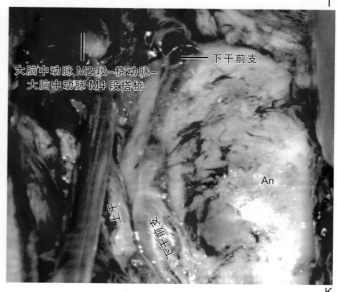

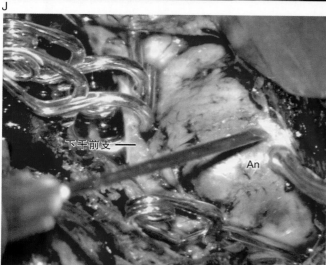

病例 19.5（续）　(H,I)其次是完成桡动脉与上干之间的近端吻合。(J)下干前支的起始部及其(K)走行处的管壁无法从动脉瘤上分离出来。(L)用多个右侧成角的窗夹行串联性夹闭塑形术时造成了前支狭窄，于是穿刺瘤腔并抽瘪瘤体。An，动脉瘤。(待续)

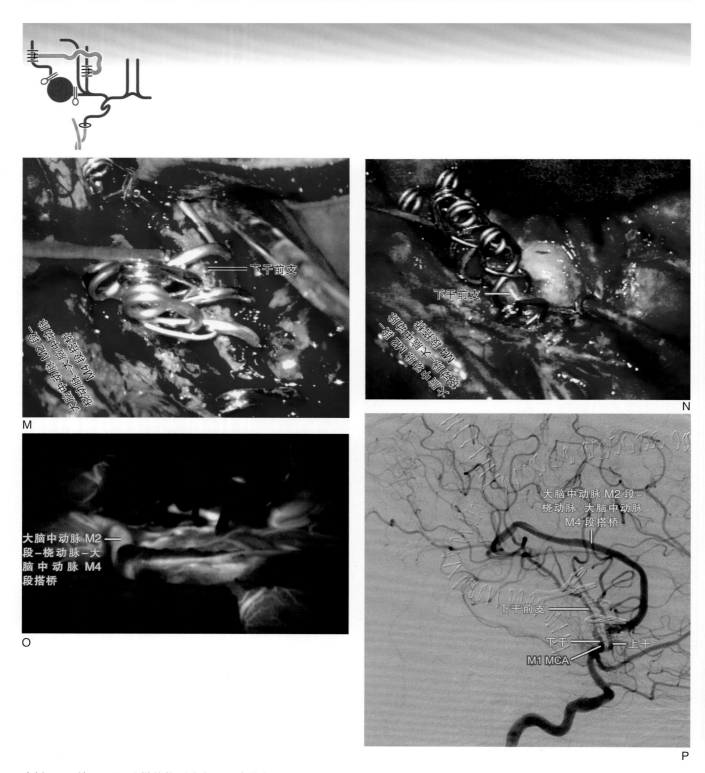

病例 19.5（续）　（M）这样就能更从容地重建前支。（N）最终的夹闭塑形术将前支保留在瘤夹的开窗部，同时也闭塞了动脉瘤的流入动脉，夹闭动脉瘤的流出干来孤立动脉瘤。（O）吲哚菁绿荧光造影证实前支以及大脑中动脉 M2 段–移植性桡动脉–大脑中动脉 M4 段搭桥通畅度。术后造影显示：近端吻合至未受累的上干，流出道分支通畅，粘连的前支得以保留而动脉瘤完全消失[右侧（P）侧位]。M1 MCA，大脑中动脉 M1 段。（待续）

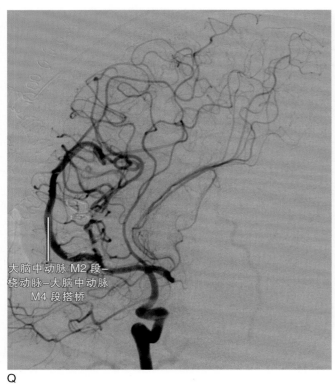

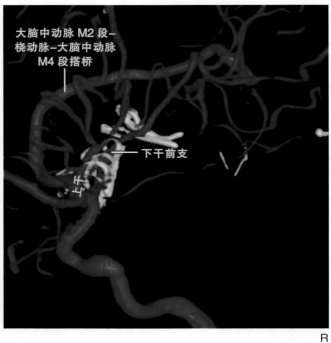

病例 19.5(续)　(Q)前后位和(R)三维重建像颈内动脉血管造影。患者在恢复过程中,无新发神经功能障碍,且术后 6 年全身状况良好。

病例 19.6 大脑中动脉(MCA)搭桥术

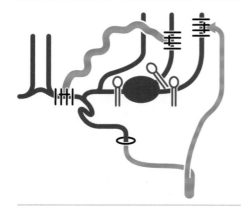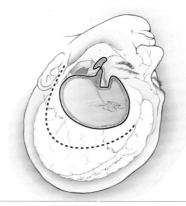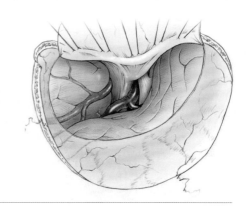

诊断	左侧大脑中动脉动脉瘤 （延长扩张型，复发）	搭桥术	L A1 ACA-RAG-M2 MCA 和 STA-M2 MCA 搭桥
动脉瘤类型	大脑中动脉分叉部	搭桥类型	组合式搭桥
开颅术/入路	眶-翼点开颅术/经侧裂入路	治疗	动脉瘤孤立术

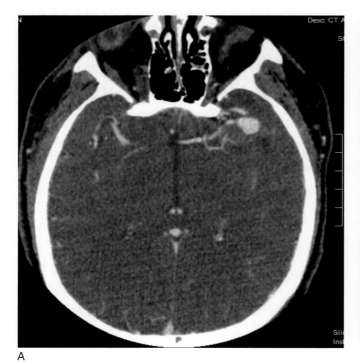

A

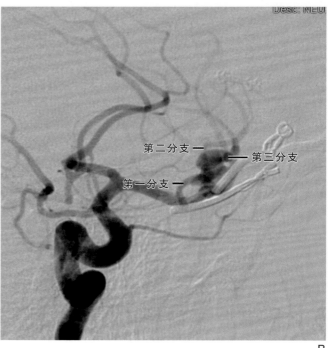

第二分支 — ⫿ — 第三分支
第一分支 —

B

病例 19.6 40 岁男性，患有左侧大脑中动脉复发性动脉瘤。10 年前，患者曾因动脉瘤破裂在外院行夹闭术。那时他所患的动脉瘤似乎是呈血栓性的[(A)轴位 CT 血管造影]。患者术后完全恢复但未做进一步评估。随访期间行血管造影发现动脉瘤复发[左侧(B)前斜位]。（待续）

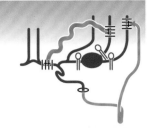

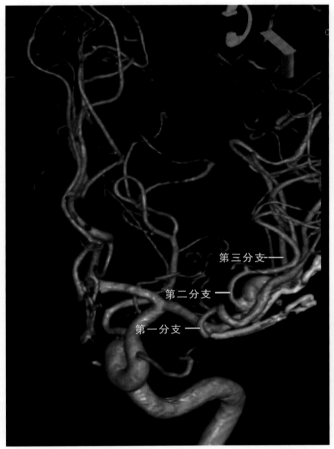

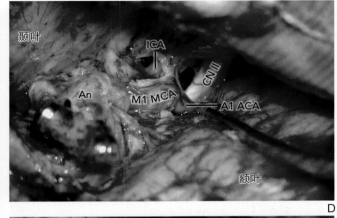

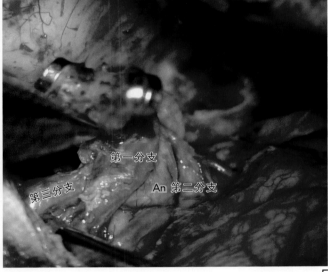

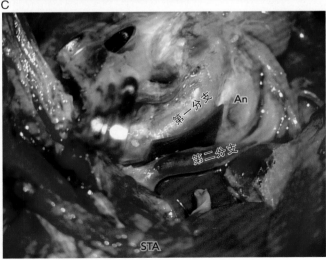

病例 19.6(续)　**(C)**三维重建像颈内动脉血管造影。动脉瘤有三个主干分支:第一支自复发性瘤体近端的弧形夹顶端附近发出(译者注:此分支未累及动脉瘤而仅仅是过路动脉),第二支从动脉瘤中部发出,第三支从瘤体远端邻近枪状夹的弯曲处发出。因此,若要孤立动脉瘤,需分别对第二、三支进行搭桥。计划行组合式搭桥,即分别对第二、三主干分支采用颞浅动脉–大脑中动脉搭桥术(之前已行开颅术,但颞浅动脉额支仍可用)和大脑前动脉第 1 段–移植性桡动脉–大脑中动脉第 2 段搭桥术。**(D)**因既往蛛网膜下隙出血和手术所致,侧裂三角已出现明显的瘢痕性粘连。**(E)**在远端辨认出位于既往瘤夹下方的第三个主干分支,同时**(F)**在前方辨认出第二个主干分支,而第一个主干分支走行于第二、三支之间。ICA,颈内动脉;M1 MCA,大脑中动脉 M1 段;A1 ACA,大脑前动脉 A1 段;CN Ⅱ,视神经;An,动脉瘤;STA,颞浅动脉。(待续)

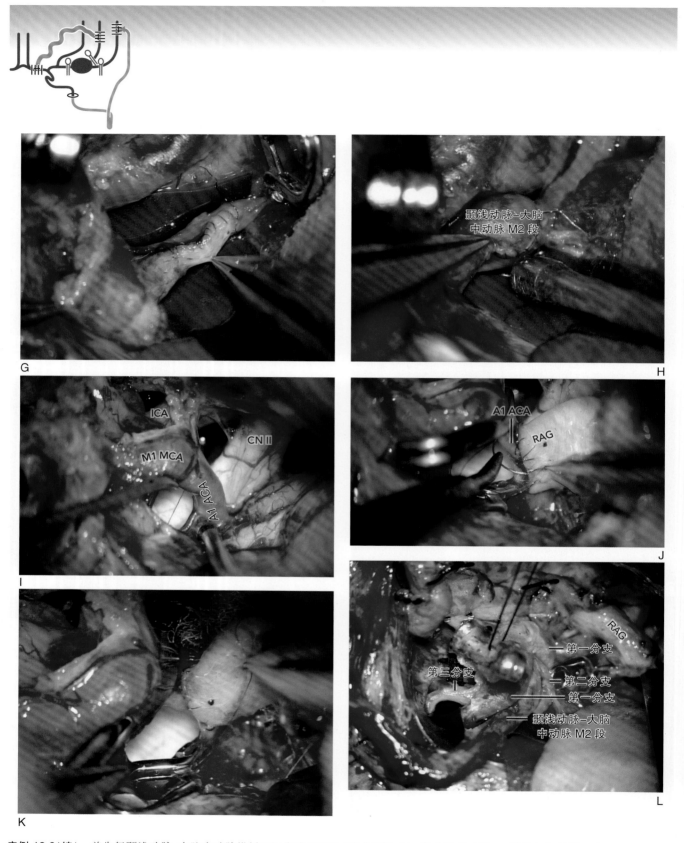

病例 19.6(续) 首先行颞浅动脉-大脑中动脉搭桥[(G)完成后壁及(H)全部吻合]。(I)大脑前动脉 A1 段是极好的供血支。(J)需在大脑前动脉 A1 段起始部放置弧形永久夹,以行临时阻断,并将瘤夹柄部置于缝合区域之外。(K)完成近端吻合。(L)将桡动脉移植物的远端绕至第三条分支处。ICA,颈内动脉;M1 MCA,大脑中动脉 M1 段;A1 ACA,大脑前动脉 A1 段;CN Ⅱ,视神经;RAG,桡动脉。(待续)

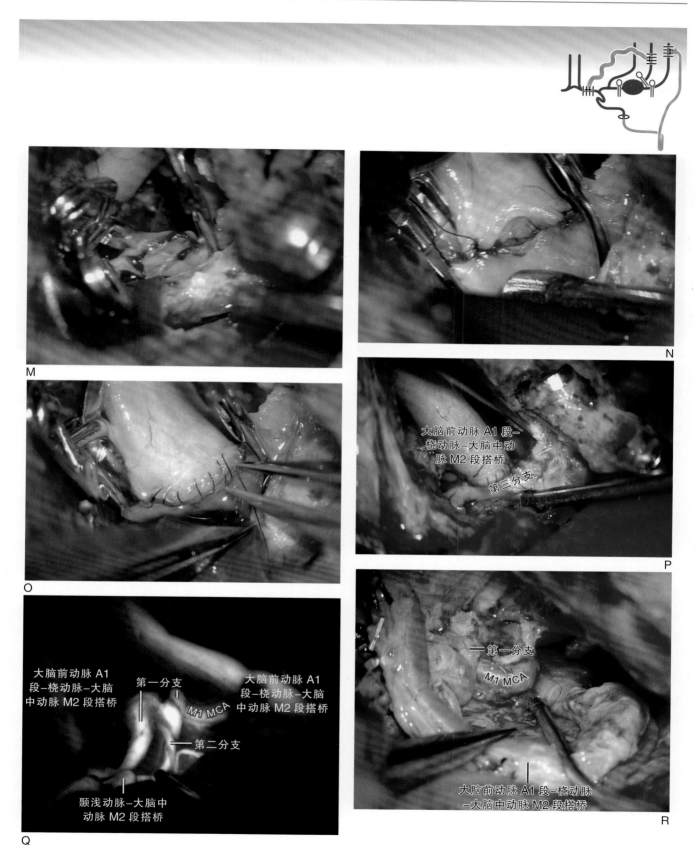

病例 19.6(续)　然后行远端吻合,步骤如下:(M)切开动脉壁,(N)原位缝合血管后壁,(O)在前壁收紧缝线并(P)移除临时阻断夹。(Q)吲哚菁绿荧光造影确认两处搭桥血管通畅度。(R)进一步分离作为流入道的大脑中动脉 M1 段,并将第一个分支从动脉瘤上游离出来。M1 MCA,大脑中动脉 M1 段。(待续)

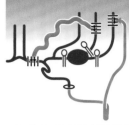

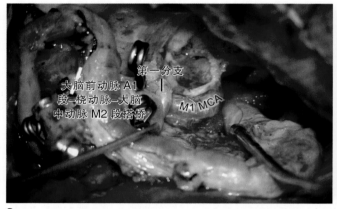

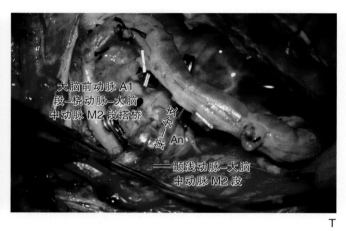

S

T

病例 19.6（续）　（S）就能在其起始处远端行动脉瘤近端阻断（蓝色瘤夹）。阻断瘤体的第二个和第三个主干分支（粉色瘤夹），即完全孤立动脉瘤。（T）这个病例使用大脑前动脉 A1 段作为供血支，即通过大脑前动脉 A1 段–移植性桡动脉–大脑中动脉 M2 段搭桥，对大脑中动脉动脉瘤进行血流重建。大脑前动脉 A1 段是深部供血支，但它能使插入式搭桥各部都处在同一个颅内区域，且无须切开患者颈部。该患者恢复极好，且无神经功能障碍。M1 MCA，大脑动脉 M1 段；An，动脉瘤。

颌内动脉插入式搭桥术

颌内动脉位处颅底附近，且可经标准翼点开颅术显露，无须切开颈部，因此在颅内–颅内插入式搭桥术中，它是很有前景的供血动脉。但在颞下窝内游离出颌内动脉供血段的难度很大，从而限制了其应用。中颅窝底缺乏解剖标志来引导术者进行解剖分离，特别是在外侧区域，即颞骨鳞部与中颅窝前外侧三角（上颌神经与下颌神经之间）和后外侧（Glasscock）三角之间的区域。在实验室中，笔者的团队定义了一个新的解剖三角，可用于指导术者经中颅底并进入颞下窝时的解剖，同时也可保护重要结构，如内侧的下颌神经和后方的颞下颌关节。中颅窝的"外侧三角"因位于前外侧三角与后外侧三角的外侧而得名，可列入另外 10 个海绵窦区三角组成的名单之中。外侧三角的定义如下：顶点为棘孔；后界为棘孔到颧弓前根的投影线；内侧界为棘孔与圆孔的连线；外侧界为中颅窝的外侧缘（图 19.6）。最大限度地磨除外侧三角内的骨质，可充分显露翼突段颌内动脉，从而获得供血动脉的最佳部位。

患者头位在翼点开颅术的基础上稍做调整，头顶上抬 15° 以直视中颅底，而不是常规的头后仰位。为降低标准翼点开颅术的骨窗下缘水平，颞骨鳞部的磨除程度要与中颅窝底平齐。从中颅窝底处抬起硬膜，并分两步磨除中颅窝骨质以进入外侧三角（图 19.7）。首先，循硬膜上的脑膜中动脉走行轨迹，向近端找到外侧部骨质已经磨除的棘孔，该孔位于蝶鳞缝后方、棘孔与颧弓前根连线投影的前方。切除颅底骨质后，随即打开了通向颞下窝的窗口，外牵翼外肌，追寻脑膜中动脉至其在颌内动脉的起源处，并保留了舌神经与下牙槽神经。然后，在前外侧三角的外侧，沿卵圆孔外侧面向前扩大外侧三角的第一部分。第二部分的颅骨切除术要沿着翼外肌肌腹和颌内动脉，向前磨除至翼外板基底处的圆孔。颌内动脉近端行临时阻断并结扎远端，同时切断血管，将穿过外侧三角的血管断端上拉入中颅窝以完成搭桥术。为松解翼突段颌内动脉，可切断沿其发出的动脉分支。在尸头解剖研究中，笔者发现可显露的颌内动脉平均长度为 18mm，而颌内动脉距中颅窝底的平均长度为 17mm，因此可满足动脉残端移入中颅窝内开放

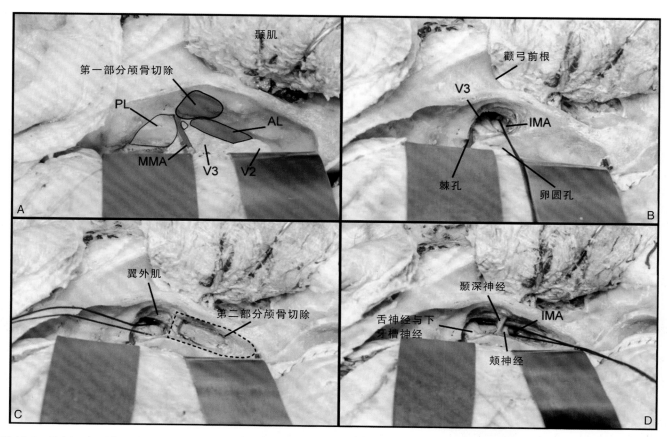

图 19.6　外侧三角可指引术者经中颅窝底进入颞下窝进行分离。(A)外侧三角以棘孔至颧弓前根的投影线为后界；以棘孔与圆孔之间的连线为内侧界；并以中颅窝的外缘为外侧界(左侧的中颅底上面观)。(B)在外侧三角内，首先磨除后方区域的骨质，以显露颞下窝内的下颌神经和颌内动脉近端(第一部分的颅骨切除)。(C)然后沿颌内动脉远端和翼外肌磨除前方区域的骨质(第二部分的颅骨切除)。(D)经磨开的外侧三角显露翼突段颌内动脉以随时备用，同时保留了中颅窝外侧部及覆盖在下颌神经分支表面的骨质完整性。PL，后外侧三角；AL，前外侧三角；MMA，脑膜中动脉；V3，下颌神经；V2，上颌神经；IMA，颌内动脉。

区域的要求(图 19.8)。也可将颌内动脉留在颞下窝内用于完成端–侧吻合搭桥术，但这样就需要在有限的外侧三角空间内行深部吻合。

　　对少数患者来说，颌内动脉走行于翼外肌的外侧而非内侧，且循脑膜中动脉的走行路径可能并不容易找到颌内动脉。经外侧三角或许仍能显露外侧型颌内动脉，但必须内牵翼外肌才能发现颞下窝内的颌内动脉，且要以脑膜中动脉为指引向下分离至颌内动脉。这种解剖变异可经术前 CT 血管造影进行确认。在有限的操作区域内，颌内动脉会隐藏在翼状肌下方，所以推荐

使用 CT 血管造影和术中导航。当寻找颌内动脉比较困难时，可切除构成中颅窝外侧面的蝶骨大翼并联合颧弓切除术，这样就能打开外侧三角进入颞下窝，并广泛打通颅内窝与颅外窝的连接(病例 19.7)。对于原本计划在颅外–颅内插入式搭桥术中使用颈段颈外动脉作为供血支的手术来说，由于移植性桡动脉太短，以颌内动脉替代颈段颈外动脉作为供血支是一个极佳的选择。当头皮动脉无法使用或管径过于纤细时，若需行中、高血流量的搭桥，就像这个病例一样，颌内动脉插入式搭桥术也可作为一种替代性选择。

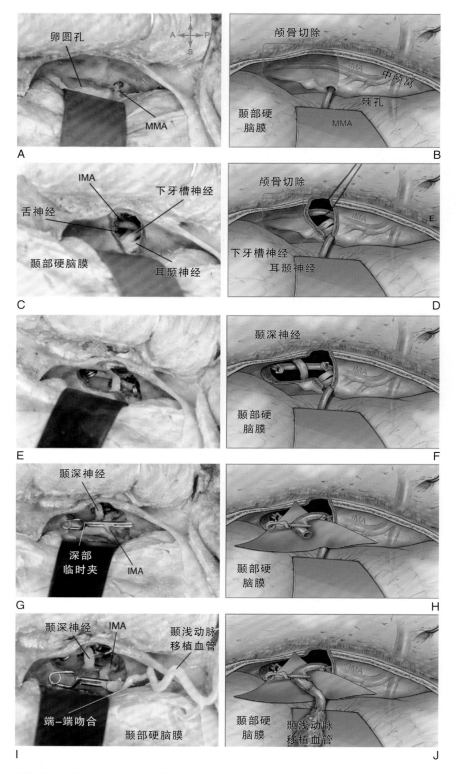

图 19.7　(A,B)上抬患者头顶,以便从上方观察中颅窝底(右侧,鼻偏向左侧),从中颅窝底上抬颞底硬膜,并循硬膜上的脑膜中动脉走行轨迹向近端找到棘孔。(C,D)在蝶鳞缝后方、棘孔与颧弓前根投影线的前方,完成中颅窝"两步法"骨质切除术中的第一步。经此骨窗到达颞下窝,向外侧牵开翼外肌,循脑膜中动脉走行至其从颌内动脉的发出部位,并保留舌神经与下牙槽神经。(E,F)然后在前外侧三角的外侧,沿卵圆孔外侧面向前扩大骨窗,然后沿翼外肌肌腹和颌内动脉向前磨除至圆孔。(G,H)临时阻断颌内动脉近端,结扎并切断颌内动脉远端后,上拉血管断端使其穿过"外侧三角"。(I,J)端-端吻合至中颅窝的颌内动脉,可为插入式搭桥提供丰富的血流。IMA,颌内动脉;MMA,脑膜中动脉。

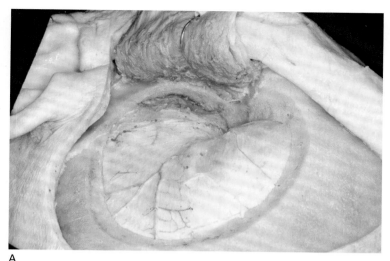

A

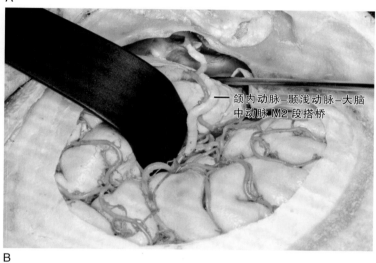

——颌内动脉–颞浅动脉–大脑
中动脉 M2 段搭桥

B

图 19.8　（A）经标准翼点开颅术行颌内动脉插入式搭桥术。（B）经外侧三角显露颌内动脉，可以保护侧颅底骨质完整性且易于到达侧裂内的受体动脉，如颌内动脉–颞浅动脉–大脑中动脉 M2 段搭桥术。

病例 19.7   大脑中动脉(MCA)搭桥术

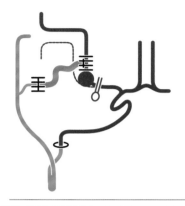
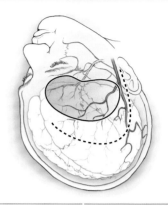
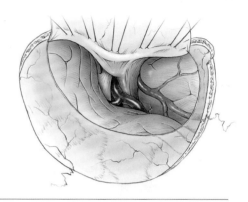

诊断	右侧大脑中动脉动脉瘤(霉菌性)
动脉瘤类型	大脑中动脉分叉部
开颅术/入路	翼点开颅术/经侧裂入路

搭桥术	R IMA-RAG-M2 MCA 搭桥
搭桥类型	颅内–颅内移植血管插入式搭桥
治疗	动脉瘤近端阻断

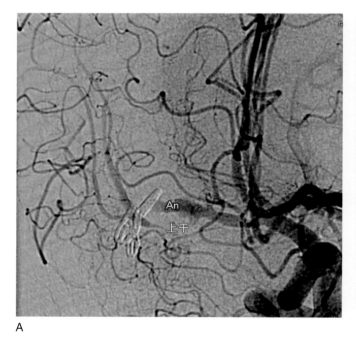
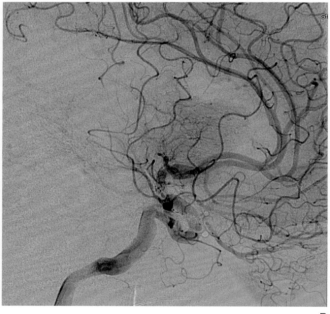

A

B

病例 19.7   32 岁女性,有药物滥用及活动性主动脉瓣心内膜炎病史,患者因右侧大脑中动脉动脉瘤破裂所致的蛛网膜下隙出血导致出现昏迷。在成功夹闭该破裂动脉瘤以及小脑上动脉动脉瘤之后,患者接受了主动脉瓣置换术。18 个月后,患者因癫痫和头痛再次来院,影像学检查显示新发卒中以及复发的大脑中动脉动脉瘤。经血管造影证实,右侧大脑中动脉霉菌性动脉瘤再发,大脑中动脉 M2 段下干闭塞伴上干高度狭窄[右侧(A)前斜位和(B)侧位颈内动脉血管造影]。由于上一次手术牺牲了颞浅动脉,因此计划行动脉瘤孤立术合并颌内动脉–移植性桡动脉–大脑中动脉 M2 段搭桥术。An,动脉瘤。(待续)

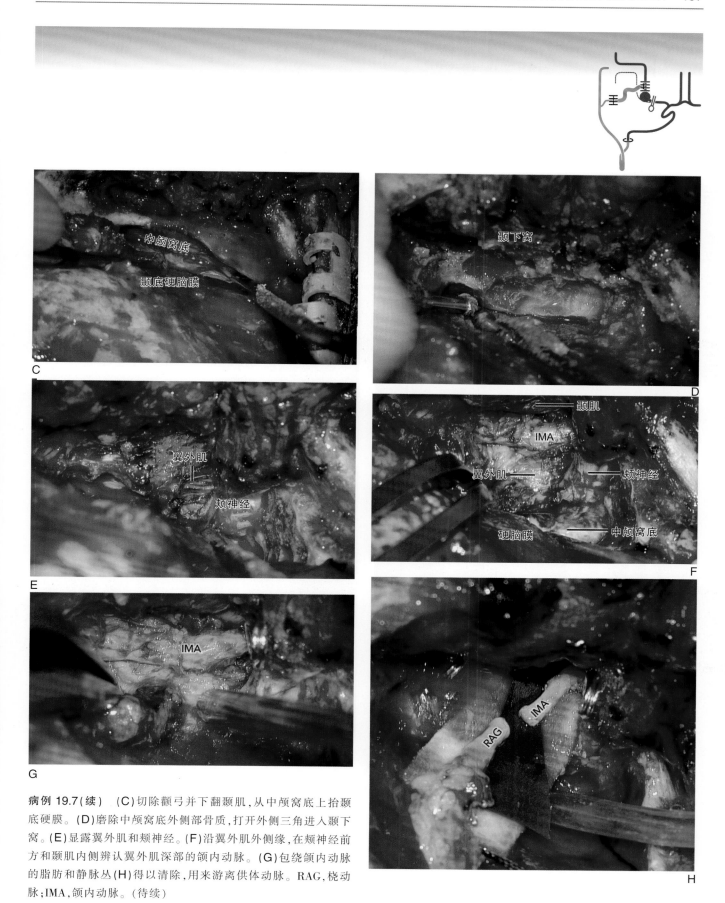

病例 19.7（续）　（C）切除颧弓并下翻颞肌，从中颅窝底上抬颞底硬膜。（D）磨除中颅窝底外侧部骨质，打开外侧三角进入颞下窝。（E）显露翼外肌和颊神经。（F）沿翼外肌外侧缘，在颊神经前方和颞肌内侧辨认翼外肌深部的颌内动脉。（G）包绕颌内动脉的脂肪和静脉丛（H）得以清除，用来游离供体动脉。RAG，桡动脉；IMA，颌内动脉。（待续）

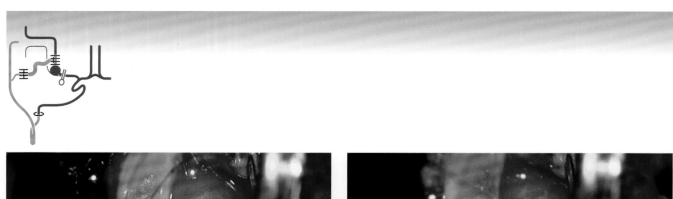

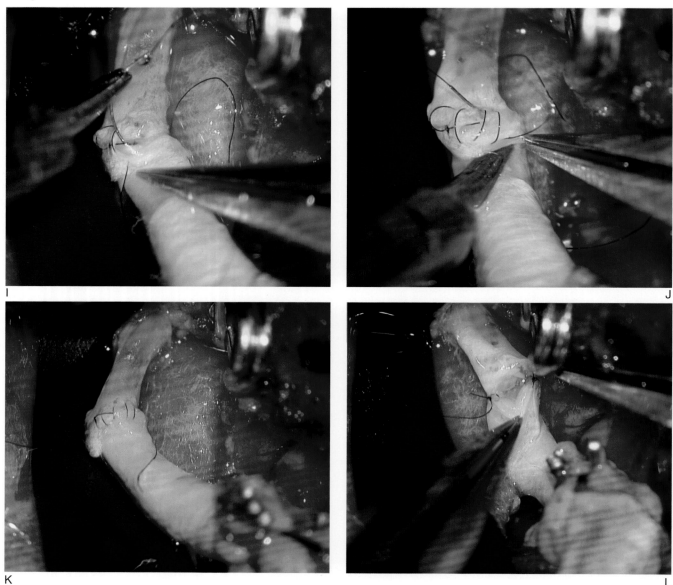

病例 19.7(续) (I)行颌内动脉与移植性桡动脉之间的端-端吻合时,进针时显微镊要对桡动脉施加反作用力,还要(J)用其驱动针体出针。(K)完成第一条吻合线,并(L)从血管腔内探查吻合线。(待续)

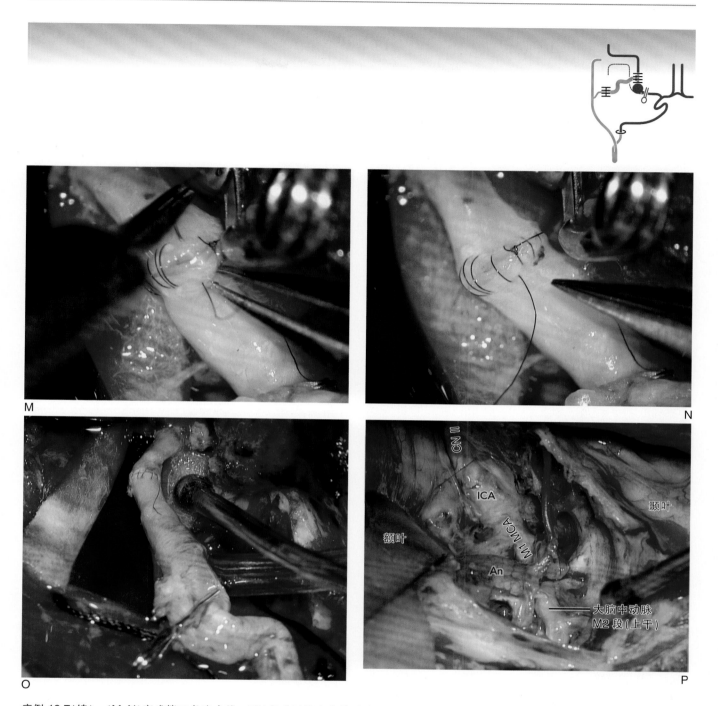

病例 19.7(续)　（M,N）完成第二条吻合线。（O）完成近端吻合并对移植血管行近端临时阻断。（P）经历了前一次手术后的侧裂粘连明显。ICA，颈内动脉；M1 MCA，大脑中动脉 M1 段；CN Ⅱ，视神经；An，动脉瘤。（待续）

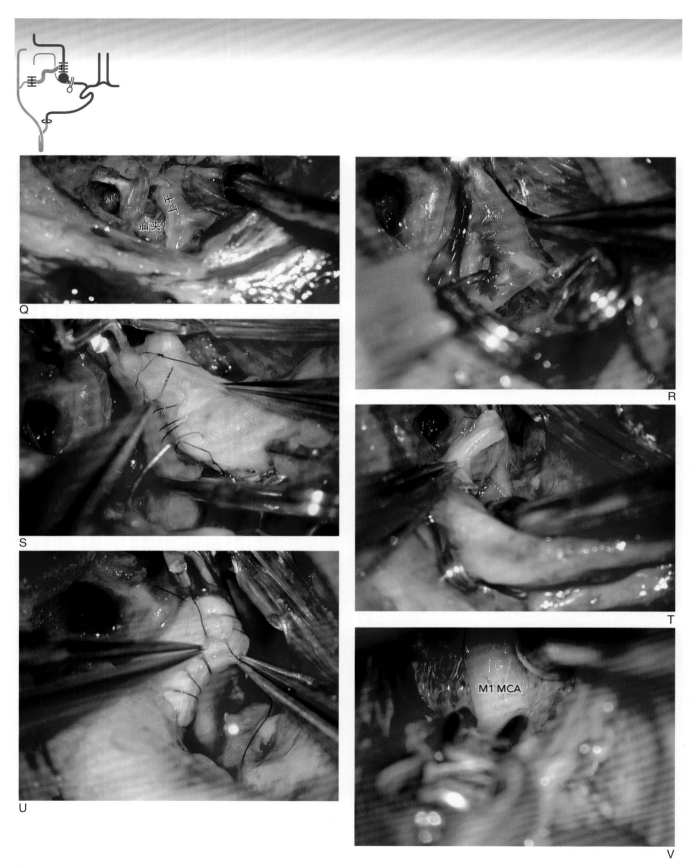

病例 19.7(续)　 (Q)辨认上干并(R)在临时阻断夹之间,游离出远端吻合处。(S)缝闭额侧吻合线,并(T)从腔内探查。(U)缝闭颞侧吻合线从而完成整个搭桥过程。(V)夹闭近端的大脑中动脉 M1 段流入道来阻断动脉瘤,但为了保留从动脉瘤基底部发出的豆纹动脉,并未对动脉瘤行孤立手术。M1 MCA,大脑中动脉 M1 段。(待续)

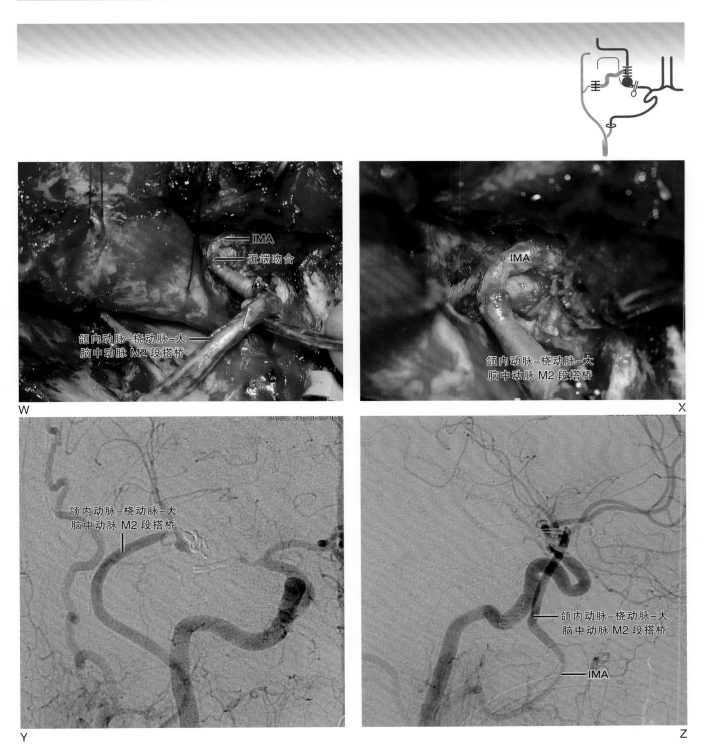

病例 19.7(续)　(W)这例颅内–颅内插入式搭桥(颌内动脉–移植性桡动脉–大脑中动脉 M2 段)的走行路径(X)是从颞下窝到侧裂。血管造影显示上干的血流获得重建且动脉瘤闭塞[右侧(Y)前后位和(Z)侧位颈内动脉血管造影]。对于颅内的短距离"跳跃式"搭桥而言,颌内动脉是一个可供选择的供血支。IMA,颌内动脉。

大脑前动脉插入式搭桥术

在镰-额三角内，颅内-颅内搭桥都是用大脑前动脉 A2、3 段作为供血动脉来重建远端血流的(图 19.9)。镰-额三角内的受体支贯穿整个大脑前动脉供血区，即从大脑前动脉 A1 段至胼周、胼缘动脉分支。作为颅内供血支，大脑前动脉 A1 段所拥有的充沛血流几乎全部直接来自颈内动脉末端，并且由于它邻近侧裂三角，常用来为该三角区域提供搭桥血流。在吻合期间，如果对侧大脑前动脉 A1 段的血流可通过发育良好的前交通动脉并充盈至同侧的大脑前动脉供血区时，同侧的大脑前动脉 A1 段则可完全耐受临时阻断，为完成吻合提供了充足的时间且不会造成缺血。当移植血管在额底区域走行时，大脑前动脉 A1 段也能向位于镰-额三角内的搭桥受体支供血。大脑前动脉 A1 段近端罕有或没有内侧豆纹动脉穿支发出。即使要用临时瘤夹孤立吻合段的穿支，动脉管壁的切开长度也要达到大脑前动脉 A1 段管径的 2~3 倍。打开侧裂直至颈动脉池处，就可在任何时候使用大脑前动脉 A1 段近端的血管。当颞浅动脉的管径太细或不可用时，可行短距离大脑前动脉 A1 段-移植性桡动脉-大脑中动脉 M2 段插入式搭桥术，来重建瘤体闭塞时已被有意牺牲且占优势血供

的大脑中动脉 M2 段主干血流(病例 19.6)。当通过翼点-双额联合开颅术及半球间入路孤立复杂的前交通动脉动脉瘤时，大脑前动脉 A1 段也可用作大脑前动脉 A1 段-移植性桡动脉-大脑前动脉 A2 段搭桥术的供血支。

如果对侧大脑前动脉 A1 段缺失或闭塞，当病变累及优势侧或单支大脑前动脉 A1 段时，大脑前动脉 A1、2 段也可作为插入式搭桥术的受体支。当治疗性地闭塞大脑前动脉 A1 段时，大脑前动脉远端的血流就会被完全阻断，并且可供选择的颅外-颅内搭桥术式仅限于颞浅动脉-大脑前动脉搭桥，或半球的"帽式"搭桥(颈外动脉-移植性大隐静脉-大脑前动脉 A3 段，或颞浅动脉-移植性大隐静脉-大脑前动脉 A3 段)。在额底区，由大脑中动脉到大脑前动脉的插入式搭桥可通过单纯翼点开颅术完成，且沿着到前交通动脉复合体的路径可在侧裂三角内轻易地找到大脑中动脉 M2 段或颞前动脉供血支(病例 19.8)。额底插入式搭桥术的使用范围可扩展至大脑前动脉 A2 段远端且无须行半球间入路，而半球间插入式搭桥术是在镰-额三角内连接大脑前动脉 A2、3 段与其远端分支 (大脑前动脉 A3 段、胼周动脉和胼缘动脉)(病例 19.9)。

图 19.9　在镰-额三角内,颅内-颅内搭桥一般是用大脑前动脉 A2、3 段作为供体动脉来重建远端血流。作为颅内供血支,大脑前动脉 A1 段充沛的血流几乎全部直接来自颈内动脉末端,而且由于它紧邻侧裂三角,更常为该区域提供搭桥血流。由于对侧大脑前动脉 A1 段和前交通动脉的交叉性血流充盈,同侧大脑前动脉 A1 段可完全耐受吻合期间的临时阻断。当移植血管在额底区域走行时,大脑前动脉 A1 段也能向位于镰-额三角内的搭桥受体支供血,当然也可以用大脑中动脉 M2 段和颞前动脉作为供血支。镰-额三角内的受体支贯穿整个大脑前动脉供血区,即从大脑前动脉 A1 段到胼周、胼缘动脉的分支。ATA,颞前动脉;ACoA,前交通动脉;L CmaA,左胼缘动脉;L PcaA,左胼周动脉;SSS,上矢状窦。

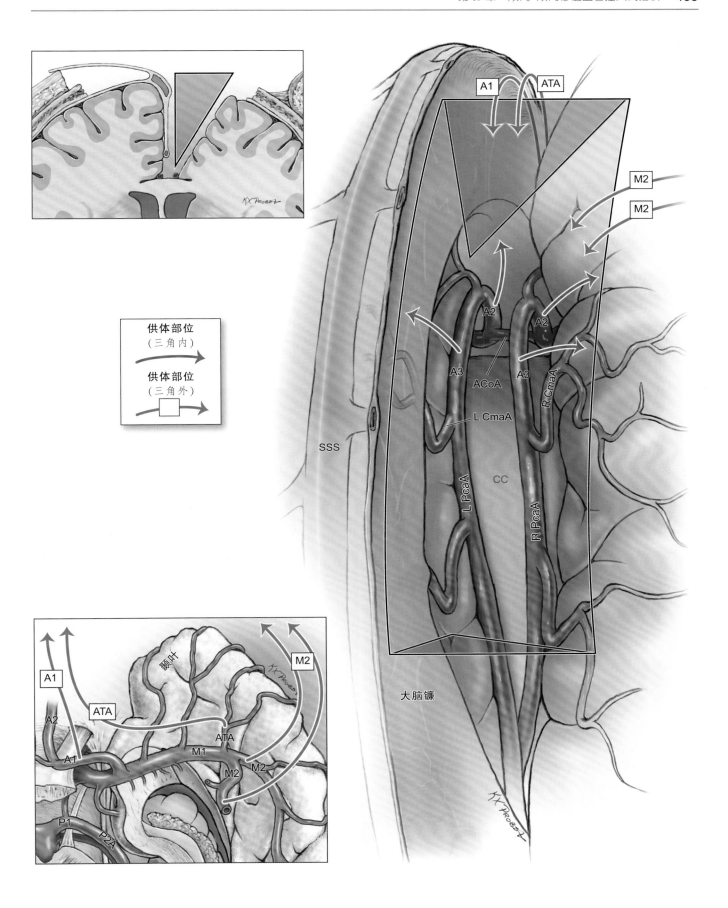

供体部位
（三角内）

供体部位
（三角外）

病例 19.8　大脑前动脉(ACA)搭桥术

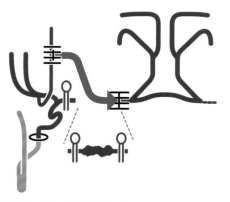
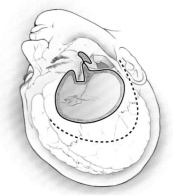
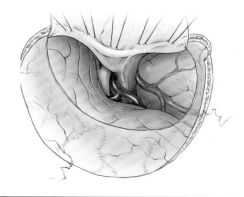

诊断	右侧大脑前动脉动脉瘤(夹层)	搭桥术	R ATA-SVG-A1 ACA 搭桥
动脉瘤类型	大脑前动脉交通前段	搭桥类型	颅内-颅内移植血管插入式搭桥
开颅术/入路	眶-翼点开颅术/经侧裂入路	治疗	动脉瘤切除术

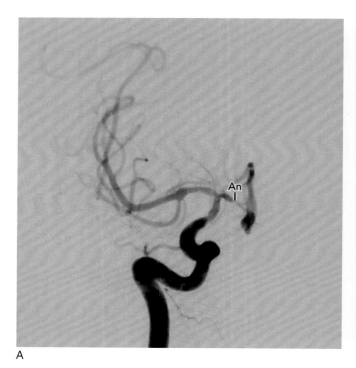

A

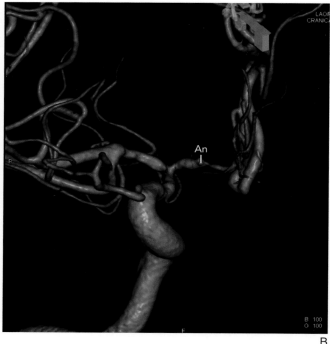

B

病例 19.8　75 岁女性,表现为蛛网膜下隙出血,起初患者的神经功能状态良好,但突发恶化考虑动脉瘤再破裂。全脑血管造影检查未发现责任动脉瘤,但在右侧大脑前动脉 A1 段的位置疑似有一个夹层假性动脉瘤,考虑出血来源于此[右侧(A)前后位和(B)三维重建像颈内动脉血管造影]。由于对侧大脑前动脉 A1 段血管闭塞,不能单纯牺牲右侧大脑前动脉 A1 段处的血管。计划行大脑中动脉 M2 段-移植性大隐静脉-大脑前动脉 A1 段插入式搭桥术合并假性动脉瘤孤立术(外周血管的动脉粥样硬化严重,所以无法使用桡动脉)。An,动脉瘤。(待续)

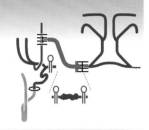

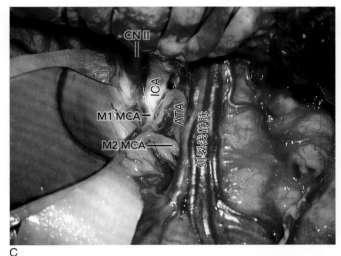

C

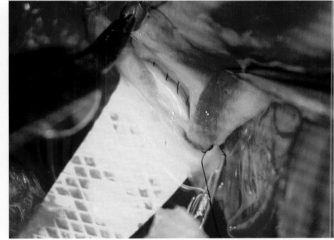

D

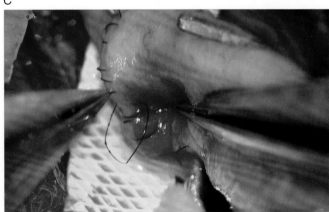

E

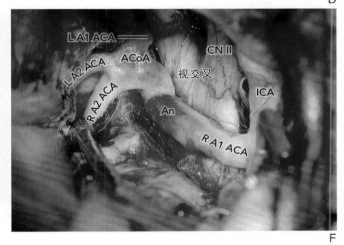

F

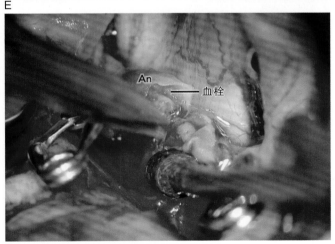

G

病例 19.8 (续)　(C) 经翼点断眶开颅术, 显露侧裂内的供血支和额底的假性动脉瘤。首先行供血动脉一侧的端-侧吻合, 为搭桥做好准备, 并将大脑前动脉供血区的血流阻断时间降到最低。(D) 在侧裂三角内选择一支粗大的颞前动脉作为供血支。从管腔内探查第一条吻合线, 并 (E) 在前壁收紧缝线。(F) 探查额底时, 确认假性动脉瘤累及了大脑前动脉 A1 段的大部分管壁, (G) 孤立并切开瘤体后, 可见管腔内夹层和血栓。ICA, 颈内动脉；M1 MCA, 大脑中动脉 M1 段；CN Ⅱ, 视神经；ATA, 颞前动脉；L A1 A-CA, 左侧大脑前动脉 A1 段；ACoA, 前交通动脉；An, 动脉瘤；L A2 ACA, 左侧大脑前动脉 A2 段；R A1 ACA, 右侧大脑前动脉 A1 段；R A2 ACA, 右侧大脑前动脉 A2 段。(待续)

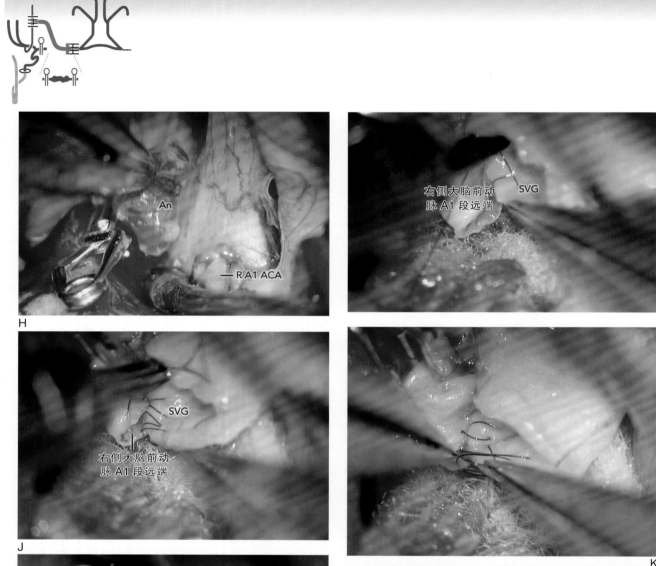

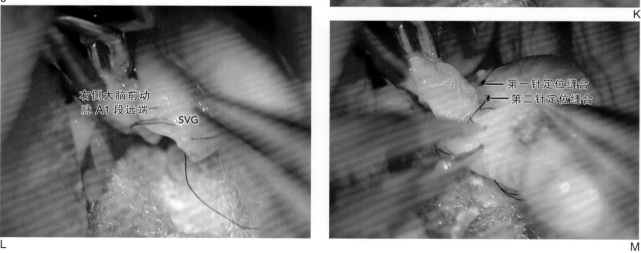

病例 19.8(续) (H)切除病理性管壁，并(I)通过单针端-端吻合的方式，将大隐静脉移植血管锚定在大脑前动脉 A1 段远端的血管断端处。注意移植性大隐静脉与大脑前动脉 A1 段的管径差为 2:1，需在大脑前动脉 A1 段上纳入稍窄、移植血管上纳入稍宽的管壁组织来完成荷包缝合。(J)应用原位连续吻合技术缝合后壁，(K)然后从管腔内收紧缝线。(L)从管腔外缝合前壁，(M)在第一针锚定缝合处的旁边行第二针锚定缝合，并向外完成连续缝合。An，动脉瘤；R A1 ACA，右侧大脑前动脉 A1 段；SVG，大隐静脉。(待续)

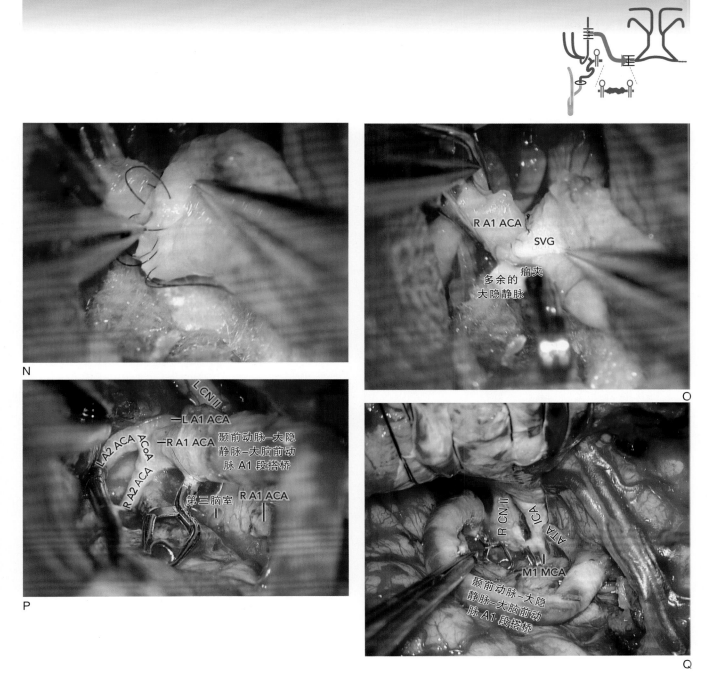

病例 19.8(续)　(N)收紧缝线环并打结。(O)夹闭一小块不能缝入吻合口内的大隐静脉管壁,将移植物远端重塑为漏斗状,以使血流通畅。在吻合期间,对前交通动脉及右侧大脑前动脉 A2 段近端管壁行远端临时夹闭,为缝合至右侧大脑前动脉 A1 段远端创造了操作空间。(P)远端吻合口吻合完毕则连通至前交通动脉复合体。(Q)颞前动脉-移植性大隐静脉-大脑前动脉 A1 段插入式搭桥术,是利用天然的经侧裂通路来孤立并切除假性动脉瘤,将缺血时间降至最低。SVG,大隐静脉;L CN Ⅱ,左侧视神经;ACA,大脑前动脉;ACoA,前交通动脉;L A1 ACA,左侧大脑前动脉 A1 段;L A2 ACA,左侧大脑前动脉 A2 段;R A1 ACA,右侧大脑前动脉 A1 段;R A2 ACA,右侧大脑前动脉 A2 段;R CN Ⅱ,右侧视神经;ICA,颈内动脉;ATA,颞前动脉;M1 MCA,大脑中动脉 M1 段。(待续)

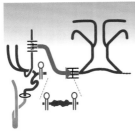

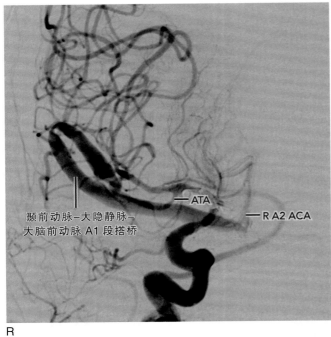

颞前动脉−大隐静脉−
大脑前动脉 A1 段搭桥

— ATA

— R A2 ACA

R

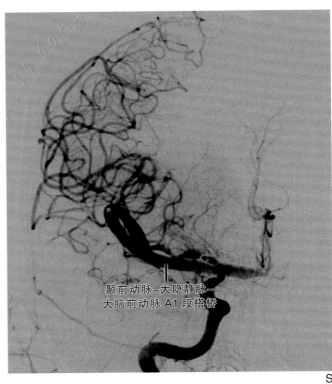

颞前动脉−大隐静脉−
大脑前动脉 A1 段搭桥

S

病例 19.8(续) 术后造影显示前交通动脉复合体血流良好,且双侧大脑前动脉供血区灌注良好[右侧(R)前斜位和(S)前后位颈内动脉血管造影]。患者在 3 个月后稳步恢复至先前的状态。R A2 ACA,右侧大脑前动脉 A2 段;ATA,颞前动脉。

病例 19.9　大脑前动脉(ACA)搭桥术

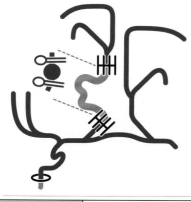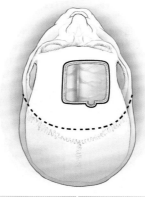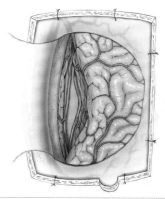

诊断	右侧大脑前动脉动脉瘤(霉菌性)		搭桥术	R A2 ACA–RAG–A3 ACA 搭桥
动脉瘤类型	大脑前动脉交通后段(大脑前动脉 A2 段)		搭桥类型	颅内–颅内移植血管插入式搭桥
开颅术/入路	双额开颅术/前半球间裂入路		治疗	动脉瘤切除术

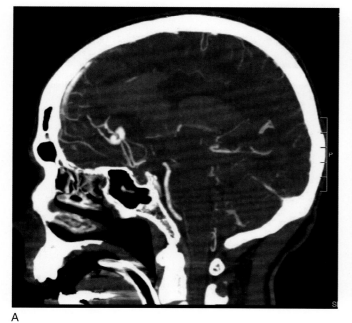

A

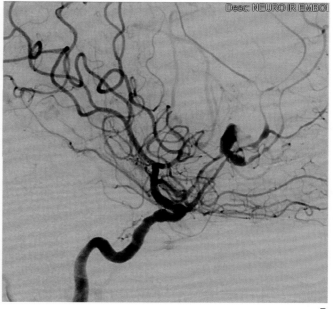

B

病例 19.9　65 岁男性,有活动性细菌性心内膜炎并在治疗期间出现了抗生素耐药。影像学检查显示左侧额叶有一大片区域出血,为右侧大脑前动脉 A2 段的多分叶状霉菌性动脉瘤破裂所致[(A)矢状位 CT 血管造影;右侧(B)侧位]。(待续)

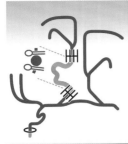

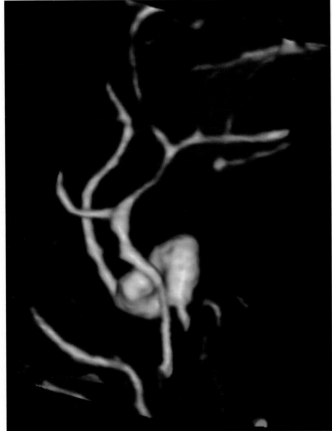

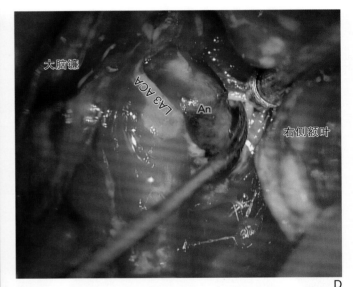

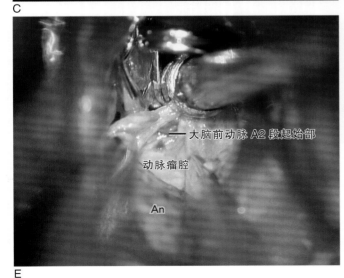

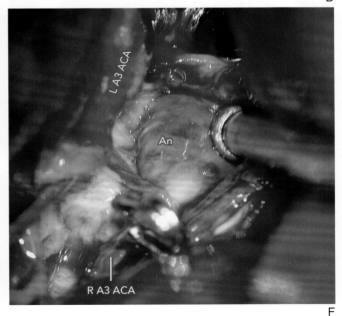

病例 19.9(续)　(C)三维重建像颈内动脉血管造影。左侧大脑前动脉似乎未受累及，计划行右侧大脑前动脉 A2 段–移植性桡动脉–大脑前动脉 A3 段搭桥合并动脉瘤孤立术。(D)双额开颅术（中线垂直，抬鼻位）后可见动脉瘤顶，但稍行分离即发生瘤体破裂。(E)循出血部位进入瘤腔并到达大脑前动脉 A2 段流入道处的破口，从管腔外确认破口后用临时阻断夹控制住出血(瘤腔内面观)。(F)右移动脉瘤并用一枚临时阻断夹阻断大脑前动脉 A3 段流出道。An，动脉瘤；L A3 ACA，左侧大脑前动脉 A3 段；R A3 ACA，右侧大脑前动脉 A3 段。(待续)

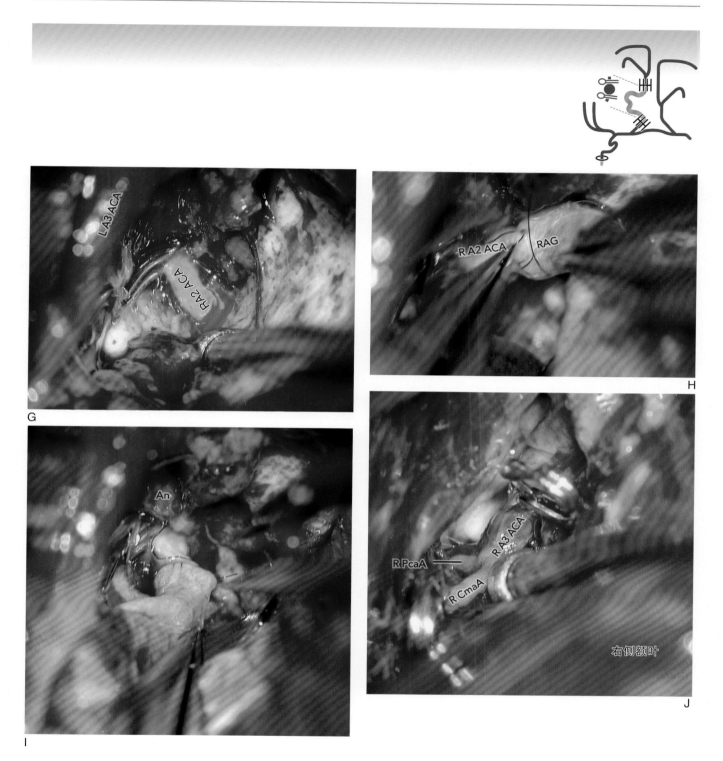

病例 19.9(续)　(G)切除动脉瘤并将大脑前动脉 A2 段断端(H)用端-端连续缝合法吻合至桡动脉。(I)完成近端吻合。(J)累及大脑前动脉 A3 段流出道的病变,向远端扩展至其分叉部及胼周、胼缘动脉。L A3 ACA,左侧大脑前动脉 A3 段;R A2 ACA,右侧大脑前动脉 A2 段;R A3 ACA,右侧大脑前动脉 A3 段;RAG,桡动脉;R PcaA,右侧胼周动脉;R CmaA,右侧胼缘动脉。(待续)

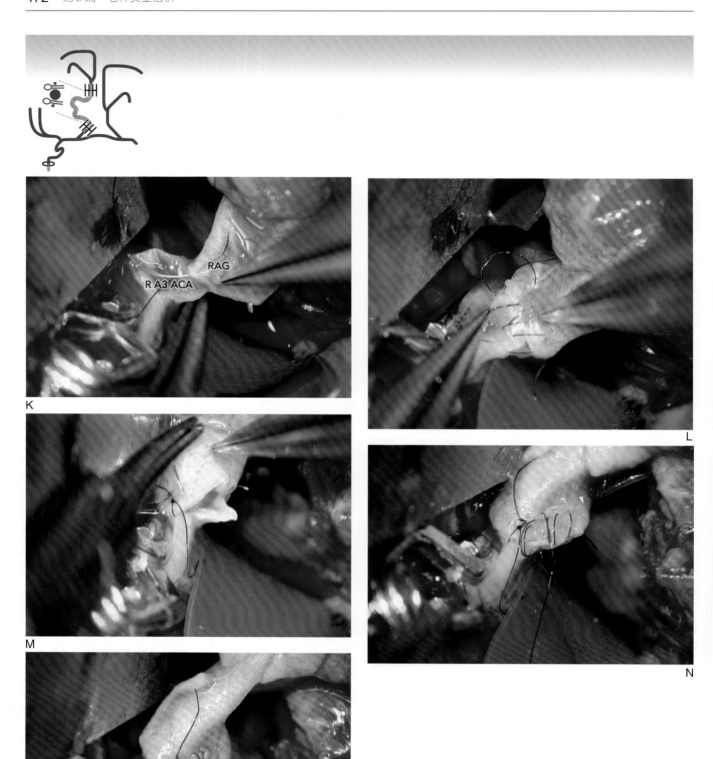

病例 19.9(续)   (K)切除病理性动脉壁,将大脑前动脉 A3 段远端的血管残端修剪为鱼嘴状, 并通过锚定缝合与移植性桡动脉相连,以便行端–端吻合。(L)收紧左侧的缝线。(M,N)缝合右侧的吻合线并(O)打结。RAG,桡动脉;R A3 ACA,右侧大脑前动脉 A3 段。(待续)

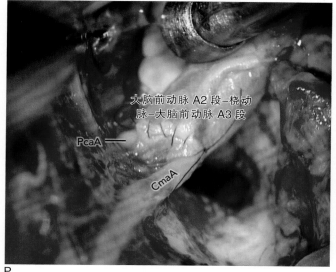

大脑前动脉 A2 段–桡动脉–大脑前动脉 A3 段

PcaA

CmaA

P

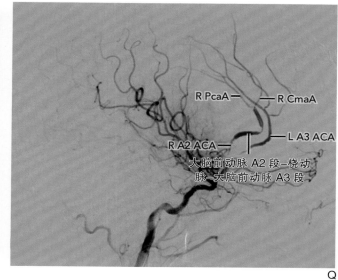

R PcaA — — R CmaA

R A2 ACA — — L A3 ACA

大脑前动脉 A2 段–桡动脉–大脑前动脉 A3 段

Q

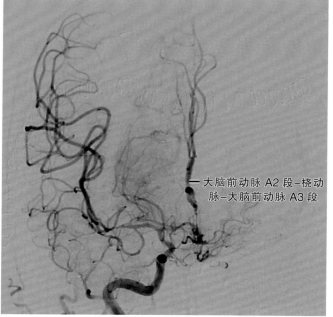

大脑前动脉 A2 段–桡动脉–大脑前动脉 A3 段

R

病例 19.9（续） （P）大脑前动脉 A2 段–移植性桡动脉–大脑前动脉 A3 段搭桥术为大脑前动脉远端区域供血，重建了胼周动脉和胼缘动脉的血流[右侧（Q）侧位和（R）前后位颈内动脉血管造影]。保留分叉部的血管可使血流重建简化为单一的插入式搭桥术。若牺牲分叉部的血管，则需要行组合式搭桥来重建两支流出动脉的血流。PcaA，胼周动脉；CmaA，胼缘动脉；R PcaA，右侧胼周动脉；R CmaA，右侧胼缘动脉；L A3 ACA，左侧大脑前动脉 A3段；R A2 ACA，右侧大脑前动脉 A2 段。

大脑后动脉/小脑上动脉插入式搭桥术

在小脑幕-动眼神经三角内,会把位处深部的大脑后动脉 P2 段和小脑上动脉 s1 段血管作为大部分进入此三角的颅内-颅内插入式搭桥术的血流受体端(图 19.10)。大脑中动脉 M2 段-移植性桡动脉-大脑后动脉 P2 段搭桥术已成为后循环上部血流重建的标准术式。经典的颞浅动脉-小脑上动脉搭桥术可提供的血流量太小,而血流量更大的椎动脉 V3 段-移植性桡动脉-小脑上动脉 s2 段搭桥术所使用的经颞下通道位置深、操作空间狭小,且通过远外侧-颞下入路没有理想的进入手术目标区域的位点。相比较而言,眶颧-经侧裂入路可为大脑中动脉 M2 段-移植性桡动脉-大脑后动脉 P2 段搭桥打开一个宽广的颞前通路,从而到达小脑幕-动眼神经三角。在所有搭桥术中,每增加 1mm 的显露都非常有助于深部操作。在这种深度进行缝合操作就犹如在高海拔地区攀爬台阶一样,每完成一步都要比在正常情况下付出更多的努力。牵拉颞叶后外侧部可改善视野和操作空间,但通常要以牺牲一支颞叶桥静脉为代价。可通过下列操作步骤来扩大手术通道:沿脉络膜前动脉走行路径松解内侧的颞叶,分离颞底表面的蛛网膜,游离颞前动脉以及后倾牵开臂,使牵引器头端置于钩回处。在充分分离蛛网膜下隙后,颞叶后外侧部可很好地耐受牵拉。

在插入式搭桥术中,若行大脑后动脉 P2 段前部的血管吻合时,受体部位的显露范围则需额外增加 3~5mm。大脑后动脉的管腔大且管壁厚,与桡动脉和大隐静脉移植血管匹配良好。若首先实施了深部吻合术,则可在管腔外行端-侧吻合,即把桡动脉移植物横置于小脑幕表面完成内侧吻合线,然后将其横移至侧裂表面完成外侧吻合线(病例 19.10)。笔者偏爱于使用原位技术进行吻合,将移植性桡动脉横置于外侧的小脑幕,并在管腔内完成外侧吻合线的缝合(病例 19.11)。然后从管腔外缝合内侧的吻合线,这样无须内移移植物血管。经侧裂可到达小脑幕-动眼神经三角进行搭桥,而且可同时进入颈内动脉-动眼神经三角来闭塞远端的动脉瘤。当某些病例需要对动脉瘤近端而非远端进行闭塞时,可选择眶颧入路联合乙状窦后入路(病例 19.12)。

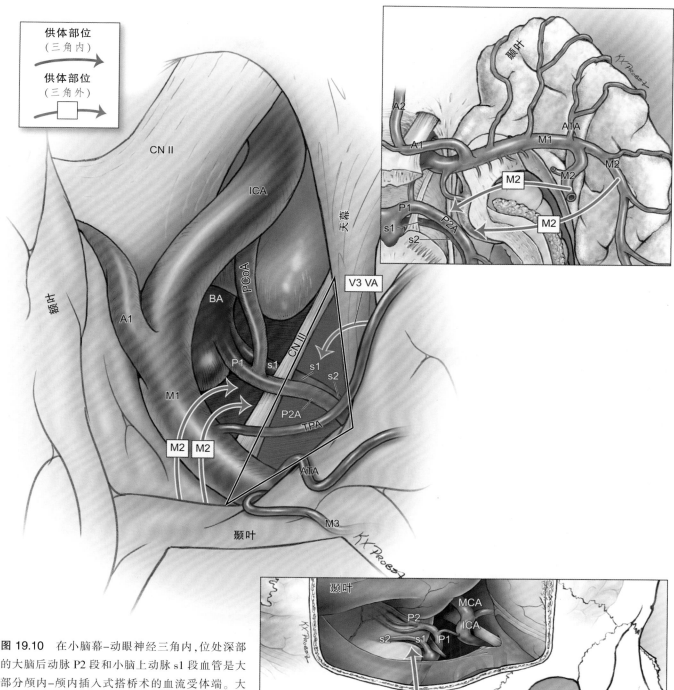

图 19.10　在小脑幕-动眼神经三角内，位处深部的大脑后动脉 P2 段和小脑上动脉 s1 段血管是大部分颅内-颅内插入式搭桥术的血流受体端。大脑中动脉 M2 段-移植性桡动脉-大脑后动脉 P2 段搭桥术已成为后循环上部血流重建的标准术式。当需要通过后颅窝入路（如远外侧或乙状窦后开颅术）联合眶颧入路处理病变时，位于小脑幕-动眼神经三角内的椎动脉 V3 段可作为另一支供血动脉。ICA，颈内动脉；MCA，大脑中动脉；TPA，颞极动脉；ATA，颞前动脉；CN Ⅲ，动眼神经；CN Ⅱ，视神经；VA，椎动脉；BA，基底动脉；PCoA，后交通动脉。

病例 19.10 基底动脉(BA)搭桥术

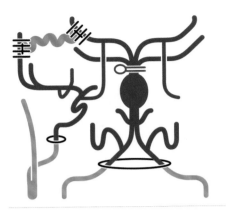
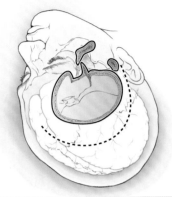
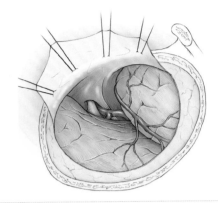

诊断	基底动脉主干动脉瘤(延长扩张型)
动脉瘤类型	基底动脉四分叉前
开颅术/入路	眶颧开颅术/经侧裂入路

搭桥术	R M2 MCA-RAG-P2 PCA 搭桥
搭桥类型	颅内–颅内移植血管插入式搭桥
治疗	动脉瘤远端阻断

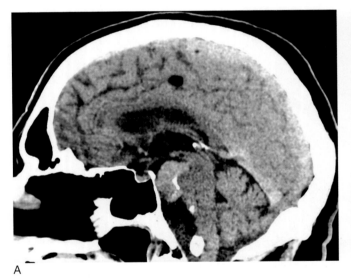

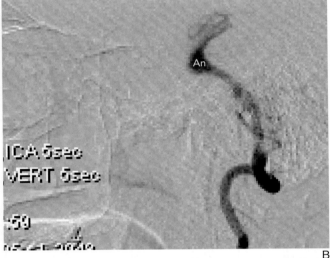

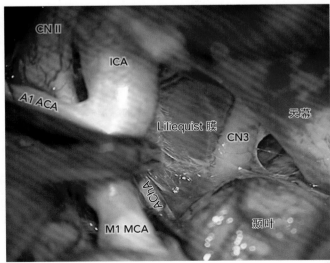

病例 19.10 69 岁男性,患有基底动脉主干的血栓性延长扩张型动脉瘤,此前曾引发脑桥卒中而行保守治疗。动脉瘤体积大[(A)矢状位 CT 扫描],但瘤腔大部分充盈着血栓[(B)右侧侧位椎动脉血管造影]。计划对患者行大脑中动脉 M2 段–移植性桡动脉–大脑后动脉 P2 段搭桥合并瘤体远端阻断。(C)行右侧眶颧开颅术并经侧裂入路显露颈内动脉–动眼神经三角。M1 MCA,大脑中动脉 M1 段;ICA,颈内动脉;CN Ⅱ,视神经;A1 ACA,大脑前动脉 A1 段;AChA,脉络膜前动脉。(待续)

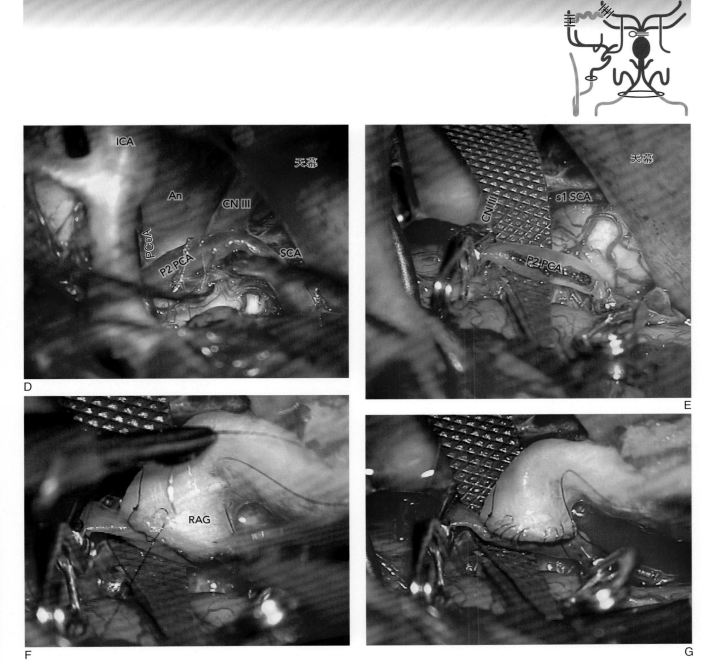

病例 19.10(续)　(D)经此三角可见瘤体远端及基底动脉。(E)在小脑幕-动眼神经三角内,备好大脑后动脉 P2 段管壁用于远端的端-侧吻合。(F,G)外牵移植血管并缝合内侧的吻合线。ICA,颈内动脉;PCoA,后交通动脉;CN Ⅲ,动眼神经;An,动脉瘤;SCA,小脑上动脉;P2 PCA,大脑后动脉 P2 段;RAG,桡动脉。(待续)

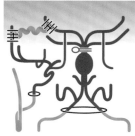

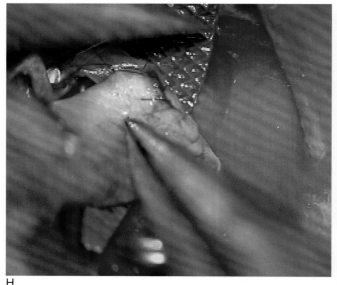

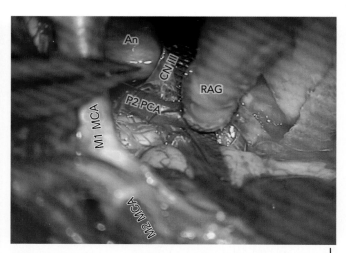

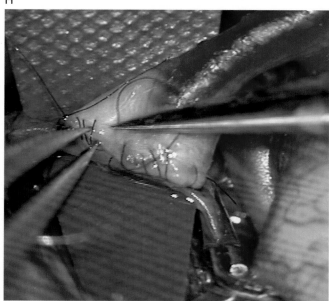

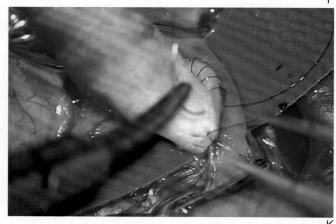

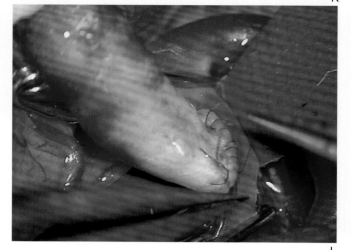

病例 19.10(续)   (H)然后内牵移植血管并缝合外侧的吻合线。
(I)将桡动脉移植物绕置于侧裂内,并在此(J~L)完成近端的端-
侧吻合。P2 PCA,大脑后动脉 P2 段;M1 MCA,大脑中动脉 M1
段;An,动脉瘤;RAG,桡动脉;CN Ⅲ,动眼神经;M2 MCA,大脑中
动脉 M2 段。(待续)

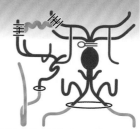

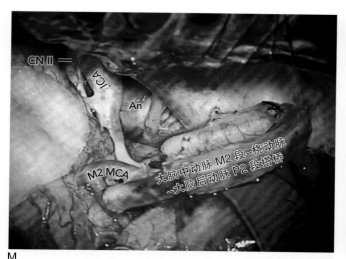

M

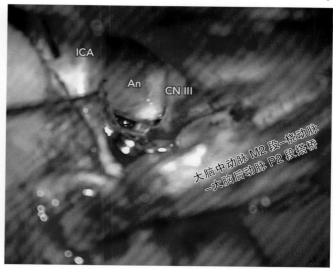

N

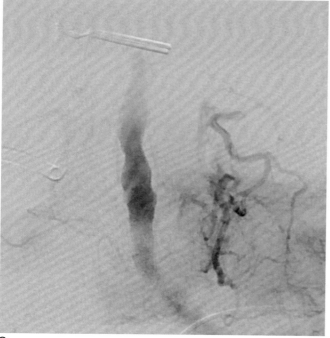

O

病例 19.10(续)　(M)大脑中动脉 M2 段–移植性桡动脉–大脑后动脉 P2 段搭桥所占据的颞前/侧裂通道(空间),同样也能到达动脉瘤远端。(N)阻断基底动脉动脉瘤的远端。(O)远端阻断保证了基底动脉穿支的顺行灌注,减少了的流经动脉瘤的血流会促使瘤腔内血栓形成(左侧前后位椎动脉血管造影)。同时,搭桥术为瘤夹远端的基底动脉四分叉部提供了血流。ICA,颈内动脉;An,动脉瘤;CN Ⅱ,视神经;CN Ⅲ,动眼神经;M2 MCA,大脑中动脉 M2 段。(待续)

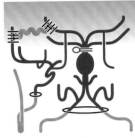

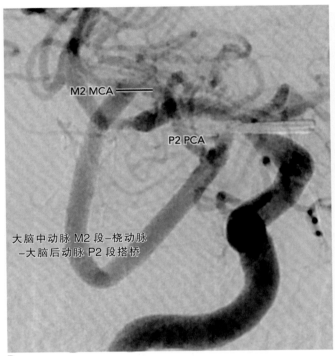

M2 MCA

P2 PCA

大脑中动脉 M2 段-桡动脉
-大脑后动脉 P2 段搭桥

P

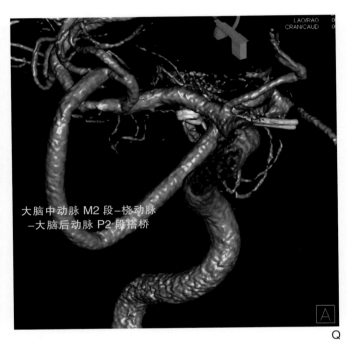

大脑中动脉 M2 段-桡动脉
-大脑后动脉 P2 段搭桥

Q

病例 19.10(续)　右侧(P)前后位及(Q)三维重建像颈内动脉血管造影。手术后即刻给予波立维来延缓动脉瘤内的血栓形成。患者对手术耐受良好,无神经功能障碍。患者术后 4 年内无新发卒中或动脉瘤再生长。P2 PCA,大脑后动脉 P2 段;M2 MCA,大脑中动脉 M2 段。

病例 19.11　基底动脉(BA)搭桥术

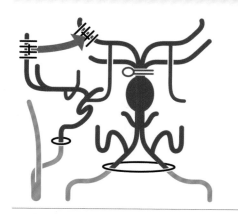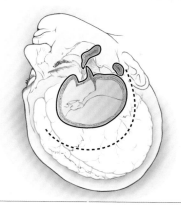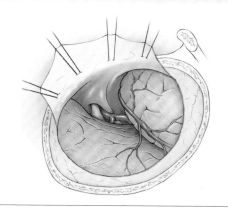

诊断	基底动脉主干动脉瘤(延长扩张型)
动脉瘤类型	基底动脉四分叉前
开颅术/入路	眶颧开颅术/经侧裂入路

搭桥术	R M2 MCA–SVG–P2 PCA 搭桥
搭桥类型	颅内–颅内移植血管插入式搭桥
治疗	动脉瘤远端阻断

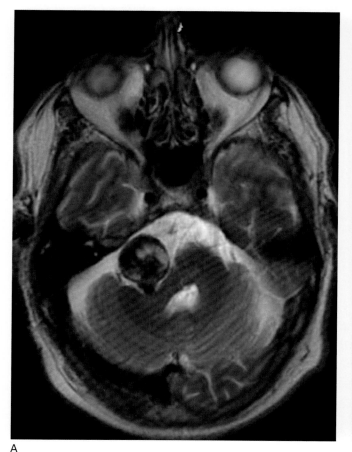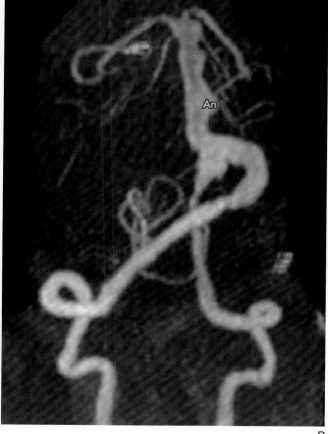

A　　　　　　　　　　　　　　　　　　　　　　　　　　　　　　B

病例 19.11　69 岁男性,表现为因体积巨大的血栓性延长扩张型基底动脉主干动脉瘤引起的占位性症状[(A)轴位 MRI T2 加权成像]。(B)磁共振血管造影显示有一处动脉瘤腔内形态不规则且伴有轻度囊性扩张,提示此处为血栓的中心。针对这一病变,计划行大脑中动脉 M2 段–移植性大隐静脉–大脑后动脉 P2 段搭桥合并动脉瘤远端闭塞。患者术前未通过艾伦试验,故桡动脉无法使用。An,动脉瘤。(待续)

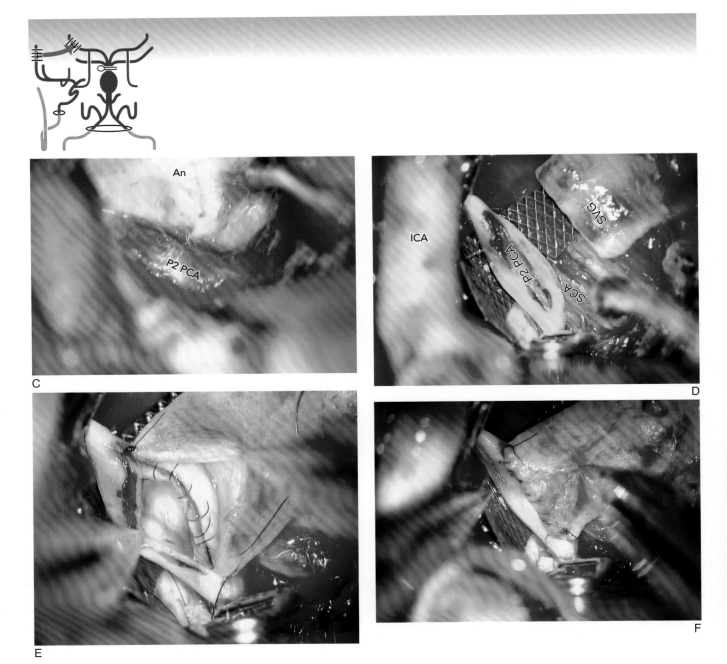

病例 19.11(续)　(C)行右侧眶颧开颅术和经侧裂入路显露小脑幕–动眼神经三角,可见此三角区域已被动脉粥样硬化性基底动脉的远端所占据。(D)使用原位技术行远端血管的端–侧吻合,将移植血管沿小脑幕向外侧牵开,并(E)首先在管腔内缝合外侧的吻合线。(F)随后从管腔外缝合内侧的吻合线,整个过程中无须向内侧牵拉移植血管或蹩脚地沿轴线操作。An,动脉瘤;P2 PCA,大脑后动脉 P2 段;ICA,颈内动脉;SCA,小脑上动脉;SVG,大隐静脉。(待续)

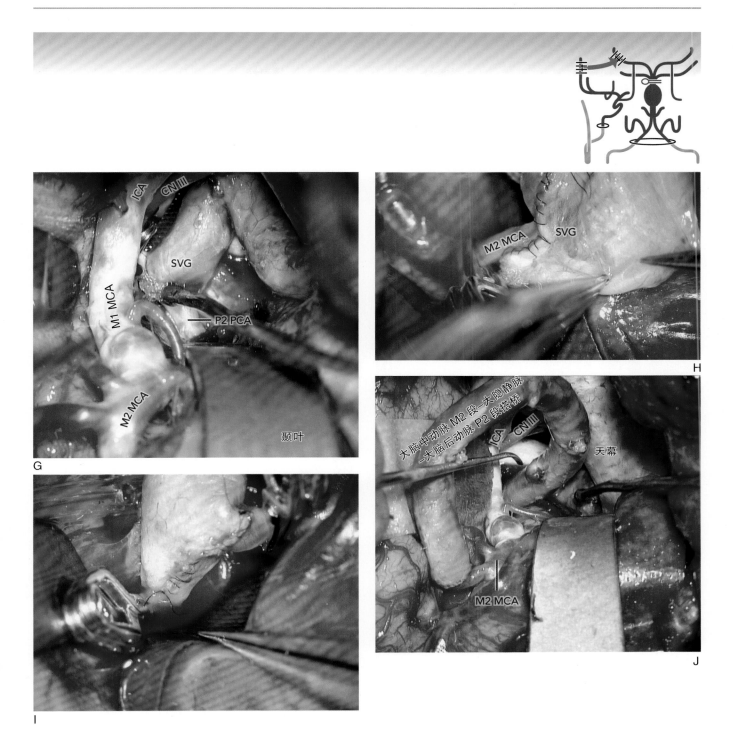

病例 19.11(续)　(G)对于管径更大的大隐静脉移植物来说,管壁切开时间更长、缝合针数要更多,而且在小脑幕–动眼神经三角内进行精细操作时也占据了更大的空间。(H,I)在侧裂内完成大隐静脉移植物与大脑中动脉 M2 段之间的近端端–侧吻合,并(J)开放搭桥血流。M1 MCA,大脑中动脉 M1 段;M2 MCA,大脑中动脉 M2 段;ICA,颈内动脉;CN Ⅲ,动眼神经;P2 PCA,大脑后动脉 P2 段;SVG,大隐静脉。(待续)

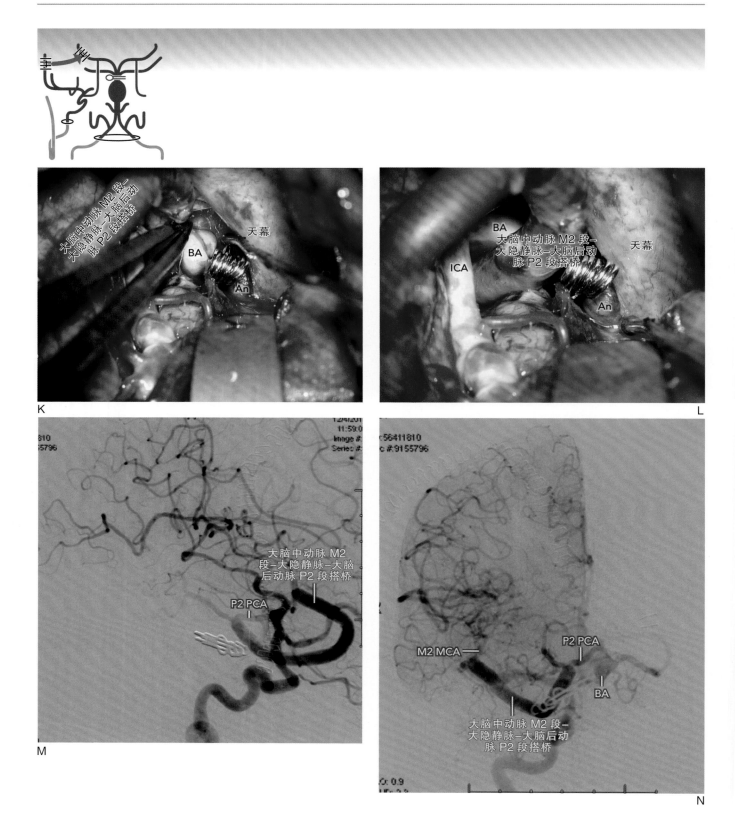

病例 19.11(续) (K,L)经小脑幕切迹找到基底动脉远端主干,在远端用 3 个夹子阻断动脉瘤。术后血管造影显示搭桥通畅,搭桥血流逆行充盈基底动脉尖[右侧(M)侧位和(N)前后位颈内动脉血管造影]。术后即刻给予患者波立维来延缓动脉瘤内血栓形成,但患者还是出现了中脑穿支梗死且陷入持续性昏迷,其家属决定放弃生命支持治疗。An,动脉瘤;BA,基底动脉;ICA,颈内动脉;P2 PCA,大脑后动脉 P2 段;M2 MCA,大脑中动脉 M2 段。

病例 19.12　基底动脉(BA)搭桥术

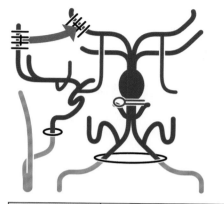
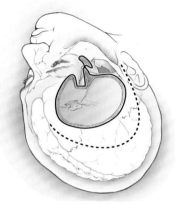
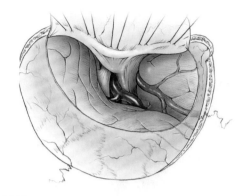

诊断	基底动脉主干动脉瘤(巨大,复发)
动脉瘤类型	基底动脉四分叉前
开颅术/入路	眶颧–乙状窦后开颅术/经侧裂–小脑脑桥入路

搭桥术	R M2 MCA–SVG–P2 PCA 搭桥
搭桥类型	颅内–颅内移植血管插入式搭桥
治疗	动脉瘤近端阻断

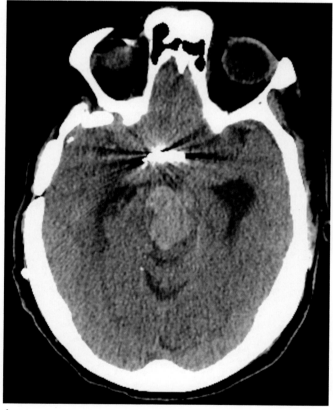

A

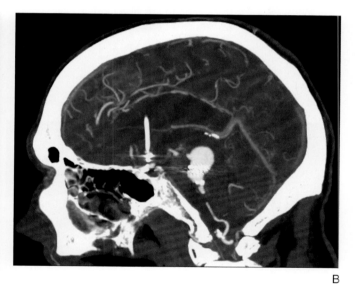

B

病例 19.12　65 岁男性,8 年前夹闭了破裂的前交通动脉动脉瘤,并在 6 个月后对小型未破裂基底动脉干动脉瘤进行了栓塞。患者术后失访,随后因脑积水再次入院并在转行手术前预置了脑室–腹腔分流管[(A)轴位 CT 平扫和(B)矢状位 CT 血管造影]。(待续)

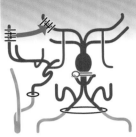

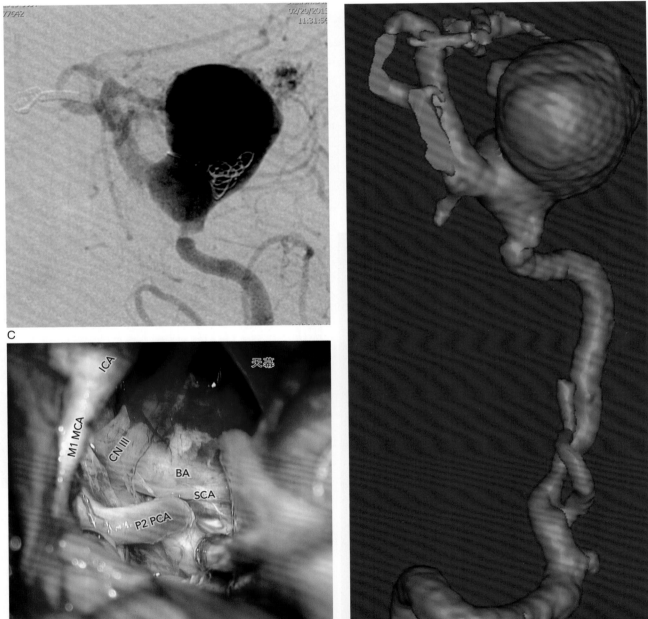

E

病例 19.12(续)　患者的基底动脉动脉瘤体积较前出现显著增大且呈血栓性,瘤颈位于基底动脉主干近端且有少量弹簧圈位于瘤腔内[左侧(C)斜位及(D)三维重建像椎动脉血管造影]。患者术前未通过艾伦试验,因此桡动脉无法使用。计划经右侧眶颧联合扩大乙状窦后入路开颅术,行右侧大脑中动脉 M2 段-移植性大隐静脉-大脑后动脉 P2 段插入式搭桥合并动脉瘤近端阻断。(E)在小脑幕-动眼神经三角内显露作为受体支的大脑后动脉 P2 段。ICA,颈内动脉;M1 MCA,大脑中动脉 M1 段;CN Ⅲ,动眼神经;BA,基底动脉;P2 PCA,大脑后动脉 P2 段;SCA,小脑上动脉。(待续)

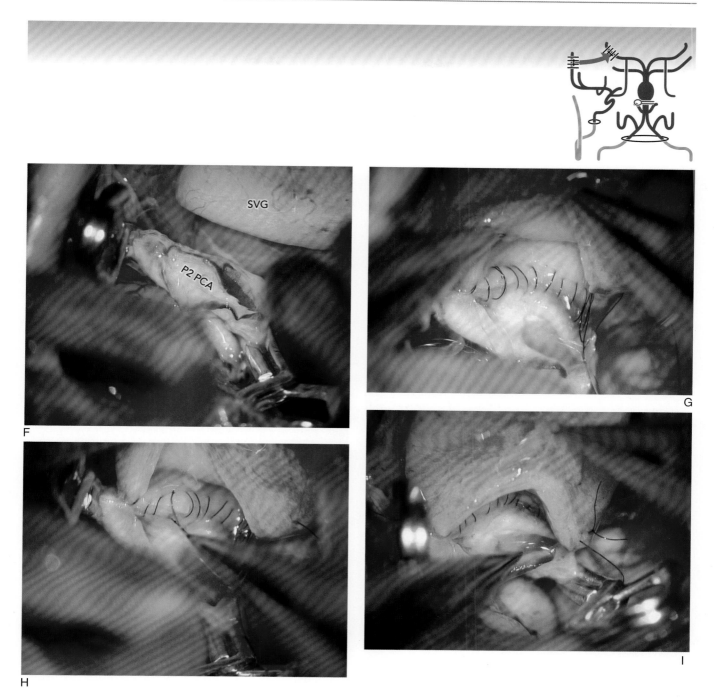

病例 19.12(续)　（F）切开动脉壁。（G）应用原位技术在管腔内缝合外侧的吻合线。（H,I）收紧 16 针线环并打结。SVG，大隐静脉；P2 PCA，大脑后动脉 P2 段。（待续）

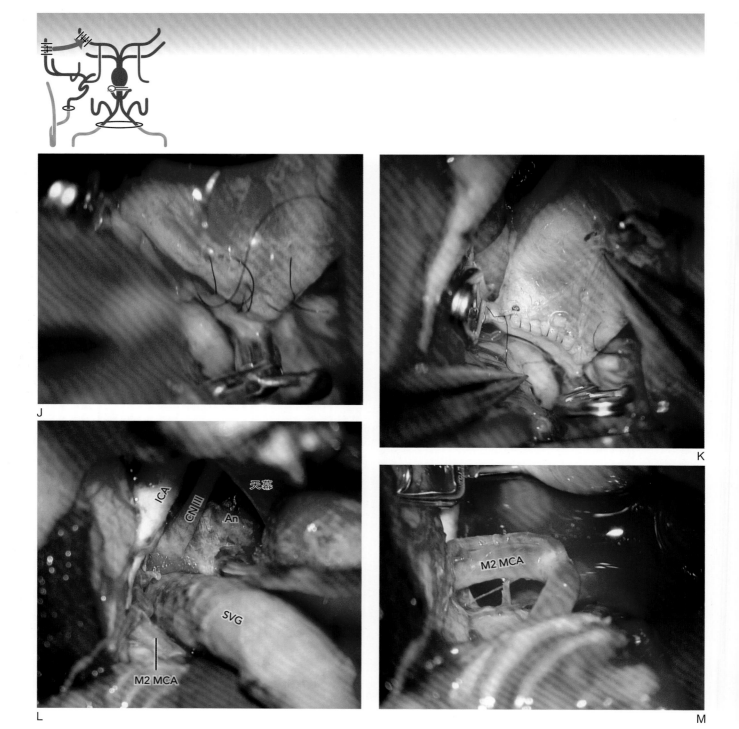

病例 19.12(续)　(J,K)保持移植血管的原有位置,从管腔外缝合内侧的吻合线。(L)动脉瘤朝上指向动眼神经并占据脑桥前间隙,阻碍了对瘤体远端的阻断。(M)备好大脑中动脉 M2 段供血支用于近端吻合。CNⅢ,动眼神经;ICA,颈内动脉;M2 MCA,大脑中动脉 M2 段;SVG,大隐静脉;An,动脉瘤。(待续)

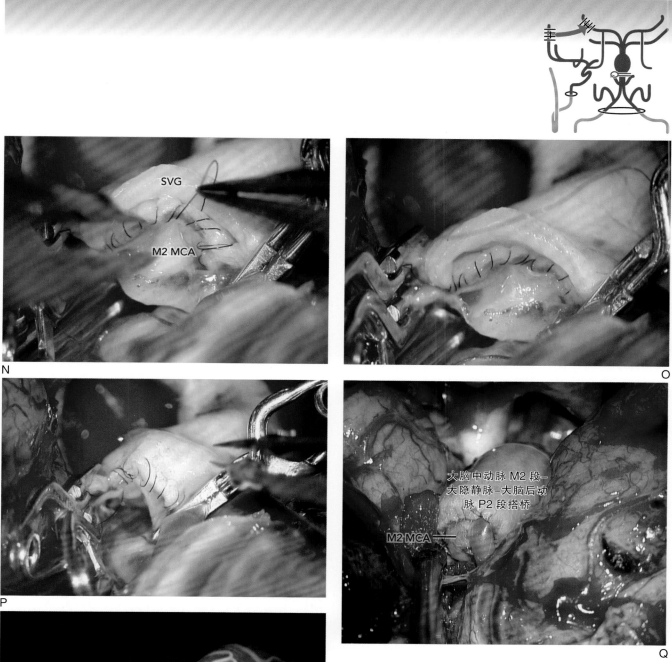

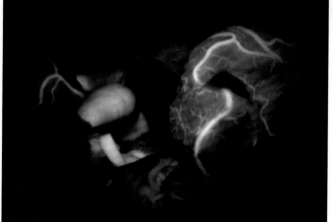

病例 19.12(续) (N,O)此处同样是应用原位技术在管腔内完成整个端–侧吻合。应注意在大脑中动脉上切开更长距离的管壁,可以很好地弥补移植血管与供血支之间的管径差。(P)然后完成第二条吻合线,并(Q)开放搭桥血流。(R)吲哚菁绿荧光造影确认搭桥通畅度。经乙状窦后入路显露位于桥小脑角区的基底动脉主干,并在动脉瘤近端行夹闭阻断。该病例展示了经联合入路,在大脑中动脉–大脑后动脉搭桥术中应用原位技术完成了两端端–侧吻合技术以及动脉瘤近端阻断术,而并没有采用经眶颧入路的动脉瘤远端阻断术。M2 MCA,大脑中动脉 M2 段;SVG,大隐静脉。

小脑下后动脉和椎动脉 V3 段插入式搭桥术

对于颅内-颅内搭桥术而言，在迷走-副神经三角内没有可用的供血支，这是因为附近的椎动脉 V3 段位于该三角区之外，该血管是一支易于显露且血流量充沛的供体动脉(图 19.11)。可选择经远外侧入路显露椎动脉 V3 段，即患者取 3/4 俯卧位或公园长椅位，头部屈曲旋转朝向地面，成角使乳突位于术野最高处。但也应根据所选受体支的部位，对患者的体位、皮肤切口和开颅术范围进行调整。远外侧、扩大乙状窦后、颞下以及翼点入路开颅术可分别到达小脑下后动脉、小脑下前动脉、小脑上动脉/大脑后动脉以及大脑中动脉受体支。任何涵盖乙状窦后区域的切口都可到达枕下三角内的椎动脉 V3 段。

枕下三角由颅颈交界区的第三层或深层肌肉围绕而成，通过上翻浅层和中间层肌肉后显露。切开覆盖在颅颈交界区浅层肌肉表面的筋膜（帽状腱膜延续而来），筋膜内包含有外侧的耳后肌及内侧的额枕肌。沿上项线和乳突嵴切开筋膜，显露第一层或浅层肌肉（胸锁乳突肌靠外，斜方肌靠内）(图 19.12)。向前翻起胸锁乳突肌后缘，可扩大颈后三角（以斜方肌、胸锁乳突肌和锁骨为界）顶点并显露乳突后缘。离断胸锁乳突肌（在乳突及上项线外 1/3）附着点来显露第二层或中间层肌肉（头夹肌、头半棘肌和头最长肌），并从外侧的乳突和上项线下方（的肌肉附着点）离断头夹肌。头夹肌的肌腹走行呈明显的对角线型，即从外上向内走行降至中线的颈椎棘突。头半棘肌在头夹肌内侧，也附着于上项线下方，其肌纤维垂直向下并稍向外走行，最后止于颈椎横突。枕动脉的远端或肌间段后部在头夹肌的深部走行，并从头半棘肌与头夹肌之间的肌间孔穿出。头最长肌更像是头半棘肌外侧的附加筋膜，且两者并行，头最长肌走行于头夹肌的深部，并附着在乳突后表面。翻开头最长肌，可发现在 70% 的情况下，枕动脉的近端或肌间段前部走行于头最长肌的深部，而其他 30% 的情况下枕动脉则走行于头最长肌的浅部。

分别将上斜肌和头后大直肌(RCPM)从下项线离断并翻向下方，可向外和向内侧扩大枕下三角。椎动脉 V3 段的动脉沟亚段朝向后方，是隐藏在脂肪垫内的明显隆起。清除脂肪垫，并由外向内分离椎动脉 V3 段，以显露供血支吻合部位。通过远外侧入路从中线向外分

离椎动脉至其硬膜穿入处和椎动脉沟进入处，可显露椎动脉 V3 段的硬膜亚段，而无须逐层分离肌肉。

在显露椎动脉 V3 段之前，寰椎-乳突线可助其定位。该线位于乳突尖与中线的寰椎后结节之间。椎动脉隆起常位于连线的中点或中点稍靠外处（连线靠乳突尖一侧的 46% 处）。此解剖标志是根据两处可触及的骨性标志进行定位，且与患者的头位关系不大。上斜肌肌腹是另一处定位椎动脉 V3 段的实用性标志。找到颈 1 的横突顶部，并沿着上斜肌内缘上行约 2cm 后，可在寰椎-乳突线内侧 1cm 处找到椎动脉隆起。在多达 2/3 的患者中，椎动脉 V3 段会发出一个粗大的肌支(Salmon 动脉)，并可在枕下三角区域沿着肌支找到椎动脉 V3 段。

在插入式搭桥术中，来自椎动脉 V3 段的血流可用于所有小脑动脉(小脑下后动脉、小脑下前动脉和小脑上动脉)的血流重建，同时也可应用于大脑中动脉中。当出现双侧椎动脉动脉瘤时，或者对侧椎动脉直接延续为小脑下后动脉或发育不良时，椎动脉 V3 段-移植性桡动脉-小脑下后动脉 p3 段搭桥术可用于治疗梭形动脉瘤和累及小脑下后动脉起始部近端的椎动脉 V4 段动脉夹层。对于有蛛网膜下隙出血的病例，应禁止使用血流导向装置，且牺牲椎动脉将导致远端循环血流量不足，有并发椎基底动脉系统缺血的风险。移植血管的远端通过端-侧吻合术，与小脑下后动脉 p3 段相连，为小脑下后动脉远端供血区提供顺行血流，而为小脑下后动脉近端、椎基底动脉循环供血区提供逆行血流(病例 19.13)。位于小脑下后动脉起始部远端的优势侧椎动脉 V4 段动脉瘤，需通过椎动脉 V3 段-移植性桡动脉-椎动脉 V4 段插入式搭桥进行治疗，移植血管的远端跨过病变后与椎动脉 V4 段行端-端吻合。动脉瘤累及的血管越靠远端，在迷走-副神经/舌下神经上三角内的吻合部位也就越深，难度也越大。对于累及优势侧椎动脉 V4 段和小脑下后动脉起始部的病变，可能需要采用联合治疗，即实施椎动脉 V3 段-移植性桡动脉-椎动脉 V4 段插入式搭桥术来重建椎动脉 V4 段远端血流，同时行枕动脉-小脑下后动脉搭桥或小脑下后动脉-小脑下后动脉搭桥，来重建小脑下后动脉的血流。

对于因缺血性疾病而需要为基底动脉主干及其分支提供额外血流的患者，可通过椎动脉 V3 段-移植性桡动脉-小脑下前动脉 a3 段插入式搭桥术来进行血流

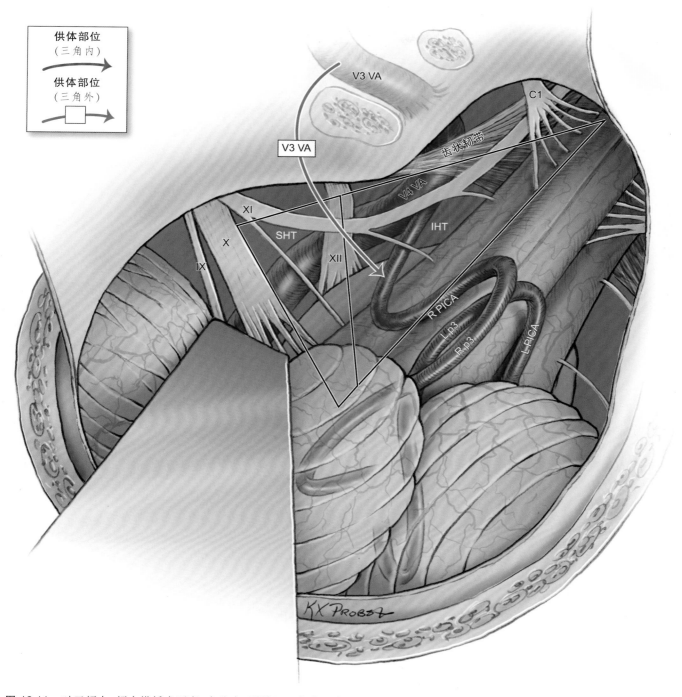

图 19.11　对于颅内–颅内搭桥术而言，在迷走–副神经三角内没有可用的供体动脉，因为毗邻的椎动脉 V3 段血管位于该三角区以外，是一支易于显露且血流充沛的供血支。同样的，为了增加搭桥的安全性与可达性，通常在迷走–副神经三角以外选择受体支，如小脑下后动脉 p3 段。但椎动脉 V4 段位于迷走–副神经三角内，且当对侧椎动脉闭塞或发育不良时，偶尔也可用于血流重建。VA，椎动脉；IX，舌咽神经；X，迷走神经；XI，副神经；XII，舌下神经；SHT，舌下神经上三角；IHT，舌下神经下三角；PICA，小脑下后动脉。

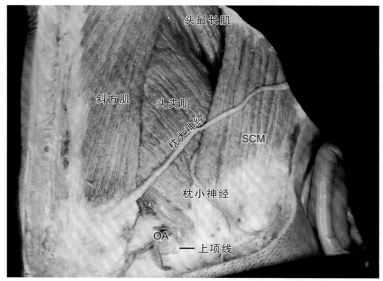

A

B

图 19.12 (A)第一层或浅层肌肉是由靠外的胸锁乳突肌和靠内的斜方肌构成(左侧枕下区域,头顶位于图示底部)。(B)移除胸锁乳突肌和斜方肌,以显露第二层或中间层肌肉(头夹肌、头半棘肌和头最长肌),枕动脉的远端或肌间段后部从头半棘肌与头夹肌之间的肌间隙内穿出。OA,枕动脉;SCM,胸锁乳突肌。(待续)

重建(病例 19.14)。在乙状窦已轮廓化的扩大乙状窦后入路中, 可在脑桥小脑角池内显露位于脑神经外侧的小脑下前动脉以及术区下方的枕下三角。短距离"跳跃式"移植血管可轻易地横跨在供、受体动脉之间。

椎动脉 V3 段-移植性桡动脉-小脑上动脉 s2 段插入式搭桥术联合单侧椎动脉闭塞术可用于治疗延长扩张型椎基底动脉动脉瘤(病例 19.15)。患者取侧卧位,利用手术床的大范围旋转度,采用联合入路,即远外侧合并颞下开颅术, 可进入枕下三角和环池完成两端吻合。

作为供血支的椎动脉 V3 段,甚至可应用到前循环

搭桥术中(病例 19.16)。症状性闭塞性疾病会累及整个颈动脉系统,这类患者可能会缺乏颈部供体动脉,且可供选择的搭桥术式仅限于锁骨上动脉-移植性大隐静脉-大脑中动脉 M2 段搭桥术、右侧大脑中动脉 M2 段-移植性大隐静脉-左侧大脑中动脉 M2 段"帽式"搭桥术和椎动脉 V3 段-移植性桡动脉-大脑中动脉 M2 段搭桥术。"倒 J 形"切口起自左侧乳突后方,向上延伸至颞上线处,并弧形向前至发际缘,以显露枕下三角内的椎动脉 V3 段,再通过标准翼点开颅术显露大脑中动脉 M2 段受体支。

为了控制动脉近端及远端的夹闭并完成血管吻

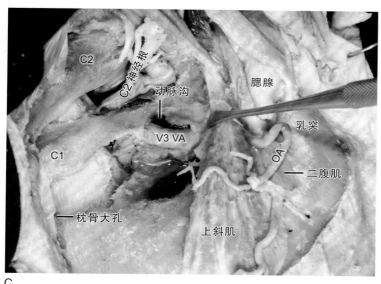

C

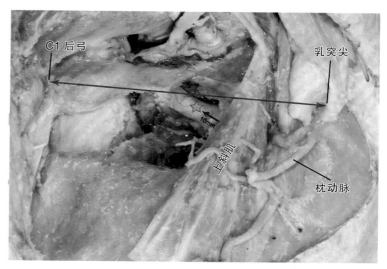

D

图 19.12(续) (C))第 3 层或深层肌肉以上斜肌、下斜肌以及头后大直肌形成枕下三角，椎动脉 V3 段动脉沟亚段的供血部位是隐藏在脂肪垫内的明显隆起，图中可见脂肪垫已清除，下斜肌和头后大直肌已离断。(D)寰椎-乳突线位于乳突尖和中线的寰椎后结节之间，并可用于定位椎动脉 V3 段，椎动脉隆起位于该线中点稍靠外处。C1，颈 1 神经;C2，颈 2 神经;V3 VA，椎动脉 V3 段;OA，枕动脉。

合，需要环形显露 15~20mm 的椎动脉 V3 段。如果临时夹无法完全阻断粗大的椎动脉 V3 段，则需用夹闭力更强的永久夹来代替。椎动脉 V3 段的管壁特性类似于颈部的颈动脉，需用主动脉打孔器来切除血管壁，而不是切开血管壁。在进行吻合前，需对动脉粥样硬化性斑块行内膜切除术。根据血管壁的厚度不同，可选择 8-0 的单丝尼龙线或 7-0 的聚丙烯线进行连续缝合。用金刚砂钻头磨开颈 1 横突孔，以显露椎动脉 V3 段的椎间孔部，可更好地控制近端血管、追踪粥样硬化性斑块、包绕动脉夹层或对外部的骨性病变进行减压。但在作者的搭桥病例中，上述额外显露步骤都不是必要的。

病例 19.13   小脑下后动脉(PICA)搭桥术

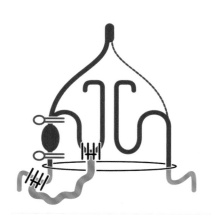 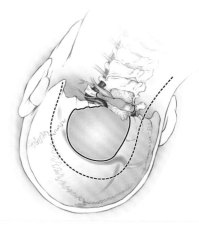 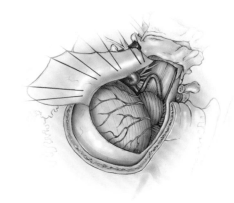

诊断	右侧椎动脉动脉瘤(夹层)		搭桥术	R V3 VA-RAG-p3 PICA 搭桥
动脉瘤类型	小脑下后动脉,延髓外侧段		搭桥类型	颅内-颅内移植血管插入式搭桥
开颅术/入路	远外侧开颅术/经小脑延髓裂入路		治疗	动脉瘤孤立术

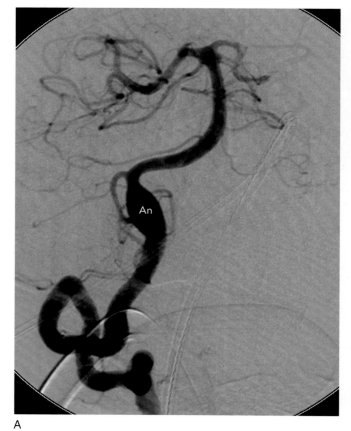

A

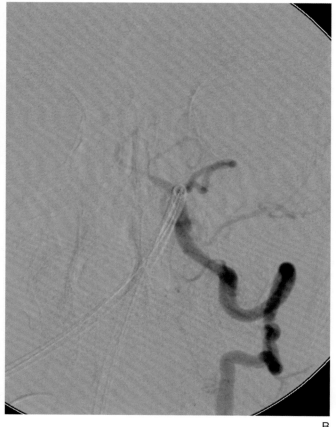

B

病例 19.13   65 岁男性,表现为头痛和精神异常,并在转入作者所工作的医院时出现病情恶化。患者因位于右侧小脑下后动脉起始部近端的椎动脉 V4 段梭形夹层动脉瘤破裂而引发蛛网膜下隙出血[(A)右侧前后位椎动脉血管造影]。(B)位于左侧小脑下后动脉远端的椎动脉发育不良,且向基底动脉循环供应的血流量很小[左侧前后位椎动脉血管造影]。上述解剖特点不利于行血管内治疗来牺牲右侧椎动脉或用弹簧圈栓塞动脉瘤,因此,计划行椎动脉 V3 段-移植性桡动脉-小脑下后动脉 p3 段插入式搭桥合并夹层动脉瘤孤立术。An,动脉瘤。(待续)

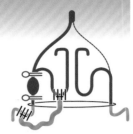

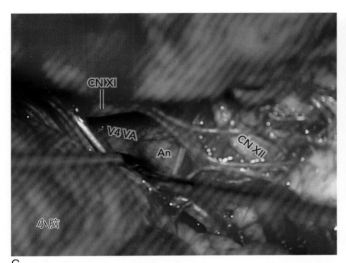

C

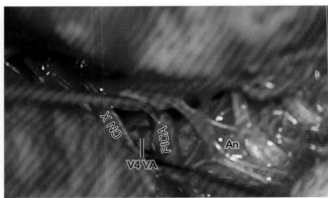

D

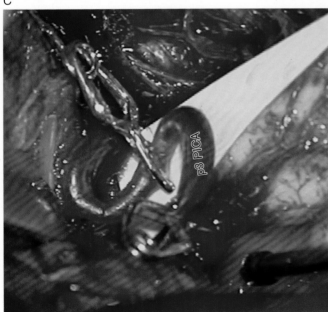

E

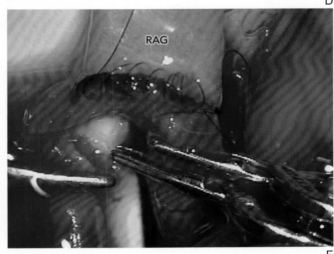

F

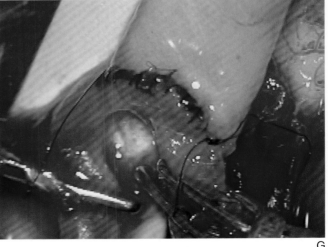

G

病例 19.13(续) (C)经右侧远外侧开颅术,可见梭形动脉瘤的远端末端位于迷走-副神经三角内,并且(D)小脑下后动脉从椎动脉 V4 段远端部的正常管壁发出。(E)备好作为受体支的小脑下后动脉尾襻。(F,G)将桡动脉缝合至尾襻前壁。CN XI,副神经;V4 VA,椎动脉 V4 段;An,动脉瘤;CN XII,舌下神经;PICA,小脑下后动脉;p3 PICA,小脑下后动脉 p3 段;RAG,桡动脉。(待续)

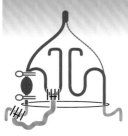

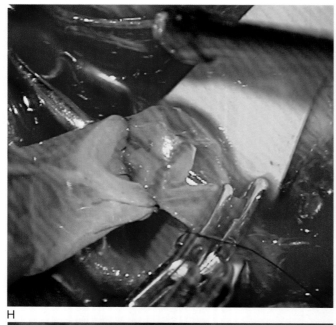

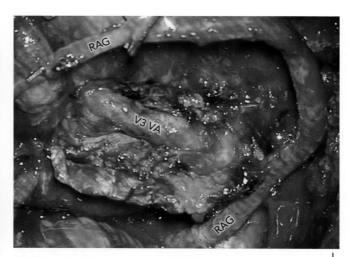

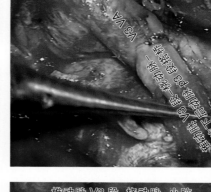

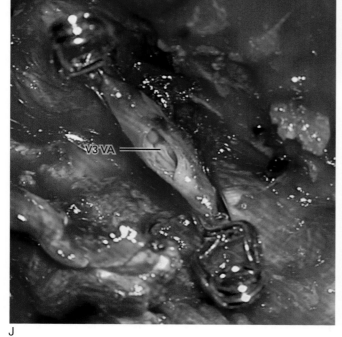

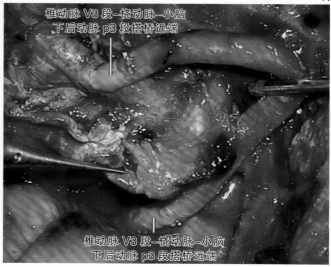

病例 19.13(续) (H)向头端移动桥血管,探查管腔内未发现异常。完成远端吻合。(I)把移植血管的另一端绕置于枕下三角内的椎动脉 V3 段,(J)将其孤立后用 4mm 的动脉打孔器切除部分管壁。(K)完成端–侧吻合,并(L)开放搭桥血流。V3 VA,椎动脉 V3 段;RAG,桡动脉。(待续)

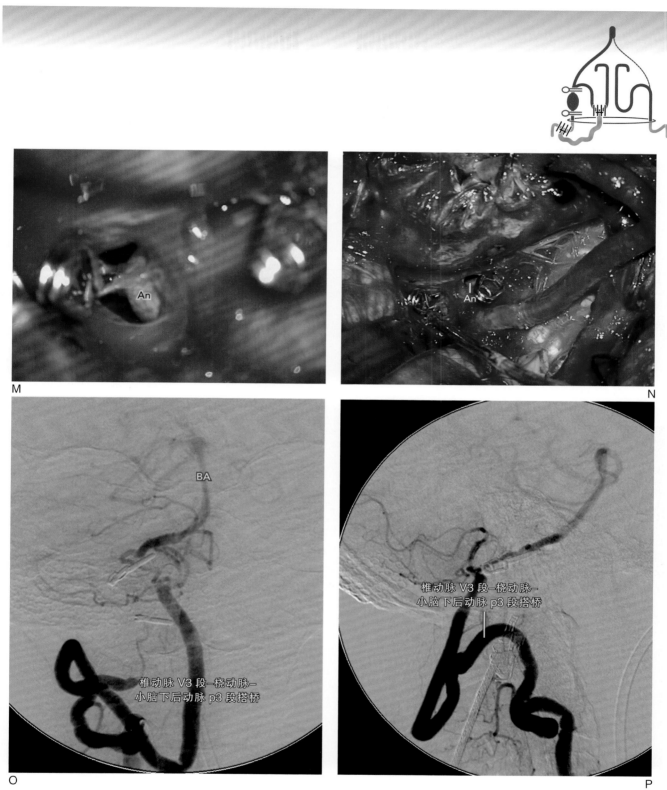

病例 19.13(续)　　(M,N)孤立椎动脉 V4 段的夹层动脉瘤,同时椎动脉 V3 段–移植性桡动脉–小脑下后动脉 p3 段搭桥分别经小脑下后动脉近端以及椎动脉 V4 段、基底动脉,向基底动脉循环供应逆行和顺行血流[右侧(O)前后位和(P)侧位椎动脉血管造影]。患者可良好地耐受手术,无缺血性并发症,但在出现吸入性肺炎和脓毒症之后,患者家属同意撤除生命支持治疗。对于这类搭桥来说,小脑下后动脉是比椎动脉 V4 段远端更易使用且位置更表浅的受体动脉,且避免了直接搭桥到载瘤动脉远端所造成的相关致残性。相较标准的枕动脉–小脑下后动脉或左侧小脑下后动脉 p3 段–右侧小脑下后动脉 p3 段原位搭桥,此搭桥术式可提供更多的血流。An,动脉瘤;BA,基底动脉。

病例 19.14　基底动脉(BA)搭桥术

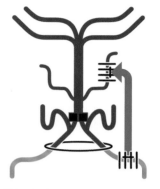 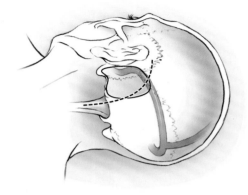 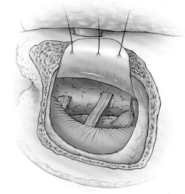

诊断	椎基底动脉缺血
动脉瘤类型	–
开颅术/入路	扩大乙状窦后开颅术/经桥小脑脚入路

搭桥术	L V3 VA–SVG–L a3 AICA 搭桥
搭桥类型	颅内–颅内移植血管插入式搭桥
治疗	血流重建术

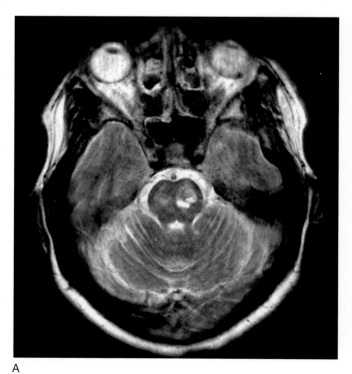

A

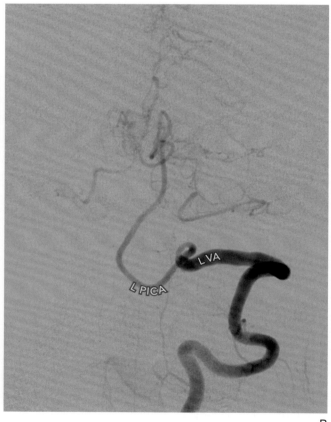

B

病例 19.14　41 岁女性,表现为平衡障碍和构音困难,诊断为脑桥梗死。(A)患者首先接受了华法林和阿司匹林治疗,但在药物治疗期间再次出现脑桥卒中(轴位 MRI T2 加权成像)。血管造影显示双侧椎动脉闭塞,两侧血流均止于小脑下后动脉远端[(B)左侧椎动脉造影。L PICA,左侧小脑下后动脉;L VA,左侧椎动脉]。(待续)

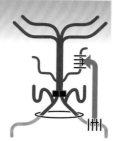

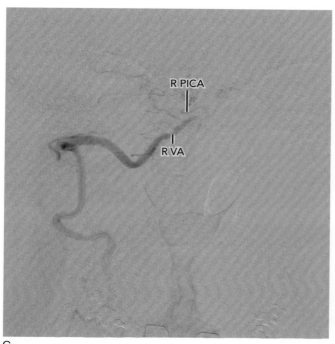

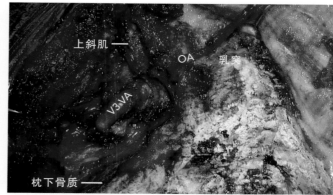

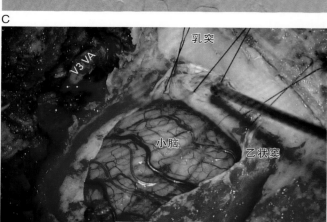

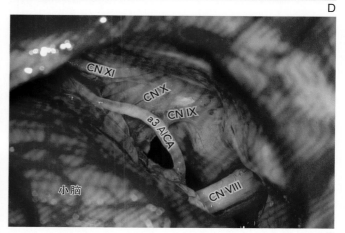

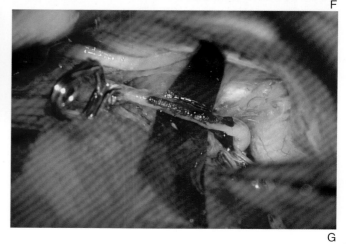

病例 19.14（续）　**（C）**右侧前后位椎动脉血管造影。患者的右侧后交通动脉向基底动脉的四分叉部供血，但没有逆向血流充盈至基底动脉主干。推荐行枕动脉–小脑下前动脉 a3 段搭桥或椎动脉 V3 段–移植性桡动脉–小脑下前动脉 a3 段血流重建术，来扩充患者脑桥的循环血流量，但枕动脉过于纤细。**（D）**在术野下缘的枕下三角内，显露左侧椎动脉 V3 段。**（E）**在左侧扩大乙状窦后开颅术中完全轮廓化乙状窦，**（F）**显露脑桥小脑角池内的小脑下前动脉。**（G）**选择绒球–大脑脚段（第 3 段）的小脑下前动脉作为受体部位。患者因患外周血管疾病无法使用桡动脉移植物，以大隐静脉移植物代之。R PICA，右侧小脑下后动脉；R VA，右侧椎动脉；OA，枕动脉；V3 VA，椎动脉 V3 段；CN Ⅷ，前庭蜗神经；CN Ⅸ，舌咽神经；CN Ⅹ，迷走神经；CN Ⅺ，副神经；AICA，小脑下前动脉。（待续）

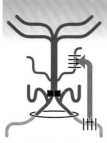

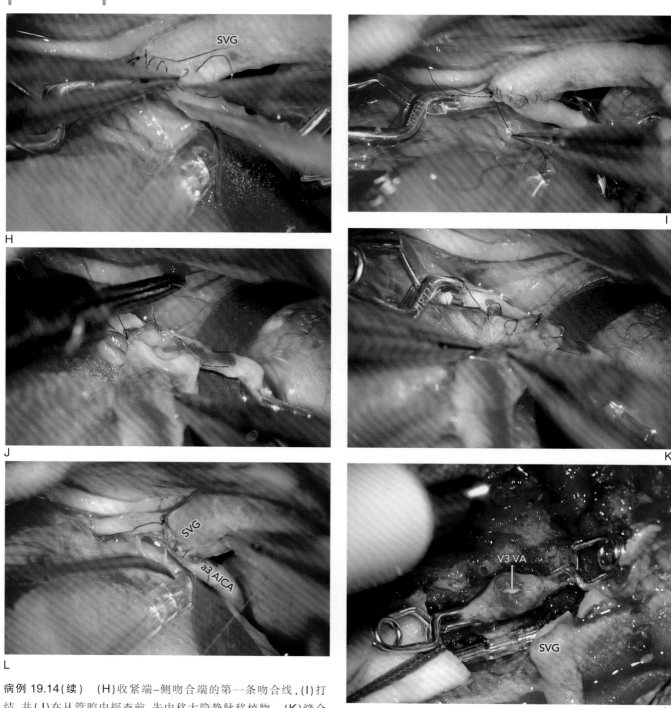

病例 19.14(续) (H)收紧端-侧吻合端的第一条吻合线,(I)打结,并(J)在从管腔内探查前,先内移大隐静脉移植物。(K)缝合第二条吻合线,并(L)完成远端的吻合。(M)切开椎动脉 V3 段的管壁。SVG,大隐静脉;V3 VA,椎动脉 V3 段。(待续)

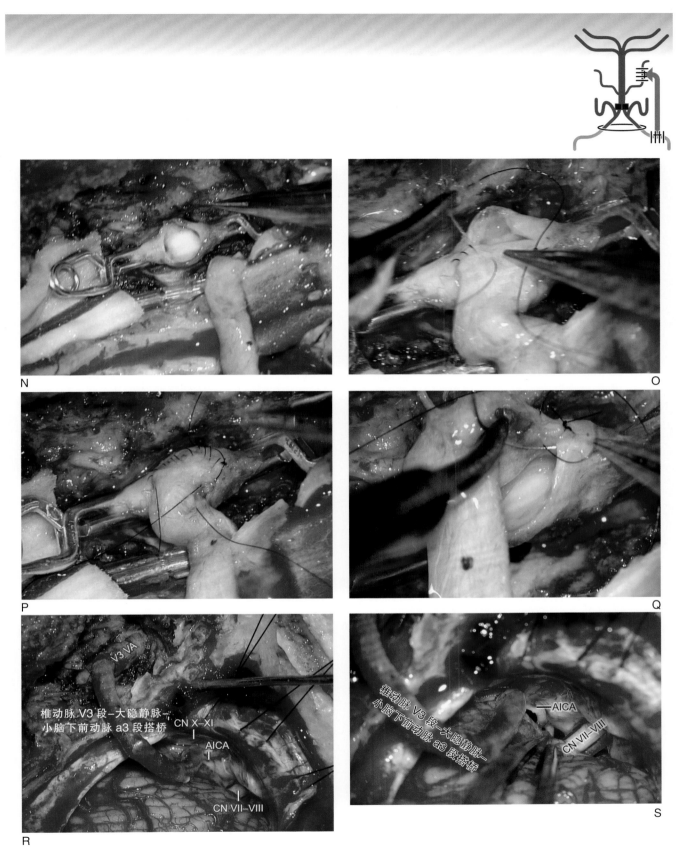

病例 19.14(续) (N)用主动脉打孔器打出一大口径、边缘整齐的供体(吻合)位。(O,P)完成近端的端–侧吻合术,连续缝合血管后壁和(Q)前壁。(R)椎动脉 V3 段–移植性大隐静脉–小脑下前动脉 a3 段搭桥是在单一术野内完成的短距离插入式搭桥术式,(S)同时易到达小脑下前动脉。CN Ⅶ-Ⅷ,面听神经;CN Ⅹ-Ⅺ,迷走神经、副神经;AICA,小脑下前动脉;V3 VA,椎动脉 V3 段。(待续)

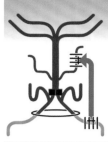

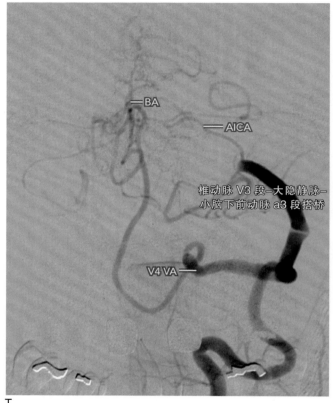

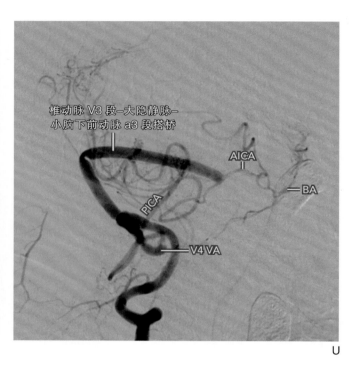

病例 19.14(续) 从血管造影上来看,椎动脉 V3 段–移植性大隐静脉–小脑下前动脉 a3 段搭桥显著改善了患者的脑干循环[左侧(T)前后位和(U)侧位椎动脉血管造影]。患者的症状在术后得到缓解,每日服用阿司匹林治疗,且在 18 个月的随访过程中未见卒中再次发作。BA,基底动脉;AICA,小脑下前动脉;V4 VA,椎动脉 V4 段;PICA,小脑下后动脉。

病例 19.15　基底动脉(BA)搭桥术

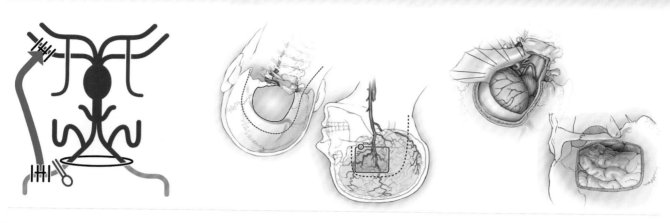

诊断	基底动脉主干动脉瘤(延长扩张型)
动脉瘤类型	基底动脉四分叉前
开颅术/入路	远外侧–颞开颅术/经小脑延髓–颞下入路

搭桥术	R V3 VA–SVG–s2 SCA 搭桥
搭桥类型	颅内–颅内移植血管插入式搭桥
治疗	动脉瘤近端阻断

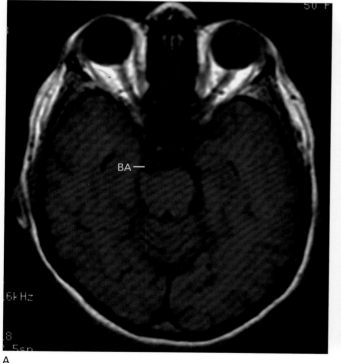

A

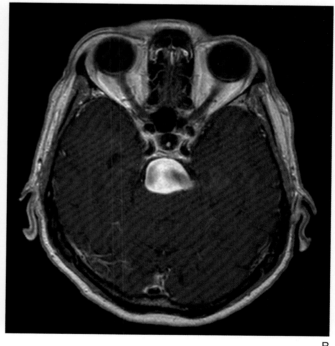

B

病例 19.15　51 岁女性,初期表现为因基底动脉细微扩张和扭曲而引发的轻微症状[(A)轴位 MRI T1 加权成像]。在后续的 3 年观察中,基底动脉主干动脉瘤生长且症状恶化,需要进行治疗[(B)轴位 MRI T1 增强像]。BA,基底动脉。(待续)

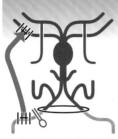

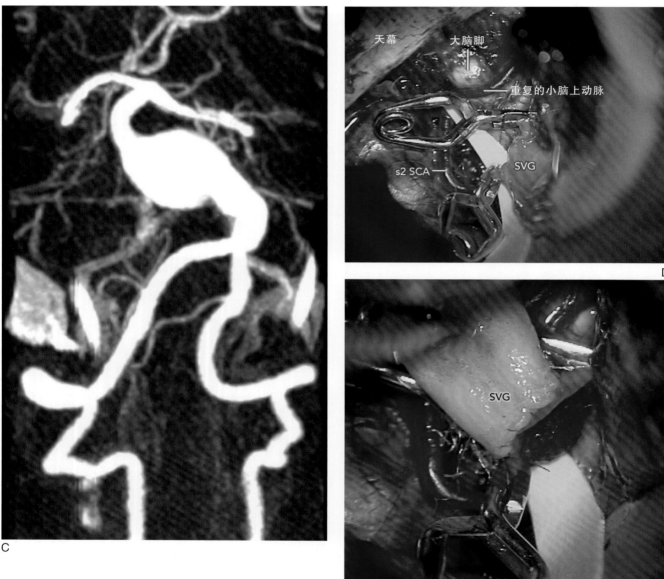

病例 19.15(续) （C）磁共振血管造影。(D)患者取 3/4 俯卧位,行右侧颞下-远外侧联合开颅术,以构建椎动脉 V3 段-移植性大隐静脉-小脑上动脉 s2 段搭桥术,随后行动脉瘤近端阻断。上抬颞叶显露小脑幕切迹、环池和被血栓性动脉瘤占据的脚间池。将位于小脑幕-动眼神经三角内的小脑上动脉 s2 段作为远侧端-侧吻合的受体部位。(E)完成(前后壁)两条吻合线。SVG,大隐静脉。(待续)

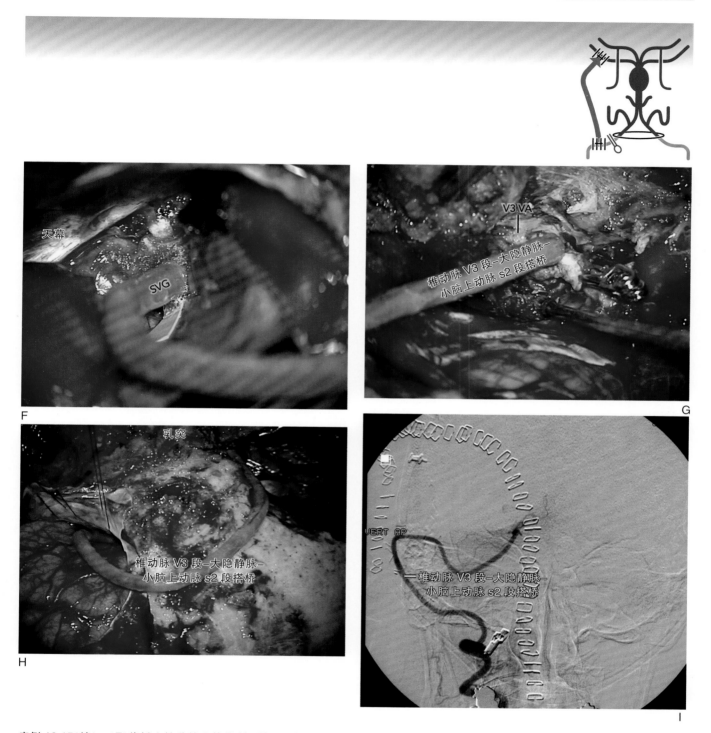

病例 19.15(续)　(F)将插入性移植血管从颞下绕置到枕下三角内，(G)在此完成连接到椎动脉 V3 段的端−侧吻合。瘤夹阻断椎动脉 V3 段远端，以减少流入动脉瘤的血流量。(H)要完成椎动脉 V3 段−移植性大隐静脉−小脑上动脉 s2 段搭桥术，需采用单个手术切口和双开颅术，并利用手术床的双向充分旋转，以获取最佳体位。(I)畅通的搭桥血流重建了基底动脉尖[右侧(I)前后位。SVG，大隐静脉；V3 VA，椎动脉 V3 段]。(待续)

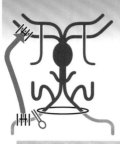

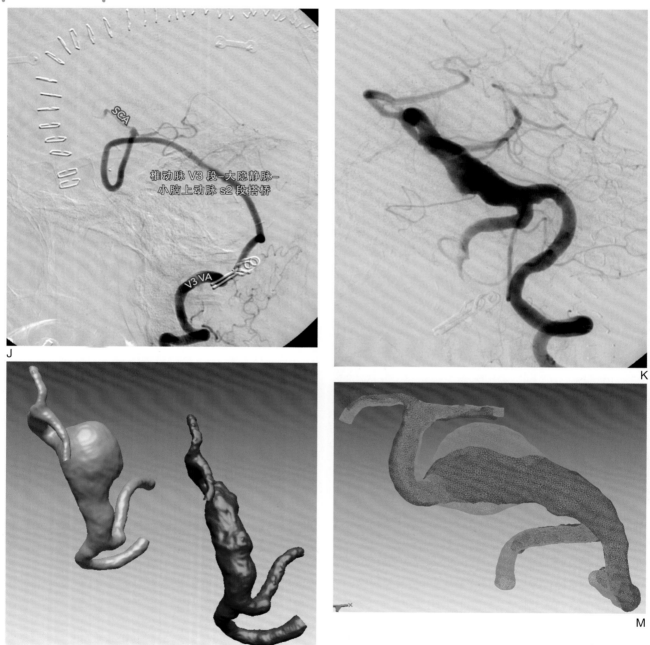

病例 19.15(续) (J)侧位椎动脉血管造影,且阻断性夹闭椎动脉 V3 段可降低流经动脉瘤的血流量并促进动脉瘤内血栓形成[(K)左侧斜位椎动脉血管造影]。(L)在手术前(蓝色)后(红色),高分辨率增强像磁共振血管造影计算出了瘤腔的体积,并(M)在图像相互叠加后显示腔内血栓的变化情况。瘤腔内的血流动力学发生改变后,只能延缓而无法阻止动脉瘤生长。患者的症状仍在进展中,且 6 个月后发现动脉瘤增大,被迫向左侧椎动脉填塞弹簧圈,并由此引发了基底动脉主干的致死性血栓形成。SCA,小脑上动脉;V3 VA,椎动脉 V3 段。

病例 19.16　大脑中动脉(MCA)搭桥术

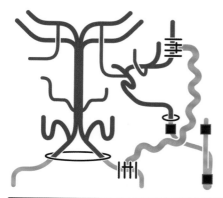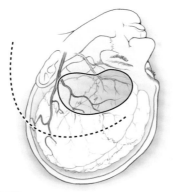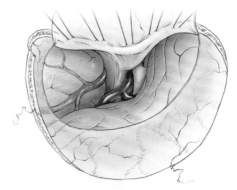

诊断	左侧颈动脉闭塞伴颈部肿瘤
动脉瘤类型	–
开颅术/入路	暴露枕下的翼点开颅术/经侧裂入路

搭桥术	L V3 VA–RAG–M2 MCA 搭桥
搭桥类型	颅内–颅内移植血管插入式搭桥
治疗	血流重建术

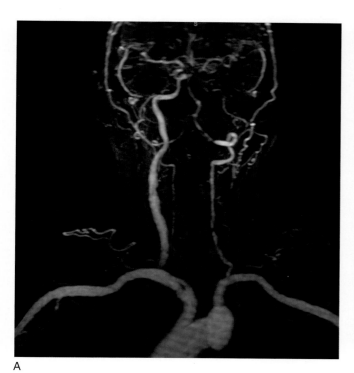

A

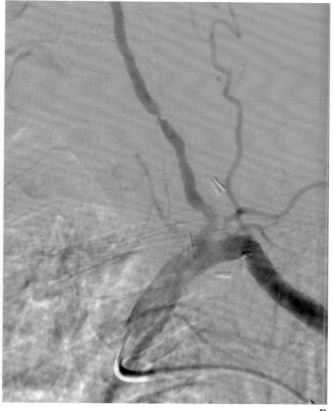

B

病例 19.16　65 岁男性,曾患左颈部鳞状细胞癌并经分期手术予以切除,且需行游离皮瓣移植。患者还曾接受颈部放射治疗,导致左侧颈总、颈内和颈外动脉迟发性闭塞[(A)前后位磁共振血管造影]。患者因头晕发作、猝倒、右手乏力、短暂性视野缺损以及短暂的肢体抖动性脑缺血发作来神经内科就诊。磁共振图像显示左侧大脑半球分水岭区梗死,而血管造影证实颈动脉完全闭塞[(B)前后位主动脉弓和锁骨下动脉血管造影]。(待续)

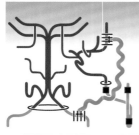

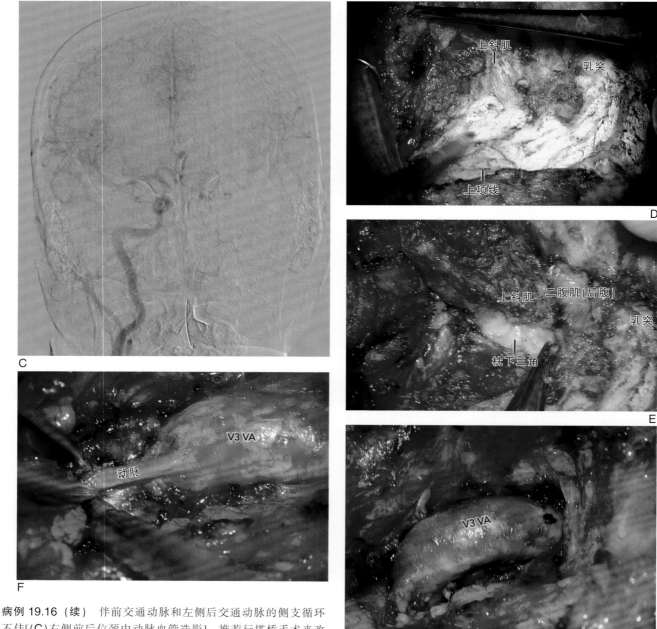

病例 19.16（续）　伴前交通动脉和左侧后交通动脉的侧支循环不佳[(C)右侧前后位颈内动脉血管造影]。推荐行搭桥手术来改善血流不足的情况。因移植血管需要跨过前一次手术的复杂术区，故不适合行左侧锁骨下动脉–移植性大隐静脉–大脑中动脉 M2 段搭桥术。若行右侧大脑中动脉 M2 段–移植性大隐静脉–左侧大脑中动脉 M2 段"帽式"桥术，需要使用的移植血管距离又太长，会降低长期通畅率。所以最后选择左侧椎动脉 V3 段–移植性桡动脉–大脑中动脉 M2 段搭桥术。患者取侧卧位，皮肤切口呈"倒 J 形"，即起自左侧乳突后方，向上延伸至颞上线处，并弧形向前至发际缘。使用肌肉逐层分离技术，在枕下三角内显露椎动脉 V3 段。(D) 翻起浅层和中间层肌肉后显露枕下三角。(E) 翻起深层肌内的上斜肌，在枕下三角内显露包绕椎动脉 V3 段的脂肪垫。(F) 电凝并切断明显的 Salmon 动脉之后，(G) 备好的椎动脉 V3 段可用于近端吻合。V3 VA，椎动脉 V3 段。（待续）

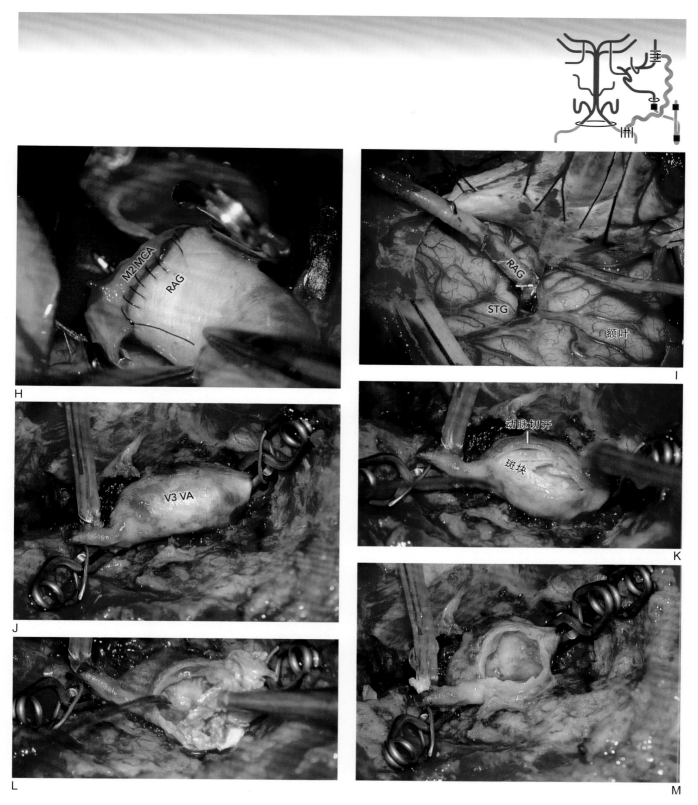

病例 19.16(续)　行翼点开颅术显露一段合适长度的大脑中动脉 M2 段受体支,并(H,I)用端–侧的方式将桡动脉移植物吻合至大脑中动脉 M2 段分支。(J)下一步是游离永久夹之间椎动脉 V3 段。(K)切开椎动脉管壁,并(L,M)行内膜切除术去除供血支内的粥样斑块。M2 MCA,大脑中动脉 M2 段;RAG,桡动脉;STG,颞下回;V3 VA,椎动脉 V3 段。(待续)

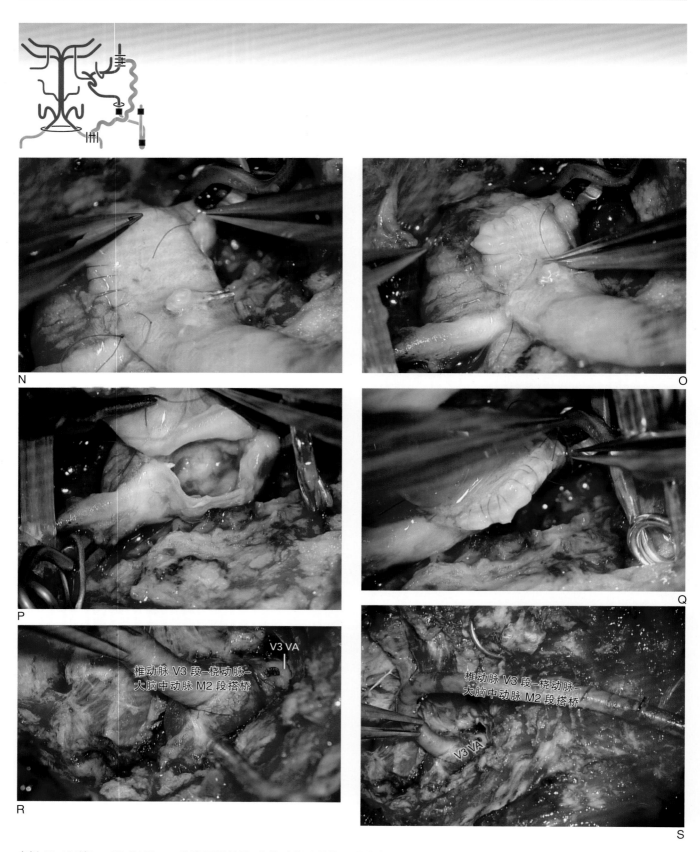

病例 19.16(续)　(N,O)用 7-0 的聚丙烯缝线,将桡动脉移植物近端吻合到椎动脉上。(P)从管腔内探查显示吻合良好,并(Q)收紧第二条吻合线上的缝线。(R)此搭桥术移植血管的走行是从枕下三角开始,(S)经行耳后区皮下组织。V3 VA,椎动脉 V3 段。(待续)

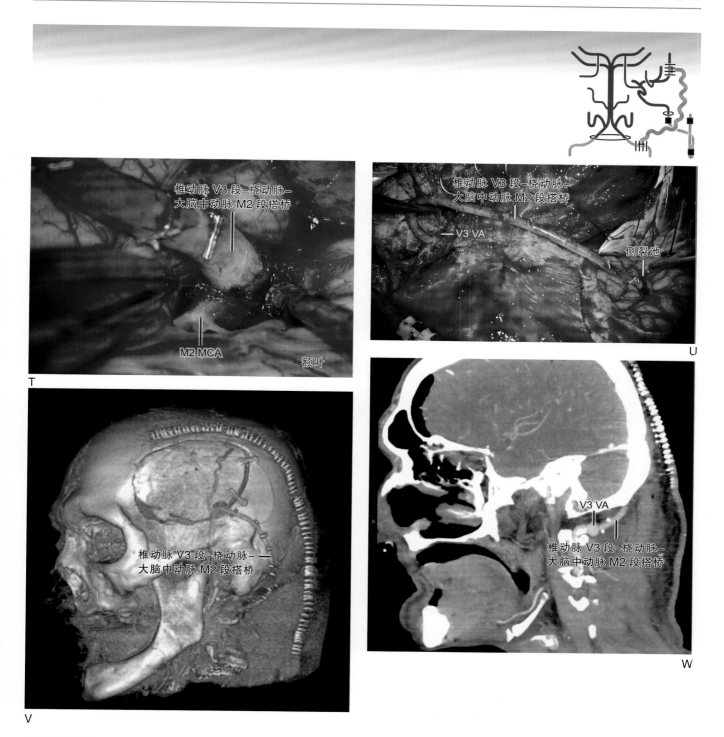

病例 19.16(续)　(T,U)到达侧裂三角。术后血管造影证实搭桥通畅[(V)三维重建像和(W)矢状位 CT 血管造影]。患者的缺血症状消失,且在术后 18 个月随访时未出现新发卒中。M2 MCA,大脑中动脉 M2 段;V3 VA,椎动脉 V3 段。

第 20 章

组合式搭桥

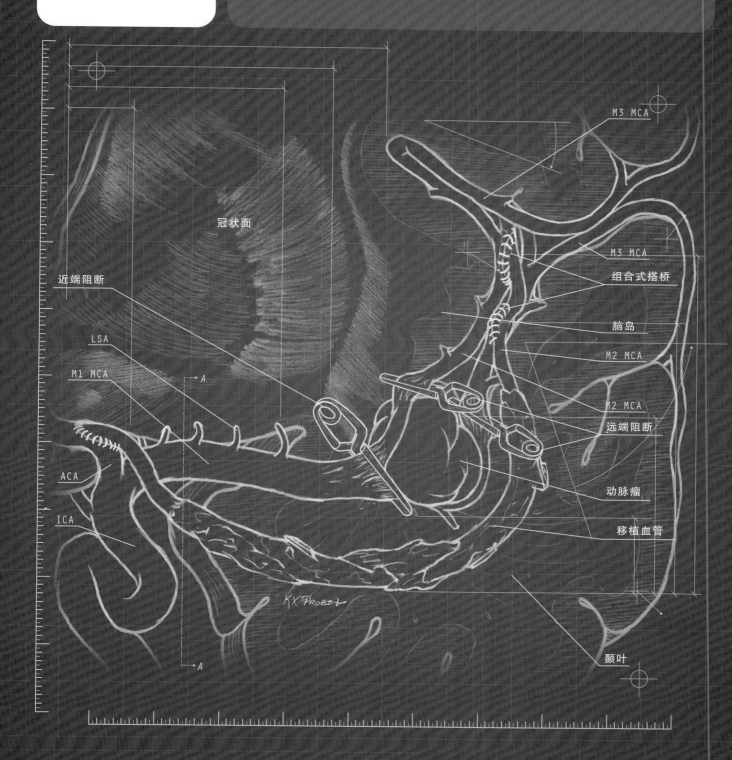

冠状面

M3 MCA

近端阻断

M3 MCA

组合式搭桥

脑岛

LSA

M2 MCA

M1 MCA

M2 MCA

远端阻断

ACA

动脉瘤

ICA

移植血管

颞叶

KX PROBST

组合式搭桥

前述的 6 种搭桥术式是利用单次吻合，或是在使用插入性移植物时的两次吻合来连接供体和受体血管以重建单支受体动脉血流的。基于搭桥血流向桥接血管供应区的分布范围或是动脉瘤的闭塞方式，虽然血管搭桥最终提供的血流灌注范围可能超出了单支受体血管所需要的，但此法仍然是单支血管的简易搭桥。第 7 种搭桥是前 6 种搭桥术式中的两种或两种以上技术的组合。与单支搭桥不同，组合式搭桥是将一支或多支供体血管连接至两支或两支以上的受体血管，即需要至少完成两处吻合，而且能重建复杂动脉瘤累及的分叉部血管。这类终极搭桥的术式可能涵盖了多种颅外-颅内血管搭桥、多种颅内-颅内血管搭桥或混合应用任意一种(表 20.1)。组合式搭桥可分为：①使用颅外供血支的双支再植术；②使用颅内供血支的双支再植术；③双支颅内-颅内血管搭桥；④一处颅内-颅内血管搭桥合并一处颅外-颅内血管搭桥；⑤使用头皮动脉的双支颅外-颅内血管搭桥；⑥双支颅外-颅内移植血管插入式搭桥(替代双侧颈动脉血流)；⑦血栓内膜切除术联合搭桥术。

使用颅外供血支的双支再植术

位于血管分叉处的复杂性巨大型动脉瘤，因其形态延长且扩张致使分支动脉分离而无法夹闭。瘤腔内的血栓、弹簧圈、粥样硬化性钙化斑或载瘤动脉与分支血管之间形成的锐性夹角，都会妨碍夹闭瘤体(图 20.1)。若要完全闭塞动脉瘤，需对两条流出主干进行重建，而且对于颞浅动脉这样的单支头皮动脉，甚至行双干(颞浅动脉)搭桥都可能无法满足整个大脑中动脉供血区的血流灌注。尽管插入式搭桥所提供的血流量更高，但其也只能通过单处的远端吻合来重建一支瘤体流出动脉。用于治疗此类动脉瘤的双支再植术是标准插入式搭桥技术的变型，即瘤体的两条流出动脉再植至已与近端供血动脉相连的移植血管上 (共 3 处吻合)，有效地重建了动脉分叉且完全孤立动脉瘤。当重要的动脉瘤流出动脉需行血流重建、传统的头皮供血支管径过于纤细、破裂的动脉瘤需要完全闭塞或是瘤内血栓引发的症状性占位效应需行瘤体减压时，可使

表 20.1   组合式搭桥的临床经验总结

搭桥类型	n	%
双支再植术, 颅外-颅内血管搭桥		
颈外动脉-移植性大隐静脉-大脑中动脉 M2 段+大脑中动脉 M2 段	1	2
双支再移植术, 颅内-颅内血管搭桥		
大脑前动脉 A1 段-移植性桡动脉-大脑中动脉 M2 段+大脑中动脉 M2 段	3	6
额前内侧动脉-移植性桡动脉-胼缘动脉+胼周动脉	1	2
右侧胼周动脉-移植性桡动脉-左侧胼周动脉+左侧胼缘动脉(非对称性搭桥)	1	2
双支颅内-颅内血管搭桥		
再吻合术+再植术	4	8
原位搭桥+再吻合术	1	2
颅内-颅内血管搭桥和颅外-颅内血管搭桥		
再吻合术+颞浅动脉-大脑中动脉	2	4
再植术+颞浅动脉-大脑中动脉	1	2
原位搭桥+颞浅动脉-大脑中动脉	1	2
颅内-颅内移植血管插入式搭桥+颞浅动脉-大脑中动脉	2	4
再植术+颅外-颅内移植血管插入式搭桥	1	2
再吻合术+枕动脉-小脑下前动脉	1	2
双支颅外-颅内血管搭桥(低流量)		
双支颞浅动脉-大脑中动脉	21	40
颞浅动脉-大脑中动脉+枕动脉-大脑中动脉	1	2
颞浅动脉-颞浅动脉再吻合术联合颞浅动脉-大脑中动脉	3	6
颞浅动脉-颞浅静脉吻合联合颞浅动脉-大脑中动脉	1	2
双支颅外-颅内血管搭桥(高流量)		
双侧颈动脉置换术	3	6
血栓内膜切除术联合搭桥		
混合性	5	9
总计	53	100

用此种搭桥技术。

双支再植术的关键性特征包括优先完成近端吻合，后再行瘤体远端流出干的再植术，并且在实施其他吻合的同时，通过向再植的动脉灌注血流以最小化脑缺血发生的可能性(图 20.2)。此技术的颅外-颅内类型是使用颈部的颈动脉作为供血支(颈外动脉-移植性大隐静脉-大脑中动脉 M2 段+大脑中动脉 M2 段搭桥)。双支再植术的移植血管近端首先吻合至颈外动脉，这一点与标准的颅外-颅内移植血管插入式搭桥顺序不同。在行颅内血管吻合期间，尽管先完成近端吻合可能会限制移植血管的活动度，但这样可以使再植后的第

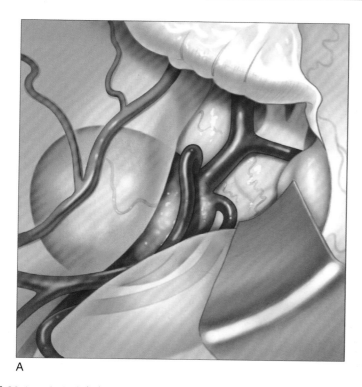

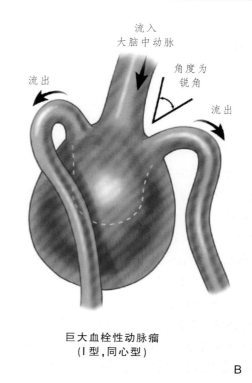

流入
大脑中动脉

流出

角度为
锐角

流出

巨大血栓性动脉瘤
（Ⅰ型，同心型）

A

B

图 20.1　（A）经左侧标准翼点开颅术并分离侧裂来显露一枚巨大的血栓性大脑中动脉动脉瘤。（B）动脉瘤之所以难以夹闭，是因为大脑中动脉 M1 段流入通道和从动脉瘤基底部发出的流出通道成锐角。就血栓性动脉瘤而言，瘤腔（虚线部分）占瘤体的一部分，机化血栓填充着瘤体的剩余部分。

一支瘤体远端动脉主干立即获得再灌注。在完成颅外的血管吻合后，"富有活性"的移植血管自皮下隧道穿行至颅内术野处。在动脉瘤起始部，用瘤夹永久性阻断更靠近近端或位置更深的载瘤动脉主干，然后将临时性夹闭阻断的瘤体远端血管切断，并移植到桥血管上。然后借由端–侧吻合将瘤体的第一支流出动脉再植至桥血管上。为了恢复第一处再植动脉主干的顺行血流，需移除瘤体流出干上的临时阻断夹，并重置吻合口远端血管移植物上的临时阻断夹。

然后将桥血管的远端移至（瘤体的）第二条流出干处，在其自瘤体发出的起始处和其远端分别行永久和临时夹闭阻断，然后以端–侧吻合的方式将其连接到移植血管上。此外，还可以端–端吻合的方式把先前从动脉瘤上离断下来的第二条流出动脉干与桥血管吻合，或者是采用类似于第一条流出动脉干的处理办法，即把第二条流出动脉干移至桥血管处并行再植术。鉴于第一处再植术是把流出动脉连接到桥血管上，那么通常第二处再植术是把桥血管连接到流出动脉上，这就使受体动脉可以留在原位。为恢复第二条流出干的顺行血流，还需移除受体动脉和移植血管远端的临时阻

断夹，此时两支瘤体的流出动脉干都已经再植到桥血管上，而且每支流出动脉主干供血区的缺血时间窗仅为单次吻合所需的时长。在一例体积巨大且伴有厚壁、重度钙化以及瘤内血栓的大脑中动脉动脉瘤中，迫于无合适管径的颞浅动脉行颅外–颅内血管搭桥，就使用了这种双支再植术（病例 20.1）。

双支再植术的过人之处，是在一般情况下它能把脑缺血的时间限制在单次吻合所需的时间之内。在移植物"动脉化"以前，行端–侧再移植吻合的动脉是无法获得再灌注的。如果按照常规顺序首先完成远端的颅内吻合，那么在行颈部吻合时再植的流出动脉是无血流灌注的，而且该动脉供应区的缺血时长可能会加倍。先行颈部的血管吻合时，只要流出动脉主干完成再植吻合桥血管即可对每一支主干提供再灌注，从而可将两支主干中任意一支的缺血时间降至最低。最小化缺血时间还取决于再植术的连续性，或是在移植血管的远端实施第二处颅内吻合，这样就能在完成此步骤时用第一处颅内吻合口的血流来"滋养"移植血管。放置于第一处吻合口远端和第二处吻合口近端之间的临时阻断夹，可将血流改道至再植后的动脉干，同时还可保

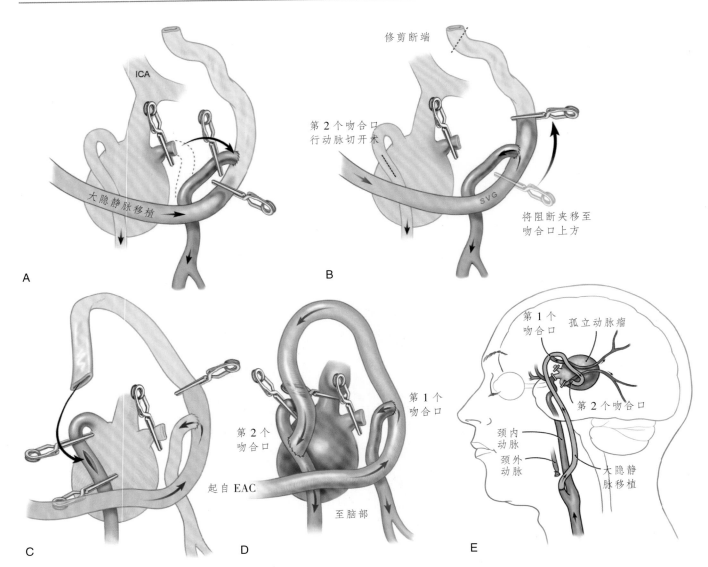

图 20.2 颅外–颅内双支再植术。(A)首先用端–端吻合的方式连接移植性大隐静脉与颈段的颈外动脉,然后在两枚动脉夹之间孤立、切断上干并通过端–侧吻合的方式将其再植至桥血管。(B)为使再植后的动脉干获得再灌注,需把桥血管上的临时阻断夹位置调整至吻合口远端。(C)用瘤夹孤立下干并修剪移植血管后,以端–侧吻合的方式把桥血管再植到动脉主干上。(D)用瘤夹永久性阻断下干自瘤体发出处的起始部,开放再灌注至下干的移植血管血流。在载瘤动脉上放置永久性瘤夹来阻断动脉瘤的血流。(E)重建后的大脑中动脉分叉部血管共有三处吻合口,两处再植的大脑中动脉分叉部主干以及一处闭塞后的巨大动脉瘤。

持其他吻合口无血。只要遵循相同的操作原则,即先行近端的颅外吻合,再按序把流出动脉干再植到有活性的桥血管上,并在对远端动脉干行再植时为受体主干提供即刻再灌注血流,双支再植术也适用于有三分叉或四分叉解剖特征的血管部位,并可完成 3 次或 4 次再植术血管吻合。

病例 20.1　大脑中动脉(MCA)搭桥术

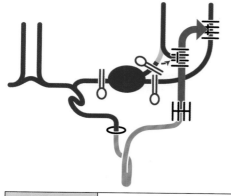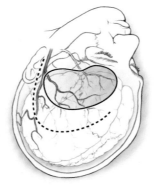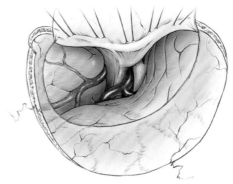

诊断	左侧大脑中动脉动脉瘤(巨大,血栓性)
动脉瘤类型	大脑中动脉分叉部
开颅术/入路	翼点开颅术/经侧裂入路

搭桥术	L ECA-SVG-M2 MCA(InfTr)+M2 MCA(SupTr) 双侧再植术
搭桥类型	组合式搭桥
治疗	动脉瘤孤立

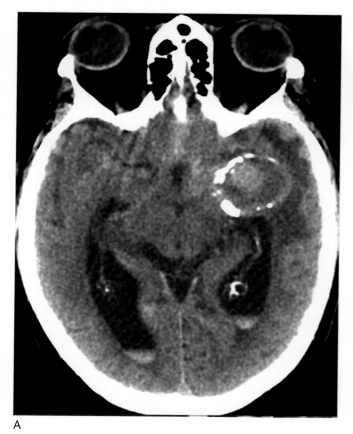

A

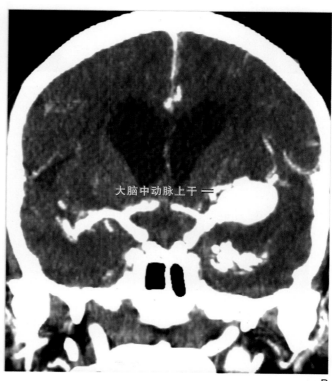

B

病例 20.1　女性患者,74 岁,表现为突发剧烈头痛。影像学检查显示蛛网膜下隙及脑室内出血,出血来源于左侧一枚巨大血栓性、动脉粥样硬化性大脑中动脉动脉瘤。(A)轴位 CT 平扫。经测量,瘤体直径为 5cm,并因其形态迂曲扩张且瘤壁钙化而无法夹闭。(B)冠状位 CT 血管造影。(待续)

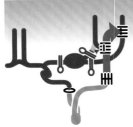

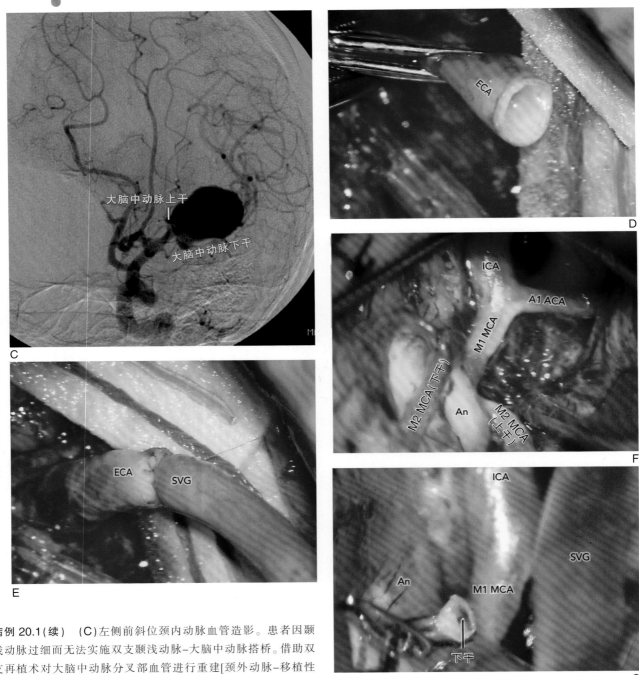

病例 20.1(续) (C)左侧前斜位颈内动脉血管造影。患者因颞浅动脉过细而无法实施双支颞浅动脉-大脑中动脉搭桥。借助双支再植术对大脑中动脉分叉部血管进行重建[颈外动脉-移植性大隐静脉-大脑中动脉 M2 段(下干)+大脑中动脉 M2 段(上干)搭桥],并随即孤立了动脉瘤。(D)在颈部显露颈外动脉,切断。(E)以端-端吻合的方式将其近心断端与大隐静脉移植物相连。经皮下隧道上引移植血管至脑部术区并置入侧裂。(F)在动脉瘤的额侧和颞侧部分别可见大脑中动脉上干和下干。(G)在从动脉瘤发出的起始部夹闭并切断下干。以端-侧吻合(的方式)将下干再植至大隐静脉移植物上。ECA,颈外动脉;ICA,颈内动脉;SVG,大隐静脉移植物;An,动脉瘤;M1 MCA,大脑中动脉 M1 段;M2 MCA,大脑中动脉 M2 段;A1 ACA,大脑前动脉 A1 段。(待续)

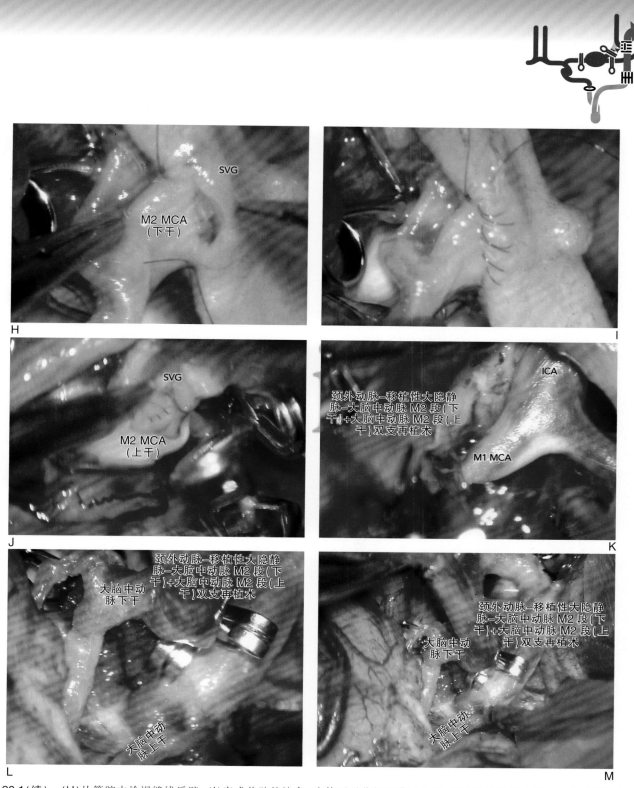

病例 20.1(续) (H)从管腔内检视缝线后壁。(I)完成前壁的缝合。为使下干获得再灌注血流,需重新放置桥血管上的临时阻断夹,并于再植吻合处的远端闭合移植血管。(J)选取好血管上干的吻合部位,修剪移植性大隐静脉,并通过另一处端-侧吻合把桥血管再植到上干(从管腔内检视第一处缝线)。开放后的颈外动脉-移植性大隐静脉-大脑中动脉 M2 段(下干)+大脑中动脉 M2 段(上干)搭桥血流灌注至上干,并永久性夹闭下干自瘤体发出的位置。(K)在动脉瘤近端夹闭大脑中动脉 M1 段流入通道以便完成瘤体孤立术。(L,M)正如术后血管造影所见,有两处吻合口是连接移植血管与上干和下干的,在重建大脑中动脉分叉部血管的同时也重建了大脑中动脉供血区血流。SVG,移植性大隐静脉;ICA,颈内动脉;M1 MCA,大脑中动脉 M1 段;M2 MCA,大脑中动脉 M2 段。(待续)

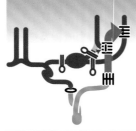

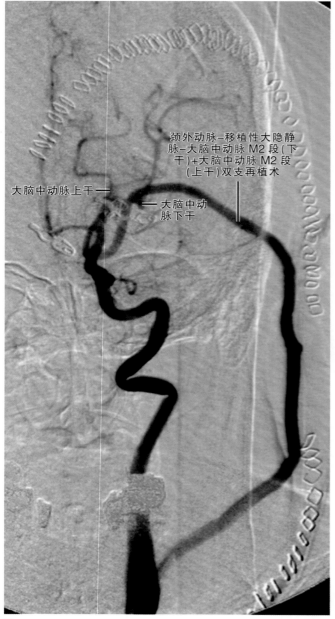

大脑中动脉上干 ——

—— 大脑中动脉下干

颈外动脉–移植性大隐静脉–大脑中动脉 M2 段（下干）+大脑中动脉 M2 段（上干）双支再植术

N

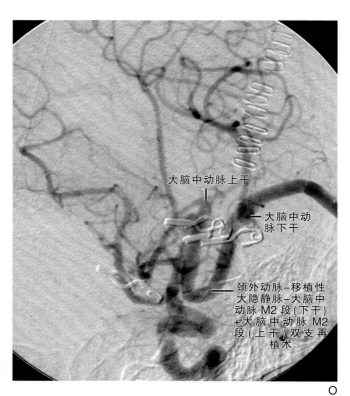

大脑中动脉上干

—— 大脑中动脉下干

—— 颈外动脉–移植性大隐静脉–大脑中动脉 M2 段（下干）+大脑中动脉 M2 段（上干）双支再植术

O

病例 20.1（续）　（N）左侧颈内动脉血管造影前后位像。（O）左侧颈内动脉血管造影前斜位像。患者恢复良好，在最近一次的术后 6 个月随访时，她可在家中生活自理。

采用颅内供血支的双支再植术

若想把颅外-颅内双支再植术改良为颅内-颅内的形式,使用颅内的供血动脉来代替颈部颈动脉即可。颅内供血支包括:①为大脑中动脉双支再植术供血的大脑前动脉 A1 段;②为远端大脑中动脉 M2 段双支再植术供血的近端大脑中动脉 M2 段;③为一侧胼周动脉和胼缘动脉双支再植术供血的对侧大脑前动脉;④为远端胼周动脉和胼缘动脉双支再植术供血的近端大脑前动脉。小脑下后动脉动脉瘤没有血管分叉性解剖结构,而且无须此类血流重建,但双支再植术(椎动脉 V3 段-移植性桡动脉-小脑下后动脉 p1 段+椎动脉 V4 段搭桥)能对小脑下后动脉和椎动脉 V4 段进行血流重建。虽然双支再植术还未用于基底动脉动脉瘤的治疗当中,但以大脑中动脉 M2 段为供血支,利用双支再植术是能够对同侧的大脑后动脉和小脑上动脉进行血流重建的(大脑中动脉 M2 段-移植性桡动脉-小脑上动脉 s2 段+大脑后动脉 P2 段搭桥)。

颅内-颅内双支再植术的实施步骤与颅外-颅内型搭桥一致,即首先将移植血管与供体血管做近端的端-侧吻合,这样移植血管在有动脉血充盈的同时,也维持了供血支自身的血流灌注;经行另一处端-侧吻合可把离断下来的第一支动脉流出干再植至桥血管;让再植后的动脉获得即刻再灌注;修剪移植血管并将其再植至第二支动脉流出干;最后孤立动脉瘤。就大脑中动脉双支再植术(大脑前动脉 A1 段-移植性桡动脉-大脑中动脉 M2 段+大脑中动脉 M2 段搭桥)而言,之所以大脑前动脉 A1 段是绝佳的供体动脉,主要是因为其位于侧裂三角内易于到达,拥有来自颈内动脉末端的充足血流,而且同侧的大脑前动脉供血区可在对侧大脑前动脉 A1 段对称性良好及前交通动脉发育良好时获得代偿血流,即能够耐受吻合过程中的临时性夹闭阻断。由于完成大脑前动脉 A1 段血管吻合的位置深在且操作困难,因此要充分利用移植血管的活动度来优先完成此处吻合。经典的双支再植术要首先离断第一条瘤体流出干,并通过端-侧吻合的方式来最大化主干的管径(病例 20.2)。但在移植血管与第一条瘤体流出干之间,也可以通过侧-侧吻合的方式来搭建桥血管(病例 20.3)。在血管主干自瘤体发出处的起始部,如果有豆纹动脉受累可能会限制主干的活动度,而且为了保护这些穿支,要在更靠远端的部位行侧-侧吻合。侧-侧吻合可维持动脉流出干的原有位置,而不是将其切断后移至桥血管处。曲度不佳或是无活动度的血管断端会让再植术变得更为复杂,而活动度良好的移植血管可到达动脉流出干上行侧-侧吻合的最佳部位。侧-侧吻合要在动脉流出干上更靠远端的部位完成,而且甚至超过了第二级血管分叉部,使得受体动脉的管径要比直接行再植术部位的动脉管径更细。然而,要是能在管壁切开长度充分的动脉上完成精美的桥接式吻合的话,还是能让流经其内的血液逆流至受体动脉干的近端分支(病例 20.4)。

治疗大脑前动脉远端动脉瘤的双支再植术是以大脑前动脉 A2、A3 段或额内侧动脉为供血支,对大脑前动脉的胼周动脉、胼缘动脉分叉部进行血流重建(额内侧动脉-移植性桡动脉-胼缘动脉+胼周动脉搭桥;病例 20.5)。在对侧大脑前动脉 A2 段血流通畅的情况下,在牺牲前交通动脉动脉瘤流出干(即大脑前动脉 A2 段)的这一侧连接胼缘动脉和胼周动脉,从而让双支再植术重建非对称大脑前动脉 A2 段(右侧胼周动脉-移植性桡动脉-左侧胼周动脉+左侧胼缘动脉搭桥;病例 20.6)。在额-镰三角内,这种"非对称性搭桥"是借助短距离的桡动脉移植物,把已构建好的单侧大脑前动脉 A2 段作为双侧大脑前动脉远端区域的唯一供血支。

在移植血管和瘤体流出干之间完成侧-侧吻合后,来源于载瘤动脉而非移植血管的血流可立即再灌注至瘤体流出干,这就意味着移植血管无须优先动脉化。这种移植血管与一支流出干行侧-侧吻合,又与另一支流出干行端-侧吻合的方式,能够让每一支动脉干立刻获得再灌注,并在最后完成供血端吻合。当更易完成的供体吻合端位置最为表浅而更难完成的受体吻合端位置深在时,这种与既定操作顺序相反的做法是可行的,如大脑中动脉 M2 段-移植性桡动脉-小脑上动脉 s2 段+大脑后动脉 P2 段双支再植术。采用此重建方式的移植血管可与每条受体动脉相连,而且受体动脉是在仅耐受单次吻合所需的缺血时长并在最后完成供体端吻合以前就获得即刻再灌注的。

病例 20.2　大脑中动脉(MCA)搭桥术

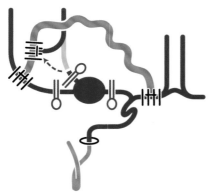
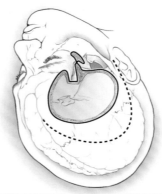
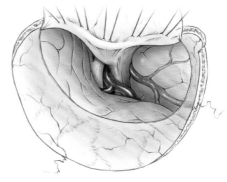

诊断	右侧大脑中动脉动脉瘤(延长扩张型)
动脉瘤类型	大脑中动脉分叉部
开颅术/入路	眶－翼点开颅术/经侧裂入路

搭桥术	R A1 ACA–RAG–M2 MCA(SupTr)+M2 MCA(In-fTr)双侧再植术
搭桥类型	组合式搭桥
治疗	动脉瘤孤立

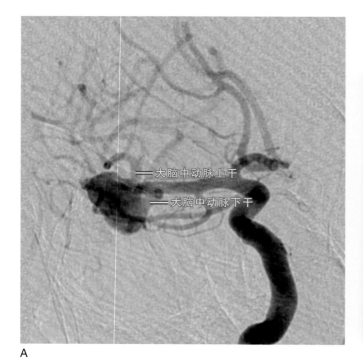

A

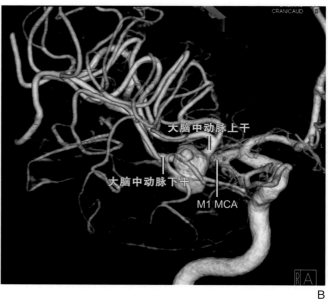

B

病例 20.2　女性患者,71 岁,主诉为"此生最严重的头痛"。影像学检查提示蛛网膜下隙出血,出血来源是右侧一枚较大的大脑中动脉动脉瘤。CT 平扫可见瘤壁钙化,并且血管分叉主干自动脉瘤基底部发出。(A)右侧颈内动脉血管造影前后位像。(B)右侧颈内动脉血管造影 3D 重建像。考虑到动脉瘤无法夹闭,患者的颞浅动脉又太过纤细,因而计划实施以大脑前动脉 A1 段为供血支的颅内－颅内双支再植术。M1 MCA,大脑中动脉 M1 段。(待续)

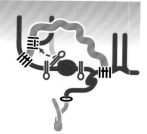

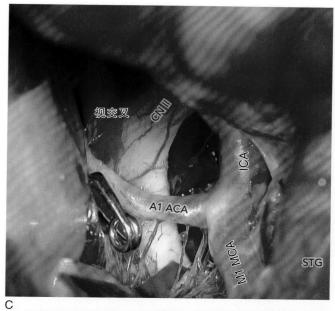

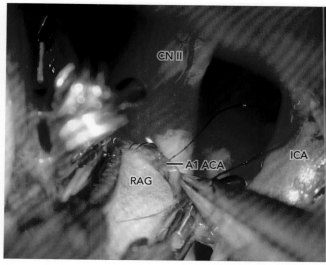

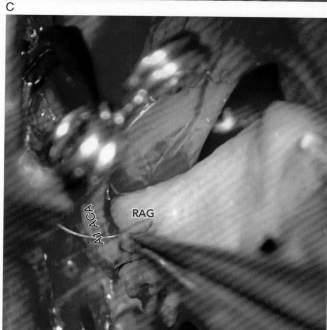

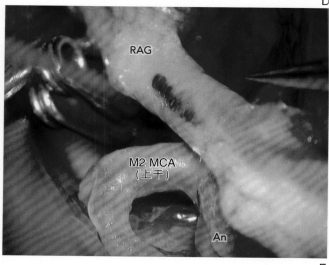

病例 20.2(续) (C)经眶-翼点开颅术并分离侧裂后显露大脑前动脉 A1 段,夹闭了一枚意外发现的前交通动脉动脉瘤。在大脑前动脉 A1 段供血支上,有两条穿支包含在横断性夹闭的血管节段上。在横断夹闭期间,血流充沛的前交通动脉可为右侧大脑前动脉远端的供血区域提供血流。(D)移植血管后翻,缝闭前缝线。(E)移植血管前翻,缝闭后缝线。(F)完成近端吻合后,将移植性桡动脉绕置于侧裂内,并在血管上干自大脑中动脉动脉瘤的发出部位标记好再植吻合处。CN Ⅱ,视神经;STG,颞上回;ICA,颈内动脉;A1 ACA,大脑前动脉 A1 段;M1 MCA,大脑中动脉 M1 段;M2 MCA,,大脑中动脉 M2 段;RAG,移植性桡动脉;An,动脉瘤。(待续)

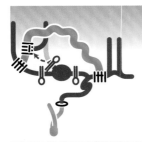

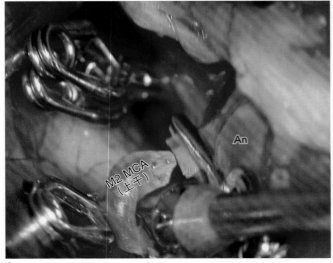

G

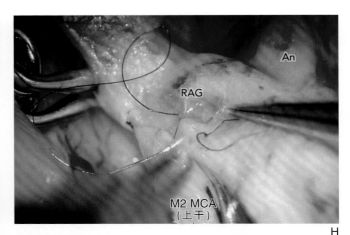

H

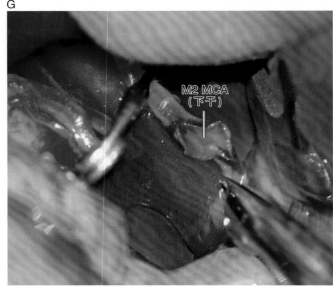

I

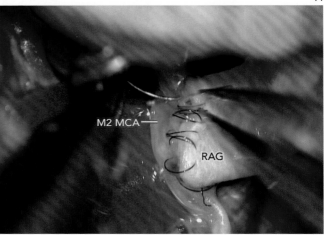

J

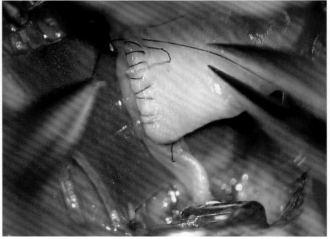

K

病例 20.2(续)　(G)夹闭上干并将其从动脉瘤上离断。(H)然后通过第二处端–侧吻合,把上干再植到桥血管上。(I)待上干获得再灌注后,孤立并切开下干管壁。(J,K)通过第三处的端–侧吻合把桥血管再植到下干上。M2 MCA,大脑中动脉 M2 段;An,动脉瘤;RAG,移植性桡动脉。(待续)

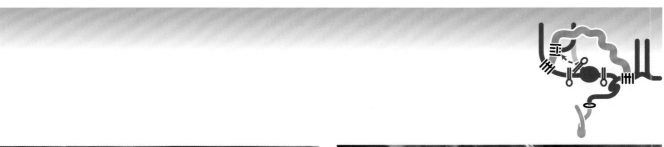

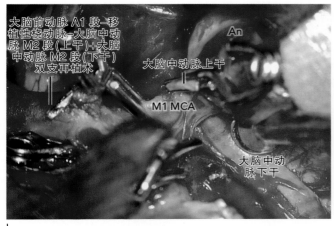

大脑前动脉 A1 段-移
植性桡动脉-大脑中动
脉 M2 段(上干)+大脑
中动脉 M2 段(下干)
双支再植术

大脑中动脉上干

M1 MCA

An

大脑中动
脉下干

L

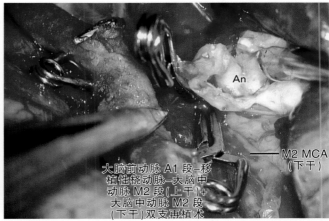

An

M2 MCA
(下干)

大脑前动脉 A1 段-移
植性桡动脉-大脑中
动脉 M2 段(上干)+
大脑中动脉 M2 段
(下干)双支再植术

M

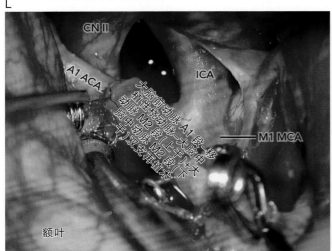

CN Ⅱ

A1 ACA

ICA

大脑前动脉 A1 段-移
植性桡动脉-大脑中
动脉 M2 段(上干)+大
脑中动脉 M2 段(下
干)双支再植术

M1 MCA

额叶

N

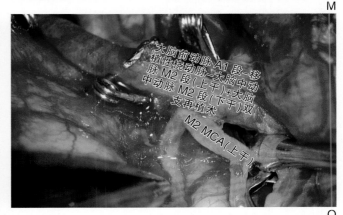

大脑前动脉 A1 段-移
植性桡动脉-大脑中动
脉 M2 段(上干)+大脑
中动脉 M2 段(下干)双
支再植术

M2 MCA(上干)

O

病例 20.2(续) (L)至此,大脑中动脉动脉瘤的两条流出干实现
了血流重建,并在大脑中动脉 M1 段流入干上放置了一枚临时阻
断夹,充分游离动脉瘤以便在下干自瘤体发出的起始部将其夹
闭。(M)用一枚直型动脉瘤夹夹闭大脑中动脉 M1 段流入干和动
脉瘤瘤颈。注意瘤体钙化和动脉粥样硬化的范围。检视三处吻合
口的通畅性:(N)近端的供血支吻合口;(O)再植(吻合)的上干;
(P)(血管)下干上的受体血管吻合口。M1 MCA,大脑中动脉 M1
段;M2 MCA,大脑中动脉 M2 段;An,动脉瘤;A1 ACA,大脑前动
脉 A1 段;ICA,颈内动脉;CN Ⅱ,视神经。(待续)

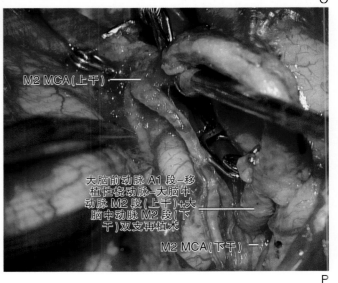

M2 MCA(上干)

大脑前动脉 A1 段-移
植性桡动脉-大脑中
动脉 M2 段(上干)+大
脑中动脉 M2 段(下
干)双支再植术

M2 MCA(下干)

P

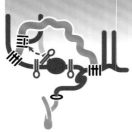

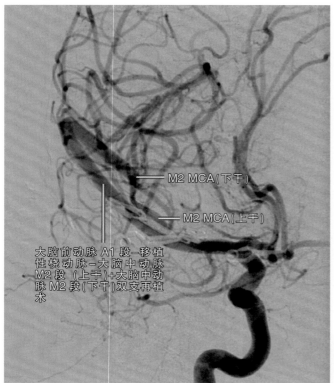

M2 MCA(下干)

M2 MCA(上干)

大脑前动脉 A1 段–移植性桡动脉–大脑中动脉 M2 段（上干）+大脑中动脉 M2 段(下干)双支再植术

Q

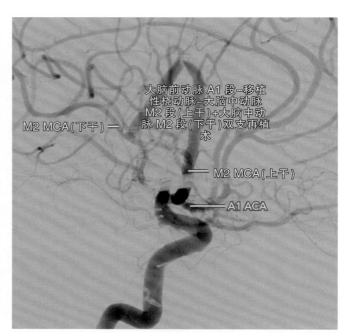

大脑前动脉 A1 段–移植性桡动脉–大脑中动脉 M2 段(上干)+大脑中动脉 M2 段(下干)双支再植术

M2 MCA(下干)–

M2 MCA(上干)

A1 ACA

R

病例 20.2(续) 术后血管造影显示：大脑前动脉 A1 段–移植性桡动脉–大脑中动脉 M2 段（上干）+大脑中动脉 M2 段（下干）的搭桥血流充沛，并向两条大脑中动脉流出主干充盈，而且动脉瘤完全闭塞。(Q)右侧颈内动脉血管造影前后位像。(R)右侧颈内动脉血管造影侧位像。(S)右侧颈内动脉血管造影 3D 重建像。术后 6 个月随访时患者恢复极佳。颅内–颅内双支再植术缩短了移植血管的长度，可避免颈部切开并在颅内完成整个搭桥过程。M2 MCA，大脑中动脉 M2 段；A1 ACA，大脑前动脉 A1 段。

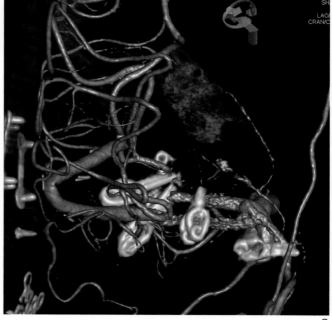

S

病例 20.3 大脑中动脉(MCA)搭桥术

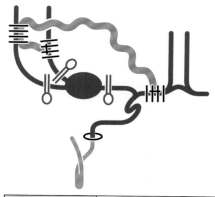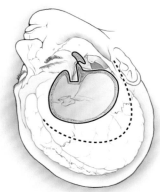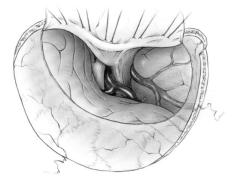

诊断	右侧大脑中动脉动脉瘤(复发)
动脉瘤类型	大脑中动脉分叉部
开颅术/入路	眶-翼点开颅术/经侧裂入路

搭桥术	R A1 ACA-RAG-M2 MCA(SupTr)+M2 MCA(In-fTr)双侧再植术
搭桥类型	组合式搭桥
治疗	动脉瘤孤立

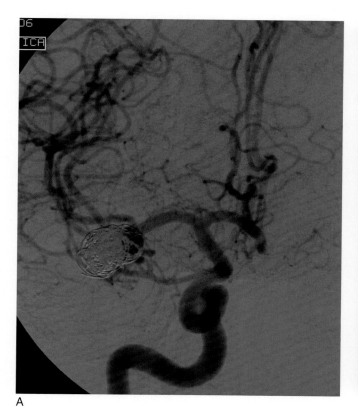

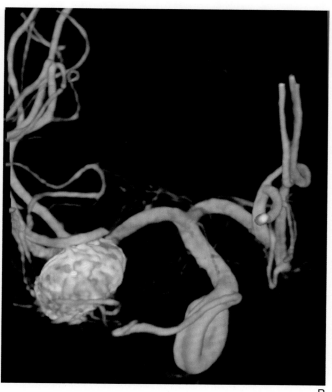

A

B

病例 20.3 女性患者,48 岁,因 2005 年出现右侧大脑中动脉动脉瘤破裂而行血管内栓塞治疗。2 年后因弹簧圈压缩出现动脉瘤复发。(A)右侧颈内动脉血管造影前后位像。(B)右侧颈内动脉血管造影 3D 重建像。动脉瘤不宜进一步应用血管内手段进行治疗。压缩后的弹簧圈可容许直接夹闭瘤颈。(待续)

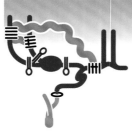

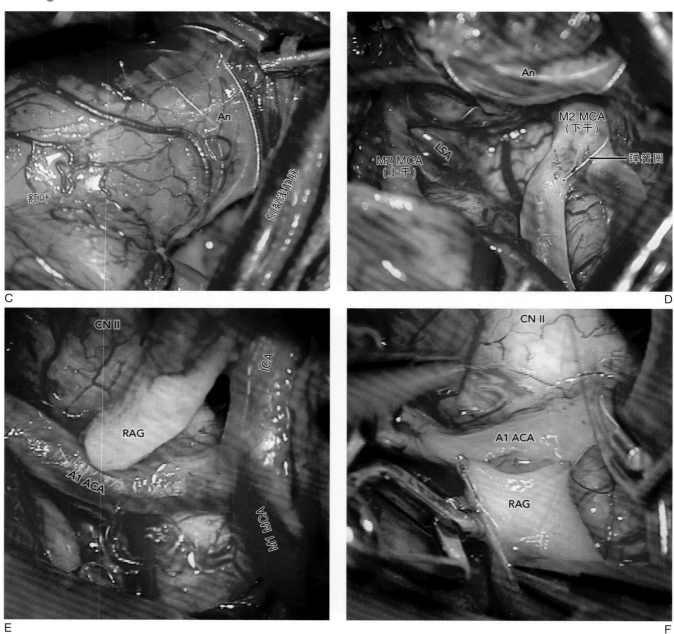

病例 20.3(续) (C)术中见弹簧圈已凸入额叶实质内并(D)发生位移进入下干的管腔内。夹闭瘤颈时,弹簧圈移行至下游并堵住了下干。因此,手术方案改为动脉瘤孤立术联合颅内-颅内双支再植术。(E)大脑前动脉 A1 段为搭桥提供了良好的供体血管节段,并把获取后的移植性桡动脉置于颈动脉池内。(F)缝合血管后壁之后,于管腔内检视缝线是否存在误差。An,动脉瘤;LSA,豆纹动脉;M1 MCA,大脑中动脉 M1 段;M2 MCA,大脑中动脉 M2 段;CN Ⅱ,视神经;RAG,移植性桡动脉;A1 ACA,大脑前动脉 A1 段;ICA,颈内动脉。(待续)

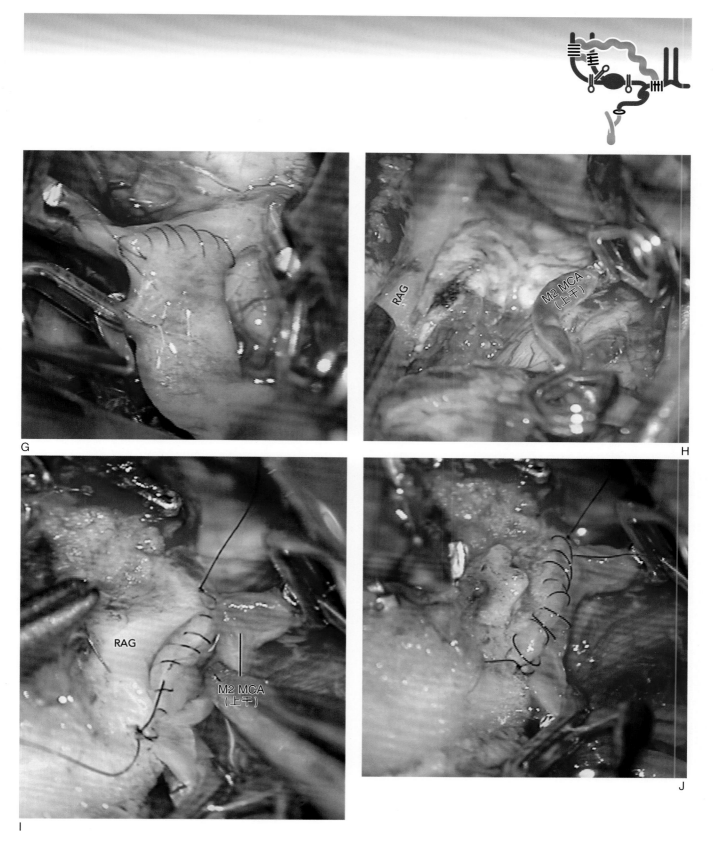

病例 20.3(续)　(G)完成血管前壁的缝合。(H)与在其他病例中对上干行再植术不同,本例是经侧–侧吻合将上干与移植血管相连。孤立并临时夹闭上干。(I)线性切开上干和移植血管的管壁以后,在管腔内用原位技术缝合血管内壁。(J)在管腔外缝合外壁。M2 MCA,大脑中动脉 M2 段;RAG,移植性桡动脉。(待续)

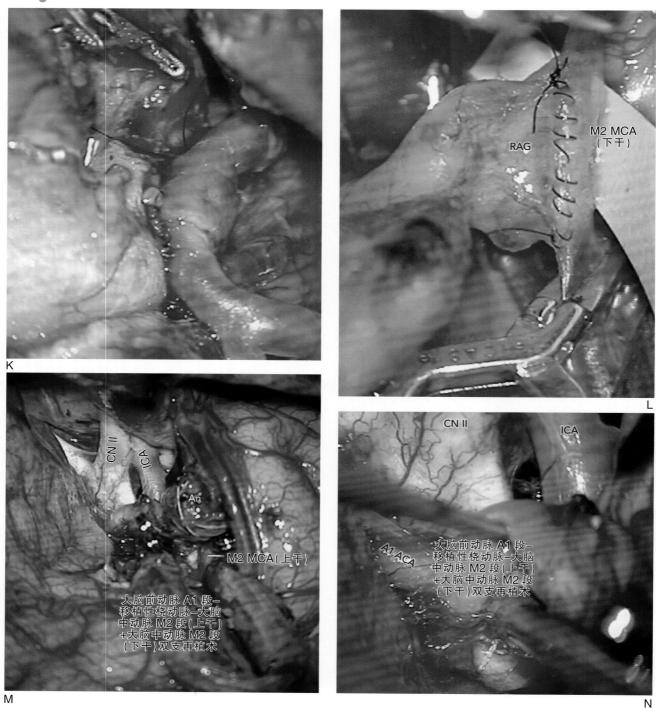

病例 20.3(续) (K)重置临时阻断夹以便上干获得再灌注血流。(L)通过端-侧吻合的方式,将移植性桡动脉移植到下干上。(M)孤立并永久性夹闭动脉瘤。检视 3 处吻合口的通畅性:(N)大脑前动脉 A1 段近端的供血支吻合口。RAG,移植性桡动脉桥血管;M2 MCA,大脑中动脉 M2 段;CNⅡ,视神经;ICA,颈内动脉;An,动脉瘤;A1 ACA,大脑前动脉 A1 段。(待续)

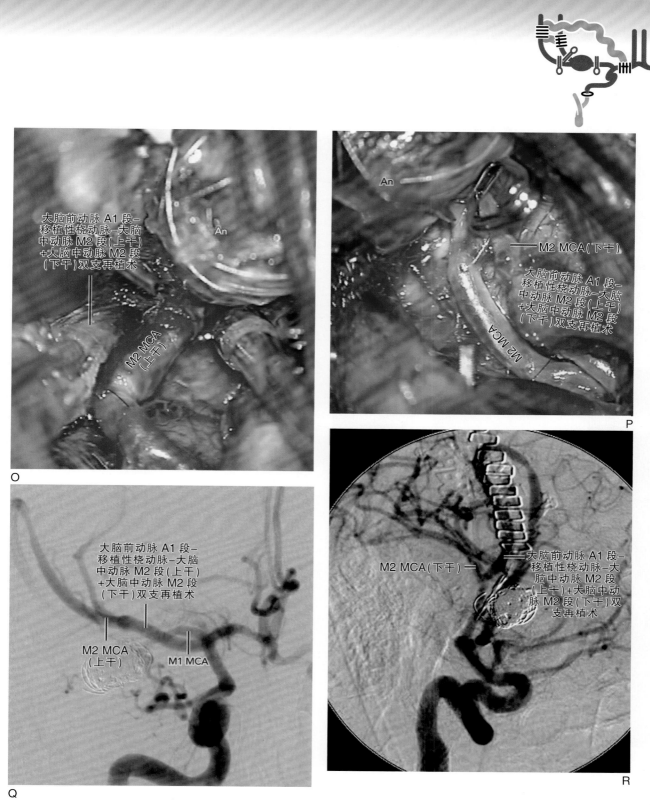

病例 20.3（续）　（O）供血支与上干的交通性吻合口。（P）下干的受体血管吻合口。如在永久性瘤夹远端区域所见，通过把搭桥血管向远端再植到下干分支的方式，来让分支内的血液逆流到另一分支及动脉主干。术后血管造影显示大脑前动脉 A1 段–移植性桡动脉–大脑中动脉 M2 段（上干）+大脑中动脉 M2 段（下干）搭桥通畅且动脉瘤闭塞。（Q）右侧颈内动脉血管造影前后位像。（R）右侧颈内动脉血管造影侧位像。患者术后无并发症或神经功能缺损，而且 5 年随访时恢复良好。此病例展示了使用侧–侧吻合而非端–侧吻合的方式来完成中等管径的血管吻合。An，动脉瘤；M1 ACA，大脑中动脉 M1 段；M2 MCA，大脑中动脉 M2 段。

病例 20.4 大脑中动脉(MCA)搭桥术

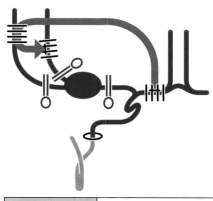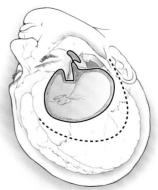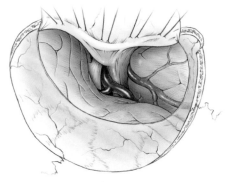

诊断	右侧大脑中动脉动脉瘤(巨大)
动脉瘤类型	大脑中动脉分叉部
开颅术/入路	眶-翼点开颅术/经侧裂入路

搭桥术	R A1 ACA–SVG–M2 MCA (Sup Tr)+M2 MCA(Inf Tr)双侧再植术
搭桥类型	组合式搭桥
治疗	动脉瘤孤立

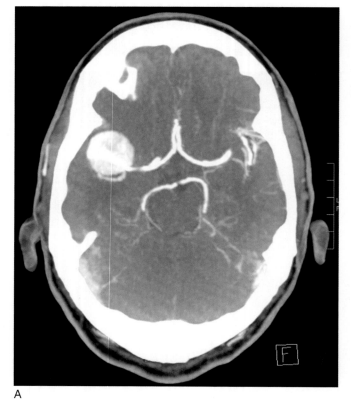

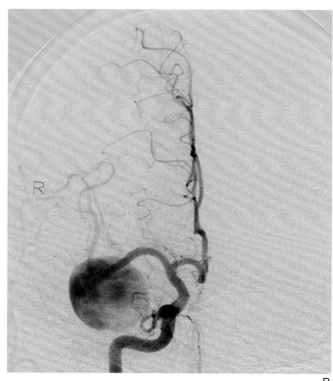

A

B

病例 20.4 男性患者,70 岁,表现为卒中所致的左侧肢体无力。进一步评估后发现一枚右侧大脑中动脉分叉部巨大动脉瘤。(A)轴位 CT 血管造影。(B)右侧颈内动脉血管造影前后位像。因瘤体呈延长扩张样且体积巨大而大大降低了直接夹闭的可能性,准备实施搭桥手术。(待续)

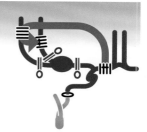

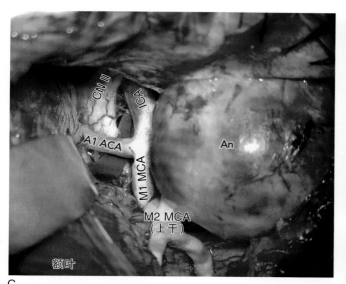

C

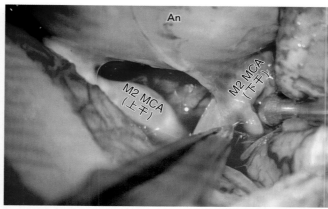

D

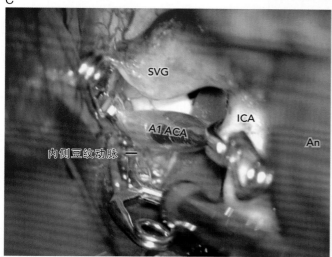

E

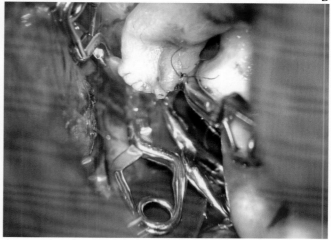

F

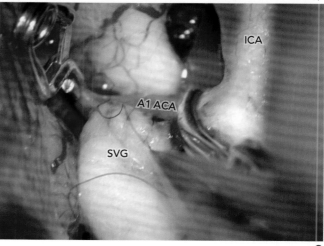

G

病例 20.4（续）　（C）经右侧眶-翼点开颅术并分离侧裂后显露
动脉瘤。（D）在岛阈附近，辨认动脉瘤远端的流出干。（E）选择大
脑前动脉 A1 段作为颅内供血支，并在孤立的血管节段内纳入一
支内侧豆纹动脉。（F，G）分别向前和向后翻转移植性大隐静脉
（桡动脉不可用）以完成背面和前面的缝合。CN Ⅱ，视神经；An，
动脉瘤；ICA，颈内动脉；M1 MCA，大脑中动脉 M1 段；M2 MCA，
大脑中动脉 M2 段；A1 ACA，大脑前动脉 A1 段；SVG，移植性大
隐静脉。（待续）

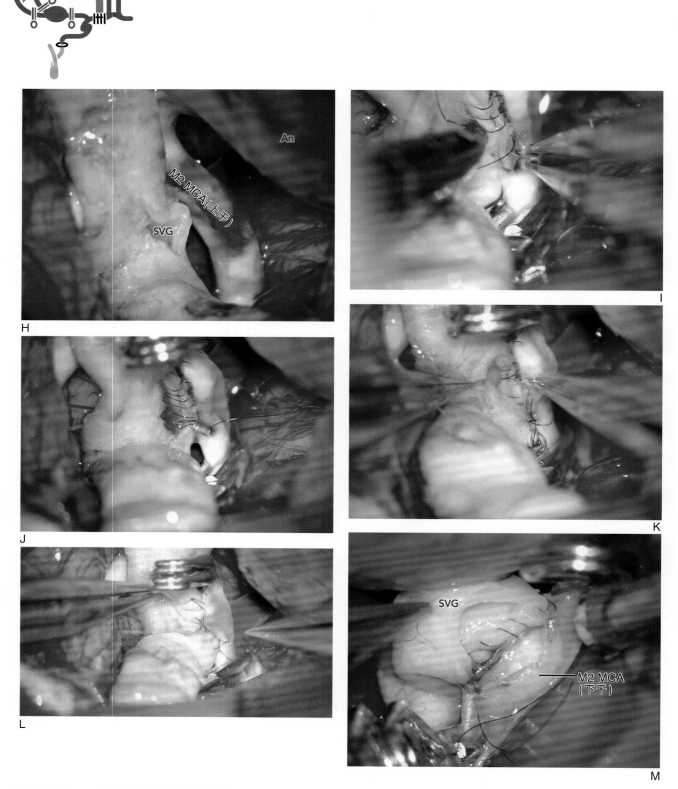

病例 20.4(续)　(H)上干缝合应用原位技术,即呈线性切开移植物和上干的管壁。(I,J)经管腔内连续缝合来连接两条血管内侧壁。(K)检视时可见到清晰的缝线。(L)缝闭血管外壁。(M)再次将原位技术应用于下干的缝合,即在管腔内以端-侧吻合的方式缝合后壁。SVG,移植性大隐静脉;An,动脉瘤;M2 MCA,大脑中动脉 M2 段。(待续)

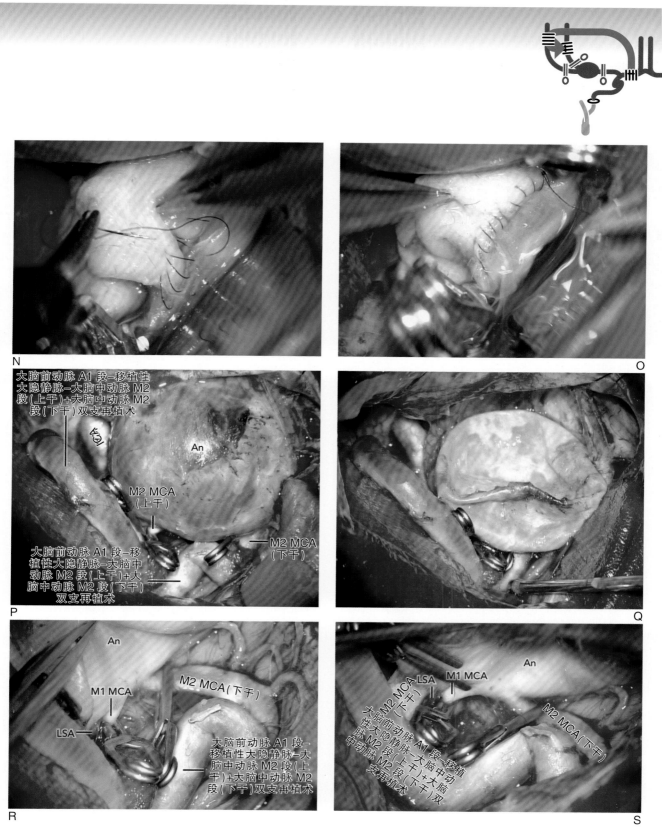

病例 20.4（续） （N,O）在管腔外完成前壁的缝合。借助原位缝合技术可使桥血管保持固定状态，而且剪裁下来的管长较一般情况更短。（P）在合适的位置完成大脑前动脉 A1 段-移植性大隐静脉-大脑中动脉 M2 段（上干）+大脑中动脉 M2 段（下干）搭桥后，用瘤夹孤立动脉瘤并（Q）对其抽吸减压。（R）把孤立瘤体的瘤夹向前移动至流出干自瘤体发出的起始部。（S）需要并置两枚瘤夹来闭塞血管上干。An，动脉瘤；ICA，颈内动脉；M1 MCA，大脑中动脉 M1 段；M2，MCA，大脑中动脉 M2 段；LSA，豆纹动脉。（待续）

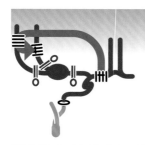

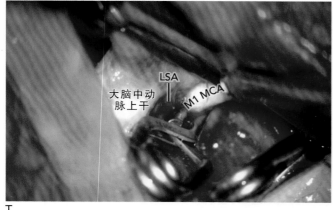

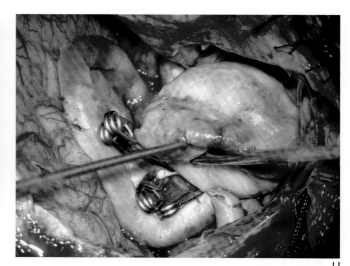

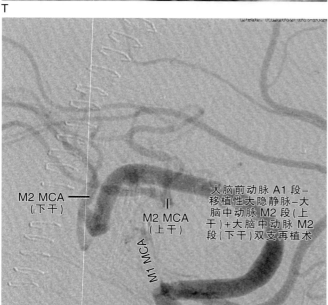

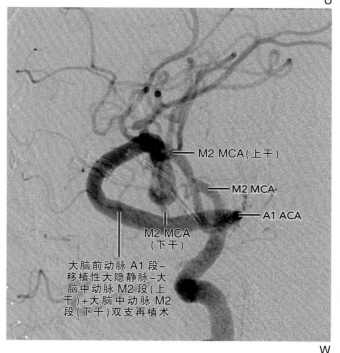

病例 20.4（续）　（T）在放置瘤夹的过程中，要注意保护瘤体基底部发出的豆纹动脉，即位于大脑中动脉 M1 段流出道和上干起始部之间。起初放置瘤夹时因孤立了该支豆纹动脉而引起运动诱发电位信号消失；通过调整瘤夹位置以挽救该穿支后的运动诱发电位信号得以恢复。（U）借助原位缝合技术可有助于缩短移植物管长，这对于粗大的移植性大隐静脉来说非常重要。术后脑血管造影证实搭桥血流充足，动脉瘤完全闭塞。（V）右侧颈内动脉血管影前斜位像。（W）右侧颈内动脉血管造影侧位像。患者出院时无新发神经功能障碍。LSA，豆纹动脉；M1 MCA，大脑中动脉 M1 段；M2 MCA，大脑中动脉 M2 段；A1 ACA，大脑前动脉 A1 段。

病例 20.5 大脑前动脉(ACA)搭桥术

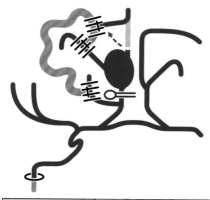 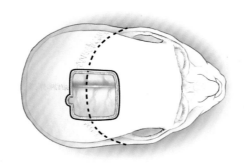 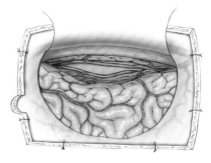

诊断	右侧大脑前动脉动脉瘤(巨大,霉菌性)
动脉瘤类型	大脑前动脉交通后段(大脑前动脉 A3 段)
开颅术/入路	双额开颅术/前半球间裂入路

搭桥术	R AIFA–RAG–CmaA+PcaA 双侧再植术
搭桥类型	组合式搭桥
治疗	动脉瘤近端阻断

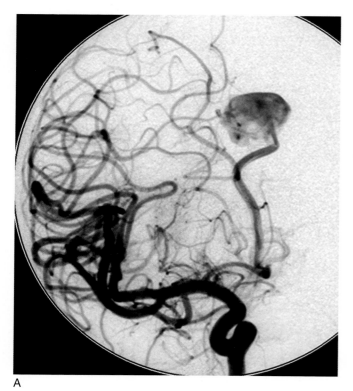

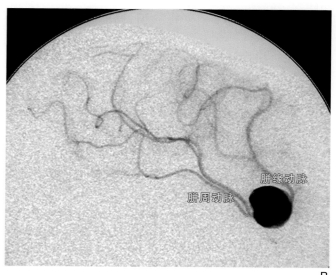

胼缘动脉

胼周动脉

A

B

病例 20.5 男性患者,24 岁,有药物滥用史,表现为发热、头痛和恶心。诊断为细菌性心内膜炎并行二尖瓣和主动脉瓣膜置换术。康复过程中,在他的大脑前动脉 A3 段分出胼周动脉和胼缘动脉处发现一枚真菌性动脉瘤。尽管应用抗生素治疗了 6 周,但复查影像显示瘤体直径已增至 2.8cm。(A)右侧颈内动脉血管造影前后位像。(B)大脑前动脉超选血管造影侧位像。治疗人员认为血管内治疗和传统夹闭术均不可行,因此计划行双支再植术。取头右偏位(水平中线位,鼻右偏,右侧半球下垂),行双额开颅术经半球间裂入路显露动脉瘤。(待续)

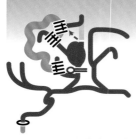

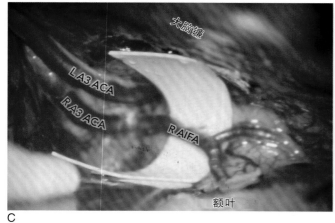

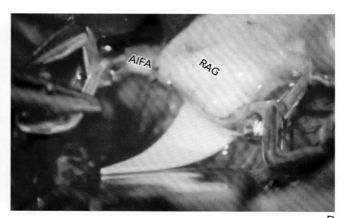

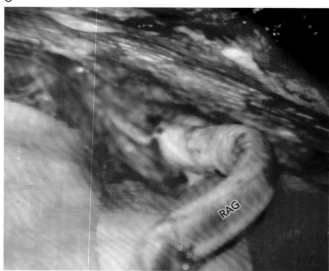

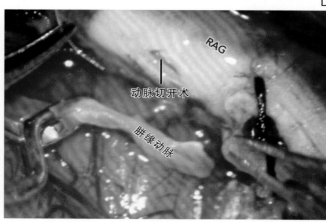

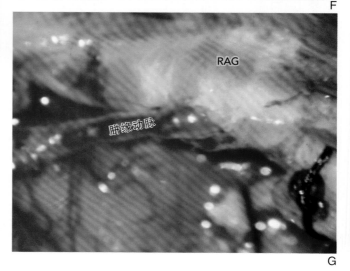

病例 20.5（续）　（C）在镰-额三角内辨认双侧大脑前动脉 A3 段，为了避免胼周动脉和胼缘动脉供血区承载额外的缺血时长，选择一支较粗大的右侧额前内动脉作为供血支。（D）利用端-侧吻合连接移植性桡动脉和额前内动脉，并为随之进行的再植术做好准备。（E）在半球间裂内把移植血管绕过动脉瘤。（F）在桥血管的再植吻合处切开管壁，从动脉瘤上离断胼缘动脉并修剪成鱼口状。（G）以端-侧吻合的方式将胼缘动脉再植到移植性桡动脉上，为了让胼缘动脉立刻获得再灌注血流，把桥血管上的临时阻断夹调至更远端处。L A3 ACA，左侧大脑前动脉 A3 段；R A3 ACA，右侧大脑前动脉 A3 段；R AIFA，右侧额前内动脉；AIFA，额前内动脉；RAG，移植性桡动脉。（待续）

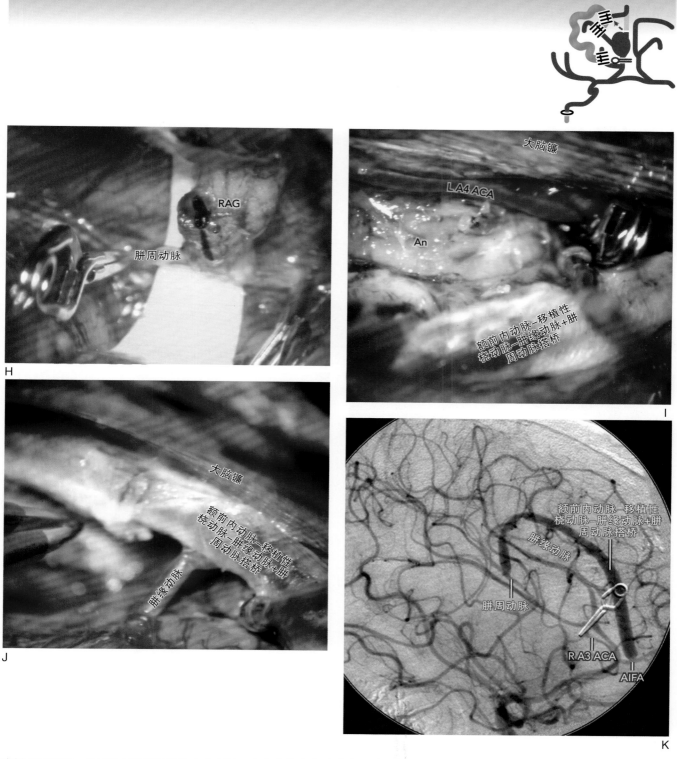

病例 20.5(续)　(H)两支胼周动脉分支共享了一支自瘤体发出的动脉干,使得仅对两支胼周动脉分支中较大的一支实施端-侧吻合即可重建两支胼周动脉分支的血流。(I)用一枚永久性瘤夹阻断真菌性动脉瘤近端血管。(J)双支再植术重建了大脑前动脉远端供血区的血流。(K)术后血管造影确认动脉瘤闭塞且搭桥通畅(右侧颈内动脉血管造影侧位像)。患者可耐受手术,无并发症出现并于术后第 5 天出院。额前内动脉-移植性桡动脉-胼缘动脉+胼周动脉搭桥是一种"自前向后"的颅内-颅内双支再植术。RAG,移植性桡动脉;An,动脉瘤;L A4 ACA,左侧大脑前动脉 A4 段;R A3 ACA,右侧大脑前动脉 A3 段;AIFA,额前内动脉。

病例 20.6 大脑前动脉(ACA)搭桥术

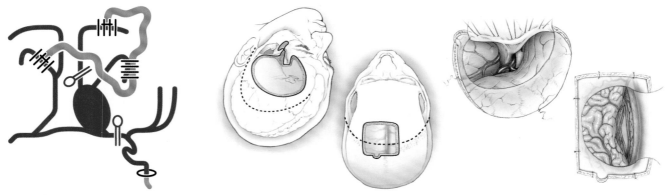

诊断	前交通动脉动脉瘤(巨大,血栓性)	搭桥术	R PcaA–RAG–L PcaA+L CmaA 双侧再植术(非对称性搭桥)
动脉瘤类型	大脑前动脉交通段(单侧 A2 段闭塞)	搭桥类型	组合式搭桥
开颅术/入路	眶–翼点–双额开颅术/经侧裂–前半球入路	治疗	动脉瘤孤立(不完全性)

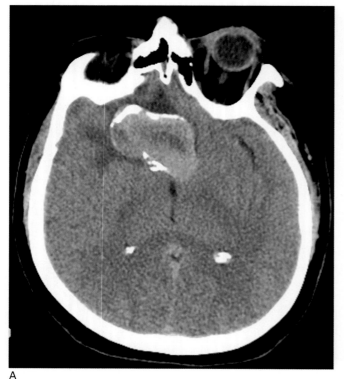

A

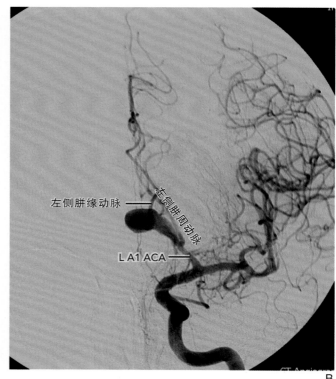

左侧胼缘动脉
右侧胼周动脉
L A1 ACA

B

病例 20.6 此病例所展示的是非对称性大脑前动脉搭桥。保留自前交通动脉复合体发出的单支流出道动脉(右侧大脑前动脉 A2 段)以用作供血动脉,并在半球间裂内使用双支再植术,借助短距离桡动脉移植物来连接对侧的胼周动脉和胼缘动脉。三处吻合口创造了非对称性动脉系统,为整个双侧的大脑前动脉区域供血,使直接闭塞瘤体成为可能。该病例为 47 岁女性患者,表现为癫痫发作,但查体时仅有平衡障碍。(A)影像学检查显示一枚直径为 4cm 的巨大血栓性前交通动脉动脉瘤,瘤壁增厚钙化,在右额叶产生占位效应并有瘤周水肿,无蛛网膜下隙出血(轴位头部 CT)。血管造影显示瘤腔相对较小,经由左侧的大脑前动脉 A1 段供血,而且左侧胼周动脉和胼缘动脉发自动脉瘤基底部。(B)左侧颈内动脉血管造影前后位像。(待续)

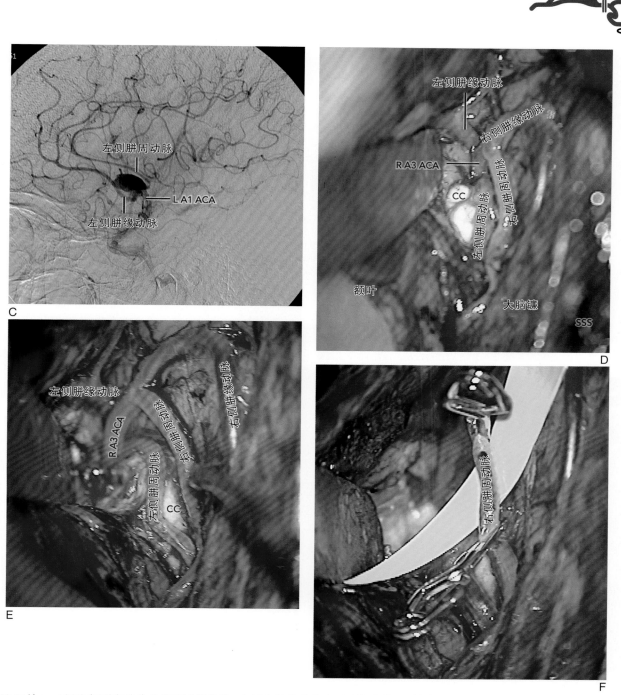

病例 20.6(续) （C）左侧颈内动脉血管造影侧位像。右侧大脑前动脉未对动脉瘤供血。沿发际线行稍过中线的切口，采用标准眶-翼点联合双额开颅术，为了在近端和远端控制动脉瘤，显露额底和半球间裂通道后分离硬脑膜瓣。（D）于大脑半球间裂内分离以便打开双侧大脑前动脉 A3 段(环绕胼胝体膝处)的镰-额三角。（E）沿右侧额叶内侧面走行的右侧大脑前动脉 A3 段分为胼周动脉和胼缘动脉，但是这些动脉在左侧更靠近心端的位置从瘤体发出；左侧的胼周动脉绕过胼胝体上方(位于右侧胼周动脉下方)走行，并且左侧的胼缘动脉沿左侧的额叶内侧面走行。（F）备好右侧的胼周动脉以当作供血支。L A1 ACA，左侧大脑前动脉 A1 段；R A3 ACA，右侧大脑前动脉 A3 段；CC，胼胝体。（待续）

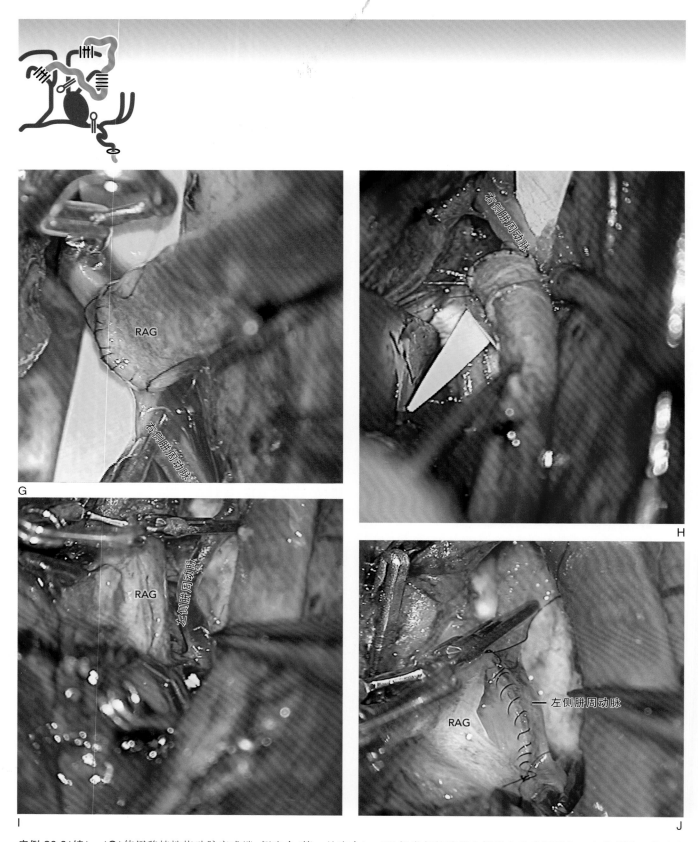

病例 20.6(续) (G)使用移植性桡动脉完成端–侧吻合(第一处吻合)。(H)把卷起的移植血管置入半球间裂内。(I)将移植血管移向后下方的胼胝体处,以便与左侧胼周动脉并行。切开移植性桡动脉的管壁,并备好左侧胼周动脉以用于侧–侧吻合。(J)在管腔内进行深部缝合。RAG,移植性桡动脉。(待续)

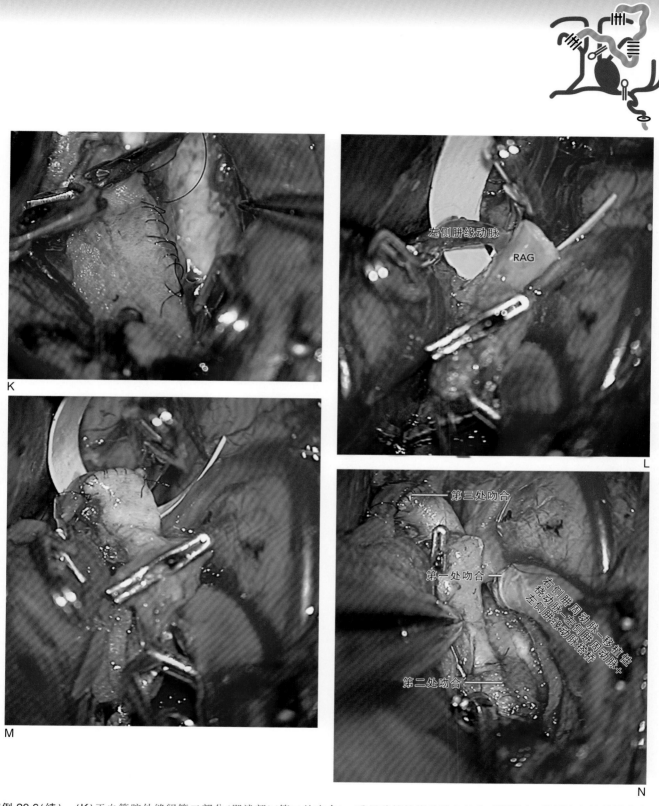

病例 20.6(续) (K)于血管腔外缝闭第二部分(即浅部)(第二处吻合)。重置移植性桡动脉上的临时阻断夹,以便让左侧胼周动脉获得再灌注血流。(L)修剪移植性桡动脉,(M)并将其前置以完成端–侧吻合的左侧胼缘动脉处(第三处吻合)。(N)在半球间裂内,右侧胼周动脉–移植性桡动脉–左侧胼周动脉+左侧胼缘动脉搭桥构成了一个 360°回路,即来源于右侧的血流向左侧的额叶内侧区域供血。RAG,移植性桡动脉。(待续)

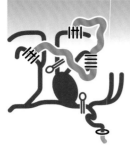

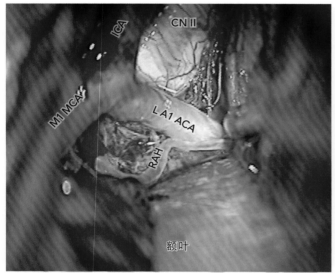

O

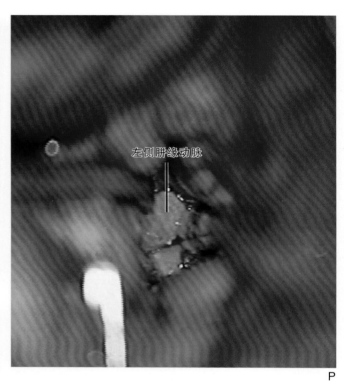

P

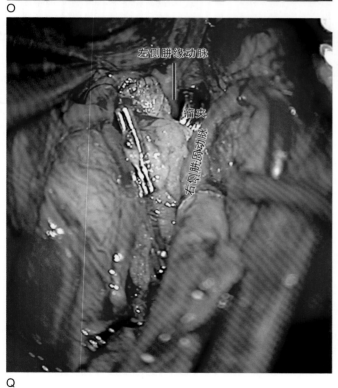

Q

病例 20.6(续) （O)把入路转向额底区域以便在动脉瘤基底部夹闭大脑前动脉 A1 段流入干的远端,保留附近的 Heubner 回返动脉。(P)转回到半球间裂区域闭塞动脉瘤近端,沿左侧胼缘动脉走行追踪至其从动脉瘤的发出处。(Q)应用瘤夹阻断。为使充盈的大脑前动脉 A2 段血流向下逆流至 Heubner 回返动脉,仍要保持左侧胼周动脉开放,而不是完全孤立动脉瘤。CN Ⅱ,视神经;ICA,颈内动脉;M1 MCA,大脑中动脉 M1 段;L A1 ACA,左侧大脑前动脉 A1 段;RAH,Heubner 回返动脉。（待续）

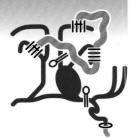

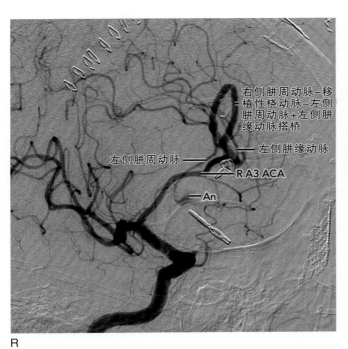

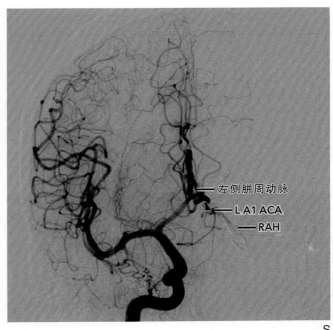

右侧胼周动脉–移植性桡动脉–左侧胼周动脉+左侧胼缘动脉搭桥

左侧胼周动脉

左侧胼缘动脉

R A3 ACA

An

左侧胼周动脉

L A1 ACA

RAH

病例 20.6(续)　(R)右侧颈内动脉血管造影前斜位像。(S)右侧颈内动脉血管造影前后位像。除了在向 Heubner 回返动脉和前交通动脉穿支供血的前交通动脉复合体周围的一小部分区域,瘤腔内已形成血栓(参照上文的大脑前动脉 A1 段远端夹闭术)。左侧大脑前动脉不再对大脑前动脉远端的区域供血,而且右侧的胼周动脉为双侧大脑前动脉区域供血。在第 2 年随访时,患者的神经功能完好且状态良好。患者拒绝行二期动脉瘤内血栓切除术。非对称性搭桥是双支再植术的一种全新应用,该技术把每一支动脉的缺血时长限制在单次吻合所需的常规时间内,即搭桥准备完毕后先行供血支吻合,紧接着行胼周动脉和胼缘动脉受体支的再植术。R A3 ACA,右侧大脑前动脉 A3 段;L A1 ACA,左侧大脑前动脉 A1 段;RAH,Heubner 回返动脉;An,动脉瘤。

双支颅内–颅内组合式搭桥

　　尽管双支再植术是把颅内–颅内移植血管插入式搭桥与再植术或原位搭桥结合起来,但在未纳入插入性移植血管的条件下,再植术、再吻合术以及原位搭桥的其他组合方式也都可行。例如,从巨大血栓性大脑中动脉远端动脉瘤发出的两条流出性动脉,可在孤立瘤体后采用再吻合术联合再植术的方式对其进行重建(病例 20.7),这与在双支再植术中仅把流出通道供血区的缺血时长控制在单处吻合所需的时间之内有所不

同,再吻合术+再植术中的每一条受体动脉,都要历经两个阶段的缺血状态,即中断一支的再灌注血流才能为另一只提供血运。这种发生在瘤体流出干上的"背靠背式"缺血间隔期会令术者不安。此技术和 Spetzler 的"8 字"搭桥都是极富想象力的双支颅内–颅内血管搭桥,即直接把瘤体的两条流出性动脉连接至一支已被分成两半的载瘤动脉/瘤体流入干,但在完成两次血管吻合的过程中,两条流出性动脉需要长时间耐受持续性的缺血状态。

　　双支颅内–颅内血管搭桥有助于应对术中出现的并发症,如处理发生闭塞的单纯性颅内–颅内血管搭

病例 20.7　大脑中动脉(MCA)搭桥术

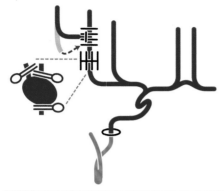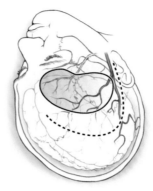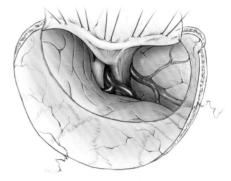

诊断	右侧大脑中动脉动脉瘤(血栓性)
动脉瘤类型	大脑中动脉分叉后(侧裂)
开颅术/入路	翼点开颅术/经侧裂入路

搭桥术	M2 MCA–AngA 再吻合术和 PosParA–M2 MCA 再植术
搭桥类型	组合式搭桥
治疗	动脉瘤切除

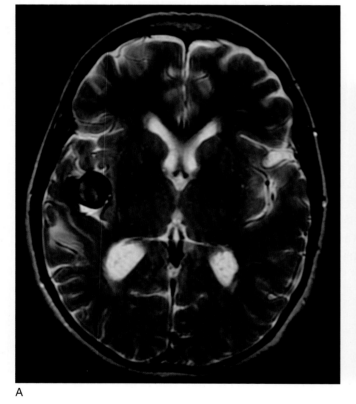

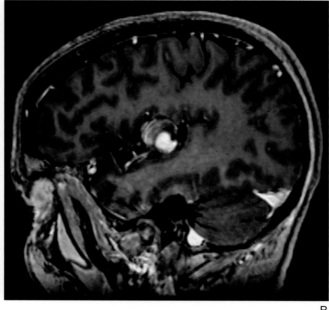

A　　　　　　　　　　　　　　　　　　　　　　　　　　　　　　　　　　　　　　B

病例 20.7　女性患者,68 岁,表现为间断头痛,随后因突发剧烈头痛从睡梦中惊醒。影像学检查显示右侧大脑中动脉 M2 段远端有一枚血栓性动脉瘤并恰好位于角回动脉和顶后动脉的分叉处。(A)轴位 MRI T2 加权成像。(B)矢状位 MRI T1 加权成像。(待续)

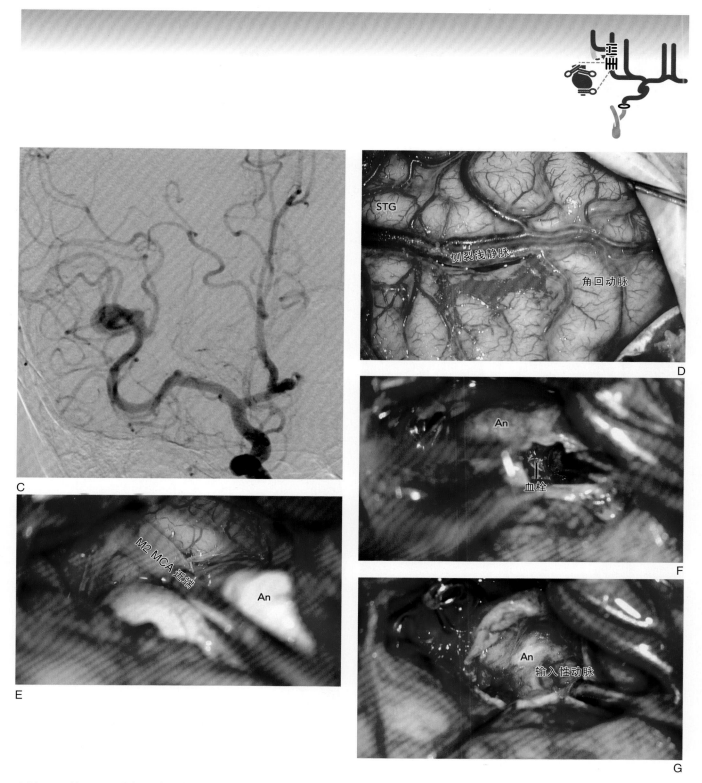

病例 20.7(续)　(C)右侧颈内动脉血管造影前后位像。计划临时孤立瘤体并切除血栓,随后以夹闭重塑的方式处理动脉瘤。(D)后延翼点开颅术以显露角回并打开侧裂。(E)辨认动脉瘤流入动脉并行临时夹闭控制。(F)切开瘤顶,去除腔内血栓。(G)切口直至下方的流入动脉开口处(瘤腔内观)。STG,颞上回;M2 MCA,大脑中动脉 M2 段;An,动脉瘤。(待续)

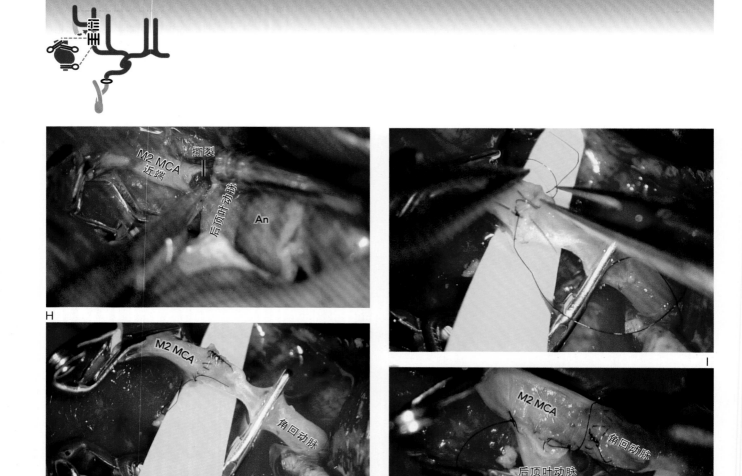

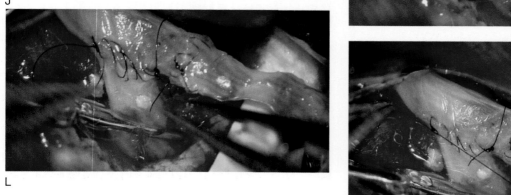

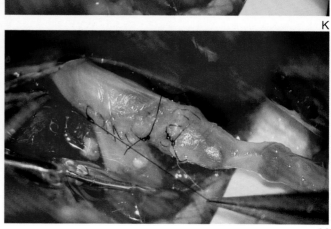

病例 20.7(续) (H)内折瘤体基底部管壁以便使用瘤夹重塑瘤颈,但是撕裂了瘤体基底部的流入动脉。因此,离断瘤体流入动脉。(I,J) 以端-端吻合的方式将其与瘤体的流出性角回动脉相连。(K)利用原位吻合技术将顶后动脉主干再植到大脑中动脉 M2 段流入通道上,即首先在管腔内行深部连续缝合。(L)连续性松弛缝合表浅部吻合口。(M)收紧吻合口缝线。M2 MCA,大脑中动脉 M2 段;An,动脉瘤。(待续)

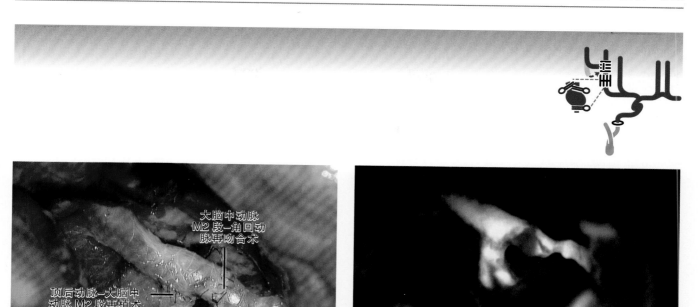

大脑中动脉
M2 段–角回动
脉再吻合术

顶后动脉–大脑中
动脉 M2 段再植术

N

O

病例 20.7（续）　（N）移除临时阻断夹以开放搭桥血流。(O)虽然角回动脉出现了明显痉挛,但吲哚菁绿荧光造影显示大脑中动脉 M2 段–角回动脉再吻合术和顶后动脉–大脑中动脉 M2 段再植术通畅。在发生痉挛的角回动脉供血区,患者出现了症状性脑水肿,但已完全恢复。此病例展示了双支颅内–颅内组合式搭桥,即应用再吻合术和再植术来重建深埋于岛叶隐窝内的动脉分叉部血流。

桥。在完成这些已经计划好的搭桥手术中并未提前获取头皮动脉,虽对意外闭塞的血管无计可施,但还可以通过第二处的非计划性颅内–颅内血管搭桥进行处理。对原搭桥部位再进行一次血管吻合的话的确是能挽救一部分不通的搭桥血流,但修补管壁是无法处理其他类型搭桥闭塞的,比如端–端再吻合口处张力过高,或是侧–侧吻合口内缝入了病理性管壁组织。因此,可能有必要进行一整套新的搭桥术,而不是在原有部位进行第二次尝试。例如,因动脉断端之间张力过高而引发

的远端大脑前动脉端–端再吻合失败,可通过后续的端–侧再植式吻合至对侧胼缘动脉的办法来松解吻合口张力并保持其畅通。另一例是与动脉粥样硬化性供血动脉行原位搭桥的受体支出现血流不通,通过切除吻合口段的管壁并对其行端–端再吻合来挽救搭桥血流。还有一例是完成了深部再植术的动脉出现了扭转性闭塞,通过在更浅部位切断动脉、解除残端扭曲并实施端–端再吻合的办法来修复动脉,而不是在原部位重复完成一次深部再吻合术。

颅外-颅内联合颅内-颅内的组合式搭桥

颅外-颅内联合颅内-颅内的组合式搭桥常用于治疗复杂性大脑中动脉动脉瘤,即应用颞浅动脉-大脑中动脉搭桥来重建瘤体的一支流出干,并通过再植术、原位搭桥、再吻合术或移植血管插入式搭桥重建瘤体的另一支流出干。之所以要率先完成颞浅动脉-大脑中动脉搭桥,是因其在第二处颅内-颅内血管搭桥的实施过程中能够增加血管阻断后相应供血区的缺血耐受性。颞浅动脉-大脑中动脉搭桥起到了"安全网"的作用,一旦更加困难的血流重建术失败了,独立存在的颅外颈动脉系统能够提供可靠血流,从而起到保护脑组织的作用。本部分病例包含了为重建一支瘤体流出干而率先完成的颞浅动脉-大脑中动脉搭桥联合为重建另一支瘤体流出干而实施的大脑中动脉 M2 段-大脑中动脉 M3 段再吻合术(病例 20.8)、大脑中动脉 M1 段-移植性桡动脉-大脑中动脉 M2 段插入式搭桥 (病例 20.9)、大脑前动脉 A1 段-移植性桡动脉-大脑中动脉 M2 段插入式搭桥(病例 19.6)和颞前动脉-大脑中动脉 M2 段原位搭桥。

对于患有多个复杂动脉瘤的患者而言,通过一次手术同时处理这些病变需要用到颅外-颅内联合颅内-颅内的组合式搭桥。例如,小脑下后动脉 p3 段瘤体累及处的管壁切除-再吻合术联合枕动脉-小脑下前动脉 a3 段搭桥,可治疗同时患有巨大延长扩张型基底动脉干动脉瘤和大型延长扩张型小脑下后动脉动脉瘤的患者,后期还预计会在基底动脉干内放置血流导向装置来覆盖小脑下前动脉的起始部(病例 20.10)。另一个病例是曾接受过搭桥手术以及巨大岩骨-海绵窦段颈内动脉动脉瘤孤立术的患者,在实施颈总动脉-移植性桡动脉-大脑中动脉 M2 段插入式搭桥的受血支附近,尚存有一枚大脑中动脉梭形动脉瘤。通过单次手术的显露并在邻近区域行各自独立的搭桥,即可同时处理两枚动脉瘤。

病例 20.8　大脑中动脉(MCA)搭桥术

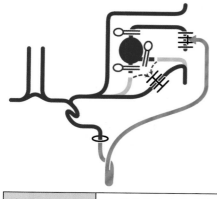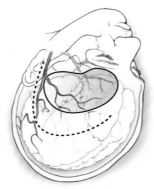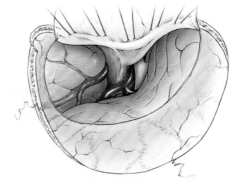

诊断	左侧大脑中动脉动脉瘤(延长扩张型,复发)		搭桥术	STA-M4 MCA 和 M2 MCA-M3 MCA 再吻合术
动脉瘤类型	大脑中动脉分叉后(侧裂)		搭桥类型	组合式搭桥
开颅术/入路	翼点开颅术/经侧裂入路		治疗	动脉瘤孤立

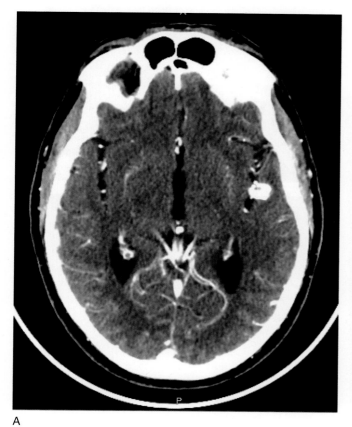

A

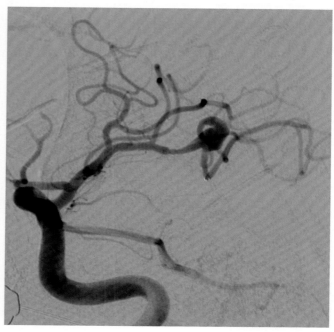

B

病例 20.8　男性患者,56 岁,在摩托车事故中受伤。检查时,偶然在左侧大脑中动脉远端发现一枚形态不规则的动脉瘤。他从车祸伤中恢复过来后接受了动脉瘤介入治疗。作为支架辅助弹簧圈栓塞动脉瘤的初始步骤,第二枚支架因在释放过程中致动脉壁穿孔而中止手术。影像学随访见动脉瘤增大。(A)轴位 CT 血管造影。(B)左侧颈内动脉血管造影颅顶位像。(待续)

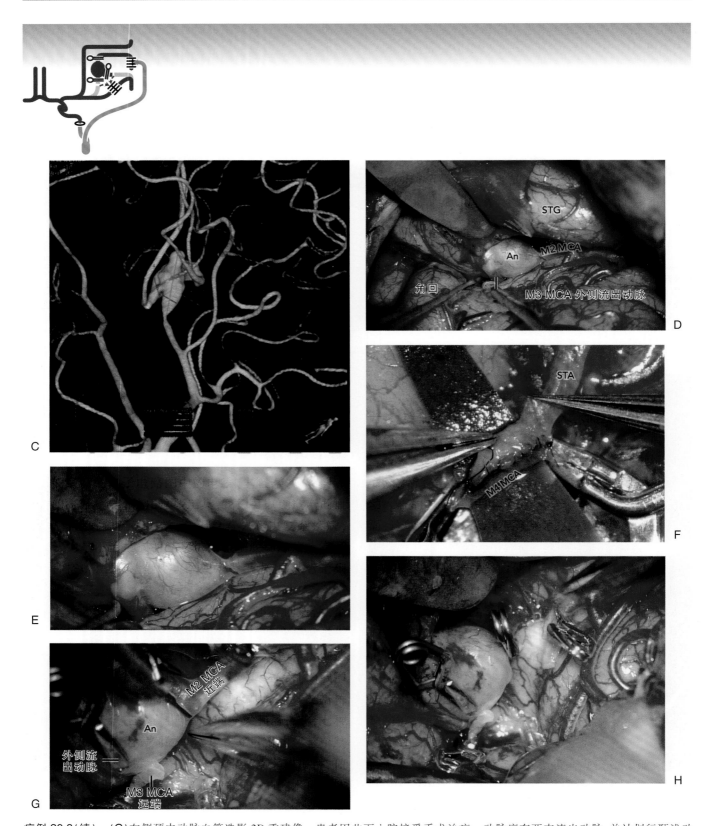

病例 20.8(续) (C)左侧颈内动脉血管造影 3D 重建像。患者因此而入院接受手术治疗。动脉瘤有两支流出动脉,并计划行颞浅动脉–大脑中动脉 M4 段搭桥联合瘤体切除–再吻合术。(D)向后分离侧裂远端直达角回处,显露岛叶、大脑中动脉 M2 段主干和动脉瘤。(E)之所以在动脉瘤流入干和外侧流出干之间实施再吻合术是因为岛裂膝部内有冗余的动脉管壁。(F)因此,对动脉瘤深部的内侧流出动脉行颞浅动脉–大脑中动脉 M4 段搭桥,随后应用快速荧光来辨认皮层表面内侧众多流出动脉的其中一支。孤立瘤体并离断外侧的(G)流出动脉和(H)流入动脉。STG,颞上回;An,动脉瘤;M2 MCA,大脑中动脉 M2 段;M3 MCA,大脑中动脉 M3 段;M4 MCA,大脑中动脉 M4 段。(待续)

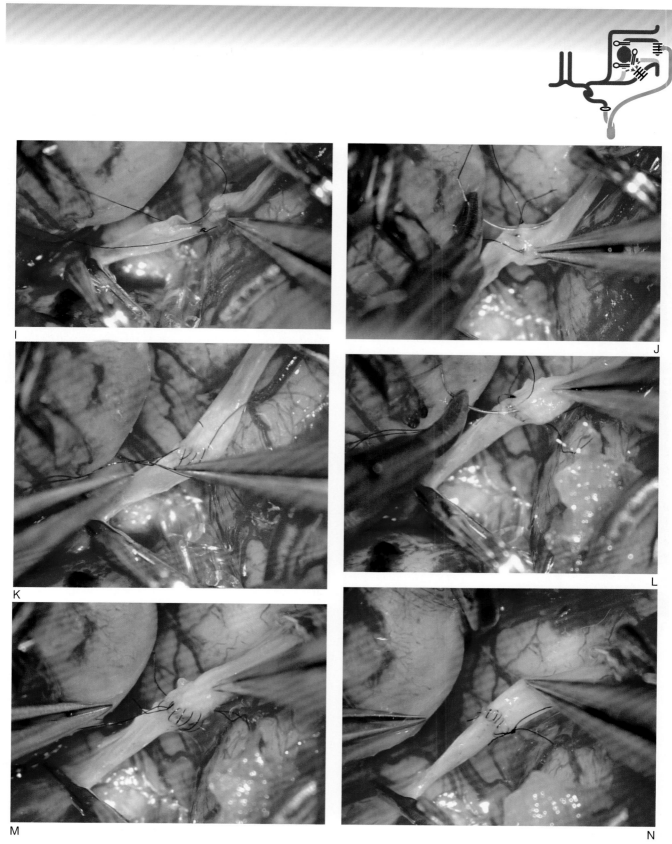

病例 20.8(续) (I)在有张力的状态下,用两条 9-0 缝线闭合动脉断端之间的缺口。(J)针尖刺入第一条缝线处的管壁,用显微镊上卷动脉壁并将管壁组织送至缝针处以产生相互作用力。(K)收紧缝线。(L)缝闭第二条缝线,用显微镊下卷动脉壁并将管壁组织送至缝针处以产生相互作用力。(M,N)收紧缝线环并打结。(待续)

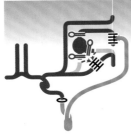

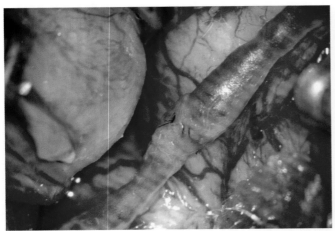

O

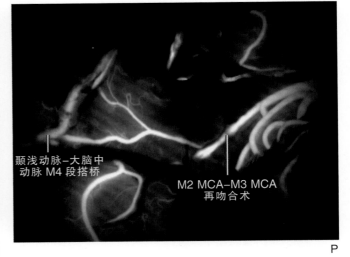

颞浅动脉-大脑中
动脉 M4 段搭桥

M2 MCA-M3 MCA
再吻合术

P

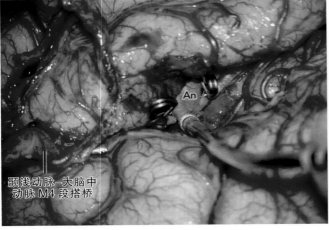

An

颞浅动脉-大脑中
动脉 M4 段搭桥

Q

病例 20.8(续)　(O)开放端-端再吻合口的血流。(P)吲哚菁绿荧光造影证实颞浅动脉-大脑中动脉 M4 段搭桥和大脑中动脉 M2 段-大脑中动脉 M3 段再吻合术通畅。(Q)岛盖处的通道可满足再吻合操作,但位于深部的内侧流出动脉就为另一处血流重建制造了难度。颞浅动脉-大脑中动脉 M4 段搭桥是一种更加简便且位置表浅的搭桥选择。此病例展示的是颅外-颅内联合颅内-颅内的组合式搭桥,即采用再吻合术和颞浅动脉-大脑中动脉 M4 段搭桥来重建位于岛叶隐窝深部的动脉分叉部血流。M2 MCA,大脑中动脉 M2 段;M3 MCA,大脑中动脉 M3 段;An,动脉瘤。

病例 20.9 大脑中动脉(MCA)搭桥术

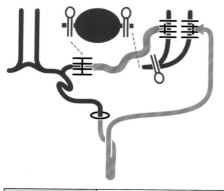
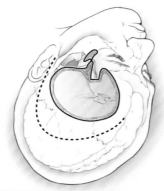
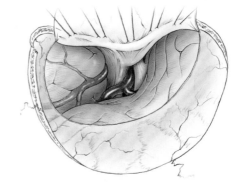

诊断	左侧大脑中动脉动脉瘤(巨大,延长扩张型)	搭桥术	L M1 MCA-RAG-M2 MCA 和 STA-M2 MCA
动脉瘤类型	大脑中动脉分叉前	搭桥类型	组合式搭桥
开颅术/入路	眶-翼点开颅术/经侧裂入路	治疗	动脉瘤切除

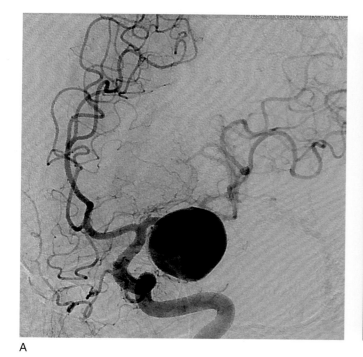
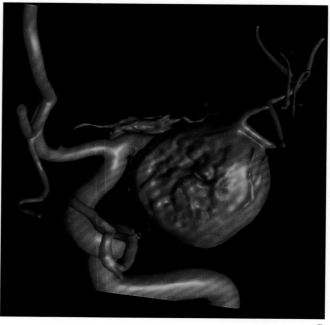

A

B

病例 20.9 男性患者,46 岁,突发右上肢感觉异常及麻木,诊断为左侧大脑中动脉巨大动脉瘤及内囊后肢栓塞性卒中。(A)左侧颈内动脉血管造影前斜位像。(B)左侧颈内动脉血管造影 3D 重建像。瘤体呈延长扩张样表现,并沿着大脑中动脉 M1 段向上延伸累及至大脑中动脉分叉部。计划行大脑中动脉 M1 段-移植性桡动脉-大脑中动脉 M2 段插入式搭桥,但为了在切除瘤体和行双支吻合时保护优势半球,治疗团队认为有必要率先实施颞浅动脉-大脑中动脉 M2 段搭桥。(待续)

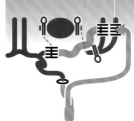

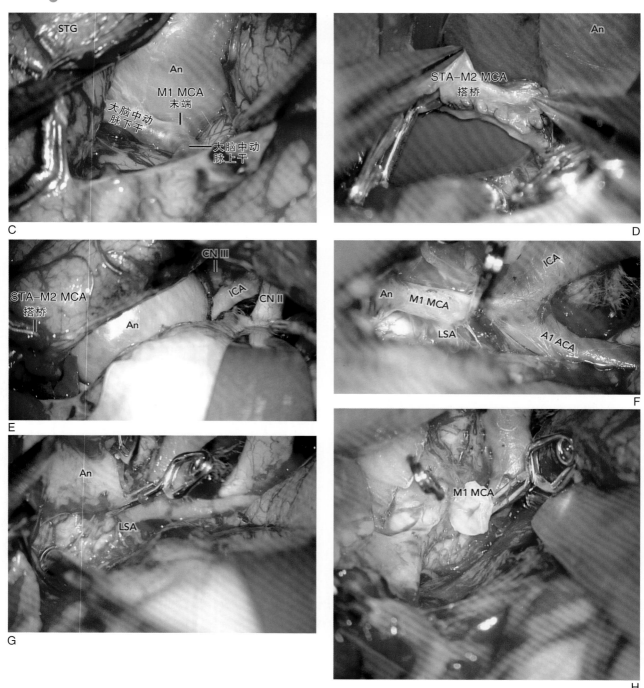

病例20.9(续) （C）行眶–翼点开颅术并分离侧裂后显露大脑中动脉M1段末端和大脑中动脉分叉部血管。（D）对下干行颞浅动脉–大脑中动脉M2段搭桥。（E）具有占位效应的动脉瘤遮住了其自身的流入通道。（F）于大脑中动脉M1段近端放置临时阻断夹。（G）动脉瘤变软，为使豆纹动脉主干获得血流灌注而重置瘤夹，然后孤立动脉瘤。（H）将大脑中动脉M1段近端从动脉瘤上离断，留下一圈多余的袖套状管壁组织以便缝合。STG，颞上回；An，动脉瘤；M1 MCA，大脑中动脉M1段；M2 MCA，大脑中动脉M2段；STA，颞浅动脉；ICA，颈内动脉；CN Ⅱ，视神经；CN Ⅲ，动眼神经；LSA，豆纹动脉；A1 ACA，大脑前动脉A1段。（待续）

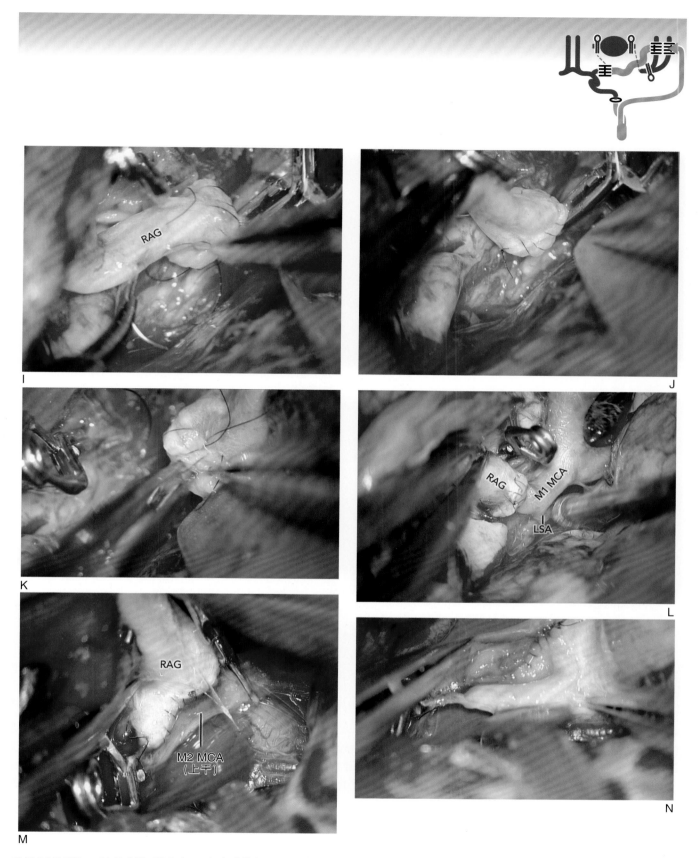

病例 20.9(续)　(I)完成端–端吻合。(J)完成前部弧形缝合。(K)收紧后部弧形缝合的缝线。(L)完成近端的血管吻合。(M)然后斜向离断移植性桡动脉，并借由端–侧吻合的方式将其与上干相连。(N)从管腔内检视可见第一条缝线完好。RAG，移植性桡动脉；LSA，豆纹动脉；M1 MCA，大脑中动脉 M1 段；M2 MCA，大脑中动脉 M2 段。(待续)

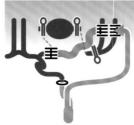

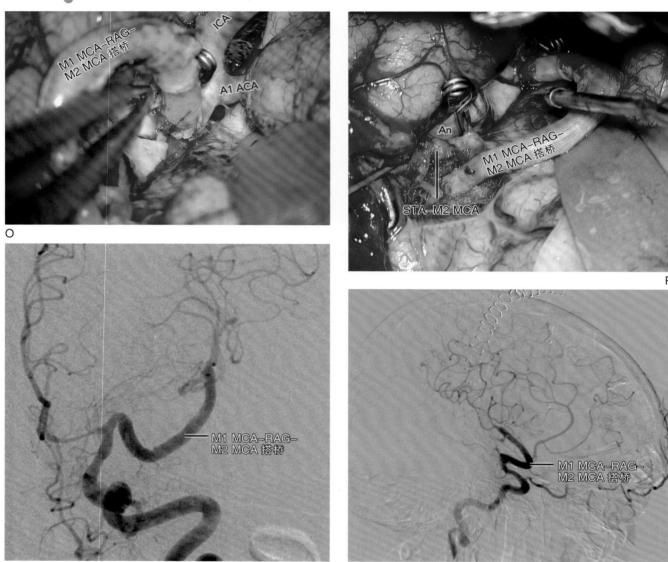

病例 20.9(续) (O,P)动脉瘤已置于血液循环之外,而且大脑中动脉 M1 段–移植性桡动脉–大脑中动脉 M2 段+颞浅动脉–大脑中动脉 M2 段的组合式搭桥向大脑中动脉区域供血。(Q)左侧颈内动脉血管造影前后位像。(R)左侧颈内动脉血管造影侧位像。单纯行颅外–颅内血管搭桥也许无法提供充足的血流,但为了完成血供更加丰富的插入式搭桥而实施横行阻断期间,颞浅动脉搭桥可为大脑中动脉区域提供保护。患者在恢复过程中无新发神经功能障碍。ICA,颈内动脉;M1 MCA,大脑中动脉 M1 段;M2 MCA,大脑中动脉 M2 段;RAG,移植性桡动脉;A1 ACA,大脑前动脉 A1 段;STA,颞浅动脉;An,动脉瘤。

病例 20.10 小脑下后动脉(PICA)搭桥术

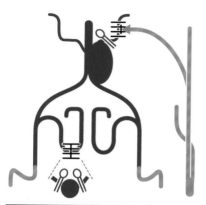
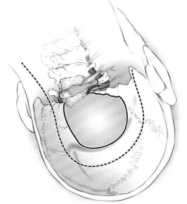
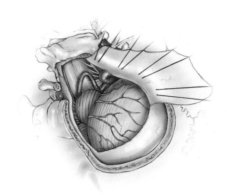

诊断	基底动脉主干动脉瘤和右侧小脑下后动脉动脉瘤	搭桥术	L OA-a3 AICA 和 R p3 PICA 再吻合术
动脉瘤类型	基底动脉四分叉前和小脑下后动脉,延髓扁桃体段	搭桥类型	组合式搭桥
开颅术/入路	远外侧-扩大乙状窦后开颅术/经小脑延髓裂入路	治疗	基底动脉动脉瘤:远端闭塞(部分性)和血流导向装置 小脑下后动脉动脉瘤:切除

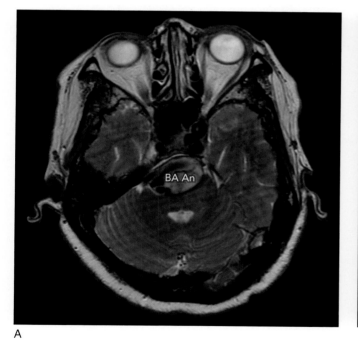
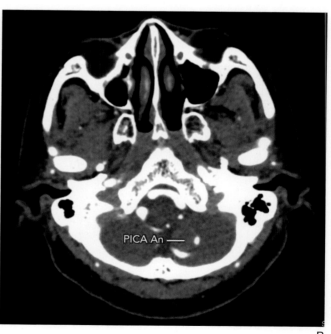

A   B

病例 20.10 女性患者,56 岁,表现为头痛、复视、平衡障碍及吞咽困难,上述表现是由于巨大延长扩张型基底动脉主干血栓性动脉瘤压迫脑干所致。(A)轴位 MRI T2 加权成像。(B)还可以见到小脑下后动脉远端的血栓性动脉瘤(轴位 CT 血管造影)。从血管造影上来看,基底动脉主干和小脑下后动脉仅有轻微扩张,表明两枚动脉瘤内都已充满了血栓。BA,基底动脉;PICA,小脑下后动脉;An,动脉瘤。(待续)

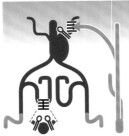

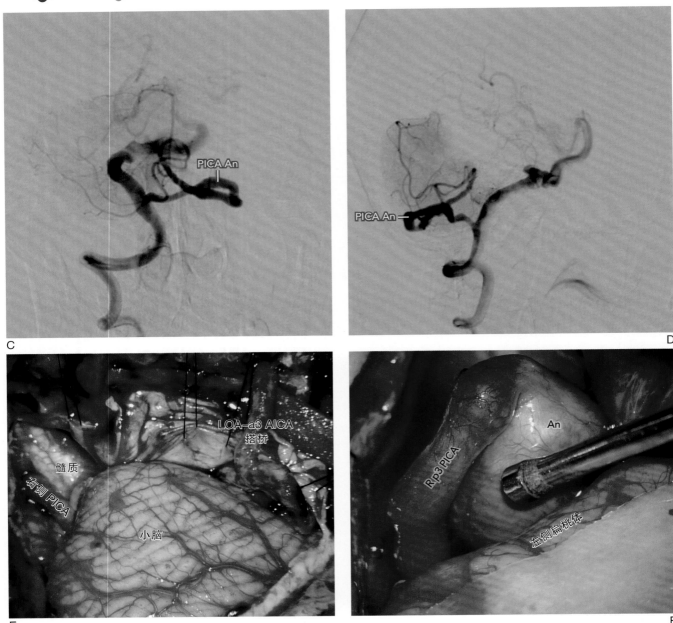

病例 20.10(续) 右侧的小脑下后动脉绕行至左侧。(C)右侧椎动脉血管造影前后位像。(D)右侧椎动脉血管造影侧位像。由于预计到之后用血流导向装置治疗基底动脉主干动脉瘤时可能会覆盖小脑下前动脉起始部，因而首先对发自动脉瘤的左侧小脑下前动脉行左侧枕动脉-小脑下前动脉 a3 段搭桥(参见第 14 章)。可同时治疗同侧的右侧小脑下后动脉动脉瘤，即切除瘤体并行小脑下后动脉 p3 段再吻合术。(E)患者取侧卧位，经左侧远外侧开颅术行枕动脉-小脑下前动脉 a3 段搭桥。(F)右侧小脑下后动脉动脉瘤及其p3 段流出通道位于左侧小脑扁桃体下方。PICA，小脑下后动脉；An，动脉瘤；L OA-a3 AICA 搭桥，左侧枕动脉-小脑下前动脉 a3 段搭桥；R p3 PICA，右侧小脑下后动脉 p3 段。(待续)

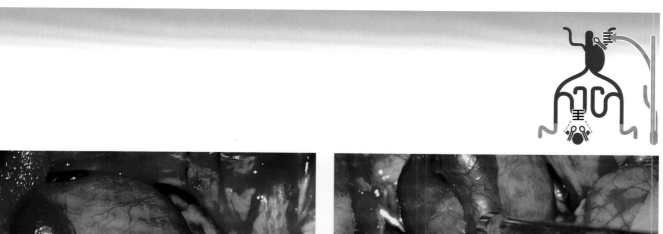

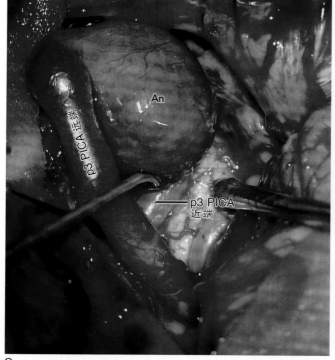

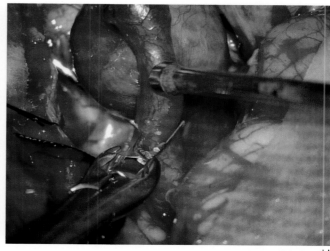

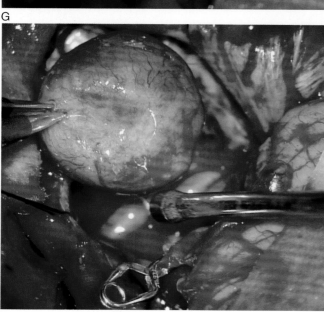

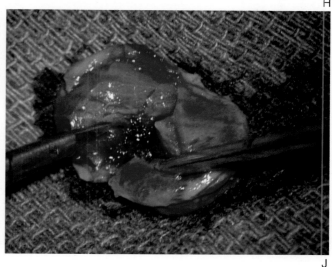

病例 20.10(续) (G)小脑下后动脉 p3 段流入通道位于动脉瘤下方,即瘤体紧贴流入通道前壁。(H,I)用临时瘤夹阻断并切除延长扩张型动脉瘤。(J)切开瘤体可见腔内机化血栓。An,动脉瘤;p3 PICA,小脑下后动脉 p3 段。(待续)

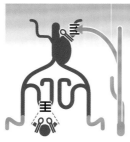

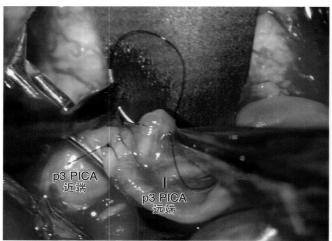

p3 PICA
近端

|
p3 PICA
远端

K

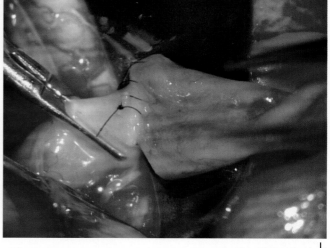

L

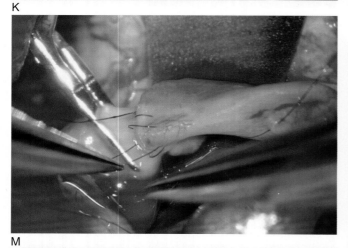

M

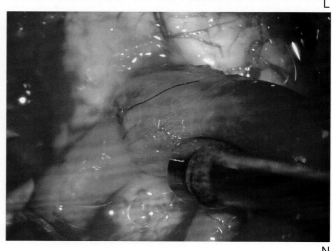

N

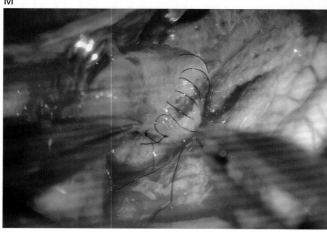

O

病例 20.10(续) （K）横断动脉末端并行端–端再吻合术。(L)完成第一条缝线。(M)沿第二缝线收紧缝线。(N)重建的血流最初是通畅的,但吲哚菁绿荧光造影显示搭桥闭塞,并重做了再吻合术,此次为了增大吻合面积把两动脉末端修剪成鱼嘴状。(O)缝闭第一道缝线。p3 PICA,小脑下后动脉 p3 段。(待续)

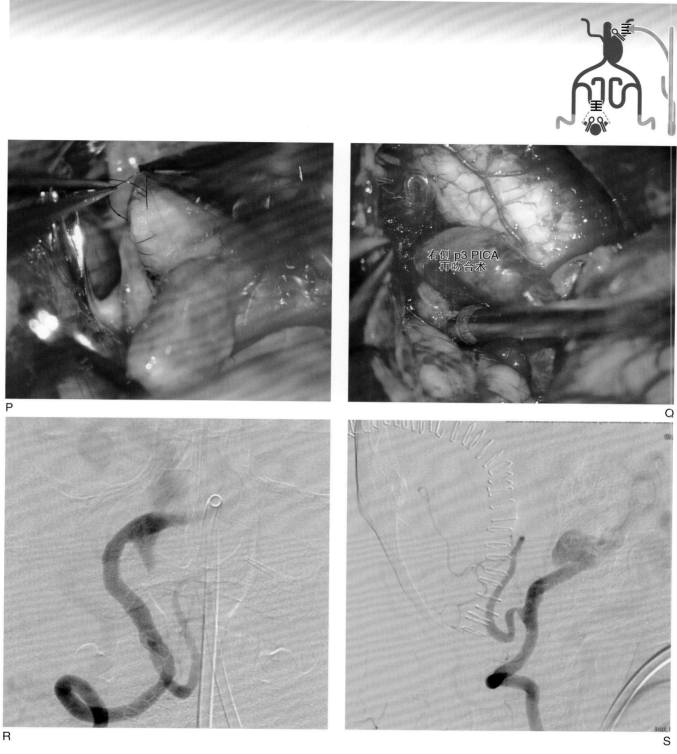

病例 20.10(续)　(P)缝闭第二条缝线。(Q)小脑下后动脉 p3 段再吻合的血管依然通畅。术后血管造影证实搭桥通畅。(R)右侧椎动脉血管造影前后位像。(S)右侧椎动脉血管造影侧位像,并用血流导向装置治疗基底动脉主干动脉瘤。患者从术中恢复,第 1 年随访时瘤体大小未发生改变,也无新发的瘤体压迫症状。通过单次开颅术联合实施的颅外-颅内(左侧枕动脉-小脑下前动脉 a3 段)血管搭桥和颅内-颅内(右侧小脑下后动脉 p3 段再吻合术)血管搭桥可用来同时处理两枚独立存在的动脉瘤。p3 PICA,小脑下后动脉 p3 段。

利用头皮动脉的双支颅外-颅内组合式搭桥

颅外-颅内组合式搭桥的原型是颞浅动脉-大脑中动脉双支搭桥，即使用颞浅动脉的额支和顶支来扩增颞浅动脉-大脑中动脉单支搭桥的血流，并分配血运到不同区域。颞浅动脉-大脑中动脉M4段单支搭桥是根据大脑中动脉受血区的需求量来分配血流的，而且逆流至大脑中动脉M2段和M3段分支的血液可浸注到侧裂两端的脑组织区。而分别与额叶和颞叶受体支相连的颞浅动脉-大脑中动脉双支搭桥则无须根据流量需求和再分配情况即可将血液输送至两处脑组织供血区。颞浅动脉-大脑中动脉双支搭桥是笔者最常完成的组合式搭桥。

双支颅外-颅内血管搭桥也能把颞浅动脉和枕动脉当作供血支。这两条特点明显不同的头皮动脉虽为两处明显不同的区域供血，但两者均可经单次手术获取。例如，1例女性患者在外院接受了双侧颞浅动脉顶支软脑膜贴敷术之后，她的双侧中央区皮质已出现中等程度的血管新生反应。当患者因持续性缺血入院且症状符合磁共振成像上的额叶、顶枕叶低灌注表现时，使用颞浅动脉额支来完成颞浅动脉-大脑中动脉M4段搭桥以重建额叶供血区的血流，并通过枕动脉-大脑中动脉M4段角回动脉搭桥来重建顶枕叶供血区的血流，为了不干扰贴敷良好的颞浅动脉顶支，上述搭桥是经前一次开颅术骨窗附近的两处独立骨瓣来完成的。

罕见情况下，颞浅动脉可能在获取过程中被切断、被牵开器撕破或被磨钻搅烂。当上述不幸事件发生时，如果颞浅动脉还能修复的话，只能借助补救性搭桥术进行处理。在切除受损的颞浅动脉血管节段后所实施的颞浅动脉-颞浅动脉端-端再吻合术能恢复供血支血流并完成后续的颞浅动脉-大脑中动脉搭桥（病例20.11和病例20.12）。

对一位患有症状性大脑中动脉闭塞伴颞浅动脉额支、顶支纤细的患者实施了双支颅外-颅内血管搭桥联合颞浅动脉-大脑中动脉搭桥，该患者的颞浅动脉另一支与颞浅静脉之间已形成瘘性吻合。完成颞浅动脉-大脑中动脉搭桥后的颞浅动脉顶支变得纤细，随着时间的推移，颞浅动静脉瘘致使颞浅动脉额支发生扩张。6个月后，获取这支增粗的颞浅动脉顶支并完成二次颞浅动脉-大脑中动脉搭桥。

病例 20.11　大脑中动脉(MCA)搭桥术

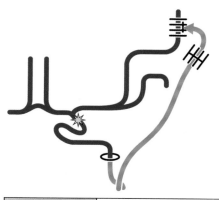
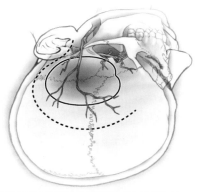
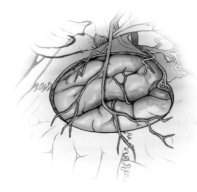

诊断	左侧烟雾病
动脉瘤类型	–
开颅术/入路	额颞开颅术

搭桥术	L STA 再吻合术和 STA–M4 MCA
搭桥类型	组合式搭桥
治疗	血运重建

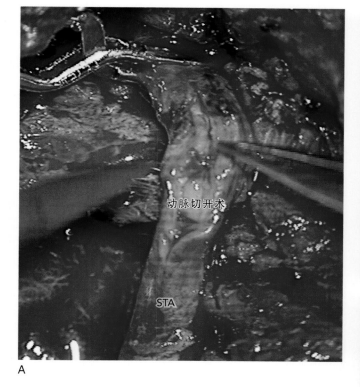
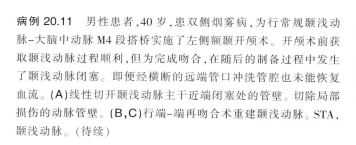

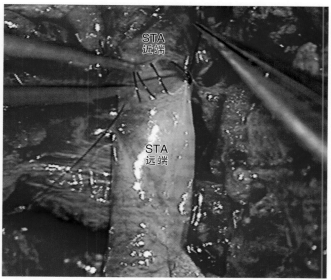
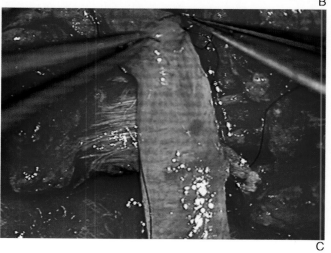

病例 20.11　男性患者,40 岁,患双侧烟雾病,为行常规颞浅动脉–大脑中动脉 M4 段搭桥实施了左侧额颞开颅术。开颅术前获取颞浅动脉过程顺利,但为完成吻合,在随后的制备过程中发生了颞浅动脉闭塞。即便经横断的远端管口冲洗管腔也未能恢复血流。(A)线性切开颞浅动脉主干近端闭塞处的管壁。切除局部损伤的动脉管壁。(B,C)行端–端再吻合术重建颞浅动脉。STA,颞浅动脉。(待续)

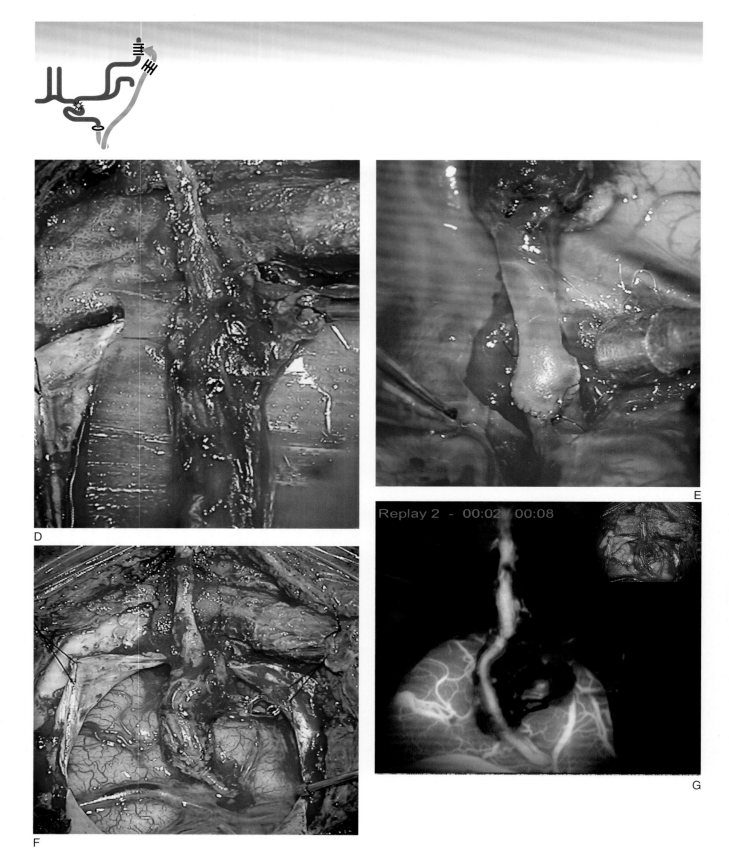

病例 20.11(续)　(D)恢复供血动脉的血流。(E)完成端–侧吻合。(F,G)吲哚菁绿荧光造影显示颞浅动脉–大脑中动脉 M4 段搭桥畅通。

病例 20.12 大脑中动脉(MCA)搭桥术

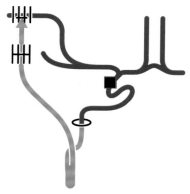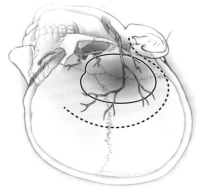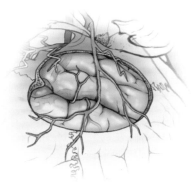

诊断	右侧床突上段颈内动脉闭塞
动脉瘤类型	–
开颅术/入路	额颞开颅术

搭桥术	R STA 再吻合术和 STA–M3 MCA
搭桥类型	组合式搭桥
治疗	血运重建

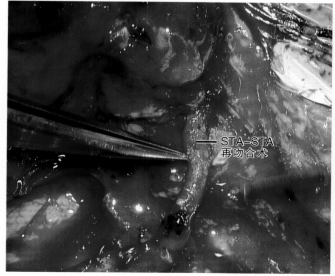

STA–STA
再吻合术

A

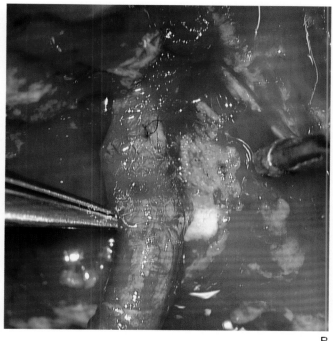

B

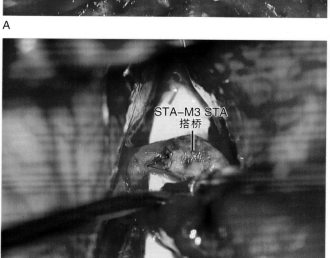

STA–M3 STA
搭桥

C

病例 20.12 女性患者,59 岁,因昏迷入院。诊断为右额叶内有一处 8cm 的颅内出血灶。行急诊血肿清除和去骨瓣减压术后患者存活下来。血管造影显示右侧床突上段颈内动脉闭塞及大脑中动脉供血区灌注不良,并伴有烟雾样的侧支循环血管。在接下来 1 个月患者神经功能显著改善后,她接受了颞浅动脉-大脑中动脉 M3 段搭桥和骨瓣置换术。因去骨瓣减压术后出现的瘢痕组织和变异的解剖结构,导致开颅术时不小心切断了颞浅动脉。(A,B)利用端-端颞浅动脉-颞浅动脉再吻合术来修复供血支。(C)完成连接至侧裂池内受血支的颞浅动脉-大脑中动脉 M3 段搭桥。STA,颞浅动脉;M3 MCA,大脑中动脉 M3 段。

双支颅外-颅内移植血管插入式搭桥

借助高流量插入式搭桥为双侧颈动脉提供替代血流并孤立瘤体的办法，可用于双侧海绵窦段颈内动脉动脉瘤或颈动脉发育不良患者的治疗，尤其是瘤体进行性增大并伴新发症状的年轻患者(病例20.13)。侧支循环良好的单侧海绵窦段颈内动脉动脉瘤患者可耐受单侧的颈动脉牺牲，但对于患有双侧海绵窦段颈内动脉动脉瘤的患者来说，牺牲一侧颈动脉后会增大对侧动脉瘤的血流量、血流动力学压力和动脉瘤扩张程度(病例20.14)。对于那些在牺牲颈动脉以前未通过球囊闭塞试验但又需要血流重建的患者来说，高流量插入式搭桥较颞浅动脉-大脑中动脉搭桥而言可提供比例更加合适的即刻血流。血流导向装置已成为一种极具吸引力的血管内治疗方式，可用来代替双侧颈动脉血流，而且致残率低，创伤性也更小。血管内路径的易达性、瘤周粗大的管径和极少发出的穿支血管都促使血流导向装置成为治疗岩骨-海绵窦段颈内动脉动脉瘤的理想方式，因此使得双侧颈动脉血流替代术的适应证不断缩减。

血栓内膜切除术联合搭桥

就技术本身而言，血栓内膜切除术并不是搭桥手术，但为去除斑块或血栓而打开和闭合动脉的过程，是与搭桥术中动脉切开、缝合和组织处理过程一样的。这些病例罕见且常常难以预见，例如一位患有左侧大脑中动脉M1段重度狭窄的男性患者因血管急性闭塞发病，完成颞浅动脉-大脑中动脉M4段搭桥和血栓内膜切除术后，其左侧的大脑中动脉M1段即获再通(病例20.15)。为恢复搭桥的通畅性，可应用血栓内膜切除术来处理插入式搭桥中闭塞的移植血管。在两例发生闭塞的病例中，一例是动脉瘤夹闭后载瘤动脉意外形成血栓，而且为恢复载瘤动脉通畅性而经瘤囊实施的血栓内膜切除术也并未成功；另一例是对载瘤动脉成功实施了动脉切开术和血栓内膜切除术(病例20.16)。

病例 20.13 大脑中动脉(MCA)搭桥术

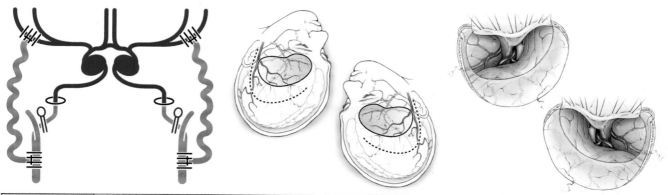

诊断	双侧颈内动脉海绵窦段动脉瘤
动脉瘤类型	颈内动脉海绵窦段
开颅术/入路	翼点开颅术/经侧裂入路

搭桥术	R CCA–SVG–M2 MCA 和 L ICA–SVG–M2 MCA
搭桥类型	组合式搭桥
治疗	动脉瘤近端闭塞

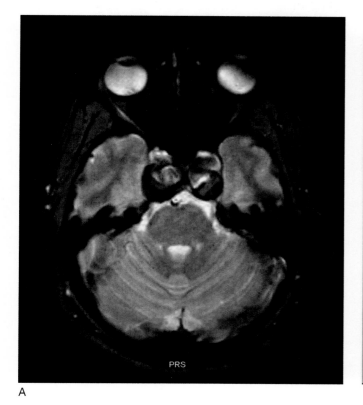

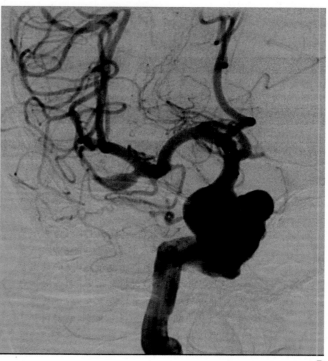

A

B

病例 20.13 男性患者,40 岁,因胰腺炎发作而在就诊过程中发现的双侧岩骨–海绵窦段颈内动脉动脉瘤已保守治疗数年。(A)轴位 MRI T2 加权成像。当瘤体增长且腔内血栓已引发了多次栓塞性事件时,建议行手术治疗。术前血管造影显示双侧岩骨–海绵窦段颈内动脉动脉瘤和大脑中动脉颞干梭形动脉瘤。(B)右侧颈内动脉血管造影前后位像。(待续)

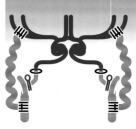

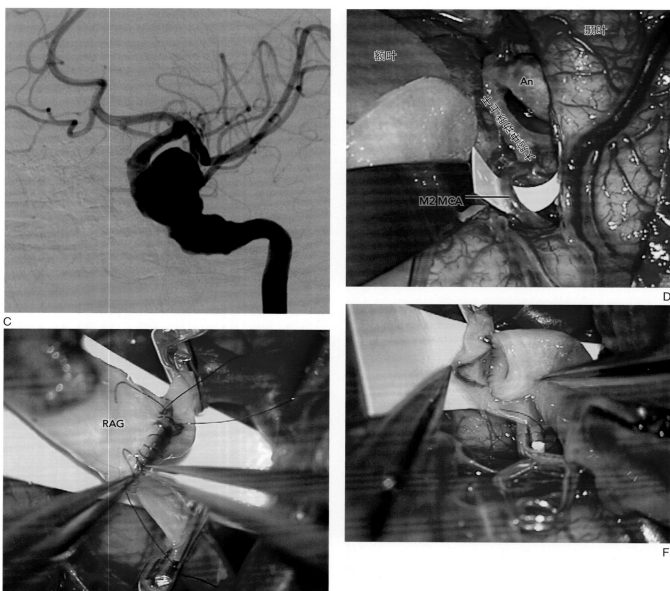

病例 20.13(续) (C)左侧颈内动脉血管造影前后位像。首先行颈总动脉-移植性桡动脉-大脑中动脉 M2 段插入式搭桥联合瘤体孤立术来治疗右侧颈内动脉岩骨-海绵窦段动脉瘤,同时行瘤体孤立术联合再植术治疗大脑中动脉动脉瘤(参见第 16 章)。(D)在侧裂三角内制备大脑中动脉 M2 段受血支。(E)缝闭第一条缝线。(F)从管腔内检视缝合情况。An,动脉瘤;M2 MCA,大脑中动脉 M2 段;RAG,移植性桡动脉。(待续)

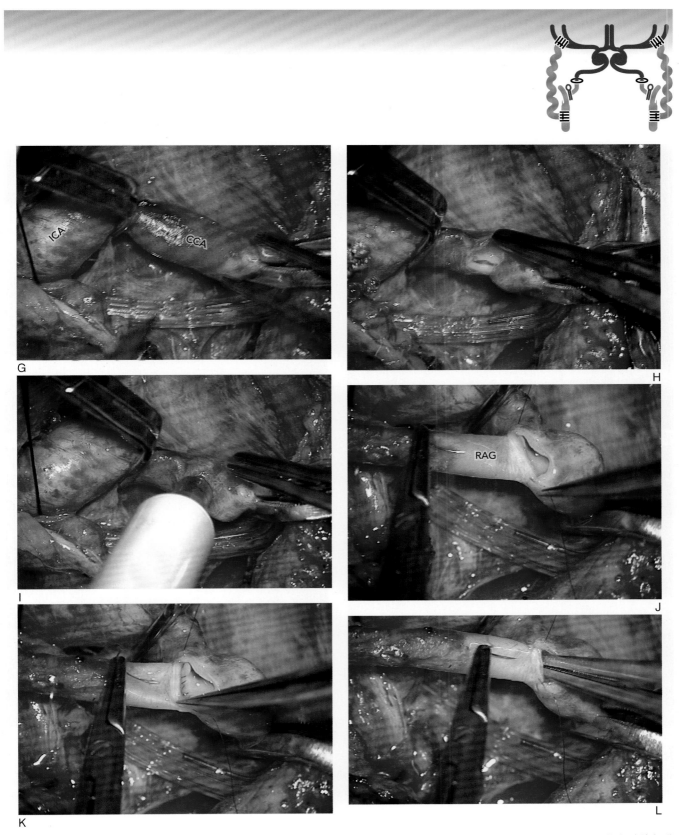

病例 20.13(续) (G)选择颈总动脉作为颈部供血支,并用 De Bakey 血管夹将其夹闭。(H)切开颈总动脉。(I)用 5mm 的主动脉打孔器切开动脉壁。(J)用原位吻合技术缝合血管后壁,即缝针穿入管腔完成入口部的缝合,连续缝闭内部缝线并穿出缝针以完成出口部的缝合。(K)原位吻合技术可在直视管壁组织的情况下完成缝合。(L)使用 7-0 双股聚丙烯缝线,沿血管前壁行第二部分缝合直至其穿出管壁,与第一条缝线相遇。CCA,颈总动脉;ICA,颈内动脉;RAG,移植性桡动脉。(待续)

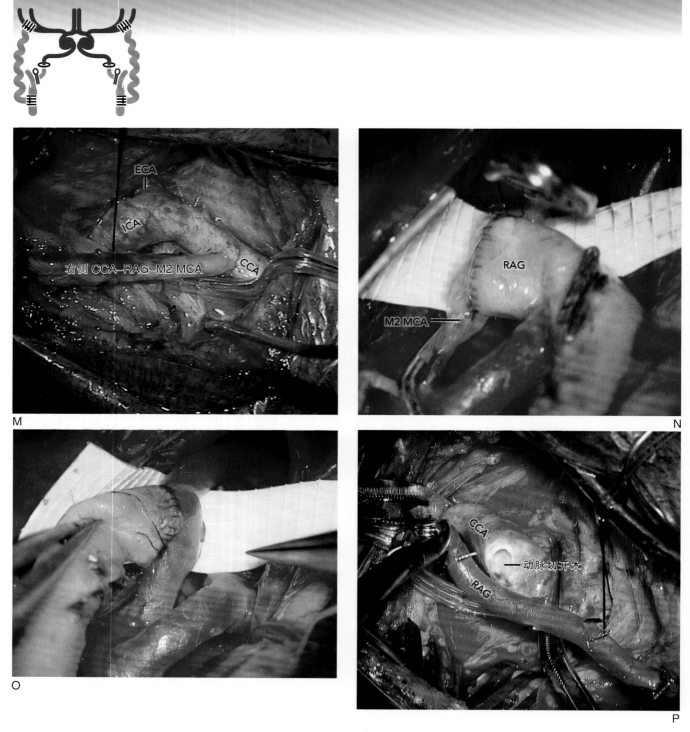

病例 20.13(续) (M)完成右侧颈总动脉–移植性桡动脉–大脑中动脉 M2 段搭桥后结扎颈段颈内动脉起始部。患者可耐受此手术并在 4 天后重返手术室接受了左侧同样的搭桥术。(N,O)完成远端吻合的两处缝线。(P)经皮下隧道将移植性桡动脉置入颈部术区后,用打孔器打开颈总动脉。ECA,颈外动脉;ICA,颈内动脉;CCA,颈总动脉;RAG,移植性桡动脉;M2 MCA,大脑中动脉 M2 段。(待续)

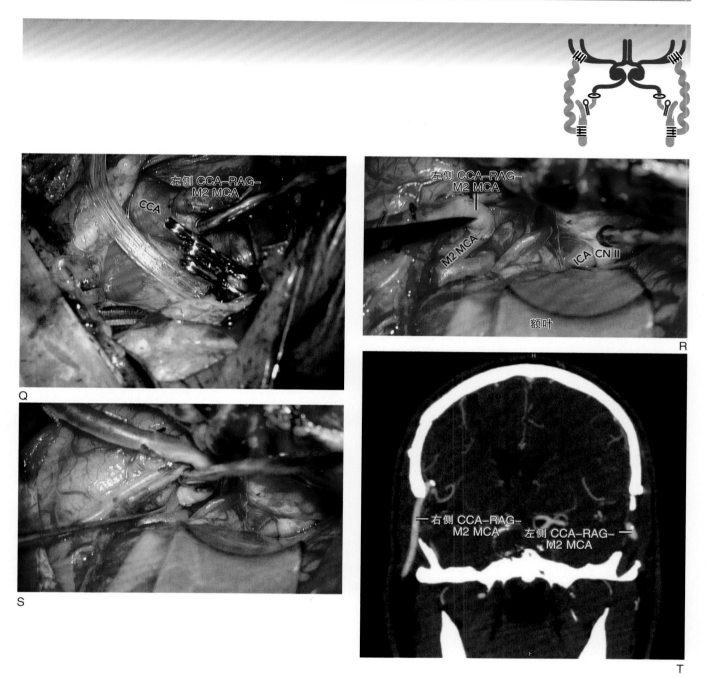

病例 20.13(续)　(Q)完成近端的端–侧吻合,并在颈内动脉起始处将其夹闭。(R,S)检视远端吻合口。术后影像学检查证实双侧搭桥畅通且动脉瘤完全闭塞。(T)冠状位 CT 血管造影。M2 MCA,大脑中动脉 M2 段;RAG,移植性桡动脉;CCA,颈总动脉;ICA,颈内动脉;CN Ⅱ,视神经。(待续)

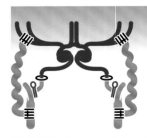

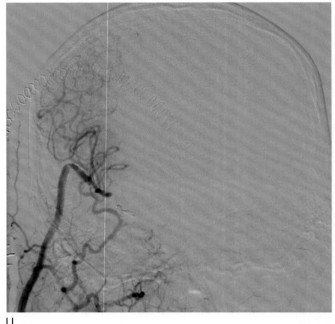

U

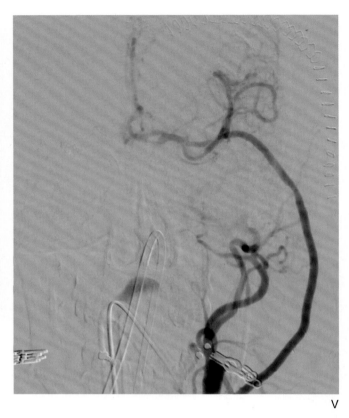

V

病例20.13(续) (U)右侧颈内动脉血管造影前后位像。(V)左侧颈内动脉血管造影前后位像。在此病例中,为保护患者在将来免受血栓栓塞性并发症,在患者住院期间对双侧颈动脉血流进行了置换。

病例 20.14　大脑中动脉(MCA)搭桥术

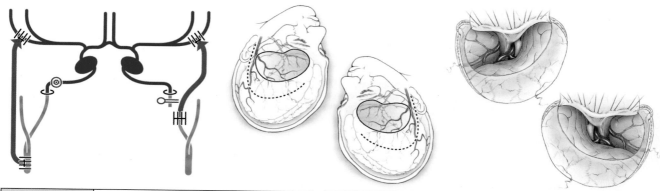

诊断	双侧颈内动脉海绵窦段动脉瘤
动脉瘤类型	颈内动脉海绵窦段
开颅术/入路	翼点开颅术/经侧裂入路

搭桥术	R CCA–SVG–M2 MCA 和 L ICA–SVG–M2 MCA
搭桥类型	组合式搭桥
治疗	动脉瘤近心端闭塞

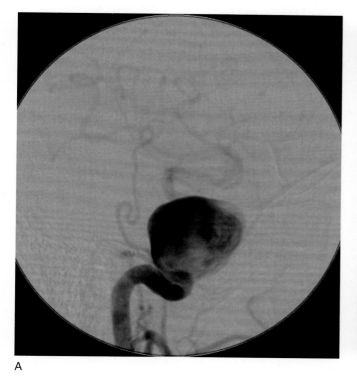

A

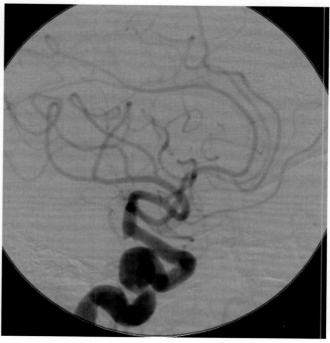

B

病例 20.14　女性患者,71 岁,因患颈内动脉海绵窦段巨大动脉瘤而出现进行性复视和右侧面部麻木。(A)右侧颈内动脉血管造影侧位像。在左侧的颈内动脉海绵窦段还发现一枚小型动脉瘤。(B)左侧颈内动脉血管造影侧位像。患者未通过球囊闭塞试验,计划经血管内途径闭塞动脉瘤近心端并行右侧高流量颈总动脉–移植性大隐静脉–大脑中动脉 M2 段搭桥。(待续)

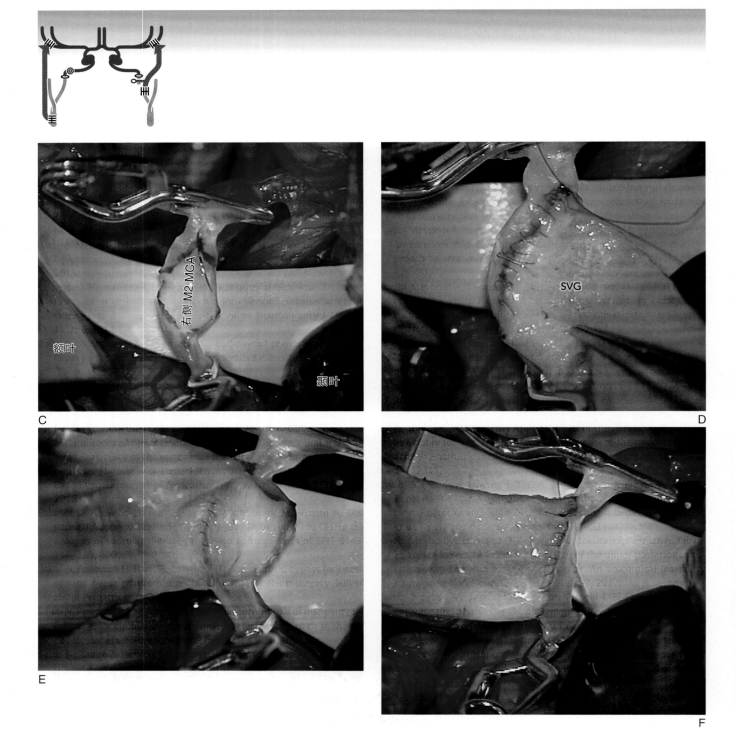

病例 20.14(续) （C）在侧裂内选取大脑中动脉 M2 段受血支。（D）将管径粗大的移植性大隐静脉吻合至受体动脉的前壁。（E）从管腔内检视缝线。（F）完成后壁的缝合。M2 MCA，大脑中动脉 M2 段；SVG，移植性大隐静脉。（待续）

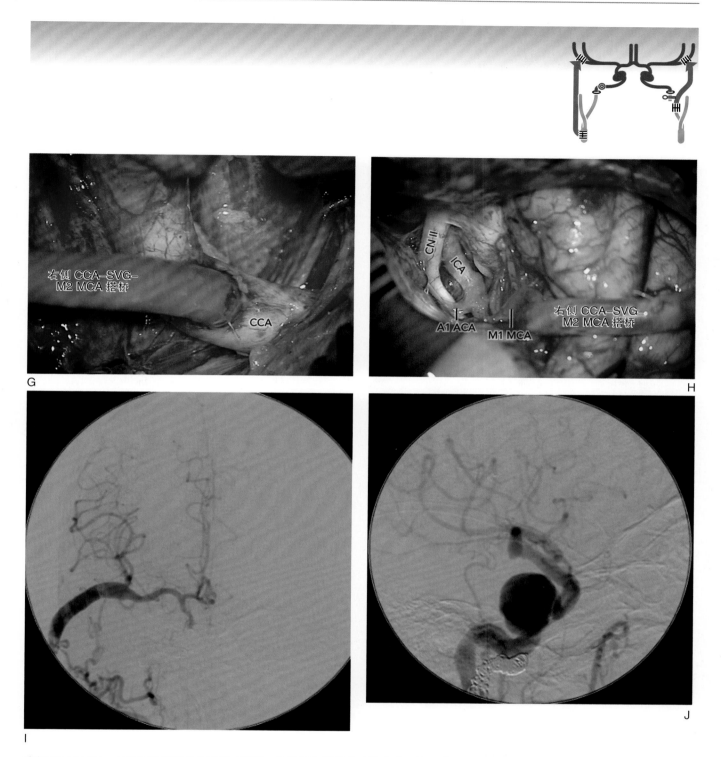

病例 20.14(续)　(G)患者的颈外动脉处于高位,在颈部选择颈总动脉作为近端的供血动脉,用 5mm 主动脉打孔器切开颈总动脉管壁。(H)开放搭桥血流并确认搭桥通畅之后,经二期介入的方式在岩骨段颈内动脉填塞弹簧圈来闭塞瘤体。(I)右侧颈内动脉血管造影前后位像。(J)当术后 7 年的血管造影显示搭桥长期通畅且左侧颈内动脉海绵段动脉瘤增大时,患者选择治疗此枚动脉瘤(左侧颈内动脉血管造影侧位像)。CCA,颈总动脉;SVG,移植性大隐静脉;M1 MCA,大脑中动脉 M1 段;M2 MCA,大脑中动脉 M2 段;A1 A-CA,大脑前动脉 A1 段;ICA,颈内动脉;CN Ⅱ,视神经。(待续)

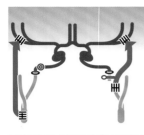

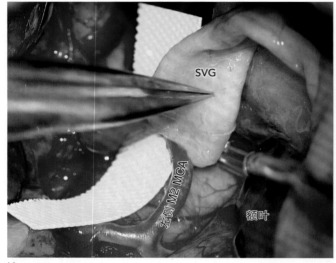

K

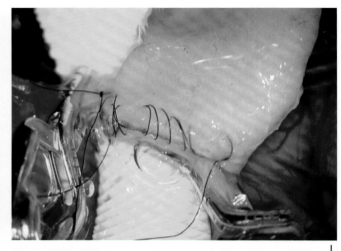

L

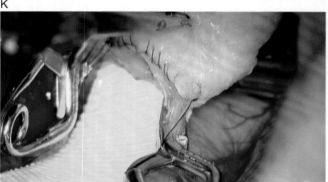

M

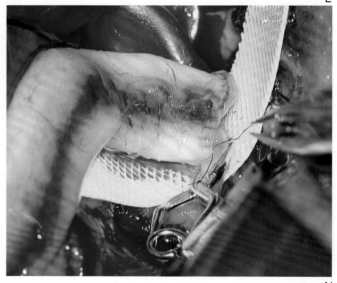

N

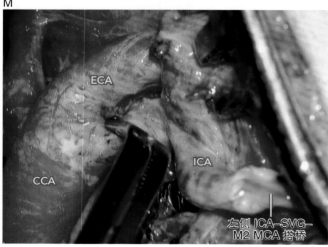

O

病例 20.14（续） （K）使用另一支移植性大隐静脉。（L~N）率先完成远端吻合。（O）由于此次手术时闭塞了动脉瘤近心端，因而在近端行端–端吻合。与移植性大隐静脉管径相匹配的颈内动脉残端血管移向外侧，以便在更浅表的位置完成吻合。SVG，移植性大隐静脉；ICA，颈内动脉；ECA，颈外动脉；CCA，颈总动脉；M2 MCA，大脑中动脉 M2 段。（待续）

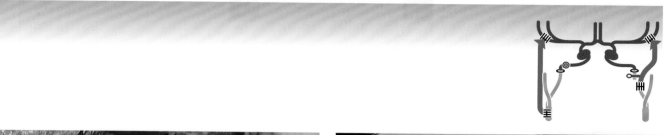

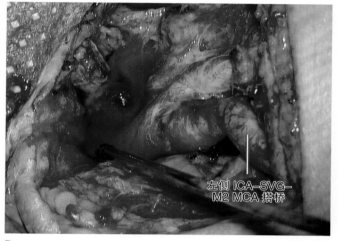

左侧 ICA–SVG–
M2 MCA 搭桥

P

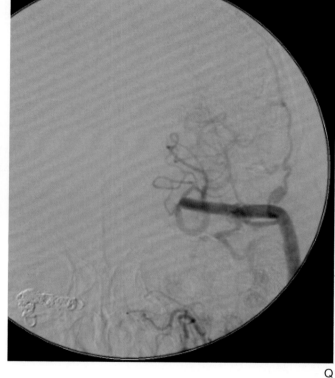

Q

病例 20.14（续）　（P）移除 DeBakey 血管夹，打开左侧颈内动脉–移植性大隐静脉–大脑中动脉 M2 段搭桥血流。(Q)血管造影确认双侧颅外–颅内移植血管插入式移植物血流畅通，而且历经多阶段治疗后，完成了整个颈动脉系统的血流置换。患者未出现并发症或新发神经功能缺损。在此病例中，最初完成的一侧颈动脉置换术没能遏制对侧动脉瘤的生长或免受最终实施的双侧颈动脉置换术。ICA，颈内动脉；SVG，移植性大隐静脉；M2 MCA，大脑中动脉 M2 段。

病例 20.15　大脑中动脉(MCA)搭桥术

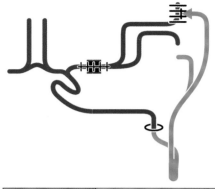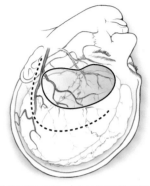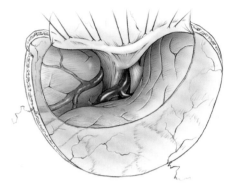

诊断	左侧大脑中动脉闭塞
动脉瘤类型	–
开颅术/入路	翼点开颅术/经侧裂入路

搭桥术	L STA–M4 MCA 和血栓动脉内膜切除术
搭桥类型	组合式搭桥
治疗	血运重建

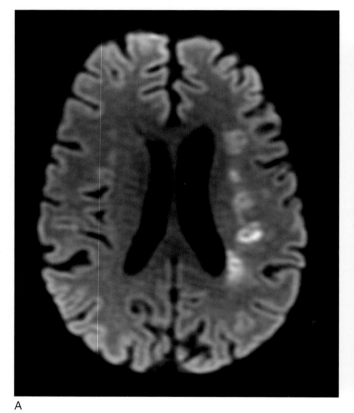

A

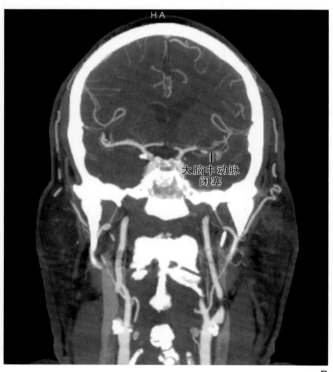

B

病例 20.15　男性患者,72 岁,因左侧大脑中动脉重度狭窄而出现左侧大脑半球短暂性脑缺血发作。经阿司匹林和氯吡格雷治疗后,其症状依旧持续,而且影像学显示大脑中动脉供血区发生了急性和亚急性梗死。(A)轴位弥散加权成像。当狭窄处发生急性闭塞时,对患者实施了颞浅动脉–大脑中动脉 M4 段搭桥和大脑中动脉 M1 段内膜切除术。(B)冠状位 CT 血管造影。(待续)

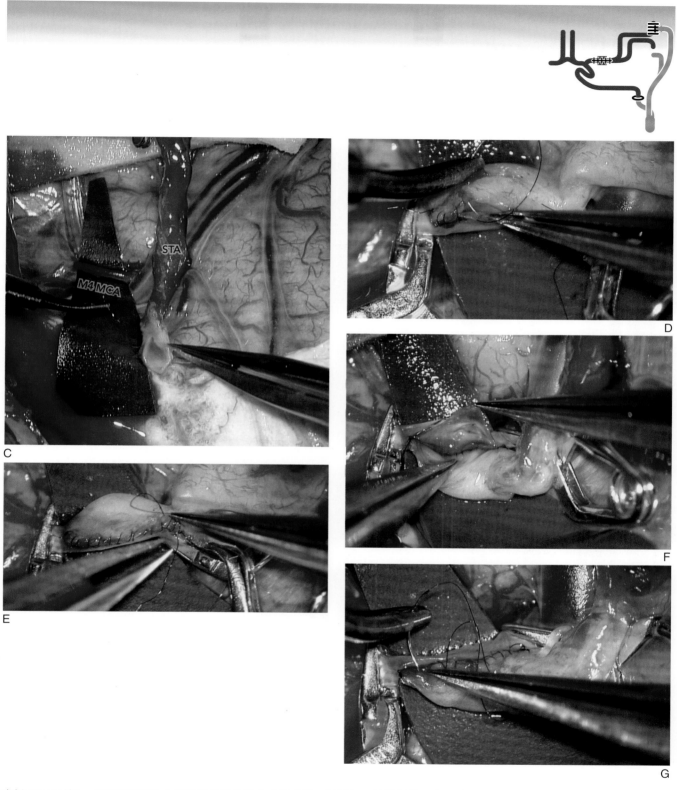

病例 20.15（续）　（C）搭桥至经由侧裂发出的最粗大皮质动脉。（D）用 15 针缝闭第一条缝线。（E）收紧缝线。（F）从管腔内检视缝线。（G）完成第二条缝线。STA，颞浅动脉；M4 MCA，大脑中动脉 M4 段。（待续）

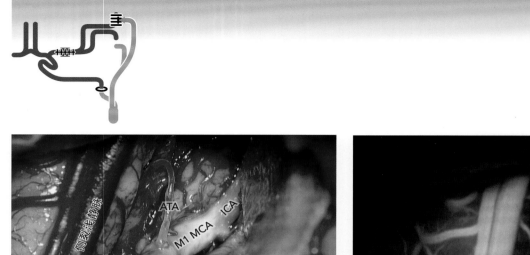

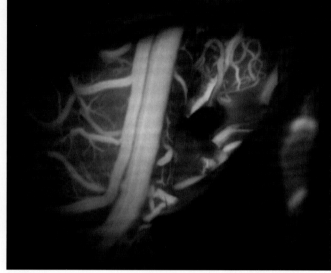

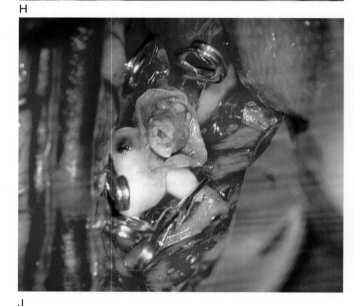

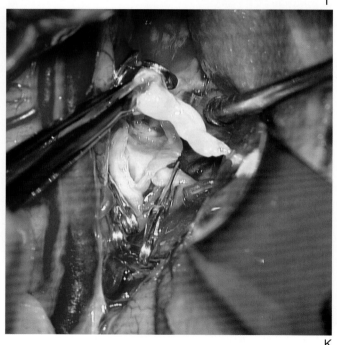

病例 20.15(续)　(H)大脑中动脉 M1 段远端和大脑中动脉分叉部血管已出现明显的动脉粥样硬化性改变。(I)吲哚菁绿荧光造影显示无血流通过。(J)夹闭血管分叉部以后,纵向切开动脉壁。(K)行血栓内膜切除术。MCA,大脑中动脉;ICA,颈内动脉;ATA,颞前动脉;M1 MCA,大脑中动脉 M1 段。(待续)

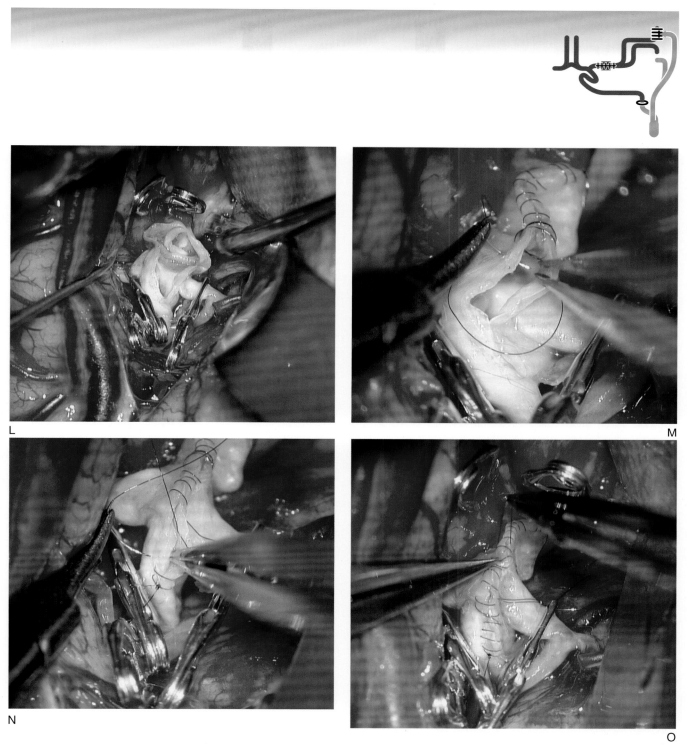

病例 20.15(续)　(L)去除斑块后大脑中动脉重新开放,而且流入动脉和流出动脉的血流充足。(M)用 9-0 缝线闭合管壁切开处近端。(N)沿另一方向连续缝闭第二条缝线,闭合管壁切开部的远端。(O)收紧缝线。(待续)

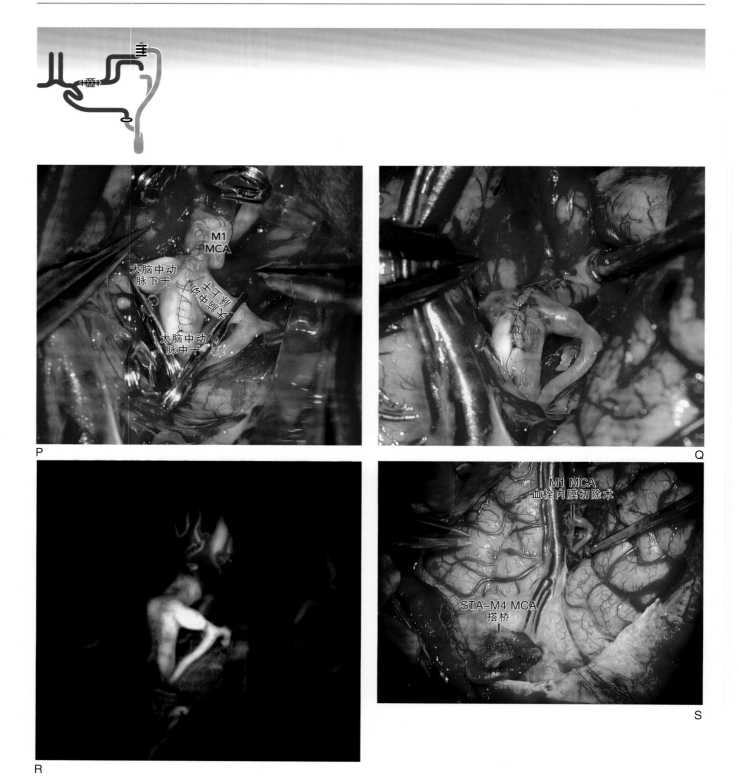

病例 20.15（续）　（P）于动脉管壁切开处的中点打结。（Q）移除临时阻断夹后，重建血流。（R）吲哚菁绿荧光造影证实血流重建成功。（S）与血管搭桥一样，血栓内膜切除术也采用了很多相同的技术，并且在此病例中联合应用上述技术以重建低灌注侧半球的血流。尽管颞浅动脉－大脑中动脉 M4 段搭桥后所提供的血流充沛，但经过一整夜，患者的动脉内膜切除段管壁出现了闭塞，并发展为压力依赖性短暂性脑缺血，这表明需要通过颈外动脉－移植性桡动脉－大脑中动脉 M2 段搭桥提供额外的血流。M1 MCA，大脑中动脉 M1 段；M4 MCA，大脑中动脉 M4 段；STA，颞浅动脉。

病例 20.16 大脑中动脉(MCA)搭桥术

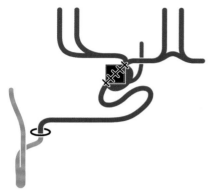 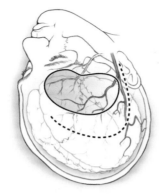 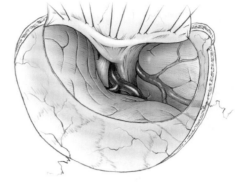

诊断	右侧后交通动脉动脉瘤	搭桥术	血栓动脉内膜切除术
动脉瘤类型	颈内动脉床突上段	搭桥类型	组合式搭桥
开颅术/入路	翼点开颅术/经侧裂入路	治疗	血运重建

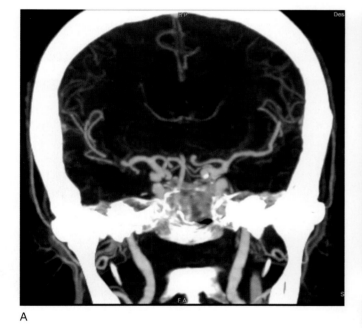

A

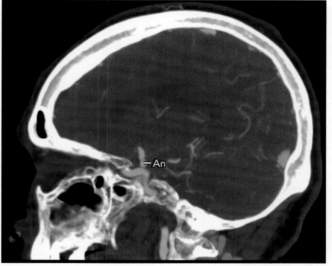

B

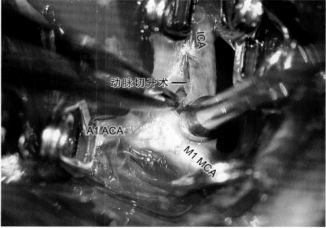

C

病例 20.16 女性患者,71 岁,表现为右侧破裂性后交通动脉动脉瘤。(A)冠状位 CT 血管造影。(B)矢状位 CT 血管造影。患者紧急送入手术室行标准翼点开颅术动脉瘤夹闭术。虽术中瘤体破裂,但在出血控制住后迅速完成了夹闭。患者运动诱发电位消失,吲哚菁绿荧光造影显示床突上段颈内动脉充盈缺损,脉络膜前动脉闭塞。释放永久性瘤夹后,颈内动脉血流从瘤颈部冒出,但血栓太厚而且出血汹涌难以看清破口。(C)因此,临时夹闭床突上段颈内动脉,并在纵向切开动脉壁之后显露腔内血栓。An,动脉瘤;ICA,颈内动脉;M1 MCA,大脑中动脉 M1 段;A1 ACA,大脑前动脉 A1 段。(待续)

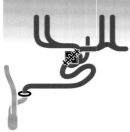

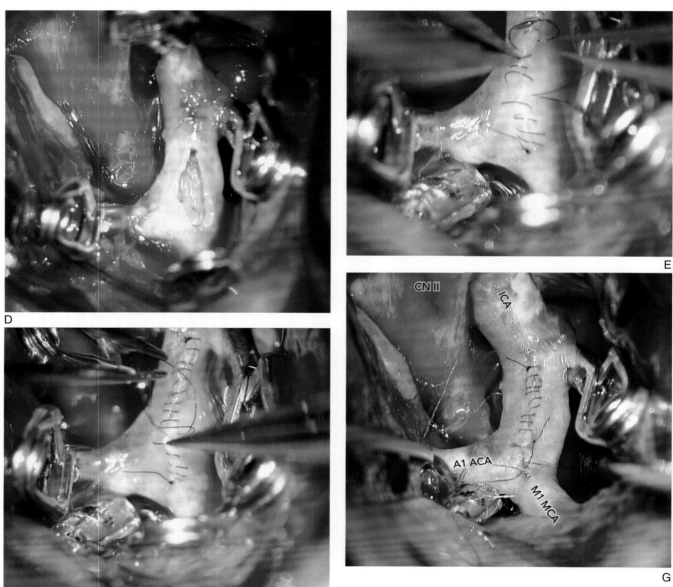

病例 20.16(续) （D)当血栓内膜切除术完成后,颈内动脉血流恢复畅通,而且来源于颈内动脉、大脑前动脉 A1 段和大脑中动脉 M1 段的逆行性血流充分。(E)自管壁切开处的两末端起始,应用连续缝合的方式闭合管壁切开处。(F)收紧缝线。(G)打结。CN Ⅱ,视神经;ICA,颈内动脉;A1 ACA,大脑前动脉 A1 段;M1 MCA,大脑中动脉 M1 段。(待续)

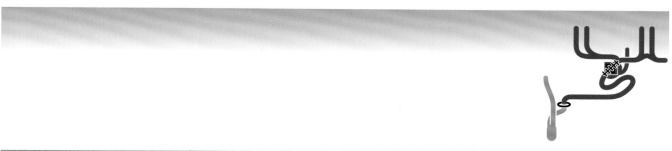

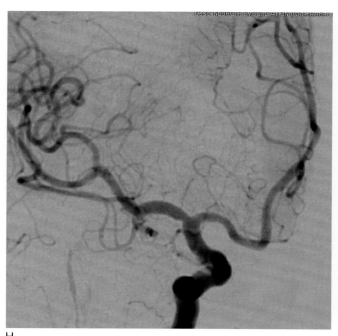

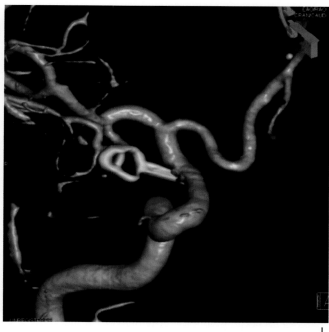

H

I

病例 20.16(续)　术后血管造影证实颈动脉血流畅通,而且大脑前动脉和大脑中动脉供血区血流正常。(H)右侧颈内动脉血管造影前后位像。(I)右侧颈内动脉血管造影 3D 重建像。血栓切除术未能恢复脉络膜前动脉血流,而且患者出现了严重的卒中发作,但应用搭桥技术还是可以挽救意外出现的术中并发症,否则后果可能更具毁灭性。

扫码获得
★医学知识交流群
★脑血管搭桥领域
专著推荐

第 **4** 篇　搭桥策略

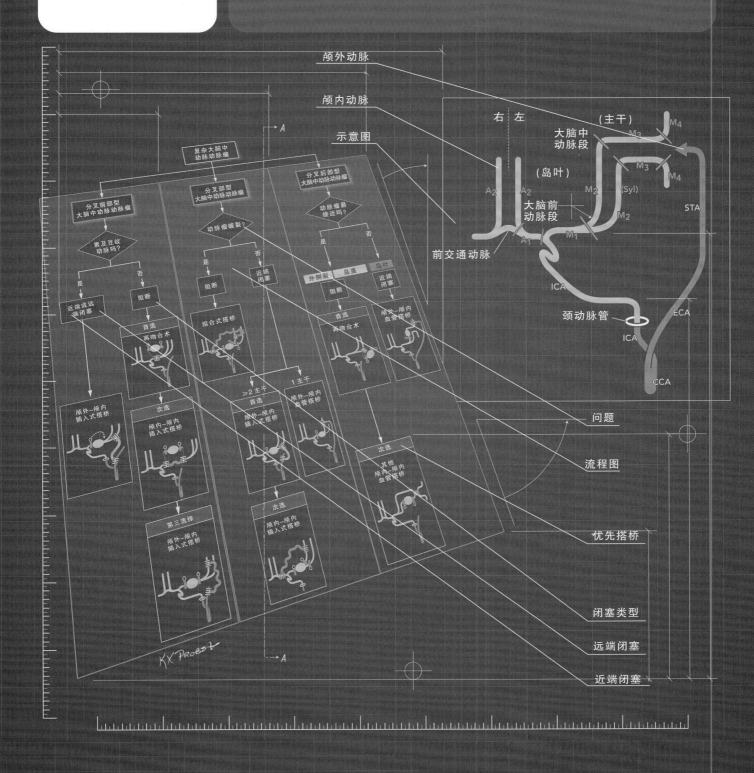

大脑中动脉搭桥策略

在大脑的三支主要动脉中，大脑中动脉的供血范围最广，且为大部分半球功能区提供血流。大脑前、后动脉上的交通性动脉构建了侧支循环，即分别经前、后交通动脉形成从左到右和从前到后的血流，来保护大脑前、后动脉供血区免受因病理性或医源性闭塞而产生的缺血性并发症，而且在治疗复杂动脉瘤的过程中，也降低了对大脑前、后动脉区搭桥手术的需求量。相较而言，大脑中动脉缺乏交通性动脉，若对无法夹闭的大脑中动脉动脉瘤行治疗性闭塞，(其供血区域) 则更易出现缺血性并发症。为了恢复大脑中动脉的血流，要以更积极的态度重建该区域血供。幸运的是，大脑中动脉供血区有最适宜行搭桥术的解剖结构，还有易获取的颞浅动脉供血支，以及位于外侧大脑半球和侧裂内的易达性受体动脉。

大脑中动脉动脉瘤

长久以来，大脑中动脉动脉瘤被认为是"外科(夹闭)型动脉瘤"。实际上，大脑中动脉动脉瘤也许是显微外科仍优于血管内治疗的最佳例证。行血管内栓塞治疗(动脉瘤)后出现的复发、再治疗以及再出血风险更高。血流导向装置可能会覆盖并阻塞豆纹动脉以及其他动脉主干(的血流)，并且应用更新型的(血管)分叉部支架和瘤内(支架)装置，治疗(动脉瘤的)效果也并未得到证实。相较而言，经标准或更小范围的开颅并分离侧裂后，可安全操控易于到达的大脑中动脉瘤体，并用不同的夹闭技术对宽颈动脉瘤进行塑形，如交叉式或重叠式夹闭、串联夹闭、开窗夹"管状"塑形或是多个瘤夹堆叠式"栅栏样"夹闭。但瘤体的许多特征不利于行常规夹闭术，如瘤内血栓形成、霉菌性或感染源性来源、动脉粥样硬化性增厚或瘤颈钙化、大型(≥12mm)或巨大型(≥25mm)瘤体体积、梭形或延长扩张型瘤体形态、(瘤内)蛇形通道、累及豆纹动脉，或异常动脉分支自瘤壁或呈钝角发自动脉瘤基底部。

显微外科手术治疗大脑中动脉动脉瘤的主要优势在于：当常规夹闭失败以及要对载瘤动脉行治疗性闭塞时，仍可实施搭桥手术。在前期发表的一篇有关笔者治疗大脑中动脉动脉瘤经验的综述中，4%(21/543)的

患者接受了搭桥手术，并为治疗一些更加复杂的动脉瘤提供了瘤体孤立或近端阻断的选择。到目前为止，(笔者)已完成100多例搭桥手术来治疗大脑中动脉动脉瘤，且已采用全部7种搭桥术式。根据瘤体与大脑中动脉(二)分叉部(或三分叉或四分叉)的关系，大脑中动脉动脉瘤可分为3型：①分叉前部型，②分叉部型，③分叉后部型(图21.1)。搭桥手术的选择策略即基于上述分型(图21.2)。

分叉前部型大脑中动脉动脉瘤

分叉前部型大脑中动脉动脉瘤的治疗策略取决于瘤体节段是否累及向基底节区供血的豆纹动脉 (图21.2)。幸运的是，随着瘤体的扩大或变为延长扩张型病变后，大部分(75%)复杂性分叉前部型动脉瘤仅仅是向近端或远端推挤这些穿支。若瘤体节段未累及豆纹动脉便可孤立动脉瘤，然后找机会切除瘤体，当病变累及的管壁长度较短时，可通过再吻合术重建大脑中动脉M1段。作为首选术式的单纯性端-端再吻合术可迅速完成，但此技术要求载瘤动脉走行曲折或管壁尚有冗余，以便在流入动脉和流出动脉残端之间架起桥梁，并将两者拉拢在一起(图21.3和图21.4)。需在仔细评估解剖特征并预估手术有极大成功可能性之后实施再吻合术，因为一旦失败就要行颅内-颅内插入式(次选：大脑中动脉M1段-移植性桡动脉-大脑中动脉M1段)或颅外-颅内插入式搭桥术(第3选择：颈外动脉-移植性桡动脉-大脑中动脉M2段)，上述两种搭桥最好在瘤体孤立之前进行。当切除的瘤性管壁组织距离过长，病变组织仍残留在血管断端，或是两断端拉拢后吻合张力过高致使缝线脱出或断裂时，行首次再吻合术会失败。瘤体的切除程度与动脉(断端之间的)间隙的连接度相互影响，即切除彻底的病变管壁会提高血管(断端之间的)间隙和再吻合术的失败率，而切除不彻底的瘤体管壁可缩小血管(断端之间的)间隙，但会把闭塞的病理性管壁组织纳入再吻合口内。

用于颅内-颅内插入式搭桥术中的血管移植物需要提前获取并做好缝合的准备。该搭桥术式通常需要完成两次端-端吻合，且吻合过程中使用的移植性桡动脉横断面管径应与大脑中动脉M1段完美匹配。这种仅需完成短距离缝合的端-端吻合术要比端-侧吻合术更快，但在完成双侧端-端吻合之前，大脑中动脉支配区无血流再灌注。如在吻合(转换)期间需要再灌注血

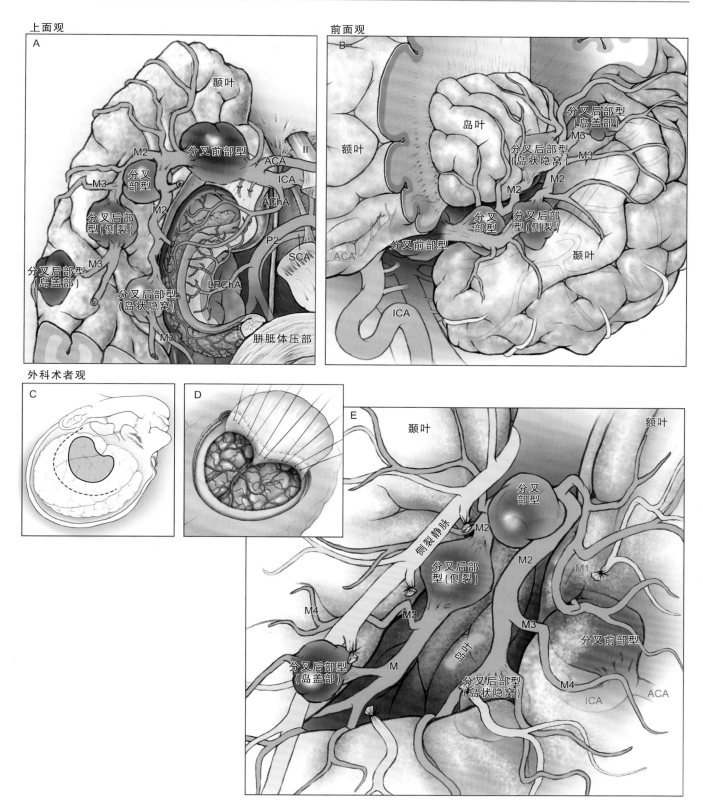

图 21.1　根据瘤体部位与大脑中动脉分叉部的关系,大脑中动脉动脉瘤可分为分叉前部型、分叉部型和分叉后部型。**(A)**侧裂上面观,即切除额、顶叶并在侧脑室颞角水平横断内侧颞叶。**(B)**侧裂前斜面观,即切除额叶低至岛叶水平。分叉后部型动脉瘤位于侧裂、岛状隐窝或岛盖部。经标准翼点[**(C,D)**术者观]或眶颧开颅术并充分打开侧裂 [**(E)**术者观]来完成血管搭桥。Ⅱ,第Ⅱ脑神经,视神经;ACA,大脑前动脉;ICA,颈内动脉;AChA,脉络膜前动脉;SCA,小脑上动脉;LPChA,脉络膜后外侧动脉。

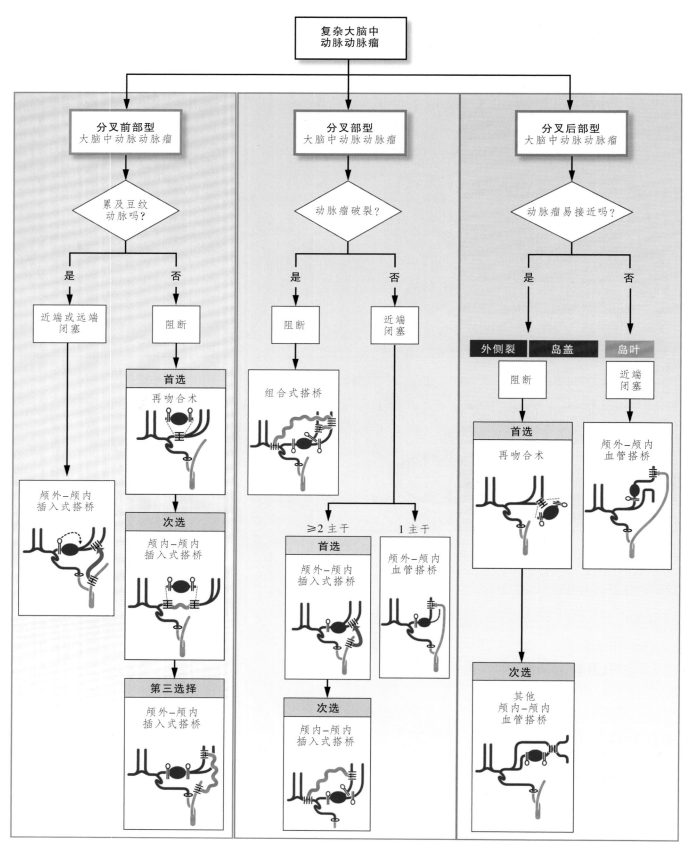

图 21.2 复杂大脑中动脉动脉瘤的治疗与搭桥策略流程图。

流,可先完成一处端–侧吻合,然后开放再灌注血流并完成另一处端–端吻合。如果发生移位的豆纹动脉主干或其他穿支从一侧的血管断端发出,那么端–端吻合可能就不适用了,需以端–侧吻合来代替。与在颅内–颅内插入式搭桥术中先孤立并切除动脉瘤不同,颅外–颅内插入式搭桥术中的瘤体孤立和切除是后续完成的。

在大脑中动脉分叉前部型动脉瘤中,颅外–颅内插入式搭桥 (颈外动脉–移植性桡动脉–大脑中动脉 M2 段)是治疗无豆纹动脉累及瘤体的第三选择,是有豆纹动脉累及瘤体的首选方案。后者(累及豆纹动脉的大脑中动脉分叉前部型动脉瘤) 以闭塞近端载瘤的方式替代瘤体孤立术。流经动脉瘤的搭桥血流分别为豆纹动脉、受体主干以及其他主干提供逆向、顺向和逆向血供。富有活力的大脑中动脉分叉部血管可容纳高流量的搭桥血流逆向灌注至未经搭桥的瘤体流出干。虽然已对动脉瘤行近端闭塞,仍有搭桥血流(从远端)灌注,因此(颅外–颅内插入式搭桥)只有在处理未破裂动脉瘤时才是安全的,并要避免用此方法治疗破裂性动脉瘤。对于累及豆纹动脉的破裂性大脑中动脉分叉前部型动脉瘤,需要在是完全孤立瘤体但要以牺牲豆纹动脉为代价,还是仅孤立部分瘤体以保留豆纹动脉并承担再出血风险之间做出抉择。

当主干血管因血栓、动脉粥样硬化或感染性栓塞已发生闭塞且伴有先前存在的缺血性损伤时,上述搭桥方案均不适用。因此,通过单纯的颞浅动脉–大脑中动脉搭桥,即可满足单支主干的血流重建需求(第 4 种选择)。

大脑中动脉分叉部型动脉瘤

大脑中动脉分叉部型动脉瘤的治疗策略取决于瘤体是否破裂(图 21.2)。伴发蛛网膜下隙出血的大脑中动脉分叉部型动脉瘤必须完全闭塞,且当常规夹闭失败时,需孤立动脉瘤并重建多支主干。组合式搭桥是首选的治疗方案(图 21.5)。此法通过两处或以上的搭桥术对(大脑中动脉)分叉部血管进行重建,主要示例包括双再移植式搭桥、颅内–颅内血管搭桥联合颅外–颅内血管搭桥、双颅内–颅内血管搭桥以及双颅外–颅内血管搭桥。双再移植式搭桥术是通过插入式搭桥来输送高流量血流的,且把大脑前动脉 A1 段作为颅内供血支,可缩短移植血管长度并在颅内完成整个搭桥。大脑前动脉 A1 段–移植性桡动脉–大脑中动脉 M2 段联合

大脑中动脉 M2 段搭桥是由 3 处端–侧吻合术构成的(移植血管两端共完成 2 处吻合,以及 1 处再移植式搭桥至移植物血管中段),或在移植血管两侧断端共行 2 处端–侧吻合以及移植物血管中段的 1 处侧–侧吻合。连续性再植术可扩展至行 3 处或 4 处再移植吻合,以重建(大脑中动脉)3 分叉(大脑前动脉 A1 段–移植性桡动脉–大脑中动脉 M2 段+大脑中动脉 M2 段+大脑中动脉 M2 段)或(大脑中动脉)4 分叉处(分支)的血流。其他类型的组合式搭桥仅需完成两处吻合,如双颅内–颅内血流重建术(大脑中动脉 M1 段–大脑中动脉 M2段再吻合术合并大脑中动脉 M2 段–大脑中动脉 M2 段再植术)或 1 处颅内–颅内合并 1 处颅外–颅内血管搭桥 (颞前动脉–大脑中动脉 M2 段合并颞浅动脉–大脑中动脉搭桥)。颞浅动脉双干–大脑中动脉搭桥是一种极为简便易行的双(吻合)搭桥术,但颞浅动脉主干及其分支的管径可能无法完全替代大脑中动脉 M1 段的血流。无论是完成颅外–颅内还是颅内–颅内血管搭桥,任何一种需要使用血管移植物的联合性搭桥术式均要完成 3 处血管吻合。

未破裂的大脑中动脉分叉部型动脉瘤可通过近端闭塞(而不是孤立)联合远端颅外–颅内(首选方案如颈外动脉–移植性桡动脉–大脑中动脉 M2 段搭桥)或颅内–颅内插入式搭桥 (次选方案如大脑前动脉 A1 段–移植性桡动脉–大脑中动脉 M2 段搭桥)至单支流出道的方法进行治疗。搭桥(血流)会逆向充盈动脉瘤及(另一支)未经吻合的瘤体流出干。由于经过动脉瘤的血流量会明显减少且瘤内积血通常会形成血栓,降低发生破裂的风险,逆行血流充盈至未破裂动脉瘤是安全的。不能孤立分叉部型动脉瘤,否则会影响未经吻合的(其他动脉)主干。当主干血管已经发生闭塞(如因血栓、动脉粥样硬化或感染性栓塞) 且伴有预先存在的缺血性损伤时,上述搭桥方案均不适用,通过颞浅动脉–大脑中动脉搭桥或颅内–颅内血管搭桥,即可满足单支主干的血流重建需求(第 3 种选择)。

大脑中动脉分叉后部型动脉瘤

大脑中动脉"远端"或分叉后部型动脉瘤的治疗策略依其在侧裂池、岛裂或盖部的位置而各不相同 (图 21.2)。侧裂部大脑中动脉动脉瘤位于大脑中动脉 M2 段近端,即位处或靠近岛阈的位置,且分离侧裂后就可在侧裂三角内找到(瘤体)。岛段的大脑中动脉动脉瘤位于

搭桥类型	动脉瘤分类				
	分叉前部	分叉	分叉后部 （侧裂）	分叉后部 （岛叶）	分叉后部 （岛盖部）
	大脑中动脉 M1 段	大脑中动脉 M1-M2 连接处	近端 M2 段	远端 M2 段	大脑中动脉 M3 段
颅外-颅内 血管搭桥	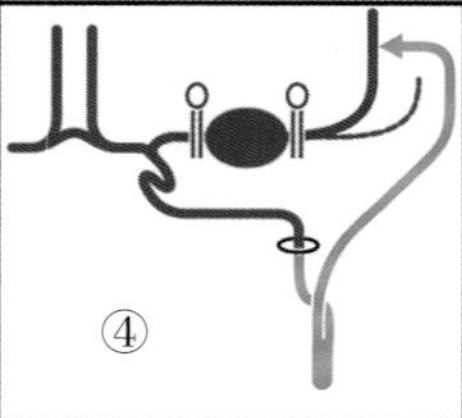 ④	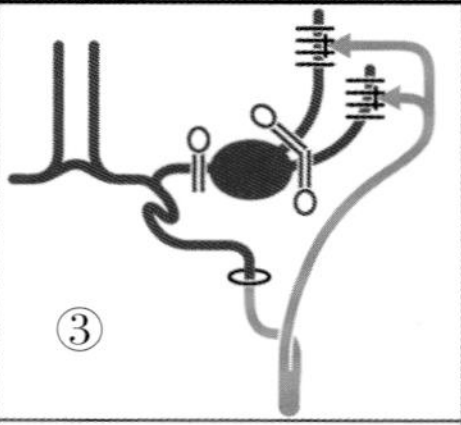 ③	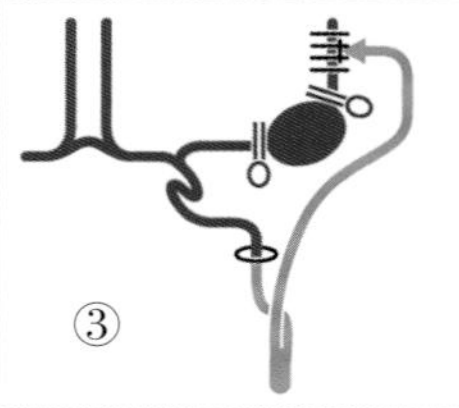 ③	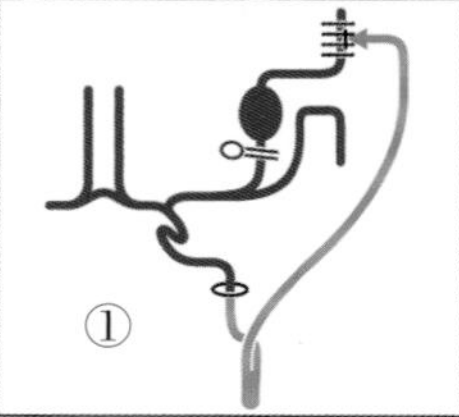 ①	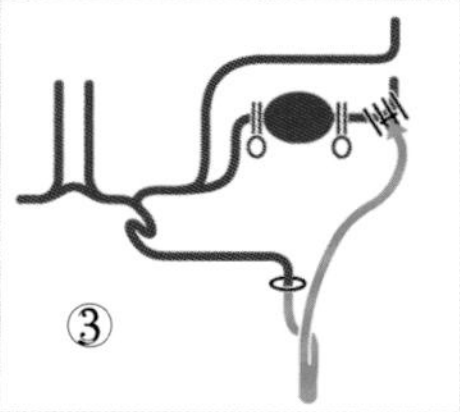 ③
颅外-颅内插 入式搭桥	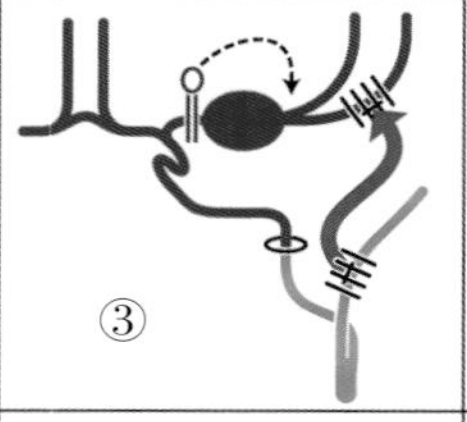 ③	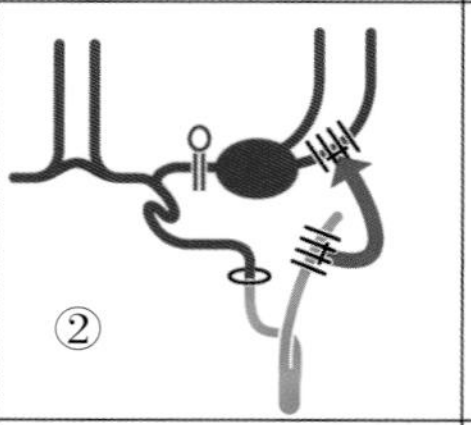 ②			
再植术 搭桥			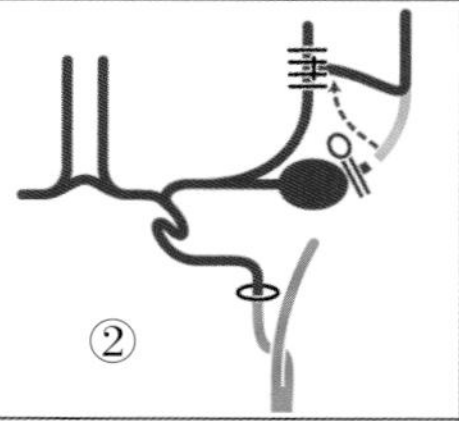 ②		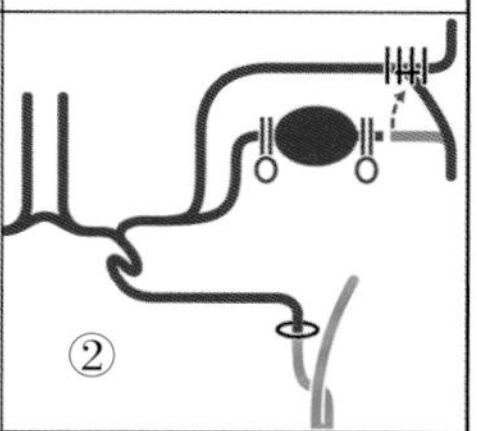 ②
原位搭桥			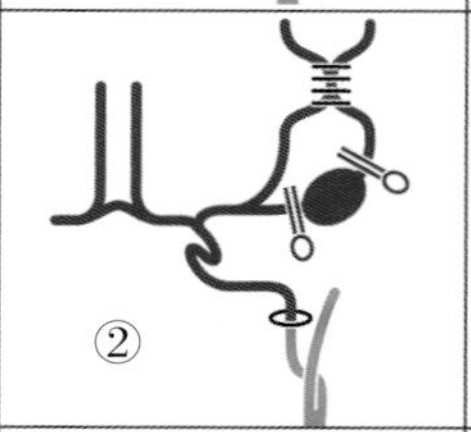 ②		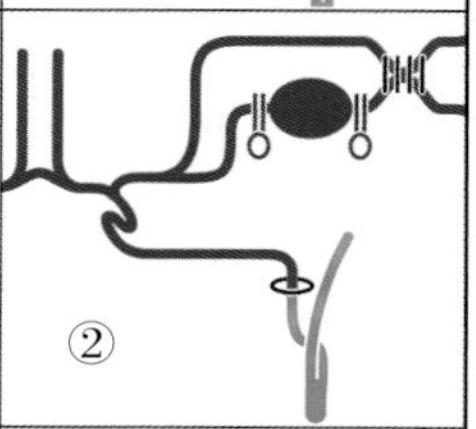 ②
再吻合术 搭桥	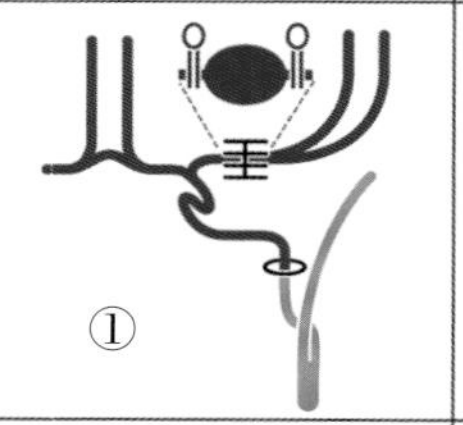 ①		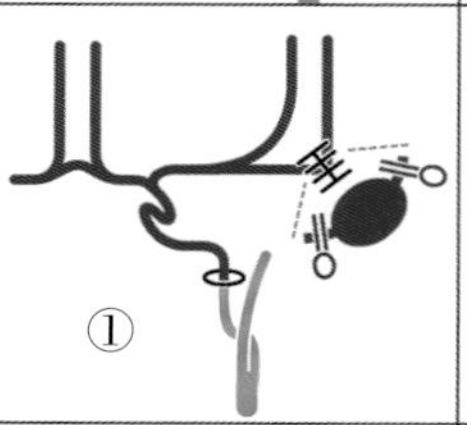 ①		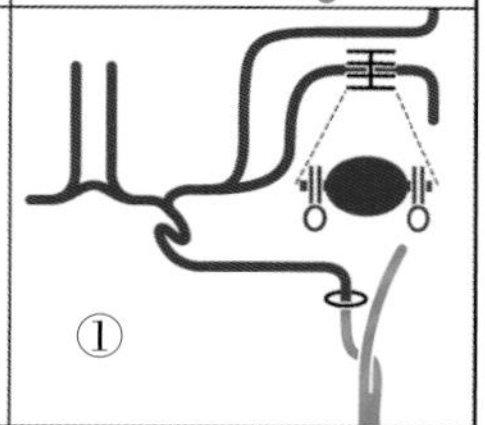 ①
颈内动脉-颈 内动脉植入 性搭桥术	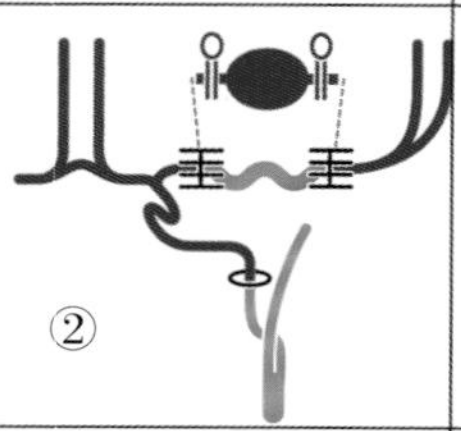 ②		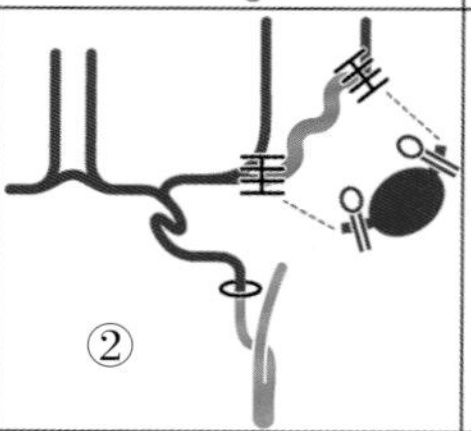 ②		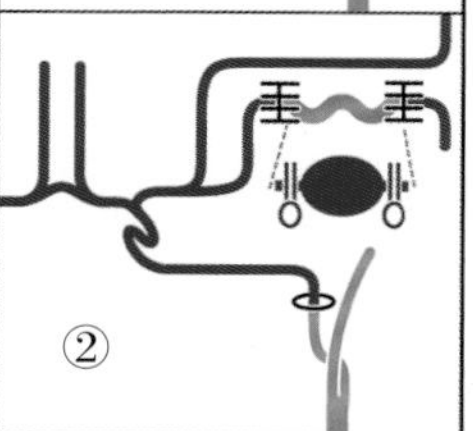 ②
组合式搭桥		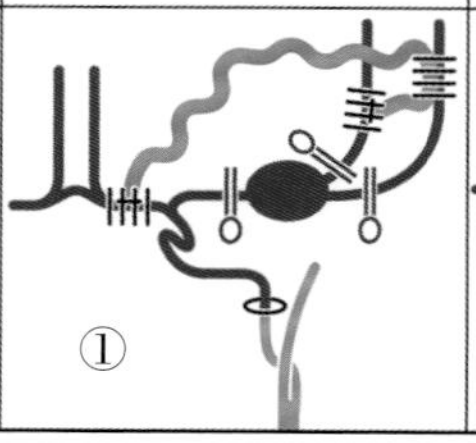 ①	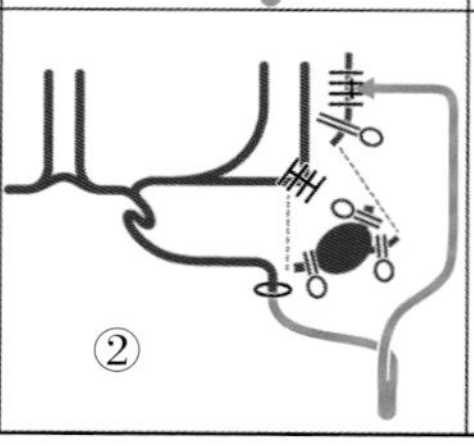 ②		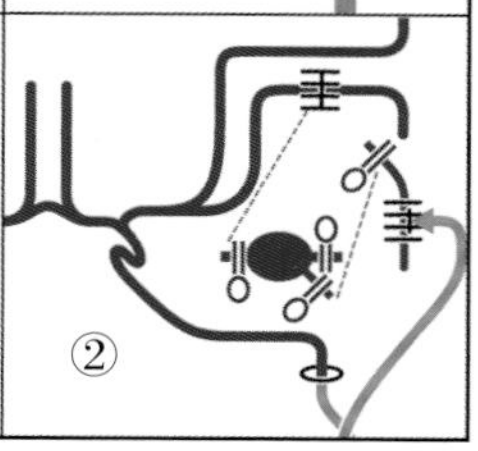 ②

图 21.3 基于 5 种不同部位的大脑中动脉动脉瘤和 7 类搭桥术式所总结出来的搭桥选项。①、②、③、④项是搭桥的优先选择术式。

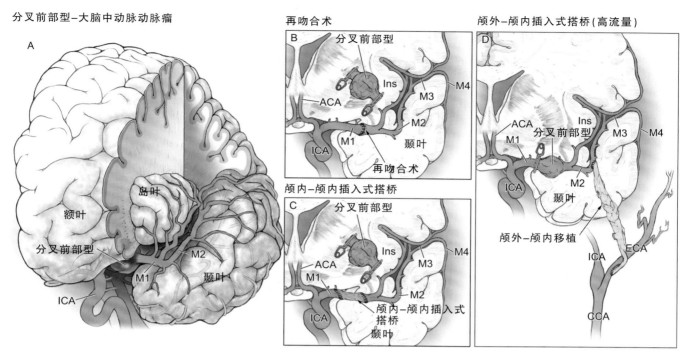

图 21.4　大脑中动脉分叉前部动脉瘤的搭桥总结，(A) 前斜位观，即切除额叶低至岛叶水平。(B) 再吻合术。(C) 颅内-颅内插入式搭桥术和 (D) 颅外-颅内插入式搭桥术的冠状位视角。Ins，岛状隐窝；ICA，颈内动脉；ACA，大脑前动脉；CCA，颈总动脉；ECA，颈外动脉；M1，大脑中动脉 M1 段；M2，大脑中动脉 M2 段；M3，大脑中动脉 M3 段；M4，大脑中动脉 M4 段。

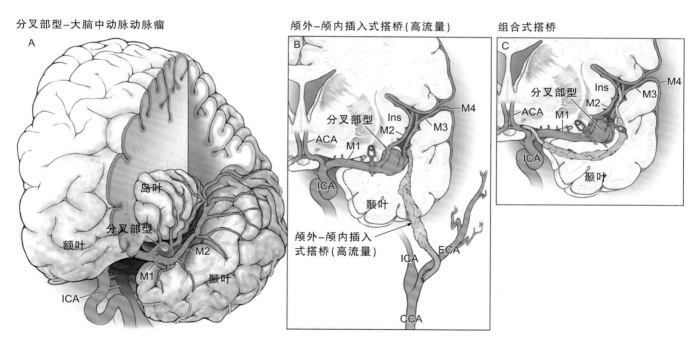

图 21.5　大脑中动脉分叉部型动脉瘤的搭桥总结。(A) 前斜位观，即切除额叶低至岛叶水平。(B) 颅外-颅内插入式搭桥以及 (C) 组合式搭桥 (大脑前动脉 A1 段-大脑中动脉 M2 段-大脑中动脉 M2 段双处再移植式搭桥术) 的冠状位视角。Ins，岛状隐窝；ICA，颈内动脉；ACA，大脑前动脉；CCA，颈总动脉；ECA，颈外动脉；M1，大脑中动脉 M1 段；M2，大脑中动脉 M2 段；M3，大脑中动脉 M3 段；M4，大脑中动脉 M4 段。

主干动脉或大脑中动脉 M2 段远端,即岛盖深方且靠近岛回的位置。岛盖部的大脑中动脉动脉瘤位于大脑中动脉 M3 段,即额叶、颞叶之间的外侧半球深方。此类动脉瘤可经侧裂远端入路,打开岛盖后便可到达。与其他(部位的)大脑中动脉动脉瘤不同,大脑中动脉分叉后部型动脉瘤已越过豆纹动脉且几乎不累及重要的岛叶穿支。

侧裂近端的易达性以及岛盖的表浅位置,使侧裂部和盖部的大脑中动脉易于孤立,且可经 7 种搭桥术式的任意一种进行处理(图 21.6 和图 21.7)。再吻合术是搭桥的首选方法且最常使用(1/3 以上的患者),即通过连接流入道和流出道来重建载瘤动脉,(整个搭桥过程)不涉及供血动脉或获取头皮动脉。就像在(大脑中动脉)分叉前部型动脉瘤中所讨论的一样,再吻合术的成功实施需要考虑载瘤动脉管长尚有冗余、(血管)断端的活动度自如、异常管壁组织已彻底切除且为无张力再吻合术。但与(大脑中动脉)分叉前部型动脉瘤相比,分叉后部型动脉瘤的体积更小且血管(残端之间的)间隙也更易连接,因此再吻合术治疗的成功率就更高。此外,治疗分叉后部型动脉瘤也比治疗分叉前部型动脉瘤的吻合位置更表浅且更易于操作。

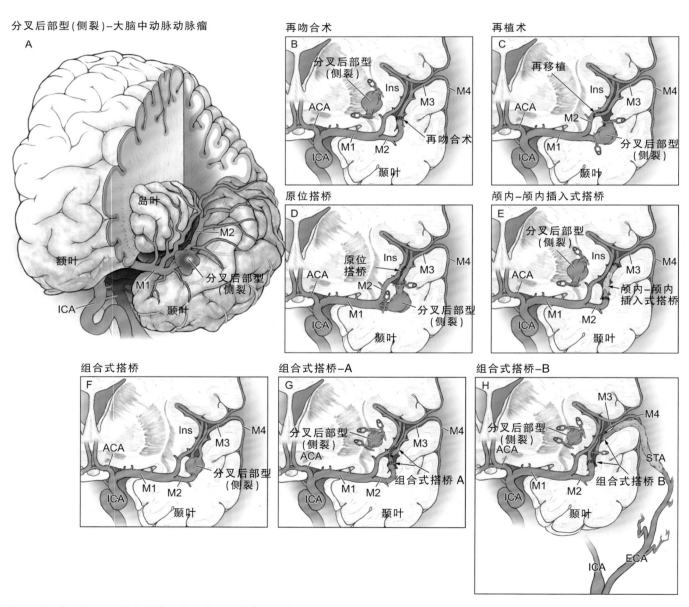

图 21.6   位于岛叶近端或侧裂内的大脑中动脉分叉后部型动脉瘤搭桥总结。(A)前斜位观,即切除额叶低至岛叶水平。(B)再吻合术。(C)再植术。(D)原位搭桥。(E)颅内-颅内插入式搭桥以及(F~H)组合式搭桥的冠状位视角。Ins,岛状隐窝;ICA,颈内动脉;ACA,大脑前动脉;M1,大脑中动脉 M1 段;M2,大脑中动脉 M2 段;M3,大脑中动脉 M3 段;M4,大脑中动脉 M4 段。

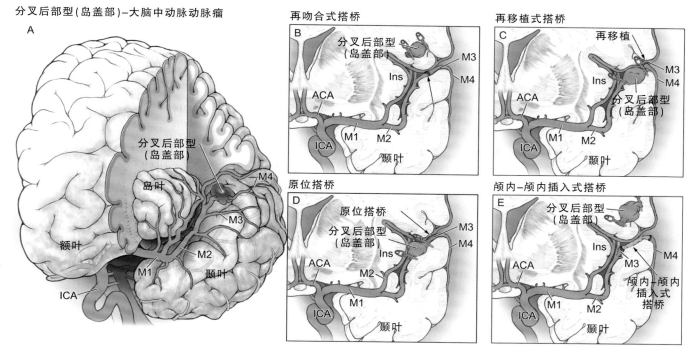

分叉后部型（岛盖部）-大脑中动脉动脉瘤

图 21.7　位于岛盖的大脑中动脉分叉后部型动脉瘤搭桥总结。(**A**)前斜位观,即切除额叶低至岛叶水平。(**B**)再吻合式搭桥。(**C**)再移植式搭桥。(**D**)原位搭桥以及(**E**)颅内-颅内插入式搭桥的冠状位视角。Ins,岛状隐窝;ICA,颈内动脉;ACA,大脑前动脉;M1,大脑中动脉 M1 段;M2,大脑中动脉 M2 段;M3,大脑中动脉 M3 段;M4,大脑中动脉 M4 段。

当动脉瘤的体积或是复杂程度阻碍简单的端-端吻合完成时,可选用原位搭桥、再移植式搭桥和插入式搭桥(次选方案)进行处理。若选择其他的颅内-颅内血管搭桥术式,需纳入邻近的供血动脉,以完成更为复杂的(血流)重建。累及(远端)血管分叉部两条流出支的大脑中动脉分叉后部型动脉瘤需要通过组合式搭桥的方式进行处理。颞浅动脉-大脑中动脉搭桥也是一种选择,但因其需要额外获取颞浅动脉且可有(颞浅动脉)缺失或管径纤细的情况发生,因此只能作为第 3 种选择。(动脉瘤远端的)大脑中动脉 M2 段和 M3 段流出支无须高流量血运,故颅外-颅内插入式搭桥还未曾用于大脑中动脉分叉后部型动脉瘤的治疗。

与侧裂部和盖部的大脑中动脉动脉瘤相比,岛部的瘤体不易到达且难以显露,此外,位于动脉瘤后方的瘤体流出支深埋于岛叶隐窝中。这类动脉瘤占分叉后部型大脑中动脉动脉瘤的 1/3 以上。主要处理方式是采取瘤体近端闭塞联合颞浅动脉-大脑中动脉 M4 段搭桥(首选)而非孤立动脉瘤联合颅内-颅内血管搭桥的方法(图 21.8)。之所以首选颞浅动脉-大脑中动脉 M4 段搭桥术是因为远端的侧裂很难向下分离至流出道起始处,且优势半球侧的 Broca 和 Wernicke 语言功

能区恰好绕其周围。借助快速荧光技术识别皮层表面的流出道,完成浅表部位搭桥并对瘤体行近端闭塞,可为这类动脉瘤的治疗提供一种简便且微创的办法。

治疗策略流程图意味着通过实施最少的搭桥和吻合次数,即可便捷、高效地完成血管搭桥,同时还可避免徒劳无功事件的发生。在治疗一些需行临时阻断的动脉瘤或是在构建高流量搭桥的过程中,笔者不使用预防性或保护性的颞浅动脉-大脑中动脉 M4 段搭桥来补充大脑中动脉区域的血流缺失。保护性搭桥需要花费额外的时间和精力,且在重建高流量搭桥血流或夹闭动脉瘤后,保护性搭桥最终会变为多余之物且闭塞。但必须使搭桥所需的缺血性阻断时长最小化。术者可调整吻合的顺序和类型(侧-侧、端-端或端-侧),即是在完成全部吻合后(一次性)予以再灌注血流(如双再植式搭桥技术),还是在转换吻合时予以间断性血流再灌注(如端-侧或侧-侧吻合而非端-端吻合)。

颈内动脉动脉瘤

在需要牺牲颈动脉进行治疗的复杂性颈内动脉动脉瘤中,有时也要用到大脑中动脉搭桥术。这些颈内动

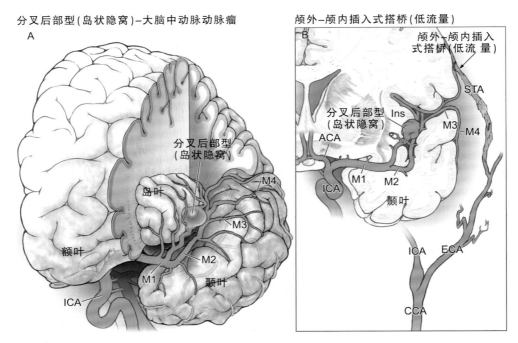

分叉后部型（岛状隐窝）-大脑中动脉动脉瘤
A

颅外-颅内插入式搭桥（低流量）

图 21.8 位于岛叶远端的大脑中动脉分叉后部型动脉瘤搭桥总结。(A)前斜位观，即切除额叶低至岛叶水平。(B)颞浅动脉-大脑中动脉 M4 段搭桥的冠状位视角。Ins，岛状隐窝；ICA，颈内动脉；ACA，大脑前动脉；CCA，颈总动脉；ECA，颈外动脉；STA，颞浅动脉；M1，大脑中动脉 M1 段；M2，大脑中动脉 M2 段；M3，大脑中动脉 M3 段；M4，大脑中动脉 M4 段。

脉动脉瘤包括：①颈内动脉海绵窦段动脉瘤（50%）；②颈内动脉床突上段动脉瘤，包括累及全段的梭形和延长扩张型动脉瘤，以及复杂的眼动脉段和后交通动脉段动脉瘤（1/3）；③颈内动脉分叉部动脉瘤（5%）；④颈内动脉床突上段的夹层或血泡样动脉瘤（5%）。

血管造影是明确颈内动脉动脉瘤治疗方案的关键。血管影像能够明确动脉瘤的解剖结构以及经前、后交通动脉和软脑膜血管供应的侧支循环，优于其他检查手段。更重要的是，球囊闭塞试验可用于评估这些侧支循环的代偿能力是否充足。在对颈内动脉实施临时球囊闭塞后，患者的神经系统检查结果可分为耐受试验且无新发神经功能症状、体征（即通过），或伴发新的神经功能缺失（即失败）。在扩张性球囊的远端，岩骨-海绵窦段（颈内动脉）内的动脉压测定是另一种评估侧支循环的手段。通过球囊闭塞试验的患者继续行低血压诱发试验，即通过降低 20%~25% 的平均动脉压来试图诱发神经功能缺失并找到患者所能承受的限值（失败）。球囊闭塞联合低血压诱发的试验设计可将患者分为 3 组：①通过-通过，②通过-失败，③（两组）均失败。通过球囊闭塞和低血压诱发试验的患者（1 组）无须进行搭桥就能够安全地闭塞颈动脉或动脉瘤。通过球囊

闭塞但未通过低血压诱发试验的患者（2 组）需行简单的颅外-颅内血管搭桥（颞浅动脉-大脑中动脉），以增加脑血流储备并为流量降低期间（的脑组织）提供保护。未通过球囊闭塞实验的患者（3 组）需行颅外-颅内插入式搭桥来替代颈内动脉的血流（缺失）。

根据球囊闭塞实验的评估结果，约 3/4 和 1/4 的海绵窦段及床突上段颈内动脉动脉瘤需分别通过颅外-颅内插入式搭桥（3 组）和颞浅动脉-大脑中动脉搭桥（2 组）进行处理。在行近端吻合时，临时阻断颈动脉不会引发脑组织缺血，因此，颈段的颈外动脉是用于此类插入式搭桥术的首选供体部位。当高位颈动脉分叉致使颈外动脉难以到达且吻合困难时，可使用颈总动脉（作为供血支）。此外，高位颈外动脉可能会致使血管移植物扭曲地绕置于下颌骨周围。把颈外动脉和颈总动脉用作插入性移植物的近端供血支，能够保留经血管内手段到达颈内动脉动脉瘤的路径，即先在血管造影上确认搭桥通畅之后再行二期的（动脉瘤）介入栓塞。在永久性牺牲颈动脉之前，应在临时阻断搭桥血管的情况下检测脑组织耐受程度。当计划孤立动脉瘤且失败的球囊闭塞试验呈轻中度或延迟时，偶尔可将颈内动脉颈段作为近端的供血支。作为管径粗大的供血支，

颈内动脉可提供充沛的端-端吻合血流。针对海绵窦段及床突旁段颈内动脉动脉瘤的治疗策略已十分成熟，但随着血流导向装置的出现，这一方案的价值正在逐步减退，因为血管内路径的易达性、无重要穿支发出以及载瘤动脉的粗大管径，使得血流导向装置可以完美地治疗此部位动脉瘤。在初次尝试血管内治疗之前，开颅术通常仅作为次选方案。

使用颅外-颅内插入式搭桥处理海绵窦段和床突上段颈内动脉动脉瘤的需求以及患者自身的侧支循环情况均各不相同，但颅外-颅内插入式搭桥对于治疗不可夹闭的颈内动脉分叉部动脉瘤来说几乎是必需的。完全孤立动脉瘤会切断任何经前、后交通动脉至大脑中动脉区域的血流，且来自软脑膜的侧支循环血流不足以替代颈动脉的血流缺失。但颈外动脉-移植性桡动脉-大脑中动脉 M2 段或颈总动脉-移植性桡动脉-大脑中动脉 M2 段搭桥能够补充颈动脉的血流，并保留向（颈内动脉）眼动脉段及后交通动脉段分支供应的颈内动脉血流。

颅外-颅内插入式搭桥更适合治疗血泡样动脉瘤，因为这类动脉瘤的典型表现是蛛网膜下隙出血，有时需要通过闭塞颈内动脉进行治疗，并且术后发生血管痉挛的概率很高。血泡状动脉瘤或血泡样动脉瘤是位于颈内动脉床突上段前壁的小型、无颈动脉瘤。血管夹层已明确是这类罕见动脉瘤的发病原因（占笔者动脉瘤总例数的 0.6%，占破裂动脉瘤总例数的 1.2%），即与该类动脉瘤的瘤体易脆性和位于强血流剪切力的非分叉部颈内动脉血管节段的特征相符。血管造影所显示的是动脉瘤腔而非管壁，故此手段无法在术前明确动脉（管壁）损伤或瘤体组织病变的范围，上述情况还涉及显微外科（的血流）重建。动脉瘤的形态不利于传统栓塞，支架辅助弹簧圈治疗后的残余和复发率又高，且经血流导向装置转流后的动脉瘤延迟闭塞，再治疗概率高，又需要在蛛网膜下隙出血的情况下行双抗治疗，因此血管内技术（对于血泡样动脉瘤）的治疗成功率有限。动脉瘤体积小，位于易经手术到达的部位，且形似于更简单的动脉瘤，如后交通动脉动脉瘤，因此血泡状动脉瘤是极具欺骗性的。未察觉到（瘤体特殊性）的神经外科医师会误将其直接夹闭，但以笔者的经验和其他文献报道来看，颈内动脉血泡样动脉瘤一定不能直接夹闭。这类动脉瘤的术中破裂风险是囊状动脉瘤的 6 倍（41% 对 7%），且瘤体术中破裂是不良的预测性指标，即预后不佳的风险翻倍（伴术中动脉瘤破裂和未破裂的不良预后率分别为 57%、30%）。仅有 71% 的血泡样动脉瘤可通过传统夹闭进行处理，而且需要对 1/3 的患者制订应急治疗方案，如动脉瘤壁的夹闭塑形术、包裹术、搭桥/孤立术和一期缝合修补术。这些因素使得血泡样动脉瘤成为一种特殊类型的动脉瘤，处理起来可远不止其大小和位置所展现的那么简单。此外，血泡样动脉瘤易漏诊，且这种错误会对动脉瘤行近端控制、采用其他的夹闭塑形术以及可能行搭桥手术的准备工作产生不利影响。

血泡样动脉瘤发生术中破裂后再进行搭桥处理多数无奈之举，在此情况下不仅会增加（搭桥的）技术难度，还会降低预后良好的可能性。例如，可迅速完成的床突上段颈内动脉-移植性桡动脉-大脑中动脉搭桥术（见第 19 章）仅需获取一小段桡动脉移植物且无须显露颈部的颈动脉。但需要完成两处血管吻合，且因供血支长度短、位置深且术野内挤满了瘤（体孤立）夹，使得吻合至颈内动脉眼动脉段的（操作）难度颇大。术中动脉瘤破裂概率剧升，且后期实施急诊或挽救性搭桥难度大，因此我们从上述经验中可学到一点：即需要积极地行搭桥手术。在尝试夹闭血泡状动脉瘤或孤立夹层性管壁之前，预先完成的颈外动脉-移植性桡动脉-大脑中动脉 M2 段搭桥可做好随时应对动脉瘤分离时出现的破裂情况。应通过临时阻断颈内动脉的方式来处理术中出现的灾难性出血，且此过程中不会造成脑组织缺血。在保留重要血管分支的同时，特别是脉络膜前动脉、胚胎型大脑后动脉和一部分后交通动脉，动脉瘤孤立术是将整个颈动脉病变节段置于血液循环以外。

对于颈内动脉动脉瘤（的治疗）来说，在少数情况下不能按照流程图进行处理。颈内动脉岩骨段至床突上段搭桥（见第 19 章）是使用一小段插入性移植物来处理（颈内动脉）海绵窦段动脉瘤的，且考虑到移植物的长期开通性，该搭桥术式可能也适用于儿童患者。这种颅内-颅内血管搭桥术可能更受那些不愿行颈部切口患者的欢迎。但这一术式需行两处深部吻合且颈动脉管包绕着岩骨段颈内动脉，需广泛磨除（骨质）方能显露并行高难度血管吻合。颌内动脉可代替颈动脉作为备用的供血支，尽管流量不甚充沛，仍要行额外（的骨质）磨除和颞下窝分离，以经中颅窝的外侧三角显露颌内动脉。当脉络膜前动脉发出部近端、（颈内动脉）床突上段远端有管长充足的正常动脉壁用于端-端吻合时,颈段颈内动脉到床突上段颈内动脉的搭桥(颈内动脉 C1 段–移植性桡动脉–颈内动脉 C7 段搭桥,见第 15 章)可用于治疗床突上段颈内动脉动脉瘤。此重建术可通过来自前交通动脉和大脑前动脉 A1 段的左至右血流,持续为大脑中动脉区域供血并把脑缺血的发生降到最低。因此,颈内动脉 C1 段–移植性桡动脉–颈内动脉 C7 段搭桥可避免大脑中动脉区发生缺血,但在标准颈外动脉–移植性桡动脉–大脑中动脉 M2 段搭桥术中,颅内端吻合至大脑中动脉 M2 段的阶段会发生缺血。

大脑中动脉缺血

颈内动脉颈段闭塞、大脑中动脉闭塞以及烟雾病可引起大脑中动脉供血区域的缺血。这类疾病的搭桥治疗策略单一,即采用颞浅动脉–大脑中动脉搭桥。唯有因既往脑部手术、治疗卒中所行的去骨瓣减压术,或是清除出血性烟雾病血肿实施的开颅术会使颞浅动脉不可用的例外情况发生。需要注意的是,狭窄性与闭塞性病变所引发的脑缺血性质是不一样的。颈动脉内膜剥脱术或支架置入术可治疗症状性和无症状性的高度颈内动脉颈段血管狭窄(70%~99%)。服用阿司匹林和波立维可治疗症状性大脑中动脉狭窄。对于大脑中动脉 M1 段狭窄的患者来说,充沛的颞浅动脉–大脑中动脉搭桥会抵消流经病灶且已降低的血流,即把狭窄的管腔完全闭塞,且伴有豆纹动脉闭塞和远端梗死。需特别指出的是,在一项名为 COSS 的临床随机试验中,纳入了 195 例症状性、动脉粥样硬化性颈内动脉闭塞患者,并通过使用正电子成像技术中的同侧氧摄取指数升高值,来检测血动性脑组织缺血情况,在对颞浅动脉–大脑中动脉搭桥和最优药物治疗效果进行比较后发现,搭桥术并不能降低同侧缺血性脑卒中的 2 年复发率。因此,动脉粥样硬化性颈内动脉闭塞症患者亦可应用药物治疗,而手术治疗仅适用于少数经药物治疗后仍伴有典型持续性症状的患者,如肢体震颤性短暂性脑缺血发作。

颅底肿瘤

包绕颈内动脉岩骨段和(或)海绵窦段的颅底肿瘤是大脑中动脉供血区搭桥的罕见适应证(笔者共经历 7 例类似患者)。颅底肿瘤需要搭桥处理的原因主要有两个。第一,肿瘤可能包裹并从外部压迫颈内动脉或大脑中动脉,使其管腔狭窄,引发血流受损。第二,恶性肿瘤可能黏附于或侵犯动脉及其周围结构,因此,全切肿瘤的同时必须切除受累动脉。需使用血管搭桥处理的颅底肿瘤包括脑膜瘤、腺癌、鳞状细胞癌以及嗅神经母细胞瘤。绝大多数位于颈内动脉周围的脑膜瘤无须行血运重建,因其为良性病变,不会侵犯脑组织及动脉。多数情况下,脑膜瘤能够完整地与颈内动脉剥离开,动脉能够在无损的情况下减压。即便脑膜瘤与颈内动脉分离困难,也可选择在动脉外壁上残留少量肿瘤组织,随后行磁共振成像观察或放射治疗。非典型或恶性脑膜瘤(WHO Ⅱ/Ⅲ 级)的复发率更高,一部分是肿瘤的实质性浸润或残余肿瘤增殖过度所致,因此行根治性切除后的患者预后更好。同样,恶性肿瘤患者,特别是伴有脑神经功能障碍者,也可选择性牺牲颈动脉,以达到根治性切除肿瘤的目的。

重建颈动脉需要孤立岩骨段颈内动脉,并彻底切除海绵窦和鞍旁区域内的肿瘤。与治疗颈内动脉海绵窦段动脉瘤一样,可通过球囊闭塞试验来辨别那些侧支循环不佳但能从搭桥手术中获益的患者。鉴于在后续切除肿瘤时会伴有大量失血,积极行搭桥手术的这根弦要时刻绷紧。以颈外动脉–移植性桡动脉–大脑中动脉 M2 段搭桥为代表的颅外–颅内插入式搭桥术可提供充足的血流,并可为在肿瘤周围行根治性切除术创造出宽阔的操作空间。搭桥手术通常先行完成,下一阶段则是单纯(肿瘤)切除术,在此阶段可确认搭桥的通畅性以及球囊闭塞后的耐受程度。对于患有侵袭性肿瘤的患者来说,颈动脉重建和根治性肿瘤切除术可延长生存期,但抑瘤的有效性仍存争议。根治性切除术与高发病率和死亡率相关,还无法证实其对长期存活率有所影响。

第 22 章

大脑前动脉搭桥策略

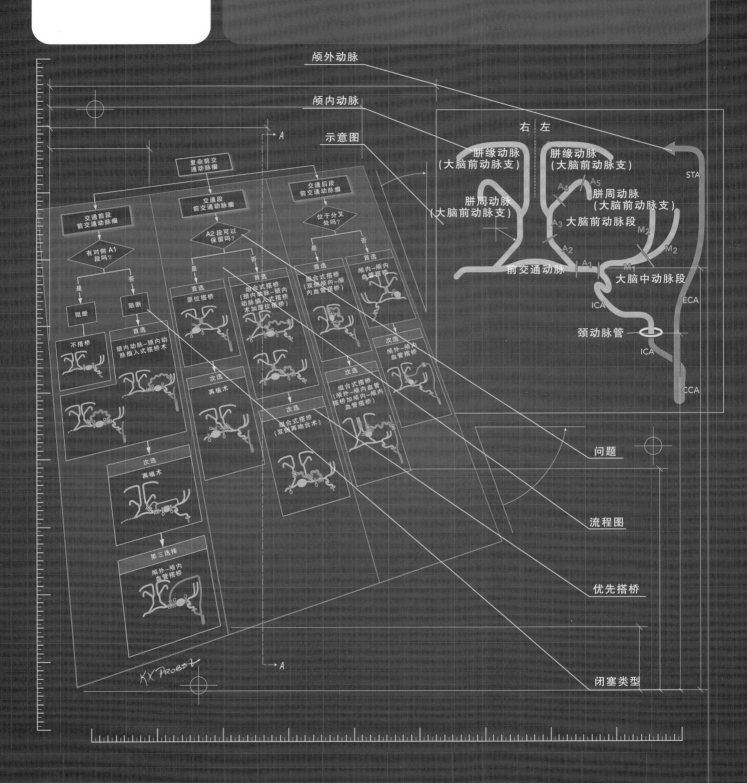

大脑前动脉搭桥策略

大脑前动脉搭桥之所以具有挑战性有下列几个原因。第一，大多数能做搭桥手术的外科医师完成的都是传统的颅外-颅内血管搭桥，如治疗大脑中动脉动脉瘤、动脉粥样硬化闭塞性疾病和烟雾病所使用的颞浅动脉-大脑中动脉搭桥术。颞浅动脉属于侧方头皮动脉，可能无法到达半球间裂深处的受血动脉，或因其管径太过纤细而几乎无法用于大脑前动脉区域。由颞浅动脉或颈段颈动脉供血的插入式搭桥术即便能够解决这一难题，也存在大范围显露术区、搭桥距离过长且走行迂曲，并可能有管径不匹配的问题。因此通常需要经颅内-颅内血管搭桥来治疗大脑前动脉病变。

第二，在半球间裂内，前交通动脉复合体及其并行流出支的解剖特性促使大脑前动脉供血区出现了许多颅内-颅内血管搭桥的变型术式。大脑前动脉搭桥可以是交通性搭桥，即在中线处通过侧-侧原位搭桥把左、右侧的动脉连接到一起，能让血流从一侧交叉至另一侧（如左侧胼周动脉-右侧胼周动脉搭桥）。端-侧再移植式搭桥术也能把胼周动脉和胼缘动脉（如胼周动脉-胼缘动脉再移植式搭桥）或是其他类似的配对动脉连接到一起，从而产生自上（向下）或自下（向上）的血流。在矢状面上，大脑前动脉搭桥可以是插入性"跳跃"式搭桥，即从前向后输送血流（如大脑前动脉 A2 段-移植性桡动脉-大脑前动脉 A3 段搭桥）。利用来自大脑中动脉主干或颅外动脉（如颞浅动脉和颈外动脉）的血供，可使大脑前动脉插入式搭桥的血流由外向内输送，即从（大脑半球）凸面上方跨过的高流量搭桥（"阀帽式"搭桥，颞浅动脉-移植性桡动脉-大脑前动脉 A3 段搭桥）或是（穿经）额底下方的低流量搭桥（"脑底"搭桥，大脑中动脉 M2 段-移植性桡动脉-大脑前动脉 A2 段搭桥）。大脑前动脉搭桥种类的范围之广已超过其适用范围。

第三，很多（大脑前动脉区域的）搭桥手术所需要的不只是一处简单且涵盖了整个（操作的）手术通道。处理其他部位的大部分病变时，经一次显露即可到达近端的流入动脉和远端的流出动脉来进行血流控制和吻合，与此不同的是许多大脑前动脉区域的病变都位于经侧裂（入路）显露范围的边界处，且没有能够到达远端病变的良好路径。例如，翼点-经侧裂入路可显露大脑前动脉 A1 段和前交通动脉动脉瘤，但对大脑前动脉 A2 段的显露就很受限。双额-半球间裂入路可显露大脑前动脉 A2 段及该处的动脉瘤，但对大脑前动脉 A1 段远端的显露就很局限了。因此，要完成大脑前动脉搭桥术，可能需要更为全面的（术区）显露。

大脑前动脉搭桥主要适用于复杂性动脉瘤（的治疗）。动脉粥样硬化性疾病、烟雾病或其他类型的狭窄-闭塞性疾病所引发的大脑前动脉区域缺血很罕见，常规通过颅外-颅内血管搭桥联用或不联用插入性移植物的方法处理，如颞浅动脉-颞浅动脉-大脑前动脉搭桥（见第 14 章）。沿旁正中大脑凸面走行的皮质动脉，当其管径的粗大程度足以用作受血动脉时，插入性移植物可能就是多余的，但当皮质动脉（的管径）纤细或是需要（用到）半球间裂的受血支时，可能还是需要插入性移植物。因此，本章关注在大脑前动脉搭桥对动脉瘤治疗策略的方面。

大脑前动脉动脉瘤

在笔者的手术经验中，前交通动脉动脉瘤是第二常见的动脉瘤，但需要通过搭桥治疗的病例却是最少的。即便是一些复杂性病例，大部分前交通动脉和大脑前动脉动脉瘤都可通过传统夹闭或血管内栓塞进行治疗。这些血管的解剖结构，即两支流入动脉（双侧大脑前动脉 A1 段）、四支流出动脉（双侧大脑前动脉 A2 段和 Heubner 回返动脉）、前交通动脉及其穿支、临近的分支动脉（双侧额眶和额极动脉），以及有时出现的副大脑前动脉 A2 段，是最适于行瘤体直接闭塞的。连接于左、右大脑前动脉循环之间的前交通动脉可为其远端区域提供交叉性（血流）灌注，且在治疗动脉瘤时，前交通动脉也在一定程度上容许治疗性牺牲一支流入动脉。但并不是所有的大脑前动脉动脉瘤都能够夹闭、栓塞或其解剖结构容许牺牲大脑前动脉 A1 段，因此，挑选出来的罕见病例需要在孤立（瘤体）前完成血流重建。

可经多种方式对大脑前动脉动脉瘤进行血流重建，并要根据患者的特异性（血管）解剖，采取个体化治疗策略。大脑前动脉搭桥策略的流程图是基于大脑前动脉动脉瘤与前交通动脉复合体之间的相对位置关系制订出来的，即把动脉瘤分成 3 组：①交通前段（大脑前动脉 A1 段），②交通段，③交通后段（大脑前动脉 A2~A5 段）（图 22.1）。

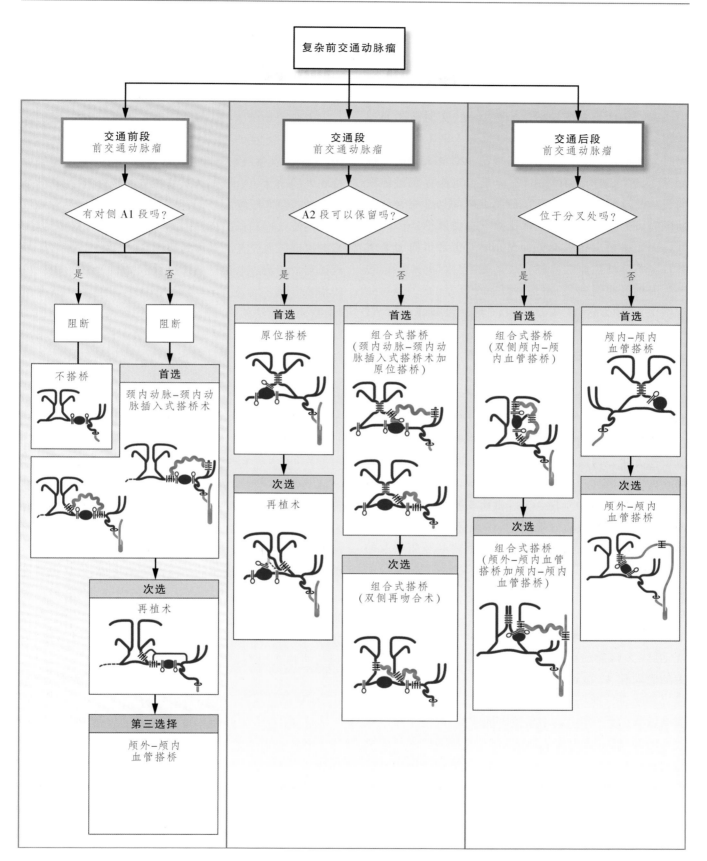

图 22.1　复杂性大脑前动脉动脉瘤的治疗与搭桥策略流程图。

大脑前动脉交通前段动脉瘤

　　与其他部位的大脑前动脉动脉瘤不同，对侧大脑前动脉 A1 段和前交通动脉所提供的代偿血流可跨过中线至同侧的大脑前动脉 A2 段，因此，交通前段的动脉瘤无须搭桥治疗。只有当 Willis 环上的上述结构缺失时才需搭桥。因此，手术策略取决于对侧大脑前动脉 A1 段的解剖结构。具体来说，就是当对侧存在对称性的大脑前动脉 A1 段时，大部分的大脑前动脉交通前段动脉瘤可通过简单的孤立术排除（在血液循环以外），并且无须搭桥。这一部分的 Willis 环包含了向前穿质和基底节前部供血的内侧豆纹动脉，但大部分患者(的大脑前动脉交通前段)还是可以安全闭塞的。然而，在对侧大脑前动脉 A1 段缺失且同侧（大脑前动脉 A1 段)占优势供血的情况下，孤立动脉瘤会将双侧大脑前动脉供血区置于危险的处境之内。在一侧大脑前动脉 A1 段占优势供血，对侧大脑前动脉 A1 段发育不良或闭锁的情况下，需要借助搭桥术来恢复瘤体孤立之后的血流(缺失)（图 22.2 和图 22.3）。

　　要根据大脑前动脉交通前段动脉瘤的位置选择血流重建方式。可通过颞前动脉 – 大脑前动脉 A1 段再移植式搭桥或(穿经)脑底的颅内 – 颅内插入式搭桥，即侧裂三角内的大脑中动脉 M2 段供血支搭桥到额底大脑前动脉 A1 段远端的方式（大脑中动脉 A2 段 – 移植性桡动脉 – 大脑前动脉 A1 段搭桥）来重建动脉瘤累及的大脑前动脉 A1 段近端血流。可通过颞前动脉 – 大脑前动脉 A2 段再移植式搭桥或脑底的颅内 – 颅内插入式搭桥，即大脑前动脉 A1 段近端搭桥至半球裂间内大脑前动脉 A2 段近端的方式（大脑前动脉 A1 段 – 移植性桡动脉 – 大脑前动脉 A2 段搭桥），重建动脉瘤累及的大脑前动脉 A1 段远端血流。为了在侧裂 – 额底区域完成近端吻合，此搭桥术要求自颈动脉末端发出的大脑前动脉 A1 段(管壁)残端是健康的。此外，为了在半球间裂的镰 – 额三角内完成远端吻合，此搭桥要求显露半球间裂内的大脑前动脉 A2 段近端。要通过大脑中动脉 M2 段 – 移植性桡动脉 – 大脑前动脉 A2 段搭桥术来重建受动脉瘤累及的整个大脑前动脉 A1 段的血流，即结合了经侧裂显露后的近端吻合以及半球间裂显露后的远端吻合术。在一些病例中，大脑前动脉 A1 段远端汇入前交通动脉复合体以前，可能刚好留有足够长度的健康(管壁)残端，便无须行双额开颅及半球间入路(见

第 19 章)。在这种情况下，闭塞大脑前动脉 A1 段远端，临时夹闭前交通动脉复合体和同侧大脑前动脉 A2 段的同时就能完成远端吻合口的缝合，从而避免了远端吻合至大脑前动脉 A2 段。

　　大脑前动脉 A1 段(血管)几乎没有冗余的管长，无法完成最基本的再吻合术。此外在额底(的手术)通道内，大脑前动脉 A1 段附近没有可用于再移植搭桥或原位吻合的动脉。因此，插入式搭桥势在必行，且桡动脉移植物的管径匹配度最佳。大脑前动脉交通前段动脉瘤仅有一条流入道和流出道，因此无须行组合式搭桥治疗。当颞浅动脉血流充沛并可到达额底时，可通过颅外 – 颅内血管搭桥治疗这类动脉瘤(颞浅动脉 – 大脑前动脉 A1 段搭桥)(第三种选择)。不使用颅外 – 颅内插入式搭桥(治疗大脑前动脉 A1 段动脉瘤)的原因在于大脑前动脉供血区无须高流量(的血运)代偿。长距离的颞前动脉或颞极动脉可提供一些再移植式搭桥的选择。

　　完成脑底的插入式搭桥术时，在横行阻断大脑前动脉 A1 段期间可能引发的脑缺血着实令人不安。通常来说，如果首先是在更深的部位完成难度更大的端 – 端吻合，那么只有在完成近端吻合之后才会获得延迟性再灌注(血流)，即将缺血时长延长到两处吻合(所需的时间)。相反，如果先完成连接至大脑中动脉 M2 段受血支的近端吻合，那么缺血时间窗会限定在远端吻合完成的时间之内。因此，转换一下正常的操作顺序便可减半缺血时长，且大脑前动脉 A1 段 – 桡动脉移植物 – 大脑前动脉 A2 段搭桥的(走行)距离更短，方法也更简单，但逆序吻合有可能会证实大脑中动脉 M2 段比大脑前动脉 A1 段近端更适合当作供血支。采用端 – 侧而非端 – 端吻合的大脑前动脉 A1 段 – 移植性桡动脉 – 大脑前动脉 A2 段搭桥术，仍需(耐受)两个阶段的缺血，即两次吻合(所需的)时长，但在吻合的间歇期(脑组织)还是可以获得(血流)再灌注的。

　　经眶 – 翼点入路和经侧裂 – 额底入路开颅术，可显露大脑前动脉交通前段动脉瘤。借助额叶牵拉或直回切除术，可经此入路所显露的区域来完成(移植血管)搭桥至大脑前动脉 A2 段近端，或者是额外行双额开颅及半球间入路来完成搭桥。治疗方法的选择取决于瘤体解剖、额底显露范围以及脑底搭桥的操作困难度。

大脑前动脉交通段动脉瘤

　　只要有可能，复杂性前交通动脉动脉瘤都应直接

搭桥类型	动脉瘤分类			
	交通前段	交通段 且同侧 A2 段闭塞	交通段 且双侧 A2 段闭塞	交通后段
	A1	ACoA	ACoA	A2~A5
颅外-颅内血管搭桥	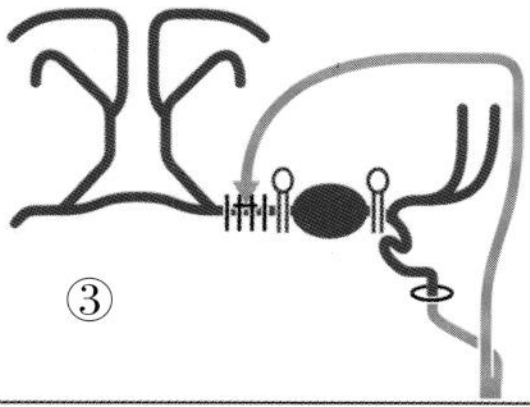 ③	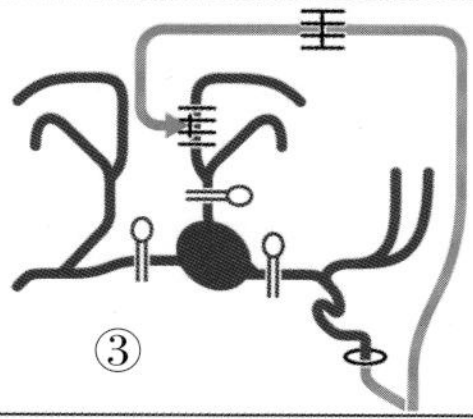 ③		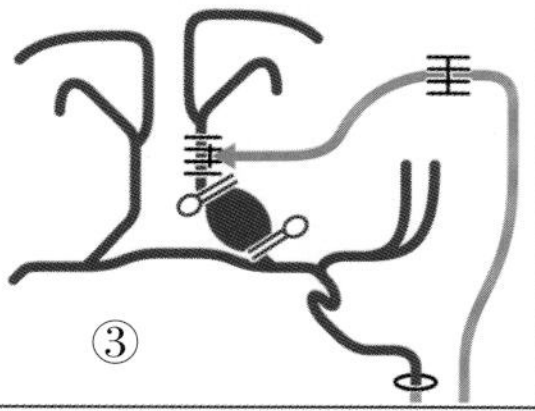 ③
颅外-颅内插入式搭桥术				
再植术	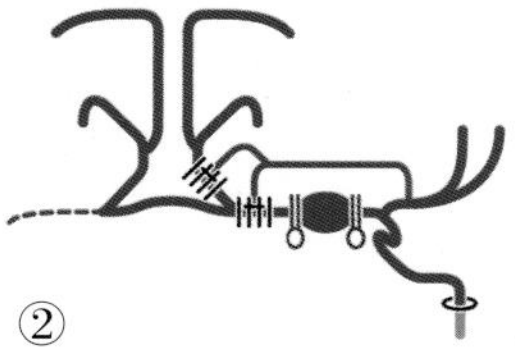 ②	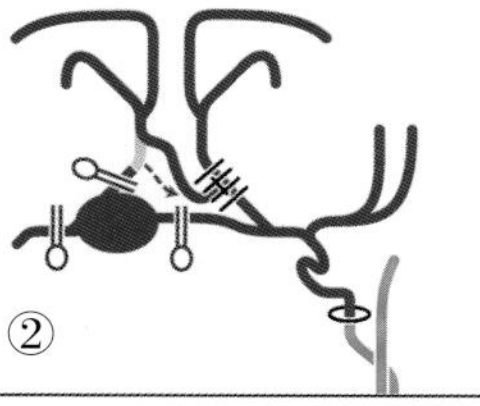 ②		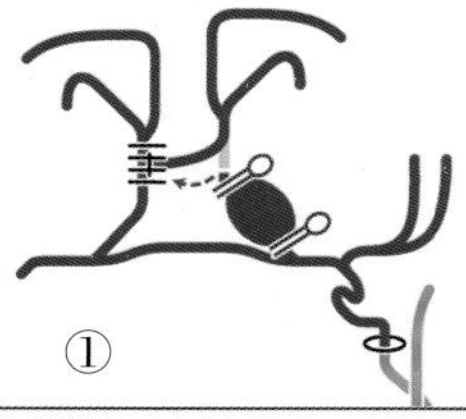 ①
原位搭桥		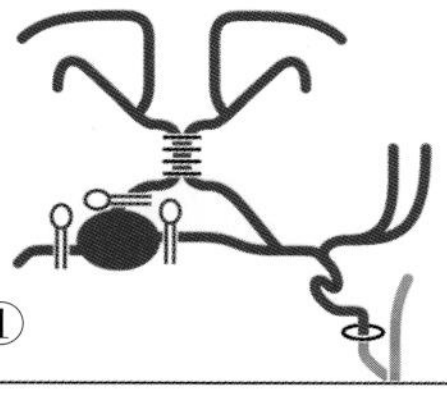 ①		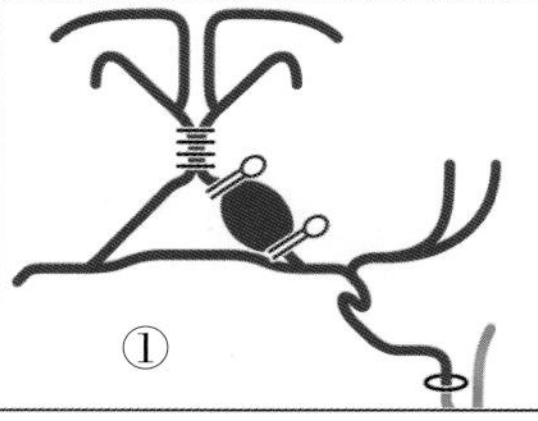 ①
再吻合术		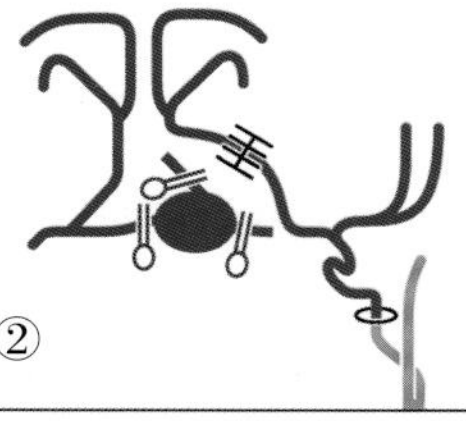 ②		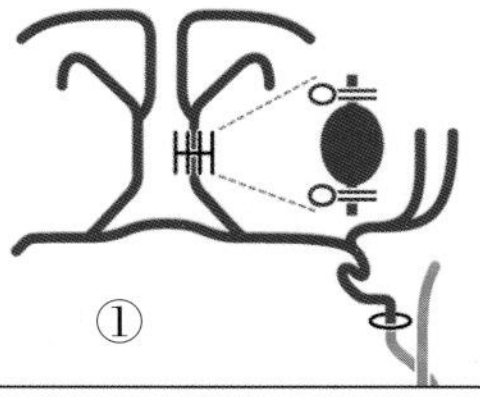 ①
颈内动脉-颈内动脉插入式搭桥术	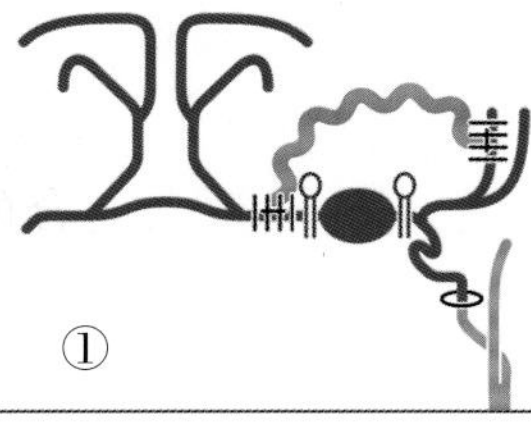 ①	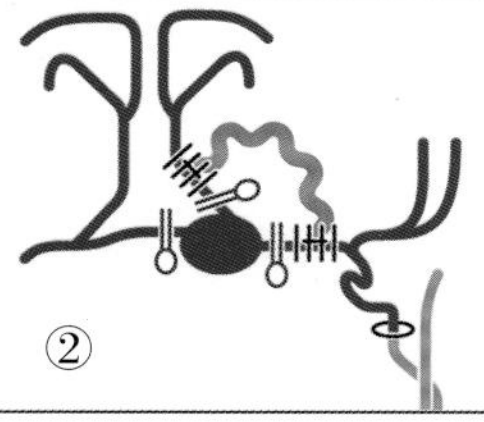 ②		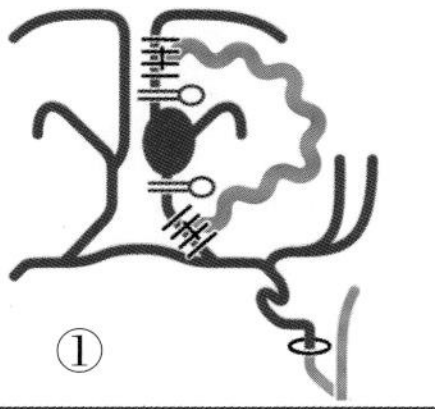 ①
组合式搭桥		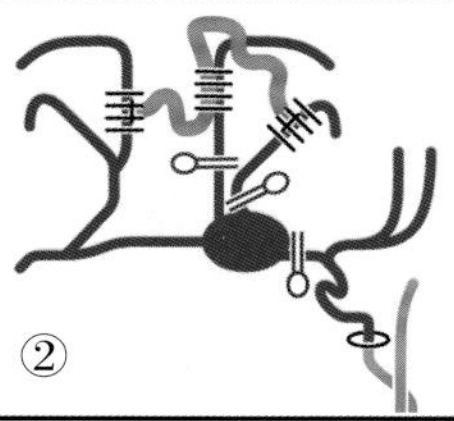 ②	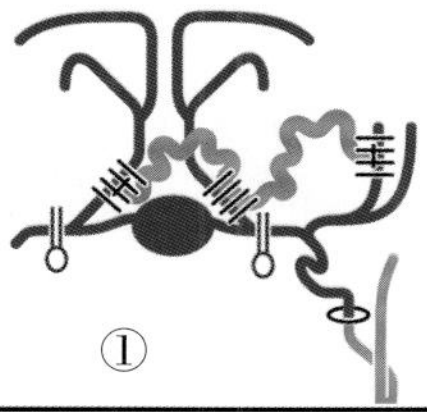 ①	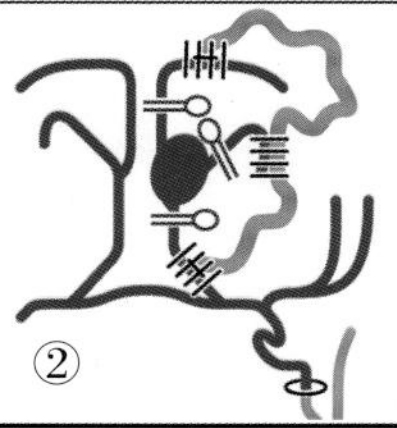 ②

图 22.2　基于大脑前动脉 3 种动脉瘤和七种搭桥术式所总结的搭桥选项。①、②、③分别表明搭桥的优先选择次序。

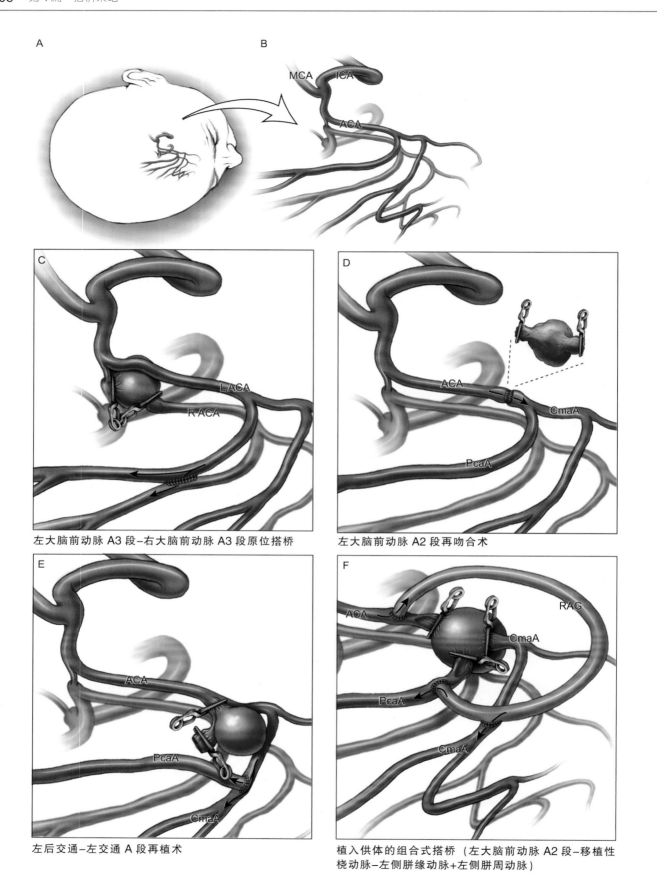

左大脑前动脉 A3 段–右大脑前动脉 A3 段原位搭桥

左大脑前动脉 A2 段再吻合术

左后交通–左交通 A 段再植术

植入供体的组合式搭桥（左大脑前动脉 A2 段–移植性桡动脉–左侧胼缘动脉＋左侧胼周动脉）

图 22.3 大脑前动脉动脉瘤的搭桥选择总结。MCA，大脑中动脉；ICA，颈内动脉；ACA，大脑前动脉；LACA，左侧大脑前动脉；RACA，右侧大脑前动脉；RAG，桡动脉桥血管。

夹闭，但有些动脉瘤之所以极具挑战性是基于下列原因：大脑前动脉 A2 段的流出支紧贴大型和巨大型动脉瘤的瘤壁；需要打开动脉瘤来清除机化血栓；近端或远端血流控制不全可能会引发血流逆流回术区；动脉粥样硬化性改变以及钙化可能会妨碍瘤颈的夹闭；在重建过程中，前交通动脉穿支或 Heubner 回返动脉可能难以保护；患者可能无法耐受长时间的临时阻断；并且夹闭塑形后出现的血栓性栓塞或管腔狭窄可能会引发围术期卒中。为完成夹闭塑形而打开动脉瘤的做法很危险，而且一旦实施不可中止。最终的结局可能是在动脉瘤上遗留较大空洞，（血流）重建失败并随着术中神经生理（监测）改变而出现持续性脑缺血而无计可施。

相较而言，搭桥的结局更易预测、（术者的）压力更小且疗效相当。（脑组织的）缺血时长限定在完成搭桥所需的时间以内，且不像在行血栓切除术中那样把动脉瘤复合体周围所有的流入、流出动脉都阻断，（此搭桥术式）通常仅临时阻断一条流出动脉。可经孤立术甚至是近端或远端阻断的方式来闭塞瘤体，即通过减流或改道来促使瘤腔内血栓形成。部分孤立术对前交通动脉动脉瘤来说尤为重要，因为必须要保留前交通动脉穿支和 Heubner 回返动脉的（血流）灌注。此外，打算实施搭桥的策略并不妨碍尝试直接夹闭瘤体。有搭置好的桥血管在那里才能更好地耐受血栓切除和（动脉瘤）夹闭塑形，而一旦上述这些操作失败了也能在血流重建完成的情况下孤立瘤体。

处理这些动脉瘤的关键问题是如何在直接夹闭和（瘤体）间接闭塞联合血管搭桥之间做出选择。一般来说，（瘤体）间接闭塞联合搭桥的风险更小，且也备受笔者喜爱。尝试快速夹闭的方法更具诱惑性，但术后效果却存有更多的不确定性。对于前交通动脉动脉瘤而言，选择哪一种搭桥术式取决于其在允许闭塞瘤体的同时，对大脑前动脉 A2 段其中 1 支主干内顺向血流的保护能力。当由于闭塞动脉瘤而牺牲大脑前动脉 A2 段的一支流出主干但保持另一支通畅时，可借由交通性搭桥来重建大脑前动脉供血区，常规是行左侧大脑前动脉 A3 段 - 右侧大脑前动脉 A3 段原位搭桥（首选）。这一搭桥术式可为天然发育而来的前交通动脉巧妙地提供替代血流，即在半球间裂内，呈长距离线性切开的管壁可在紧密相邻的远端供、受体动脉之间产生广阔连接。

相反，再移植式搭桥术是把闭塞的大脑前动脉 A2

段主干移至临近可用的动脉上（次选）。通常可在松解蛛网膜粘连或分支动脉后完成（如左侧大脑前动脉 A2 段 - 右侧大脑前动脉 A2 段再植术）。像眶额动脉和额极动脉这样的分支动脉松解后，可将其再移植到对侧（左→右搭桥，如左侧眶额动脉 - 右侧大脑前动脉 A2 段再移植式搭桥）或（再移植到）同侧的大脑前动脉 A1 段（前→后搭桥，如眶额动脉 - 大脑前动脉 A1 段再移植式搭桥）。由于缺少额外的管长，在大脑前动脉 A1 和 A2 段残端处行再吻合术的位置更深且操作更加困难。此外，切除（瘤体）- 再吻合术可能会对走行其中的 Heubner 回返动脉造成损害。

当发生闭塞的前交通动脉动脉瘤对大脑前动脉 A2 段的两条流出干造成损害，或是无法保证任意一支（大脑前动脉 A2 段流出干）的顺行血流时，需要实施组合式搭桥术。两条大脑前动脉 A2 段流出干都需要血流重建，即实施插入式搭桥向半球间裂内的受血支注入血流，并联合交通性搭桥把（注入的）血流引到对侧的大脑前动脉供血区（首选）。插入式搭桥可借由"脑底"搭桥的形式，即从近端的大脑前动脉 A1 段连接到远端的大脑前动脉 A2 段（大脑前动脉 A1 段 - 移植性桡动脉 - 大脑前动脉 A2 段搭桥），或是借由"阀帽式"搭桥的形式，即从侧方的颞浅动脉连接到靠近中线的大脑前动脉 A3 段（颞浅动脉 - 移植性桡动脉 - 大脑前动脉 A3 段搭桥）或从大脑中动脉 M2 段连接到大脑前动脉 M3 段（大脑中动脉 M2 段 - 移植性桡动脉 - 大脑前动脉 A3 段搭桥）。交通性搭桥即左侧大脑前动脉 A3 段 - 右侧大脑前动脉 A3 段原位搭桥。当前交通动脉动脉瘤的流出血流全部丧失时，仅完成交通性搭桥是无效的，需要行插入式搭桥（跨越式、脑底式或阀帽式）来给滋养交通性搭桥。

在第三支或副大脑前动脉 A2 段存在的情况下，阻断双侧大脑前动脉 A2 段流出干之后，可采用双支再移植式（搭桥）技术重建大脑前动脉循环的血流（次选），如"非对称性"搭桥（右侧大脑前动脉 A3 段 - 移植性桡动脉 - 左侧胼周动脉 + 左侧胼缘动脉）。在这种情况下，未受（瘤体）累及的右侧大脑前动脉 A3 段充当供血支，连接至从前交通动脉动脉瘤分出并受累的胼周动脉和胼缘动脉。当供血支位于前交通动脉近端或来源于（另一）独立区域时，可在阻断两条大脑前动脉 A2 段流出干后用双支再移植式（搭桥）技术重建大脑前动脉循环血流。例如，完成像大脑前动脉 A1 段 - 移植性桡动脉 -

左侧大脑前动脉 A2 段+右侧大脑前动脉 A2 段搭桥这样的"脑底"双支再移植式搭桥术，或是完成像大脑中动脉 M2 段-移植性桡动脉-左侧大脑前动脉 A3 段+右侧大脑前动脉 A3 段搭桥这样的"阀帽式"双支再移植式搭桥术。

通常来说，用于治疗大脑前动脉交通段动脉瘤的搭桥术需联合双额及翼点开颅来显露（术区）。前者是为完成半球间裂内搭桥及阻断动脉瘤远端的，后者是为完成近端吻合至大脑前动脉 A1 段或大脑中动脉 M2 段供血支，并在侧裂-额底通道内阻断动脉瘤近端的。大脑前动脉 A1 段的优势侧血供决定了（手术）入路的侧别，并且在行双额开颅时（骨瓣）要偏向优势侧。患者的头位向对侧旋转 20°~30°，为到达侧裂和半球间裂，可（分别）向对侧或同侧（抬鼻）旋转手术床。为行联合入路，需把翼点（入路）的头皮切口延伸到对侧。要通过两处独立的小骨瓣开颅而非一整块大的骨窗来完成联合入路，且两处骨窗之间要留存一小条骨质。

完成搭桥后，在术中可通过远端阻断、近端阻断或完全孤立（瘤体）的方式闭塞动脉瘤。闭塞（瘤体）近端可倒转大脑前动脉近端的血流方向并促使动脉瘤血栓形成。一些情况下，为保留分支动脉（如 Heubner 回返动脉和前交通动脉的穿支）仅存的血流，应慎行（完全性）瘤体孤立术。但对于必须要闭塞掉的破裂性动脉瘤或是伴有症状性占位效应的巨大动脉瘤来说，不推荐行部分性（瘤体）闭塞。可切开孤立后的动脉瘤，去除瘤内血栓并减压瘤体。在一些情况下，可于数日后借由直接向动脉瘤填塞弹簧圈或牺牲载瘤动脉的方法来实施二期介入性瘤体闭塞。

大脑前动脉交通后段动脉瘤

大脑前动脉远端或交通后段动脉瘤适用于所有搭桥术式。动脉瘤形态是（搭桥术式的）决定性因素，即瘤体是否位于血管分叉处。对于简单的、只有一条流入、流出道的梭形或延长扩张型大脑前动脉动脉瘤来说，可通过一期再吻合术、再植术、原位或插入式（首选）颅内-颅内血管搭桥来重建血流。由于大脑前动脉血管断端之间的间隙难以连接，再移植式和原位搭桥要优于再吻合式搭桥。

相较而言，位于胼周动脉-胼缘动脉交界处的分叉型动脉瘤则需要通过组合式搭桥进行治疗。可能需要重建两处颅内-颅内血管搭桥，如左侧胼周动脉-右侧胼周动脉联合左侧胼缘动脉-右侧胼缘动脉的原位搭桥，或是一处再移植式搭桥联合一处再吻合术。在半球间裂的远端，可跨过中线行再移植式搭桥来建立从左向右的血流，或横跨扣带回来建立自上向下的血流。再移植式搭桥技术有多种用途，特别是当（瘤体的）流出动脉与对侧未受（瘤体）累的动脉并行时，后者可当作提供从左向右血流的供血支。胼周动脉和胼缘动脉的走行通常相互靠近，因此可从动脉瘤上离断下来一支血管，并横跨扣带回将其再移植至另外一支，就像胼周动脉-胼缘动脉再植术一样（见第 16 章）。

双支再移植式搭桥已用于这两条动脉的血流再供给，跳跃式搭桥和交通性搭桥均在此列。后者（即交通性双再移植式搭桥）是把右侧胼周动脉的血流引至左侧的胼周、胼缘动脉（右侧胼周动脉-移植性桡动脉-左侧胼周动脉+左侧胼缘动脉），前者（即跳跃式搭桥）是把大脑前动脉 A2 段近端的血流引至同侧胼周、胼缘动脉（大脑前动脉 A2 段-移植性桡动脉-胼缘动脉+胼周动脉）。如果不考虑上述方法的话，也可在夹闭分叉部动脉瘤时保留一条分支动脉，从而把血流的需求量降低至单处搭桥（即可满足的水平）。

行双额开颅，经一条手术通道完整地显露（大脑前动脉）交通后段动脉瘤。通常为避开优势半球侧的桥静脉并跨过上矢状窦完整地进入中线（区域），双额开颅要偏向右侧（完成）。半球间裂入路可显露（瘤体的）流入、流出动脉以及位于镰-额三角内的动脉瘤。对于胼胝体上段（大脑前动脉 A4 段）和胼胝体后段（大脑前动脉 A5 段）的动脉瘤来说，患者要头外偏 90°（中线水平位）并轻微伸展，抬颈后与地面呈 45°，重力牵拉右侧的非优势半球并扩大半球间裂。对位于交通后段（大脑前动脉 A2 段）和胼胝体前段（大脑前动脉 A3 段）这样的更靠近端的（大脑前动脉）交通后段动脉瘤来说，头部置于中立位（鼻朝上）而无须重力牵拉。

在临床工作中，笔者从未使用过（下述的）这些搭桥术式，但对于大脑前动脉交通后段动脉瘤来说，因其对血流量的需求低，因此颅外-颅内血管搭桥也能提供额外的治疗选择（次选）。在有关大脑前动脉（动脉瘤）的文献中，颅外-颅内插入式搭桥是最常报道的颅外-颅内血管搭桥术式。颞浅动脉难以到达中线的胼周或胼缘动脉，但可在两条血管之间插入颞浅动脉的一个分支来延长搭桥距离（颞浅动脉-颞浅动脉-大脑前动脉搭桥）。颞浅动脉及其额、顶支，可作为"Y"型的双支插入性移植物,为大脑前动脉的两条受血支供血(大脑前动脉 A3 段–"Y"型颞浅动脉–胼周动脉+胼缘动脉搭桥)。桡动脉也可当作简单的插入性移植物(颞浅动脉–移植性桡动脉–大脑前动脉),或做成"Y"型的双支移植物（颞浅动脉–"Y"型移植性桡动脉–胼周动脉+胼缘动脉搭桥)。大隐静脉的分叉部(血管)也能做成"Y"型移植物(大脑中动脉 M2 段–"Y"型大隐静脉移植物–胼周动脉+胼缘动脉)，但颞浅动脉和大隐静脉移植物之间的管径差会让搭桥极富挑战性。

扫码获得
★医学知识交流群
★脑血管搭桥领域
专著推荐

第 23 章

基底动脉搭桥策略

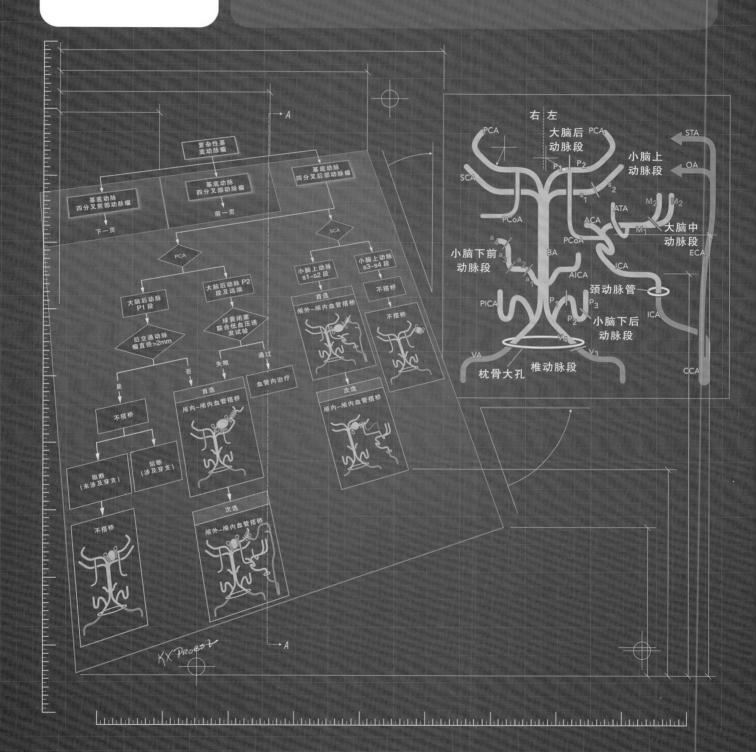

基底动脉搭桥策略

对基底动脉实施搭桥术是最困难的。基底动脉包埋于头部的中心地带,受侧方岩骨和前方斜坡(骨质)保护。可穿过狭长的操作路径及微小骨窗到达基底动脉,如果说受限的操作自由度和模糊的视野还不足以令术者心生畏惧的话,即便是以最轻微的力度触碰包埋于脑神经和脑干之间的基底动脉,都可能会让人心惊胆战。在基底动脉所处的深度完成动脉吻合,就如同攀登海拔极高的山峰。就好比在中等海拔高度下(攀爬),条件舒适,即使行走于破旧的小径上也觉得舒服,而在高海拔下则条件恶劣,行走于崎岖的小径上会变得异常艰难。就像在空气稀薄且寒冷的条件下,迈出每一步都要付出巨大努力一样,极度狭窄的操作空间和难以充分显露的术野,以及在8cm深的吻合口处操作,会让每一次进出针都变得极为艰难。辨别组织层次和进针厚度的视角则基本丧失。即便进针位置正确,再出针时依旧很困难,即沿针体自身弧度驱动其穿过管壁时会感到难以想象的别扭。在极度困难的情况下(完成吻合)会导致技术失误,即损伤管壁组织且预示吻合不佳。基底动脉搭桥术之所以罕有使用,是因基底动脉有源于近端的两条椎动脉和远端后交通动脉的丰富侧支血流,但当我们面对一些最为复杂的病变时,这类最具挑战性的搭桥治疗手段仍旧需要。

基底动脉动脉瘤

基底动脉动脉瘤搭桥的流程图是基于基底动脉动脉瘤与基底动脉尖的相对位置关系,即把动脉瘤分为三组:①四分叉前部或基底动脉主干;②四分叉部;③四分叉后部或大脑后动脉远端(大脑后动脉P2和P3段)和小脑上动脉远端(小脑上动脉s2和s3段)。

基底动脉四分叉部(尖)动脉瘤

直接手术夹闭是为完全闭合基底动脉四分叉部动脉瘤的瘤颈所提供的一种极好方法,同时还能保留分支动脉和穿支。但基底动脉四分叉部动脉瘤体积巨大,呈血栓性、蛇形或扩张迂曲并伴穿支动脉从瘤壁发出,经栓塞治疗或瘤体包裹后复发,可能无法夹闭。在基底动脉尖,笔者遇到过所有复杂的情况,且血管搭桥是为夹闭提供的一种有效替代方法。治疗基底动脉四分叉

部动脉瘤要比治疗基底动脉主干动脉瘤或分叉部动脉瘤简单得多。该策略仅仅是在(基底动脉)四分叉部的近端行基底动脉近端闭塞,即在小脑上动脉起始部下方的无穿支发出区,可同时实施或不实施大脑中动脉M2段−移植性桡动脉−大脑后动脉P2段或颞浅动脉−大脑后动脉搭桥(图23.1)。是否存在后交通动脉及其管径粗细则起到了决定性作用。在标准的血管造影检查中可见到这些交通性动脉,但当其缺失时,可能需要激发实验来评估它们的管径和载血能力。压颈试验是在椎动脉造影过程中通过压迫颈部颈动脉来迫使血流向前流入后交通动脉的方法。

当后交通动脉存在且直径>2mm时,通常可以安全地阻断基底动脉主干,但需要行基底动脉主干的球囊闭塞试验来评估后交通动脉的充足性和患者的耐受性,就像治疗颈内动脉海绵窦段动脉瘤一样(见第21章),可实施或不实施低血压诱发试验。球囊闭塞联合低血压诱发试验(的结果)可把患者分为3组:①通过−通过;②通过−失败;③均失败。有粗大后交通动脉的患者大部分都能通过球囊闭塞和低血压诱发试验(第1组),无须搭桥,且能够安全地实施动脉瘤近端闭塞(首选)。但有粗大后交通动脉的患者可能未通过激发试验。通过球囊闭塞试验但未通过激发性试验的患者(第2组)需行简单的颅外−颅内血管搭桥(颞浅动脉−大脑后动脉或颞浅动脉−小脑上动脉搭桥),这样做能在血流降低期间保护脑组织(次选)。未通过球囊闭塞试验的患者(第3组)需要实施有能力代替基底动脉血流的颅内−颅内插入式搭桥(大脑中动脉M2段−移植性桡动脉−大脑后动脉P2段搭桥)(第三选择)。

可通过直接夹闭或血管内栓塞途径来安全闭塞基底动脉主干。之所以优先选择手术是因为在直视状态下,该方法可对基底动脉主干予以"点"阻断,从而确保穿支完好。血管内栓塞可让患者免受开放性手术,但阻断的血管可能是一段含有重要穿支的基底动脉主干。此外,术中数字减影血管造影的分辨率难以看清这些穿支,因此这一技术的安全性便大打折扣。

当后交通动脉缺失或其直径<2mm时,必须在建立"治疗性后交通动脉"之后才能安全地阻断基底动脉主干,且无须行球囊闭塞试验。颞浅动脉粗大的患者可通过颞浅动脉−大脑后动脉P2段搭桥安全地重建基底动脉尖血流(次选),但最佳选择仍是大脑中动脉M2段−移植性桡动脉−大脑后动脉P2段搭桥(首选)(图

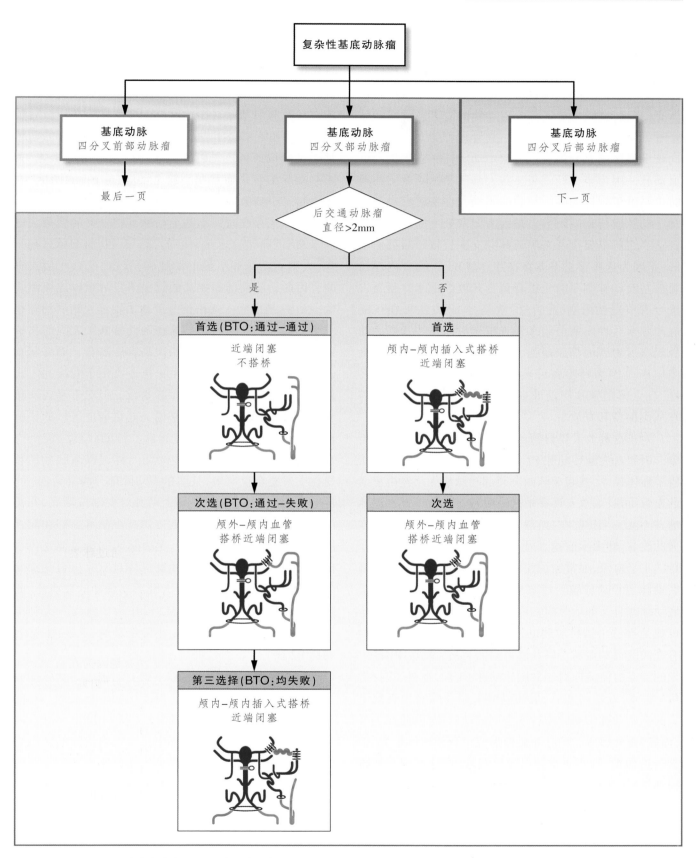

图 23.1　用于治疗复杂性基底动脉四分叉部动脉瘤的治疗及搭桥策略流程图。BTO, 球囊闭塞联合低血压诱发试验。

23.2)。感到不确定时,笔者更偏爱使用颅内-颅内血管搭桥(尽管需要两处吻合),这是因为大脑中动脉和大脑后动脉的管径匹配,且大脑中动脉 M2 段-移植性桡动脉-大脑后动脉 P2 段搭桥所提供的充沛血流可满足所有(基底动脉)四分叉部分支动脉的需求。颞浅动脉穿过中颅窝到达受血动脉后,其管径可能太小而无法向该重要区域充分供血。大脑中动脉是一支天然的供血动脉,因为至少经侧裂显露大脑后动脉受血支的同时也提供了到达大脑中动脉的路径。在搭桥后对基底动脉动脉瘤行近端闭塞,是因为闭塞处可同时经侧裂到达。之所以要让开基底动脉穿支来直接阻断载瘤动脉,是因为这些穿支可以直视并且避开。经血管内途径阻断基底动脉并不能让患者免受开放性手术,且介入治疗有节段性闭塞(血管)的缺陷,但此方法可在行基底动脉永久性闭塞前用来检查搭桥的通畅性和基底动脉闭塞后患者的临床耐受力。但笔者仍喜欢同时行夹闭阻断是因为吲哚菁绿荧光造影可确认搭桥的通畅性,且立即闭塞基底动脉也能保持对搭桥(血流)的需求从而保持其开放。

对于这种令人畏惧的动脉瘤来说,治疗策略反而简单。因起自大脑后动脉 P1 段的丘脑穿支不可牺牲而妨碍了瘤体孤立,基底动脉四分叉部动脉瘤无须经由复杂的血管重建(如双支再移植式搭桥)进行治疗。这些动脉瘤并不能完全排除在(血液)循环之外,但(腔内)血流方向的改变,即由术前垂直射入瘤体转变为术后与瘤颈并行的水平血流,通常会诱使动脉瘤血栓延迟形成。与基底动脉主干动脉瘤治疗效果相比,运用该策略治疗(基底动脉四分叉部动脉瘤)后发生的致残率要低得多,这可能是得益于搭桥对侧的大脑后动脉和小脑上动脉拥有充沛的远端血流,以及起自同侧大脑后动脉 P1 段主干的穿支血流流向对侧大脑后动脉 P1 段。此外,在行搭桥/(瘤体)近端闭塞后,最初以终末端动脉瘤为表现形式的基底动脉尖动脉瘤转变为侧壁动脉瘤,因此促进了(瘤腔)血栓形成。动脉瘤血栓形成可致使瘤体扩大、中脑压迫加重、瘤实质水肿以及脑积水,但这些围术期缺损都是暂时的。

基底动脉四分叉后部动脉瘤

基底动脉主干及四分叉部动脉瘤主要是通过颅内-颅内插入式搭桥来治疗的,与之不同的是,任何一种搭桥术式都适用于发自(基底动脉)四分叉分支的动脉瘤,包括全部类型的颅内-颅内血流重建方式。大脑后动脉和小脑上动脉并行,且两者可通过原位侧-侧吻合相连 (小脑上动脉 s1 段-大脑后动脉 P2 段原位搭桥)。两者毗邻的位置关系有利于再移植式搭桥术的实施,且像颞前动脉这样的供血支可用在前循环至后循环的再移植式搭桥术中(见第 16 章)。无论受累的动脉是通过原位搭桥还是再移植式搭桥进行血流重建,大脑后动脉的管径通常是小脑上动脉(管径)的两倍,因此限制了小脑上动脉作为供血动脉的效用。当以成对的双干形式存在时,小脑上动脉其中一支的管径会进一步缩窄。再吻合术是可行的,但与大脑前动脉远端一样,大脑后动脉和小脑上动脉(的管壁)没有冗余或弯曲,因此切除动脉瘤累及的管壁节段后难以连接两残端。颅内-颅内插入式搭桥完美地适用于大脑后动脉和小脑上动脉动脉瘤。直接插在两动脉断端之间的移植血管需要与载瘤动脉完成两次高难度吻合,而将起自侧裂通道内的大脑中动脉主干供血支用于间接插入式搭桥中可减免其中一处的深部吻合。但对于基底动脉主干或基底动脉尖动脉瘤来说,起自颞前区域的移植血管走行却各不相同,即越靠远心端的(瘤体)流出支在颞下的走行距离越长。经颞下入路显露大脑后动脉受血支时要牵拉颞底,且偶尔需切除部分海马旁回。同样的,经颞下入路显露小脑上动脉时要牵拉颞底,并在滑车神经穿入硬膜袖套的后方切开小脑幕,即在侧方用缝线或夹子固定小脑幕。笔者从未实施过双支再移植式搭桥,但该技术可在闭塞瘤体且双流出道受损的条件下,重建小脑上动脉和大脑后动脉动脉瘤血流,此技术依然沿用大脑中动脉 M2 段作为供血支(大脑中动脉 M2 段-移植性桡动脉-小脑上动脉 s2 段+大脑后动脉 P2 段)。

对于大脑后动脉远端和小脑上动脉远端动脉瘤而言,可选用的搭桥类型广泛,但使用频率却很低。对此有两种解释,一是大脑后动脉远端和小脑上动脉远端罕发动脉瘤,二是在后循环中经血管内治疗的应用增多。此外,后交通动脉也无须通过搭桥来治疗最复杂的大脑后动脉 P1 段动脉瘤。这些动脉瘤通常能够近端闭塞或孤立,并保留后交通动脉向大脑后动脉 P2 段及其远端区域的血流供应。对于位处大脑后动脉 P2 段远心端及更远处的动脉瘤而言,有来源于大脑中动脉的丰富侧支向枕叶供应,在这种情况下的许多患者无须血管搭桥也能耐受大脑后动脉牺牲。根据球囊闭塞试验

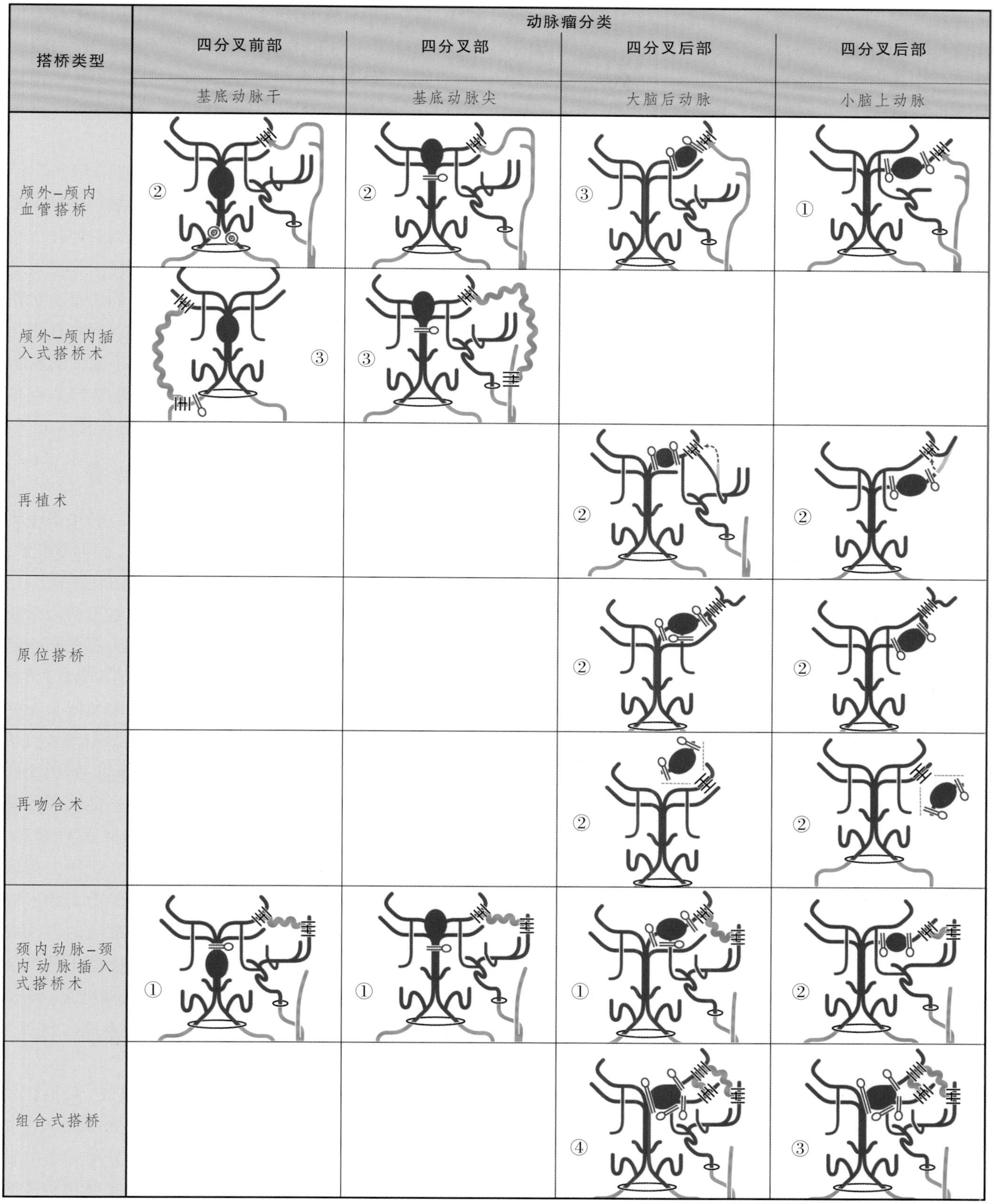

搭桥类型	动脉瘤分类			
	四分叉前部	四分叉部	四分叉后部	四分叉后部
	基底动脉干	基底动脉尖	大脑后动脉	小脑上动脉
颅外-颅内血管搭桥	②	②	③	①
颅外-颅内插入式搭桥术	③	③		
再植术			②	②
原位搭桥			②	②
再吻合术			②	②
颈内动脉-颈内动脉插入式搭桥术	①	①	①	②
组合式搭桥			④	③

图 23.2　根据三处基底动脉动脉瘤部位和七种搭桥类型所汇总的搭桥选项。①、②、③、④指搭桥的优先选项。

的经验所估,75%的患者可耐受大脑后动脉的治疗性闭塞且无视野缺损。在小脑上动脉和小脑下后动脉供血区之间还存有相似的侧支循环网,尽管治疗性牺牲的概率远低于大脑后动脉,在某些情况下,患者可耐受小脑上动脉的牺牲。然而,要通过细小管径的小脑上动脉来实施球囊闭塞试验以评估其侧支循环的储备情况既困难又不实际。

因此,对于基底动脉四分叉后部动脉瘤来说,流程图的制订首先源于动脉瘤的位置(图 23.3)。通过界定后交通动脉及其与远端瘤颈的关系来评估大脑后动脉 P1 段动脉瘤。在后交通动脉粗大、瘤体仅累及大脑后动脉 P1 段且没有丘脑穿支自瘤体发出的情况下,可孤立大脑后动脉 P1 段动脉瘤而无须搭桥。在那些局限于大脑后动脉 P1 段且有丘脑穿支自瘤体发出的情况下,或是对那些累及区域已超越大脑后动脉 P1 段的动脉瘤而言,可通过瘤体近端闭塞来保留向后交通动脉–大脑后动脉 P1 段–大脑后动脉 P2 段交界区及该区域穿支供应的逆向血流。而在后交通动脉缺失或纤细(直径<2mm)的情况下,需借由颅内–颅内血管搭桥(原位或插入式搭桥或再移植式,首选)或颅外–颅内血管搭桥(次选)来重建大脑后动脉 P1 段动脉瘤血流。依照(瘤体是否受累)丘脑穿支可行动脉瘤孤立术或近端闭塞。通过球囊闭塞试验来评估大脑后动脉 P2 段动脉瘤,选择对那些未通过球囊闭塞试验且在球囊闭塞或低血压诱发期间出现视野缺损的患者进行搭桥,即颅内–颅内血管搭桥(原位或插入式搭桥或再移植式;首选)或颅外–颅内血管搭桥(次选)。可耐受球囊闭塞试验的患者,应通过血管内途径且仅牺牲大脑后动脉的方式进行(动脉瘤)治疗。

小脑上动脉动脉瘤通常位于小脑上动脉 s1 段起始处,而累及小脑上动脉远端部的动脉瘤很罕见。为防止中脑和脑桥前外侧出现轻微卒中,无论何时牺牲小脑上动脉,都要通过搭桥治疗无法夹闭的小脑上动脉 s1 和 s2 段动脉瘤。颞浅动脉–小脑上动脉 s1 段搭桥通常可以满足这些受体支的血流需求(首选),且颅内–颅内血管搭桥可作为备选方案(次选)。累及小脑上动脉 s3 和 s4 段的动脉瘤已超出中脑和脑桥范围并向小脑上部供血,因此无须搭桥治疗。可经外科孤立或血管内栓塞来处理这些无法夹闭的动脉瘤。

对于大脑后动脉动脉瘤而言,因作为大脑主干动脉的大脑后动脉管径超过大部分颞浅动脉供血支,应优先选择颅内–颅内血管搭桥。当小脑上动脉血流充沛时,在小脑上动脉和大脑后动脉之间可行交通性搭桥,而当小脑上动脉血流不佳时,可将大脑中动脉 M2 段–移植性桡动脉–大脑后动脉 P2 段插入式搭桥用作备选。因管径欠匹配,再移植技术也许并不适用,而且一旦动脉残端之间的间隙过大,也无法实施再吻合术。颅外–颅内可作为颅内–颅内血管搭桥的备选方案。小脑上动脉流出道的管径与颞浅动脉更为接近,所以它要比大脑后动脉动脉瘤更适合行颅外–颅内血管搭桥。在颞浅动脉–小脑上动脉 s2 段搭桥术中,受血部位的选择更灵活且技术难度更小,故该术式为优选方案。在颅内–颅内血管搭桥选项中,特别是大脑后动脉 P2 段–小脑上动脉 s1 段原位搭桥、再移植式搭桥以及大脑中动脉 M2 段–移植性桡动脉–小脑上动脉 s2 段搭桥均可用作备选方案。

四分叉前部的基底动脉主干动脉瘤

累及基底动脉主干的延长扩张型动脉瘤是最令人畏惧的一种动脉瘤。此型动脉瘤的发病机制尚不清楚,但似乎是源于基底动脉外周性动脉粥样硬化性改变而引发的扩张、延长以及延长扩张。伴随着血流动力学改变,管壁的结构和形态也逐渐发生变化,从而在某些区域产生流速异常、管壁剪切力、涡流、湍流和(血流)淤积,上述这些情况可能又反之以降解、血栓形成及炎症的形式来加剧动脉(壁)变性。除了结构、形态和血流动力学改变,解剖变异也可能诱发动脉瘤形成,如后交通动脉缺如,或是像动脉夹层、(动脉)发育不良这样的其他疾病。此发病机制可能引发(管壁)退化的恶性循环,从而致使动脉瘤扩增且伴发脑干及脑神经受压,致使基底动脉壁变薄合并瘤体破裂,或致使腔内血栓形成伴穿支梗死及栓塞性卒中。患者可能因逐增的占位效应或脑积水、突发性蛛网膜下隙出血而逐渐出现神经(功能)缺失,或因多次卒中而逐发神经功能减退。延长扩张型基底动脉主干动脉瘤的自然病史不佳,预计 2 年生存率还不到 20%。

治疗这类病变要么无效,要么严重致残。延长扩张型动脉瘤无法夹闭,且病变所处的斜坡更是难以通过手术路径到达。对于偏心性或仅累及部分动脉壁的延长扩张型动脉瘤,可实施夹闭塑形术,但能顺利实施的病变少之又少,且在保留重要穿支的同时很难把所有的异常(管壁)组织排除(在血循环以外)。通常这些病变经血管内途径到达,但也无法栓塞,且在支架辅助技

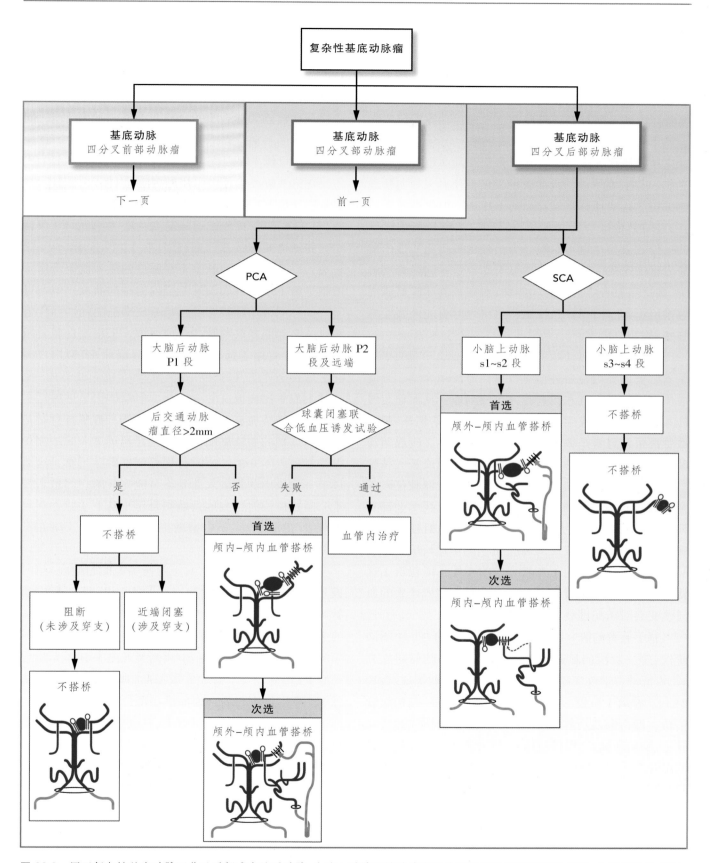

图 23.3 用于复杂性基底动脉四分叉后部或大脑后动脉、小脑上动脉远端动脉瘤的治疗与搭桥策略流程图。PCA，大脑后动脉；SCA，小脑上动脉。

术或球囊重建技术(的帮助)下均无法改善瘤体的可栓塞性。就像 Charles Drake 所完成的那样,对单、双侧椎动脉或是在基底动脉近端实施的汉氏结扎法依赖于后交通动脉的粗细(直径>2mm),且长期效果不佳。包括笔者在内的一些神经外科医师已经通过动脉移位来降低脑干或脑神经压迫(大血管减压术),但延长扩张型基底动脉往往无法移动,且这种治疗最多也仅是暂缓症状。近期,血管内治疗装置的发展促使血流导向装置尝试用于基底动脉干动脉瘤的治疗中,但早期效果不佳,且与其他缺少穿支部位(动脉瘤)治疗后所观察到的极佳效果相比也不匹配。为治疗这类疾病所做出的努力付诸东流,从而致使许多人断定这一问题无法解决,且这些患者应借由阿司匹林、血压控制和降低胆固醇来治疗,此外,当症状性脑积水出现时可能还要实施脑室-腹腔分流术。

用于治疗基底动脉主干延长扩张型动脉瘤的搭桥手术已被倡导为是一种消除致命性血流动力学、分流瘤体变性区域血液和促进腔内血栓形成,从而稳定瘤体并防止其出血或生长的方法。该策略包括颅外-颅内血管搭桥(通常是颞浅动脉-小脑上动脉 s2 段或颞浅动脉-大脑后动脉 P2 段)及后续在椎动脉或基底动脉主干近端实施汉氏结扎。已经发表的治疗经验仅限于个案报告和小宗病例,且每一例在策略或技术上都有细微不同。这些经验与严重的致残率有关,且还没有明确的解决方法。笔者处理基底动脉主干延长扩张型动脉瘤的经验仍是一项正在进行中的工作,即包含了这样一种假设,即通过搭桥和载瘤动脉闭塞所产生的血流改变会对疾病进展产生正面影响。

基于笔者的研究结果,手术的演变过程为三个不同阶段,每一阶段的显露方法、搭桥术式、动脉瘤闭塞方式、血流动力学改变以及术后管理均不相同(图 23.4;表 23.1)。在第 1 阶段治疗中,对患者实施颅外-颅内血管搭桥,即由颞浅动脉-小脑上动脉 s2 段搭桥或颞浅动脉-大脑后动脉 P2 段搭桥构成,或对颞浅动脉流量不足的患者实施大隐静脉移植物参与的颈外动脉-移植性大隐静脉-小脑上动脉 s2 段搭桥(图 23.5)。借助眶颧开颅实施搭桥手术并经颞下显露受体动脉。手术(所需的部分)仅限于搭桥,为的是经血管内栓塞途径来闭塞双侧椎动脉,即一侧是在小脑下后动脉起始处近端(的椎动脉),另一侧是在小脑下后动脉起始处远端(的椎动脉),从而消除瘤体的流入血流,反转基底动脉主干血

流,并(仅)利用一支小脑下后动脉来供给逆向血流。对于延长扩张型基底动脉主干动脉瘤来说,颅外-颅内血管搭桥联合分期经血管内闭塞近端流入道是一种已见报道的治疗方式,但笔者(所得出)的不良研究结果显示这种血流动力学改变可能过度地促进血栓形成,同时在急性围术期背景下应用肝素可能太过危险,且颞(浅)动脉可能不足以完全重建后循环血流。

在第 2 阶段治疗中采用颅内-颅内插入式搭桥,特别是椎动脉 V3 段-移植性桡动脉-小脑上动脉 s2 段搭桥(图 23.6)。优势侧椎动脉提供血流(椎动脉 V3 段近端),并随之实施远端闭塞(椎动脉 V3 段远端或 V4 段近端),以降低基底动脉主干动脉瘤的流入血流。这一策略是为了维持基底动脉主干内的顺向血流,但通过闭塞优势侧椎动脉联合(注入)基底动脉尖的增强性远端血流来降低基底动脉主干内血流。采用改良版公园长椅位,并将用于远外侧入路的"曲棍球棒"型切口向前上延长至耳前,以把颞下(区域)的显露包绕其内。血流减少似乎比血流反转更安全,但瘤体仍呈进展性扩张,且对搭桥血流的低需求量也降低了搭桥自身对基底动脉远端的血流影响。远外侧开颅可进入后颅窝行去骨瓣减压术并能够同时行优势侧椎动脉闭塞,这通过第一阶段内的眶颧入路是不可能完成的。当患者置于公园长椅位时,实施远端吻合至小脑上动脉并获取桥血管(的做法)是不合适的,从而显得这一策略并不完美。

在第 3 阶段治疗中,对患者所实施的是颅内-颅内插入式搭桥,尤其是大脑中动脉 M2 段-移植性桡动脉-大脑后动脉 P2 段搭桥术(或是在无法获取桡动脉的患者身上使用大隐静脉移植物)(图 23.7)。经眶颧开颅完成整个搭桥,联合颞前/经侧裂入路来显露大脑后动脉 P2 段受血支。首先完成深部吻合,并把大脑中动脉 M2 段当作第二吻合处的供血部位。无须额外分离即可把大脑中动脉作为供血支,且颅内-颅内血管搭桥可让患者免于额外的颈部切开。证实搭桥通畅后,在基底动脉主干离开瘤体处夹闭动脉瘤流出道。有趣的是,吲哚菁绿荧光造影显示几例患者的搭桥血流直到夹闭基底动脉而产生需求之后才出现。基底动脉近端和瘤体内的顺行性血流减少了,但大脑中动脉 M2 段-移植性桡动脉-大脑后动脉 P2 段搭桥联合动脉瘤远端闭塞的治疗策略还是维持了(基底动脉近端和瘤体内的顺行性)血流,血流将后循环分为上、下两部分,即比颞浅

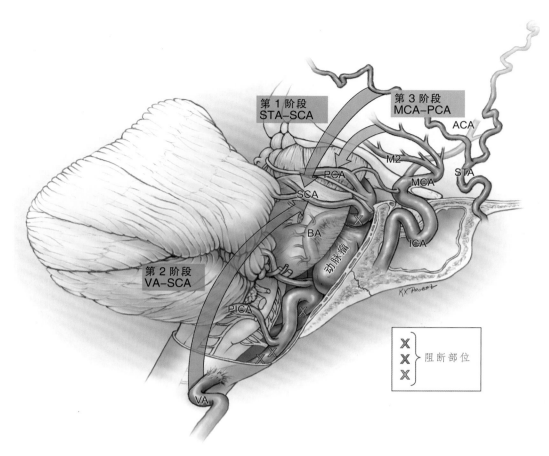

图 23.4 用于治疗延长扩张型基底动脉主干动脉瘤的搭桥汇总以及从颅外-颅内血管搭桥（颞浅动脉-小脑上动脉 s2 段或颞浅动脉-大脑后动脉 P2 段搭桥，第 1 阶段）到颅内-颅内血管搭桥联合插入式移植物（椎动脉 V3 段-移植性桡动脉-小脑上动脉 s2 段，第 2 阶段，以及大脑中动脉 M2 段-移植性桡动脉-大脑后动脉 P2 段，第 3 阶段）的手术治疗演变。STA，颞浅动脉；MCA，大脑中动脉；ACA，大脑前动脉；SCA，小脑上动脉；PCA，大脑后动脉；BA，基底动脉；ICA，颈内动脉；VA，椎动脉；PICA，小脑下后动脉；M2，大脑中动脉 M2 段。

表 23.1 延长扩张型基底动脉主干动脉瘤的各阶段治疗汇总

	第 1 阶段	第 2 阶段	第 3 阶段
暴露方式	眶颧入路/颞下入路	远外侧入路/颞下入路	眶颧入路/颞前入路
搭桥	颅外-颅内血管搭桥：颞浅动脉-小脑上动脉搭桥；颞浅动脉-大脑后动脉搭桥	颅内-颅内血管搭桥：椎动脉 V3 段-移植性桡动脉-小脑上动脉 s2 段搭桥	颅内-颅内血管搭桥：大脑中动脉 M2 段-移植性桡动脉-大脑后动脉 P2 段搭桥
动脉瘤闭塞	血管内（近端，分期）	外科的（近端，主要是椎动脉）	外科的（远端，基地部血流）
基底血流	逆向血流	顺向血流	顺向血流
血流动力学改变	逆转	减少（轻到中度）	减少（重度）
术后管理	阿司匹林、肝素	阿司匹林	阿司匹林、氯吡格雷

动脉-大脑后动脉 P2 段搭桥提供更加充沛血流的搭桥向基底动脉四分叉部供血，且使用的标准入路常规用于治疗基底动脉尖动脉瘤，而非一种蹩脚的组合式入路。

可对这些患者较好地实施该技术，但很多人还是会出现术后脑干穿支梗死，其中约半数患者的梗死程度轻微，而另一半为致死性脑梗死。这些结果表明大脑中动脉 M2 段-移植性桡动脉-大脑后动脉 P2 段搭桥足以重建基底动脉远端循环（的血流），但基底动脉的顺行血流仍无法保证穿支开放。因此，术后要把氯吡格

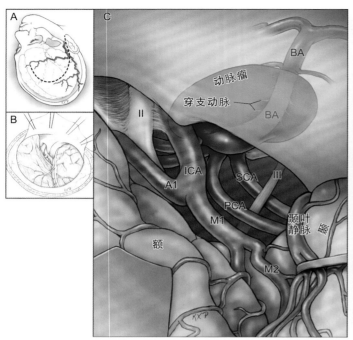
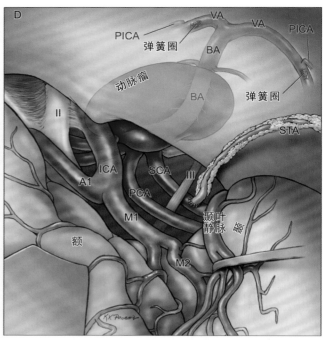

图 23.5　第 1 阶段的手术治疗总结，即 (A) 获取颞浅动脉供体。(B) 经眶颧-翼点开颅显露。(C) 经颞下或颞前入路到达小脑上动脉或大脑后动脉受体。(D) 完成颅外-颅内吻合，且对双侧椎动脉行分期血管内闭塞。Ⅱ，第Ⅱ脑神经，视神经；Ⅲ，第Ⅲ脑神经，动眼神经；A1，大脑前动脉 A1 段；M1，大脑中动脉 M1 段；M2，大脑中动脉 M2 段；BA，基底动脉；PICA，小脑下后动脉；VA，椎动脉；SCA，小脑上动脉；PCA，大脑后动脉。

雷增加到治疗方案中，即术后立刻给予 75mg，并在 CT 检查确认无出血性并发症后再追加 75mg。然后持续予氯吡格雷 75mg/d。氯吡格雷治疗方案降低了后续患者的穿支梗死率。只有在夹闭基底动脉之后，大脑中动脉 M2 段-移植性桡动脉-大脑后动脉 P2 段搭桥术所创造的一支"治疗性后交通动脉"才能为基底动脉四分叉部提供充沛血流。基于吲哚菁绿荧光造影的观察，这种搭桥手术本身并不能显著降低流经动脉瘤的血量。夹闭基底动脉主干动脉瘤远端以维持瘤内顺行血流并限制其破裂，但由此所引发的血流降低会威胁穿支的开通性。术后超急性期患者能耐受氯吡格雷，并可予以更大剂量。幸存下来的患者易患较小的动脉瘤，且瘤腔容积也较小，这表明早期干预可能会对预后产生正向作用。幸存下来的患者也易患基底动脉主干上部动脉瘤（小脑下前动脉和斜坡中点以上），这就意味着因瘤体血栓形成所致的中脑穿支并发症，其破坏性要小于脑桥的穿支并发症。

对于延长扩张型基底动脉主干动脉瘤来说，治疗策略转变（表 23.1）所带来的结果是：手术死亡率从 80% 降低至 50%，最终死亡率从 100% 降到 62%（表

23.2），且经第 3 阶段治疗所存活下来的患者其体内的动脉瘤稳定。总之，结果表明良好的预后不仅取决于正确的搭桥式样，还取决于血流降低后对穿支的保留和对动脉瘤血栓形成的限制。因位处颅内、流量强劲、走行距离短，且比其他搭桥更易实施，大脑中动脉 M2 段-移植性桡动脉-大脑后动脉 P2 段搭桥术是理想的选择。然而，在流量减少和瘤体血栓形成之间存在的相互影响会造成一种危险的治疗处境，即要么无效，要么就是灾难性的。增用抗血小板制剂似乎是治疗方案的重要补充，且耐受程度比预期要好，但仍旧存在穿支闭塞且必须要进一步创新。

笔者的手术结果表明：血流的流向可能不是决定性因素。无论其方向如何，高于一定阈值的血流可让基底动脉免遭管腔内的完全性血栓形成及穿支闭塞。除非是行动脉瘤远端闭塞时的（基底动脉）分支从基底动脉近端注入（血流），或是行动脉瘤近端闭塞时的（基底动脉）分支从基底动脉远端注入（血流），否则无论从近端还是远端阻断基底动脉都能闭塞其血流（图 23.8）。细小穿支无法汲取到足够的血流来维持自身（功能），且在巨大瘤腔内淤积的血液会彻底截断血流而致使血

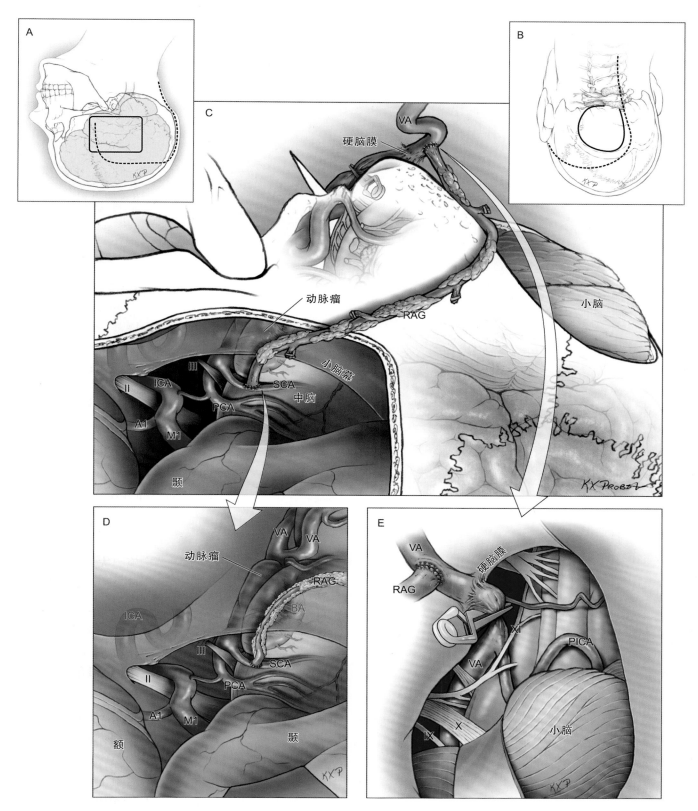

图 23.6　第 2 阶段的手术治疗总结，即经单一切口联合 (A) 颞部和 (B) 远外侧开颅，(C) 显露椎动脉 V3 段供体以及小脑上动脉受体，(D) 完成与插入性移植物的两处吻合，并从硬膜外（椎动脉 V3 段）或硬膜下（椎动脉 V4 段）夹闭优势侧椎动脉。枕下开颅和硬膜成形术可为容纳肿胀的小脑组织创造空间。VA，椎动脉；RAG，桡动脉桥血管；SCA，小脑上动脉；PCA，大脑后动脉；ICA，颈内动脉；A1，大脑前动脉 A1 段；M1，大脑中动脉 M1 段；Ⅱ，第Ⅱ脑神经，视神经；Ⅲ，第Ⅲ脑神经，动眼神经；PICA，小脑下后动脉；ⅩⅠ，第ⅩⅠ脑神经，副神经；Ⅹ，第Ⅹ脑神经，迷走神经；Ⅸ，第Ⅸ脑神经，舌咽神经。

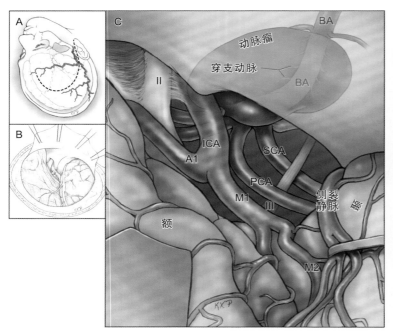
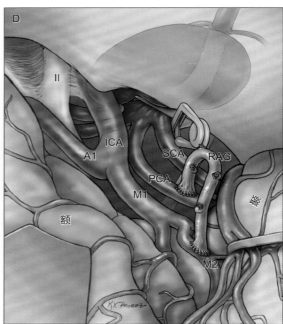

图 23.7　第 3 阶段的手术治疗总结，即 (A,B) 经眶颧–翼点开颅术显露，(C) 经侧裂颞前入路到达大脑后动脉受体，(D) 完成连接至大脑后动脉和大脑中动脉的两次吻合，并在基底动脉四分叉部的下方行动脉瘤远端阻断。II，第 II 脑神经，视神经；III，第 III 脑神经，动眼神经；A1，大脑前动脉 A1 段；ICA，颈内动脉；SCA，小脑上动脉；PCA，大脑后动脉；M1，大脑中动脉 M1 段；BA，基底动脉；M2，大脑中动脉 M2 段；RAG，桡动脉桥血管。

表 23.2　延长扩张型基底动脉主干动脉瘤的各阶段治疗结果汇总

	第 1 阶段		第 2 阶段		第 3 阶段		第 4 阶段	
	n	%	*n*	%	*n*	%	*n*	%
治疗	搭桥/血流逆转		搭桥/血流减少		搭桥/远端阻断			
患者	5		3		8		16	
搭桥通畅	5	100	2	67	8	100	15	94
外科死亡率	4	80	0	0	4	50	8	50
最终死亡率	5	100	2	67	5	62	12	75
幸存者	0	0	1	33	3	38	4	25
最终平均改良 Rankin 评分	6		1.0		3.3		2.8	
随访间期 (年)			8		4.5		5.4	
动脉瘤稳定性	未知		否		是			

栓形成。就未治疗性巨大动脉瘤的自然进程而言，笔者已对上述过程进行了研究，在流速低、管壁剪切力低以及 (血液) 长时间滞留的区域内观察到自发性血栓形成。可推断出：对延长扩张型基底动脉主干动脉瘤而言，即便是积极使用抗血小板药或抗凝血药，也无法抵消治疗性血流降低对血栓形成所带来的极度刺激。

人为制造出远端流出道可能是一种解决方法，或是闭塞基底动脉但要保留一条能从瘤体汲取血流的主要分支动脉来滋养穿支。从概念上来讲，第 1 阶段 (治

疗中) 的小脑下后动脉交叉性栓塞类似于远端流出道，因其使用一侧的小脑下后动脉来汲取搭桥血流。在基底动脉远端行"交叉夹闭"来阻断基底动脉远端血流，即在一侧小脑上动脉的上方释放叶片以将其纳入基底动脉的 (血流供应) 范围，并在另一侧小脑上动脉的下方 (释放叶片) 将其纳入搭桥的 (血流供应) 范围。这种交叉夹闭技术可把从瘤体汲取到的血流注入小脑上动脉，且增加了的基底动脉血流可维持穿支开放，但就像在所展示的一个病例中用夹子阻断小脑上动脉的一个

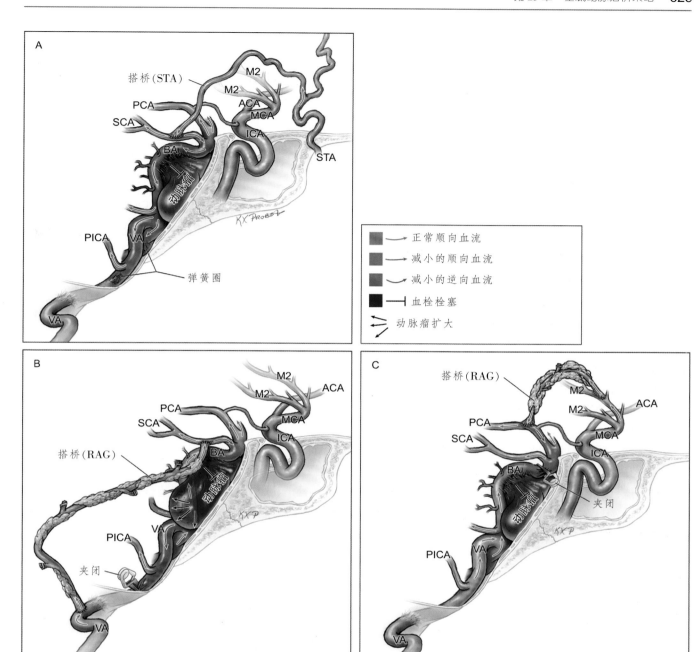

图 23.8 搭桥和血流改变后的效果。**(A)**颞浅动脉-小脑上动脉 s2 段搭桥联合双椎动脉闭塞后的血流逆转,促使动脉瘤血栓形成及穿支闭塞(第 1 阶段)。**(B)**椎动脉 V3 段-移植性桡动脉-小脑上动脉 s2 段搭桥联合夹闭性阻断单侧椎动脉降低血流(的方法)来保留顺行血流并促进动脉瘤内部分血栓形成,但该方法无法稳定动脉瘤(第 2 阶段)。**(C)**对一部分患者来说,大脑中动脉 M2 段-移植性桡动脉-大脑后动脉 P2 段搭桥联合动脉瘤远端阻断保留了顺行血流,但威胁到基底动脉的远端穿支(第 3 阶段)。STA,颞浅动脉;M2,大脑中动脉 M2 段;ACA,大脑前动脉;MCA,大脑中动脉;SCA,小脑上动脉;PCA,大脑后动脉;ICA,颈内动脉;BA,基底动脉;PICA,小脑下后动脉;VA,椎动脉;RAG,桡动脉桥血管。

分支那样,临床中很难做到。可能有一种更为简便的替代方法是交叉夹闭小脑下前动脉,因为夹子跨过的是两条分支而不是(基底动脉)四分叉部。为完成大脑中动脉 M2 段-移植性桡动脉-大脑后动脉第 2 段搭桥并阻断基底动脉主干近端,交叉夹闭小脑下前动脉的手

术入路需要显露基底动脉尖。眶颧联合扩大乙状窦后入路能满足上述要求,但计算流体动力学模拟实验表明因小脑下前动脉管径更细,其虹吸作用要比小脑上动脉弱,且血流量与动脉的半径呈四倍比例。

因此,扩张的、症状性基底动脉主干动脉瘤的现

有治疗方案是把大脑中动脉 M2 段-移植性桡动脉-大脑后动脉搭桥与(瘤体)远端或近端闭塞结合起来,无论何种方式,都为基底动脉的安全性交叉夹闭提供了最佳机会(图 23.9)。沿基底动脉主干发出的穿支妨碍了瘤体完全性孤立及动脉瘤闭塞,使该治疗方法成为未破裂基底动脉主干动脉瘤的最佳方案。经血管内途径治疗破裂的基底动脉主干动脉瘤更好,即借助或不借助支架或血流导向装置来栓塞破裂口处。

对于延长扩张型基底动脉主干动脉瘤的外科治疗而言,其病理形态及血流动力学改变几乎无法留下犯错的余地。合二为一的动脉以及呈延长扩张样形态的瘤体构建了复杂的血流形态,即高速射流、可变性剪切力、(血液)淤积、炎症和血栓形成。在此状态下,穿支通常会自发闭塞,且那些通畅的穿支可能已处在濒死的边缘。在此情况下,要注意到任何打乱血流和血栓形成之间微妙平衡的干预措施都会奏效,这在经笔者所治且存活下来的患者以及其他报道的结果中都是显而易见的。患者有一共同特征,即术前的瘤腔内存有血栓,从治疗角度来说,这表明血栓的积聚可能比先前无栓的动脉瘤内出现新发性血栓更为安全。附加性血栓可能起自预存血栓的部位,它可避开穿支发出处(形成),或者它可能已经闭塞了穿支而引发术后残疾。腔内初始容积低的动脉瘤往往预后也更好,这可能是因为(瘤体)闭塞后,动脉瘤内无效腔的血流淤积量更小,即降低了新生血栓的负荷。笔者努力对这些动脉瘤的形态学和血流动力学进行定量分析,但所观察到的结果都是没有依据的,且无法指导治疗。犹如对血栓积聚所产生的影响一样,即使运用了复杂的计算流体动力学分析,用在流速、剪切力和停留时长上的阈值水平仍然未知。

以支架或血流导向装置为形式的血管内治疗有望治愈延长扩张型基底动脉主干动脉瘤。从概念上讲,瘤内导管可引导基底动脉的血流穿过动脉瘤,消除恶性血流动力学,保护分支动脉血流,并促进血管内腔外的无效腔血栓形成,这更像是在主动脉弓动脉瘤内使用了支架植入物。但就像接受手术的患者一样,经 Pipeline 栓塞装置或其他血流导向装置和支架治疗的患者已经出现了穿支闭塞的相关并发症。早期经验表明,除非在动脉瘤内释放多个装置,否则血流导向装置实际上是不会分流血流,从而引发(基底动脉)主干穿支和分支动脉覆盖性闭塞的。最初,血流导向装置太短而无法治疗整个病变,且需要叠加放置。除了穿支并发症外,血流导向装置会引发瘤体的围术期破裂,甚至会发生于先前从未破裂的动脉瘤上。此并发症出现的原因是"球-阀"机制,即血液在心脏收缩期间从血流导向装置的孔隙中被迫涌出,且滞留于管腔外的血流促使动脉瘤缓慢扩张。此并发症(在对患者予以抗凝或抗血小板制剂或两者联用的同时)可导致瘤体的毁灭性破裂,且对于这些病变来说,血流导向装置的治疗作用仍不确定。

目前,随着可用的血流导向装置尺寸更长,为使穿支的覆盖降至最低,笔者的团队和其他学者已开始使用单一装置来治疗延长扩张型基底动脉主干动脉瘤。此外,为消灭动脉瘤内、血流导向装置周围的腔隙,在其周围进行栓塞从而降低围术期动脉瘤的破裂风险。对这些技术进行改良后的结果尚未见报道。血流导向装置使基底动脉主干的重塑成为可能,即释放血流导向装置并让瘤颈有时间发生内皮化。之后可能会减压瘤体,以减轻后期占位性症状。在这些病变中,有许多都表现为脑干压迫症状,且血管内装置可使目前还未存于干预措施中的一部分减压性血栓切除术安全实施。该策略建议用于因腔内血栓而造成占位效应的大型或巨大型基底动脉主干动脉瘤和几乎不含瘤腔甚至是无腔的动脉瘤。在有限的初步经验中,笔者已经了解到,纵使是放置了数月且应已发生内皮化的血流导向装置,打开动脉瘤并去除血流导向装置外部的血栓仍会引发装置孔隙的出血,且为确保安全实施血栓切除术,需完全孤立瘤体。

因基底动脉主干动脉瘤而出现的卒中或短暂性脑缺血发作患者要进行药物治疗,即阿司匹林,也可能是波立维、降胆固醇制剂和抗高血压药物,还有四维的磁共振血管造影序列成像以及行为改变(饮食、运动和戒烟)。卒中和短暂性脑缺血发作的病因是动脉穿支的远端栓塞或血栓性闭塞,而非血流动力学不足,因此不具备搭桥指征。

椎基底动脉缺血

与通常采用的颞浅动脉-大脑中动脉 M4 段搭桥进行血运重建来治疗大脑中动脉缺血的患者不同,椎基底动脉缺血患者的表现和病理性解剖形态各异,且没有普适的治疗手段。患者可表现为单侧椎动脉狭窄或闭塞、双侧椎动脉狭窄或闭塞、一侧椎动脉发育不全

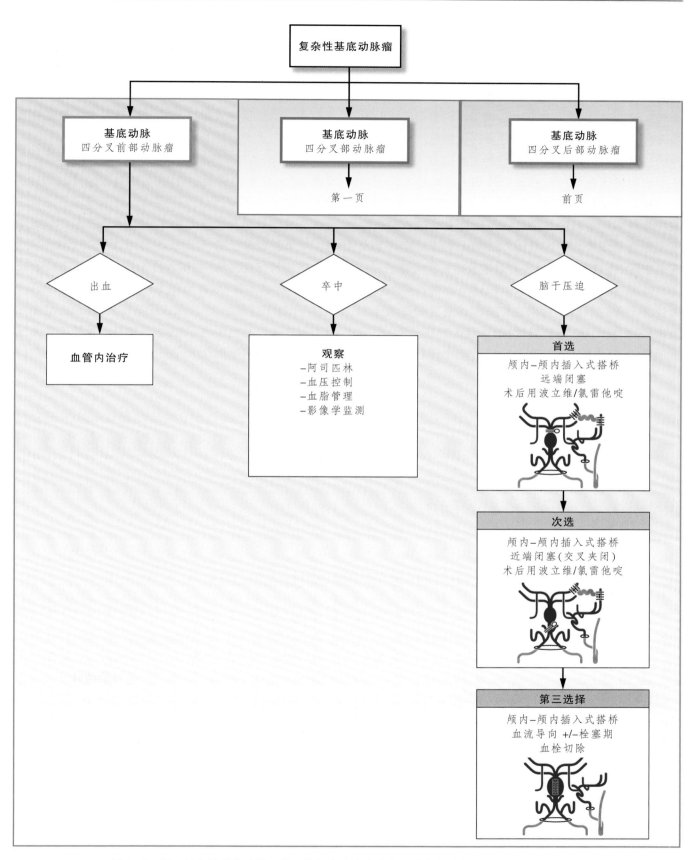

图 23.9　用于复杂性基底动脉四分叉前部或基底动脉主干动脉瘤治疗及搭桥的策略流程图。

或闭锁、基底动脉狭窄或闭塞,通常在转头时因赘生骨刺、椎间盘突出或韧带纤维化而动态压迫颈部的椎动脉(旋转性椎基底动脉供血不足),或通常在伸颈时因韧带松弛、不稳、韧带纤维化或椎间盘突出而动态压迫颅颈交界区的椎动脉(美容院卒中)。用于不同患者群体的治疗方法必须个体化,且有些治疗方法无须把搭桥纳入治疗的一部分。动态压迫椎动脉可能需经前方入路减压颈正中区的椎动脉 V2 段,或经后外侧入路减压颅颈交界区的椎动脉 V3 段。可能需要药物治疗基底动脉狭窄,或在特殊病例中需要在借助或不借助支架植入的条件下实施血管成形术。当其他方法都无法预防症状复发或卒中时,决定实施搭桥术通常是最后一个方案。

应通过搭桥到基底动脉上段或中段来处理基底动脉缺血。标准的颅外–颅内血管搭桥构成了基底动脉上段搭桥:颞浅动脉–大脑后动脉 P2 段或颞浅动脉–小脑上动脉 s1 段搭桥。当颞浅动脉不适配或管径不足以用作供血支时,可实施颅内–颅内插入式搭桥(大脑中动脉 M2 段–移植性桡动脉–大脑后动脉 P2 段搭桥)。由于管径粗大且较易处理,大脑后动脉 P2 段是优先选取的受血部位。所有这些搭桥重建了受体动脉的血流,但也向基底动脉四分叉部甚至是基底动脉主干及其穿支提供了逆向血流。

基底动脉中部搭桥是把小脑下前动脉 a3 段用作受血部位。位于脑桥小脑角内、后组脑神经外侧的这条动脉可经扩大乙状窦后入路到达,此区域适宜完成吻合术。枕动脉可直接作为颅外–颅内血管搭桥的供血动脉。如果枕动脉纤细、过短或不可用,可完成颅外–颅内插入式搭桥(枕动脉–移植性桡动脉–小脑下前动脉 a3段)。此外,椎动脉 V3 段可作为椎动脉 V3 段–移植性桡动脉–小脑下前动脉 a3 段插入式搭桥的供血支。之所以没有可能选择其他颅内–颅内血管搭桥是因位于手术三角内的颅内常用供血动脉同受体动脉一样灌注不良。

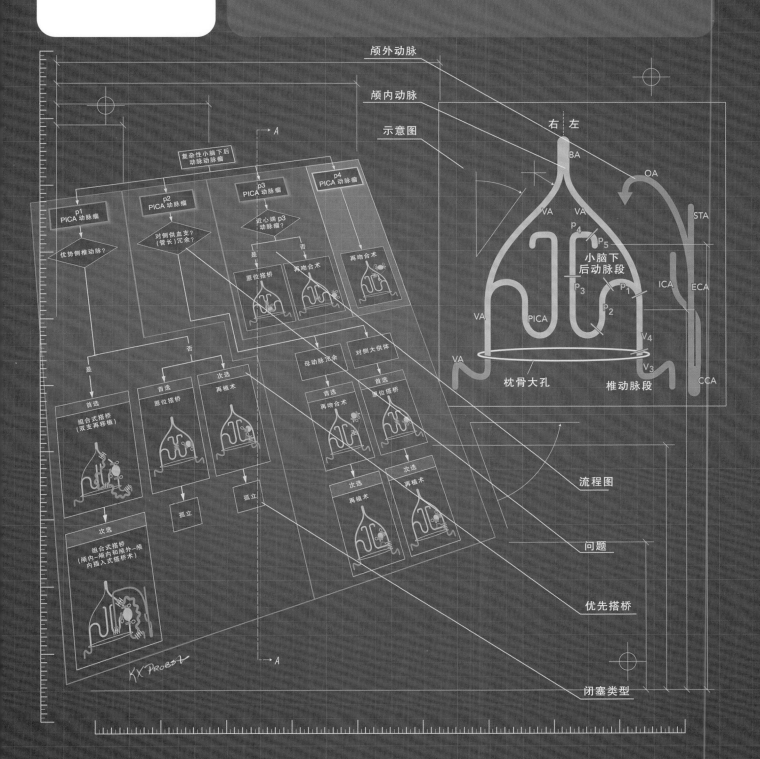

小脑下后动脉搭桥策略

在笔者的所有动脉瘤手术经验中，小脑下后动脉动脉瘤占 4%。虽然数量相对较少，其以梭形或非囊状形态为表现的发生率很高，这就使得它们不大可能夹闭而更可能行搭桥治疗。此外，小脑下后动脉动脉瘤通常位于载瘤动脉远端，而非源自载瘤动脉的分支部位，这就与其他部位的动脉瘤有明显不同。笔者对显微手术治疗的近 1700 例动脉瘤进行了回顾，小脑下后动脉远端出现动脉瘤的概率是大脑动脉远端动脉瘤的 5 倍：35% 的小脑下后动脉动脉瘤对仅 6.5% 的大脑动脉动脉瘤。同一个回顾性研究发现，小脑下后动脉 p2 和 p3 段是小脑下后动脉远端动脉瘤最为好发的部位，该节段血管曲度显著。此外，小脑下后动脉动脉瘤有近 2 倍的可能表现出复杂特性，如瘤腔内血栓形成、体积巨大以及栓塞后复发。无法夹闭的病变联合了复杂的特性，就使得血流重建技术成为治疗小脑下后动脉动脉瘤的重要组成部分。总之，27% 的小脑下后动脉动脉瘤需要搭桥治疗，且 23% 用于治疗动脉瘤的搭桥手术即涉及小脑下后动脉动脉瘤。

小脑下后动脉动脉瘤比任何一种动脉瘤都更能概括搭桥手术的演变，即从使用头皮动脉及颈部的远端供血处到更为局限并用于（血流）重建的入路。当治疗复杂性动脉瘤需要血流重建时，若发现颅内-颅内和颅外-颅内血管搭桥这两者之间的搭桥通畅率、动脉瘤闭塞率和预后没有差异，笔者会优先实施颅内-颅内血管搭桥。作为小脑下后动脉动脉瘤治疗的一部分，已经完成了 40 例颅内-颅内血管搭桥，且没有一例联合颅外-颅内血管搭桥。借助该实施方案，所有动脉瘤完全或几乎完全消失，搭桥通畅率为 94%，治疗后有 77% 的患者症状得到改善或维持原状，且 76% 的患者预后良好（mRS≤2）。颅内-颅内血管搭桥符合该部位动脉瘤的病理谱，且颅内供血动脉的使用让神经外科医师省去了获取枕动脉的烦琐分离过程。

小脑下后动脉动脉瘤的治疗流程图是基于动脉瘤节段做出的，即位于延髓前段（小脑下后动脉 p1 段）、延髓外侧段（小脑下后动脉 p2 段）、延髓扁桃体段（小脑下后动脉 p3 段）或膜帆扁桃体段（小脑下后动脉 p4 段）（图 24.1 和图 24.2）。

小脑下后动脉延髓前段动脉瘤（小脑下后动脉 p1 段）

对于起自小脑下后动脉起始部或小脑下后动脉 p1 段的不可夹闭性动脉瘤，行瘤体孤立并通过左侧小脑下后动脉 p3 段-右侧小脑下后动脉 p3 段搭桥进行血流重建，同时保留小脑下后动脉 p1 段-椎动脉 V4 段再移植式搭桥为替代术式（图 24.3 和图 24.4）。小脑下后动脉再移植至椎动脉 V4 段而需架接的（血管）间隙是所有小脑下后动脉动脉瘤中最小的，故该搭桥术式最适于治疗小脑下后动脉近端动脉瘤。然而，再植术可能是颅内-颅内血管搭桥中最难的。要通过远外侧开颅术联合彻底的髁突切除术来显露术区，但手术通道很深，且周围环绕着敏感的后组脑神经，这些神经构成了迷走-副神经三角中的舌下神经三角部。因此，该技术致使术后发生脑神经病变的风险最高。其他技术性因素使得该技术更加困难，如椎动脉的血管壁比小脑下后动脉的分层多，且常常出现动脉粥样硬化，从而造成管壁厚度及管径不匹配。端-侧吻合需要在椎动脉 V4 段切开一长口，且必须缝入（管壁）全层且边缘对合良好。椎动脉 V4 段的再移植部位可能太短或太过狭小，因此在硬膜外的椎动脉 V3 段上放置临时夹或上抬副神经并不总能清晰地显露。在对侧椎动脉向基底动脉供血的情况下行再移植式搭桥术可以临时阻断椎动脉 V4 段，但如果对侧是终末段小脑下后动脉或发育不良的椎动脉 V4 段远端，还是会对基底动脉循环造成危险。

如将左侧小脑下后动脉 p3 段-右侧小脑下后动脉 p3 段搭桥作为首选术式，可规避与再移植式搭桥相关的后组脑神经损伤风险以及椎动脉组织的不规则性。左侧小脑下后动脉 p3 段-右侧小脑下后动脉 p3 段搭桥是最简单的颅内-颅内血管搭桥。它是通过远外侧开颅在中线（部位）所实施的，且在无须显露动脉瘤的情况下可经标准枕下开颅完成。手术视野及操作性极佳，且对后组脑神经没有骚扰。小脑下后动脉尾袢的活动度好，从而能将小脑下后动脉的上行段血管自然地拉拢在一起，且在缝合或扭转动脉时几乎没有张力。为确保交通性血流能跨过吻合口，动脉壁的切开长度要达到小脑下后动脉直径的 3 倍。对侧的小脑下

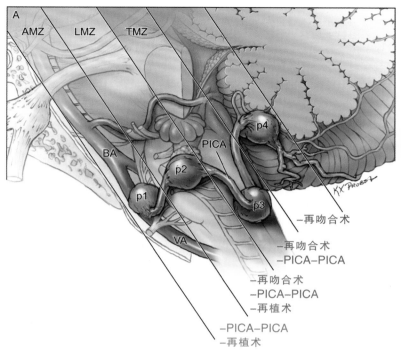

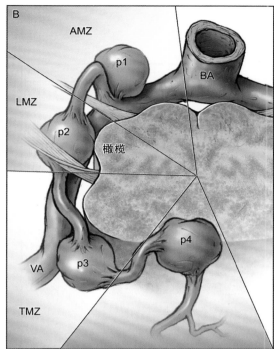

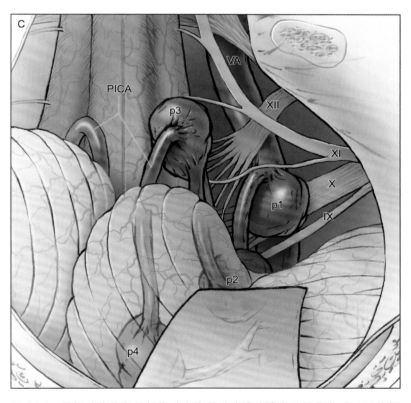

图 24.1　根据动脉节段的部位对小脑下后动脉动脉瘤进行分类,如(A)从侧面、(B)轴位横断面以及(C)术者的视角,即从左侧远外侧开颅来观察。小脑下后动脉 p1 段穿行于延髓前区(AMZ),小脑下后动脉 p2 段穿行于延髓外侧区(LMZ),小脑下后动脉 p3 段穿行于延髓扁桃体区(TMZ),且小脑下后动脉 p4 段是膜帆扁桃体段。BA,基底动脉;p1,小脑下后动脉 p1 段;p2,小脑下后动脉 p2 段;p3,小脑下后动脉 p3 段;p4,小脑下后动脉 p4 段;VA,椎动脉;PICA,小脑下后动脉;Ⅻ,舌下神经;Ⅺ,副神经;Ⅹ,迷走神经;Ⅸ,舌咽神经。

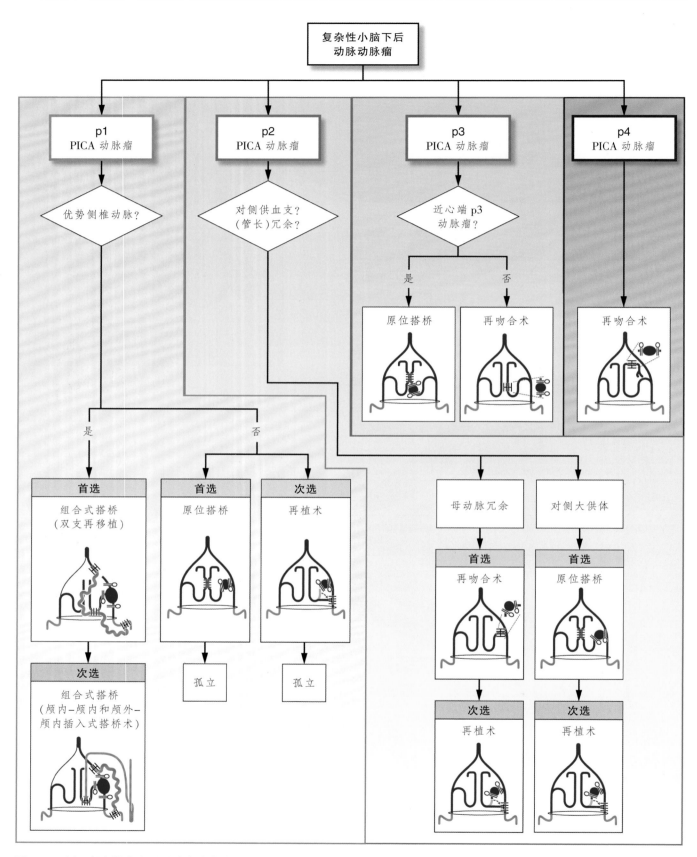

图 24.2　用于复杂性小脑下后动脉动脉瘤的治疗及搭桥策略流程图。PICA，小脑下后动脉；p1，小脑下后动脉 p1 段；p2，小脑下后动脉 p2 段；p3，小脑下后动脉 p3 段；p4，小脑下后动脉 p4 段。

搭桥类型	动脉瘤分类			
	延髓前	延髓外侧	延髓扁桃体	膜帆扁桃体
	P1	P2	P3	P4
颅外–颅内血管搭桥	③	③	②	③
颅外–颅内插入式搭桥术				
再植术	②	②		②
原位搭桥	①	①	①	
再吻合术		①	①	①
颈内动脉–颈内动脉插入式搭桥术	④			
组合式搭桥	④			

图 24.3 根据 4 种小脑下后动脉动脉瘤的部位和 7 种搭桥类型汇总的搭桥类型。①、②、③、④指搭桥的优先选项。

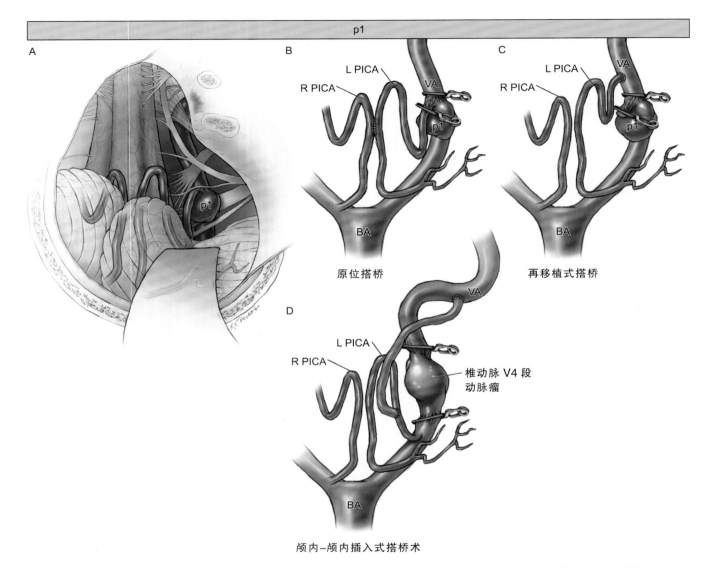

图 24.4 小脑下后动脉 p1 段动脉瘤的搭桥选择汇总。p1，小脑下后动脉 p1 段；L PICA，左侧小脑下后动脉；R PICA，右侧小脑下后动脉；VA，椎动脉；BA，基底动脉。

后动脉供血支管径应等于或大于同侧的受体动脉。

　　把小脑下后动脉 p1 段涵盖其内的动脉瘤类型是椎动脉 p4 段动脉瘤，即瘤体累及了小脑下后动脉起始部。这些通常呈动脉夹层的椎动脉 V4 段动脉瘤表现为蛛网膜下隙出血，且为了防止再出血必须积极地排除于血液循环之外。在绝大多数位于小脑下后动脉起始部近、远端的椎动脉 V4 段动脉瘤病例中，可通过血管内途径牺牲椎动脉而无须血流重建是因为对侧椎动脉与基底动脉形成了侧支循环，且避开了小脑下后动脉起始部。就椎动脉 V4 段近端动脉瘤而言，闭塞该动脉会引发从对侧椎动脉向同侧椎动脉 V4 段远端的逆行灌注，随后血流供应同侧小脑下后动脉。就椎动脉 V4

段远端动脉瘤而言，闭塞该动脉即维持了椎动脉 V4 段近端以及小脑下后动脉的顺行灌注。填塞弹簧圈可能会阻塞同侧的脊髓前动脉起始部，但对侧的（脊髓前动脉）起始部可提供代偿血流。

　　对于累及小脑下后动脉起始部的椎动脉 V4 段动脉瘤，控制同侧椎动脉是关键。可通过血管内途径或手术闭塞对称（发育）的或非优势侧的椎动脉，但需要行左侧小脑下后动脉 p3 段—右侧小脑下后动脉 p3 段搭桥来重建小脑下后动脉区域的血流。相反的，治疗性阻断优势侧或仅存的椎动脉 V4 段需要借助高流量搭桥来补偿椎动脉血流。当对侧椎动脉因发育不全而无法支撑基底动脉循环（血流）且无法安全牺牲椎动脉时，椎动脉 V3 段-移植性桡动脉-椎动脉 V4 段再移植式搭桥可用于治疗累及小脑下后动脉起始部的椎动脉动脉瘤。此外，必须要借助枕动脉-小脑下后动脉 p3 段或左侧小脑下后动脉 p3 段-右侧小脑下后动脉 p3 段搭桥来重建小脑下后动脉的血流，即应用组合式搭桥。双支再移植式技术也能够建立椎动脉 V3 段-移植性桡动脉-小脑下后动脉 p1 段+椎动脉 V4 段搭桥，即首先完成椎动脉 V3 段近端的端-侧吻合，后续分别将小脑下后动脉和椎动脉 V4 段再移植到桥血管上，以使缺血发生的可能最小化。椎动脉 V3 段-移植性桡动脉-小脑下后动脉 p3 段再移植式搭桥在大部分情况下用于小脑下后动脉起始部近端或部分小脑下后动脉起始部受累的椎动脉 V4 段动脉瘤，但可能无法在瘤体远端行夹闭阻塞和动脉瘤完全闭塞。

在小脑下后动脉供血区，几乎无须行插入式和组合式搭桥。当需要搭桥时，可通过切除寰椎椎弓的后外侧部并控制椎动脉浅部覆盖的周围静脉丛来显露枕下三角内具有强劲血流的椎动脉 V3 段供血支。用主动脉打孔器行动脉（壁）切除术，使其能与桡动脉移植物形成牢靠的吻合。有时对双侧夹层动脉瘤仅行观察而不做治疗会引发危险，即牺牲一侧椎动脉可能会增加对侧椎动脉的血流压力并刺激对侧瘤体增大。在这些病例中，可考虑通过搭桥行血流替代，或在对侧放置血流导向装置。

小脑下后动脉延髓外侧段动脉瘤（小脑下后动脉 p2 段）

治疗累及小脑下后动脉 p2 段的小脑下后动脉动脉瘤选择最多：再吻合术、左侧小脑下后动脉 p3 段-右侧小脑下后动脉 p3 段原位搭桥，或是小脑下后动脉 p2 段-椎动脉 V4 段再植术（图 24.5）。再吻合术和原位小脑下后动脉-小脑下后动脉搭桥术似乎具有相同的风险。对于合适的动脉瘤：位处远心端、呈梭形、微小至中等体积、伴单一的流入和流出道，在瘤体切除后行再吻合术是一种简练的技术。小脑下后动脉没有主干分支并能够迎合这些标准，其迎合程度甚至超过了大脑中动脉和大脑前动脉供血区的动脉瘤。相比其他吻合技术，端-端吻合的周径更短且所需的进针次数更少，因此速度更快。必须要旋转动脉来看清缝线，即通过移动临时阻断夹的夹柄或对深部吻合线施加压力。此外，

可在管腔内缝合深部吻合线。当血管的管径明显不匹配时，再吻合术会很难实施，但总体而言这种血流补充技术的搭桥通畅率极佳。

通过权衡操作的可到达性、缓冲动脉残端的管壁长度以及对侧小脑下后动脉的血流充沛度来在原位搭桥和再吻合术之间做出选择。实施小脑下后动脉 p2 段再吻合术的位置靠近后组脑神经，但操作时不会深于这些神经或透过迷走-副神经三角，且致使后组脑神经损伤的概率并不高于左侧小脑下后动脉 p3 段-右侧小脑下后动脉 p3 段搭桥术。小脑下后动脉 p2 段向上形成的襻穿过（后组脑神经的）神经根，可能会让再吻合部位的到达程度难于左侧小脑下后动脉 p3 段-右侧小脑下后动脉 p3 段搭桥处，但因其走行迂曲，通常能够连通动脉瘤切除后的残端间隙。当这两种术式都不适合时，再移植式搭桥是另一种选择。

小脑下后动脉延髓扁桃体段动脉瘤（小脑下后动脉 p3 段）

切除小脑下后动脉 p3 段远心端动脉瘤并行再吻合术，或借助左侧小脑下后动脉 p3 段-右侧小脑下后动脉 p3 段搭桥术重建血流（图 24.6）。即便有可能再移植到对侧的小脑下后动脉，但这些动脉瘤通常位置太靠远端而无法再移植至椎动脉。小脑下后动脉 p3 段位于或靠近尾襻处，这就使得它们比小脑下后动脉 p1 和 p2 段动脉瘤更易到达，且血管曲度提供了足够（的管长）冗余，以便实施再吻合术。再吻合术最适用于治疗小脑下后动脉 p3 段动脉瘤。

小脑下后动脉膜帆扁桃体段动脉瘤（小脑下后动脉 p4 段）

切除靠近或累及头襻的小脑下后动脉 p4 段动脉瘤并行再吻合术（图 24.7）。对于传统的左侧小脑下后动脉 p3 段-右侧小脑下后动脉 p3 段搭桥来说，小脑下后动脉 p4 段的位置太靠远端，且是唯一一类不适合用于小脑下后动脉原位搭桥治疗的小脑下后动脉动脉瘤。相较于小脑下后动脉 p2 或 p3 段，因这类动脉瘤易于累及头襻顶端，通过传统的再吻合术治疗则更为困难。小脑下后动脉沿着第四脑室的帆部上行至头襻，（小脑）扁桃体和（小脑）蚓部所形成的手术通道加剧了

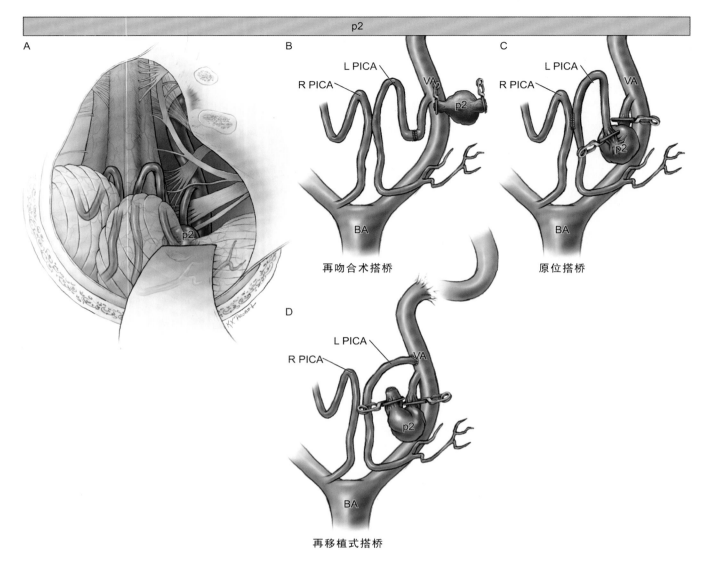

图 24.5 小脑下后动脉 p2 段动脉瘤的搭桥选择汇总。p2，小脑下后动脉 p2 段；L PICA，左侧小脑下后动脉；R PICA，右侧小脑下后动脉；VA，椎动脉；BA，基底动脉。

吻合深度且更加难以完成。为显露术野，需要用到牵开器，移动度受限且搭桥变得蹩手蹩脚。虽然有可能再移植到对侧的小脑下后动脉，笔者从未这样做过或看到此类报道。

例外的后循环动脉瘤

　　许多神经外科医师都抱有这样的想法：所有的后循环动脉瘤都应通过血管内途径治疗。在基底动脉分叉部和基底动脉主干，与动脉瘤显露和分离穿支相关的挑战度与致残率众人皆知，且根据手术经验所得到的结果只会加深这一认知。越来越多的后循环动脉瘤

患者正在通过血管内途径得到治疗，且很多医学中心对这些动脉瘤采取"首选栓塞"的治疗方针。但针对小脑下后动脉动脉瘤的具体结果表明，血管内治疗后的失败、并发症、瘤体闭塞不全以及复发/二次治疗率显著。支架、支架辅助栓塞或球囊辅助栓塞的使用可以改善小脑下后动脉的保留率，但也可能引起更多的并发症。近期的大宗经验中，选择动脉瘤栓塞的可能性约为80%，治疗失败率为7%，小脑下后动脉闭塞率14%，且伴发的梗死率为8%。治疗相关性并发症包括术中破裂（4%）和院内死亡（5%）。63%的患者动脉瘤完全性闭塞，再破裂概率为1%，复发率为23%，且再治疗率为19%。这些结果表明，血管内手段治疗小脑下后动脉动

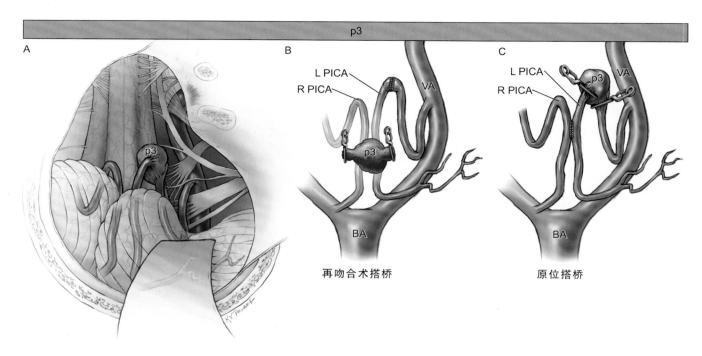

图 24.6　小脑下后动脉 p3 段动脉瘤的搭桥选择汇总。p3,小脑下后动脉 p3 段;L PICA,左侧小脑下后动脉;R PICA,右侧小脑下后动脉;VA,椎动脉;BA,基底动脉。

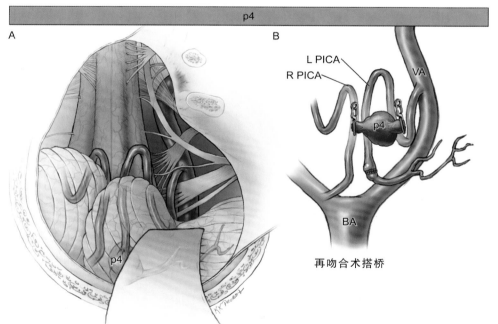

再吻合术搭桥

图 24.7　小脑下后动脉 p4 段动脉瘤的搭桥选择汇总。p4,小脑下后动脉 p4 段;L PICA,左侧小脑下后动脉;R PICA,右侧小脑下后动脉;VA,椎动脉;BA,基底动脉。

脉瘤有许多局限性。人们普遍认为小脑下后动脉损伤所引发的致残率极低，但以牺牲小脑下后动脉为表现的破坏性治疗方法会引起延髓和小脑梗死、小脑水肿、急性脑积水和脑干压迫。在某些情况下其中一些并发症是可耐受的，但它们常会引发病情恶化并需要急行

去骨瓣减压术。

之所以把小脑下后动脉动脉瘤看作是后循环动脉瘤中"栓塞优先"策略的一个例外，一部分原因是它们的异常解剖结构最好是用能够保护小脑下后动脉的夹闭技术或是重建小脑下后动脉血流的搭桥技术进行处

理。选择开颅显微手术的其他关键性理由包含动脉瘤的高完全闭塞率，在蛛网膜下隙出血的情况下避免使用在复杂性血管内技术中需要的且有可能引发危险的抗血小板制剂，以及持久性，夹闭后的复发率/再治疗率降低。根据笔者的经验，显微手术治疗小脑下后动脉动脉瘤的致残率和死亡率分别为 4.2% 和 0%，且 77% 的患者预后良好（GOS 评分 4~5 分），其中许多患者表现为动脉瘤破裂，临时性神经功能缺失概率为 3%，无再出血，且仅对一例夹闭后复发的病例进行了二次治疗。因此，通过直接夹闭来保护小脑下后动脉或在牺牲小脑下后动脉时借助搭桥来补充血流的重建方式，仍然是替代经血管内途径解除小脑下后动脉闭塞的可行性术式。在需要血管搭桥时，笔者的经验和这些方案体现了对颅内-颅内血管搭桥的偏爱，但要说明的是枕动脉-小脑下后动脉搭桥是一种用途广泛的替代性术式，即互换后可用于治疗小脑下后动脉全部 4 个节段的复杂性小脑下后动脉动脉瘤。

第 5 篇　结论

颅内手术的技术操作细节到目前为止仍需不断完善，几乎每一批从业者都会采取一些新的和重要的改进，这使得以往那些被认为是永远无法触及的手术惯例，成为可能。

哈维 库欣，1934

七种搭桥可以设想为建立的三类吻合，分别使用了头皮动脉、颅外异位移植、血管重植入、再造吻合口、原位沟通、颅内异位移植，或组合两个以上的这些重建技术。这七种搭桥逐步开阔了搭桥的使用范围及通常的形式，从颞浅动脉-大脑中动脉搭桥，到优雅的小脑上动脉 s1 段-大脑后动脉 P2 段原位搭桥和颞前动脉-小脑上动脉 s1 段血管重植入，再到精心设计的双大脑中血管重植入和奇大脑前动脉搭桥。本书中报告的病例尽可能显示了在四个解剖区域，如大脑中动脉、大脑前动脉、大脑后动脉/小脑上动脉和小脑下后动脉中可被人设想并执行的在七种搭桥框架内无穷尽应用的各种搭桥方式。在这个框架内，搭桥选项多样，我们可根据解剖分类和法则，来阐明搭桥策略并做出最佳决策。本书介绍了用于描述搭桥设计中的供体血管、受体血管、吻合方式和移植物在搭桥示意图中使用的符号，就像我们最新的电子电路图中的电线、电阻器、电容器和电池的符号一样。使用这些工具，我们可以创造新的血管，重新设计血流动力学，并想象着去解决复杂疾病，如被认为是不治之症的冗长扩张型基底动脉瘤。有了这七种搭桥视野，我们可以改变搭桥手术，即从管道到艺术的实践。

艺术不仅仅是绘画、雕塑或建筑，还有创造性、个性和激情。搭桥手术可以是一门艺术，因为它仍然是少数的在一个特定领域内结构重建的建设性操作。创造性、技能和勇气是缝合这些拥有复杂病理特征的载瘤及分支动脉，并将其优雅重建的力量之源。缝线是搭桥工程的砖和灰浆，三类吻合是它的横梁和塔，结合七种搭桥对各种个体化病例的量体裁衣并重新构建整个脑循环，这些就是搭桥手术的杰作，像大教堂和吊桥，使建筑不仅仅是庇护所或巷道。鼓舞人心的艺术可使艺术家和观众产生共鸣，因为气魄、勇敢和洞察力在挑战的过程中被表达并受人欣赏。巧夺天工的搭桥手术与艺术相同，是捕捉人类想象力一种方式。单独的，一个困难的原位搭桥可能显示创造性和勇气，但搭桥大师精雕细琢的工作可使神经外科提升到另一个水平。一个融入了第三代搭桥和组合式搭桥的身体展示了简单缝合的建造之力，同时体现了在无高科技介入下，手工工艺在神经外科的重要性和创新能力。一个富有灵感的搭桥可激发其他搭桥外科医师更杰出的表现，而今后他们中又有人可能会定义出不可想象的第四代搭桥。

信条、技巧、案例、策略和窍门融入了这部七种搭桥中，同时构成了学习搭桥手术的手册，但学习这样做只是对完美的无尽追求的开始。我的学习是在实验室里开始的，同时也作为住院医师研究项目的一部分，我一遍又一遍地缝合大鼠的颈动静脉瘘作为操作训练。接着我在住院总医师阶段过渡到进行颞浅动脉-大脑中动脉搭桥，并希望能向神经外科主治医师那样做更多训练。对病例的渴求推动我贯穿了我的学习曲线。我进行了积极的搭桥尝试，招募新患者，接受来自各处怀抱着希望的转诊。我逐步从做颞浅动脉-大脑中动脉搭桥的初学者，过渡到了颅外-颅内高流量搭桥和颅内间位搭桥，并一步一步、一例接一例地完善熟练度并增强信心。在早期阶段，我期望达到我的导师设定的标准。后来，我期望自主地掌握搭桥手术，如在任何位置采用任何类型进行优美的深部搭桥。

学习搭桥手术到最终掌握这门技术需要激情和毅力。激情获得相对自然，因为整个手术过程本身就是激动人心的，而搭桥手术又是那么美丽并极具创造性。然而，这些患者有复杂的病理过程，且需要我们愿意去做困难的手术。搭桥外科医师必须接受这些挑战和风险。技术要求和必要的努力使得即使是完美的搭桥手术，也容易发生意外的并发症，甚至是难以解释的、家属难以接受的突然死亡。桥血管闭塞和其他并发症提醒我们，完美是难以捉摸的，自满是无法忍受的。我的成功很快就被遗忘了，而我的失败困扰着我。搭桥的发病率是痛点，但它激发人的内省和洞察力，催化其进步，并锻造出一个更好的脑血管搭桥外科医师。错误被发现，缺陷被纠正，并寻求与下一个患者的赎回。当我们审慎地面对失败并运用所吸取的经验教训时，我们会自我拯救，并尊重我们所伤害的患者。即使在实施了超过 500 例搭桥手术后，并发症也是不可避免的，激励我继续追求完美。观察其他搭桥外科医师谁更快、更优雅，或是谁做了与众不同的工作也会激励我向前。我们倾向于认为我们自己的技术是最好的，因为我们从受尊敬的导师那里学到技术，这些技术历经过时间检验，感觉恰如其分。就像研究搭桥发病率一样，应学习其他有才华的外科医师,谦卑地学习知识,增强自己的力量,并驱动在再造中永不懈怠地去追求卓越。

我经常听到其他人说,开放手术的脑血管神经外科"没有新的东西,创新只来自血管内手术"。然而,七种搭桥宣布在开放性脑血管神经外科手术中所存在的新事物。搭桥手术是可以重新想象和重新定义的,就在我们用最高水平,往往也是选择更困难的搭桥去完成每一个病例的过程中。让每一台搭桥手术都做得特别,并始终追求完美,一个个艺术藏品式的搭桥将随着时间推移完成汇集。到目前为止,七种搭桥是我工作的主体,我希望它强调的动脉重建和颅内-颅内血管搭桥可重塑这一外科艺术。每一名搭桥外科医师应考虑将他(或她)身体力行的工作作为一种信息传递出去。七种搭桥呈现的概念和工具,为读者创造原创搭桥并培养个人的审美。搭桥外科医师可在日常动脉瘤和血管疾病的外科治疗处理中,发明新的搭桥,并发表文章,像建筑师起草梦想的房子或摩天大楼一样。

七种搭桥展示了一系列可能性,我仍然在我的脑海中罗列了一个在酝酿中但尚未完成的搭桥列表(表1)。我已经完成了颞前动脉-小脑上动脉 s1 段再植术,当然它也可以被再植于大脑后动脉 P2 段以及大脑前动脉 A2 段(图 1)。我已经完成了许多双干的颞浅动脉-大脑中动脉 M4 段搭桥,但从没有一支是向后循环的(颞浅动脉-大脑后动脉 P2 段+小脑上动脉 s1 段),或同时在前后循环的搭桥(颞浅动脉-大脑中动脉 M4 段+大脑后动脉 P2 段)。双血管再植技术非常适合于大脑中动脉分叉的重建,但我还没有重建过三分叉(大脑前动脉 A1 段-移植性桡动脉-大脑中动脉 M2 段+大脑中动脉 M2 段+大脑中动脉 M2 段)或前交通复合体(大脑前动脉 A1 段-移植性桡动脉-左侧大脑前动脉 A2 段+右侧大脑前动脉 A2 段)。我已经在等待一个需要进行大脑后动脉 P2 段-小脑上动脉 s1 段再植入的大脑后动脉重建病例,当然还有大脑前动脉 A2 段与眶额动脉 A1 段的再植。我期待着尝试其他搭桥外科医师的创新,就像"8 附图"重吻合以及从桡动脉或颞浅动脉分叉处来源的 Y 型移植构造。这些充满幻想的搭桥等待拥有恰当适应证的患者,但这涉及对于外科创造性的机会问题。这些创造性可被引导到外科解剖实验室,并在那里被测试和调整,丢弃或改良,最终转化为应用回到手术室(图 2 和图 3)。我们每个人都可以发现新式搭桥,在尸体上进行尝试,提炼相关的解剖知识,提高我们

表 1　理想搭桥

颅外-颅内血管搭桥

颞浅动脉-大脑前动脉 A1 段

颞浅动脉-颞浅动脉-额中内动脉

颞浅动脉-眼动脉

脑膜中动脉-大脑中动脉 M2 段

脑膜中动脉-大脑后动脉 P2 段

颅外-颅内插入式搭桥

颈外动脉-桡动脉桥血管-椎动脉 V3 段(颈后三角)

颞浅动脉-桡动脉桥血管-大脑前动脉 A3 段(外帽搭桥)

再植术

颞前动脉-大脑前动脉 A1 段

颞前动脉-大脑后动脉 P2 段

颞前动脉-小脑上动脉 s2 段

颞前动脉-眼动脉

颞极动脉-大脑中动脉 M2 段

颞极动脉-大脑后动脉 P2 段

颞极动脉-大脑前动脉 A2 段

左额极动脉-右大脑前动脉 A2 段

眶额动脉-大脑前动脉 A1 段

左眶额动脉-右大脑前动脉 A2 段

小脑上动脉 s1 段-大脑后动脉 P2 段

左小脑下后动脉 p4 段-右小脑下后动脉 p4 段

大脑后动脉 P3 段-大脑后动脉 P3 段

原位搭桥

大脑中动脉 M2 段-大脑中动脉 M2 段

左大脑后动脉 P3 段-右大脑后动脉 P3 段(四叠体搭桥)

再吻合术

椎动脉 V3 段-椎动脉 V4 段

颅内-颅内插入式搭桥

大脑前动脉 A1 段-桡动脉桥血管-大脑前动脉 A2 段(基底搭桥)

大脑中动脉 M2 段-桡动脉桥血管-大脑前动脉 A2 段(基底搭桥)

大脑中动脉 M2 段-桡动脉桥血管-大脑前动脉 A3 段(内帽)

椎动脉 V3 段-桡动脉桥血管-椎动脉 V4 段

后颈外动脉-桡动脉桥血管-椎动脉 V3 段

后颈外动脉-桡动脉桥血管-小脑下前动脉

上颌内动脉-桡动脉桥血管-大脑后动脉 P2 段

上颌内动脉-桡动脉桥血管-小脑上动脉 s2 段

上颌内动脉-桡动脉桥血管-大脑前动脉 A1 段

基底动脉-桡动脉桥血管-上颌内动脉(槽搭桥)

组合式搭桥

双侧再植:大脑中动脉 M2 段-桡动脉桥血管-大脑前动脉 A3 段+大脑前动脉 A3 段

双侧再植:基底动脉 V3 段-桡动脉桥血管-小脑下后动脉+椎动脉 V4 段

双侧再植:大脑中动脉-桡动脉桥血管-小脑上动脉+大脑后动脉

双侧再植:大脑中动脉 M1 段-桡动脉桥血管-大脑中动脉 M2 段+大脑中动脉 M2 段

(待续)

表 1(续)

　　双侧再植:大脑前动脉 A1 段–桡动脉桥血管–大脑前动脉
　　　A2 段+大脑前动脉 A2 段

　　大脑中动脉三联再植入

　　大脑中动脉四联再植入

　　颞浅动脉–大脑前动脉+左大脑前动脉 A3 段–右大脑前动
　　　脉 A3 段原位搭桥

　　大脑前动脉 A2 段–颞浅动脉–大脑前动脉 A3 段–大脑前动
　　　脉 A3 段

　　大脑中动脉 M1 段–大脑中动脉 M2 段+大脑中动脉 M2 段
　　　8 字搭桥

　　颞浅动脉–小脑上动脉 S1 段+大脑后动脉 P2 段双支搭桥

　　颞浅动脉–大脑中动脉 M2 段+大脑后动脉 P2 段双支搭桥

　　大脑中动脉 M2 段–大脑中动脉 M2 段+大脑中动脉 M2 段–
　　　大脑中动脉 M2 段(分支搭桥)

的显微外科技能,然后首次在患者上执行术式。

　　通过这个过程,搭桥手术在 20 年内看起来会比在这本书中拥有更多不同。我们的集体工作将通过使每个搭桥手术都尽可能特殊化和近乎完美而努力前行。搭桥手术是一种能够替代传统修剪、支架辅助弹簧圈栓塞、血流导向装置,或最新的血管内装置的治疗方案,特别是当这些治疗失败时。但搭桥手术也向神经外科传递了一个重要信息,即灵巧的手工和技术仍然至关重要。具有讽刺意味的是,已经存在了几十年的吻合口可以产生一些神经外科最巧妙的构造,而当先进设备失败时,这些老式技术帮助我们解决了问题。现代神经外科已经形成了血管内技术、立体定向放射外科、内

颞极动脉–大脑前动脉 A2 段再植术

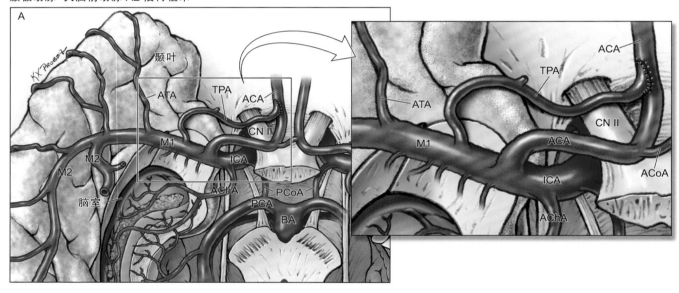

颞前动脉–大脑后动脉 P2 段再植术

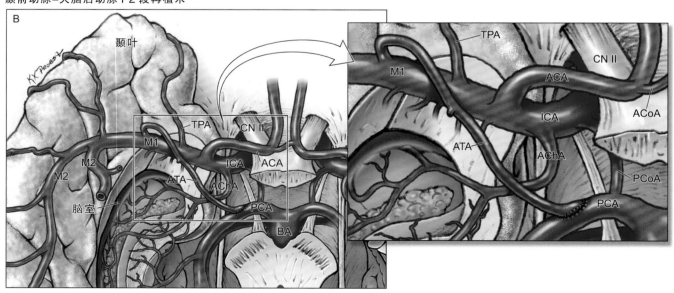

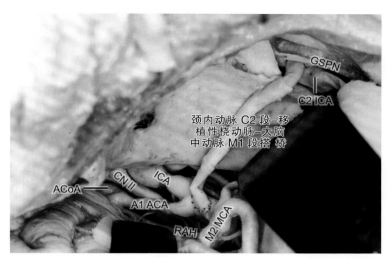

A

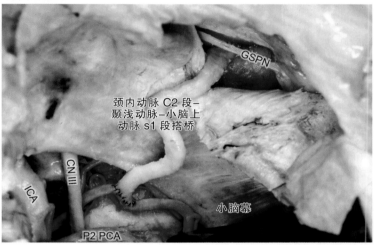

B

图 2　(A)从右侧 Glasscock 三角内的颈内动脉 C2 段到大脑中动脉 M1 段的颅内–颅内间搭桥（颈内动脉 C2 段–移植性桡动脉–大脑中动脉 M1 段搭桥）将重建孤立海绵窦或床突上颈内动脉动脉瘤时其大脑中动脉供血区（经侧裂–颞前入路视角）。(B)从右侧 Glasscock 三角内的颈内动脉 C2 段到天幕–动眼神经三角内小脑上动脉 s1 段的颅内–颅内间搭桥（颈内动脉 C2 段–颞浅动脉–小脑上动脉 s1 段搭桥）将重建闭塞基底动脉主干动脉瘤后的后循环上方血运(经侧裂–颞前入路视角)。GSPN,岩浅大神经;C2 ICA,颈内动脉 C2 段;ICA,颈内动脉;CNⅡ,第二对脑神经,视神经;ACoA,前交通动脉;A1ACA,大脑前动脉 A1 段;M2,MCA,大脑中动脉 M2 段;CNIII,第八对脑神经,前庭神经;P2,PCA,大脑后动脉 P2 段。

窥镜、微侵袭技术和生物疗法,可能是完全无创的。神经外科手术的过程正在减少到锁孔、框架放置、针活检和导管操作。搭桥手术反对这些趋势,它需要一些简单的设备、缝合、稳定的手和细致的技术。技术以这些形式呈现:耦合器、订书器、胶水、激光和机器人,而这些都试图简化搭桥手术,但没有经受住时间的考验。

技术灵巧仍然是使显微搭桥手术产生魔力的源泉。搭桥外科医师的技术来自手:控制微动作、提高精

图 1　建议搭桥使用颞前和颞极动脉来重建 ACA 和 PCA 的供血区:(A)颞极动脉–大脑前动脉 A2 段供体动脉再植搭桥,从上方轴位观察透过左侧颞角和放大的搭桥图示(插图)。(B)颞前动脉–大脑后动脉 P2 段供体动脉再植搭桥,从上方轴位观察透过左侧颞角和放大的搭桥图示(插图)。ATA,颞前动脉;TPA,颞极动脉;M1 大脑中动脉 M1 段;M2,大脑中动脉 M2 段;ICA,颈内动脉;AChA,前脉络膜动脉;PCA,大脑后动脉;BA,基底动脉;PCoA,后交通动脉;CNⅡ,第二对脑神经,视神经;ACoA,前交通动脉。

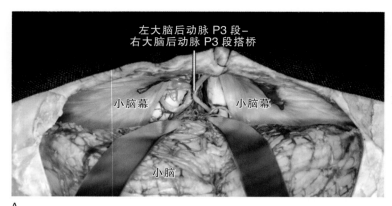

左大脑后动脉 P3 段-
右大脑后动脉 P3 段搭桥

小脑幕 小脑幕

小脑

A

图 3 （A）四叠体区原位搭桥在四叠体池内采用侧-侧吻合的方法将大脑后动脉 P3 段进行连接，这是通过坐位经窦汇开颅，借助重力向下牵拉小脑并充分利用幕下小脑上的空间。（B）左大脑后动脉 P3 段-右大脑后动脉 P3 段原位搭桥（放大视图）重建了大脑后动脉远端供血区，适宜在必须选择性牺牲大脑后动脉 P2 段，而侧支代偿又相对差，且 OA 细小时。

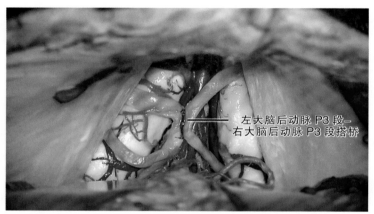

左大脑后动脉 P3 段-
右大脑后动脉 P3 段搭桥

B

确度、放弃无效动作，并练就好轻柔的触碰。然而，一名搭桥外科医师需要掌控来自头部到心脏的问题：通过正确的策略和最好的搭桥，然后努力做到更好，力求达到完美。如果我们有足够的人力、脑力来处理我们最复杂、困难的病变，神经外科的艺术就会进化。我预见了一个光明和巧妙的未来，在那里，一名创造性的搭桥外科医师正在创造着下一代搭桥手术，比过去更精致。

推荐阅读

Abla AA, Lawton MT: Anterior cerebral artery bypass for complex aneurysms: An experience with intracranial-intracranial reconstruction and review of bypass options. Journal of Neurosurgery 120 (6): 1364–1377, 2014.

Abla AA, Lawton MT: The superficial temporal artery trunk-to-M2 middle cerebral artery bypass with short radial artery interposition graft: The forgotten bypass. World Neurosurgery 83 (2): 145–146, 2014.

Abla AA, Lawton MT: Indocyanine green angiography for cerebral aneurysm surgery: Advantages, limitations, and neurosurgeon intuition. World Neurosurgery 82 (5): e585–586, 2014.

Abla AA, Lawton MT: Revascularization for unclippable PICA aneurysms: Extracranial-intracranial or intracranial-intracranial bypass? World Neurosurgery 82 (5): 586–588, 2014.

Abla AA, McDougall CM, Breshears JD, Lawton MT: Intracranial-to-intracranial bypass for posterior inferior cerebellar artery aneurysms: Options, technical challenges, and results in 35 patients. Journal of Neurosurgery 124 (5): 1275–1286, 2016.

Acevedo-Bolton G, Jou LD, Dispensa BP, Lawton MT, Higashida RT, Martin AJ, Young WL, Saloner D: Estimating the hemodynamic impact of interventional treatments of aneurysms: Numerical simulation with experimental validation: Technical case report. Neurosurgery 59 (2): 429–430, 2006.

Anson JA, Lawton MT, Spetzler RF: Characteristics and surgical treatment of dolichoectatic and fusiform aneurysms. Journal of Neurosurgery 84(2): 185–193, 1996.

Apostolides PL Lawton MT, Chen JW, McKenzie J, Spetzler RF: Staged surgical and endovascular treatment of a giant serpentine basilar artery aneurysm: Case report. BNI Quarterly 13 (2): 20–24, 1997.

Auguste KI, Quinones-Hinojosa A, Lawton MT: The tandem bypass: Subclavian artery-to-middle cerebral artery bypass with Dacron and saphenous vein grafts. Technical case report. Surgical Neurology 56 (3): 164–169, 2001.

Auguste KI, Ware ML, Lawton MT: Nonsaccular aneurysms of the azygos anterior cerebral artery. Neurosurgery Focus 17 (5): E12, 2004.

Bardach NS, Zhao S, Gress DR, Lawton MT, Johnston SC: Association between subarachnoid hemorrhage outcomes and number of cases treated at California hospitals. Stroke 33 (7): 1851–1856, 2002.

Bardach NS, Olson SJ, Elkins JS, Smith WS, Lawton MT, Johnston SC: Regionalization of treatment for subarachnoid hemorrhage: A cost-utility analysis. Circulation 109: 2207–2212, 2004.

Benet A, Lawton MT: V3 vertebral artery to M2 middle cerebral artery bypass: 3-dimensional operative video. Operative Neurosurgery 12 (2): 194, 2016.

Benet A, Lawton MT: Revascularization of the posterior inferior cerebellar artery with contralateral reimplantation of right posterior inferior cerebellar artery to left posterior inferior cerebellar artery: 3-dimensional operative video. Operative Neurosurgery 12 (3): 305, 2016.

Benet A, Feng X, Lawton MT: V3 vertebral artery to anterior inferior cerebellar artery bypass with saphenous vein graft for vertebrobasilar ischemia: 3-dimensional operative video. Operative Neurosurgery 13 (1): 159, 2017.

Benet A, Montemurro N, Lawton MT: Management of a ruptured posterior inferior cerebellar artery aneurysm with PICA-PICA in situ bypass and trapping: 3-dimensional operative video. Operative Neurosurgery 13 (3): 400, 2017.

Benet A, Meybodi AT, Feng X, Lawton MT: Internal maxillary artery to M2 middle cerebral artery bypass with modified superficial temporal artery graft: 3-dimensional operative video. Operative Neurosurgery 13 (2): 280, 2017.

Benet A, Tabani H, Bang JS, Meybodi AT, Lawton MT: Occipital artery to anterior inferior cerebellar artery bypass with radial artery interposition graft for vertebrobasilar insufficiency: 3-dimensional operative video. Operative Neurosurgery 13 (5): 641, 2017.

Benet A, Tabani H, Burkhardt JK, Rodriguez R, Tayebi Meybodi A, Nisson P, Lawton MT: The transperiosteal "Inside Out" occipital artery harvesting technique. Journal of Neurosurgery, In press.

Boussel L, Wintermark M, Martin A, Dispensa B, VanTijen R, Leach J, Rayz V, Acevedo-Bolton G, Lawton MT, Higashida R, Young WL, Saloner D: Monitoring serial change in the lumen and outer wall of vertebrobasilar aneurysms. American Journal of Neuroradiology 29 (2): 259–264, 2007.

Boussel L, Rayz V, McCulloch C, Martin A, Acevedo-Bolton G, Lawton MT, Higashida R, Smith WS, Young WL, Saloner D: Aneurysm growth occurs at region of low wall shear stress: Patient-specific correlation of hemodynamics and growth in a longitudinal study. Stroke 39: 2997–3002, 2008.

Boussel L, Rayz V, Martin A, Acevedo-Bolton G, Lawton MT, Higashida R, Smith WS, Young WL, Saloner D: Phase-contrast magnetic resonance imaging measurements in intracranial aneurysms in vivo of flow patterns, velocity fields, and wall shear stress: A comparison with computational fluid dynamics. Magnetic Resonance in Medicine 61 (2): 409–417, 2009.

Burkhardt JK, Lawton MT: Training young neurosurgeons in open microsurgical aneurysm treatment. World Neurosurgery 103: 919–920, 2017.

Burkhardt JK, Winkler E, Lasker G, Lawton MT: Isolated abducens nerve palsy associated with subarachnoid hemorrhage: A localizing sign of ruptured posterior inferior cerebellar artery aneurysms. Journal of Neurosurgery Sep 1: 1–9, 2017.

Chi JH, Lawton MT: Posterior interhemispheric approach: Surgical technique, application to vascular lesions, and benefits of gravity retraction. Neurosurgery 59 (ONS Suppl 1): 41–49, 2006.

Chun JY, Smith W, Halbach VV, Higashida RT, Wilson CB, Lawton MT: Current multimodality management of infectious intracranial aneurysms. Neurosurgery 48 (6): 1203–1214, 2001.

Czabanka M, Ali M, Schmiedek P, Vajkoczy P, Lawton MT: Vertebral artery-to-posterior inferior cerebellar artery bypass with radial artery graft for hemorrhagic dissecting vertebral artery aneurysms:

Surgical technique and report of two cases. Journal of Neurosurgery 114 (4): 1074–1079, 2011.

Davies JM, Lawton MT: Advances in open microsurgery for cerebral aneurysms. Neurosurgery 74 Suppl 1: S7–S16. 2014.

Davies JM, Ozpinar A, Lawton MT: Volume-outcome relationships in neurosurgery. Neurosurgical Clinics of North America 26 (2): 207–218, 2015.

Dispensa BP, Saloner DA, Acevedo-Bolton G, Achrol AS, Jou L, McCulloch CE, Johnston SC, Higashida RT, Dowd CF, Halbach VV, Ko NU, Lawton MT, Martin AJ, Quinnine N, Young WL: Estimation of fusiform intracranial aneurysm growth by serial magnetic resonance imaging. Journal of Magnetic Resonance Imaging 26: 177–183, 2007.

Feng X, Lawton MT, Rincon-Torroella J, El-Sayed IH, Meybodi AT, Benet A: The lateral triangle of the middle fossa: Surgical anatomy and a novel technique for transcranial exposure of the internal maxillary artery. Operative Neurosurgery 12 (2): 106–111, 2016.

Feng X, Meybodi AT, Rincon-Torroella J, El-Sayed IH, Lawton MT, Benet A: Surgical technique for high-flow internal maxillary artery to middle cerebral artery bypass using a superficial temporal artery interposition graft. Operative Neurosurgery 13 (2): 246–257, 2017.

Garcia RM, Yoon S, Cage T, Potts MB, Lawton MT: Ethnicity, race, and post-operative stroke risk among 53,593 patients with asymptomatic carotid stenosis undergoing revascularization. World Neurosurgery. 2017 Sep 7.

Guo X, Tabani H, Griswold D, Tayebi Meybodi A, Gonzalez Sanchez JJ, Lawton MT, Benet A: Hearing preservation during anterior petrosectomy: The "cochlear safety line." World Neurosurgery 99: 618–622, 2017.

Haase J, Magnussen IB, Ogilvy CS, Ojemann RG, Meyer FB, Quest DO, Lawton MT, McDougall CW, Spetzler RF, Samson D, Takahashi A, Yoshimoto T, Ausman JI, Charbel FT, Debrun G, Aletich V, Dujovny M: Evaluating patients with vertebrobasilar transient ischemic attacks. Surgical Neurology 52 (4): 386–392, 1999.

Hetts SW, Narvid J, Sanai N, Lawton MT, Gupta N, Fullerton HJ, Dowd CF, Higashida RT, Halbach VV: Intracranial aneurysms in childhood: 27-year single-institution experience. American Journal of Neuroradiology 30 (7): 1315–1324, 2009.

Jian BJ, Hetts SW, Lawton MT, Gupta N: Pediatric intracranial aneurysms. Neurosurgery Clinics of North America 21 (3): 491–501, 2010.

Jou LD, Quick CM, Young WL, Lawton MT, Higashida R, Martin A, Saloner D: Computational approach to quantifying hemodynamic forces in giant cerebral aneurysms. American Journal of Neuroradiology 24 (9): 1804–1810, 2003.

Jou LD, Wong G, Dispensa B, Lawton MT, Higashida RT, Young WL, Saloner D: Correlation between lumenal geometry changes and hemodynamics in fusiform intracranial aneurysms. American Journal of Neuroradiology 26 (9): 2357–2363, 2005.

Kamath A, Smith WS, Powers WJ, Cianfoni A, Chien JD, Videen T, Lawton MT, Finley B, Dillon WP, Wintermark M: Perfusion CT compared to H2(15)O/O(15)O PET in patients with chronic cervical carotid artery occlusion. Neuroradiology 50 (9): 745–751, 2008.

Korja M, Hernesniemi J, Lawton MT, Spetzler RF, Morgan MK: Is cerebrovascular neurosurgery sacrificed on the altar of RCTs? Lancet 384 (9937): 27–28, 2014.

Lawton MT, Spetzler RF: Management strategies for giant intracranial aneurysms. Contemporary Neurosurgery 16(17): 1–6, 1994.

Lawton MT, Hamilton MG, Beals SP, Joganic EF, Spetzler RF: Radical resection of anterior skull base and cavernous sinus lesions. Part II:

Internal carotid artery sacrifice (Honored Guest Lecture). Clinical Neurosurgery 42: 63–70, 1995.

Lawton MT, Spetzler RF: Surgical management of giant intracranial aneurysms: Experience with 171 patients (Honored Guest Lecture). Clinical Neurosurgery 42: 245–266, 1995.

Lawton MT, Hamilton MG, Morcos JJ, Spetzler RF: Revascularization and aneurysm surgery: Current techniques, indications, and outcome. Neurosurgery 38 (1): 83–94, 1996.

Lawton MT, Spetzler RF: Internal carotid artery sacrifice for radical resection of skull base tumors. Skull Base Surgery 6 (2): 119–123, 1996.

Lawton MT, Jacobowitz R, Spetzler RF: Redefined role of angiogenesis in the pathogenesis of dural arteriovenous malformations. Journal of Neurosurgery 87 (2): 267–274, 1997.

Lawton MT, Daspit CP, Spetzler RF: Technical aspects and recent trends in the management of large and giant midbasilar artery aneurysm. Neurosurgery 41 (3): 513–521, 1997.

Lawton MT, Raudzens PA, Zabramski JM, Spetzler RF: Hypothermic circulatory arrest in neurovascular surgery: Evolving indications and predictors of patient outcome. Neurosurgery 43 (1), 10–21, 1998.

Lawton MT, Spetzler RF: Surgical strategies for giant intracranial aneurysms. Neurosurgery Clinics of North America 9 (4), 725–742, 1998.

Lawton MT, Spetzler RF: Surgical strategies for giant intracranial aneurysms. Acta Neurochirurgica (Suppl) 72: 141–156, 1999.

Lawton MT: Basilar apex aneurysms: Surgical results and perspectives from an initial experience. Neurosurgery 50 (1): 1–10, 2002.

Lawton MT, Quinones-Hinojosa A, Sanai N, Malek JY, Dowd CF: Combined microsurgical and endovascular management of complex intracranial aneurysms. Neurosurgery 52 (2): 263–275, 2003.

Lawton MT, Stewart CL, Wulfstat AA, Derugin N, Hashimoto T, Young WL: The transgenic arteriovenous fistula in the rat: An experimental model of gene therapy for brain arteriovenous malformations. Neurosurgery 54 (6): 1463–1471, 2004.

Lawton MT, Quinones-Hinojosa A, Chang EF, Yu T: Thrombotic intracranial aneurysms: Classification scheme and management strategies in 68 patients. Neurosurgery 56 (3): 441–454, 2005.

Lawton MT, Du R: Effect of the neurosurgeon's surgical experience on outcomes from intraoperative aneurysm rupture. Neurosurgery 57 (1): 9–15, 2005.

Lawton MT, Quinones-Hinojosa A: Double reimplantation technique to reconstruct arterial bifurcations with giant aneurysms: Operative nuance. Neurosurgery 58 (ONS Suppl 2): 347–354, 2006.

Lawton MT, Narvid J, Quinones-Hinojosa A: Predictors of neurosurgical career choice among residents and residency applicants. Neurosurgery 60 (5): 934–939, 2007.

Lawton MT, Arnold CM, Kim YJ, Bogarin EA, Stewart CL, Wulfstat AA, Derugin N, Deen D, Young WL: Radiation arteriopathy in the transgenic arteriovenous fistula model. Neurosurgery 62 (5): 1129–1139, 2008.

Lawton MT, Quinones-Hinojosa A, Sanai N, Malek JY, Dowd CF: Combined microsurgical and endovascular management of complex intracranial aneurysms. Neurosurgery 62 (6): SHC 1503–1515, 2008.

Lawton MT, Zador ZE, Lu D: Current strategies for complex aneurysms using intracranial bypass and reconstructive techniques. Japanese Journal of Neurological Surgery 17 (8): 601–611, 2008.

Lawton MT: Selecting therapy for complex aneurysms. World Neurosurgery 75 (3–4): 408, 2011.

Lawton MT: Skill development for vascular neurosurgery. Neurocirugia (Mexican Bulletin of Neurosurgery) 4 (14): 2–3, 2013.

Lawton MT: Dealing with the learning curve. AANS Neurosurgeon 22 (2): 1–3, 2013.

Lawton MT, Walcott BP, Stapleton CJ: Middle cerebral artery-to-A1 anterior cerebral artery intracranial-to-intracranial bypass for ruptured dissecting pseudoaneurysm: Operative video. Neurosurgery. 2015 Oct 10.

Lawton MT, Abla AA, Rutledge WC, Benet A, Zador Z, Rayz V, Saloner D, Halbach VV: Bypass surgery for the treatment of dolichoectatic basilar trunk aneurysms: A work in progress. Neurosurgery 79: 83–99, 2016.

Lawton MT, Vates GE: Subarachnoid hemorrhage. New England Journal of Medicine 377 (3): 257–266, 2017.

Lu DC, Zador Z, Mummaneni PV, Lawton MT: Rotational vertebral artery occlusion: Series of 9 cases. Neurosurgery 67 (4): 1066–1072, 2010.

Meybodi AT, Benet A, Lawton MT: Two distal posterior inferior cerebellar artery aneurysms treated with trapping-reanastomosis and clipping: 3-dimensional operative video. Operative Neurosurgery 12 (2): 195–196, 2016.

Meybodi AT, Griswold D, Tabini H, Lawton MT, Mokhtari P, Payman A, Benet A: Topographic surgical anatomy of the parasylvian anterior temporal artery for intracranial-intracranial bypass. World Neurosurgery 93: 67–72, 2016.

Meybodi AT, Lawton MT, Mokhtari P, Gandhi S, Benet A: Microsurgical bypass training in rat model: Part 1—Technical nuances of exposure of the aorta and iliac arteries. World Neurosurgery. 2017 Jun 19.

Meybodi AT, Lawton MT, Yousef S, Gandhi S, Benet A: Microsurgical bypass training in rat model: Part 2—Anastomosis configurations. World Neurosurgery. 2017 Jun 19.

Meybodi AT, Lawton MT, Griswold D, Mokhtari P, Payman A, Yousef S, Tabani H, Benet A: Anterior temporal artery-to-anterior cerebral artery bypass: Anatomical feasibility of a novel intracranial-intracranial revascularization technique. World Neurosurgery 99: 667–673, 2017.

Mirzadeh Z, Sanai N, Lawton MT: The azygos anterior cerebral artery bypass: Double reimplantation technique for giant anterior communicating artery aneurysms. Journal of Neurosurgery 114 (4): 1154–1158, 2011.

Mokhtari P, Tayebi Meybodi A, Lawton MT, Payman A, Benet A: Transfer of learning from practicing microvascular anastomosis on silastic tubes to rat's abdominal aorta. World Neurosurgery. 2017 Aug 31.

Owen CM, Montemurro N, Lawton MT: Microsurgical management of residual and recurrent aneurysms after coiling and clipping: An experience with 97 patients. Clinical Neurosurgery 62 Suppl 1: 92–102, 2015.

Owen CM, Montemurro N, Lawton MT: Blister aneurysms of the internal carotid artery: Microsurgical results and management strategy. Neurosurgery 80 (2): 235–247, 2017.

Pancucci G, Potts MB, Rodriguez-Hernandez A, Andrade H, Guo L, Lawton MT: Rescue bypass for revascularization after ischemic complications in the treatment of giant or complex intracranial aneurysms. World Neurosurgery 83 (6): 912–920, 2015.

Powers WJ, Clarke WR, Grubb RL, Videen TO, Adams HP, Derdeyn CP, for the COSS Investigators: Extracranial-intracranial bypass surgery for stroke prevention in hemodynamic cerebral ischemia: The Carotid Occlusion Surgery Study randomized trial. Journal of the American Medical Association 306 (18): 1983–1992, 2011.

Quinones-Hinojosa A, Alam M, Lyon R, Yingling CD, Lawton MT: Transcranial motor evoked potentials during basilar aneurysm surgery: Technique application for 30 consecutive patients. Neurosurgery 54 (4): 916–924, 2004.

Quinones-Hinojosa A, Du R, Lawton MT: Revascularization with saphenous vein bypasses for complex intracranial aneurysms. Skull Base Surgery 15 (2): 119–132, 2005.

Quinones-Hinojosa A, Lawton MT: In situ bypass in the management of complex intracranial aneurysms: Technique application in 13 patients. Neurosurgery 57 (ONS Suppl 1): 140–145, 2005.

Quinones-Hinojosa A, Chang EF, Lawton MT: The extended retrosigmoid approach: An alternative to radical cranial base approaches for posterior fossa lesions. Neurosurgery 58 (ONS Suppl 2): 208–214, 2006.

Quinones-Hinojosa A, Lawton MT: In situ bypass in the management of complex intracranial aneurysms: Technique application in 13 patients. Neurosurgery 62 (6): SHC 1450–1455, 2008.

Rayz VL, Lawton MT, Martin AJ, Young WL, Saloner D: Numerical simulations of pre- and postsurgical flow in a giant basilar aneurysm. Journal of Biomechanical Engineering 130 (2): 021004, 2008.

Rayz VL, Boussel L, Acevedo-Bolton G, Martin AJ, Young WL, Lawton MT, Higashida R, Saloner D: Numerical simulations of flow in cerebral aneurysms: Comparison of CFD results and in vivo MRI measurements. Journal of Biomechanical Engineering 130 (5): 051011, 2008.

Rayz VL, Boussel L, Lawton MT, Acevedo-Bolton G, Ge L, Young WL, Higashida RT, Saloner D: Numerical modeling of the flow in intracranial aneurysms: Prediction of regions prone to thrombus formation. Annals of Biomedical Engineering 36 (11): 1793–1804, 2008.

Rayz VL, Boussel L, Ge L, Leach JR, Martin A, Lawton MT, Saloner D: Flow residence time and regions of intraluminal thrombus deposition in intracranial aneurysms. Annals of Biomedical Engineering 38 (10): 3058–3069, 2010.

Rayz VL, Abla A, Boussel L, Leach JR, Acevedo-Bolton G, Saloner D, Lawton MT: Computational modeling of flow-altering surgeries in basilar aneurysms. Annals of Biomedical Engineering 43 (5): 1210–1222, 2015.

Ribiero da Cunha P, Dos Santos Silva J, Tabani H, Benet A, Lawton MT: Management of early intraoperative superficial temporal artery to middle cerebral artery bypass occlusion in a moyamoya patient: 3-dimensional operative video. Operative Neurosurgery. 2017 Jul 21.

Rodriguez-Hernandez A, Lawton MT: Anatomical triangles defining surgical routes to posterior inferior cerebellar artery aneurysms. Journal of Neurosurgery 114 (4): 1088–1094, 2011.

Rodriguez-Hernandez A, Rhoton AL, Jr., Lawton MT: Segmental anatomy of cerebellar arteries: A proposed nomenclature. Laboratory investigation. Journal of Neurosurgery 115 (2): 387–397, 2011.

Rodriguez-Hernandez A, Lu DC, Miric S, Lawton MT: Aneurysms associated with non-moyamoya collateral arterial networks: Report of three cases and review of the literature. Neurosurgical Review 34 (4): 517–522, 2011.

Rodriguez-Hernandez A, Josephson AS, Langer D, Lawton MT: Bypass for the prevention of ischemic stroke. World Neurosurgery 76 (6 Suppl): S72–S79, 2011.

Rodriguez-Hernandez A, Lawton MT: Flash fluorescence with indocyanine green videoangiography to identify the recipient artery for bypass with distal middle cerebral artery aneurysms: Operative technique. Neurosurgery 70 (ONS Suppl 2): ons209–ons220, 2012.

Rodriguez-Hernandez A, Gabarros A, Lawton MT: Contralateral clipping of middle cerebral artery aneurysms: Rationale, indications, and surgical technique. Operative Neurosurgery 71 (ONS Suppl 1): ons116–ons124, 2012.

Rodriguez-Hernandez A, Josephson SA, Lawton MT: Bypass surgery for the prevention of ischemic stroke: Current indications and techniques. Neurocirugia (Astur) 23 (1): 5–14, 2012.

Rodriguez-Hernandez A, Zador Z, Rodriuez Mena R, Lawton MT: Distal aneurysms of intracranial arteries: Application of the nomenclature, predilection for cerebellar arteries, and results of surgical management. World Neurosurgery 80 (1–2): 103–112, 2013.

Rodriguez-Hernandez A, Sughrue ME, Akhavan S, Habdank-Kolaczkowski J, Lawton MT: Current management of middle cerebral artery aneurysms: Surgical results with a "clip first" policy. Neurosurgery 72 (3): 415–427, 2013.

Rodriguez-Hernandez A, Huang C, Lawton MT: Superior cerebellar artery-to-posterior cerebral artery bypass: In situ bypass for posterior cerebral artery revascularization. Technical case report. Journal of Neurosurgery: 118 (5): 1053–1057, 2013.

Rodriguez-Hernandez A, Awad AJ, Lawton MT: Posterior inferior cerebellar artery aneurysms. Journal of Neurosurgery 119 (6): 1653–1655, 2013.

Rodriguez-Hernandez A, Lawton MT: Microsurgical technique for posterior inferior cerebellar artery-posterior inferior cerebellar artery in situ bypass: 3-dimensional operative video. Neurosurgery 10 (Suppl 1): 156, 2014.

Rodriguez-Hernandez A, Lawton MT: End-to-end reanastomosis technique for fusiform aneurysms: 3-D operative video. Neurosurgery 10 (Suppl 1): 157–158, 2014.

Rodriguez-Hernandez A, Walcott BP, Birk H, Lawton MT: The superior cerebellar artery aneurysm: A posterior circulation aneurysm with favorable microsurgical outcomes. Neurosurgery 80: 908–916, 2017.

Rutledge WC, Choudhri O, Walcott BP, Benet A, Fox C, Gupta N, Lawton MT: Indirect and direct revascularization of ACTA2 cerebral arteriopathy: Feasibility of the superficial temporal artery-to-anterior cerebral artery bypass with posterior auricular artery interposition graft: Case Report. Journal of Neurosurgery Pediatrics: 18 (3): 339–343, 2016.

Saloner D, Acevedo-Bolton G, Rayz V, Wintermark M, Martin A, Dispensa B, Young w, Lawton MT, Rapp J, Jou LD: Imaging and CFD in the analysis of vascular disease progression. Proceedings of SPIE 6143: 144–153, 2006.

Sanai N, Fullerton H, Karl TR, Lawton MT: Aortocarotid bypass for hemispheric hypoperfusion in a child. Journal of Neurosurgery 108 (4 Suppl Pediatrics): 343–347, 2008.

Sanai N, Tarapore P, Lee AC, Lawton MT: The current role of microsurgery for posterior circulation aneurysms: A selective approach in the endovascular era. Neurosurgery 62 (6): 1236–1253, 2008.

Sanai N, Zador Z, Lawton MT: Bypass surgery for complex brain aneurysms: An assessment of intracranial-intracranial bypass. Neurosurgery 65 (4): 670–683, 2009.

Sanai N, Lawton MT: In situ bypass for complex intracranial aneurysms (Part I). Contemporary Neurosurgery 31 (18): 1–5, 2009.

Sanai N, Lawton MT: In situ bypass for complex intracranial aneurysms (Part II). Contemporary Neurosurgery 31 (19): 1–6, 2009.

Sanai N, Auguste KI, Lawton MT: Microsurgical management of pediatric intracranial aneurysms. Child's Nervous System 26 (10): 1319–1327, 2010.

Sanai N, Caldwell N, Englot DJ, Lawton MT: Advanced technical skills are required for microsurgical clipping of posterior communicating artery aneurysms in the endovascular era. Neurosurgery 71 (2): 285–295, 2012.

Sanchez-Mejia RO, Lawton MT: Distal aneurysms of basilar perforating and circumferential arteries: Report of three cases. Journal of Neurosurgery 107 (3): 654–659, 2007.

Sughrue ME, Saloner D, Rayz VL, Lawton MT: Giant intracranial aneurysms: Evolution of management in a contemporary surgical series. Neurosurgery 69 (6): 1261–1271, 2011.

Tayebi Meybodi A, Lawton MT, Feng X, Benet A: Posterior inferior cerebellar artery reimplantation: Buffer lengths, perforator anatomy, and technical limitations. Journal of Neurosurgery 125 (4): 909–914, 2016.

Tayebi Meybodi A, Lawton MT, Griswold D, Mokhtari P, Payman A, Benet A: The anterior temporal artery: An underutilized but robust donor for revascularization of the distal middle cerebral artery. Journal of Neurosurgery Nov 18: 1–8, 2016.

Tayebi Meybodi A, Huang W, Benet A, Kola O, Lawton MT: Bypass surgery for complex middle cerebral artery aneurysms: An algorithmic approach to revascularization. Journal of Neurosurgery 127 (3): 463–479, 2017.

Tayebi Meybodi A, Lawton MT, Benet A: Sequential extradural release of the V3 vertebral artery to facilitate intradural V4 vertebral artery reanastomosis: Feasibility of a novel revascularization technique. Operative Neurosurgery 13 (3): 345–351, 2017.

Tayebi Meybodi A, Lawton MT, Mokhtari P, Kola O, El-Sayed IH, Benet A: Exposure of the external carotid artery through the posterior triangle of the neck: A novel approach to facilitate bypass to the posterior cerebral circulation. Operative Neurosurgery 13 (3): 374–381, 2017.

Tayebi Meybodi A, Lawton MT, Griswold D, Mokhtari P, Payman A, Tabani H, Yousef S, Kola O, Benet A: Assessment of the temporopolar artery as a donor for intracranial-intracranial bypass to the middle cerebral artery: Anatomic feasibility study. World Neurosurgery 104: 171–179, 2017.

Tayebi Meybodi A, Lawton MT, El-Sayed I, Davies J, Tabani H, Feng X, Benet A: The infrazygomatic segment of the superficial temporal artery: Anatomy and technique for harvesting a better interposition graft. Operative Neurosurgery 13 (4): 517–521, 2017.

Tayebi Meybodi A, Lawton MT, Griswold D, Mokhtari P, Payman A, Tabani H, Yousef S, Benet A: Revascularization of the upper posterior circulation with the anterior temporal artery: An anatomical feasibility study. Journal of Neurosurgery Sep 22: 1–7, 2017.

Tayebi Meybodi A, Lawton MT, Rincon Toroelli J, El-Sayed I, Benet A: Early localization of the third segment of the vertebral artery: The atlanto-mastoid line. Neurosurgery, In press.

Tayebi Meybodi A, Benet A, Lawton MT: V3 segment of the vertebral artery as a robust donor for intracranial-intracranial interpositional bypasses: Technique and application in 5 patients. Journal of Neurosurgery, In press.

Vali A, Abla AA, Lawton MT, Saloner D, Rayz VL: Computational fluid dynamics modeling on contrast transport in basilar aneurysms following flow-altering surgeries. Journal of Biomechanics 50: 195–201, 2016.

Vates GE, Wang KC, Bonovich D, Lawton MT: Bow hunter stroke caused by cervical disc herniation: Case report. Journal of Neurosurgery (Spine 1) 96: 90–93, 2002.

Walcott BP, Reinshagen C, Stapleton CJ, Choudhri O, Rayz V, Saloner D, Lawton MT: Predictive modeling and in vivo assessment of cerebral blood flow in the management of complex cerebral aneurysms. Journal of Cerebral Blood Flow and Metabolism 36 (6): 998–1003, 2016.

Waldron JS, Halbach VV, Lawton MT: Microsurgical management of incompletely coiled and recurrent aneurysms: Trends, techniques, and observations on coil extrusion. Neurosurgery 64 (ONS Suppl 2): 301–317, 2009.

Waldron JS, Hetts SW, Armstrong-Wells J, Dowd CF, Fullerton HJ, Gupta N, Lawton MT: Multiple intracranial aneurysms and moyamoya disease associated with microcephalic osteodysplastic primordial dwarfism type II: Surgical considerations. Journal of Neurosurgery: Pediatrics: 4 (5): 439–444, 2009.

Yang I, Lawton MT: Clipping of complex aneurysms with fenestration tubes: Application and assessment of three types of clip techniques. Neurosurgery 62 (5 Suppl 2): ONS 371–379, 2008.

Yang ST, Rodriguez-Hernandez A, Walker EJ, Young WL, Su H, Lawton MT: Adult mouse venous hypertension model: Common carotid artery to external jugular vein anastomosis. Journal of Visual Experimentation 95: 50472, 2015.

Young WL, Lawton MT, Gupta DK, Hashimoto T: Anesthetic management of deep hypothermic circulatory arrest for cerebral aneurysm clipping. Anesthesiology 96 (2): 497–503, 2002.

Zador Z, Lu DC, Lawton MT: Deep bypasses to the distal posterior circulation: Anatomical and clinical comparison of pretemporal and subtemporal approaches. Neurosurgery 66 (1): 92–101, 2010.

Zhu Y, Lawton MT, Du R, Shwe Y, Chen Y, Shen F, Young WL, Yang GY: Expression of hypoxia-inducible factor-1 and vascular endothelial growth factor in response to venous hypertension. Neurosurgery 59 (3): 687–696, 2006.

索 引